全国高等医学院校教材，供8年制、5年制临床、预防、口腔、基础、影像等专业使用

系统解剖学

Systematic Anatomy

主编 武艳

科学出版社

北京

内 容 简 介

本教材在呈现经典解剖学知识的基础上力求与时俱进，符合新时代学生的学习习惯，增强了学习的便捷性。其特点是内容丰富、层次分明、语言流畅、讲述简洁；根据通用教学大纲所要求掌握、熟悉的内容，着重标识了关键知识点；为增强学习的逻辑性，进一步编制了知识点学习的逻辑导图，以树状学习小结的形式呈现；在每章节文末提供了与关键知识点相对应的例题；并首度在教材中标识了执业医师、执业助理医师资格考试主要的历年考点，以提高读者学习效果；为提高学生的学习兴趣、增加教材的美感，全书采用了原创性的彩色插图，追求画风精美和结构准确。

本教材适合作为医学院校学生（基础、临床、口腔、影像、预防等专业）学习用书，亦可作为执业医师、执业助理医师、护师应试参考用书。

图书在版编目（CIP）数据

系统解剖学 / 武艳主编 . —北京 : 科学出版社 , 2018.5
ISBN 978-7-03-057241-7

Ⅰ . ①系…　Ⅱ . ①武…　Ⅲ . ①系统解剖学　Ⅳ . ① R322

中国版本图书馆 CIP 数据核字（2018）第 077081 号

责任编辑：李　玫　郝文娜 / 责任校对：李　影
责任印制：赵　博 / 封面设计：吴朝洪

科学出版社 出版
北京东黄城根北街 16 号
邮政编码：100717
http://www.sciencep.com

涿州市般润文化传播有限公司印刷
科学出版社发行　各地新华书店经销
*
2018 年 5 月第 一 版　开本：889 × 1194　1/16
2024 年 7 月第七次印刷　印张：25
字数：800 000

定价：95.00 元
（如有印装质量问题，我社负责调换）

《系统解剖学》
编委会

主　审　高秀来

主　编　武　艳

副主编　张　平　张晓东　黄文华　付升旗　金昌洙　高　艳

编　者　（按姓氏汉语拼音排序）

常丽荣（首都医科大学）
陈胜国（新疆医科大学）
方马荣（浙江大学医学院）
付升旗（新乡医学院）
高　尚（内蒙古医科大学）
高　艳（首都医科大学）
黄绍明（广西医科大学）
黄文华（南方医科大学）
金昌洙（滨州医学院）
金海峰（齐齐哈尔医学院）
柯荔宁（福建医科大学）
李　慧（首都医科大学）
李永欣（南方医科大学）
刘津平（清华大学医学院）
吕岩红（哈尔滨医科大学）
宋焱峰（兰州大学基础医学院）
王　军（深圳大学）
王海杰（复旦大学上海医学院）
韦立顺（河北工程大学）
武　艳（首都医科大学）
熊　鲲（中南大学湘雅医学院）
杨慧科（哈尔滨医科大学）
翟丽东（天津医科大学）
张　平（天津医科大学）
张晓东（清华大学医学院）
赵　刚（中国医科大学）

制　图　宋一志

秘　书　李　慧

前　言

本部《系统解剖学》教材承载了老一代解剖前辈多年的宝贵经验，旨在打造图文并茂、核心经典内容与临床常用知识相结合、适应多层面学生、涵盖执业医师资格考试需求的精品教材。

本教材是在历经15年积累的《系统解剖学》教材编写经验基础上重编的，完善了原创的470张精美彩图，特别在每章节中添加了重点标注及知识点小结和例题，文中用“★”标注本科教学大纲的掌握、熟悉内容；用“▲”标注了执业医师、助理医师资格考试既往考点。本教材所采用的解剖学术语是以“全国科学技术名词审定委员会”于2014年公布的《人体解剖学名词》为准，编写过程中所参考的国内外教材与专著已列于书后的参考文献中。

虽然我们难以做到尽善尽美，但根据多方面调研和以往编写经验，我们尽可能在编写上达到医学发展的需求。本版教材的特点是，内容丰富、层次分明、语言简洁、知识点清晰、插图精美、结构准确易懂，是一本有长久查阅价值的《系统解剖学》教材，这也是我们执着追求的编写目标。本教材的编委来自全国19所高等医学院校，均长期工作在解剖教学一线，熟悉同类教材的优缺点与解剖知识的难点和重点，且了解最新学科进展。精心打造一本系统性与实用性相兼顾、能激发学习兴趣与创新意识、学生爱不离手的工具书与优秀教材是我们的最大心愿。

在此对本教材编写团队全体成员的奉献精神、严谨治学态度与满腔热忱深表谢意！感谢科学出版社对本教材的高度重视和全力支持！

由于水平有限，书中存在的不足之处，敬请各位同仁和广大读者批评指正（可通过电子邮件 advicezme@163.com 反馈意见与建议）。

武　艳

2018年2月

目　录

第1章　绪　论

一、人体解剖学的任务和分科

（一）人体解剖学的任务

广义的解剖学是生物学和医学的分支，是研究生命体结构及结构间关系的学科，主要包括人体解剖学、动物解剖学和植物解剖学等。★**人体解剖学**（human anatomy）是研究正常人体形态结构的科学。★学习人体解剖学的任务在于理解和掌握人体各系统器官的形态结构、位置毗邻及相关联系（包括功能作用和临床意义），为学习其他基础医学和临床医学课程奠定坚实的基础。人体是极其复杂的，打开人体这扇奥秘之门最关键的钥匙就是人体解剖学。因为只有充分认识正常人体的形态结构，才能正确认识人体的生理功能和病理变化，才能正确判断人体的正常与异常，才能正确区别生理与病理状况，否则就不可能对疾病做出正确的判断和妥当的治疗。

（二）人体解剖学的分科

构成人体的基本结构是细胞。当人的卵子和精子融合为受精卵细胞时生命就开始了，受精卵细胞不断分裂与分化发育为多达100万亿个细胞组成的新生个体。★细胞和细胞间质共同组成的群体结构称为组织。人体的基本组织包括上皮组织、结缔组织、肌肉组织和神经组织。★几种组织相互结合构成器官，如胃、肺等。★若干器官相互组合构成系统并完成某种生理功能，如运动系统、呼吸系统等。这种对细胞、新生个体的发育及组织、器官和系统的形态结构进行系统研究的科学称为★广义**解剖学**（anatomy），包括**细胞学**（cytology）、**胚胎学**（embryology）、**组织学**（histology）和**人体解剖学**（human anatomy）。

"解剖"一词原意指对事物做深入的分析研究，在医学领域则是用刀分割、剖开的意思。远在2000多年前，我国古代医典《黄帝内经·灵枢》中已有"解剖"一词的记载，直到现在仍是研究人体形态结构最基本的方法。★人体解剖学又分为**系统解剖学**（systematic anatomy）、**局部解剖学**（topographic anatomy）和**断层解剖学**（sectional anatomy）。系统解剖学是按人体器官功能系统阐述人体器官形态结构的科学，一般所说的人体解剖学即指系统解剖学。局部解剖学是按人体的局部分区，研究各区域内器官和结构形态位置、毗邻关系和层次结构的科学。断层解剖学是与CT、MRI、超声等影像技术相结合，用断层的方法研究和表达正常人体器官结构的位置、形态及其相互关系的科学。系统解剖学、局部解剖学和断层解剖学主要通过肉眼观察机体的宏观结构，又称**巨视解剖学**（macroanatomy），即**大体解剖学**（gross anatomy）。细胞学、胚胎学和组织学主要用显微镜观察机体的细微结构，又称**显微解剖学**（microanatomy）。人体解剖学依据不同研究方法与目的又可分为若干门类，如运用X线技术研究人体器官形态结构的**X射线解剖学**（X-ray anatomy）；研究神经形态与功能的**神经解剖学**（neuroanatomy）；密切联系手术的**外科解剖学**（surgical anatomy）；强调身体结构和功能在医学实际应用方面的重要意义，应用于临床诊断和治疗的**临床解剖学**（clinical anatomy）；分析研究人体运动器官的形态结构，提高体育运动效率的**运动解剖学**（locomotive anatomy）。

二、人体解剖学发展简史

人体解剖学与数学和天文学一样，是一门古老的科学。它是伴随着医学的发展而逐渐发展起来的。通常认为有文字记载的解剖学资料，始于古希腊和中国。2000年前，中医和西医分别在奠基之作——《黄帝内经》（公元前300—200）和《希波克拉底文集》（公元前460—377），这两部巨著中对人体解剖做了最早的记载。《黄帝内经》有关人体形态的记载是"若夫八尺之士，皮肉在此，外可度量切循而得之，其尸可解剖而视之""其脏之坚脆，腑之大小，谷之多少，脉之长短……皆有大数"。《希波克拉底文集》认为心脏有两个心室和两个心房，还对头骨做了正确的描述。公元2世纪，西医和中医几乎同时诞生两位医学巨人：Galen（130—200）和张仲景（150—219）。以他们为标志，西医和中医分别向着两条不同的道路发展。

★ 本科教学大纲掌握、熟悉内容（关键知识点）

▲ 执业医师、助理医师资格考试既往考点

西医的基础是建立在解剖学上的，Galen 本身就是解剖学家。中医的基础是建立在辨证论治上的，张仲景的《伤寒杂病论》全面发展了这一基础理论，但对解剖学内容涉及很少。在这两种医学模式下，西方解剖学得到很大发展，并造就出数位科学巨匠，包括意大利人 Leonardo da Vinci、比利时人 Andreas Vesalius、英国人 William Harvey。尽管中国的解剖学发展较慢，但在中国不同的历史年代，也曾有不少的解剖学记载，如宋代的宋慈（1247 年）所著《洗冤集录》对全身骨骼进行了详细的描述，并附有插图；清代的王清任（1768—1831）所著《医林改错》对古医书中的解剖描述错误之处进行了校正，后人评论“先生是书，功莫大于图绘脏腑诸形。其所以能绘诸形者，则由于亲见”，但这些资料基本上是零散的、不系统的，还称不上是科学的人体解剖学。

我国的现代解剖学是在 19 世纪由西方现代医学传入之后才得以发展起来的。随着西方医学的传入、医院和医学院的建立，解剖学课程也应运而生。光绪十九年（1893 年）在天津开办的北洋学堂，率先开设了人体解剖学课程。此后，我国的解剖学逐步发展成为一门独立的学科，并初步建立了一支中国人自己的解剖学工作者队伍，而人体解剖学真正得到发展是在 1949 年以后。随着医学教育事业的蓬勃发展，解剖学工作者队伍也迅速成长起来，并做了大量的工作。他们编写了解剖学教材和解剖学图谱，修订了解剖学名词，完成了对中国人体质的调查等。随着我国教育事业的发展，高等教育国家规划教材、国家卫生和计划生育委员会（原卫生部）规划教材、各地区专家协编的特色教材、各院校自编教材，以及著名专家为主编的特色教材硕果累累、繁荣昌盛，为推动我国解剖学事业的发展作出了巨大贡献。我国临床医学的发展，促使人体解剖学向更深更细的方向延伸，显微外科解剖学、X 射线解剖学、影像断层解剖学、临床器官功能解剖学、器官移植外科解剖学等解剖学分支也不断出现，大大拓展了人体解剖学的内容。伴随数字化时代的到来，也相继出现了腔镜解剖学、数字解剖学和虚拟解剖学等，展现出解剖学发展的无限生机。现在，解剖学工作者队伍不断扩大、人才辈出，正满怀激情地迎接新时代的挑战，因为科学是一个永无止境的新领域。

下面介绍 5 位在解剖学发展史上有着重大影响的科学巨匠。

Claudius Galenus（克劳迪亚斯・盖伦，也称 Galen，公元 129—200，古罗马），是继希波克拉底之后最杰出的医学大师，也是古代最伟大的解剖学家。他提倡的解剖学研究思想，最早地把西方医学领入了因果关系明确的科学轨道。他的解剖学工作在《论解剖过程》和《论身体各部器官的功能》两部书中得到完整的阐述，并达到古希腊医学研究的顶峰。他对动物进行的解剖学研究和对人体器官结构与功能密切相关的理念，主宰欧亚大陆医学的理论和实践长达 1400 年。但也必须承认，由于他的研究资料主要来自动物，并以此对人体结构进行判断，因此错误很多。正如后继者 Vesalius 所说：“我肯定 Galen 是一位大解剖学家，他解剖过很多动物，但限于条件，就是没有解剖过人体，以致造成了很多错误。在一门解剖课程中，我能指出他的 200 多处错误，但我还是尊重他。”

Leonardo di ser Piero da Vinci（列奥纳多・迪・皮耶罗・达・芬奇，1452—1519，意大利），文艺复兴时代的博学者，现代解剖学的开创者。Leonardo da Vinci 首先是一位伟大的绘画大师，曾被恩格斯誉为绘画史上巨人中的巨人。他的三大杰作：壁画《最后的晚餐》、肖像画《蒙娜丽莎》和祭坛画《岩间圣母》被称为世界宝库珍品中的珍品。但鲜为人知的是，他同时也是一位伟大的解剖学家。文艺复兴时期所倡导的艺术需要精确地再现自然理念，这极大地促进了解剖学的发展。人体是美丽的，是值得研究的。由于艺术的需要，不朽的 Leonardo da Vinci 亲自解剖了 30 多具不同年龄的男女尸体，并进行了准确的描绘，他绘制的千余张精美的解剖学图谱是一部划时代的巨著。

Andreas Vesalius（安德烈・维萨里，公元 1514—1564，比利时），解剖学的革新者，现代解剖学的奠基人。Vesalius 生于文艺复兴时期，他的解剖学研究是紧随 Galen 的著作而予以深入和发展的。Galen 的著作在当时被认为是不可指责的经典，数百年来解剖学一直遵照 Galen 的学说讲授，Vesalius 却无视这种权威，毅然提出自己的见解。在当时，获得尸体仍很困难，为此，他曾挖掘过坟墓，曾在夜里到绞刑架下偷过尸体。通过解剖，他掌握了丰富的人体解剖学知识。1543 年，正是哥白尼《天体运行论》出版的那一年，他在巴塞罗那出版了著名的著作《人体构造》。该书共七卷，图文并茂，详细描述了人体各部分的结构。这是人类历史上第一部科学而系统的人体解剖学著作，是 Vesalius 对医学作出最伟大贡献的文献之一，并成为人体解剖学的经典。尽管书中仍有 Galen 的错误，但他终究接近了这样一个目标：“真实地描写人体的构造，而不管这种描写与古代权威的观点有何不同”。从此，解剖学得到更加深入的发展，近代医学在此基础上逐步形成。

William Harvey（威廉·哈维，公元1578—1657，英国），伟大的解剖学家。他以严格的人体解剖和动物的活体解剖为基础，于1628年发表了现代生理解剖学的奠基之作《心血运行论》，首次证明“在动物体内，血液被驱动着进行不停的循环运动；这正是心脏通过脉搏所执行的功能；而搏动则是心脏运动和收缩的唯一结果”。他开创了解剖学结构与生理功能相联系的实验研究。他的贡献是巨大的，由于他出色的心血管系统研究，被后人誉为“近代生理学之父”。

王清任（公元1768—1831，中国清朝），我国古代解剖学贡献最大的医学家。他以最大的勇气和毅力，冲破封建礼教的枷锁，坚持对人体结构进行直接的观察和研究，常亲临刑场、观察脏器，并与动物解剖作比较。前后历时42年，仔细观察了100多具尸体，绘成“亲见改正脏腑图”并详加解说，连同其他有关医学论著，一并收录于《医林改错》中。对中国的医学解剖学作出了巨大贡献。

三、人体的分部和器官系统

根据人体的形态和部位可划分为10大分部，每一大分部又可分为若干较小的分部。人体的主要分部：头部（分颅、面两部）、颈部（分颈、项两部）、背部、胸部、腹部、盆会阴部（后四部合称躯干部）和左、右上肢与左、右下肢。上肢分为上肢带和自由上肢两部，自由上肢再分为上臂、前臂和手三部；下肢分为下肢带和自由下肢两部，自由下肢再分为股、小腿和足三部；上肢和下肢合称为四肢。

人体由许多器官构成。人体的诸多器官按其功能的差异，可分类为9大器官功能系统：运动系统，执行躯体的运动功能，包括骨骼、关节（骨连结）和骨骼肌；消化系统，主要执行消化食物、吸收营养物质和排出代谢产物的功能；呼吸系统，执行机体与外界气体交换功能，吸进氧气排出二氧化碳；泌尿系统，排出机体内溶于水的代谢产物，如尿素、尿酸等；生殖系统，主要执行生殖繁衍后代的功能；脉管系统，输导血液在体内流动，包括心血管系统和淋巴系统；感觉器，感受机体内、外环境刺激的装置；神经系统，调控全身各器官系统的功能活动；内分泌系统，配合神经系统调控全身各器官系统的活动。

四、人体解剖学的基本术语

解剖学是一门以形态学为主的学科，在对人体结构进行描述的时候，必须要有统一和标准的方位，否则会影响描述的准确性和不同姿势带来的不确定性，由此而制定的解剖学基本术语是国际上统一认可的标准术语，是正确描述人体器官位置关系和形态结构的依据。

（一）解剖学姿势

***解剖学姿势**（anatomical position）又称**标准姿势**（standard position）（图1-1），即身体直立，两眼向前平视，两腿并拢，足尖向前，上肢下垂于躯干两侧，掌心向前。无论人体处于何位，如直立位、仰卧位、俯卧位、侧卧位或倒立位，均应按解剖学姿势描述方位。

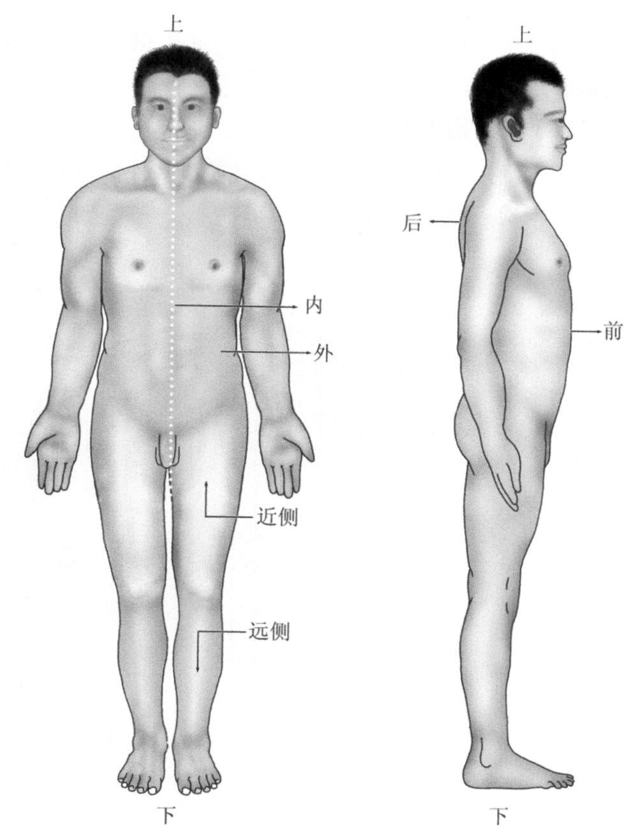

图1-1　标准解剖学姿势及方位术语

（二）方位术语

1. ***上**（superior）和**下**（inferior）　近头者为上或**颅侧**（cranial），近足者为下或**尾侧**（caudal）。

2. ***前**（anterior）和**后**（posterior）　近腹侧者为前或**腹侧**（ventral），近背侧者为后或**背侧**（dorsal）。

3. ***内侧**（medial）和**外侧**（lateral）　近正中矢状面者为内侧，远者为外侧。

4. ***内**（internal）和**外**（external）　凡为空腔的

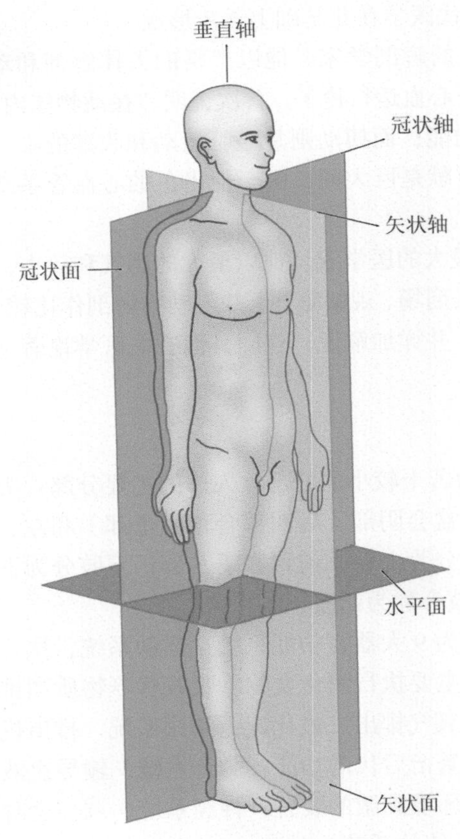

图 1–2 解剖的轴和切面

器官，近内腔者为内，远者为外。

5. ★**浅**（superficial）和**深**（profundal） 以体表为准，近表面者为浅，远者为深。

对四肢的描述也常采用如下术语：

★**近侧**（proximal）和**远侧**（distal），近躯干者为近侧（相当于上），远者为远侧（相当于下）。

★**尺侧**（ulnar）和**桡侧**（radial）及**胫侧**（tibial）和**腓侧**（fibular），相当于内侧和外侧。

★**掌侧**（palmar）和背侧，手的前面为掌侧，手的后面为背侧。

★**跖侧**（plantar）和背侧，足的下面为跖侧，足的上面为背侧。

（三）轴和面

依据解剖学姿势，人体任何部位均可设置为 3 个互相垂直的轴和面（图 1–2）。

1. 轴

（1）★**垂直轴**（vertical axis）：为上下方向垂直于地平面的轴。

（2）★**矢状轴**（sagittal axis）：为前后方向垂直于垂直轴的轴。

（3）★**冠状轴**（frontal axis）： 又称**额状轴**（frontal axis），为左右方向垂直于上述两轴的轴。

2. 面

（1）★**矢状面**（sagittal plane）：为按前后方向将人体纵切为左、右两部分的断面。其中正中矢状面将人体分为左、右对等的两半。

（2）★**冠状面**（frontal plane）：为按左右方向将人体纵切为前、后两部分的断面。

（3）★**水平面**（horizon plane）： 又称**横切面**（cross section）， 为与垂直轴垂直将人体分为上、下两部分的断面。

（四）胸部标志线和腹部分区

为了正确描述胸、腹腔脏器的位置及其体表投影，通常在胸、腹部体表确定若干标志线和分区（图 1–3）。这对于临床检查和诊断有着重要意义。

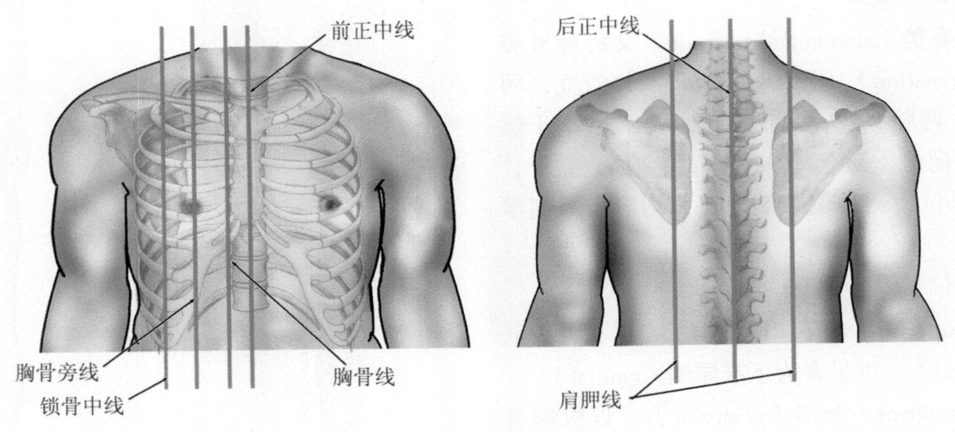

图 1–3 胸部标志线

1. 胸部标志线

（1）**前正中线**（anterior median line）：为沿身体前面正中所做的垂直线。

（2）**胸骨线**（sternal line）：为沿胸骨外侧缘最宽处所做的垂直线。

（3）**锁骨中线**（midclavicular line）：为经锁骨中点所做的垂直线。

（4）**胸骨旁线**（parasternal line）：为经胸骨线与锁骨中线之间连线的中点所做的垂直线。

（5）**腋前线**（anterior axillary line）：为经腋前襞所做的垂直线。

（6）**腋后线**（posterior axillary line）：为经腋后襞所做的垂直线。

（7）**腋中线**（midaxillary line）：为经腋前、后线之间连线的中点所做的垂直线。

（8）**肩胛线**（scapula line）：为经肩胛骨下角所做的垂直线。

（9）**后正中线**（posterior median line）：为经身体后正中所做的垂直线（相当于各棘突间的连线）。

2. 腹部分区 通常用2条水平线和2条垂直线将腹部划分为9个分区（图1-4）。上水平线为经两侧肋骨最低点（第10肋最低点）的连线，下水平线为经两侧髂结节的连线，由此将腹部分为上腹部、中腹部和下腹部。2条垂直线为经左、右侧腹股沟韧带中点所做的垂线。*腹部9个分区：上腹部的**腹上区**（epigastric region）和左、右**季肋区**（hypochondriac region），中腹部的**脐区**（umbilical region）和左、右**腰区**（lumbar region），下腹部的**腹下区**（hypogastric region）和左、右**髂区**（iliac region）。在临床上也常采用“四分法”，即通过脐的垂直线和水平线将腹部分为左上腹、右上腹、左下腹和右下腹。

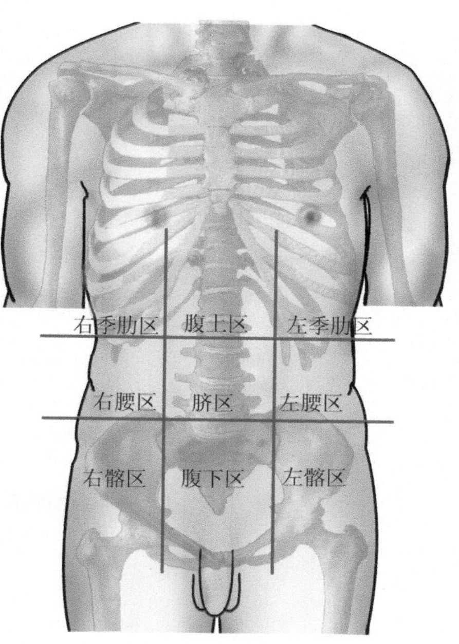

图1-4 腹部分区

五、人体器官的变异与体型

人体解剖学所描述的器官形态位置、结构特征和血液供应及神经配布均属正常范围；所谓的正常范围是要在统计学上占优势，一般指要超过一半的比例。人体的某些器官和正常范围不完全相同，但比较接近正常范围，差异不明显者，称为变异。如果超出一般变异范围，统计学上出现率极低，甚至影响正常生理功能者，称为异常或畸形。

人体结构基本相同，但由于个人的家族遗传、发育状况、生活环境的影响（营养、职业和锻炼等），致使每个人的高矮、胖瘦及器官的形态都有一定的特点，这些特点在人体的综合表现上称为体型。通常人体可分为矮胖型（头部较大、四肢短小和腹围大于胸围）、瘦长型（四肢相对较长和胸围大于腹围）和适中型。体型在统计学上呈正态曲线分布，并与某些疾病的发生和发展密切相关。

在人体解剖的学习中，一定要坚持形态与功能相制约的观点、进化发展的观点、局部与整体统一的观点和理论与实际相结合的观点，从而全面正确地认识和理解人体的形态结构。

六、人体解剖学教学中的“无言良师”医学人文教育

在人体解剖学教学中，遗体捐献者被尊称为“大体老师”或“无言良师”，他们无私的奉献为人体解剖学课程的教授与学习提供了巨大帮助，并教诲医学生去理解生命的神圣含义，从而激发其对生命的敬畏之情、对社会和家庭的感恩回报之心、对医学事业发展的奉献精神。

“无言良师”医学人文教育是充分利用人体解剖学科自身的特色和优势，为适应我国现代医学教育模式转变而逐步建立起来的。无偿遗体捐献者的感人案例，作为丰富而生动的“教学素材”，可使学生从中感悟医学人文的精髓。对典型病案可以运用问题式、团队式、探索式等学习方法进行深入剖析，可涵盖生理学、病理学、病理生理学、临床诊断学等其他学科知识。医学生的医学人文素养将直接影响未来社会医疗服务水平和医患关系。在人体解剖学教学过程中，融入医学人文教育，对促进医学生提高自主学习能力、回馈社会的愿望、职业道德素养等方面将会产生积极而深远的影响。

小结

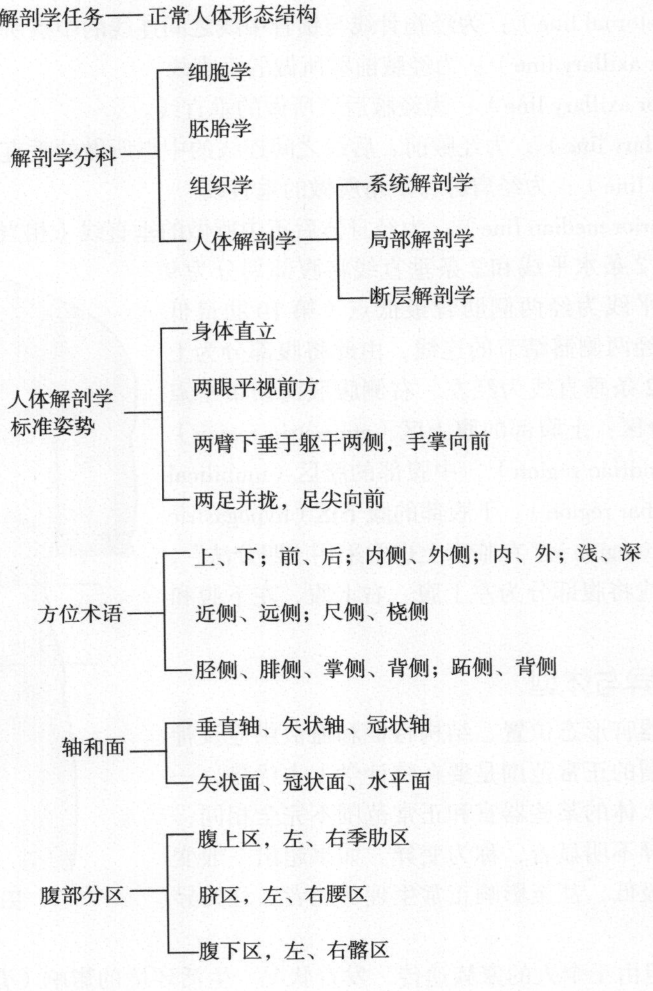
解剖学任务——正常人体形态结构
解剖学分科
细胞学
胚胎学
组织学
人体解剖学
系统解剖学
局部解剖学
断层解剖学
人体解剖学标准姿势
身体直立
两眼平视前方
两臂下垂于躯干两侧，手掌向前
两足并拢，足尖向前
方位术语
上、下；前、后；内侧、外侧；内、外；浅、深
近侧、远侧；尺侧、桡侧
胫侧、腓侧、掌侧、背侧；跖侧、背侧
轴和面
垂直轴、矢状轴、冠状轴
矢状面、冠状面、水平面
腹部分区
腹上区，左、右季肋区
脐区，左、右腰区
腹下区，左、右髂区

第一篇

运动系统

运动系统包括骨、关节和骨骼肌三部分，约占成年人体重的60%。其中，骨为运动的杠杆，关节为运动的枢纽，骨骼肌则为运动的动力，三者缺一不可。骨骼肌是运动系统的主动部分，骨和关节是被动部分，骨骼肌收缩带动骨，以关节作为支点产生动作。独立的各块骨通过关节彼此连接，称为骨骼。骨骼构成完整的人体支架，对人体具有支持功能；同时，骨骼连同其表面附着的骨骼肌在头部、躯干部围成腔，对脑及内脏器官具有重要的保护作用。

第2章 骨 学

第一节 概 述

骨（bone）是由骨细胞、骨胶原纤维及骨基质组成的器官，有较丰富的血管、淋巴管和神经。每一块骨都有一定的形态和功能，坚硬而有弹性，活体骨具有新陈代谢及生长发育的特点。骨来源于胚胎时期的间充质，骨的发生从胚胎第8周开始，成骨过程有膜内成骨和软骨内成骨两种方式。以后随着年龄的增长，骨增长、增粗或增厚，发育到一定年龄，骨停止生长，形成一定的形态结构。骨终身具有创伤修复、愈合及再生能力。和其他器官一样，骨的生长发育过程受体内、外环境多种因素的影响，如神经、内分泌、遗传、营养、疾病、生活环境和地理环境等。这些因素在神经系统的调节下，影响骨的代谢，使骨发生形态结构的变化。但是，骨的形态结构首先是由机体遗传基因决定的。骨的代谢活动是骨具有可塑性的内在因素，经常锻炼可以促进骨的良好发育和生长。

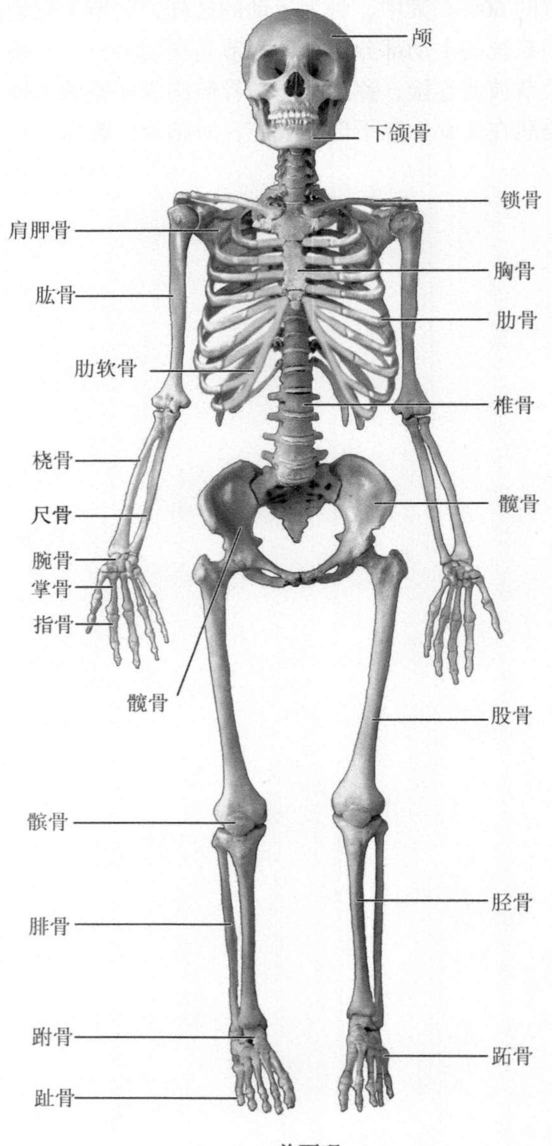

图2–1 人体的全身骨

人体由于疾病、外伤或手术切除等所造成的骨组织缺损可通过移植各种替代物加以修复。近年来，随着组织细胞培养技术的普遍开展和医用生物材料的开发利用，以及细胞生物学、分子生物学和生物化学等相关学科的飞速发展，产生并形成了一门新的学科——组织工程学。目前，骨组织工程的研究主要集中在成骨细胞的定向分化研究、生物组织支架的研究及参与骨再生、形成过程的生长因子研究等方面。

一、骨的形态和分类

正常成人共有206块骨，除6块听小骨外，按其存在部位可分为颅骨、躯干骨和附肢骨（即四肢骨）3部分，前两者又合称为中轴骨（图2–1）。由于所承担的功能不同，骨具有不同的形态，可分为长骨、短骨、扁骨和不规则骨4类（图2–2）。

（一）长骨

长骨（long bone）呈长管状，分为一体和两端，多分布于四肢，在运动中起杠杆作用。体又称**骨干**（shaft），较细长，占长骨中间的大部分，内有空腔，称**髓腔**（medullary cavity），含有骨髓。骨的两端膨大，称为**骺**（epiphysis），其光滑面称为**关节面**（articular surface），被覆关节软骨，参与构成关节。骨干与骺相接的部分称为**干骺端**（metaphysis）。幼年时，骺与骨干之间留有透明软骨，称**骺软骨**（epiphysial cartilage），为长骨的骨化中心。发育过程中，骺软骨不断地产生软骨、钙化、溶解，促使长骨增长。★成年后，骺软骨骨化使骨干与骺融为一体，其间遗留的线性痕迹，称**骺线**（epiphysial line），影像学上呈现致密线性结构，医学中可通过检查骺线或骺软骨来判定骨龄。

（二）短骨

短骨（short bone）多呈立方形，常具有多个关节面，其形体较小。短骨多成群地排列于腕和足的后部，骨与骨之间形成复杂的关节，运动幅度不大，但连接牢固，可承受较大的压力，主要起支持作用。

（三）扁骨

扁骨（flat bone）呈扁宽的板状，常构成容纳重要器官的腔壁，起支持及保护作用，主要分布于头、胸部等处。如头部的颅骨构成颅腔保护脑，胸部的胸骨和肋参与构成胸廓，保护心、肺、肝、脾等器官。扁骨亦为骨骼肌提供了广阔的附着面，如肩胛骨、肋骨等。

（四）不规则骨

不规则骨（irregular bone）形状不规则，分布无规律，功能多样，如椎骨、髋骨和面颅骨等。部分不规则骨内有含气的空腔，称为**含气骨**（pneumatic bone），如上颌骨、筛骨等。

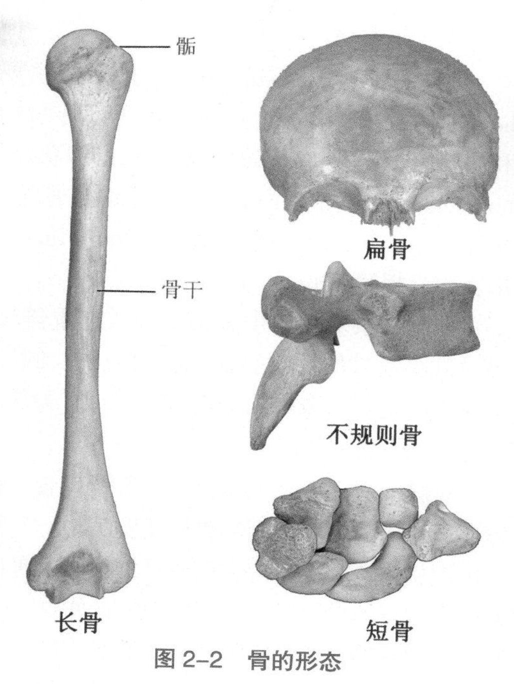

图 2-2 骨的形态

此外，尚有发生于某些肌腱内的**籽骨**（sesamoid bone），其体积一般甚小，在运动中起减少摩擦和转变骨骼肌牵引方向的作用。参与构成膝关节的髌骨是人体最大的籽骨。

各种形态的骨表面可能由于骨骼肌的附着而受到牵拉，或因血管和神经在骨的表面经过及某些毗邻器官的压迫等，在骨的表面形成一些突起或凹陷。骨表面的突起依其大小、形态不同，分别称为**结节**（tubercle）、**粗隆**（tuberosity）、**棘**（spine）和**嵴**（crest）等。骨表面的凹陷也依其大小、形状不同，分别称为**窝**（fossa）、**凹**（fovea）、**压迹**（impression）和**沟**（sulcus）等。骨内的腔洞分别称**腔**（cavity）、**窦**（sinus）或**房**（atrium）等。

二、骨的构造

★骨由骨质、骨膜和骨髓构成，此外尚有血管、淋巴管和神经等分布（图 2-3）。

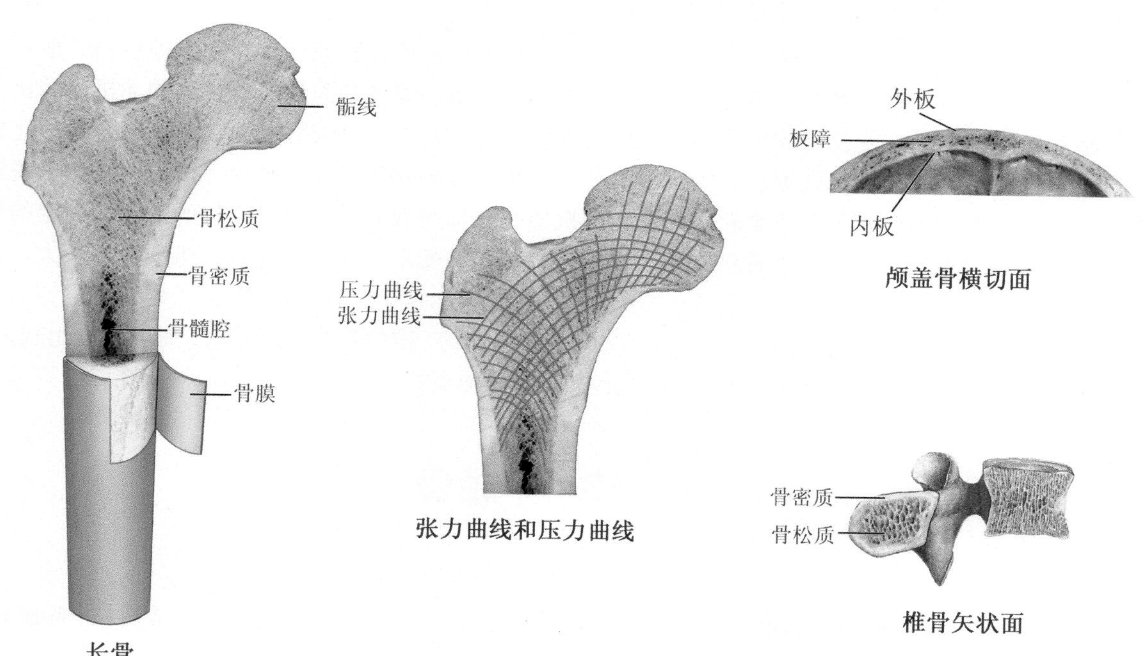

图 2-3 骨的构造

（一）骨质

*骨质（osseous substance）是骨的主要组成部分，分为骨密质和骨松质（图2-3）。**骨密质**（compact bone）构成长骨骨干、骺及其他类型骨的外层，致密坚硬，抗压、抗扭曲力强。在颅盖骨，骨密质构成外板和内板。**骨松质**（spongy bone）呈海绵状，分布于长骨的骺及其他类型骨的内部，由许多片状的**骨小梁**（bone trabecula）交织排列而成。骨小梁顺应骨所承受的压力及骨骼肌附着、牵拉所产生的张力方向排列，形成**压力曲线**（stress line）和**张力曲线**（strain line），使骨具有较大的承重力和抗牵拉力。颅盖各骨内、外板间的骨松质称为**板障**（diploic）。

力学因素对骨的生长发育和改造重建起着非常重要的作用。人体的每一块骨都有其最适宜的应力范围，应力过高或过低都会引起骨质的吸收。例如，长期失重或瘫痪，可因应力过低造成骨的脱钙和退行性变；骨折的内固定器可造成局部的应力集中，导致骨质的破坏和吸收。

（二）骨膜

骨膜（periosteum）分为骨外膜和骨内膜。**骨外膜**，较厚，包裹于除关节面以外的整个骨外面；**骨内膜**（endosteum），较薄，衬于骨髓腔内面和骨松质腔隙内。*骨外膜即通常所指的骨膜，又可分为内、外两层。外层主要由纤维结缔组织构成，并发出许多胶原纤维束穿入骨质，使骨膜固着于骨面；*内层含有大量成骨细胞和破骨细胞，两者共同完成骨的生长发育。骨内膜与骨外膜的内层功能相同，两者一起在骨的形成、生长发育过程中起重要作用。在成年后骨的创伤修复时其功能活跃，具有产生新骨质和破坏旧骨质的功能，故在骨手术中应尽量保留骨膜，以免发生骨的坏死或愈合延迟。骨膜富有血管、淋巴管和神经，保障了骨的营养、再生及感觉。

（三）骨髓

骨髓（bone marrow）存在于骨髓腔和骨松质的间隙内，分为红骨髓和黄骨髓。*__红骨髓__（red bone marrow）含有大量不同发育阶段的红细胞和其他幼稚型的血细胞，有造血功能；*__黄骨髓__（yellow bone marrow）含有大量脂肪组织，因而失去了造血功能。但在慢性失血过多或患重度贫血症时，黄骨髓可重新转化为红骨髓发挥造血功能。胎儿及幼儿的骨髓均是红骨髓。从6岁左右起，长骨髓腔内的红骨髓逐渐转化为黄骨髓，仅在椎骨、肋骨、胸骨、髂骨及长骨骺端的骨松质内可见红骨髓。因此，临床上常在髂嵴、髂前上棘等处做骨髓穿刺，检查骨髓象以诊断某些血液系统的疾病。

三、骨的化学成分和物理性质

骨质主要由有机质和无机质两种化学成分组成。有机质主要包括骨胶原纤维和黏多糖蛋白，使骨具有韧性和弹性。无机质主要为碱性磷酸钙等无机盐类，使骨具有一定的硬度和脆性。有机质和无机质的比例在人的一生中随年龄增长而发生变化。成年人的有机质约占骨重的1/3，无机质约占2/3，此为最合适的比例，使骨同时具有较好的弹性和较大的硬度。骨的化学成分直接决定骨的物理性质。去除无机质的骨称为脱钙骨，尽管仍具有原骨形态和弹性，但过于柔软。而去掉有机质的骨称为煅烧骨，虽有原骨的形态和一定的硬度，但脆而易碎，常称为骨灰。幼儿的骨有机质相对多，较柔软，易变形；老年人的骨无机质比例较大，较脆，一旦受到外伤，易出现骨折。

骨的发育成熟与钙、磷的代谢密切相关。当某些因素影响到钙、磷的吸收和沉积时，骨质将会出现多孔性，骨组织总量减少，表现为骨质疏松症，此时骨的脆性较大，很易骨折。

第二节　中轴骨

一、躯干骨

躯干骨（bones of the trunk）包括椎骨、胸骨和肋3部分，共51块。它们借助骨连结构成脊柱、胸廓和骨盆。

（一）椎骨

人体椎骨数目在不同年龄时段有所不同。幼年时椎骨共有33块，按部位分为颈椎7块、胸椎12块、腰椎5块、骶椎5块、尾椎4块；而在成年人，5块骶椎融合成1块骶骨，4块尾椎则融合成1块尾骨，故成年人有 24 块独立的椎骨。

1. 椎骨的一般形态 ★**椎骨**（vertebra）由位于前方的**椎体**（vertebral body）和位于后方的**椎弓**（vertebral arch）结合而成。椎体和椎弓共同围成一孔，称**椎孔**（vertebral foramen）（图 2–4）。全部椎骨的椎孔纵行贯穿形成**椎管**（verterbral canal），其内容纳脊髓等结构。

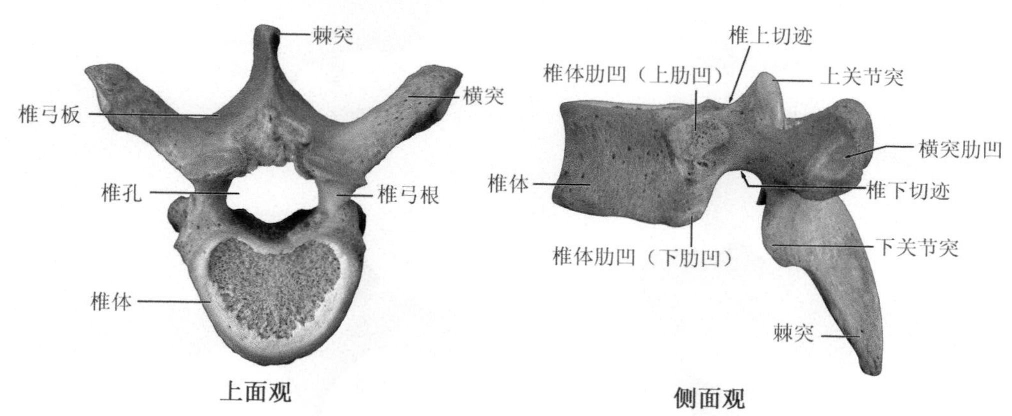

图 2–4 胸椎

椎体大致呈圆柱状，上、下面平坦且粗糙，是椎骨负重的主要部分。椎体的表面为薄层骨密质，内部是骨松质。

椎弓是呈弓形的骨板，由椎弓根和椎弓板两部分构成。椎弓连于椎体的狭细部分称为**椎弓根**（pedicle of vertebral arch）。椎弓的后部为扁宽的骨板称**椎弓板**（lamina of vertebral arch），两侧椎弓板在中线上汇合。在椎弓根的上、下缘各有一个切迹，分别称为椎上切迹和椎下切迹，相邻椎骨的椎上、椎下切迹共同围成**椎间孔**（intervertebral foramina），有脊神经和血管通过。由椎弓板后面正中向后或后下方伸出一个突起，称**棘突**（spinous process）；由椎弓板与椎弓根的移行部向椎骨外侧各发出一个突起，称**横突**（transverse process）；棘突和横突均为骨骼肌和韧带的附着处。在椎弓发出横突处还向上、下方各发出一对突起，分别称**上、下关节突**（superior and inferior articular process）。各关节突上均有光滑的关节面，相邻椎骨的上、下关节突构成关节突关节。

2. 各部椎骨的主要特征

（1）**颈椎**（cervical vertebra）：椎体较小，横切面呈椭圆形。上、下横切面为马鞍状，上面于横径上凹陷，下面于纵径上凹陷（图 2–5）。除第 1、2 颈椎外，其他颈椎体上面的外侧缘向上微突，形成椎体钩，此钩可与上位椎体下面的唇缘相接形成钩椎关节， 又称 Luschka 关节。当椎体钩增生肥大时，可造成椎间孔狭窄，压迫脊神经而产生症状。★颈椎的横突根部有一卵圆形孔，称**横突孔**（transverse foramen），有椎动、静脉通过；横突末端有前、后两个结节，其中第 6 颈椎横突的前结节较大，称**颈动脉结节**（carotid tubercle），其前方有颈总动脉经过。当头部受伤出血时，可向此结节压迫颈总动脉进行止血。第 2 ~ 6 颈椎的棘突较短，其末端分叉，第 7 颈椎的棘突最长。颈椎上、下关节突的关节面接近水平位，利于颈椎运动。颈椎的椎孔呈三角形，较大。

第 1 颈椎呈环形，又称**寰椎**（atlas），由前、后弓和侧块构成，无椎体、棘突和关节突。寰椎的前弓短、后弓长，前弓的后面正中部有**齿突凹**（dental fovea of atlas），与第 2 颈椎的齿突相关节。前后弓侧方相连接的部位称侧块，侧块上面有一椭圆形的上关节面，与枕骨的枕髁相关节；侧块下面有一圆形的下关节面，与第 2 颈椎的上关节面相关节。两侧上关节面的后方各有横行的**椎动脉沟**（groove for vertebral artery），有同名动脉通过。

第 2 颈椎又称**枢椎**（axis），其椎体向上伸出一指状突起，称为**齿突**（dens of axis），与寰椎的齿突凹相关节，形成寰枢正中关节。在发生上齿突原为寰椎的椎体，发育过程中脱离寰椎而与枢椎的椎体融合形成齿突。

第 7 颈椎又称**隆椎**（vertebra prominens），其形态、大小与胸椎相似，棘突末端不分叉，且相对较长，当低头时极易于皮下触及，临床上常将其作为计数椎骨序数的标志。

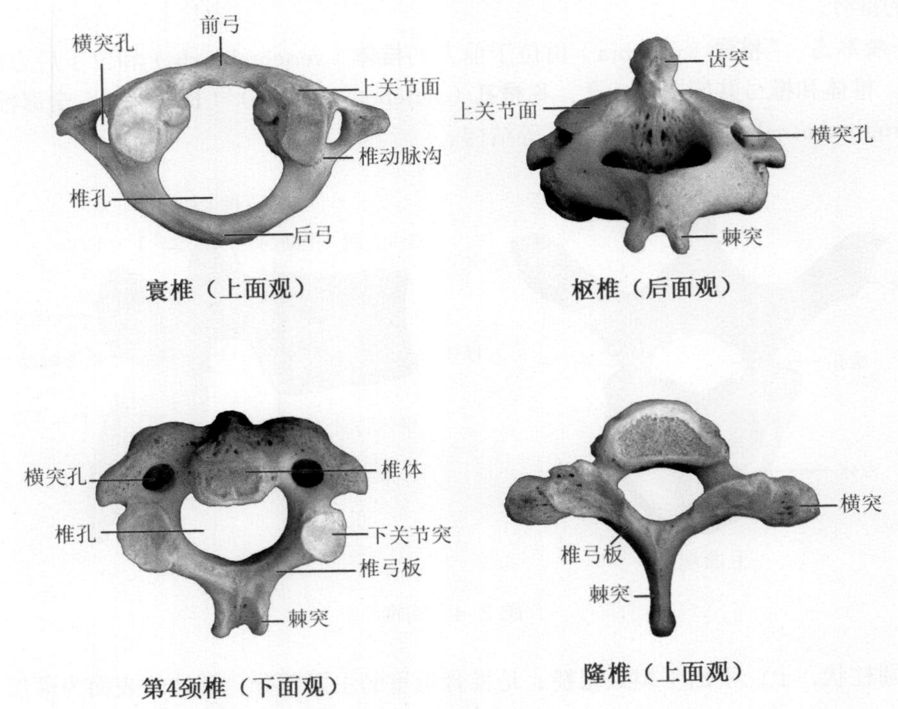

图 2–5　颈椎

（2）**胸椎**（thoracic vertebra）：椎体横切面呈心形，从上向下逐渐增大，上位胸椎近似颈椎，下位胸椎近似腰椎（图 2–4）。在椎体的后外侧，椎体与椎弓根交接部的上缘和下缘处，各有一呈半圆形的浅凹，称★**上、下肋凹**（superior and inferior costal fovea），与肋头相关节。在横突末端的前面，有与肋结节相关节的★**横突肋凹**（transverse costal fovea）。★胸椎的棘突较长，伸向后下方，互相呈叠瓦状排列；其上、下关节突的关节面近似冠状位。胸椎的椎孔较小。

（3）**腰椎**（lumbar vertebra）：椎体最粗壮，横切面呈蚕豆形（图 2–6）。★腰椎的棘突宽而短，呈板状水平突向后方，相邻棘突间的间隙较大，临床上常选择腰椎棘突间隙进行腰椎穿刺术。腰椎的上、下关节突粗大，关节面近矢状位。腰椎的椎孔呈三角形，较宽大。

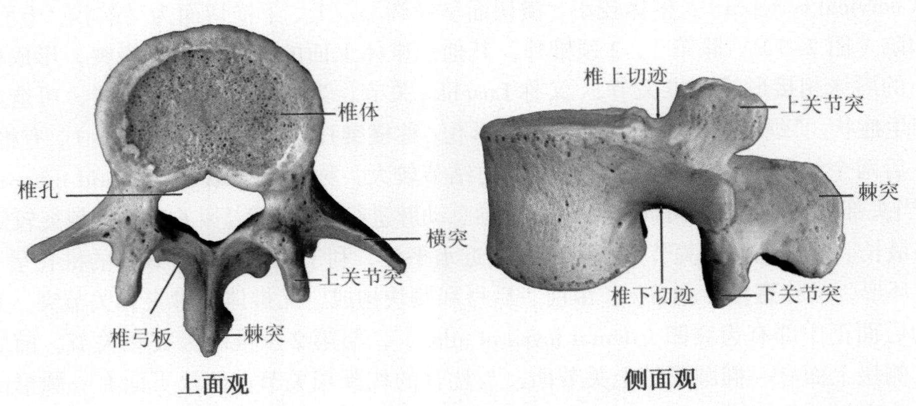

图 2–6　腰椎

（4）**骶骨**（sacral bone）：由 5 块骶椎融合而成，略呈扁平的三角形，骶骨可分为一底、一尖、前面（骨盆面）、后面（背面）和外侧部，底向上，尖向下（图 2–7）。

★骶骨底为第 1 骶椎的上部，底的前缘向前突出称为**岬**（promontory），为女性骨盆内径测量的重要标志。骶骨尖为第 5 骶椎体的最下部，与尾骨相连接，年老时常与尾骨融合。骶骨前面也称骨盆面，光滑，凹向前下方，其中间部有 4 条横线，为各骶椎体融合的痕迹。每条横线的两端各有 1 对孔，称**骶前孔**（anterior sacral foramen）。骶骨后面即背面，粗糙隆凸，正中线上的纵行隆起为**骶正中嵴**（median sacral crest），为各骶椎棘突融合而成，可在体表摸到。骶正中嵴外侧有 4 对**骶后孔**（posterior sacral foramen）。骶前、后孔均与骶管相通，分别有骶神经的前、后支通过。**骶管**（sacral canal）由各骶椎的椎孔连接而成，向上通椎管，向下开口于**骶管裂孔**（sacral hiatus）。骶管裂孔是第 4 ～ 5 骶椎的椎弓板缺如而形成的裂孔，临床一些会阴部手术时，可经骶管裂孔进行骶管麻醉。*在骶管裂孔两侧有两个突起构成的**骶角**（sacral horn），是第 5 骶椎下关节突的遗迹，可在体表摸到。*临床上进行骶管穿刺时，常以骶角作为确定骶管裂孔位置的标志。骶骨的外侧部上宽下窄，上部为骶翼，有耳状的关节面，称**耳状面**（auricular surface），与髂骨的同名关节面相关节。耳状面后方的骨面粗糙不平，称**骶粗隆**（sacral tuberosity），为韧带的附着部。

（5）**尾骨**（coccyx）：呈三角形，上宽下窄，由 4 块退化的尾椎融合而成（图 2–7）。

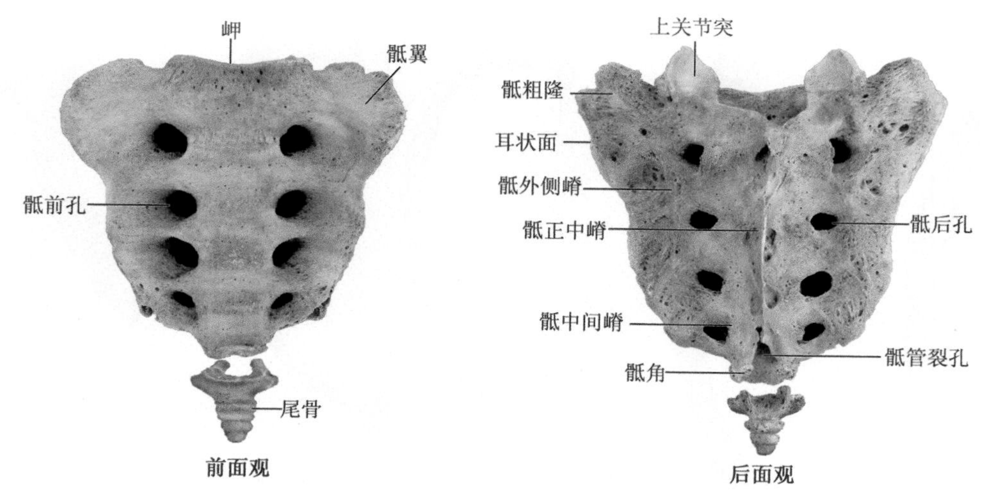

图 2–7　骶骨

（二）胸骨

胸骨（sternum）为近似长方形的扁骨，前面微凸，后面略凹，位于胸前壁的正中，上部与锁骨相关节，两侧以**肋切迹**（costal notch）接上 7 对肋软骨。*自上而下可分为胸骨柄、胸骨体和剑突 3 部分（图 2–8）。**胸骨柄**（manubrium sterni）呈上宽下窄的四边形，上缘的中份为**颈静脉切迹**（jugular notch），其两侧为**锁切迹**（clavicular notch），与锁骨的胸骨端相关节。胸骨柄外侧缘上份接第 1 肋。*胸骨柄下缘与胸骨体的连结处形成微向前凸的角，称为**胸骨角**（sternal angle），可在体表摸到。*胸骨角的两侧平对第 2 肋软骨，常作为肋骨计数的重要标志。**胸骨体**（body of sternum）呈长方形，其侧缘有数个肋切迹，分别与第 3 ～ 6 肋软骨相关节。**剑突**（xiphoid process）扁而薄，形状变化较大，连接于胸骨体的下端，其末端游离。胸骨体下端与剑突一起与第 7 肋软骨相关节。

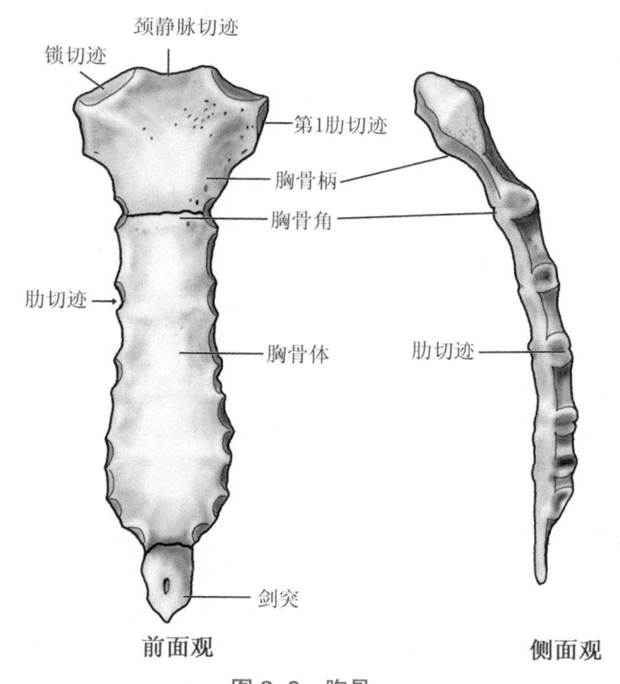

图 2–8　胸骨

（三）肋

肋（rib）为扁长而弯曲的骨，包括肋骨和相应的肋软骨，共12对。上第1~7对肋骨的前端借肋软骨连于胸骨，称为真肋；第8~10对肋骨的前端虽连接肋软骨，但不直接与胸骨相连，称为假肋，其中第11、12对肋前端游离于腹壁肌层中，又称为浮肋。

1. **肋骨**（costal bone） 细长而弯曲，呈弓形，属扁骨。典型的肋骨可分为后端、前端和体3部分（图2–9）。后端略膨大，由肋头、肋颈和肋结节构成。**肋头**（costal head）为末端的膨大，有肋头关节面与相应胸椎的上、下肋凹相关节。肋头外侧较细的部分称**肋颈**（costal neck），其外侧的粗糙突起称**肋结节**（costal tubercle），肋结节上有关节面与相应胸椎的横突肋凹相关节。**肋体**（shaft of rib）介于肋颈与肋骨前端之间，扁薄而弯曲，肋体的后份在肋结节稍外侧，向前急转弯处形成**肋角**（costal angle）。肋体有较光滑的内、外两面和上、下两缘。上、下缘为肋间肌附着处。*下缘处内面有**肋沟**（costal groove），肋间神经和肋间后血管通过此处，因此在胸后壁做胸腔穿刺时，应紧贴下位肋骨上缘，以免伤及血管和神经。肋骨前端连接肋软骨。

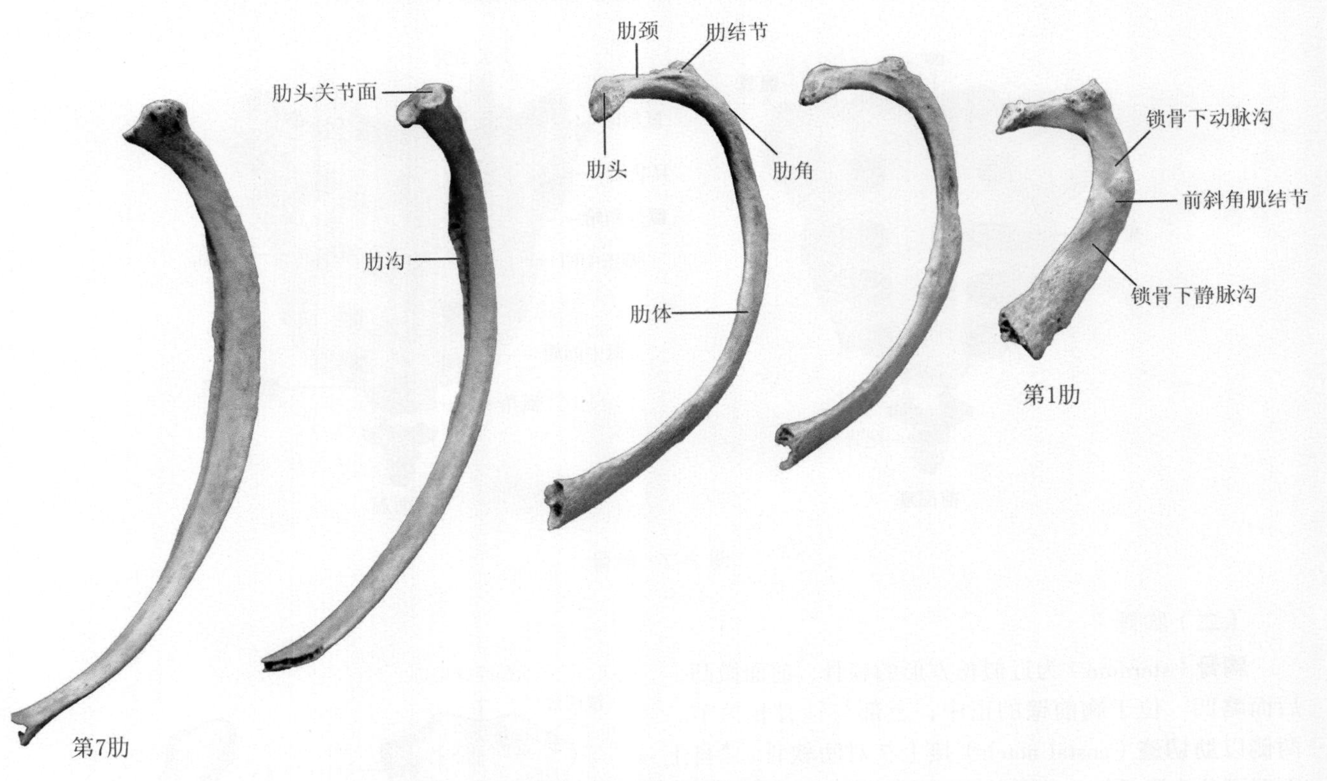

图2–9 肋骨

第1肋骨扁、宽而短，肋头小而圆，肋颈细长，无肋角和肋沟，分为上、下面和内、外缘。上面内缘处有**前斜角肌结节**（scalene tubercle），为前斜角肌的附着处。结节的前、后侧各有一横向走行的浅沟，分别称**锁骨下静脉沟**（sulcus for subclavian vein）和**锁骨下动脉沟**（sulcus for subclavian artery），有同名血管经过。

第2肋骨为过渡形。第11、12肋骨无肋结节、肋颈和肋角。

2. **肋软骨**（costal cartilage） 位于各肋骨的前端，为透明软骨。上7对肋软骨直接与胸骨相连。第8 ~ 10对肋软骨依次连接于上位肋软骨并形成一弓状结构，称为**肋弓**（costal arch）。第11、12对肋软骨末端游离于腹壁肌中。

二、颅骨

颅骨（bones of the skull）共23块，除下颌骨和舌骨外，其余各骨均借缝或软骨牢固相连，构成**颅**（skull），位于脊柱的上方，保护与支持脑、感觉器并参与构成消化系统和呼吸系统的起始部分。

颅骨分为脑颅骨和面颅骨。脑颅骨互相连接构成容纳脑的**颅腔**（cranial cavity），面颅骨则构成面部的支架。

（一）脑颅骨

脑颅骨有8块，包括4块不成对的额骨、蝶骨、筛骨和枕骨及4块成对的颞骨和顶骨，它们相互连接围成颅腔。颅腔的顶呈穹窿形，称**颅盖**（calvaria），由额骨、顶骨、枕骨、蝶骨和颞骨构成。颅腔的底，称颅底，凹凸不平，由额骨、筛骨、蝶骨、颞骨和枕骨构成。

1. **额骨**（frontal bone） 位于颅的前上份，呈贝壳状，分为额鳞、眶部和鼻部。额鳞构成额骨的大部分。眶部构成眶上壁。鼻部位于两侧眶部之间。额骨内有一对含气腔，介于额鳞、眶部及鼻部之间，称额窦。

2. **枕骨**（occipital bone） 位于脑颅的后下份，似瓢状，其前下部有枕骨大孔，连通颅腔和椎管，侧部的下方有椭圆形的关节面，称**枕髁**（occipital condyle），与寰椎的上关节面相关节。

3. **筛骨**（ethmoid bone） 位于颅底的前方，两眶之间，参与构成眼眶和鼻腔。*筛骨冠状切面呈“巾”字形（图2–10），其两侧部为含气骨腔，即筛窦，由菲薄骨片围成，也称筛骨迷路或筛小房；*筛骨迷路内侧部构成鼻腔的外侧壁，壁上有上、下两个卷曲的骨片，分别称为上鼻甲和中鼻甲；*筛骨迷路外侧部构成眶的内侧壁。筛骨中间部的水平板称筛板，其上有许多小孔，为筛孔，水平板构成鼻腔的顶，颅腔的底；筛板颅腔面正中向上的突起，称为鸡冠；由筛板鼻腔面正中向下垂直延伸的骨板，为垂直板，参与构成鼻中隔。

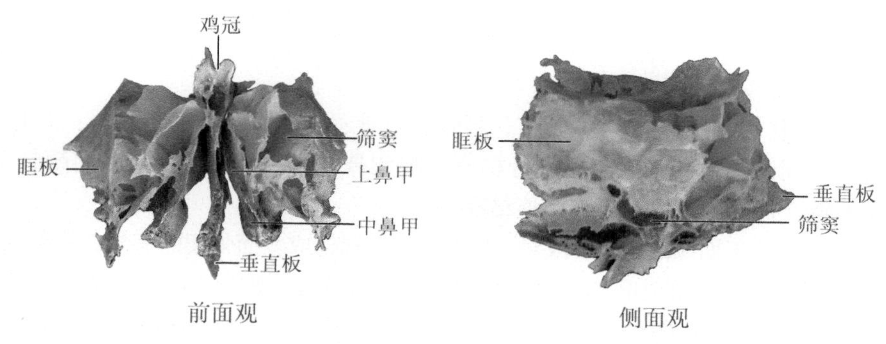

图 2–10 筛骨

4. **蝶骨**（sphenoid bone） 位于颅底中央，形似展翅的蝴蝶，分为中间部的**蝶骨体**（body of sphenoid bone）、伸向两侧的**小翼**（lesser wing）和**大翼**（greater wing）及垂向下方的**翼突**（pterygoid process）（图2–11）。蝶骨体内有含气腔，称为蝶窦；蝶骨上面呈马鞍状，为蝶鞍，其中部凹陷为垂体窝，容纳垂体。在蝶骨大翼的根部由前内侧向后外侧排列有圆孔、卵圆孔和棘孔。小翼与体的交界处有视神经管。大翼与小翼之间的裂隙为眶上裂。翼突根部有前后纵向走行的翼管。

5. **顶骨**（parietal bone） 成对，位于颅盖的中部，左、右各一，呈四边形，为外凸内凹的典型的扁骨。顶骨外侧面中部有2条弓形线，称为上、下颞线，分别为颞筋膜和颞肌的附着部。

6. **颞骨**（temporal bone） 成对，介于顶骨、蝶骨和枕骨之间，形状不规则，参与构成颅底与颅腔的侧壁（图2–12）。*以外耳门为中心分为4部分，即位于外耳门前上方的**鳞部**（squamous part）、后下方的**乳突部**（mastoid part）、内侧的**岩部**（petrous part）和围绕外耳门周围及其前下部的**鼓部**（tympanic part）。鳞部的外面，外耳门的前上方有横行向前的突起，称颧突，与颧骨的颞突形成颧弓（图2–12）。

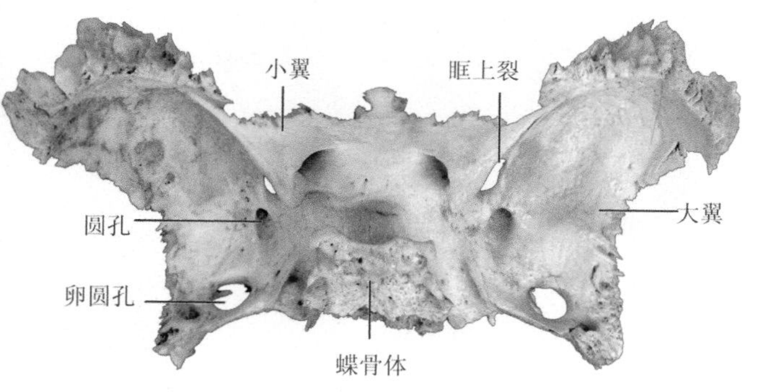

上面观

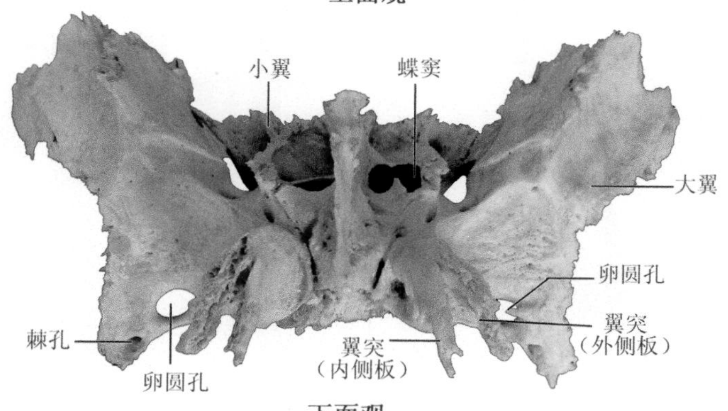

下面观

图 2–11 蝶骨

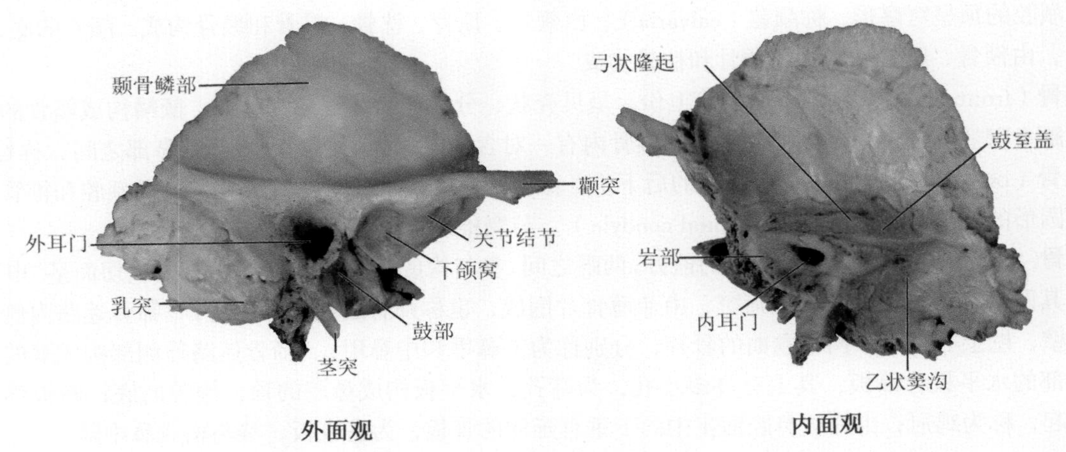

图 2-12 颞骨

（二）面颅骨

面颅骨共 15 块，其中 12 块成对的有上颌骨、腭骨、颧骨、鼻骨、泪骨和下鼻甲；3 块不成对的有犁骨、下颌骨和舌骨。它们共同围成口腔，并与脑颅骨构成眼眶和鼻腔，形成面部支架。面颅骨中只有下颌骨和舌骨借关节或韧带连于颅，其他各骨都互相直接连结在一起。

1. **上颌骨**（maxilla） 位于面颅的中央，成对，与下颌骨共同构成颜面骨架的大部，并参与构成鼻腔外侧壁、口腔顶和眶下壁的大部分。上颌骨的中间部称体，内有较大的含气腔，称为上颌窦。体的上面即眶面，构成眶下壁的大部分，其后份有眶下沟，向前经眶下管通眶下孔；内面即鼻面，参与构成鼻腔外侧壁，其前部与下鼻甲共同构成鼻泪管。体的下方向下突出称牙槽突，与对侧牙槽突合称牙槽弓，其下缘有容纳上颌牙的牙槽。体向上方伸出额突，介于鼻骨与泪骨之间。

2. **腭骨**（palatine bone） 成对，位于上颌骨的后方，介于上颌骨腭突和蝶骨翼突之间，从前后方向观察，略呈“L”形，分为水平部和垂直部。腭骨构成骨性鼻腔外侧壁和骨腭的后份。

3. **鼻骨**（nasal bone） 位于鼻背，介于两侧上颌骨额突之间，呈长方形，上窄下宽，构成鼻背的基础。

4. **泪骨**（lacrimal bone） 位于眶内侧壁的前部，为近长方形的菲薄小骨片。与上颌骨的额突共同构成泪囊窝。

5. **下鼻甲**（inferior nasal concha） 骨质菲薄而卷曲，呈矢状位，附着于骨性鼻腔下部的外侧壁上，即上颌骨与腭骨的内面。

6. **颧骨**（zygomatic bone） 位于眶的外下方，介于额骨和上颌骨之间，呈菱形，形成面颊部的骨性突起。

7. **犁骨**（vomer） 为呈斜方形的扁骨板，位于鼻腔正中，组成鼻中隔的后下份。

8. **下颌骨**（mandible） 位于面部的前下份，略呈蹄铁形，分为下颌体和左、右下颌支（图 2-13）。**下颌体**（body of mandible）呈弓形，分

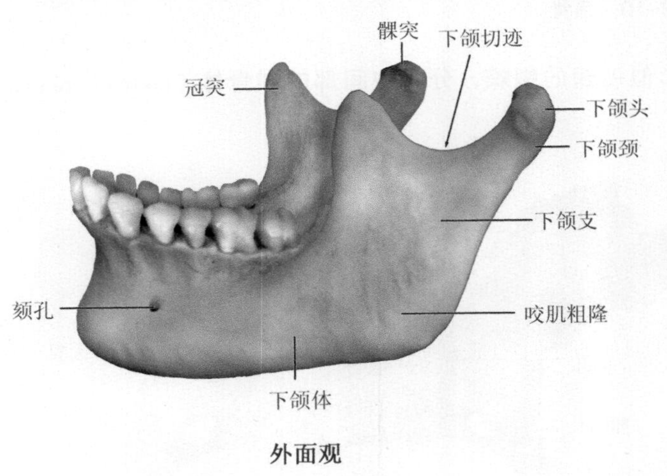

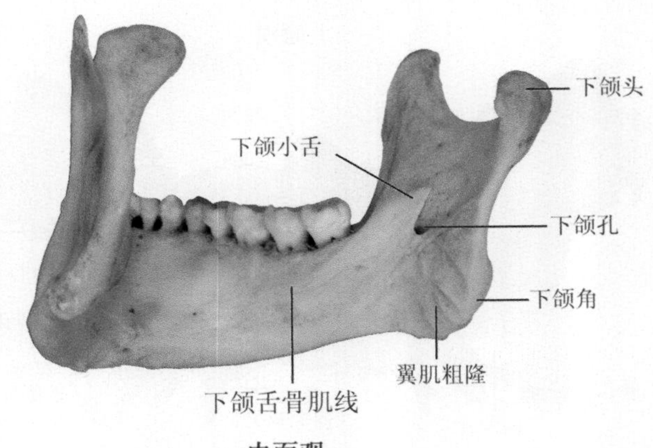

图 2-13 下颌骨

为上、下两缘，内、外两面。上缘构成**牙槽弓**（alveolar arch），有容纳下颌各牙的牙槽；下缘坚厚，为下颌底，向外后侧移行至下颌角。下颌体外面正中下份有向前凸的隆起，称颏隆凸。前外侧面有**颏孔**（mental foramen），有血管和神经穿出。**下颌支**（ramus of mandible）是由体伸向后上方的方形骨板，有内、外两面，末端有2个突起，前方的突起称**冠突**（coronoid process），有颞肌和咬肌附着，后方的突起称**髁突**（condylar process），其上端膨大为**下颌头**（head of mandible），头的下方为**下颌颈**（neck of mandible）；两突起之间的凹陷，称为**下颌切迹**（mandibular notch）。*下颌支内侧面有**下颌孔**（mandibular foramen），通入位于下颌骨内的**下颌管**（mandibular canal），穿行于下颌支和下颌体骨质内，开口于颏孔，下牙槽神经和血管经过该管，并穿出颏孔。下颌支内侧面下部的粗糙骨面，为**翼肌粗隆**（pterygoid tuberosity），有翼内肌附着。下颌支外侧面下部的粗糙骨面为**咬肌粗隆**（masseteric tuberosity），有咬肌附着。下颌支后缘与下颌体相交处称为**下颌角**（angle of mandible）。

9. **舌骨**（hyoid bone）　位于颈前部，喉上方，呈蹄铁形，可分为体及成对的大角和小角（图2-14）。舌骨体位居中央。大角由体的两端向后外侧突出。小角呈棘状，自体与大角结合处向上突出。

（三）颅的整体观

1. 顶面观　呈前窄后宽的卵圆形。各骨之间相连形成3条缝，额骨与两顶骨之间的称**冠状缝**（coronal suture），左、右两顶骨之间的称**矢状缝**（sagittal suture），两顶骨与枕骨之间的为**人字缝**（lambdoid suture）。成人顶骨最隆凸处称为**顶结节**（parietal tuber）。矢状缝后份的两侧常各有一个小孔，称为顶孔。

2. 后面观　可见人字缝、两侧顶骨的后份、枕骨的枕鳞及两侧颞骨的**乳突**（mastoid process）。枕骨中央最突出的部分称**枕外隆凸**（external occipital protuberance），由此向两侧延伸至乳突的骨嵴称**上项线**（superior nuchal line）。乳突和枕外隆凸是重要的骨性标志。

3. 内面观　可分颅盖内面和颅底内面。颅盖内面沿正中线前后方向有一浅沟，称为**上矢状窦沟**（sulcus for superior sagittal sinus）。在沟的两侧有许多颗粒状小凹。颅腔侧壁上有较细且分支的沟，称脑膜中动脉沟。此沟在翼点处较深，甚至形成骨管，是脑膜中动脉及其分支的压迹。

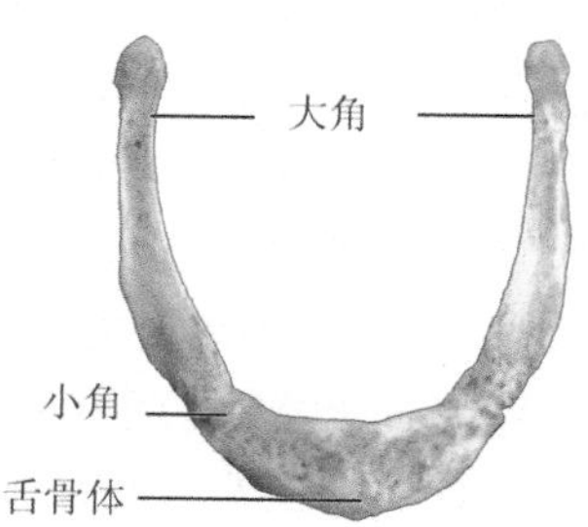

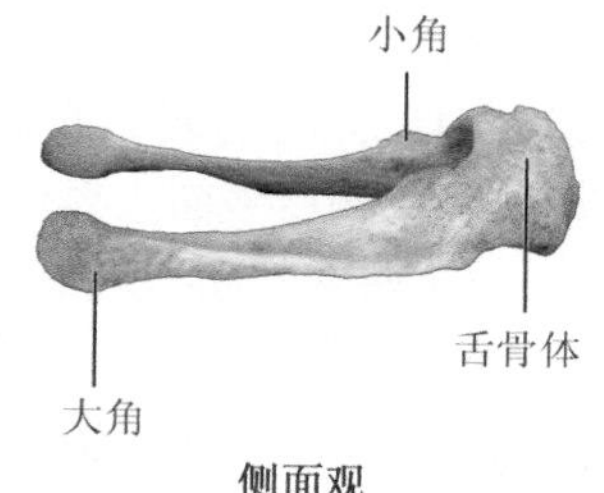

图2-14　舌骨

颅底内面（图2-15）与脑底面的结构凸凹对应。由于脑底面的额叶最高，颞叶次之，小脑最低，致使颅底内面也相应形成了呈阶梯状由高至低的3个窝，分别称颅前、中、后窝，由额骨、筛骨、蝶骨、颞骨和枕骨构成。

（1）**颅前窝**（anterior cranial fossa）：位置最高，由额骨、筛骨和位于其后方的蝶骨小翼构成。颅前窝与颅中窝以蝶骨小翼的后缘为界。颅前窝正中部为筛骨的**鸡冠**（crista galli）及鸡冠两侧有许多筛孔的**筛板**（cribriform plate）。**筛孔**（cribriform foramina）有嗅神经通过。颅前窝的外侧份，略呈三角形，借额骨眶部的薄骨板与眶相隔。构成颅前窝的额骨眶部与筛骨的骨板均较薄，故易发生骨折。

（2）**颅中窝**（middle cranial fossa）：较颅前窝低，主要由蝶骨体、蝶骨大翼、颞骨岩部和颞骨鳞部构成。窝的中间狭窄，两侧宽广，容纳大脑颞叶。颅中窝与颅后窝以两侧颞骨岩部的上缘和鞍背为界。

在颅中窝中央，位于蝶骨体上面的浅窝为**垂体窝**（hypophysial fossa），容纳垂体。窝的前外侧有**视神经管**（optic canal），管内有视神经和眼动脉穿过，通入眶。垂体窝两侧的浅沟为**颈动脉沟**（carotid sulcus），此沟后接**破裂孔**（foramen lacerum）。在活体，破裂孔的下面为软骨片或结缔组织膜所封闭。颈动脉沟在破裂孔处续于**颈动脉管内口**（internal opening of carotid canal），颈内动脉由此通过。

在颅中窝的两侧前部，有位于蝶骨大、小翼之间的**眶上裂**（superior orbital fissure），向前通眶，有眼动静脉、动眼神经、滑车神经及展神经通过。在蝶骨大翼的内侧份，由前内向后外，依次可见圆孔、卵圆孔和棘孔。**圆孔**（foramen rotundum）在眶上裂内后方，接近蝶骨体，有上颌神经穿过，圆孔向前与翼腭窝相通；**卵圆孔**（foramen ovale）位于圆孔的后外侧，有下颌神经由此通行；**棘孔**（foramen spinosum）在卵圆孔的后外侧，有营养脑膜的脑膜中动脉由此进入颅腔，沿脑膜中动脉沟走行，在翼点处颅骨骨折时，易伤及此动脉。在颞骨岩部前面近尖端处，破裂孔的后外侧，有稍凹的**三叉神经压迹**（trigeminal impression），三叉神经节位于此处。

（3）**颅后窝**（posterior cranial fossa）：为3个颅窝中最深、最大的一个，容纳小脑、脑桥及延髓，主要由蝶骨体后部、枕骨和颞骨岩部后面构成。窝的中央最低处有**枕骨大孔**（foramen magnum）。枕骨大孔的前方，有斜向上方的**斜坡**（clivus）。孔的前外缘，有**舌下神经管内口**（internal opening of hypoglossal canal），此口通入舌下神经管，舌下神经由此出颅腔。颅后窝的后部有呈"十"字形的隆起，其交会处称为**枕内隆凸**（internal occipital protuberance）。由此向上延伸的沟为上矢状窦沟，向两侧延伸的沟为**横窦沟**（sulcus for transverse sinus）。横窦沟沿颅后窝后内侧壁向外侧横行，继而转向前下内侧移行为**乙状窦沟**（sulcus for sigmoid sinus）。乙状窦沟的末端续于**颈静脉孔**（jugular foramen），有颈内静脉和多条神经通过。颅后窝的前外侧壁为颞骨岩部的后面，在其中部，颈静脉孔的外上方，有一较大的孔，称**内耳门**（internal acoustic pore），为内耳道的开口，有神经及血管穿过。

4. *颅底外面观* 此面高低不平，有较多的孔裂及神经、血管通过。*前部由面颅骨组成，中央为**骨腭**（bony palate），由上颌骨的额突和腭骨的水平板构成。其后方有由蝶骨及腭骨围成的**鼻后孔**（posterior nare）和分隔鼻后孔的犁骨。鼻后孔后部的颅底，其中央是枕骨大孔。孔的两侧是枕骨侧部和颞骨的乳突（图2–16）。

骨腭的前方为牙槽弓，正中有**切牙孔**（incisive foramina）；骨腭的后外侧各有**腭大孔**（greater palatine foramen）。蝶骨大翼后外侧有较大的卵圆孔和较小的棘孔。位于颧弓后方的深窝是**下颌窝**（mandibular fossa），与下颌头相关节；窝前缘的隆起称**关节结节**（articular tubercle）。在蝶骨、枕骨和颞骨岩部尖端之间，围成不规则的破裂孔。枕骨大孔两侧各有一向下突出的具有椭圆形关节面的突起，称为**枕髁**（occipital condyle）。枕髁的前外上方有**舌下神经管外口**（external opening of hypoglossal canal），后方有时有髁管的开口。枕骨侧部和颞骨岩部之间有不规则的颈静脉孔。此孔前内侧有圆形的**颈动脉管外口**（external opening of carotid canal）。颈动脉管外口的后外侧有伸向下方的细长突起，为颞骨的**茎突**（styloid process）。茎突根部与乳突之间有**茎乳孔**（stylomastoid foramen），面神经由此孔出颅腔。

5. *侧面观* 可见脑颅骨的额骨、顶骨、枕骨、颞骨和蝶骨，以及面颅的颧骨和上、下颌骨（图2–17）。颞骨乳突前方有一孔，称为**外耳门**（external acoustic pore）。在外耳门的前上方，有从颞骨向前伸出的颧突，与颧骨向后伸出的颞突连接共同形成**颧弓**（zygomatic arch），其上、下缘分别有颞筋膜和咬肌附着，在体表可触知。以颧弓平面为界将颅侧面分为上方的颞窝和下方的颞下窝。

（1）**颞窝**（temporal fossa）：位于颞线与颧弓之间，其底（内侧壁）*由额骨、顶骨、颞骨鳞部和蝶骨大翼组成，在四骨的会合处，常形成"H"形的缝，称为**翼点**（pterion），此处位于颧弓中点上方两横指（约4cm）处，其内面紧邻脑膜中动脉前支。*翼点处骨质薄弱，在外力作用下，极易发生骨折，并伤及深面走行的脑膜中动脉，从而导致硬膜外血肿，有重要的临床意义。颞窝向下与颞下窝相通，颞窝内容纳颞肌和血管、神经等。

（2）**颞下窝**（infratemporal fossa）：位于颞窝下方，为上颌骨后方、颧弓下方深面的不规则腔隙。窝的前壁为上颌骨，内侧壁为蝶骨的翼突，两者间形成一裂隙，称**翼上颌裂**（pterygomaxillary fissure），外侧壁为颧弓。颞下窝向上通颞窝，向内（深方）通翼腭窝，窝内容纳咀嚼肌、血管和神经等。

（3）**翼腭窝**（pterygopalatine fossa）：是自翼上颌裂向内侧伸入的狭窄腔隙，由上颌骨体、蝶骨翼突和腭骨围成（图2–18）。翼腭窝呈锥形，上颌骨体、蝶骨翼突和腭骨3骨向下逐渐靠拢，移行为翼腭管。翼腭窝位于口腔、鼻腔、眶腔及颅腔的交通要道上，其位置在口腔颌面外科、神经外科有非常重要的临床意义。此窝向前经眶下裂通眶，向后外侧经圆孔通颅中窝，向后内侧经翼管通颅底外面，向外侧经翼上颌裂通颞下窝，向内侧经腭骨垂直部与蝶骨翼突围成的蝶腭孔通鼻腔，向下借翼腭管、腭大孔通口腔。翼腭窝内有血管、神经通过。

6. *前面观* 可见额骨、蝶骨、筛骨和面颅诸骨，以及由此围成的眶腔、骨性鼻腔和口腔（图2–19）。面部中央有**梨状孔**（piriform aperture），为骨性鼻腔在面部的开口。孔的外上方为眶，下方为骨性口腔，由上颌骨和下颌骨围成。眶上缘内侧半上方的骨性弓状隆起，称为**眉弓**（superciliary arch），其深面有额窦。眉弓上方的隆起为**额结节**（frontal tuber），眉弓与额结节隔以一浅沟。两侧眉弓内侧端之间的平坦区称为**眉间**（glabella）。眉弓和眉间都是可以触及的体表标志。上颌骨向下突出的弓状突起为牙槽突，突的下缘有容纳上颌各牙的牙槽。下颌骨中部的突起为颏隆凸，两侧有颏孔。

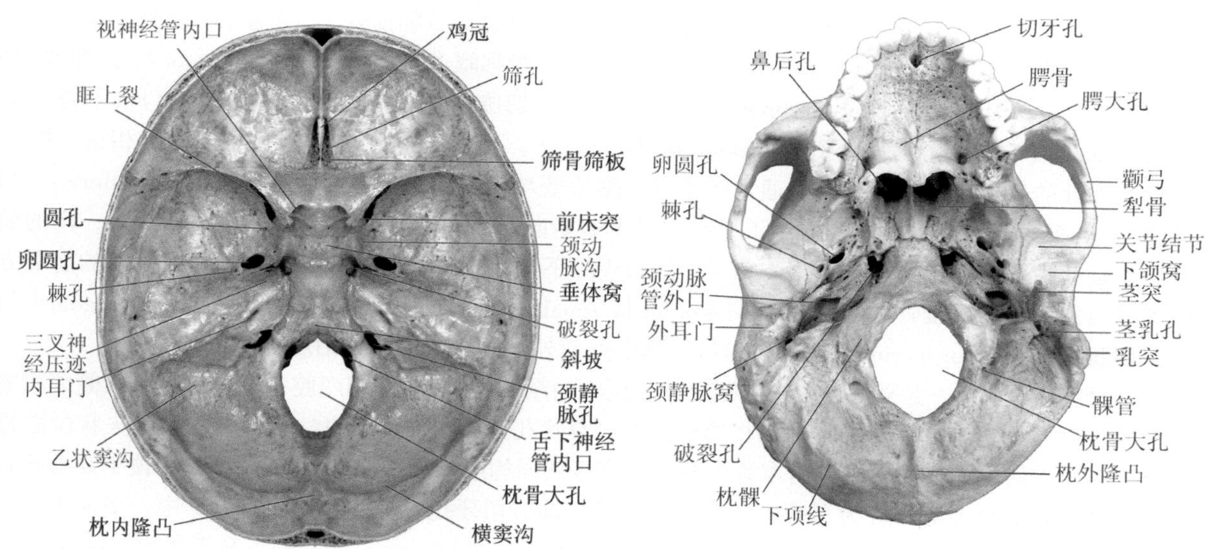

图 2-15 颅底内面观

图 2-16 颅底外面观

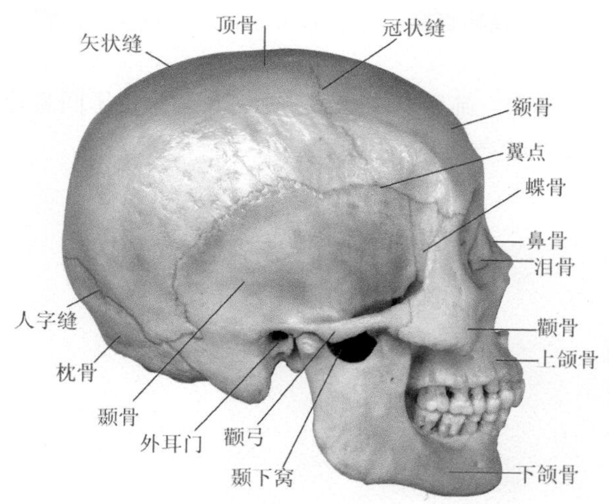

图 2-17 颅的侧面观

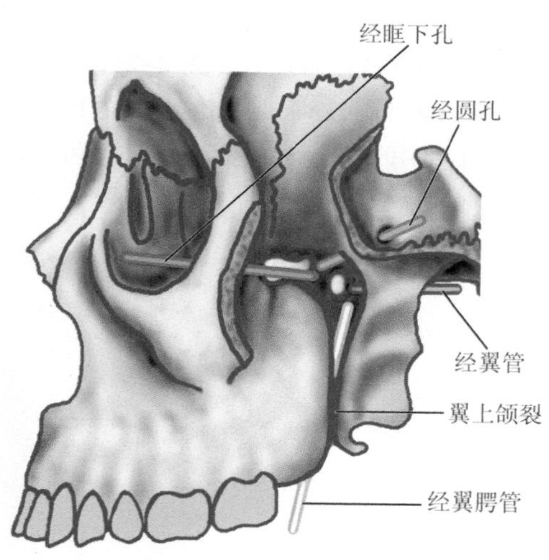

图 2-18 翼腭窝

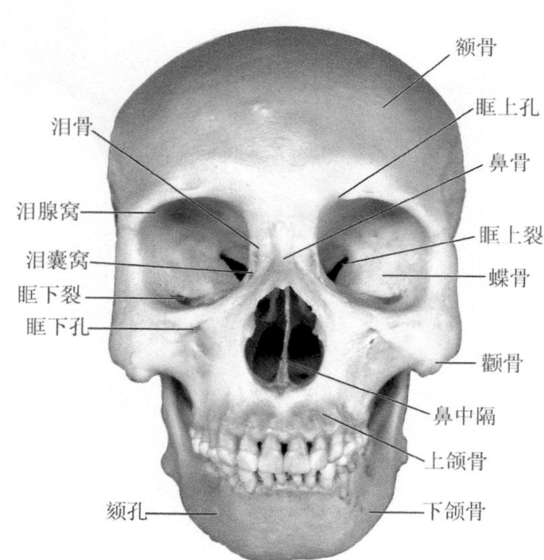

图 2-19 颅的前面观

（1）**眶**（orbit）：是呈锥状的骨性腔隙，其尖向后内侧、底（眶口）朝前外方，由额骨、颧骨、泪骨、蝶骨、筛骨及上颌骨构成，容纳眼球及其附属结构。眶口呈方形，上缘称**眶上缘**（supraorbital margin），由额骨构成，其内、中 1/3 交界处有**眶上孔**（supraorbital foramen）或**眶上切迹**（supraorbital notch）。眶口的下缘由上颌骨和颧骨构成，其中部下方有**眶下孔**（infraorbital foramen）。眶尖处有视神经管，与颅中窝相通。眶上壁与外侧壁交界处的后部有眶上裂，向后通入颅中窝。眶下壁与外侧壁交界处的后部有**眶下裂**（inferior orbital fissure），其与颞下窝和翼腭窝相通。眶下壁有由眶下裂走向前方的**眶下沟**（infraorbital groove）；沟的前端浅入骨质，延续为**眶下管**（infraorbital canal），开口于**眶下孔**（infraorbital foramen）。眶内侧壁的前下方有一长圆形的浅窝，容纳泪囊，称为**泪囊窝**（fossa for lacrimal sac），向下经**鼻泪管**（nasolacrimal canal）与鼻腔相通。**泪腺窝**（fossa for lacrimal gland）为位于眶上壁前外侧的浅窝，容纳泪腺。

（2）**骨性鼻腔**：为一上窄下宽的不规则空腔，位于面颅的中央。*上邻颅腔，下邻口腔，两侧邻筛窦、上颌窦和眶；后方开口为鼻后孔，与咽部相通；前方以梨状孔开口于面部中央。骨性鼻腔被呈矢状位的骨性鼻中隔分为左、右两半。骨性鼻中隔由犁骨和筛骨垂直板共同构成（图 2-20）。骨性鼻腔的顶主要由筛骨的筛板构成，借筛孔通颅前窝。底为骨腭，在骨腭正中缝前端有切牙孔。外侧壁表面有上、中、下 3 个向下卷曲的骨片，分别称为**上鼻甲**（superior nasal concha）、**中鼻甲**（middle nasal concha）和**下鼻甲**（inferior nasal concha），部分人在上鼻甲的后上方可有最上鼻甲；上鼻甲和中鼻甲属于筛骨的一部分，下鼻甲则是独立的骨块。各鼻甲下方均有鼻道，分别称为**上鼻道**（superior nasal meatus）、**中鼻道**（middle nasal meatus）和**下鼻道**（inferior nasal meatus）。上鼻甲后上方与蝶骨体之间的凹陷部分，称为**蝶筛隐窝**（sphenoethmoidal recess），蝶窦开口于此。下鼻道有鼻泪管的开口（图 2-21，图 2-22）。

（3）**鼻旁窦**（paranasal sinus）：位于鼻腔的周围，有额窦、筛窦、蝶窦和上颌窦，均为位于同名骨内的含气空腔，主要用于发声的共鸣，此外也可温暖和湿润吸入的空气（图 2-23）。

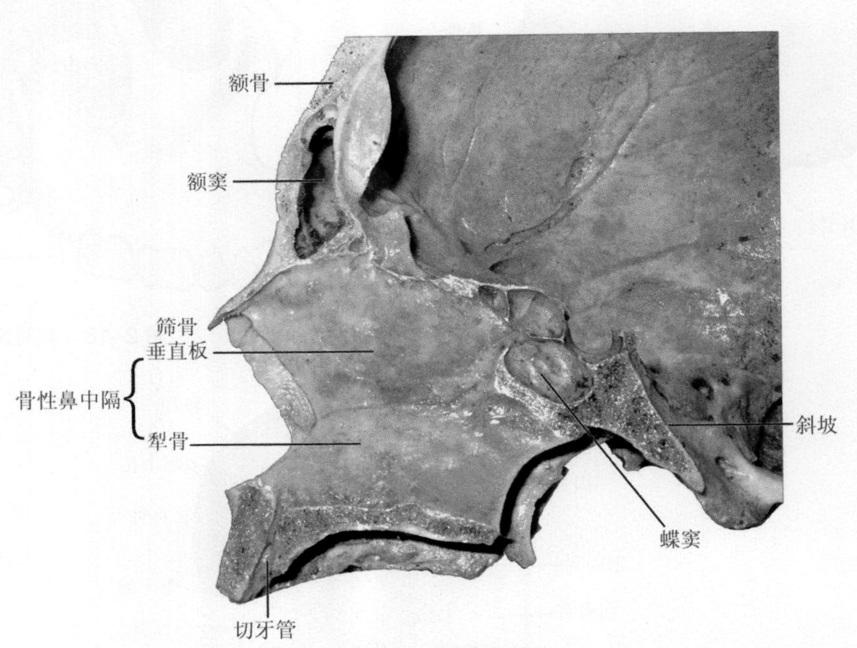

图 2-20 骨性鼻中隔

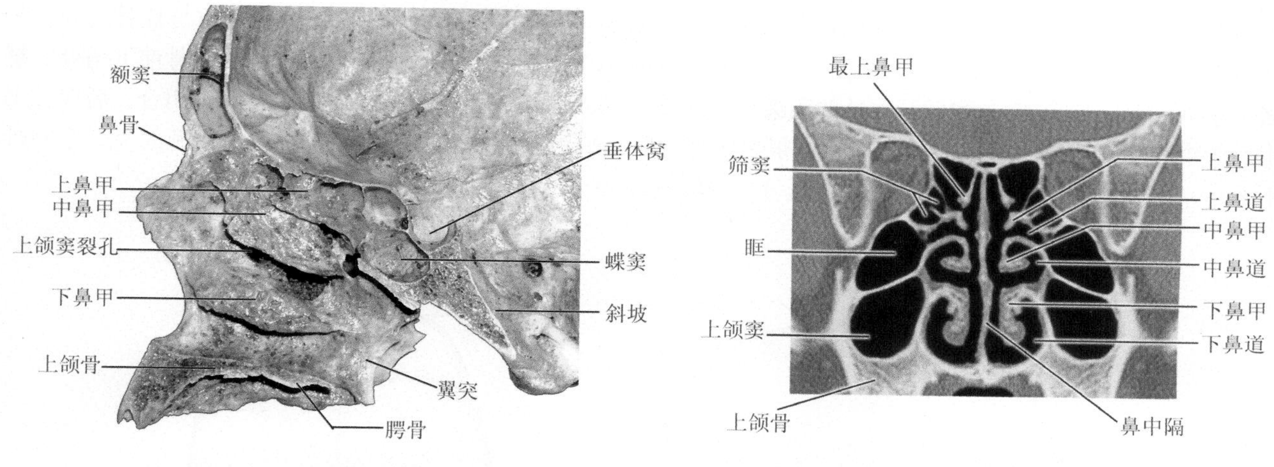

图 2-21 骨性鼻腔外侧壁

图 2-22 鼻腔冠状面 CT 断层图片

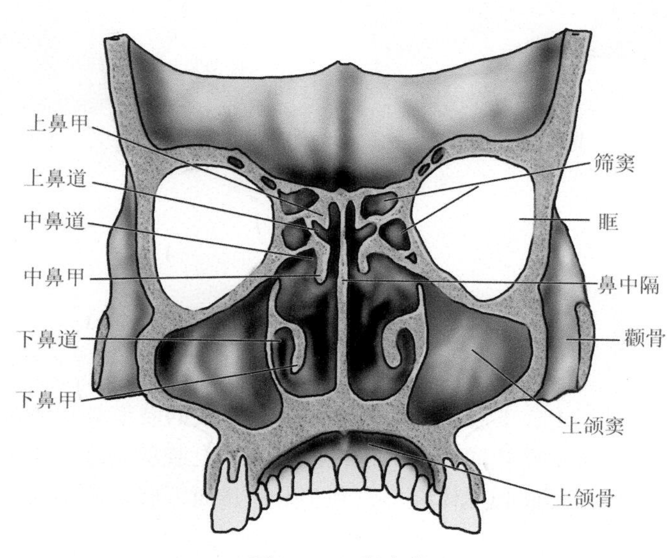

图 2-23 鼻旁窦

1）★**额窦**（frontal sinus）：位于额骨眉弓的深方，左、右各一，以中隔相隔。窦口朝向后下，多开口于中鼻道的前部。由于窦的开口低于窦底部，故患炎症时较易于引流。

2）★**筛窦**（ethmoidal sinus，筛小房）：是筛骨迷路内蜂窝状含气小房的总称，分为前、中、后筛窦。前、中筛窦开口于中鼻道，后筛窦开口于上鼻道。由于筛窦的解剖学特点，炎症时引流不畅，易于迁延成慢性炎症。

3）★**蝶窦**（sphenoidal sinus）：位于蝶骨体内的不规则腔隙，中间以薄骨板分隔成左、右部，分别向前开口于蝶筛隐窝。蝶窦上壁与垂体和视交叉等相邻。由于蝶窦的位置深在，受炎症侵袭的可能性较小。

4）★**上颌窦**（maxillary sinus）：最大，位于上颌骨体内，向内侧借上颌窦裂孔开口于中鼻道。由于窦的开口高于窦底，当有炎性分泌物时，不易自然引流，尤其是身体经常处于直立位时，引流更加困难。故若不及时治疗，常成为慢性上颌窦炎。上颌窦下壁为牙槽突，仅以薄骨片与牙槽相隔。

（四）新生儿颅的特征

由于胎儿的咀嚼器官及功能发育迟于脑和感觉器，故新生儿的脑颅远大于面颅，其比例约为 8 ：1（成人约为 4 ：1）。婴儿颅的额结节、顶结节和枕鳞中央都是骨化的中心部位，发育较明显，故颅顶呈五角形（图 2-24）。★新生儿颅的诸多颅骨尚未发育完全，骨与骨之间的间隙很大，在一些部位这些间隙被结缔组织膜所封闭，称为**颅囟**（cranial fontanelle）。主要的囟都与顶骨有关。最大的囟位于两侧顶骨与额骨之间，矢状缝与冠状缝相接处，呈菱形，称为*前囟（anterior fontanelle），又称额囟。两侧顶骨的后上角与枕骨之间，矢状缝与人字缝汇合处有呈三角形的**后囟**（posterior fontanelle），又称枕囟。此外，还有位于顶骨前下角处的**蝶囟**（sphenoidal fontanelle）和后下角处的**乳突囟**（mastoid fontanelle）。前囟在出生后 1 ~ 2 岁闭合，后囟在出生后 3 个月左右闭合。蝶囟、乳突囟生后很快闭合。婴儿缺钙可引起颅囟延迟闭合。新生儿颅的上、下颌骨不发达，下颌角成钝角；鼻旁窦尚未发育，口、鼻显得很小，乳突不明显。

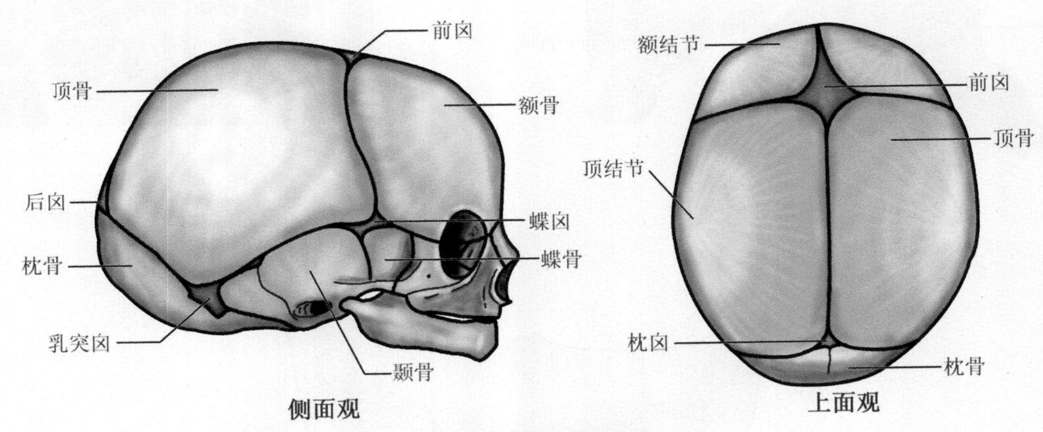

图 2-24　新生儿颅骨

第三节　附肢骨

附肢骨包括上肢骨和下肢骨。上、下肢骨都由与躯干骨相连接的肢带骨和能自由活动的自由肢骨两部分组成。上、下肢骨的数目和排列方式略相同。但由于人体直立，上肢从支持功能中解放出来，成为能够灵活运动和使用工具的劳动器官，因而上肢骨形体轻巧，利于劳动；而下肢骨则粗壮强大，主要起着支撑和移动身体的作用。

一、上肢骨

上肢骨（bones of upper limb）每侧 32 块，共 64 块，包括上肢带骨和自由上肢骨。上肢带骨有锁骨和肩胛骨；自由上肢骨有肱骨、尺骨、桡骨和手骨。

（一）上肢带骨

1. 锁骨（clavicle）　近似“S”形弯曲的长骨，横架于胸廓前上方，全长可在体表摸到（图 2-25）。其内侧 2/3 呈三棱形，凸向前；外侧 1/3 上下扁，凸向后。锁骨内侧端为**胸骨端**（sternal end），有关节面与胸骨柄的锁切迹相关节。外侧端扁平，称**肩峰端**（acromial end），与肩胛骨的肩峰构成关节。锁骨内、外侧端均有肌肉附着。锁骨的上面光滑、下面粗糙，有锁骨下肌附着。锁骨支撑肩胛骨向外，使肩胛骨与胸廓保持一定距离，从而保证上肢的灵活运动不受到限制。

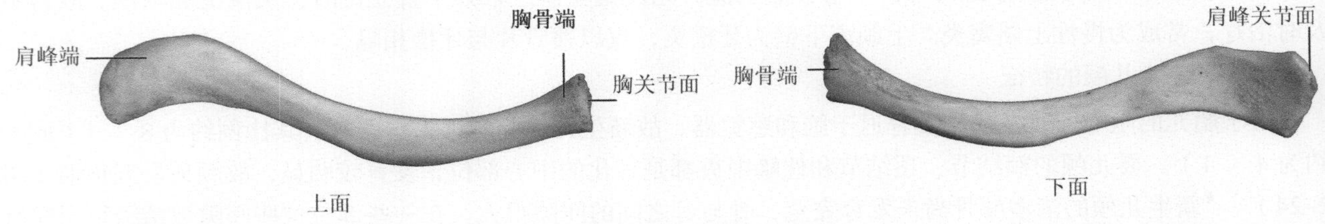

图 2-25　锁骨

2. ★肩胛骨（scapula）　呈三角形，属于扁骨，贴于胸廓后外侧上部，介于第2~7肋。形态上可分为3个缘、3个角和前、后两面（图2-26）。3个缘为上缘、外侧缘和内侧缘。上缘短而薄，靠外侧有一切迹，称**肩胛切迹**（scapular notch），有肩胛上神经、血管通过。切迹外侧弯曲的指状突起为**喙突**（coracoid process）。外侧缘肥厚，邻近腋窝，又称**腋缘**（axillary border）。内侧缘薄锐，近脊柱，又称**脊柱缘**（vertebral border）。3个角为外侧角、上角和下角。肩胛骨外侧角肥厚，有朝向外侧的梨形浅窝，称**关节盂**（glenoid cavity），有光滑的关节面与肱骨头相关节。关节盂的上、下方各有一小的粗糙隆起，分别称为**盂上结节**（supraglenoid tubercle）和**盂下结节**（infraglenoid tubercle）。上角为上缘与内侧缘的会合处，平对第2肋。肩胛骨的下角平对第7肋或第7肋间隙，可作为计数肋的标志。肩胛骨的前面为一大的浅窝，贴近胸廓后面，称**肩胛下窝**（subscapular fossa），有肩胛下肌附着。肩胛骨后面有一横嵴，称**肩胛冈**（spine of scapula），此冈将肩胛骨后面分为上小、下大的两个浅窝，分别称**冈上窝**（supraspinous fossa）和**冈下窝**（infraspinous fossa）。肩胛冈向前外侧伸展的扁平突起，称为**肩峰**（acromion），位于肩关节的上方，为肩部最高点。肩峰末端有朝向内侧、小而平坦的关节面，与锁骨相关节。肩胛冈、肩峰、肩胛骨下角及内侧缘都可在体表摸到。

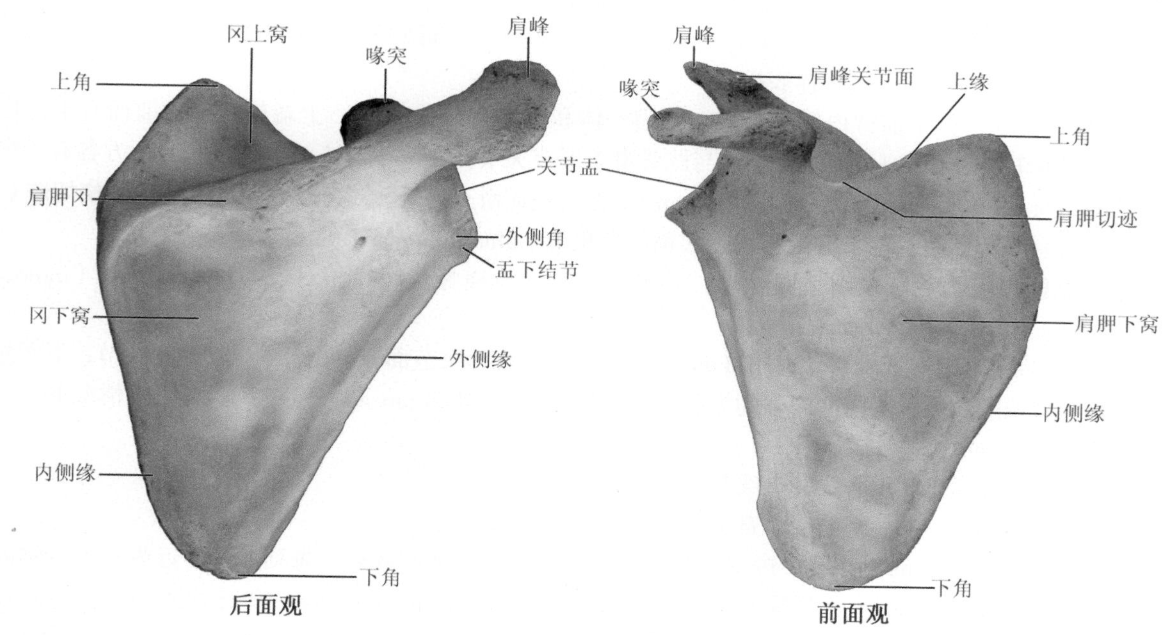

图2-26　肩胛骨

（二）自由上肢骨

自由上肢骨可分为近侧部的肱骨、中间部的桡骨和尺骨及远侧部的手骨。

1. **肱骨**（humerus）　是上肢骨中最长的管状骨，分为体和两端（图2-27）。肱骨上端膨大，有呈半球形、朝向后内上方的**肱骨头**（head of humerus），与肩胛骨的关节盂相关节。头的周围稍缩窄的结构，称**解剖颈**（anatomical neck），为关节囊附着部。颈的外侧和前方，各有一隆起，分别称**大结节**（greater tubercle）和**小结节**（lesser tubercle）。大、小结节之间有**结节间沟**（intertubercular sulcus），有肱二头肌长头腱通过。大结节向下延伸的粗嵴，为**大结节嵴**（crest of greater tubercle）；小结节向下延伸为**小结节嵴**（crest of lesser tubercle）。▲★肱骨上端与体交界处稍细，称为**外科颈**（surgical neck），是骨折的易发生部位，有腋神经经过此处。

肱骨体的上段呈圆柱形，下段呈三棱柱形。其中部外侧有粗糙的**三角肌粗隆**（deltoid tuberosity），为三角肌附着部。▲★肱骨体的后面中部有自内后上方向前外下外方斜行的浅沟，称**桡神经沟**（sulcus for radial nerve），沟内有桡神经和血管走行。

肱骨下端亦膨大，前后较扁。外侧部有似半球形的关节面，称**肱骨小头**（capitulum of humerus），与桡骨头相关节；内侧部有滑车状的关节面，称**肱骨滑车**（trochlea of humerus），与尺骨的滑车切迹相关节。肱骨下端的前面，在肱骨小头和滑车上方，各有一浅窝，分别称**桡窝**（radial fossa）和**冠突窝**（coronoid fossa）；下端的后面，在肱骨滑车上方，有一深窝，称**鹰嘴窝**（olecranon fossa）；肱骨下端的外侧和内侧各有一个明显的粗糙突起，分别称**外上髁**（lateral epicondyle）和**内上髁**（medial epicondyle），均为肌肉附着部。▲肱骨髁上骨折由于近折端向前下移位，容易刺破肱动脉和正中神经。内上髁的后下方有一浅沟，称**尺神经沟**（sulcus for ulnar nerve），尺神经由此走行。

肱骨大结节和内、外上髁都可在体表摸到。

2. **桡骨**（radius） 位于前臂外侧的长骨，分为一体和两端（图 2–28），上端较下端细小。桡骨上端稍膨大，称**桡骨头**（head of radius）。头的上面有盘形凹陷，称关节凹，与肱骨小头相关节；头的周围有环状关节面与尺骨的桡切迹相关节。桡骨头以下略细，称**桡骨颈**（neck of radius）。桡骨体呈三棱柱形，中份略弯向外侧，其内侧缘较薄锐，为**骨间缘**（interosseous border），有骨间膜附着。在桡骨颈下方的前内侧处，有一呈卵圆形的粗糙隆起，称**桡骨粗隆**（radial tuberosity），为肱二头肌腱附着。桡骨下端较宽大，外侧面向下的突出，称**桡骨茎突**（styloid process of radius）。下端的内侧面有半环形的关节面，称**尺切迹**（ulnar notch），与尺骨头相关节；下面有三角形的**腕关节面**（carpal articular surface），与近侧列的 3 块腕骨相关节。

桡骨茎突和桡骨头后面，可在体表摸到。

3. **尺骨**（ulna） 位于前臂内侧的长骨，分为一体和两端（图 2–28）。上端较粗大，前面有半月形凹陷的关节面，称**滑车切迹**（trochlear notch），与肱骨滑车形成关节。在滑车切迹的前下方和后上方各有一突起，分别称**冠突**（coronoid process）和**鹰嘴**（olecranon），参与构成滑车切迹。冠突外侧面的关节面是**桡切迹**（radial notch），与桡骨头相关节；前下方的粗糙隆起称**尺骨粗隆**（ulnar tuberosity）。

尺骨体上段较粗，下段较细呈圆柱形，外侧缘锐利，与桡骨骨间缘相对，亦称为**骨间缘**（interosseous border）。

尺骨下端，稍膨大，称**尺骨头**（head of ulna），其周缘有环形关节面，与桡骨的尺切迹相关节；下面光滑，借关节盘与腕骨相隔。尺骨头内侧向下的突起，称**尺骨茎突**（styloid process of ulna）。在正常情况下，尺骨茎突比桡骨茎突高约 1cm。

尺骨鹰嘴、尺骨后缘、尺骨头和茎突都可在体表摸到。

4. 手骨 包括腕骨、掌骨和指骨 3 部分，共 27 块（图 2–29）。

（1）**腕骨**（carpal bone）：属于短骨，共 8 块，排成近侧和远侧两列，每列 4 块。近侧列由桡侧向尺侧依次为**手舟骨**（scaphoid bone）、**月骨**（lunate bone）、**三角骨**（triquetral bone）和**豌豆骨**（pisiform bone）；远侧列为**大多角骨**（trapezium bone）、**小多角骨**（trapezoid bone）、**头状骨**（capitate bone）和**钩骨**（hamate bone）。8 块腕骨并非排列在一个平面上，在掌侧面形成凹陷的沟，称**腕骨沟**（carpal groove），沟的上方有腕横韧带跨过，与腕骨沟共同围成腕管。相邻腕骨之间彼此形成腕骨间关节。近侧列只有手舟骨、月骨和三角骨与桡骨形成桡腕关节，豌豆骨则位于三角骨掌侧面，不与其他 3 块腕骨并行排列，也不参与桡腕关节组成。

（2）**掌骨**（metacarpal bone）：为小管状骨，共 5 块，由桡侧向尺侧分别称为第 1 ~ 5 掌骨。掌骨的近侧端为**掌骨底**（base of metacarpal bone），与腕骨相关节；远侧端为**掌骨头**（head of metacarpal bone），接指骨；掌骨头与底之间的部分为**掌骨体**（shaft of metacarpal bone），微弯向背侧。第 1 掌骨粗短，其底有鞍状关节面，与大多角骨相关节。

（3）**指骨**（phalanx）：为小管状骨，共 14 块。拇指有 2 节指骨，其余各指都是 3 节。由近侧至远侧依次为**近节指骨**（proximal phalanx）、**中节指骨**（middle phalanx）和**远节指骨**（distal phalanx）。每节指骨都分为底、体和头 3 部分，指骨头也称为指骨滑车。远节指骨远侧端的掌面膨大粗糙，称**远节指骨粗隆**（tuberosity of distal phalanx）。

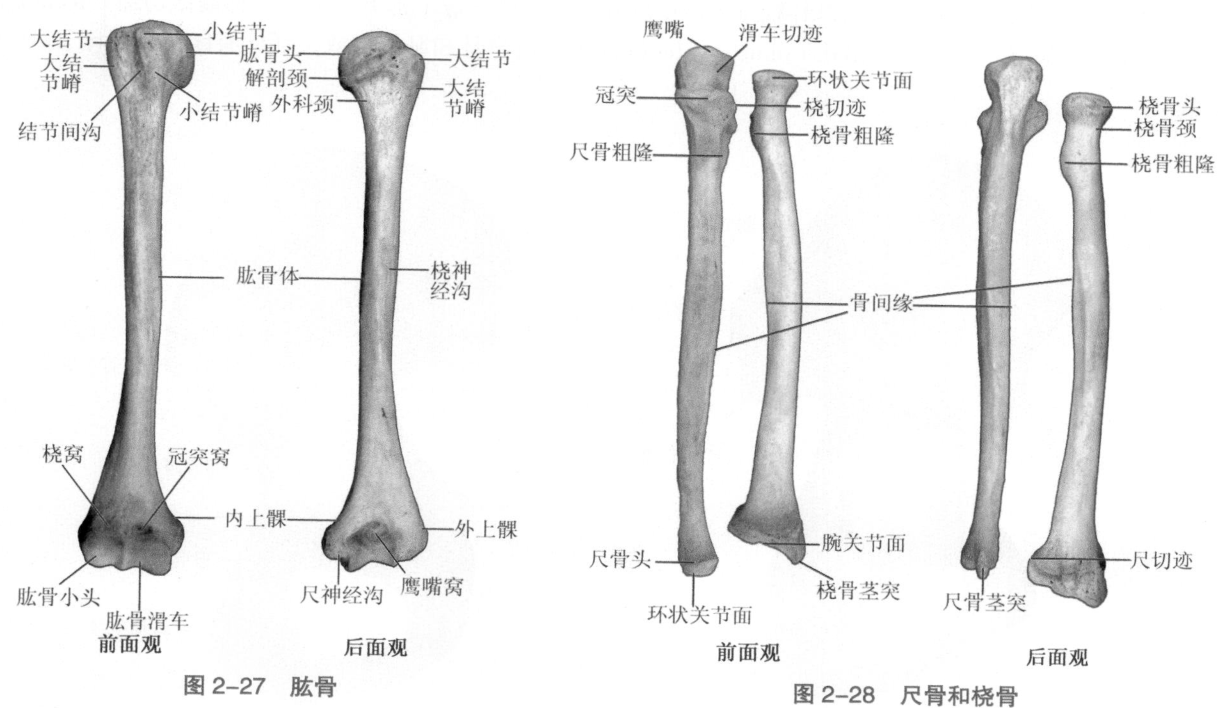

图 2-27 肱骨

图 2-28 尺骨和桡骨

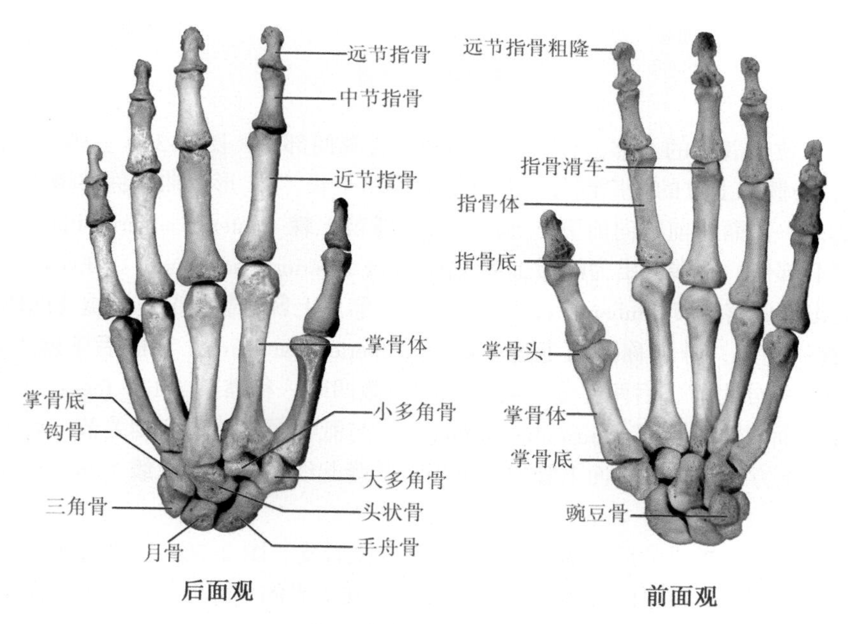

图 2-29 手骨

二、下肢骨

下肢骨（bones of lower limb）每侧 31 块，共 62 块，包括下肢带骨和自由下肢骨。下肢带骨有髋骨；自由下肢骨有股骨、髌骨、胫骨、腓骨和足骨。

（一）下肢带骨

髋骨（hip bone）为一略扭转的不规则骨，上、下端宽广，中间部狭窄肥厚（图 2-30）。左、右髋骨与骶、尾骨连接构成骨盆。★髋骨由髂骨、坐骨和耻骨组成。幼年时，三骨彼此分离，借以软骨连接在一起，成年后三骨在髋臼处融合在一起。★**髋臼**（acetabulum）为髋骨外侧面中部半球形的深窝，由髂骨体、坐骨体及耻骨体构成，与股骨头相关节。髋臼内有光滑的半月形关节面，称**月状面**（lunate surface）。髋臼的中央深陷、粗糙，未形成关节面，称**髋臼窝**（acetabular fossa）。髋臼缘下部有一缺口，称**髋臼切迹**（acetabular notch）。髋骨下部有一大孔，称**闭孔**（obturator foramen），由坐骨和耻骨围成，活体有闭孔膜封闭。

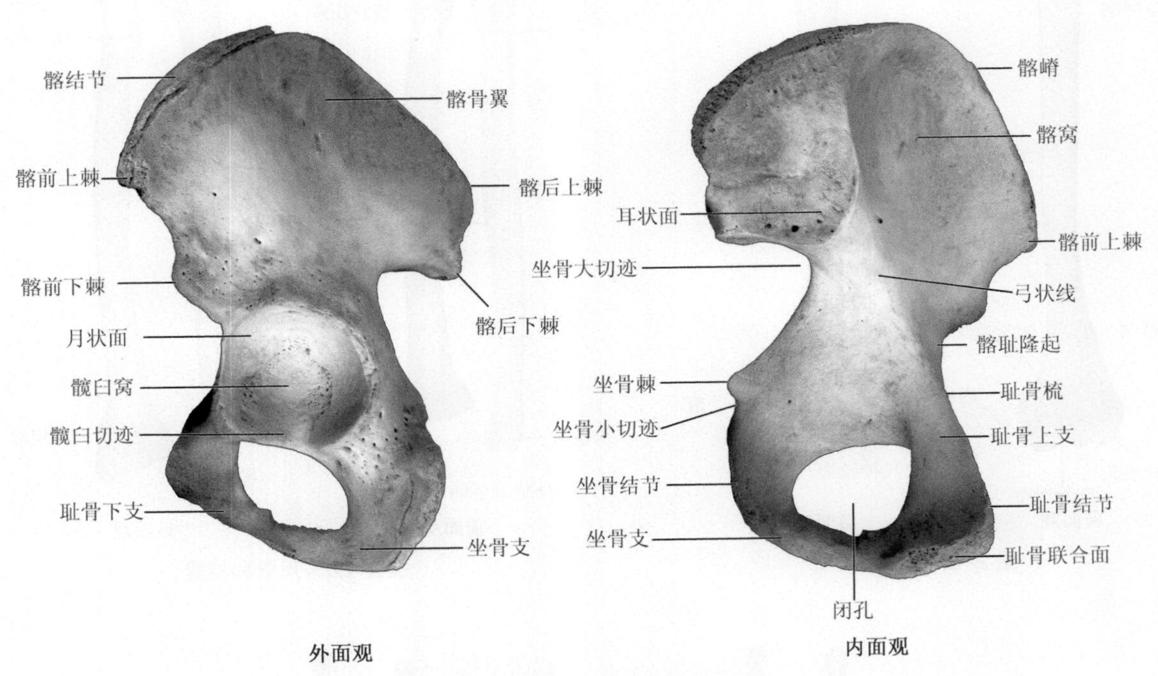

图 2-30 髋骨

1. **髂骨**（ilium） 位于髋骨的上部，分为髂骨体和髂骨翼两部分（图 2-30）。髂骨体肥厚，构成髋臼的上 2/5。髂骨翼扁阔，为髋臼上方的宽广部分；其上缘肥厚略呈长"S"形弯曲，称**髂嵴**（iliac crest），是测量骨盆径线的重要标志之一。髂嵴前端向前下方突出，称为**髂前上棘**（anterior superior iliac spine），是重要的体表标志和常用的骨穿刺部位。后端突出为**髂后上棘**（posterior superior iliac spine）。在髂前上棘上后方 5 ~ 7cm 处，髂嵴外唇向外突出形成**髂结节**（tubercle of iliac crest）。髂后上棘与髂结节也是重要的体表标志。在髂前、后上棘的下方，各有一隆起，分别称**髂前下棘**（anterior inferior iliac spine）和**髂后下棘**（posterior inferior iliac spine）。髂骨翼内侧面可分为前、后两部分，前部光滑而微凹陷，称**髂窝**（iliac fossa）；其后部粗糙不平，前下份有呈耳状的关节面，称**耳状面**（auricular surface），与骶骨同名关节面相关节，后上份为**髂粗隆**（iliac tuberosity）。在髂窝的下方，有自耳状面下缘向前下斜行的隆起线，称为**弓状线**（arcuate line），为髂骨翼与髂骨体的分界。

2. **坐骨**（ischium） 位于髋骨的后下部，分为坐骨体和坐骨支（图 2-30）。坐骨体为坐骨的粗壮部分，构成髋臼的后下 2/5。坐骨体下部向前内上方伸出突起，构成闭孔下界的一部分，称为坐骨支。坐骨支向前内上与耻骨下支衔接；向后与坐骨体交界处，骨质肥厚粗大，称**坐骨结节**（ischial tuberosity），为坐骨最低处，可在体表摸到。坐骨体后缘下部有一三角形突起，称**坐骨棘**（ischial spine）。★坐骨棘与髂后下棘之间的较大切迹，称**坐骨大切迹**（greater sciatic notch）；★坐骨棘与坐骨结节之间较小的切迹，称**坐骨小切迹**（lesser sciatic notch）。

3. **耻骨**（pubis） 为髋骨的前下部，分为耻骨体和耻骨上、下支。耻骨体构成髋臼的前下 1/5。在髋骨内侧面，耻骨体与髂骨体结合处的骨面有粗糙隆起，称**髂耻隆起**（iliopubic eminence）。从体向前内伸出**耻骨上支**（superior ramus of pubis），其内侧末端向下弯曲，移行为**耻骨下支**（inferior ramus of pubis），向后与坐骨支相接。耻骨上支的上缘锐薄，称**耻骨梳**（pecten pubis），其向前终于一小圆形隆起，称**耻骨结节**（pubic tubercle），是重要的体表标志；耻骨梳向后经过髂耻隆起与弓状线相连续。耻骨结节至中线的粗钝上缘，称**耻骨嵴**（pubic crest）。耻骨上、下支相互移行处的内侧面上，有呈长圆形的粗糙面，称为**耻骨联**

合面（symphysial surface），与对侧同名骨面借软骨相接构成耻骨联合。

（二）自由下肢骨

自由下肢骨可分为近侧部的股骨，中间部的髌骨、胫骨和腓骨，以及远侧部的足骨3部分。

1. **股骨**（femur） 位于大腿部，是人体最长和最结实的长骨。其长度约占身高的1/4，分为一体和两端（图2-31）。

上端包括股骨头、颈及大、小转子。**股骨头**（femoral head）呈球形，朝向内上前方，有光滑的关节面与髋臼的月状面相关节。股骨头关节面的中心处，有一小凹，称**股骨头凹**（fovea of femoral head），有股骨头韧带附着。股骨头与体连接的部分，较细，称为**股骨颈**（neck of femur），其与体形成约成130° 的颈干角。股骨颈与体交界处，有2个隆起，上外侧的方形隆起为**大转子**（greater trochanter），后内下侧的为**小转子**（lesser trochanter）。大转子是重要的体表标志，也是测量骨盆径线的标志之一，其内侧面有一凹陷，称为转子窝。在大、小转子之间的前、后面各有一线状隆起，后面的称**转子间嵴**（intertrochanteric crest），前面的称**转子间线**（intertrochanteric line）。

股骨体并不直，而是略凸向前，上段呈圆柱形，中段呈三棱柱形，下段前后略扁。▲股骨体下1/3段骨折，远折端向后移位，可能损伤腘动脉、腘静脉、胫神经、腓总神经。体的前面光滑，后面有纵行的骨嵴，称为**粗线**（linea aspera）。其上端分叉，外侧向上延续为**臀肌粗隆**（gluteal tuberosity），为臀大肌附着处，内侧向上延续为耻骨肌线。

股骨下端有2个突向下后方的膨大，分别称**内侧髁**（medial condyle）和**外侧髁**（lateral condyle）。两髁的前面、下面和后面都有光滑的关节面。其前面的关节面彼此相连，形成**髌面**（patellar surface），与髌骨相关节。两髁后部之间的深窝为**髁间窝**（intercondylar fossa）。内侧髁的内侧面及外侧髁的外侧面均有粗糙隆起），分别称**内上髁**（medial epicondyle）和**外上髁**（lateral epicondyle）。在内上髁的上方，尚有一个三角形粗糙突起，称**收肌结节**（adductor tubercle）。

股骨大转子和内、外侧髁均可在体表摸到。

2. **髌骨**（patella） 是全身最大的籽骨，位于股四头肌腱内，上宽下尖，前面粗糙，后面有光滑的关节面与股骨下端的髌面相关节（图2-32）。髌骨维持膝关节的正常功能，可在体表摸到。

3. **胫骨**（tibia） 位于小腿的内侧，为呈三棱柱状的粗大长骨，分为一体和两端（图2-33）。上端膨大，稍向后倾；上端向两侧突出形成**内侧髁**（medial condyle）和**外侧髁**（lateral condyle），可在体表摸到。两髁的上面各有一微凹陷的上关节面，与股骨内、外侧髁的关节面相关节。两关节面之间有一向上的粗糙隆起，称**髁间隆起**（intercondylar eminence）。外侧髁的后外下侧有与腓骨头相关节的**腓关节面**（fibular articular facet）。

胫骨是承重的重要骨骼，胫骨体横切面呈三棱形，▲在中、下1/3交界处，变为四边形，三棱形和四边形交界处是胫骨骨折好发的位置。其前缘和内侧面都可在体表摸到。在前缘上端处，有一呈“V”形的粗糙隆起，称**胫骨粗隆**（tibial tuberosity）。体的外侧缘较锐薄，称为骨间缘，有小腿骨间膜附着。体的后面上部，有一自外上向内下走行的粗线，称为**比目鱼肌线**（soleal line）。

胫骨下端稍膨大，其内侧部有一向下的突起，称为**内踝**（medial malleolus），内踝的外侧有一小的光滑关节面。胫骨下端下面有一方形的下关节面，与内踝外侧面的关节面共同与距骨相关节。下端的外侧部有**腓切迹**（fibular notch），与腓骨连接。

胫骨前缘、胫骨粗隆和内踝都可在体表摸到。

4. **腓骨**（fibula） 细长，居小腿外侧，分为一体和两端，无承重功能（图2-33）。上端稍膨大称**腓骨头**（fibular head），其内上方有关节面，与胫骨外侧髁的腓关节面相关节。腓骨头的下方缩窄，称**腓骨颈**（neck of fibula）。腓骨体呈三棱柱形，内侧缘锐利，称为骨间缘，有小腿骨间膜附着。下端膨大，呈锥形，称为**外踝**（lateral malleolus），其内侧面有关节面，与距骨相关节。

腓骨头和外踝都可在体表摸到。

5. 足骨 包括跗骨、跖骨和趾骨3部分，共26块（图2-34）。

（1）**跗骨**（tarsal bone）：每侧7块，属于短骨，与手的腕骨相当，但跗骨承重并传递弹跳力，故粗大而连接紧密。跗骨可分为近侧和远侧两列。近侧列包括**跟骨**（calcaneus）、**距骨**（talus）和**足舟骨**（navicular bone）；远侧列由内侧向外侧依次为**内侧楔骨**（medial cuneiform bone）、**中间楔骨**（intermediate cuneiform bone）、**外侧楔骨**（lateral cuneiform bone）和**骰骨**（cuboid bone）。距骨高居于其他跗骨之上，前端与足舟骨相接，上方有前宽后窄的关节面，称**距骨滑车**（trochlea of talus），与胫、腓骨下端相关节。跟骨最大，位于距骨下方，其上面与距骨相关节。跟骨后端膨大突出为**跟骨结节**（calcaneal tuberosity），其前面与骰骨相关节。足舟骨介于距骨与 3 块楔骨之间，其内侧面有一向下的隆起，称**舟骨粗隆**（tuberosity of navicular bone）。

跟骨结节和舟骨粗隆可在体表摸到。

（2）**跖骨**（metatarsal bone）：共 5 块，与掌骨相当，由内侧向外侧依次命名为第 1 ~ 5 跖骨。跖骨分为头、体、底 3 部分。跖骨头有突隆的关节面，与相应的近节趾骨底相关节；跖骨底分别与楔骨和骰骨相关节。第 5 跖骨底的外侧份突向后，称**第 5 跖骨粗隆**（tuberosity of fifth metatarsal bone）。

（3）**趾骨**（phalanges of toe）：共 14 块。跗趾为 2 节，其余各趾均为 3 节。趾骨的形态和命名与指骨相同。跗趾的趾骨粗壮，其余趾骨细小。

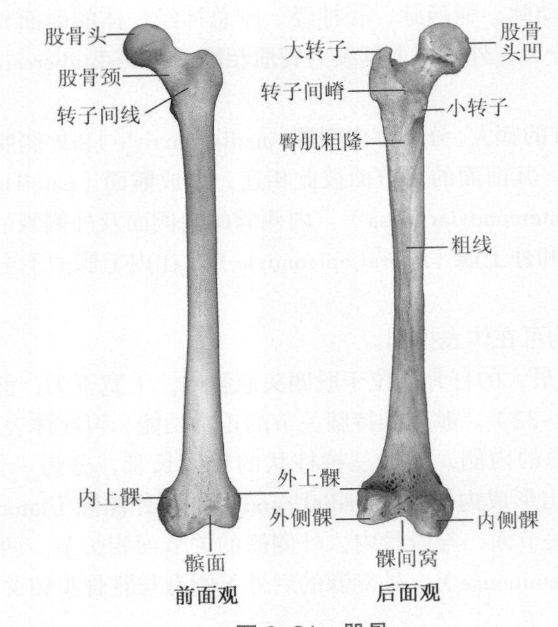

图 2-31 股骨

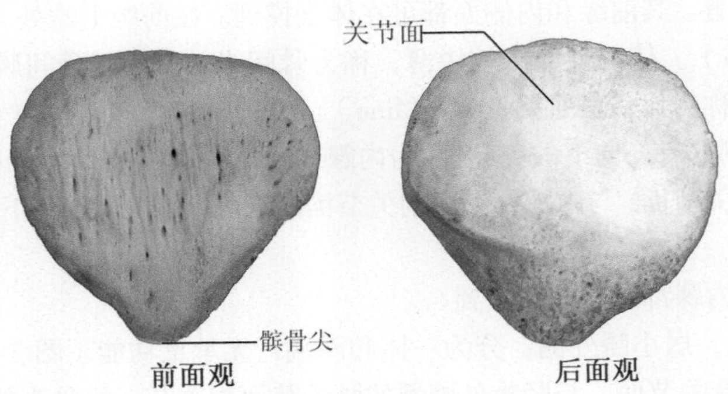

图 2-32 髌骨

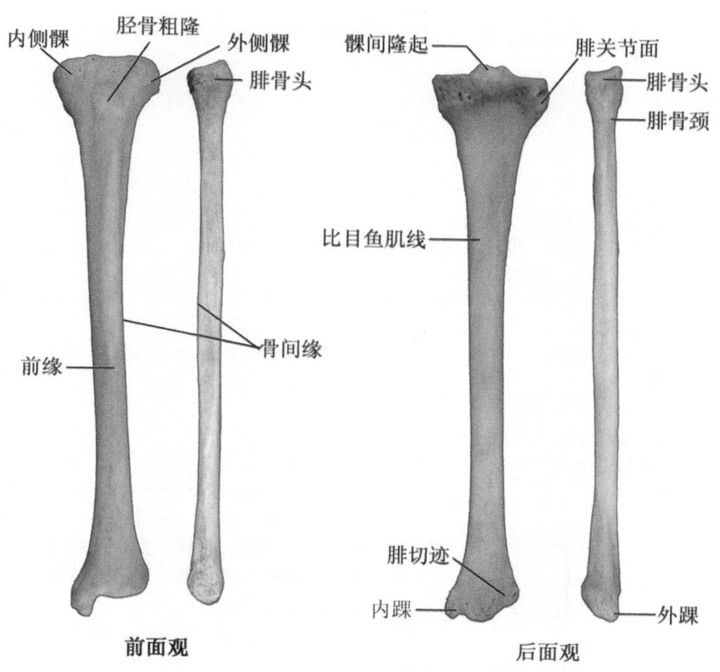

图 2-33　胫骨和腓骨

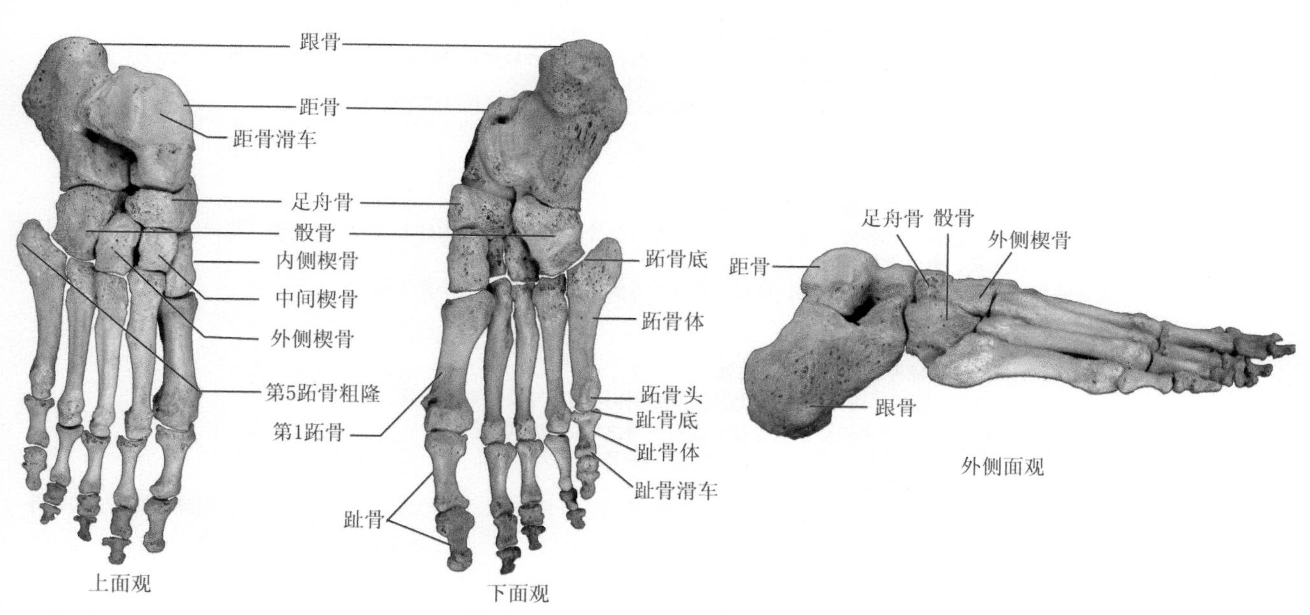

图 2-34　足骨

小结

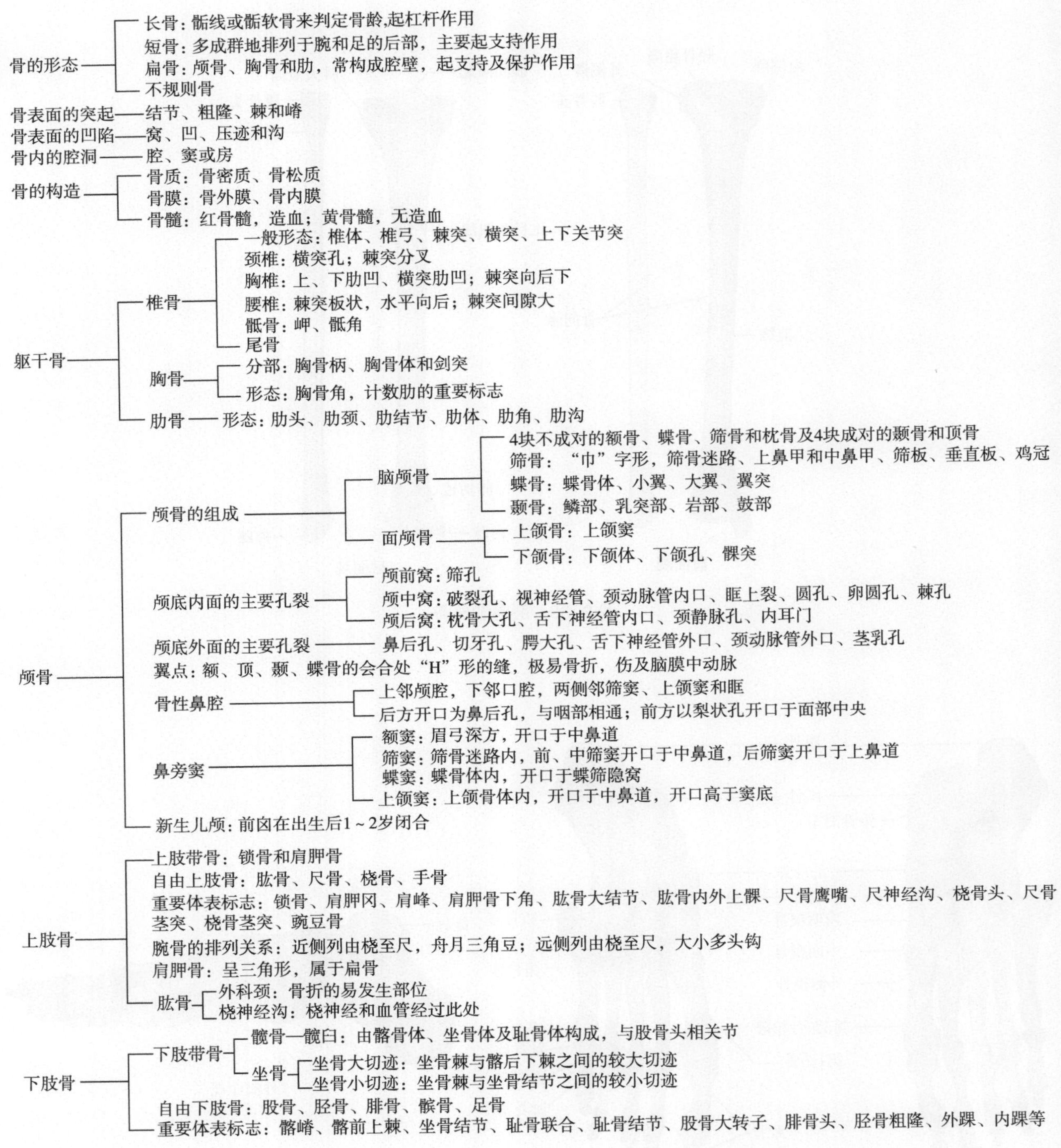

- 骨的形态
  - 长骨：骺线或骺软骨来判定骨龄,起杠杆作用
  - 短骨：多成群地排列于腕和足的后部，主要起支持作用
  - 扁骨：颅骨、胸骨和肋，常构成腔壁，起支持及保护作用
  - 不规则骨
- 骨表面的突起——结节、粗隆、棘和嵴
- 骨表面的凹陷——窝、凹、压迹和沟
- 骨内的腔洞——腔、窦或房
- 骨的构造
  - 骨质：骨密质、骨松质
  - 骨膜：骨外膜、骨内膜
  - 骨髓：红骨髓，造血；黄骨髓，无造血
- 躯干骨
  - 椎骨
    - 一般形态：椎体、椎弓、棘突、横突、上下关节突
    - 颈椎：横突孔；棘突分叉
    - 胸椎：上、下肋凹、横突肋凹；棘突向后下
    - 腰椎：棘突板状，水平向后；棘突间隙大
    - 骶骨：岬、骶角
    - 尾骨
  - 胸骨
    - 分部：胸骨柄、胸骨体和剑突
    - 形态：胸骨角，计数肋的重要标志
  - 肋骨——形态：肋头、肋颈、肋结节、肋体、肋角、肋沟
- 颅骨
  - 颅骨的组成
    - 脑颅骨
      - 4块不成对的额骨、蝶骨、筛骨和枕骨及4块成对的颞骨和顶骨
      - 筛骨：“巾”字形，筛骨迷路、上鼻甲和中鼻甲、筛板、垂直板、鸡冠
      - 蝶骨：蝶骨体、小翼、大翼、翼突
      - 颞骨：鳞部、乳突部、岩部、鼓部
    - 面颅骨
      - 上颌骨：上颌窦
      - 下颌骨：下颌体、下颌孔、髁突
  - 颅底内面的主要孔裂
    - 颅前窝：筛孔
    - 颅中窝：破裂孔、视神经管、颈动脉管内口、眶上裂、圆孔、卵圆孔、棘孔
    - 颅后窝：枕骨大孔、舌下神经管内口、颈静脉孔、内耳门
  - 颅底外面的主要孔裂——鼻后孔、切牙孔、腭大孔、舌下神经管外口、颈动脉管外口、茎乳孔
  - 翼点：额、顶、颞、蝶骨的会合处“H”形的缝，极易骨折，伤及脑膜中动脉
  - 骨性鼻腔
    - 上邻颅腔，下邻口腔，两侧邻筛窦、上颌窦和眶
    - 后方开口为鼻后孔，与咽部相通；前方以梨状孔开口于面部中央
  - 鼻旁窦
    - 额窦：眉弓深方，开口于中鼻道
    - 筛窦：筛骨迷路内，前、中筛窦开口于中鼻道，后筛窦开口于上鼻道
    - 蝶窦：蝶骨体内，开口于蝶筛隐窝
    - 上颌窦：上颌骨体内，开口于中鼻道，开口高于窦底
  - 新生儿颅：前囟在出生后1～2岁闭合
- 上肢骨
  - 上肢带骨：锁骨和肩胛骨
  - 自由上肢骨：肱骨、尺骨、桡骨、手骨
  - 重要体表标志：锁骨、肩胛冈、肩峰、肩胛骨下角、肱骨大结节、肱骨内外上髁、尺骨鹰嘴、尺神经沟、桡骨头、尺骨茎突、桡骨茎突、豌豆骨
  - 腕骨的排列关系：近侧列由桡至尺，舟月三角豆；远侧列由桡至尺，大小多头钩
  - 肩胛骨：呈三角形，属于扁骨
  - 肱骨
    - 外科颈：骨折的易发生部位
    - 桡神经沟：桡神经和血管经过此处
- 下肢骨
  - 下肢带骨
    - 髋骨—髋臼：由髂骨体、坐骨体及耻骨体构成，与股骨头相关节
    - 坐骨
      - 坐骨大切迹：坐骨棘与髂后下棘之间的较大切迹
      - 坐骨小切迹：坐骨棘与坐骨结节之间的较小切迹
  - 自由下肢骨：股骨、胫骨、腓骨、髌骨、足骨
  - 重要体表标志：髂嵴、髂前上棘、坐骨结节、耻骨联合、耻骨结节、股骨大转子、腓骨头、胫骨粗隆、外踝、内踝等

第3章　关节学

第一节　概　述

★骨与骨之间借纤维结缔组织、软骨或骨相连，形成骨连结。根据骨连结方式的不同，骨连结可分为直接连结和间接连结两种。

一、直接连结

直接连结（direct joint）是指骨与骨之间借纤维结缔组织或软骨及骨直接连结，连结之间无腔隙，运动范围极小或完全不能活动。根据连结组织的不同，★可分为**纤维连结**（fibrous joint）、**软骨连结**（cartilaginous joint）和**骨性结合**（synostosis）3种类型。

（一）纤维连结

骨与骨之间借纤维结缔组织相连，形成**纤维连结**。其间无腔隙，连结比较牢固，一般无活动性或仅有少许活动，常有两种连结形式。

1. **韧带连结**（syndesmosis）　连接两骨的纤维结缔组织比较长，呈条索状或膜状，富有弹性，称为**韧带**（ligament）或膜，如椎骨棘突之间的棘间韧带、胫腓骨下端的胫腓骨间韧带、前臂桡尺骨之间的骨间膜等。

2. **缝**（suture）　两骨之间借很薄的纤维结缔组织（缝韧带）相连，无活动性。这种连结往往随年龄的增长，可出现结缔组织骨化，如颅的冠状缝、矢状缝等。

（二）软骨连结

骨与骨之间借软骨相连，可缓冲震荡，分为两种。**软骨**（cartilage）是一种特殊分化的结缔组织，由软骨细胞、软骨基质及埋藏于基质中的纤维共同组成。按照基质中纤维成分的含量和性质可将软骨分为透明软骨、弹性软骨和纤维软骨。

软骨具有一定的黏弹特性和抗压能力，各关节相关骨的接触面大都有软骨被覆，能减少摩擦和承受负荷及吸收震荡。在胚胎时期软骨代替骨构成暂时的人体支架。软骨本身缺乏血管组织，受损后的再生能力较差，主要依靠软骨膜内层的细胞分裂生成新的软骨。软骨也是易于移植的组织，由于软骨本身血管分布极少，软骨细胞被隔离在基质的小腔内，一些物质不能透过基质。所以软骨具有低抗原特点，是用作移植的较好的组织材料。

1. **透明软骨结合**（synchondrosis）　两骨间借透明软骨连接，常为暂时性的结合，是胚胎时软骨代替骨的存留部分并作为所连结骨的增长区，如骺软骨、蝶枕软骨结合等。此种连结随着年龄增长而骨化，形成骨性结合。

2. **纤维软骨联合**（symphysis）　两骨间借纤维软骨连接，多位于人体中轴承受压力之处，坚固性大而弹性低，如椎体之间的椎间盘、耻骨联合等。

（三）骨性结合

两骨之间借骨组织相连，一般由纤维连结（缝）或透明软骨骨化而成。骨性结合使两骨融合为一块，如长骨的体与骺的结合、各骶椎之间的结合等。

二、间接连结

★**间接连结**（synovial joint）又称**关节**（joint，articulation）或**滑膜关节**（synovial joint），是骨连结的最高分化形式。骨与骨的相对面之间有腔隙，充以**滑液**（synovial fluid），活动度较大。★关节的结构有基本结构和辅助结构（图3-1）。

（一）关节的基本结构

★关节的基本结构有关节面、关节囊和关节腔，这些结构为每一个关节所必须具备的。

1. **关节面**（articular surface）　是构成关节各相关骨的接触面，每一关节至少包括两个关节面，一般为一凸一凹，凸的称为**关节头**（articular head），凹者称为**关节窝**（articular fossa）。关节面上被覆有**关节软骨**（articular

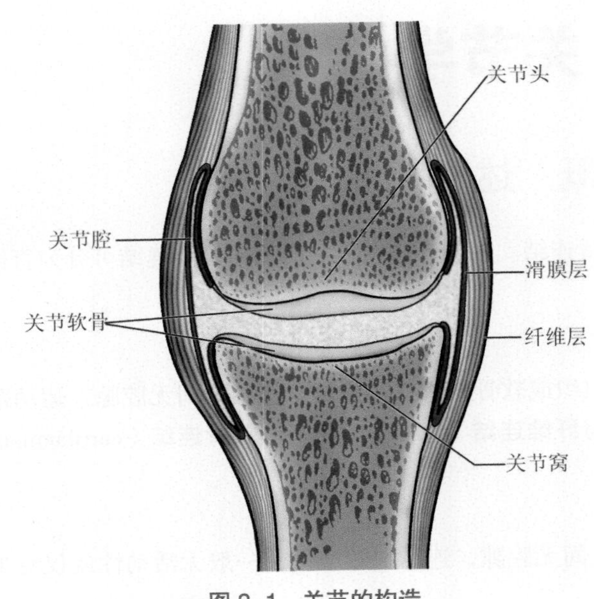

图 3-1 关节的构造

cartilage）。关节软骨多数由透明软骨构成，少数为纤维软骨，表面光滑，深部与关节面紧密相连，关节软骨厚度通常为 2~7mm，其厚薄因不同的关节和年龄而异。即使在同一关节中，不同部位的厚薄亦不相同，使之与对应的关节面更加相适应。关节软骨具有弹性，能承受压力和吸收震荡，减轻运动时的震荡和冲击；关节软骨表面光滑，覆以少量滑液，可减小摩擦，有利于活动。关节软骨无血管、神经和淋巴管，其营养由滑液和关节囊滑膜层的血管供应。

2. **关节囊**（articular capsule） 由结缔组织构成的囊，附于关节面周围的骨面并与骨膜融合，像"袖套"把构成关节的各骨连接起来，封闭关节腔。关节囊的松紧和厚薄因关节的不同而异，活动较大的关节，关节囊较松弛而薄；反之亦然。关节囊可分为内、外两层。

外层为**纤维层**（fibrous layer），厚而坚韧，由致密结缔组织构成，富有血管和神经。在某些部位，纤维层增厚形成韧带，以增强骨与骨之间的连结，并限制关节的过度运动，纤维层的厚薄和韧带强弱与关节的运动和负重大小有关。如下肢关节负重较大，相对稳固，其关节囊的纤维层厚而紧张；上肢关节负重较小，运动灵活，则纤维层薄而松弛。

内层为**滑膜层**（synovial layer），由平滑光亮、薄而柔润的疏松结缔组织膜构成，衬贴于纤维层的内面，其边缘附着于关节软骨周缘，包被着关节内除关节软骨、关节唇和关节盘以外的所有结构。滑膜层内表面常有微小突起的皱襞，分别称滑膜绒毛和滑膜襞。滑膜富含血管网、能产生**滑液**，并对关节软骨提供营养。滑液是透明蛋清样液体，呈弱碱性。在正常情况下，滑液只有 0. 13~2ml，由于含有较多的透明质酸，故黏稠度较高。滑液不但为关节提供了液态环境，而且保持了一定酸碱度，可保证关节软骨的新陈代谢，增加滑润和减少摩擦，降低软骨的蚀损，促进关节的运动效能。

3. **关节腔**（articular cavity） 由关节软骨和关节囊滑膜层共同围成的密闭腔隙，腔内含有少量滑液，关节腔内呈负压，对维持关节的稳定性有一定的作用。

（二）关节的辅助结构

关节除具备上述基本结构外，一些关节为适应特殊功能的需要而分化出一些特殊的辅助结构以增加关节的灵活性，增强关节的稳固性。

1. **韧带**（ligament） 是连于相邻两骨之间的致密结缔组织纤维束，有加强关节的稳固性或限制其过度运动的作用。位于关节囊外的称**囊外韧带**（extracapsular ligament），有的囊外韧带为关节囊的局部增厚，如髋关节的髂股韧带；有的独立于关节囊，不与囊相连，如膝关节的腓侧副韧带；有的是关节周围肌腱的延续，如膝关节的髌韧带。位于关节囊内的称**囊内韧带**（intracapsular ligament），有滑膜包裹，如膝关节的交叉韧带。韧带和关节囊有丰富的感觉神经分布，故有关节疾病时患者会出现疼痛。

2. 关节内软骨 为存在于关节腔内的纤维软骨，有关节盘和关节唇。

（1）**关节盘**（articular disc）：是位于两关节面之间的纤维软骨板，其周缘附着于关节囊内面，将关节腔分成两部。关节盘多呈圆盘状，中部稍薄，周缘略厚，膝关节中的关节盘呈半月形，称半月板。关节盘使两关节面更为适合，减少冲击和震荡，并可增加关节的稳固性。此外，分隔而成的两个腔可增加关节运动的形式和范围。

（2）**关节唇**（articular labrum）：是附着于关节窝周缘的纤维软骨环，可加深关节窝，增大关节面，如髋臼唇等，有增加关节稳固性的作用。

3. **滑膜襞和滑膜囊**（synovial fold and synovial bursa） 有些关节的滑膜表面积大于纤维层，以致滑膜重叠卷褶并突入关节腔而形成**滑膜襞**，有的其内含有脂肪和血管，则形成**滑膜脂垫**（synovial fat pad）。在关节运动时，关节腔的形状、容积和压力发生改变，滑膜脂垫可起调节或充填作用。滑膜襞和滑膜脂垫在关节腔内扩大了滑膜的面积，有利于滑液的分泌和吸收。有时滑膜也可从纤维层缺如或薄弱处膨出，充填于肌腱与骨面之间，则形成**滑膜囊**，可减少骨骼肌活动时与骨面之间的摩擦。

关节的形态结构与其生理功能相适应，关节的功能表现为灵活性与稳固性的对立统一，灵活与稳固的程度因身体各部分的功能不同而异。决定关节的灵活性与稳固性的因素主要有关节面的形态、关节面的面差、关节囊的厚薄和松紧、囊内外韧带的多少和强弱、有无关节盘及关节周围骨骼肌的强弱和收缩幅度等。如上肢的肩关节，关节头大、盂小、面差大，关节囊薄弱松弛，运动灵活，但关节周围骨骼肌的静力收缩又可保持关节面相贴而防止脱位；相反，下肢的髋关节头大、髋臼深、面差小，关节囊厚而紧张，韧带多而强，周围有强大骨骼肌收缩，故运动幅度小，但关节稳固性好。

（三）关节的运动

关节面的复杂形态，运动轴的数量和方向，决定着关节的运动形式和范围，*其运动形式基本上可沿着关节的三轴分为三组拮抗性运动。

1. **屈和伸**（flexion and extension）　是关节沿冠状轴进行的一组运动，运动时组成关节的两骨相互靠拢，角度减小称为屈；反之，角度增大称为伸。一般情况下，关节的屈是指向腹侧面成角，但膝关节则相反。在踝关节，足尖上抬，足背向小腿前面靠拢为踝关节的伸，亦称**背屈**（dorsiflexion）；足尖下垂为踝关节的屈，亦称**跖屈**（plantar flexion）。

2. **收和展**（adduction and abduction）　是关节沿矢状轴进行的运动，运动时骨向正中矢状面靠拢，称为收或内收；反之，远离正中矢状面称为展或外展。手指的收展是以中指为准的靠拢或散开的运动；足趾则是以第 2 趾为准的靠拢或散开的运动。

3. **旋转**（rotation）　是关节沿垂直轴进行的运动。骨向前内侧旋转，称为**旋内**（medial rotation）；反之，向后外侧旋转，则为**旋外**（lateral rotation）。在前臂，桡骨是围绕通过桡骨头和尺骨头的轴旋转，将手背转向前方的运动，称**旋前**（pronation）；将手掌恢复到向前或手背转向后方的运动，称**旋后**（supination）。

4. **环转**（circumduction）　运动骨的上端在原位转动，下端则做圆周运动，运动时全骨描绘出一圆锥形的轨迹。能沿两轴以上运动的关节均可做环转运动，如肩关节、髋关节和桡腕关节等。环转运动实际上是屈、展、伸、收依次交替的连续动作。

5. **移动**（translation）　是最简单的一个骨关节面在另一骨关节面的滑动，如跗跖关节、腕骨间关节等。其实即便小的跗骨或腕骨运动时，也涉及多轴向的运动，用连续放射摄影技术观察，都显示明显的旋转和角度运动。

（四）关节的分类

关节有多种分类，可按构成关节的骨数目、运动形式、运动轴数目及关节面的形状进行分类。只由两块骨构成的关节为单关节，如肩关节；由两块以上的骨构成的关节为复关节，如肘关节。凡可单独进行活动的关节为单动关节；在结构完全独立的两个或两个以上关节，活动必须同时进行的关节为联动关节，如两侧的颞下颌关节。根据关节运动的轴的数目分类，可将关节分为单轴、双轴和多轴关节（图 3-2）。

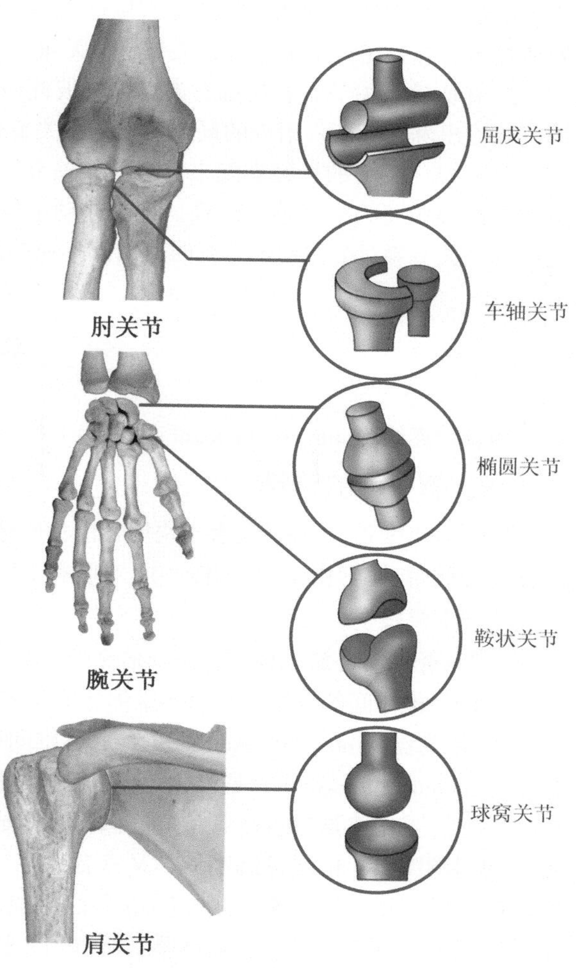

图 3-2　关节的分类

1. **单轴关节**（uniaxial joint）　具有一个运动轴，关节只能绕一个轴做一组运动，包括两种形式。

（1）**屈戌关节**（hinge joint）：又称**滑车关节**（hinge joint），一骨关节头呈滑车状，另一骨有与其相适应的关节窝，通常只能绕冠状轴做屈、伸运动，如指骨间关节。

（2）**车轴关节**（trochoid joint）：关节头的关节面呈圆柱状，关节窝常由骨和韧带连成的环构成，可沿垂直轴做旋转运动，如桡尺近侧关节。

2. **双轴关节**（biaxial joint） 关节有两个互为垂直的运动轴，关节可沿此二轴进行两组运动，也可进行环转运动，包括两种形式。

（1）**椭圆关节**（ellipsoidal joint）：关节头呈椭圆形，关节窝呈相应椭圆形凹面，可沿冠状轴做屈、伸运动；沿矢状轴做收、展运动，并可做环转运动，如桡腕关节。

（2）**鞍状关节**（sellar joint or saddle joint）：两骨的关节面都呈鞍状，互为关节窝和关节头，可沿二轴做屈、伸、收、展和环转运动，如拇指腕掌关节。

3. **多轴关节**（multiaxial joint） 具有3个相互垂直的运动轴，可做多方向的运动，包括两种形式。

（1）**球窝关节**（ball and socket joint）：关节头较大呈球形，关节窝浅而小，与关节头的接触面积不到1/3。此类关节最灵活，可做屈、伸、收、展、旋转和环转运动，如肩关节。有的关节窝特别深，包绕关节头1/2以上，称杵臼关节，亦属球窝关节，但运动范围受到一定限制，如髋关节。

（2）**平面关节**（plane joint）：两骨的关节面均较平坦而光滑，但仍有一定的弯曲或弧度，多出现于短骨之间，可做多轴性的滑动或转动，但活动范围小，如胸锁关节和腕骨间关节等。

（五）关节的血管、淋巴管和神经

1. 血管 关节的动脉很丰富，主要来自关节周围的动脉分支。长骨构成的关节多数由骺动脉分支，在关节周围形成致密的动脉网，其细支直接进入关节囊，分布至纤维层和滑膜层，并与邻近的骨膜动脉吻合。一般滑膜的动脉要比纤维膜丰富，关节软骨无血管。

2. 淋巴管 关节囊各层都有淋巴管，彼此借小淋巴管吻合成网，并与附近骨膜的淋巴管吻合。关节囊的淋巴经输出淋巴管汇入附近的局部淋巴结，关节软骨内无淋巴管。

3. 神经 关节的神经支配来自运动该关节的骨骼肌的神经分支，称关节支，分布于关节囊和韧带。关节的感觉纤维主要为本体感觉纤维，神经冲动由位于关节囊内的神经末梢传至脊髓和脑。关节囊内还有很多痛觉纤维，关节囊过分扭曲或牵张时，引起疼痛的感觉。

第二节 中轴骨连结

中轴骨连结（joints of the axial skeleton）包括躯干骨和颅骨的连结。

一、躯干骨的连结

*由24块椎骨、1块骶骨和1块尾骨借骨连结形成**脊柱**（vertebral column），构成人体的中轴，上端承托颅、下端连接肢带骨。*由12块胸椎、12对肋和1块胸骨借骨连结共同形成**胸廓**（thoracic cage）。

（一）脊柱

1. *椎骨间的连结 各椎骨之间借韧带、软骨和滑膜关节相连，可分为椎体间连结和椎弓间连结（图3–3）。

（1）*椎体间的连结：相邻各椎体之间借椎间盘、前纵韧带和后纵韧带相连结。

1）**椎间盘**（intervertebral disc）：亦称椎间纤维软骨，是连结相邻两个椎体之间的纤维软骨盘。中央部为**髓核**（nucleus pulposus），是柔软而富有弹性的胶状物质，是胚胎时脊索的残余物。周围部为**纤维环**（annulus fibrosus），是由多层纤维软骨按同心圆排列组成的，富于坚韧性，牢固连结相邻两个椎体，保护髓核并限制髓核向周围膨出。椎间盘既坚韧，又富有弹性，承受压力时被压缩，除去压力后又复原，具有弹簧垫样缓冲震荡的作用（图3–4）。椎间盘共有23个，其总长度约为除寰、枢椎之外脊柱长度的1/5。各部椎间盘厚薄不一，中胸部最薄，颈部较厚，腰部最厚，所以颈、腰部活动度较大。纤维环破裂时，髓核容易向后外侧脱出，突入椎管或椎间孔，压迫脊髓或脊神经，临床上称为椎间盘脱出症。

2）**前纵韧带**（anterior longitudinal ligament）：位于椎体前方，宽而坚韧，上自枕骨大孔前缘，下至第1或第2骶椎体，其纵行的纤维与椎体和椎间盘牢固连结，有防止脊柱过度后伸和椎间盘向前脱出的作用。

3）**后纵韧带**（posterior longitudinal ligament）：位于椎体后方，窄而坚韧，起自枢椎并与覆盖枢椎体的覆膜相续，向下至骶管，与椎体上、下缘和椎间盘纤维环连结紧密，与椎体连结较疏松，有限制脊柱过度前屈的作用。

（2）椎弓间的连结：包括椎弓板之间和各突起之间的连结。

1）**黄韧带**（ligamenta flava）：位于椎管内，为连结相邻两椎弓板间的韧带，由黄色的弹性纤维构成，坚韧而富有弹性。黄韧带协助围成椎管，有限制脊柱过度前屈并维持脊柱于直立姿势的作用（图3-5）。

2）**棘间韧带**（interspinous ligament）：位于相邻各棘突之间，向前与黄韧带相连，向后移行为棘上韧带和项韧带。

3）**棘上韧带**（supraspinous ligament）：是连结胸、腰、骶椎各棘突之间的纵行韧带，其前方与棘间韧带融合，与棘间韧带都有限制脊柱过度前屈的作用。在颈部，从颈椎棘突尖向后扩展成三角形板状的弹性纤维膜，称为**项韧带**（ligamentum nuchae），向上附着于枕外隆凸，向下至第7颈椎棘突并续于棘上韧带（图3-6）。

4）**横突间韧带**（intertransverse ligament）：是连接相邻椎骨横突之间的纤维索，有限制脊柱过度侧屈的作用。

5）**关节突关节**（zygapophyseal joint）：由相邻椎骨的上、下关节突的关节面构成。关节面有透明软骨覆盖，关节囊附于关节面周缘，属于平面关节，只能做轻微滑动，但各椎骨之间的运动总和却很大，两侧的关节突关节属于联动关节。

（3）寰椎与枕骨及枢椎的关节（图3-7）

1）★**寰枕关节**（atlantooccipital joint）：由寰椎两侧块的上关节凹与两侧枕髁构成，属于椭圆关节并为联合关节。其关节面由透明软骨覆盖，关节囊附着于关节面周缘，关节囊松弛，周围有韧带增强。**寰枕前膜**（anterior atlantooccipital membrane）是前纵韧带的最上部分，连结枕骨大孔前缘与寰椎前弓上缘之间；**寰枕后膜**（posterior atlantooccipital membrane）位于枕骨大孔后缘与寰椎后弓上缘之间。

2）**寰枢关节**（atlanto-axial joint）：包括3个关节。①**寰枢外侧关节**（lateral atlantoaxial joint）：有2个，由寰椎侧块的下关节面与枢椎的上关节面构成，关节囊的后部及内侧均有韧带加强；②**寰枢正中关节**（median atlantoaxial joint）：由齿突与寰椎前弓后面的齿突凹与寰椎横韧带构成，属车轴关节。寰枢关节沿齿突垂直轴运动，使头连同寰椎进行旋转。寰枕、寰枢关节的联合运动能使头做俯仰、侧屈和旋转运动。

2. 脊柱整体观及其运动

（1）★脊柱的整体观：成年男性脊柱长约70cm，女性略短，约60cm，其长度可因姿势不同而略有差异，静卧比站立时可长出2~3cm，这是站立时椎间盘被挤压所致。★所有椎间盘的总厚度约占脊柱全长的1/4，老年人因椎间盘变薄，骨质疏松，脊柱也可变短（图3-8）。

1）脊柱前面观：从前面观察脊柱，可见椎体由上向下逐渐加宽，到第2骶椎为最宽，这与承受重力不断增加有关；自骶骨耳状面以下，由于重力经髋关节传至下肢骨，椎体已不负重，体积逐渐减小。从前面观察脊柱，正常人的脊柱有轻度侧屈。

2）脊柱后面观：从后面观察脊柱，可见所有椎骨棘突连贯形成纵嵴，其两侧各有一纵行的脊椎沟。颈椎棘突短而分叉，近水平位；胸椎棘突细长，斜向后下方，呈叠瓦状；腰椎棘突呈板状，水平伸向后方。

3）★脊柱侧面观：从侧面观察脊柱，可见颈、胸、腰、骶4个生理性弯曲。★其中**颈曲**（cervical curvature）和**腰曲**（lumbar curvature）凸向前；**胸曲**（thoracic curvature）和**骶曲**（sacral curvature）凸向后。脊柱的这些弯曲增加了脊柱的弹性，对维持人体的重心稳定和减轻震荡有重要意义。胸曲和骶曲是在胚胎时已形成的，也称原发性弯曲；颈曲和腰曲是出生后获得的，也称继发性弯曲。当婴儿开始抬头时，出现颈曲；婴儿开始坐和站立时，出现腰曲。脊柱的每一个弯曲，都有它的功能意义。颈曲支持头的抬起；腰曲使身体重心线后移，以维持身体的前后平衡，保持稳固的直立姿势；而胸曲和骶曲在一定意义上扩大了胸腔和盆腔的容积。

（2）脊柱的运动：★脊柱除支持身体，保护脊髓、脊神经和内脏外，还有很大的运动功能。相邻椎骨间的连结稳固，活动范围很小，但各椎间盘和关节突关节运动范围的总和很大，可做屈、伸、侧屈、旋转和环转运动。脊柱各部的运动形式和范围主要取决于椎间盘的厚度、关节突关节的方向和形状、韧带的位置及厚薄等，同时也与年龄、性别和锻炼程度有关。颈部：颈椎关节突的关节面略呈水平位，关节囊松弛，椎间盘较厚，故屈伸及旋转的幅度较大。胸部：胸椎与肋骨相连，椎间盘较薄，关节突的关节面呈冠状位，棘突呈叠瓦状排列，这些因素限制了胸椎的运动，故活动范围较小。腰部：椎间盘最厚，屈伸运动灵活，关节突关节几乎呈矢状位，限制了旋转运动。由于颈、腰部运动灵活，故损伤也较多见。

脊柱的运动属于联合运动。检查脊柱的屈伸、侧屈和旋转三组运动，是诊断脊柱疾病的重要步骤之一。椎间盘作为连结椎骨的重要结构，椎间盘纤维环的后部及后纵韧带较薄弱。外伤和退行性病变时，可使椎间盘向后方或后外侧突出，使椎管或椎间孔狭窄，压迫脊髓或脊神经。椎间盘突出多发生于腰部（常见于第 4、5 腰椎或第 5 腰椎与骶骨之间），有时也可发生于颈下部（第 5、6 颈椎和第 6、7 颈椎之间），胸部则少见。颈椎间盘退变突出或颈椎椎骨赘生物的形成，可突向椎管、椎间孔和横突孔，压迫脊髓、脊神经和椎动脉，引起血管和神经等受压的一系列症状，临床上称为颈椎病。寰枢关节是脊柱特殊的关节，周围有许多韧带加强。在外伤时，枢椎齿突骨折，如果寰椎横韧带保持完整，齿突可保持原位，不会引起严重的症状；如果寰椎横韧带松弛或断裂，寰椎向前脱位，齿突后移，椎孔狭窄，使脊髓受压，严重时可危及生命。

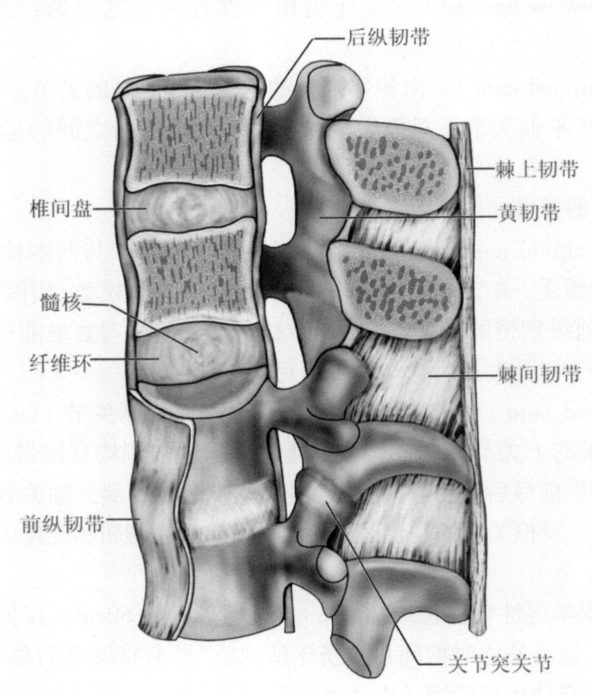

图 3–3 椎骨间的连结

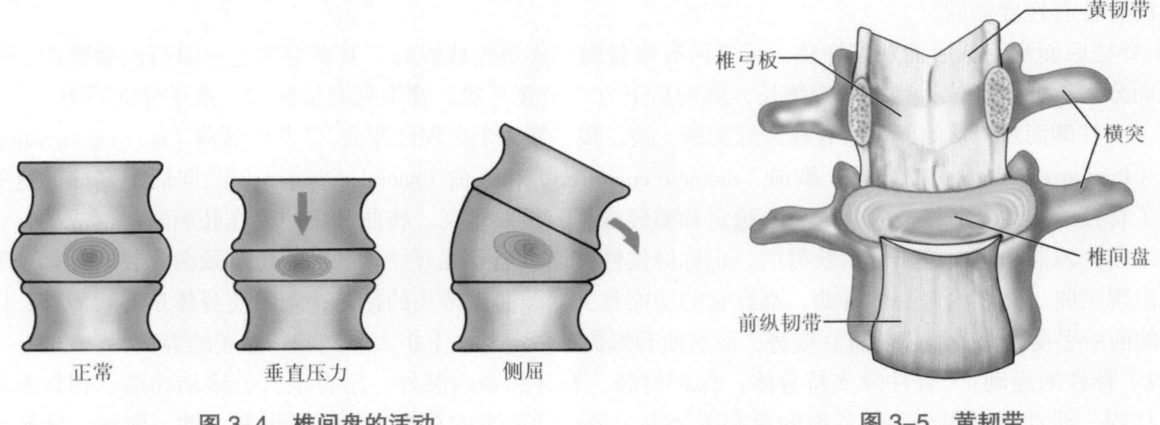

图 3–4 椎间盘的活动

图 3–5 黄韧带

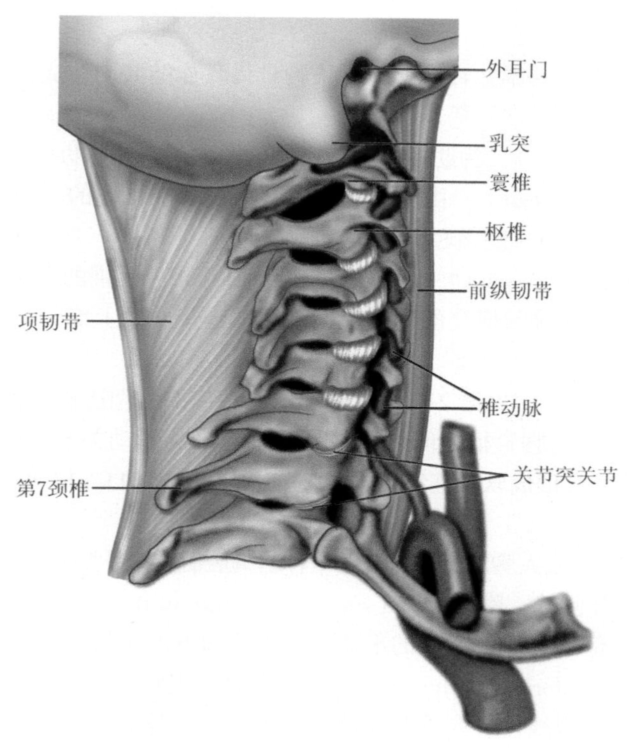

图 3-6　项韧带

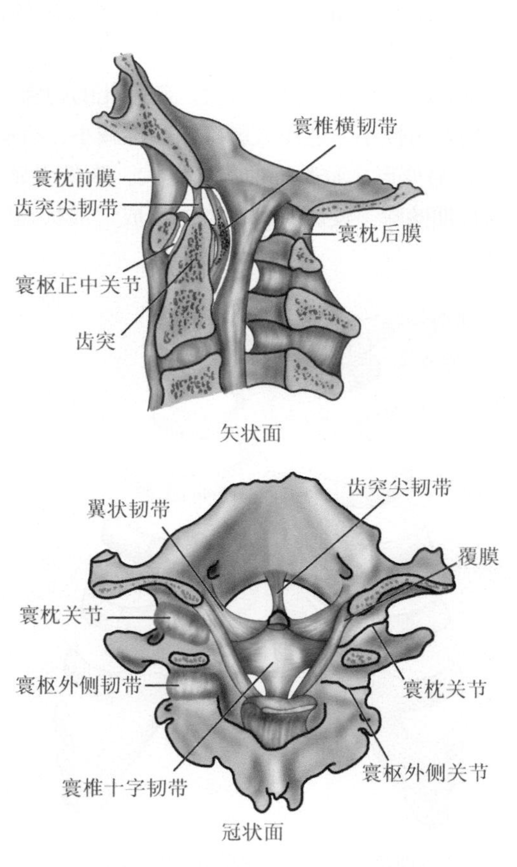

图 3-7　寰枕、寰枢关节

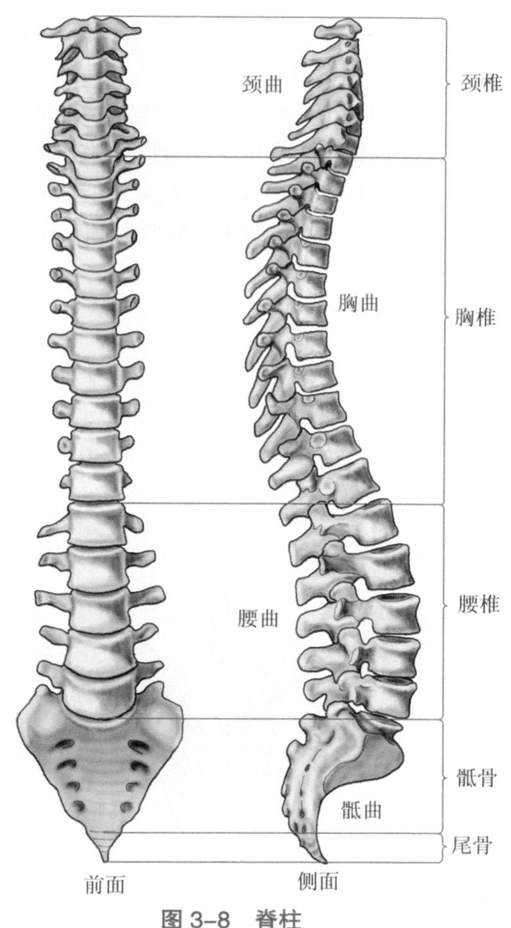

图 3-8　脊柱

（二）胸廓

★胸廓（thoracic cage）由 12 块胸椎、12 对肋、1 块胸骨借骨连结共同构成，胸廓的主要关节有肋椎关节和胸肋关节。

1. **★肋椎关节**（costovertebral joint）　为肋后端与胸椎之间的关节，包括肋头关节和肋横突关节（图 3-9）。

（1）**肋头关节**（joint of costal head）：由肋头的关节面与相邻胸椎体的下、上肋凹构成，有关节囊前方的肋头辐状韧带加强，属于平面关节，能做轻微运动。

（2）**肋横突关节**（costotransverse joint）：由肋结节关节面与相应胸椎的横突肋凹构成，属于微动关节。加强关节的韧带主要有：①连接肋颈与横突的肋横突韧带；②连接肋颈上缘与上位胸椎横突下缘的肋横突上韧带等。

2. **胸肋关节**（sternocostal joint）　由第 2~7 肋软骨与胸骨相应的肋切迹构成，关节的前、后有韧带加强，属微动关节（图 3-10）。第 1 肋与胸骨柄之间的连结是一种特殊的不动关节，第 8~10 肋软骨的前端不直接与胸骨相连，而依次与上位肋软骨形成软骨连结，构成左、右肋弓，第 11、12 肋的前端游离于腹壁肌肉之中，不与胸骨相连结。

3. 胸廓的整体观及其运动　★成人胸廓近似圆锥形，容纳胸腔脏器（图 3-11）。前后径小于横径，上窄下宽。胸廓有上、下两口和前、后、外侧壁。**胸廓上口**（superior aperture of thorax）较小，由胸骨柄上缘，第 1 肋和第 1 胸椎体围成，是胸腔与颈部的通道，上口的平面与第 1 肋的方向一致，即向前下倾斜，胸骨柄上缘约平对第 2 胸椎体下缘。**胸廓下口**（inferior aperture of thorax）宽而不规则，由第 12 胸椎，第 11、12 肋前端，肋弓和剑突共同围成，两侧肋弓在中线构成向下开放的胸骨下角。胸骨下角的尖部有剑突，剑突又将胸骨下角分成左、右剑肋角，剑突尖约平对第 10 胸椎下缘。胸廓前壁最短，由胸骨、肋软骨及肋骨前端构成。后壁较长，由胸椎和肋角内侧部分的肋骨构成。外侧壁最长，由肋骨体构成。相邻两肋之间的间隙称肋间隙。胸廓具有保护、支持和运动功能。胸廓主要是参与呼吸运动。吸气时，在肌的作用下，肋的前部抬高，肋体向外扩展，伴以胸骨上升，使胸廓的前后径和横径增大，胸腔容积增加。呼气时，在重力和肌的作用下，胸廓做相反的运动，使胸腔容积减少（图 3-12）。

胸廓的形状和大小，有明显的个体差异，与年龄、性别、健康状况和职业等因素有关。新生儿的胸廓呈桶状，横径与前后径大致相等。成年女性的胸廓较男性略短而圆，各径均较男性小。老年人胸廓因弹性减小，运动减弱，致使胸廓下陷，变长变扁。佝偻病儿童，因缺乏钙盐而骨质疏松，易变形，致胸廓前后径增大，胸骨明显突出，形成“鸡胸”。患慢性支气管炎、肺气肿和哮喘病的老年人，因长期咳喘，使胸廓各径增大而成“桶状胸”。

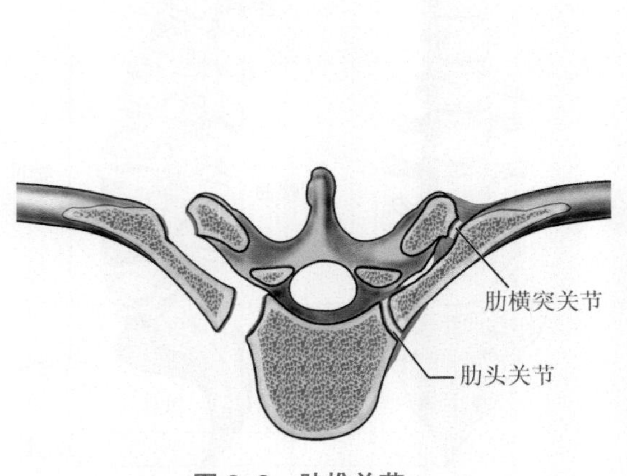

图 3-9　肋椎关节

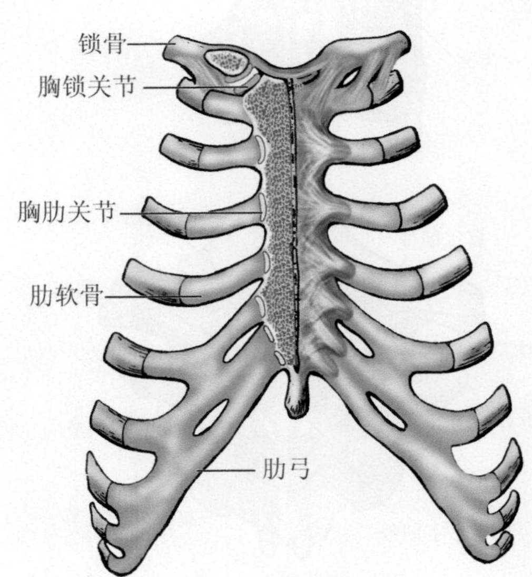

图 3-10　胸肋关节和胸锁关节

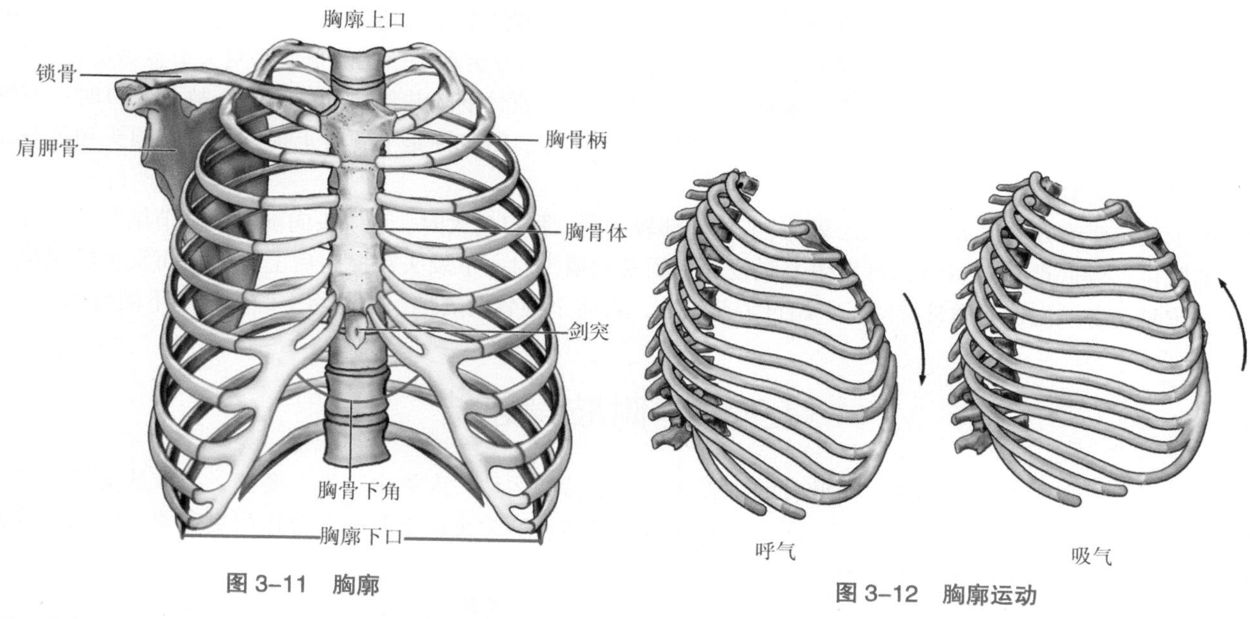

图 3-11　胸廓

图 3-12　胸廓运动

二、颅骨的连结

★颅骨的连结分为纤维连结、软骨连结和滑膜关节。

（一）颅骨的纤维连结和软骨连结

★各颅骨之间多借缝、软骨或骨性结合相连结，连结较为牢固。颅盖骨是膜化骨成骨，在发育过程中，骨与骨之间遗留有薄层结缔组织膜，构成缝，有冠状缝、矢状缝、人字缝和蝶顶缝等。随着年龄的增长，有的缝可发生骨化而形成骨性结合。颅底诸骨是软骨化骨成骨，骨与骨之间是软骨连结，如蝶枕结合、蝶岩、岩枕软骨结合等。随着年龄的增长，软骨结合也可骨化为骨性结合，但破裂孔处软骨终身不骨化。

（二）颅骨的滑膜关节

颅骨的滑膜在节为★**颞下颌关节**（tem-poromandibular joint）又称下颌关节，由下颌骨的下颌头与颞骨的下颌窝和关节结节构成（图 3-13），关节面覆盖有纤维软骨，关节囊松弛，向上附着于下颌窝和关节结节周围，向下附着于下颌颈，囊外有外侧韧带加强。★囊内有纤维软骨构成的关节盘，关节盘前部凹向上，后部凹向下，与关节结节和下颌窝的形状相对应，其周缘与关节囊相连，将关节腔分为上、下两部分。★关节囊的前部较薄弱，因此颞下颌关节易向前脱位。

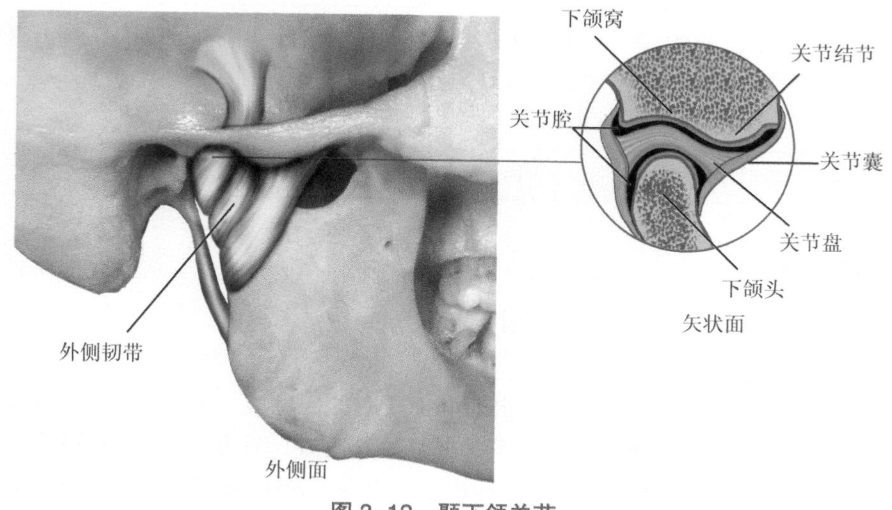

图 3-13　颞下颌关节

★颞下颌关节属于联动关节，两侧必须同时运动。下颌骨可做上提、下降、前进、后退及侧方运动。其中上提和下降运动发生在下关节腔，前进和后退发生在上关节腔，侧方运动是一侧的下颌头对关节盘做旋转运动，而对侧的下颌头和关节盘一起对关节窝做前进运动。张口是下颌骨下降并伴向前的运动，故张大口时，下颌骨体下降向下后方，而下颌头随同关节盘滑至关节结节的下方。闭口则是下颌骨上提并伴有下颌头和关节盘一起滑回关节窝的运动。

由于关节窝前方的关节结节突出浅，关节囊前部较薄弱，张口过大时，下颌头向前滑至关节结节前下方，发生前脱位；颅底严重骨折时，可发生上脱位；下颌受到撞击时，下颌头被撞向后上方，从而发生后脱位。手法复位时，必须先将下颌骨拉向下，超过关节结节，再将下颌骨向后推，才能将下颌头纳回下颌窝内。

第三节　附肢骨连结

附肢骨连结以滑膜关节为主，附肢骨的主要功能是支持和运动。人类由于直立姿势，上肢从支持功能中解放出来，成为运动灵活的劳动器官，因而上肢关节以灵活运动为主；下肢的支持作用更重要，因此下肢关节以运动的稳定性为主（表3–1）。

表3–1　上、下肢主要关节简表

名称	主要结构	辅助结构	关节类型	运动
肩关节	肱骨头、肩胛骨关节盂	盂唇、喙肱韧带	球窝关节	屈、伸、收、展、旋内、旋外、环转
肘关节	肱尺关节（肱骨滑车和尺骨滑车切迹）；肱桡关节（肱骨小头和桡骨头关节凹）；桡尺近侧关节（桡骨环状关节面和尺骨桡切迹）	桡骨环状韧带、桡侧；副韧带、尺侧副韧带	肱尺关节（滑车关节）；肱桡关节（球窝关节）；桡尺近侧关节（车轴关节）	屈、伸、旋前、旋后
桡腕关节	关节窝（桡骨腕关节面和尺骨头下方的关节盘）；关节头（手舟骨、月骨和三角骨）	掌侧及背侧桡腕韧带	椭圆关节	屈、伸、收展、外转
髋关节	股骨头、髋臼	髋臼唇、髂股韧带、股骨头韧带、耻股韧带、坐股韧带、轮匝带	球窝关节	屈、伸、收、展、旋内、旋外、环转
膝关节	股骨下端、胫骨上端、髌骨	半月板、翼状襞、滑膜囊、膝交叉韧带、髌韧带、腓侧副韧带、胫侧副韧带、腘斜韧带	滑车关节、平面关节（髌骨与胫骨间）	屈、伸（半屈时可轻度旋内、旋外）
距小腿关节	胫、腓骨下端，距骨滑车	内、外侧副韧带	屈戌关节	背屈、跖屈

一、上肢骨的连结

上肢骨的连结包括上肢带骨连结和自由上肢骨连结。

（一）上肢带骨连结

1. ★**胸锁关节**（sternoclavicular joint）　是上肢骨与躯干骨之间的唯一关节。由锁骨的胸骨端与胸骨的锁切迹及第1肋软骨上缘构成，属于多轴关节。关节囊坚韧，其前方、后方和上方分别有韧带加强。关节腔内有纤维软骨构成的关节盘，并将关节腔分为外上和内下两部分。胸锁关节沿矢状轴使锁骨向上、向下做约60° 的运动，绕垂直轴可使锁骨外侧端做向前、向后20° ~30° 的运动，还可绕额状轴做微小的旋转和环转运动（图3–14）。

2. **肩锁关节**（acromioclavicular joint）　由锁骨的肩峰端与肩峰的关节面构成，属于平面关节，是肩胛骨活动的支点。关节囊的周围有韧带加强，在关节囊和锁骨的下方有坚韧的喙锁韧带连于喙突，腔内的关节盘常出现于关节上部，部分地分隔关节（完全分隔的情况罕见），关节活动度小。

3. **喙肩韧带**（coracoacromial ligament）连于肩胛骨的喙突与肩峰之间的三角形的扁韧带，与喙突、肩峰共同构成喙肩弓，有防止肱骨头向上脱位的作用（图 3-15）。

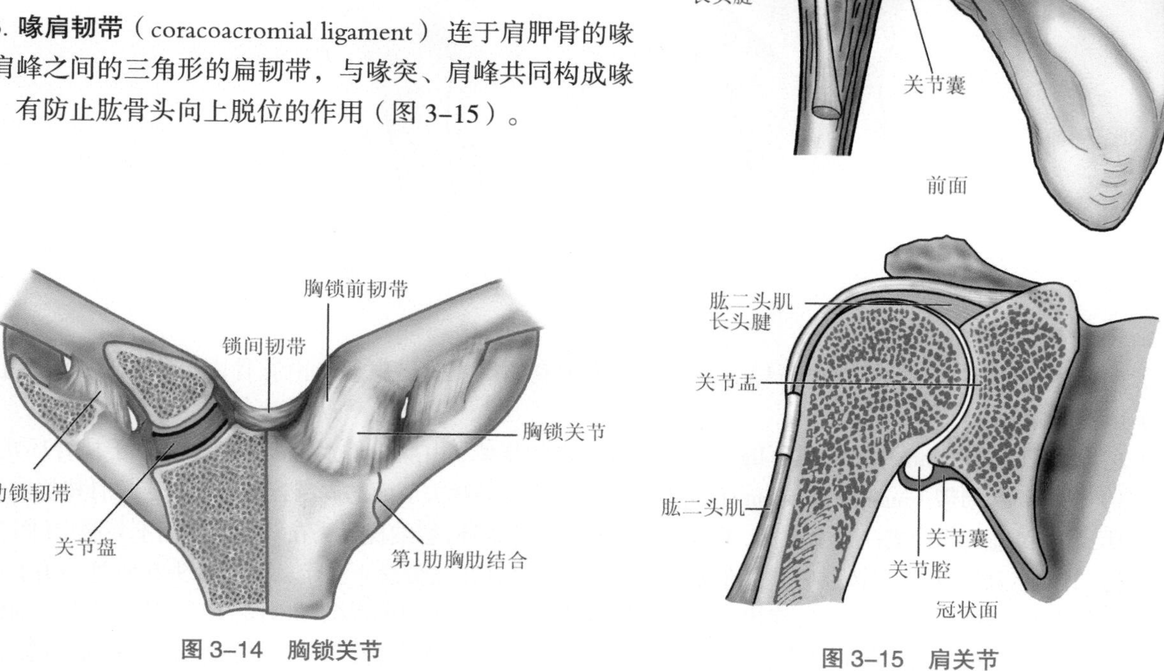

图 3-14　胸锁关节

图 3-15　肩关节

（二）自由上肢骨连结

1. ★**肩关节**（shoulder joint）　由肱骨头与肩胛骨关节盂构成，也称盂肱关节，是典型的球窝关节。★关节盂小而浅，关节头大，关节盂周围有纤维软骨构成的盂唇，使之略为加深，仍仅能容纳关节头的 1/4~1/3。因此，肩关节的运动幅度较大。关节囊薄而松弛，向上附着于关节盂的周缘，向下附着于肱骨解剖颈，在内侧可达肱骨外科颈。在某些部位，滑膜层可形成滑液鞘或滑膜囊以利于肌腱的活动。关节囊内有起自盂上结节的肱二头肌长头腱通过，腱的表面包裹滑膜，形成结节间滑液鞘，经结节间沟穿出后滑膜附着于关节囊外。关节囊周围的韧带少而弱，上壁有**喙肱韧带**（coracohumeral ligament），连于喙突至肱骨大结节之间，其部分纤维编入关节囊的纤维层，前壁和后壁也有数条肌腱纤维编入囊的纤维层，以增加关节的稳固性（图 3-15）。★囊的下壁最为薄弱，故肩关节脱位时，肱骨头常从下份滑出，发生前下方脱位。

★肩关节是全身最灵活的关节，可做三轴运动，即绕冠状轴做屈、伸，屈伸总和为 110°~140°，屈大于伸；★绕矢状轴做收、展，臂外展超过 40°~60°；★绕垂直轴做旋内、旋外及环转运动，旋内与旋外总和为 90°~120°，旋内大于旋外。

肩关节周围的肌、肌腱、滑膜囊和关节囊等软组织发生炎症，出现肩关节疼痛、活动受限等表现，临床上称为肩周炎。

2. ★**肘关节**（elbow joint）　是由肱骨下端与尺、桡骨上端构成的复关节（图 3-16），包括 3 个关节。

（1）**肱尺关节**（humeroulnar joint）：由肱骨滑车和尺骨滑车切迹构成，属于滑车关节。

（2）**肱桡关节**（humeroradial joint）：由肱骨小头和桡骨头的关节凹构成，属于球窝关节。

（3）**桡尺近侧关节**（proximal radioulnar joint）：由桡骨环状关节面和尺骨桡切迹构成，属车轴关节。

★上述 3 个关节共同包裹在一个关节囊内，关节囊的前、后壁薄而松弛，两侧壁厚而紧张，并有韧带加强。★囊的后壁最为薄弱，故肘关节常见的脱位是后脱位，此时桡、尺骨向肱骨的后上方移位。

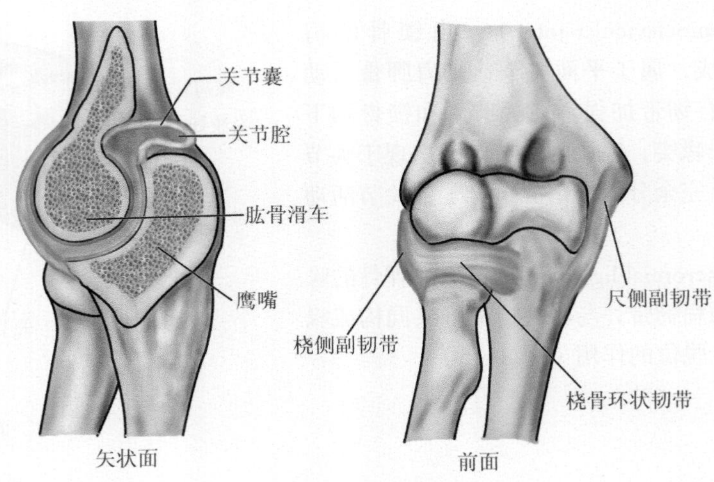

图 3-16　肘关节

3. 肘关节的韧带

（1）**尺侧副韧带**（ulnar collateral ligament）：位于囊的尺侧，呈扇形，由肱骨内上髁向下扩展，止于尺骨滑车切迹内侧缘。

（2）**桡侧副韧带**（radial collateral ligament）：位于囊的桡侧，由肱骨外上髁向下扩展，止于桡骨环状韧带。

（3）**桡骨环状韧带**（annular ligament of radius）：位于桡骨环状关节面的周围，两端附着于尺骨桡切迹的前、后缘，与尺骨桡切迹共同构成一个上口大、下口小的漏斗形骨纤维环，容纳桡骨头在环内旋转而不易脱出（图3-17）。

*肘关节的运动以肱尺关节为主，允许做屈、伸运动，尺骨在肱骨滑车上运动，桡骨头在肱骨小头上运动。由于肱骨滑车的内侧缘更为向前下方突出，超过外侧缘约6mm，使关节的运动轴斜向内下。伸前臂时，前臂偏向外侧，与臂形成约163° 的"提携角"。桡尺近侧关节与桡尺远侧关节联合，共同使前臂做旋前和旋后的运动。

肱骨内、外上髁和尺骨鹰嘴都可在体表扪及。当肘关节伸直时，此三点在一条直线上；当肘关节屈至90° 时，此三点的连线构成一个尖朝下的等腰三角形。肘关节发生后脱位时，尺骨鹰嘴向后上移位，三点位置关系发生改变。肘关节前方和内侧有血管神经经过，临床上肘关节的穿刺和手术入路多在其后方和后外侧进行。

4. *前臂骨连结　包括前臂骨间膜、桡尺近侧关节和桡尺远侧关节。

（1）**前臂骨间膜**（interosseous membrane of forearm）：连结于尺骨与桡骨的骨间缘之间，是一层坚韧的纤维膜，纤维方向主要是从桡骨斜向下内侧达尺骨。当前臂处于旋前或旋后位时，骨间膜松弛。前臂处于半旋前位时，骨间膜最紧张，是骨间膜的最大宽度。因此，处理前臂骨折时，应将前臂固定于半旋前或半旋后位，以防止骨间膜挛缩，影响前臂愈合的旋转功能（图3-17）。

（2）桡尺近侧关节：见肘关节。

（3）**桡尺远侧关节**（distal radioulnar joint）：由尺骨头环状关节面构成关节头，桡骨尺切迹及其自下缘至尺骨茎突根部的关节盘共同构成关节窝。关节盘为三角形纤维软骨板，并将尺骨头与腕骨隔开。关节囊松弛，附着于关节面和关节盘周缘。关节活动时，尺骨不动，而是关节窝围绕尺骨头转动。

桡尺近侧关节和桡尺远侧关节是联动关节，属于车轴关节。前臂可沿旋转轴做旋转运动，其旋转轴为通过桡骨头中心至尺骨头中心的连线。运动时，桡骨头在原位自转，而桡骨下端连同关节盘围绕尺骨头旋转。当桡骨转至尺骨前并与之相交叉时，手背向前，称为旋前；与此相反的运动，即桡骨转回至尺骨外侧，而手掌向前，称为旋后。

5. ***手关节**（joint of hand）　包括桡腕关节、腕骨间关节、腕掌关节、掌骨间关节、掌指关节和指骨间关节（图3-18）。

（1）***桡腕关节**（radiocarpal joint）：又称**腕关节**（wrist joint），是典型的椭圆关节。*由桡骨下端的腕关节面和尺骨头下方的关节盘构成关节窝，由手舟骨、月骨和三角骨的近侧关节面构成关节头。*关节囊松弛，关节腔宽阔，关节囊的前、后和两侧均有韧带加强，其中掌侧韧带最为坚韧，所以腕的后伸运动受限。*桡腕关节可做屈、伸运动分别为80° 和70° ，收、展运动总和为60° ~70° ，收大于展；*亦能做环转运动。

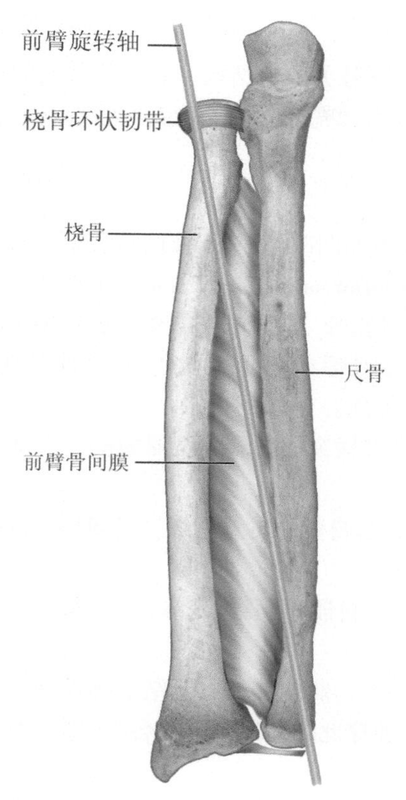

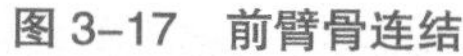
图 3-17　前臂骨连结

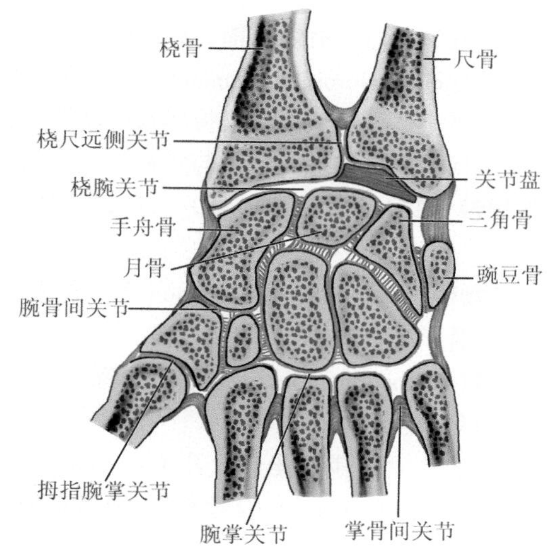

图 3-18　手关节（冠状面）

（2）**腕骨间关节**（intercarpal joint）：为各腕骨相邻面之间构成的关节，可分为：①近侧列腕骨间关节；②远侧列腕骨间关节；③近侧与远侧列之间的腕中关节。同列的腕骨间关节由腕骨间韧带相连结，各关节腔彼此相通，属微动关节，只能做轻微的滑动和转动。腕骨间关节常与桡腕关节联合运动。

（3）**腕掌关节**（carpometacarpal joint）：由远侧列腕骨与 5 个掌骨底构成。除拇指和小指的腕掌关节外，其余各指的腕掌关节运动范围极小。

（4）**★拇指腕掌关节**（carpometacarpal joint of thumb）：由大多角骨与第 1 掌骨底构成，是典型的鞍状关节，为人类及灵长目所特有。★关节囊厚而松弛，可做屈、伸、收、展、环转和对掌运动。第 1 掌骨与其余掌骨并不处在同一平面，而是位于它们的前方，并且向掌侧旋转近 90°，致使拇指后面（指甲）朝向外侧，故拇指的屈、伸运动发生在冠状面上。即拇指在手掌平面上向掌心靠拢为屈，离开掌心为伸；而拇指的收、展运动发生在矢状面上，即拇指在与手掌垂直的平面上离开示指为展，靠拢示指为收。对掌运动是拇指向掌心，拇指尖与其余四指的掌侧面指尖相接触的运动，这一运动加深了手掌凹陷，是人类进行握持和精细运动时所必需的主要动作。

（5）**掌骨间关节**（intermetacarpal joint）：是第 2~5 掌骨底相互之间的平面关节，关节腔与腕掌关节腔相通，只能做轻微的滑动。

（6）**掌指关节**（metacarpophalangeal joint）：共 5 个，由掌骨头与近节指骨底构成。掌骨头远侧面呈球形，其形态近似球窝关节，但掌骨头掌侧较平。关节囊薄而松弛，其前、后有韧带加强，掌侧韧带较坚韧，并含有纤维骨板。囊的两侧有侧副韧带，由掌骨头两侧向下附于指骨底两侧。此韧带在屈指时紧张、伸指时松弛。伸指位时，掌指关系可做屈、伸、收、展及环转运动。环转运动因受韧带限制，幅度小。当掌指关节处于屈位时，仅允许做屈、伸运动。手指的收、展是以通过中指的正中线为准，向中线靠拢是收，远离中线是展。握拳时，掌指关节显露于手背的凸出处是掌骨头。

（7）**指骨间关节**（interphalangeal joint of hand）：共 9 个，由各指相邻两节指骨的底与滑车构成，属于典型的滑车关节。除拇指外，各指均有近侧和远侧两个指骨间关节。关节囊松弛薄弱，两侧有韧带加强。只能做屈、伸运动，指屈曲时，指背凸出的部分是指骨滑车。

二、下肢骨的连结

下肢的主要功能是支持体重和运动及维持身体的直立姿势。下肢关节在结构上通过关节面的形态、关节囊的厚度和紧张程度、关节周围的韧带、肌肉的大小和强度等方面，充分体现了稳固性的特点。下肢骨的连结包括下肢带骨连结和自由下肢骨连结。

（一）下肢带骨连结

1. **骶髂关节**（sacroiliac joint） 由骶骨与髂骨的耳状面构成，关节面凹凸不平，但彼此结合紧密。关节囊紧张，附于关节面周缘，其前、后均有**骶髂前、后韧带**（anterior and posterior sacroiliac ligaments）加强，后上方的**骶髂骨间韧带**（interosseous sacroiliac ligament）连于骶骨粗隆与髂骨粗隆之间（图 3–19，图 3–20）。骶髂关节结构牢固，活动性极小，以适应下肢支持体重的功能。在妊娠后期其活动度可稍增大，以适应分娩功能。

2. 髋骨与脊柱间的韧带连结 髋骨与脊柱之间常借下列韧带加强。

（1）**髂腰韧带**（iliolumbar ligament）：坚韧肥厚，由第 5 腰椎横突横行放散至髂嵴的后上部，可防止腰椎向下脱位。

（2）**骶结节韧带**（sacrotuberous ligament）：位于骨盆后方，起自骶、尾骨侧缘，呈扇形，纤维束斜向下外集中，附着于坐骨结节内侧缘。

（3）**骶棘韧带**（sacrospinous ligament）：位于骶结节韧带前方，起自骶、尾骨的侧缘，呈三角形，止于坐骨棘，其起始部被骶结节韧带所遮盖。

骶棘韧带与坐骨大切迹围成**坐骨大孔**（greater sciatic foramen），骶棘韧带、骶结节韧带和坐骨小切迹围成**坐骨小孔**（lesser sciatic foramen）。有骨骼肌、血管和神经等从盆腔穿此二孔达臀部和会阴（图 3–19，图 3–20）。

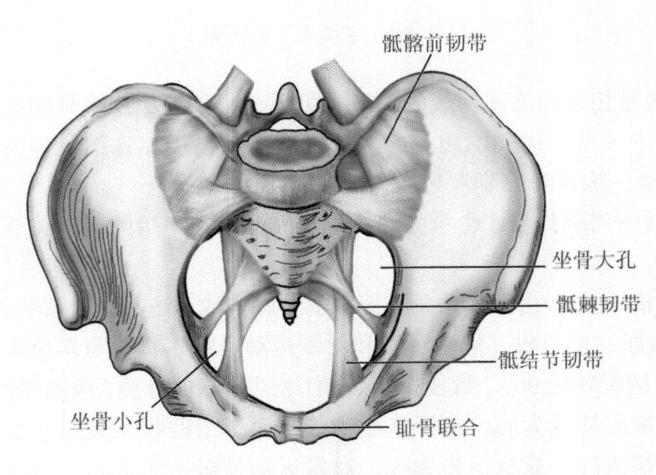

图 3–19 骨盆的韧带（前面）

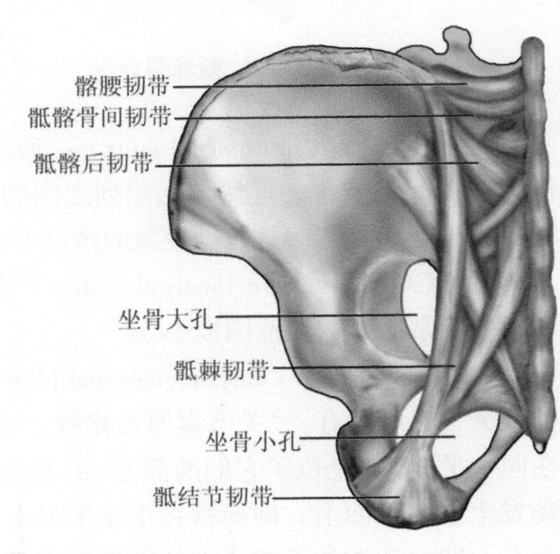

图 3–20 骨盆的韧带（后面）

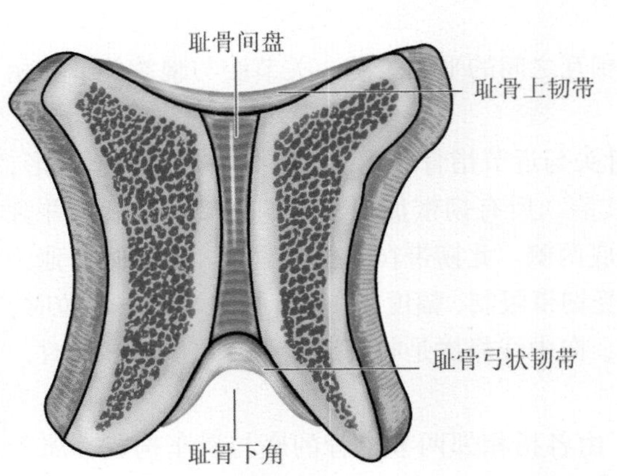

图 3–21 耻骨联合

3. ★**耻骨联合**（pubic symphysis） 由两侧耻骨联合面借纤维软骨构成的**耻骨间盘**（interpubic disc）连结而成，属软骨连结。耻骨间盘在 10 岁以后，其内部正中常出现一矢状位的裂隙，女性较男性的厚，裂隙也较大，孕妇和经产妇尤为明显。在耻骨联合的上方有连结两侧耻骨的**耻骨上韧带**（superior pubic ligament），在下方有**耻骨弓状韧带**（arcuate pubic ligament）。耻骨联合的活动甚微，但在分娩时，耻骨间盘中的裂隙增宽，以增大骨盆的径线（图 3–21）。

4. 髋骨的固有韧带 即**闭孔膜**（obturator membrane），它封闭闭孔并供盆内、外肌附着。闭孔膜上部与闭孔沟围成**闭膜管**（obturator canal），有血管和神经通过。

5. ★**骨盆**（pelvis）　是由左、右髋骨和骶、尾骨借骨连结构成的完整骨环。人体直立时，骨盆向前倾斜，两侧髂前上棘与两侧耻骨结节位于同一冠状面内，此时，尾骨尖与耻骨联合上缘位于同一水平面上。★骨盆以界线为界，分为上方的大骨盆和下方的小骨盆。★**界线**（terminal line）是由骶岬向两侧经骶骨侧部上缘、弓状线、耻骨梳、耻骨结节至耻骨联合上缘构成的环形界线。小骨盆分为骨盆上口、骨盆下口和骨盆腔。骨盆上口由上述界线围成，骨盆下口呈菱形，由尾骨尖、骶结节韧带、坐骨结节、坐骨支、耻骨下支和耻骨联合下缘围成。两侧坐骨支与耻骨下支连成耻骨弓，它们之间的夹角称为耻骨下角，男性为 70° ~75° ，女性为 90° ~100° 。骨盆上、下口之间的腔称骨盆腔，它是一个前壁短、侧壁和后壁长的弯曲通道，其中轴为骨盆轴，是胎儿娩出的通道（图 3–22）。

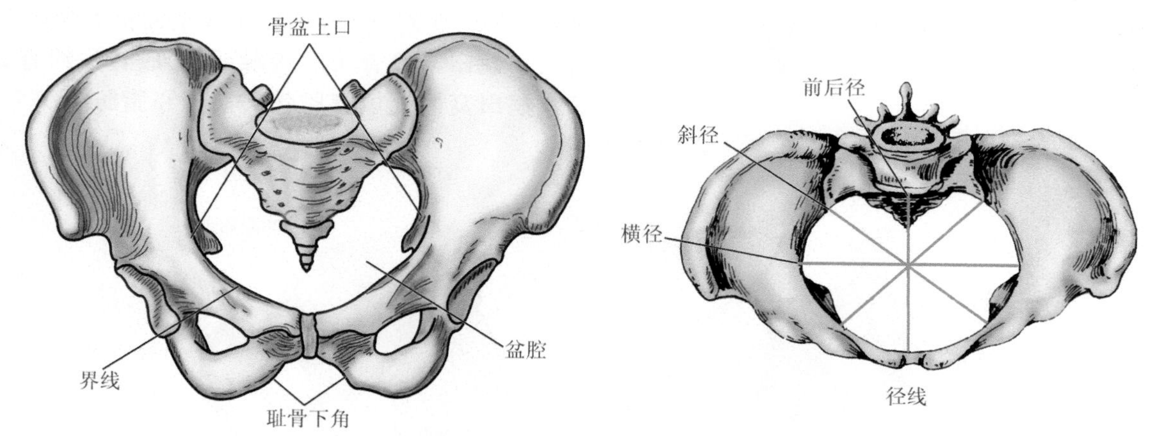

图 3–22　骨盆

骨盆的位置可因人体的姿势不同而变化。人体直立时，骨盆向前倾斜，骨盆上口的平面与水平面构成 50° ~55° 的角（女性约为 60° ），称为骨盆倾斜度。由骨盆上口中心点开始，向下引一条与骶骨弯曲度略为一致的假想设线到骨盆下口中心点，此线称为骨盆轴。

在人类的全身骨骼中，骨盆的性别差异最显著（表 3–2）。约在 10 岁以后男、女性骨盆出现差异。★女性骨盆主要特征：骨盆外形短而宽；骨盆上口近似圆形，较宽大；骨盆下口和耻骨下角较大。女性骨盆的这些特点主要与妊娠和分娩有关。▲根据骨盆上口的形状，骨盆可分为女型（圆）、男型（三角）、类人猿型（前后径长）、扁平型（左右径长）。

表 3–2　男、女性骨盆的差异

项目	男性	女性
骨盆外形	窄而长	宽而短
髂骨翼	较垂直	较平
骨盆上口	心形、较小	椭圆形、较大
骨下角骶	70° ~75°	90° ~100°
小骨盆腔	漏斗状	圆桶状
骶骨	较长而窄、曲度较大、骶岬突出明显	较长而宽，曲度较小、骶岬突出不明较
骨盆下口	较窄	较宽

骨盆是躯干与自由下肢骨之间的骨性成分，起着传导重力和支持、保护盆腔脏器的作用。人体直立时，体重自第 5 腰椎、骶骨，经两侧的骶髂关节、髋臼传至两侧的股骨头，再由股骨头往下传至下肢，这种弓形力传递线称为**股骶弓**（femorosacral arch）。当人在坐位时，重力由骶髂关节传导至两侧坐骨结节，此种弓形力传递线称为**坐骶弓**（ischiosacral arch）。骨盆前部还有两条**约束弓**，可防止上述两个重力弓向

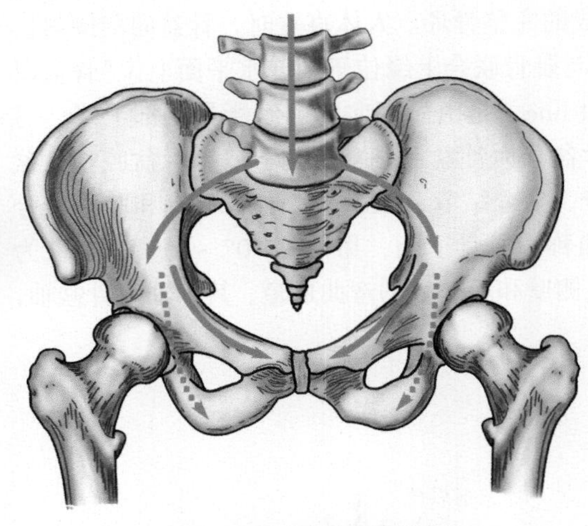
图 3-23 骨盆的力传导方向

两侧分开，一条在耻骨联合处连结两侧耻骨上支，可防止股骶弓被压挤；另一条为两侧坐骨下支和耻骨下支连成的耻骨弓，可约束坐骶弓不致散开。约束弓不如重力弓坚强有力，外伤时，约束弓的耻骨上支较耻骨下支更易骨折（图3-23）。

（二）自由下肢骨连结

1. ★**髋关节**（hip joint） 由髋臼与股骨头构成，属于典型的球窝关节。★髋臼的周缘有纤维软骨构成的**髋臼唇**（acetabular labrum），以增加髋臼的深度。★髋臼切迹被髋臼横韧带封闭，使髋臼内半月形的关节面扩大为环形关节面，增大了髋臼与股骨头的接触面。★股骨头约有2/3纳入髋臼，髋臼窝内充填有股骨头韧带和脂肪组织（图3-24）。

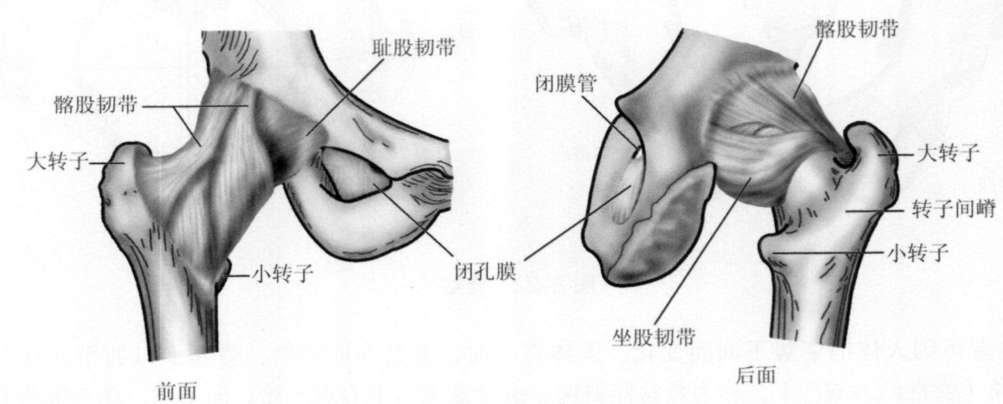

图 3-24 髋关节

★髋关节囊坚韧致密，向上附着于髋臼周缘及髋臼横韧带，向下附着于股骨颈，前面达转子间线，后面包裹股骨颈内侧2/3，故股骨颈骨折有囊内、囊外骨折之分。★关节囊周围由多条韧带加强，分为囊外韧带和囊内韧带。

（1）**髂股韧带**（iliofemoral ligament）：最为坚韧，覆盖于关节囊前方，起自髂前下棘向下外扩展成“人”字形，止于转子间线，可限制大腿过伸并在维持人体直立姿势中起重要作用。

（2）**耻股韧带**（pubofemoral ligament）：位于髋关节前下方及后方，起于耻骨上支，向下外于关节囊前下壁与髂股韧带内侧部的深层融合，可限制大腿的外展和旋外运动。

（3）**坐股韧带**（ischiofemoral ligament）：位于关节囊后方，起于坐骨体，斜向外上与关节囊融合，附着于股骨大转子根部，可限制大腿的旋内运动。

（4）**轮匝带**（zona orbicularis）：为关节囊深层纤维围绕股骨颈的环形增厚，可限制股骨头向外脱出。

（5）**股骨头韧带**（ligament of head of femur）：为囊内韧带，连结于股骨头凹与髋臼横韧带之间，内含有营养股骨头的血管。

★髋关节可做三轴运动，沿冠状轴做前屈、后伸，沿矢状轴做内收、外展，沿垂直轴做旋内、旋外及环转运动。由于股骨头深藏于髋臼内，关节囊坚韧致密，囊内、囊外有各种韧带限制，故其运动幅度较肩关节小，但稳固性比肩关节大，以适应其承重和下肢行走的功能（图3-25）。★髋关节囊的后下部相对薄弱，因此，髋关节易发生后下方脱位。

2. ★**膝关节**（knee joint） 由股骨下端、胫骨上端和髌骨构成，是人体最大最复杂的关节（图3-26）。股骨的内、外侧髁分别与胫骨的内、外侧髁相对，髌骨与股骨的髌面相接。

★膝关节囊薄而松弛，各部位厚薄不一，囊的前壁不完整，由附于股四头肌腱的髌骨填补。★膝关节由囊内、囊外韧带加强，以限制关节的活动，增加关节的稳固性。

（1）膝关节的韧带

1）**髌韧带**（patellar ligament）：位于关节囊的前壁，扁平而坚韧，使股四头肌腱向下包绕髌骨形成，起于髌骨下缘，向下止于胫骨粗隆。

2）**腓侧副韧带**（fibular collateral ligament）：位于关节囊的外侧，呈索状，起自股骨外上髁，向下附着于腓骨头，与关节囊之间留有缝隙，与外侧半月板不直接相连。

3）**胫侧副韧带**（tibial collateral ligament）：位于囊的内侧，起于股骨内上髁，向下止于胫骨内侧髁的内侧面，与关节囊和内侧半月板紧密结合。胫侧副韧带和腓侧副韧带在伸膝时紧张，屈膝时松弛，半屈膝时最为松弛。因此，半屈膝时允许膝关节做少许旋内和外旋运动。

4）**腘斜韧带**（oblique popliteral ligament）：由半膜肌腱延伸而来，起于胫骨内侧髁，斜向上外侧与关节囊后壁融合，止于股骨外上髁，可防止膝关节过伸（图 3–27）。

5）★**膝交叉韧带**（cruciate ligament of knee）：在关节囊内有被滑膜衬覆，坚韧的膝交叉韧带，有前、后两条。**前交叉韧带**（anterior cruciate ligament）起自胫骨髁间隆起的前方内侧，斜向后上外侧，止于股骨外侧髁的内侧面；**后交叉韧带**（posterior cruciate ligament）较前交叉韧带短而坚韧，起自胫骨髁间隆起的后方，斜向前上内侧，止于股骨内侧髁的外侧面。膝交叉韧带牢固地连接股骨和胫骨，可防止胫骨沿股骨向前、向后移位。★前交叉韧带在伸膝时最紧张，能防止胫骨前移；后交叉韧带在屈膝时最紧张，可防止胫骨后移（图 3–28）。

（2）膝关节的滑膜囊和滑膜襞：关节囊的滑膜宽阔，附于各关节面周缘，覆盖关节内除关节面和半月板以外的所有结构。滑膜层或突至纤维层外形成滑膜囊，或折叠成滑膜襞。滑膜在髌骨上缘上方，沿股骨下端的前方，向上突出于股四头肌腱的深面达 5cm 左右，形成**髌上囊**（suprapatellar bursa），是膝关节最大的滑膜囊，与关节腔相通。还有不与关节腔相通的滑膜囊，如位于髌韧带与胫骨上端之间的**髌下深囊**（deep infrapatellar bursa）。在髌骨下方两侧，部分滑膜层突向关节腔内，形成一对**翼状襞**（alar fold），襞内含有脂肪组织，充填于关节腔内的空隙（图 3–29）。

（3）★**半月板**（meniscus）：在股骨内、外侧髁与胫骨内、外侧髁的关节面之间，垫有两块由纤维软骨构成的半月形纤维软骨板（图 3–30）。半月板上面凹陷、下面平坦，内缘薄，外缘厚，两端借韧带附着于胫骨髁间隆起。★**内侧半月板**（medial meniscus）较大，呈"C"形，前端窄、后端宽，外缘与关节囊及胫侧副韧带紧密相连；★**外侧半月板**（lateral meniscus）较小，近似"O"形，外缘与关节囊相连，但关节囊与腓侧副韧带之间隔有腘肌腱。半月板的存在，使关节面更为适合，增大了关节窝的深度，使膝关节稳固；又可使股骨髁一起对胫骨做旋转运动；缓冲压力，吸收震荡，起弹性垫作用。因半月板随膝关节的运动而发生形态改变和位置移位，在骤然进行强力运动时，易造成半月板损伤或撕裂。

★膝关节属屈戌关节，主要做屈、伸运动，屈可达 130°，伸不超过 10°。膝关节在半屈位时，小腿尚可做轻度的旋转运动，即胫骨髁沿垂直轴对半月板和股骨髁的运动，总共可达 40°。半月板的形态和位置，随着膝关节的运动而改变。屈膝时，半月板滑向后方；伸膝时则滑向前方；屈膝旋转时，一个半月板滑向后，另一个滑向前。例如，伸膝时，胫骨两髁连同半月板，沿股骨两髁的关节面，由后向前滑动。由于股骨两髁关节面后部的曲度较前部的大，所以在膝关节伸的过程中，股骨两髁与胫骨两髁的接触面积逐渐增大，与此相应，两个半月板也逐渐向前方滑动。

膝关节辅助结构多，较稳定，不易发生脱位，但膝关节的交叉韧带和半月板易损伤。前、后交叉韧带断裂，膝关节半屈位时，胫骨可向前、后移位，临床上称"抽屉试验"阳性。由于半月板随膝关节运动而移动，因此在骤然进行强力运动时可造成损伤。例如，当急剧伸小腿并做强力旋转时（如踢足球），原移位的半月板尚未来得及前滑就被膝关节上、下关节面挤住，即可发生半月板挤伤或破裂。★由于内侧半月板与关节囊及胫侧副韧带紧密相连，因此内侧半月板损伤的机会较多。

3. 胫腓骨连结　胫、腓两骨连结紧密，其连结包括上端由胫骨外侧髁后下方的腓关节面与腓骨头关节面构成微动的**胫腓关节**（tibiofibular joint）。胫、腓两骨干间由坚韧的**小腿骨间膜**（crural interosseous membrane）连结；下端借**胫腓前、后韧带**（anterior and posterior tibiofibular ligaments）构成坚强的韧带连结，所以小腿两骨间活动度甚小。

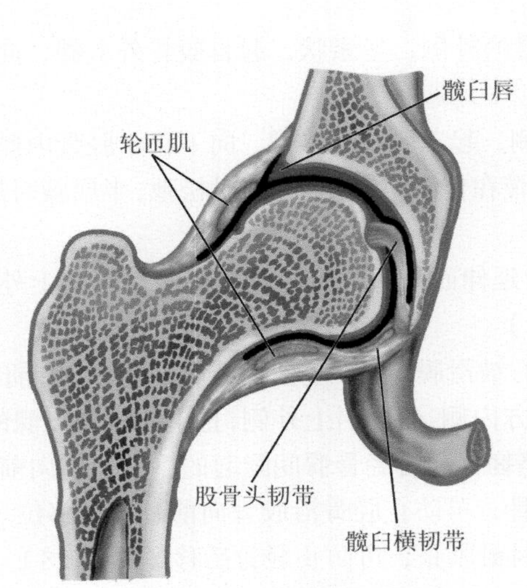

图 3-25 髋关节（冠状面）

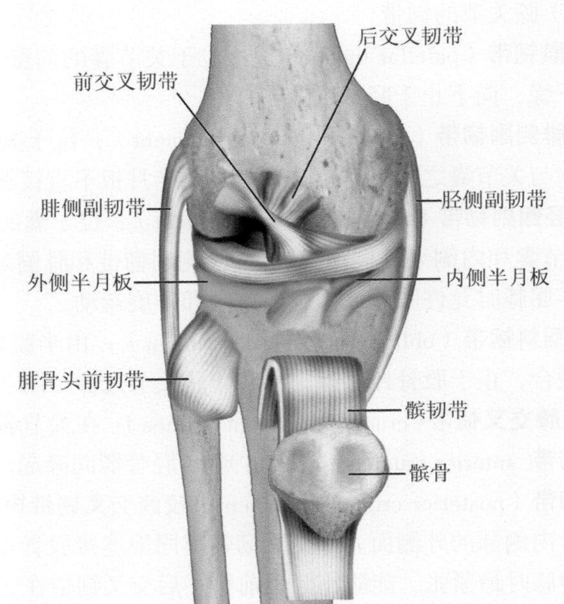

图 3-26 膝关节（前面）

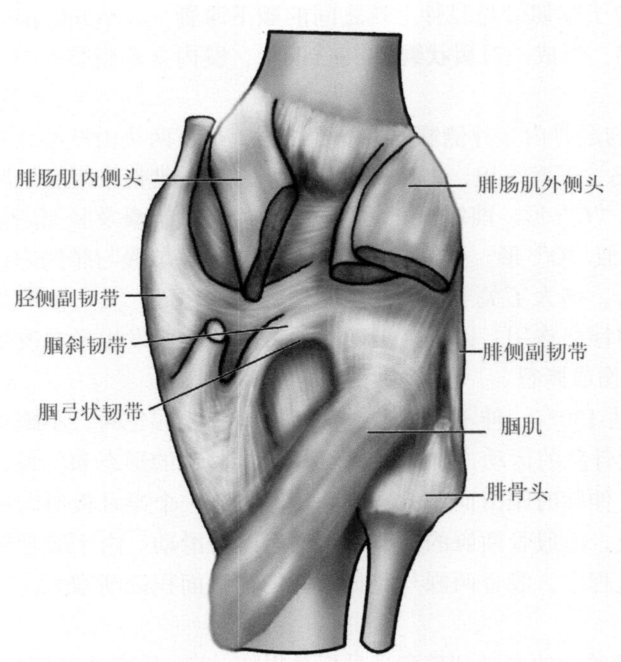

图 3-27 膝关节（后面）

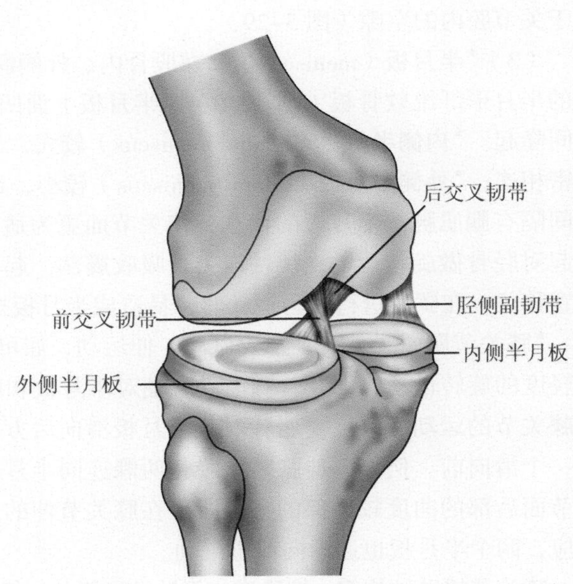

图 3-28 前、后交叉韧带

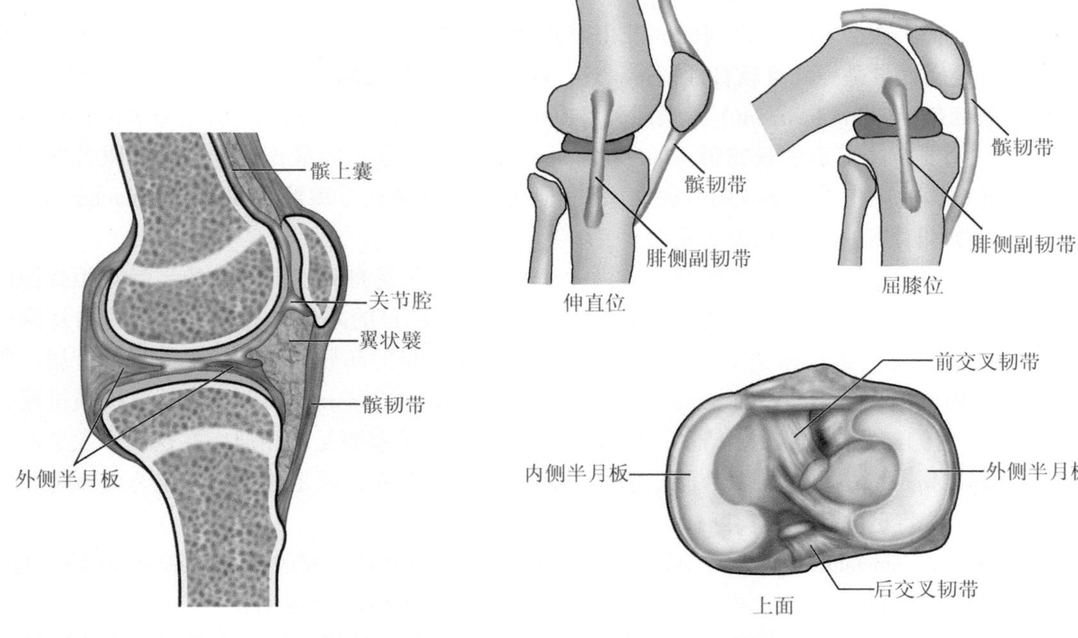

图 3-29　膝关节（矢状面）

图 3-30　膝关节的韧带和软骨

4. **足关节**（joint of foot）　★包括距小腿关节、跗骨间关节、跗跖关节、跖骨间关节、跖趾关节和趾骨间关节。

（1）★**距小腿关节**（talocrural joint）：亦称**踝关节**（talocrural joint）。由胫、腓骨下端与距骨滑车构成，关节囊附于各关节面的周围，其前、后壁薄而松弛，两侧有韧带加强，内侧有**内侧韧带**或称**三角韧带**（medial ligament），坚韧，起自内踝尖，向下呈扇形展开，止于距骨、跟骨和足舟骨。★外侧有**外侧韧带**（lateral ligament），由 3 部分组成。★前方为**距腓前韧带**（anterior talofibular ligament），中间为**跟腓韧带**（calcaneofibular ligament），后方为**距腓后韧带**（posterior talofibular ligament），三条韧带均起自外踝，分别向前、向下和向后内止于距骨及跟骨，均较薄弱（图 3-31）。

★距小腿关节（又称踝关节）属屈戌关节，能做背屈（伸）和跖屈（屈）的运动。由于胫、腓骨下端的关节窝和距骨滑车都是前部较宽、后部较窄。当背屈时，较宽的滑车前部嵌入关节窝内，距小腿关节较稳定；当跖屈时，由于较窄的滑车后部进入关节窝内，足能做轻微的侧方运动，距小腿关节不够稳定，★故距小腿关节扭伤常多发生在跖屈（如下坡、下山、下楼梯等）的情况下。

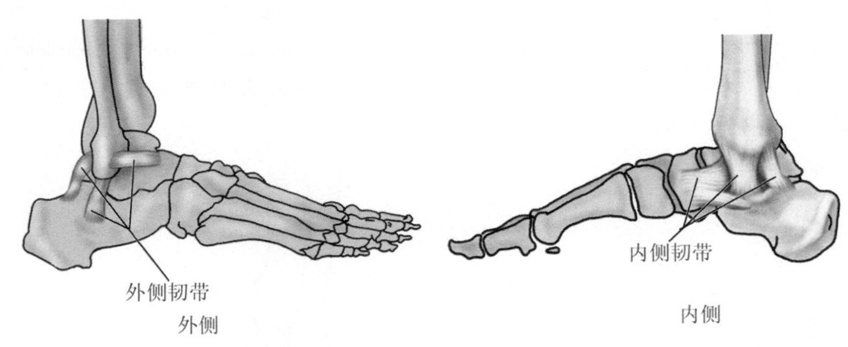

图 3-31　距小腿关节周围韧带

（2）**跗骨间关节**（intertarsal joint）：为跗骨诸骨之间的关节，数量多，活动度小。以**距跟关节**（subtalar joint）（**距下关节**，subtalar joint）、**距跟舟关节**（talocalcaneonavicular joint）和**跟骰关节**（calcaneocuboid joint）较为重要（图 3-32）。

距跟关节由距骨和跟骨的后关节面组成，其内侧和外侧分别有距跟内侧韧带和距跟外侧韧带及位于跗骨窦内的距跟骨间韧带加强。距跟舟关节由跟骨的前、中关节面及舟骨后面的关节面形成一关节窝，以接纳距骨头及距骨的前、中关节面。跟骨和舟骨之间的间隙由**跟舟足底韧带**（plantar calcaneonavicular ligament）和跟舟背侧韧带填充。跟舟足底韧带是一纤维软骨性韧带，连于跟骨与足舟骨之间，它参与足内侧纵弓的形成，因其弹性较大，又称**跳跃韧带**（spring ligament）。跟骰关节由跟、骰两骨的关节面构成，关节背侧的韧带薄弱；足底的韧带强韧有力，主要有：①**足底长韧带**（long plantar ligament），是足底最长的韧带，从跟骨的下面向前，分为浅、深两束纤维，浅束止于第2~4跖骨底，深束止于骰骨足底侧；②**跟骰足底韧带**（plantar calcaneocuboid ligament），是一宽短纤维带，连于跟骰的底面。

距跟关节和距跟舟关节在功能上是联合关节。运动时，跟骨与足舟骨连同其余的足骨对距骨做内翻或外翻运动。足的内侧缘提起，足底转向内侧称为**内翻**（inversion）；足的外侧缘提起，足底转向外侧称为**外翻**（eversion），内、外翻常与距小腿关节协同运动，即内翻常伴有足的跖屈，外翻常伴有足的背屈。距跟舟关节和跟骰关节联合构成**跗横关节**（transverse tarsal joint），又称（Chopart joint），其关节线横过跗骨中份，呈横位的“S”形，内侧部凸向前，外侧部凸向后，但两个关节的关节腔互不相通。在这两个关节的背面有一**分歧韧带**（bifurcated ligament），呈“V”形，其尖端附着于跟骨背面，两足分别附于足舟骨和骰骨的背面。如将分歧韧带切断，能将足的前半部离断。

（3）**跗跖关节**（tarsometatarsal joint）：又称Lisfrance关节，由3块楔骨和骰骨的前端与5块跖骨的底构成，属于平面关节，可做轻微滑动。在内侧楔骨和第1跖骨之间可有轻微的屈、伸运动。

（4）**跖骨间关节**（intermetatarsal joint）：由第2~5跖骨底相邻面构成，属平面关节，活动甚微。

（5）**跖趾关节**（metatarsophalangeal joint）：由跖骨头与近节趾骨底构成，可做轻微的屈、伸、收、展运动。

（6）**趾骨间关节**（interphalangeal joints of foot）：由各趾相邻的两节趾骨的底和滑车构成，属滑车关节，可做屈、伸运动。

5. ★**足弓**（arches of foot） 跗骨和跖骨借骨连结而形成的凸向上的弓，称足弓。★其可分为前后方向的内、外侧纵弓和内外侧向的一个横弓（图3-33）。**内侧纵弓**（medial longitudinal arch）由跟骨、距骨、足舟骨、3块楔骨及内侧3块跖骨借骨连结构成，弓的最高点为距骨头。此弓前端的承重点在第1跖骨头，后端的承重点是跟骨的跟结节。**外侧纵弓**（lateral longitudinal arch）由跟骨、骰骨和外侧的2块跖骨构成，弓的最高点在骰骨，其前端的承重点在第5跖骨头。内侧纵弓较外侧纵弓高，活动性大更具有弹性。

横弓由骰骨、3块楔骨和跖骨构成，横弓呈半穹窿形，最高点在中间楔骨。

足弓增加了足的弹性，使足成为具有弹性的“三脚架”。人体的重力从踝关节经距骨向前、向后传到跖骨头和跟骨结节，从而保证直立时足底着地支撑的稳固性，在行走和跳跃时发挥弹性和缓冲震荡的作用，同时还可保护足底的血管和神经免受压迫，减少地面

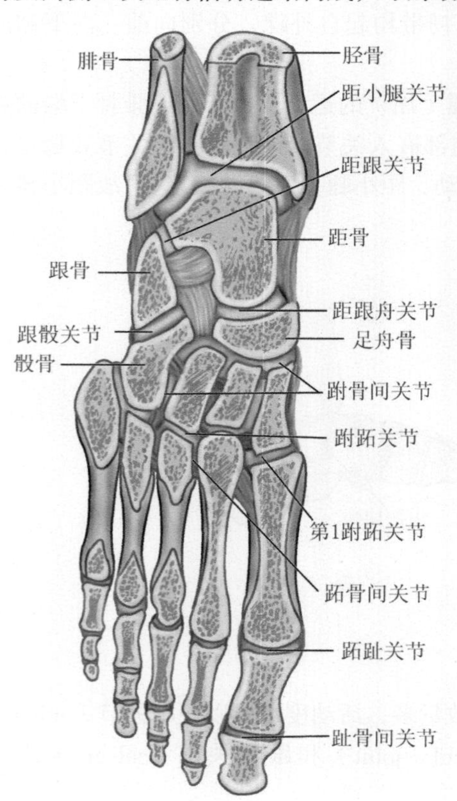

图3-32 足关节（水平面）

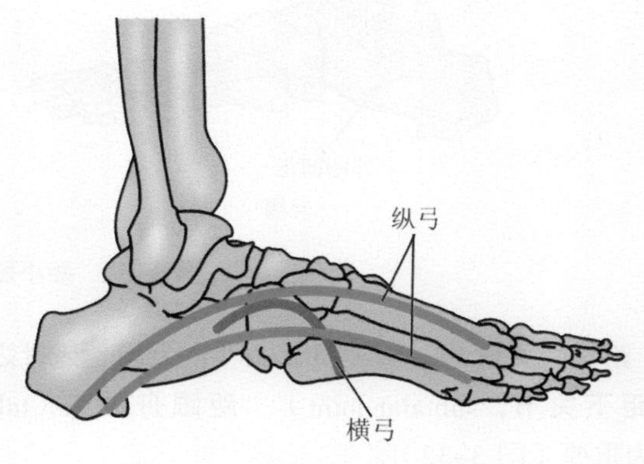

图3-33 足弓

对身体的冲击，以保护体内器官，特别是大脑免受震荡。

足弓的维持，除各骨的连结外，足底的韧带及足底的长、短肌腱的牵引，对足弓的维持也起着重要作用。这些韧带虽很坚韧，但它们缺乏主动收缩能力，一旦被拉长或受损，足弓便有可能塌陷，形成“扁平足”。

小结

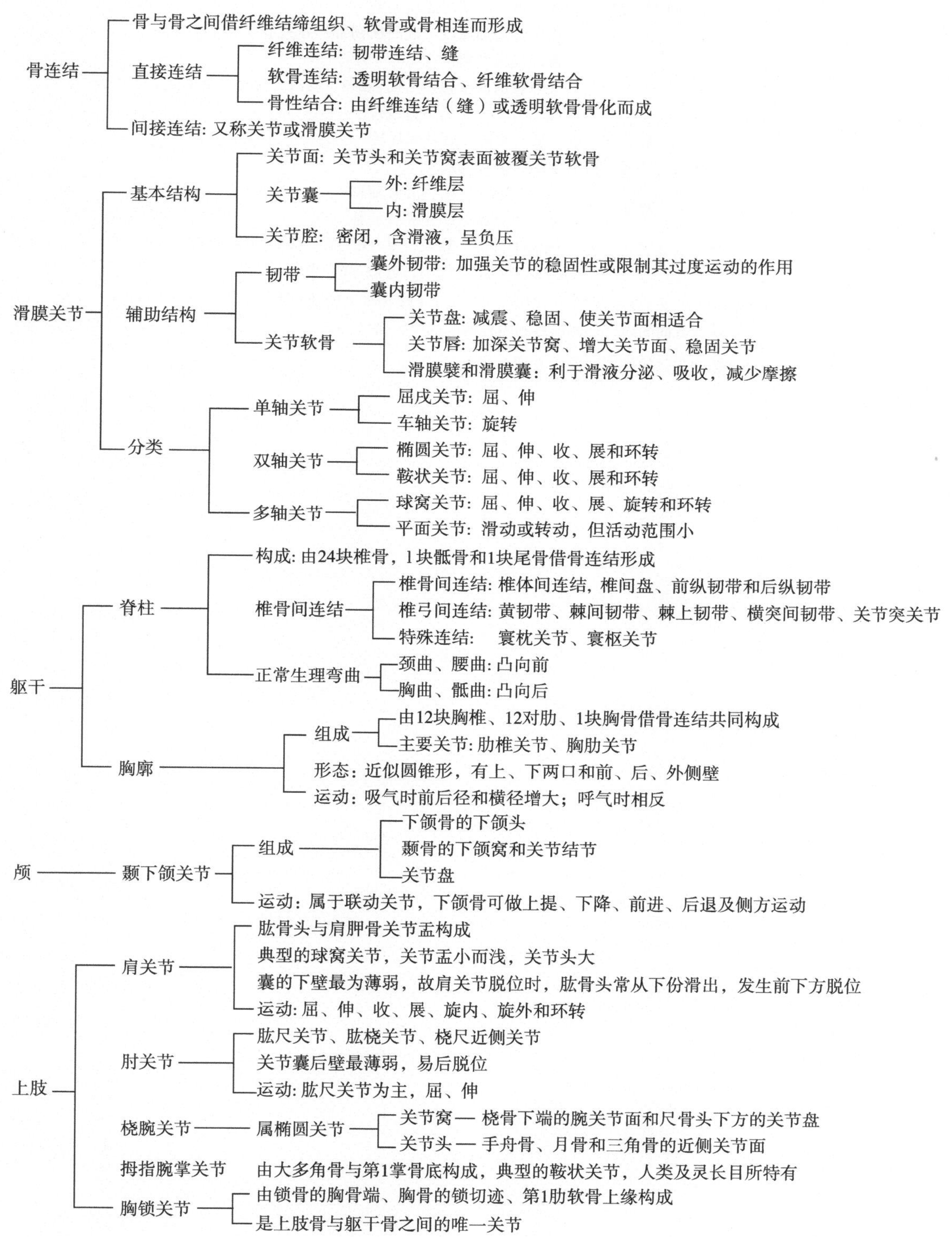

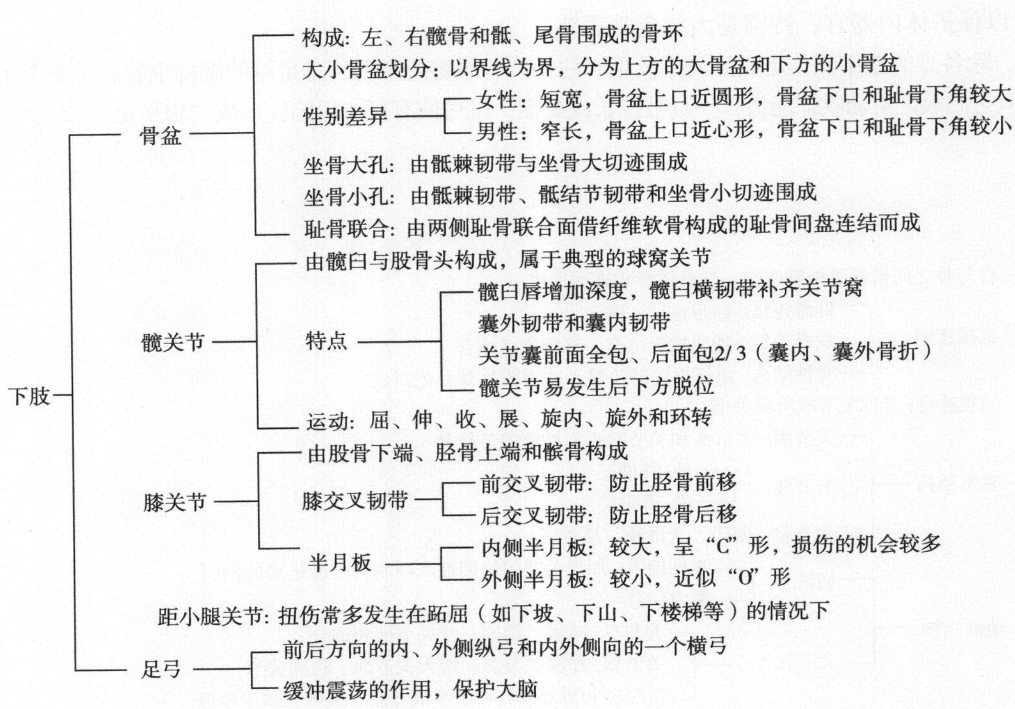
下肢
骨盆
构成：左、右髋骨和骶、尾骨围成的骨环
大小骨盆划分：以界线为界，分为上方的大骨盆和下方的小骨盆
性别差异
女性：短宽，骨盆上口近圆形，骨盆下口和耻骨下角较大
男性：窄长，骨盆上口近心形，骨盆下口和耻骨下角较小
坐骨大孔：由骶棘韧带与坐骨大切迹围成
坐骨小孔：由骶棘韧带、骶结节韧带和坐骨小切迹围成
耻骨联合：由两侧耻骨联合面借纤维软骨构成的耻骨间盘连结而成
髋关节
由髋臼与股骨头构成，属于典型的球窝关节
特点
髋臼唇增加深度，髋臼横韧带补齐关节窝
囊外韧带和囊内韧带
关节囊前面全包、后面包2/3（囊内、囊外骨折）
髋关节易发生后下方脱位
运动：屈、伸、收、展、旋内、旋外和环转
膝关节
由股骨下端、胫骨上端和髌骨构成
膝交叉韧带
前交叉韧带：防止胫骨前移
后交叉韧带：防止胫骨后移
半月板
内侧半月板：较大，呈“C”形，损伤的机会较多
外侧半月板：较小，近似“O”形
距小腿关节：扭伤常多发生在跖屈（如下坡、下山、下楼梯等）的情况下
足弓
前后方向的内、外侧纵弓和内外侧向的一个横弓
缓冲震荡的作用，保护大脑

第4章 肌 学

第一节 概 述

肌（muscle）根据结构与功能不同可分为平滑肌、心肌和骨骼肌。平滑肌主要分布于内脏的中空器官和血管壁；心肌主要构成心壁；运动系统中叙述的肌属**骨骼肌**（skeletal muscle），一般都附着于骨，收缩时可带动骨骼完成人体的各种运动，是运动系统的动力部分。在显微镜下，骨骼肌和心肌纤维均有横纹，故也称横纹肌。心肌和平滑肌受内脏神经调节，不直接受意志的管理，属于不随意肌；骨骼肌受躯体神经支配，可随人的意志而收缩，故为随意肌。

骨骼肌分布于人体各部，有600多块，约占体重的40%。每块肌都具有一定的形态、结构、位置和辅助装置，并有丰富的血管、淋巴管和神经分布。所以，每块肌都可视为一个器官。全身的肌依其分布部位，可分为头颈肌、躯干肌和四肢肌。

一、肌的形态和结构

★骨骼肌一般都由中间的**肌腹**（muscle belly）和两端的**肌腱**（muscle tendon）两部分构成。肌腹主要由横纹肌纤维束组成，色红、柔软，有收缩能力。肌腱主要由平行的胶原纤维束构成，色白，较坚韧而无收缩能力。

★肌的外形多种多样，大致可分为长肌、短肌、扁肌（阔肌）和轮匝肌4种。长肌多分布于四肢，肌腹呈梭形，肌纤维与肌的长轴平行，两端的肌腱较细小。有些长肌的起端有两个以上的头，合成一个肌腹，这些肌称为二头肌、三头肌或四头肌。还有一些长肌，其肌腹被中间腱分为2个或2个以上的肌腹，如二腹肌和腹直肌。羽肌和半羽肌也属于长肌。短肌短小，多分布于躯干深层。扁肌（阔肌）宽扁呈板状，除有运动功能外，还兼具保护作用，多分布于胸、腹壁，其腱呈膜状，称**腱膜**（aponeurosis）。轮匝肌呈环形，分布于孔裂的周围，收缩时能关闭孔裂（图4-1）。

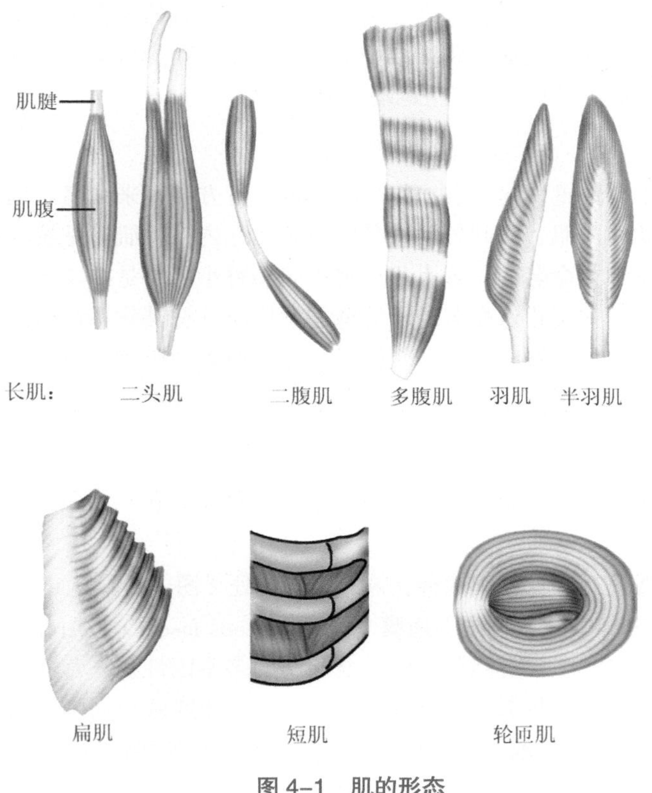

图4-1 肌的形态

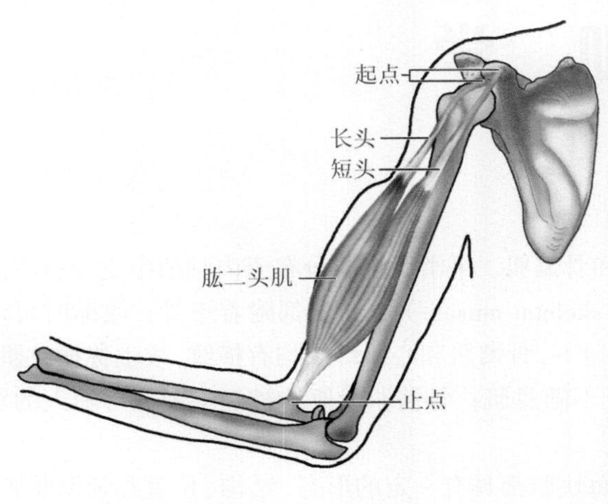

图 4-2 肌的起止点

二、肌的起止、配布和作用

肌的两端通常附着于两块或两块以上的骨面上，中间跨过一个或多个关节。肌收缩时，使两块骨彼此接近而使关节产生运动。一般来说，运动时两骨中总有一块骨的位置相对固定，另一块骨相对移动。*肌在固定骨上的附着点称为定点，也称**起点**（origin），而在移动骨上的附着点称为动点，也称**止点**（insertion）（图 4-2）。在大多数情况下，肢体的远侧部分较肢体的近侧部分更为活动，所以在描述各肌的起止点时，常把身体正中线或四肢部靠近近侧的附着点看作定点，另一端则看成动点。肌的定点和动点在一定条件下是可以相互转换的，如果移动骨被固定，在肌的牵引下，固定骨即可以变为移动骨。例如，胸大肌起于胸廓，止于肱骨，收缩时牵引上肢向胸廓靠近；而当做引体向上的动作时，则胸大肌的定点、动点自然易位，牵引胸廓向上肢靠近。因此，*肌的定点、动点一般是相对的。

*肌在关节周围的配布方式与关节运动轴有关，即在一个运动轴的相对侧配布有两组作用相反的肌，这两组作用相反的肌互称为拮抗肌。*而在一个运动轴同侧配布、并具有相同功能的两组或多组肌，其功能互相协同，则称为协同肌。由于各关节运动轴的数目不同，使各关节周围配布的肌组数量也不相同。单轴关节通常配备两组肌，如肘关节和膝关节，前、后方各有一组屈肌或伸肌。双轴关节周围常有四组肌配布，如桡腕关节和拇指腕掌关节，除有屈、伸肌组外，还有外展和内收肌组。而三轴关节则有六组肌配布其周围，如肩关节和髋关节，除有屈、伸、收、展的肌组外，还有旋内和旋外的肌组。这些肌在神经系统的支配调节下，彼此协调，相辅相成完成各种动作。

肌收缩时，肌腹缩短变粗，牵引骨骼，从而产生运动。在此过程中，骨作为运动的杠杆，关节作为运动的枢纽，而肌则为运动的动力。肌的运动范围与肌纤维的长度密切相关。肌的长期大幅度的运动训练可使相关部位的肌纤维变长。相反，长期的不充分运动，肌纤维可变短。因此，在身体某一部分受伤后，应尽可能早日使该部肌做全幅度的运动，以免发生肌挛缩而产生运动障碍。

三、肌的命名法

肌可根据其形态、大小、位置、起止点、作用和肌束走行方向等来命名。例如，斜方肌、菱形肌和三角肌等是按其形态命名的；肋间内肌、肋间外肌、骨间肌和闭孔内、外肌等是按其位置命名的；肱三头肌、股二头肌等是按其形态和位置综合命名的；臀大肌、臀中肌和臀小肌等是按其大小和位置综合命名的；胸锁乳突肌、喙肱肌和肱桡肌等是按其起止点命名的；前臂的旋后肌是按其作用命名的；桡侧腕长、短伸肌等是按其位置、形态和作用综合命名的；腹内斜肌和腹横肌是按其位置和肌束走行方向命名的。了解肌的命名原则有助于学习和记忆肌的特点。

四、肌的辅助装置

*肌的辅助装置位于肌的周围，有协助肌活动和保护肌等作用，包括筋膜、滑膜囊、腱鞘和籽骨等。

（一）筋膜

筋膜（fascia）可分为浅筋膜和深筋膜两种，遍布全身各处（图 4-3）。

1. **浅筋膜**（superficial fascia） 又称**皮下筋膜**（subcutaneous fascia），由疏松结缔组织构成，位于真皮之下，包被整个身体。浅筋膜内大多含有脂肪，但所含脂肪的多少因性别、营养状况和分布部位而异。浅筋膜内还有血管、皮神经、淋巴管，有些部位还有乳腺和皮肌等。浅筋膜对周围结构有一定的保护作用，如手掌和足底的浅筋膜均较发达，能对压力起缓冲作用。有些部位的浅筋膜如腹前外侧壁下部和会阴部又可分为浅、深两层，浅层含较多脂肪，深层为膜性层，一般不含脂肪。

2. **深筋膜**（deep fascia） 又称**固有筋膜**（properfascia），位于浅筋膜的深面，由致密结缔组织构成，包裹肌、血管和神经等，遍布全身。深筋膜与肌的关系密切，随肌的分层而分层；在四肢，深筋膜还插入肌群之间，并附着于骨，构成**肌间隔**（intermuscular septum）。肌间隔与深筋膜、骨膜共同构成鞘状结构，称**骨筋膜鞘**（osseofascial compartment），包绕肌群或单个肌及血管、神经等。深筋膜在某些部位供肌附着；在腕部和踝部增厚形成**支持带**（retinaculum），对经其深方的肌腱起支持和约束作用；还能分隔肌群和各个肌，保护肌免受摩擦，并保证各肌或肌群能单独进行活动。深筋膜也能改变肌的牵引方向，以调整肌的作用。所以了解和掌握深筋膜的层次和配布有助于寻找血管和神经，在临床上还能推测深筋膜下炎症和积液蔓延的方向。

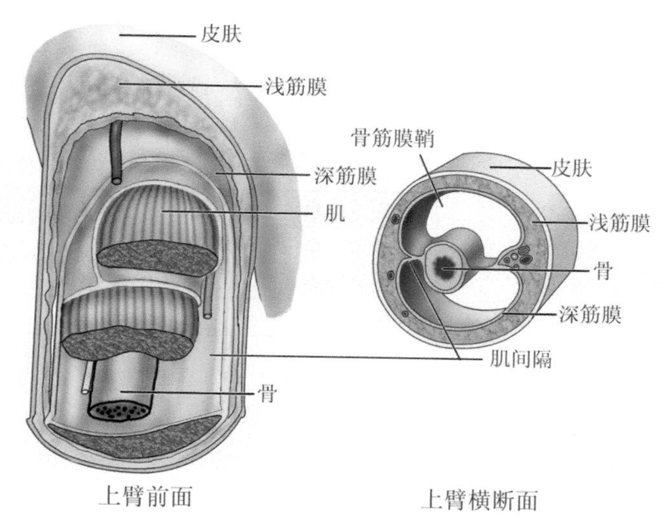

图 4-3 筋膜

（二）滑膜囊

滑膜囊（synovial bursa）为疏松结缔组织形成的封闭的囊，壁薄，略扁，囊内有滑液。多位于肌或肌腱与骨面相接触处，以减少两者之间的摩擦。有的滑膜囊单独存在，有的在关节附近可与关节腔相通。滑膜囊炎症可影响肢体局部的运动功能。

（三）腱鞘

腱鞘（tendinous sheath）是套在长肌腱表面的鞘管，存在于活动性较大的部位，如腕、踝、手指和足趾等处（图4-4）。腱鞘由纤维层和滑膜层构成。纤维层又称**腱纤维鞘**（fibrous sheath of tendon），位于外层，是深筋膜增厚形成的半环状的纤维性管。此管与骨共同构成完整的管道，肌腱包被于其中，对肌腱起滑车和约束作用。滑膜层又称**腱滑膜鞘**（synovial sheath of tendon），位于纤维层的深方，呈双层圆筒形，其内层包在肌腱的表面，称为脏层；外层贴在腱纤维鞘的内面和骨面，称为壁层。脏、壁两层相互移行，形成腔隙，腔内含有少量滑液，因而在肌收缩时肌腱能在腱鞘内滑动。由此可见，腱鞘的作用是使肌腱固定于一定的位置，并在肌活动中减少肌腱与骨面的摩擦。腱滑膜鞘从骨面移行到肌腱的部分，称为**腱系膜**（mesotendon）。腱系膜的大部分因肌腱经常运动而消失，仅保留供应肌腱的血管、神经通过的部分，称为**腱纽**（vincula tendinum）。

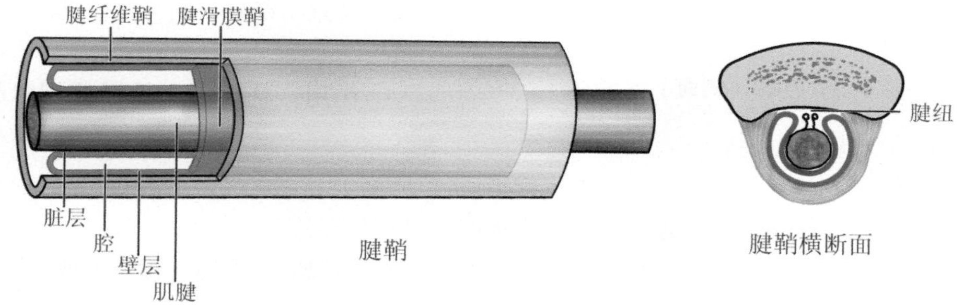

图 4-4 腱鞘

当手指长期不恰当地过度用力活动，肌腱或腱鞘受到强烈摩擦而导致损伤，产生疼痛等症状，临床上称为腱鞘炎，为外科的多发病之一。

（四）籽骨

籽骨（sesamoid bone）是由肌腱骨化而成的小骨，位于对应关节骨面的肌腱内，在运动中起减少两者摩擦、改变肌牵引方向和加大肌力的作用。髌骨是人体中最大的籽骨，由股四头肌腱演化而来，其他部位籽骨的出现不恒定。

第二节　头　肌

头肌分为面肌和咀嚼肌两部分（表 4–1）。

表 4–1　主要头肌的作用和神经支配简表

名称	主要作用	神经支配
颅顶肌	提眉、牵拉额部皮肤和帽状腱膜	面神经
眼轮匝肌	闭合睑裂	
口轮匝肌	闭合口裂	
咬肌	上提下颌骨	三叉神经
颞肌		
翼内肌		
翼外肌	两侧收缩牵拉下颌骨向前，一侧收缩使下颌骨向对侧运动	

一、面肌

*面肌（facial muscle）也称表情肌，为扁而薄的皮肌。大多起自颅骨的不同部位，止于面部皮肤。主要分布在口裂、睑裂和鼻孔周围，可分为环形肌和辐射状肌两种（图 4–5）。*面肌的作用是开大或闭合孔裂，并能牵拉面部皮肤，形成各种表情。

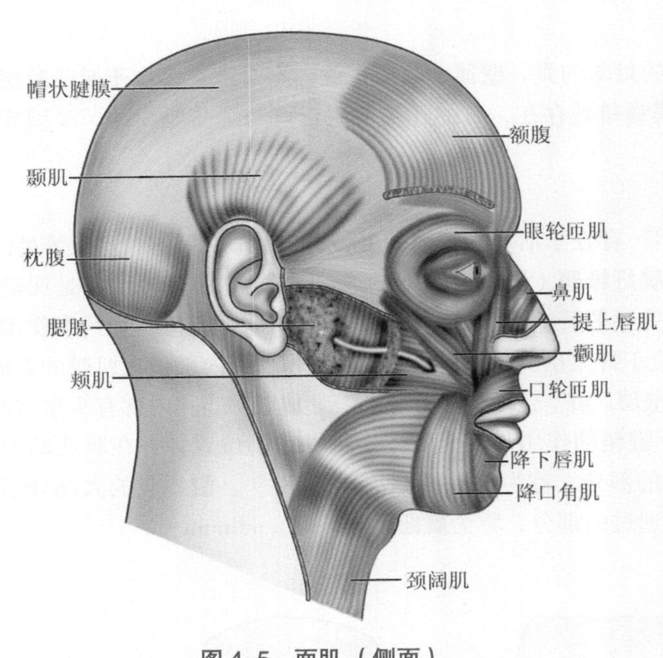

图 4–5　面肌（侧面）

（一）颅顶肌

颅顶肌（epicranius）阔而薄，几乎覆盖颅盖的全部，主要由左、右枕额肌构成。**枕额肌**（occipitofrontalis）由前后两个肌腹和中间的**帽状腱膜**（galea aponeurotica）构成。后方的肌腹位于枕部皮下，起自枕骨，称**枕腹**（occipital belly）；前方的肌腹位于额部皮下，止于眉部皮肤，称**额腹**（frontal belly）。帽状腱膜为坚韧的纤维组织板，与皮肤和浅筋膜紧密结合，而与其深部颅骨的骨外膜则隔以疏松结缔组织。

作用：枕腹可向后牵拉帽状腱膜，额腹收缩时可提眉，并使额部皮肤出现皱纹。

（二）眼轮匝肌

眼轮匝肌（orbicularis oculi）位于皮下，在睑裂周围，呈扁椭圆形。

作用：使睑裂闭合。少量肌束可牵拉泪囊后壁，以扩张泪囊，使囊内呈负压，促进泪液沿泪道流入鼻腔。

（三）口周围肌

人类口周围肌在结构上高度分化，使口部的表情动作丰富而精细。围绕口裂周围的环形肌称**口轮匝肌**（orbicularis oris），收缩时可闭口，并使上、下唇与上、下牙弓紧贴。此外还有较多辐射状肌，位于口唇的上、下方，能提上唇、降下唇或牵拉口角向上、向下、向外，从而产生各种表情。辐射状肌中较重要的是**颊肌**（buccinator），位于面颊深部，收缩时牵拉口角向外，并使颊与牙弓紧贴以协助咀嚼和吸吮。

二、咀嚼肌

***咀嚼肌**（masticatory muscle）包括咬肌、颞肌、翼外肌和翼内肌，配布于颞下颌关节的周围，起于颅的不同部位，止于下颌骨，参与咀嚼运动。

（一）咬肌

★**咬肌**（masseter）位于下颌支外侧，起自颧弓的下缘和内面，肌束斜向后下，止于下颌支外面的咬肌粗隆（图4–6）。

★作用：上提下颌骨。

（二）颞肌

★**颞肌**（temporalis）起自颞窝，肌束似扇形向下会聚，经过颧弓的深方，止于下颌骨的冠突。

★作用：上提下颌骨，后部肌束可拉下颌骨向后。

（三）翼外肌

翼外肌（lateral pterygoid）位于颞下窝内，呈三角形。起自蝶骨大翼的下面和翼突的外侧面，向后外方止于下颌颈的前面（图4–7）。

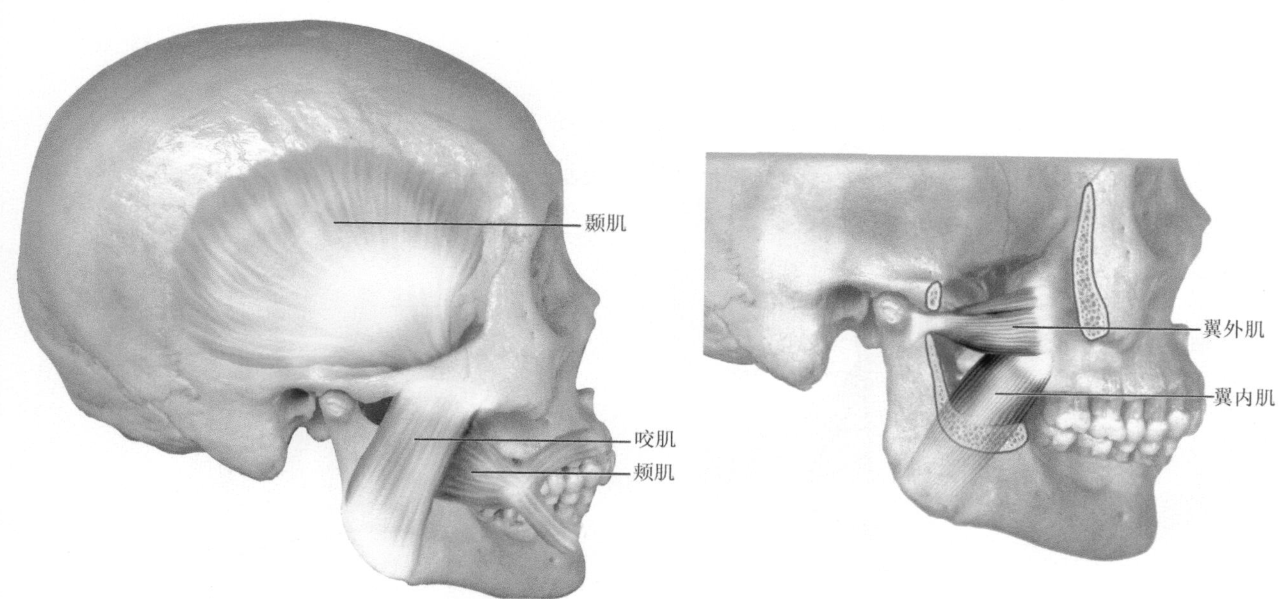

图4–6　咬肌和颞肌

图4–7　翼内、外肌（侧面）

作用：两侧同时收缩，可牵拉下颌骨向前；一侧收缩则使下颌骨向对侧运动。

（四）翼内肌

翼内肌（medial pterygoid）位于颞下窝的最内侧。起自翼窝，肌束向下外侧，止于下颌支内面的翼肌粗隆。

作用：两侧同时收缩，可上提下颌骨，并可牵拉下颌骨向前。

第三节　颈　肌

★**颈肌**（muscle of the neck）依其所在位置可分为颈浅肌和颈外侧肌群、颈前肌群和颈深肌群。★颈浅肌和颈外侧肌群包括颈阔肌和胸锁乳突肌；颈前肌群包括舌骨上、下肌群；颈深肌群指位于脊柱颈部两侧和前方的肌群（表4–2）。

表4–2　主要颈肌的作用和神经支配简表

名称	主要作用	神经支配
胸锁乳突肌	一侧收缩使头部向同侧倾斜；两侧收缩可使头部后仰	副神经
舌骨上肌群	上提舌骨或拉下颌骨向下	三叉神经和面神经
舌骨下肌群	下降舌骨和喉	颈袢
颈深肌外侧群	提第1、2肋或使颈部前、侧屈	颈神经前支

一、颈浅肌和颈外侧肌

（一）颈阔肌

★**颈阔肌**（platysma）位于颈前外侧部浅筋膜中，薄而宽阔，也属于表情肌。起自胸大肌和三角肌表面的深筋膜，向上内止于下颌骨底及口角等处（图4-8）。

★作用：紧张颈部皮肤，拉口角向下。

（二）胸锁乳突肌

★**胸锁乳突肌**（sternocleidomastoid）斜行位于颈部两侧，大部分被颈阔肌覆盖，在体表可见其轮廓，以两个头分别起自胸骨柄前面和锁骨的胸骨端，会和后斜向后上方，止于颞骨的乳突（图4-9）。

★作用：一侧收缩使头向同侧倾斜，面部转向对侧并上仰；两侧收缩可使头后仰。

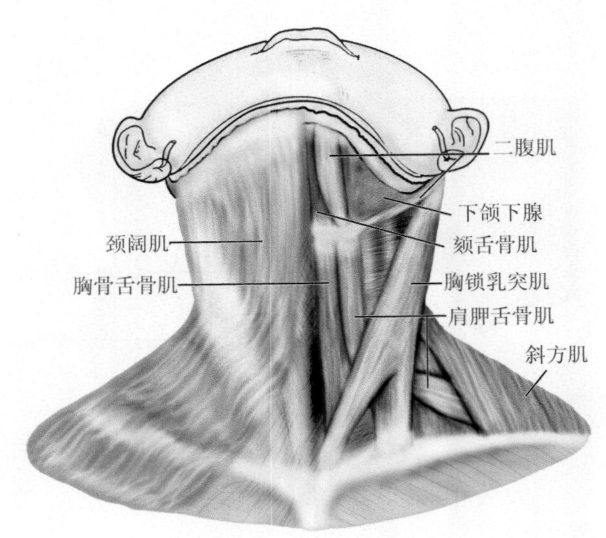

图4-8 颈肌（前面）

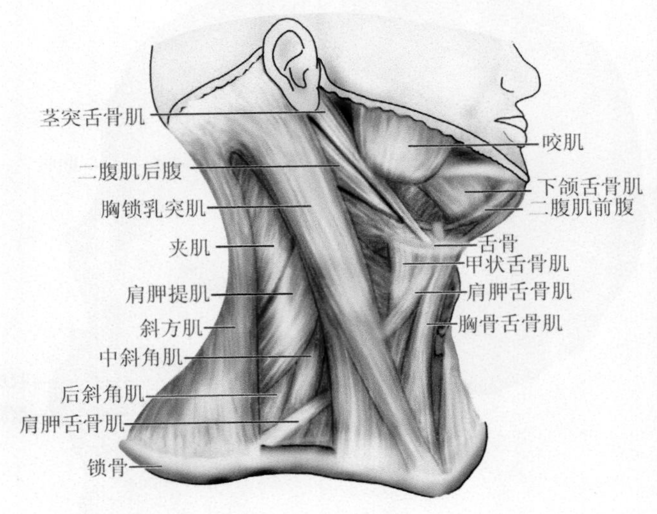

图4-9 颈肌（侧面）

二、颈前肌

（一）舌骨上肌群

舌骨上肌群位于舌骨与下颌骨和颞骨之间，每侧由4块肌构成，包括二腹肌、下颌舌骨肌、茎突舌骨肌和颏舌骨肌。舌骨上肌群的作用：主要是上提舌骨，协助吞咽。舌骨固定时，还能拉下颌骨向下。

1. **二腹肌**（digastric） 在下颌骨的下方，有前、后腹。前腹起自下颌骨体内侧，斜向后下方；后腹起自乳突后内侧，斜向前下；两个肌腹以中间腱相连，中间腱借筋膜形成的滑车系于舌骨。二腹肌前、后腹与下颌骨之间，共同围成三角形的窝，称下颌下三角，窝底为下颌舌骨肌，内有下颌下腺等。

2. **下颌舌骨肌**（mylohyoid） 位于二腹肌前腹的深部，宽而薄，起自下颌体，止于舌骨，并与对侧同名肌在正中线会合，参与组成口腔底。

3. **茎突舌骨肌**（stylohyoid） 起于茎突，止于舌骨，在二腹肌后腹上方与之伴行。

4. **颏舌骨肌**（geniohyoid） 起于下颌骨颏棘，止于舌骨，在下颌舌骨肌深方。

（二）舌骨下肌群

舌骨下肌群位于颈前部，在舌骨下方的正中线两侧，每侧有4块，分为浅、深层。浅层有**胸骨舌骨肌**（sternohyoid）和**肩胛舌骨肌**（omohyoid）；深层有**胸骨甲状肌**（sternothyroid）和**甲状舌骨肌**（thyrohyoid）。各肌的起止点与其名称相一致，其中肩胛舌骨肌分为上、下腹。

舌骨下肌群的作用：下降舌骨和喉。此外，甲状舌骨肌可使舌骨与甲状软骨靠近。

三、颈深肌

颈深肌包括内侧群和外侧群（图 4–10）。内侧群位于脊柱颈部的前方，有头长肌和颈长肌等，合称椎前肌，能屈头部、颈部。外侧群位于脊柱颈部的两侧，包括**前斜角肌**（scalenus anterior）、**中斜角肌**（scalenus medius）和**后斜角肌**（scalenus posterior），各肌均起自颈椎横突，前、中斜角肌分别止于第 1 肋上面的前斜角肌结节和锁骨下动脉沟的后方，后斜角肌止于第 2 肋。★前、中斜角肌与第 1 肋之间形成一呈三角形的腔隙，称为**斜角肌间隙**（scalene space），有锁骨下动脉和臂丛通过。

颈深外侧群肌的作用：在颈椎固定时，可上提第 1、2 肋，以助吸气；胸廓固定时可使颈前屈，一侧收缩可使颈向同侧侧屈。

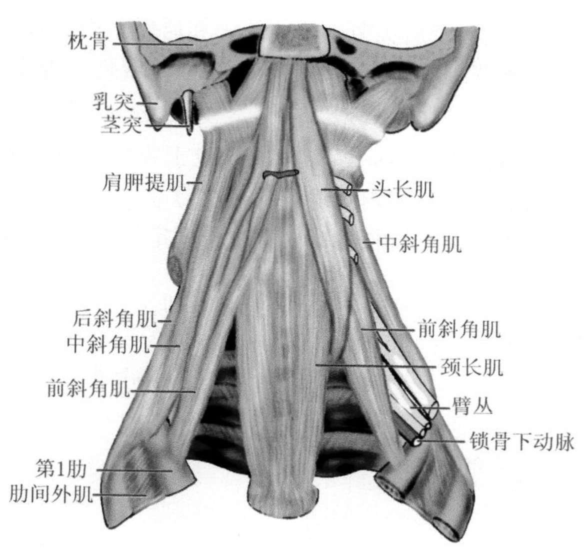

图 4–10　颈深肌群

第四节　躯干肌

躯干肌（muscle of the trunk）包括背肌、胸肌、膈、腹肌及会阴肌。会阴肌将在生殖系统中叙述。

一、背肌

背肌（muscle of the back）位于躯干的背面，分为浅、深层。浅层主要有斜方肌、背阔肌，此外还有肩胛提肌和菱形肌。深层有长肌和短肌。长肌相对位置表浅，主要有竖脊肌和夹肌，其深面有许多短肌。短肌和脊柱的韧带一起保持各椎骨之间的稳固连接，以保证长肌有效地作用于脊柱（表 4–3）。长肌和短肌对于维持人体的直立姿势起重要作用。

表 4–3　主要背肌的作用和神经支配简表

名称	主要作用	神经支配
斜方肌	使肩胛骨向脊柱靠拢，上部肌束可上提肩胛骨，下部肌束使肩胛骨下降	副神经
背阔肌	使肩关节内收、旋内和后伸	胸背神经
肩胛提肌	上提肩胛骨；如肩胛骨固定，可使颈向同侧屈及后仰	肩胛背神经
菱形肌	使肩胛骨向脊柱靠拢并向上移动	肩胛背神经
竖脊肌	使脊柱后伸和仰头	脊神经后支
夹肌	一侧收缩使头向同侧旋转，两侧收缩使头后仰	脊神经后支

（一）斜方肌

★**斜方肌**（trapezius）为位于项部和背上部浅层的三角形扁肌，左、右侧合在一起则呈斜方形。★起自上项线、枕外隆凸、项韧带、第 7 颈椎和全部胸椎的棘突。上部肌束行向外下方，中部肌束水平向外，下部肌束斜向外上方。★全肌止于锁骨的外侧 1/3 部分、肩峰及肩胛冈（图 4–11）。

★作用：使肩胛骨向脊柱靠拢，上部肌束可上提肩胛骨，下部肌束使肩胛骨下降。★如肩胛骨固定，两侧同时收缩可使头后仰。

（二）背阔肌

★**背阔肌**（latissimus dorsi）位于腰背部及胸部的后外侧，为全身最大的扁肌，呈三角形，以腱膜起于下部胸椎的棘突、全部腰椎棘突、骶正中嵴和髂嵴后份等处，肌束走向外上方，以扁腱止于肱骨的小结节嵴。

★作用：使肩关节内收、旋内和后伸。当上肢上举被固定时，可上提躯干。

由于背阔肌面积大，临床上常取其做肌皮瓣或肌瓣，不会对正常功能产生严重影响。

（三）肩胛提肌

肩胛提肌（levator scapulae）位于项部两侧，斜方肌上部的深方，起自上4个颈椎横突，肌束斜向外下方，止于肩胛骨上角和内侧缘（图4-12）。

作用：上提肩胛骨；如肩胛骨固定，可使颈向同侧屈及后仰。

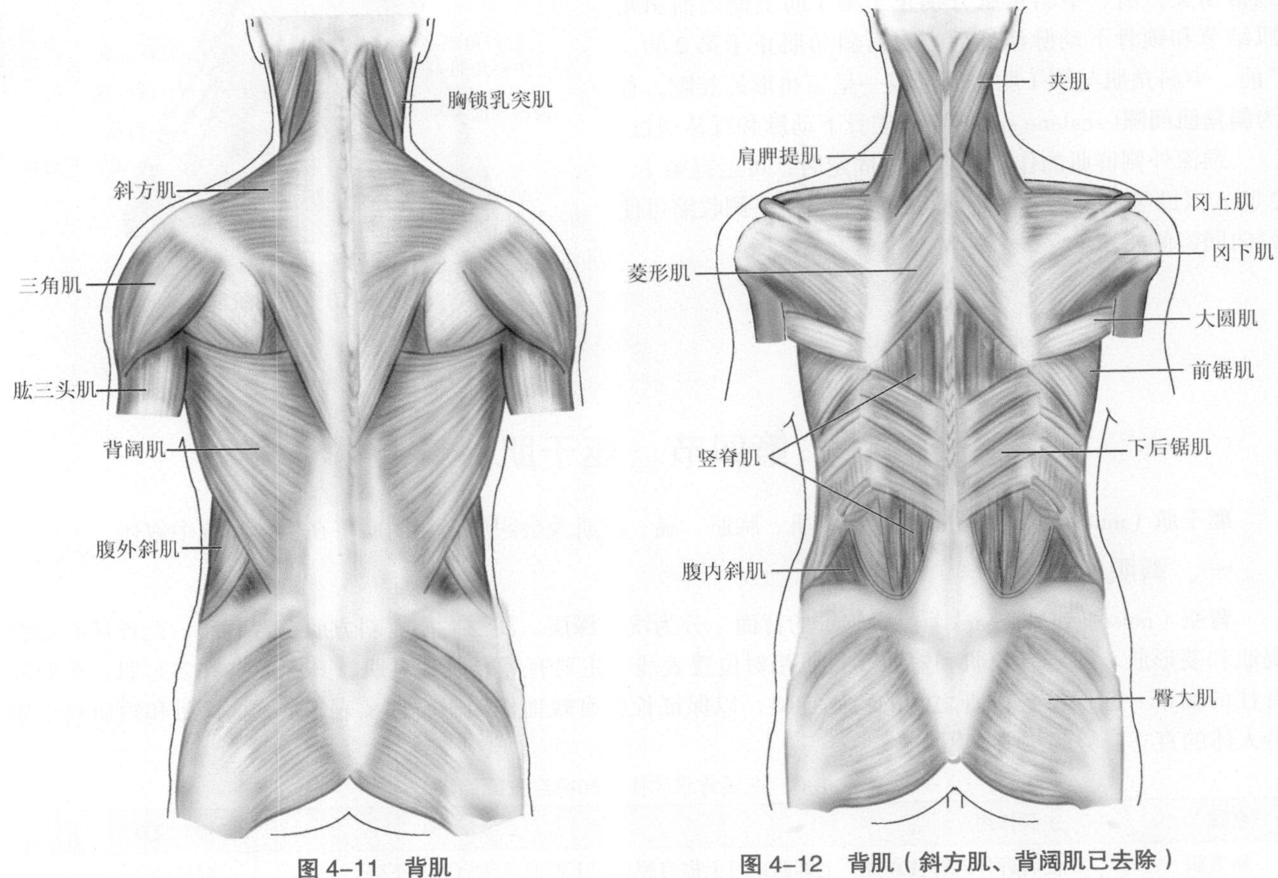

图4-11 背肌

图4-12 背肌（斜方肌、背阔肌已去除）

（四）菱形肌

菱形肌（rhomboideus）位于斜方肌中部深面，为一对菱形的扁肌。起自第6、7颈椎和上4个胸椎棘突。肌束斜向外下方，止于肩胛骨内侧缘。

作用：使肩胛骨向脊柱靠拢并向上移动。

（五）竖脊肌

★**竖脊肌**（erector spinae）也称骶棘肌，纵列于棘突两侧的深沟内，在背浅肌的深方，为背肌中最长的肌。★起自骶骨背面和髂嵴的后部，向上分出3大肌束，沿途止于椎骨和肋骨，向上可达颞骨乳突。

★作用：使脊柱后伸和仰头，一侧收缩时则使脊柱侧屈。

包裹在竖脊肌周围的深筋膜特别发达，称为**胸腰筋膜**（thoracolumbar fascia），可分为浅、中、深3层。浅层在竖脊肌的表面，内侧附于棘突，较薄的上部向外与肋角结合，腰部显著增厚，并与背阔肌的起始腱膜紧密结合。浅层于腰部沿竖脊肌的外缘与中层汇合构成竖脊肌鞘。中层分隔竖脊肌与腰方肌，位于第12肋和髂嵴之间，向内侧附于腰椎横突。深层较薄，位于腰方肌的前面，称为腰方筋膜，是腹内筋膜的一部分。三层筋膜在腰方肌外侧缘会合，成为腹内斜肌和腹横肌的起点。

（六）夹肌

夹肌（splenius）位于项部，为不规则三角形扁肌。起自项韧带下半及下位颈椎和上位胸椎的棘突，向外上止于上位颈椎横突、颞骨乳突和上项线外侧部。

作用：一侧收缩使头向同侧旋转，两侧收缩使头后仰。

二、胸肌

胸肌（muscle of the thorax）包括胸上肢肌和胸固有肌。胸上肢肌包括胸大肌、胸小肌、前锯肌等。它们都属于扁肌，位于胸壁前面及侧面的浅层，起于胸廓，止于上肢带骨或肱骨。胸固有肌起止均在胸廓，参与胸壁的构成，具节段性，主要有肋间外肌和肋间内肌（表 4–4）。

表 4–4　主要胸肌的作用和神经支配简表

名称	主要作用	神经支配
胸大肌	使肩关节内收、旋内和前屈	胸外侧神经、胸内侧神经
胸小肌	拉肩胛骨向前下方	胸内侧神经
前锯肌	拉肩胛骨向前并使其紧贴胸廓	胸长神经
肋间外肌	提肋以助吸气	肋间神经
肋间内肌	降肋以助呼气	肋间神经

（一）胸大肌

***胸大肌**（pectoralis major）位置表浅，宽而厚，呈扇形覆盖于胸廓前壁的大部。*该肌起自锁骨的内侧半、胸骨和上位 6 个肋软骨及腹直肌鞘前层。*各部肌束向外聚合，以扁腱止于肱骨大结节嵴（图 4–13）。

*作用：使肩关节内收、旋内和前屈。如上肢固定，可上提躯干；也可上提肋以助吸气。

（二）胸小肌

***胸小肌**（pectoralis minor）位于胸大肌的深面，呈三角形，起自第 3~5 肋骨的外面，向外上方止于肩胛骨的喙突（图 4–13）。

*作用：拉肩胛骨向前下方。当肩胛骨固定时，可上提肋以助吸气。

（三）前锯肌

***前锯肌**（serratus anterior）为贴附于胸廓侧壁的宽大扁肌，以 8~9 个肌齿起自上位 8~9 个肋骨的外面，肌束斜向后上内方，绕胸廓侧壁和后壁，经肩胛骨的前面止于肩胛骨内侧缘和下角的前面（图 4–14）。

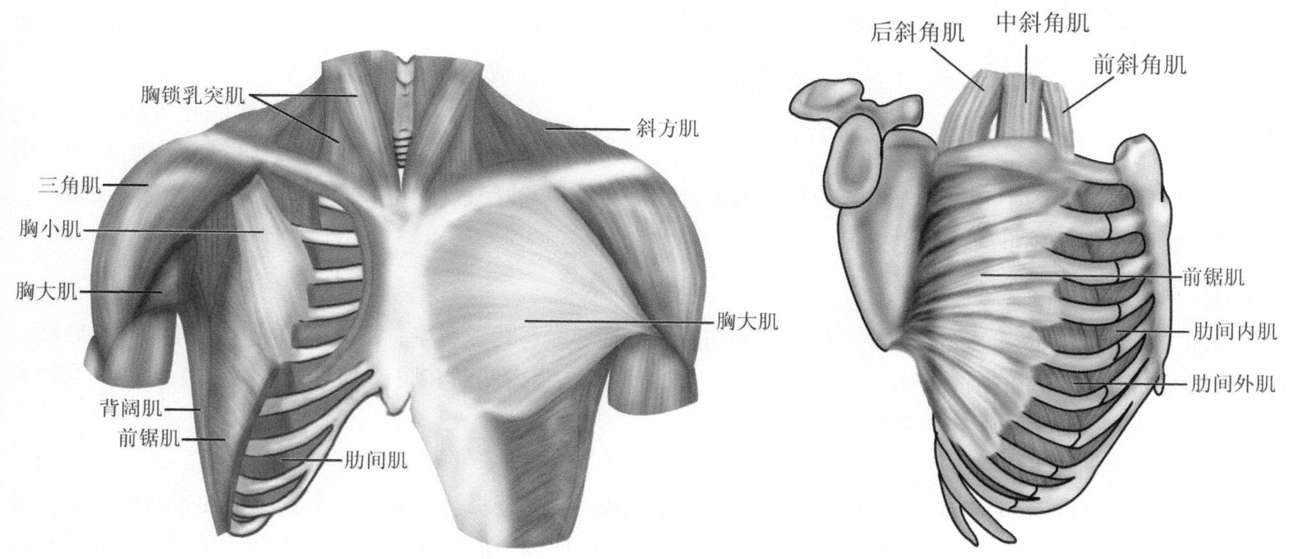

图 4–13　胸肌浅层

图 4–14　前锯肌和肋间外肌

*作用：拉肩胛骨向前并使其紧贴胸廓；下部肌束使肩胛骨下角旋外，助臂上举；当肩胛骨固定时，可上提肋以助深吸气。

（四）肋间外肌

▲*肋间外肌（intercostals externi）位于各肋间隙内，居浅层（图 4–14）。*起自上位肋骨下缘，肌束斜向前下，止于下位肋骨的上缘。其前部肌束仅达肋骨与肋软骨结合处，在肋软骨间隙处，肌组织退化，代以一层结缔组织膜，称**肋间外膜**（external intercostal membrane）。

*作用：提肋，增大胸廓容积，以助吸气。

（五）肋间内肌

▲***肋间内肌**（intercostale interni）位于各肋间隙内，居肋间外肌的深面，起自下位肋骨上缘，肌束斜向前上，止于上位肋骨的下缘。前部肌束达胸骨外侧缘，后部肌束仅到肋角处，自此向后代之以结缔组织膜，称**肋间内膜**（internal intercostal membrane）。

*作用：降肋以助呼气。

三、膈

***膈**（diaphragm）为向上膨隆呈穹窿状的薄扁肌，位于胸、腹腔之间，构成胸腔的底和腹腔的顶。*膈的周边是肌性部，中央为腱膜，称**中心腱**（central tendon）。膈以 3 部分肌束起自胸廓下口的周缘和腰椎前面。胸骨部起自剑突后面，肋部起自下 6 对肋骨和肋软骨的内面，腰部以左、右 2 个膈脚起自上 2~3 个腰椎及腰大肌和腰方肌表面的内、外侧弓状韧带。3 部分肌束向中央止于中心腱（图 4–15）。

*膈上有 3 个裂孔。*在第 12 胸椎前方，由左、右膈脚与脊柱共同围成**主动脉裂孔**（aortic hiatus），有降主动脉和胸导管通过；在主动脉裂孔的左前上方有一肌性裂孔，称**食管裂孔**（esophageal hiatus），约在第 10 胸椎水平，食管和迷走神经的前、后干经此孔通过；在食管裂孔右前方的中心腱上有**腔静脉孔**（vena caval foramen），约在第 8 胸椎水平，有下腔静脉通过。

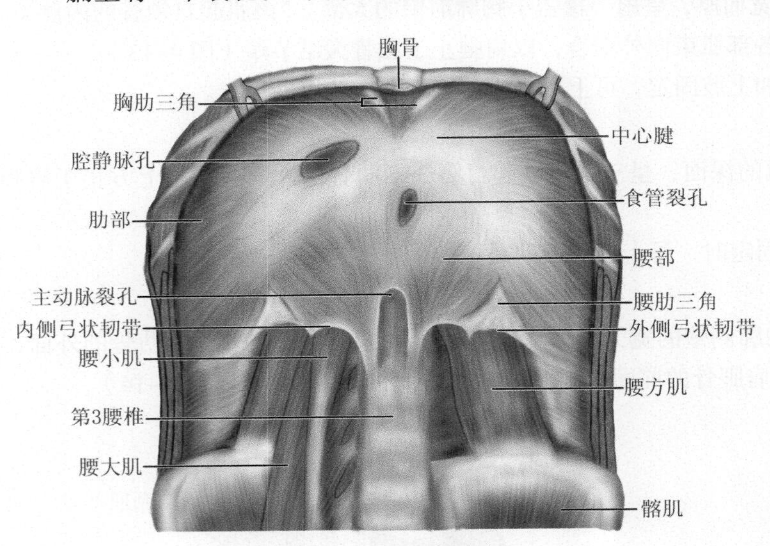

图 4–15 膈和腹后壁肌

在膈的 3 个起始部分之间，即在胸骨部与肋部之间及肋部与腰部之间，有一个呈三角形无肌束的小区域，为膈的薄弱区，分别称胸肋三角和腰肋三角。腹部压力增高时，腹腔器官有时可经此突入胸腔，形成膈疝。

▲*作用：膈为主要的呼吸肌。膈肌收缩时拉中心腱下降，以扩大胸腔容积，引起吸气；舒张时，膈的中心腱上升恢复原位，胸腔容积减小，引起呼气。膈与腹肌同时收缩，则能增加腹压，有协助排便、分娩及呕吐等功能。

四、腹肌

腹肌（muscle of the abdomen）位于胸廓下部与骨盆之间，参与构成腹壁，按其部位分为前外侧群和后群。腹肌前外侧群构成腹腔的前外侧壁，包括腹直肌、腹外斜肌、腹内斜肌和腹横肌等（图 4–16）。后群有腰大肌和腰方肌（表 4–5）。腰大肌将在下肢肌中叙述。

（一）腹直肌

***腹直肌**（rectus abdominis）位于腹前壁正中线的两侧，被腹直肌鞘包裹，为上宽下窄的带状肌。起自耻骨联合和耻骨嵴，肌束向上止于胸骨剑突和第 5~7 肋软骨的前面。肌的全长被 3~4 条横行的**腱划**（tendinous intersection）分成多个肌腹，腱划与腹直肌鞘前层紧密结合，为肌节愈合的痕迹。在腹直肌的后面腱划不明显，

不与腹直肌鞘后层愈合，因而腹直肌的后面是游离的。

（二）腹外斜肌

★**腹外斜肌**（obliquus externus abdominis）为宽阔扁肌，位于腹前外侧壁最浅层。该肌以8个肌齿起自下位8个肋骨的外面，与前锯肌、背阔肌的肌齿相交错。★肌束由外上斜向前内下方，后下部肌束止于髂嵴，其余肌束向内移行为腱膜，经腹直肌的前面，参与构成腹直肌鞘的前层；至腹正中线处与对侧腹外斜肌腱膜相互交织，参与形成白线。★腹外斜肌腱膜的下缘增厚卷曲，连于髂前上棘与耻骨结节之间，称为**腹股沟韧带**（inguinal ligament）。腹股沟韧带内侧端的一部分纤维走向后外下方，形成**腔隙韧带**（lacunar ligament），又称陷窝韧带。腔隙韧带向外侧延续至耻骨梳的部分，称为**耻骨梳韧带**（pectineal ligament）。▲★在耻骨结节的外上方，腹外斜肌腱膜形成的三角形裂孔，为**腹股沟管浅环**（superficial inguinal ring），也称腹股沟管皮下环。

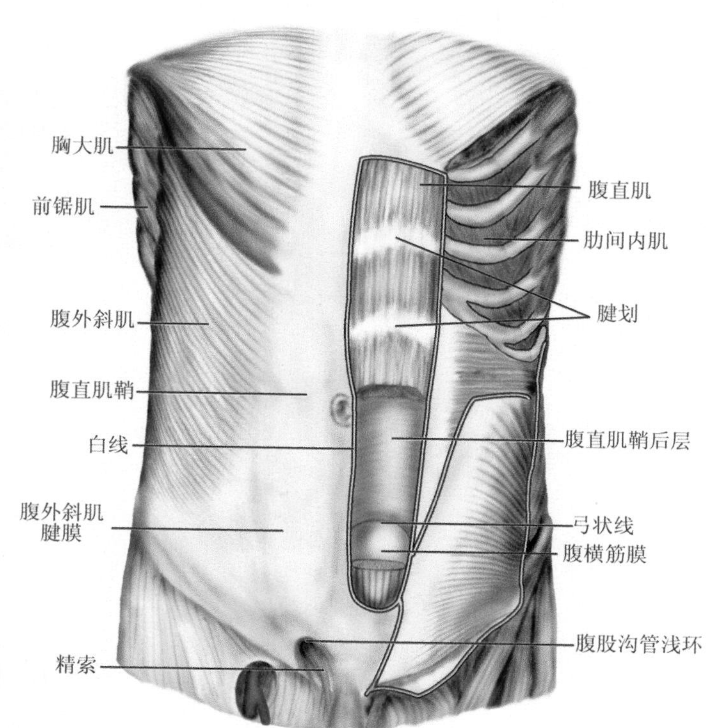

图4-16 腹前外侧壁

表4-5 腹肌的作用和神经支配简表

名称	主要作用	神经支配
腹直肌	使脊柱前屈，增加腹压	肋间神经和肋下神经
腹外斜肌	增加腹压，使脊柱前屈、侧屈、旋转	肋间神经和肋下神经
腹内斜肌		肋间神经和腰丛分支
腹横肌		
腰方肌	降第12肋，使脊柱腰部侧屈	腰神经前支

（三）腹内斜肌

★**腹内斜肌**（obliquus internus abdominis）在腹外斜肌深面。起自胸腰筋膜、髂嵴和腹股沟韧带的外侧半，★肌束呈扇形。后部肌束几乎垂直上升，止于下位3个肋骨；中部肌束向前至腹直肌外侧移行为腱膜，在腹直肌外侧缘处分为前、后层，分别与腹外斜肌和腹横肌的腱膜构成腹直肌鞘的前、后层，至腹正中线处参与构成白线；下部肌束行向前下方，呈弓形跨过精索后延续为腱膜，再向内侧与腹横肌腱膜的下部会合，形成**腹股沟镰**（inguinal falx）或称**联合腱**（conjointed tendon），经精索后方止于耻骨梳的内侧份。在男性，自腹内斜肌下缘分出一些肌束，与腹横肌最下部的肌束一起包绕精索和睾丸，称为**提睾肌**（cremaster），收缩时可上提睾丸（图4-17 ~图4-19）。

（四）腹横肌

★**腹横肌**（transversus abdominis）在腹内斜肌的深面。起自下位6个肋软骨的内面、胸腰筋膜、髂嵴和腹股沟韧带的外侧1/3。★肌束横行向前，延续为腱膜。腱膜与腹内斜肌腱膜后层愈合，形成腹直肌鞘后层，并经腹直肌后方至白线；其最下部的肌束和腱膜的下缘则分别参与构成提睾肌和腹股沟镰（图4-17，图4-19）。

★腹肌前外侧群的作用：保护腹腔脏器，维持腹压；收缩时可以缩小腹腔，以增加腹压，参与排便、分娩、呕吐；并能降肋以助呼气；也能使脊柱前屈、侧屈和旋转。

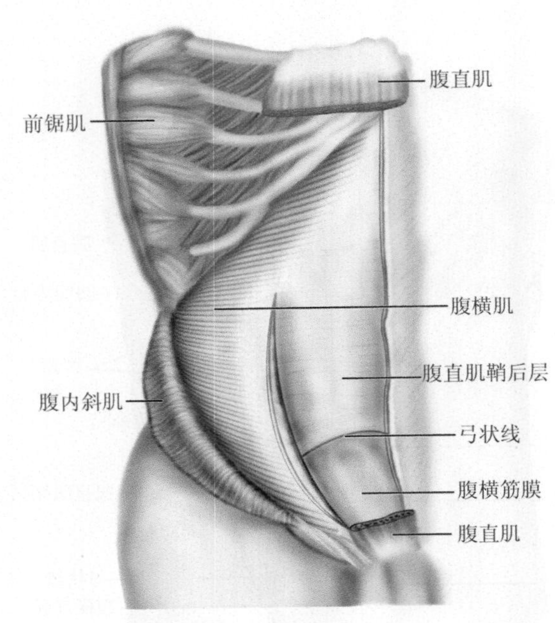

图 4-17 腹横肌

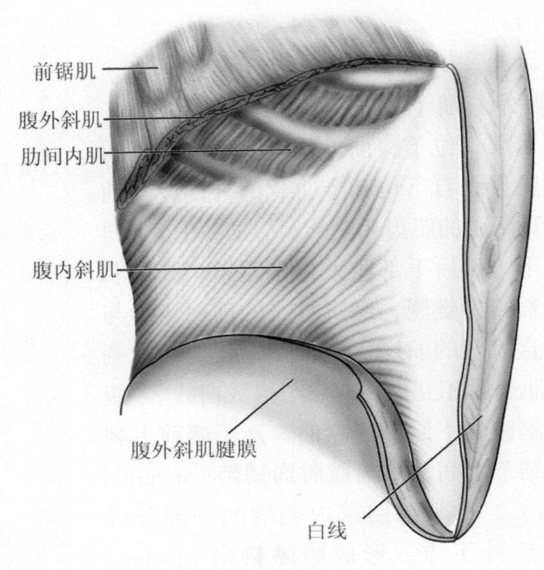

图 4-18 腹内斜肌

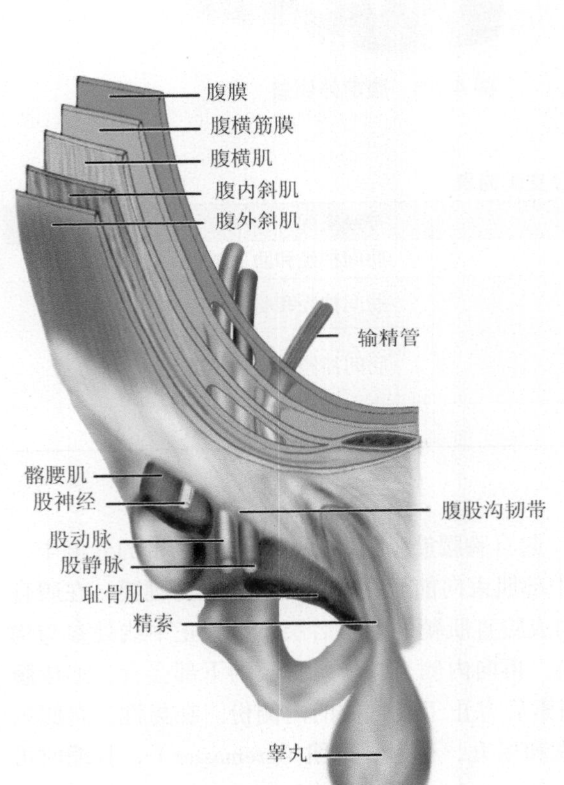

图 4-19 腹前外侧壁下部

（五）腰方肌

腰方肌（quadratus lumborum）位于腹后壁脊柱两侧，借胸腰筋膜的中层与其后方的竖脊肌分隔。该肌起自髂嵴后部，向上止于第 12 肋和第 1~4 腰椎横突。

作用：下降和固定第 12 肋，一侧收缩使脊柱侧屈。

（六）腹肌的相关结构

1. ★**腹直肌鞘**（sheath of rectus abdominis） 分前、后两层，呈封套状，包裹腹直肌。★前层由腹外斜肌腱膜与腹内斜肌腱膜的前层愈合而成，后层由腹内斜肌腱膜的后层与腹横肌腱膜愈合而成。★在脐下 4~5cm 以下，由于构成腹直肌鞘后层的腱膜，完全转至腹直肌前面，参与构成鞘的前层，所以此处缺乏后层。从后方观察腹直肌鞘时，可见后层的游离下缘形成凸向上方的弧形线，称为**弓状线**（arcuate line）。★此线以下的腹直肌后面直接与腹横筋膜相贴（图 4-16，图 4-20）。

2. ★**白线**（white line） 位于腹前壁正中线上，介于左、右腹直肌鞘之间，由两侧三层腹肌的腱膜纤维交织而成。上方起自剑突，下方止于耻骨联合。白线坚韧而缺少血管，上部较宽而薄，自脐以下变窄而增厚。约在白线的中点处有脐环，为胎儿时期脐血管通过处，出生后形成瘢痕，是腹壁的薄弱处，可发生脐疝（图 4-16）。

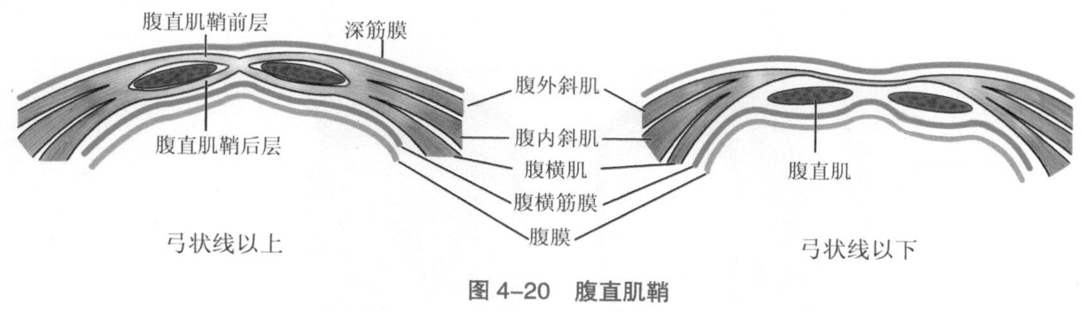

图 4-20　腹直肌鞘

3. ▲★**腹股沟管**（inguinal canal）　为腹前外侧壁下部肌、筋膜和腱膜之间的裂隙，位于腹股沟韧带内侧半上方，由外上方斜向内下方走行，长 4~5cm。★男性有精索、女性有子宫圆韧带通过。此管有内、外两口和前、后、上、下四壁。管的内口称▲**腹股沟管深（腹）环**（deep inguinal ring），位于腹股沟韧带中点上方约 1.5cm 处，为腹横筋膜向外的突口。管的外口即▲**腹股沟管浅（皮下）环**（superficial inguinal ring）。管的前壁是腹外斜肌腱膜和腹内斜肌；上壁为腹内斜肌和腹横肌的弓状下缘；下壁为腹股沟韧带；后壁是腹横筋膜和腹股沟镰（图 4-21）。**腹横筋膜**（transverse fascia）是贴附在腹横肌内面的深筋膜。▲★腹股沟管为腹壁下部的薄弱区之一，如腹压增高等病理情况可致腹腔内容物由腹股沟管深环突入到该管，再经浅环进入阴囊，形成腹股沟斜疝。

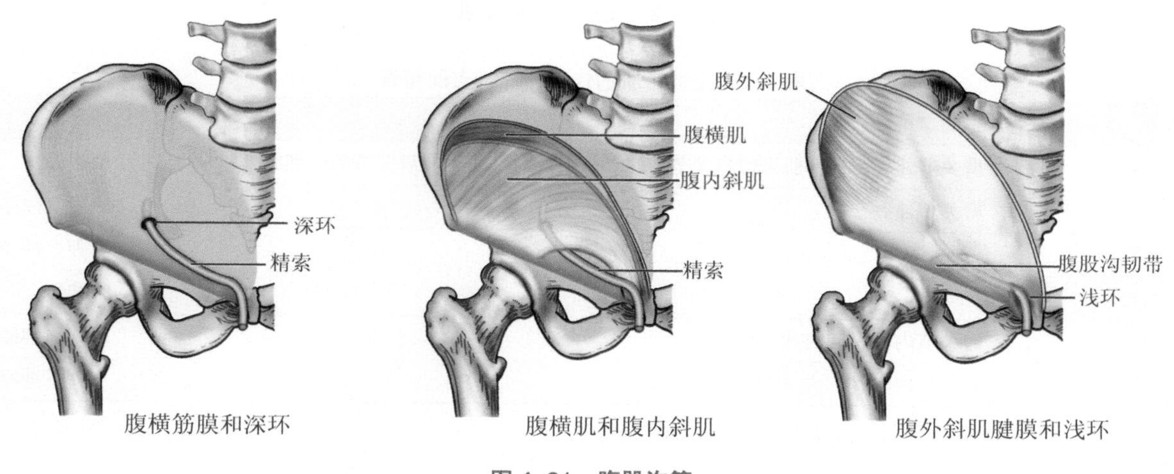

图 4-21　腹股沟管

第五节　上肢肌

上肢肌按其所在部位可分为上肢带肌、臂肌、前臂肌和手肌。

一、上肢带肌

上肢带肌（shoulder girdle）配布于肩关节周围，又称肩带肌，均起自上肢带骨，止于肱骨，共有 6 块（图 4-22）。它们不仅能运动肩关节，还能增强肩关节的稳固性（表 4-6）。

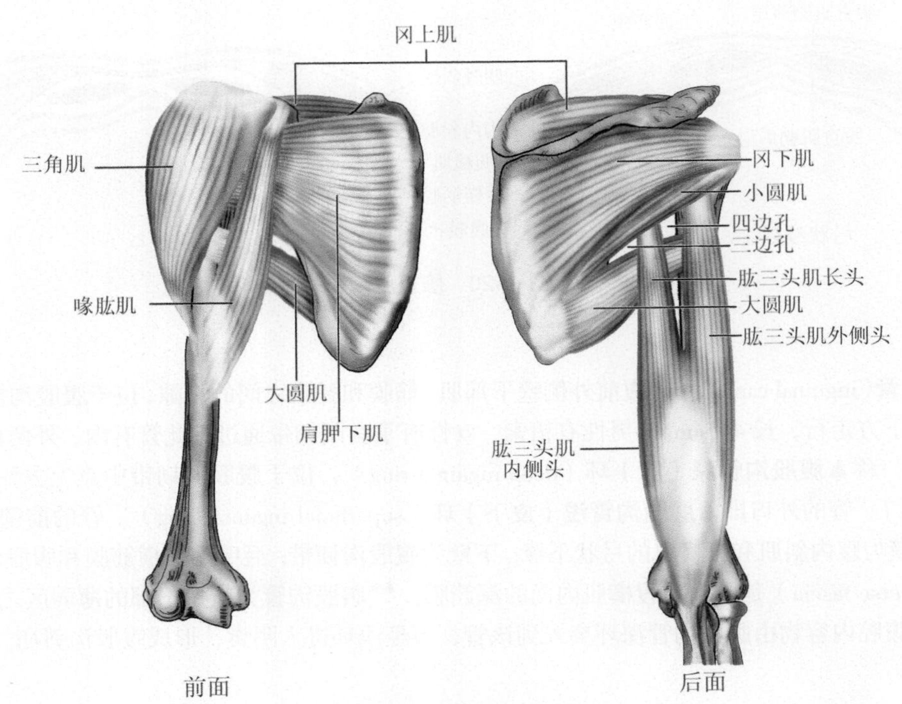

图 4-22 上肢带肌和臂肌

表 4-6 上肢带肌的作用和神经支配简表

名称	主要作用	神经支配
三角肌	肩关节外展；前部肌束使肩关节前屈和旋内，后部肌束使肩关节后伸和旋外	腋神经
冈上肌	肩关节外展	肩胛上神经
冈下肌	肩关节旋外	肩胛上神经
小圆肌	肩关节旋外	腋神经
大圆肌	肩关节内收、旋内和后伸	肩胛下神经
肩胛下肌	肩关节内收、旋内	肩胛下神经

（一）三角肌

★**三角肌**（deltoid）位于肩部，呈底向上尖向下的三角形，覆盖于肱骨上端，形成肩部圆隆的外观。★该肌起自锁骨的外侧段、肩峰和肩胛冈，恰与斜方肌的止点相对应。★肌束覆盖肩关节，并向外下方集中，止于肱骨体外侧的三角肌粗隆。

★作用：使肩关节外展；前部肌束收缩可使肩关节前屈和旋内，而后部肌束收缩则可使肩关节后伸和旋外。

（二）冈上肌

冈上肌（supraspinatus）位于肩胛骨冈上窝，居斜方肌的深面。起自冈上窝，肌束向外侧经喙肩韧带及肩峰的下方，越过肩关节的上方，止于肱骨大结节的上部。

作用：使肩关节外展。

（三）冈下肌

冈下肌（infraspinatus）位于肩胛骨冈下窝，部分肌被三角肌和斜方肌遮盖。起自冈下窝，肌束向外侧经肩关节后方，止于肱骨大结节中部。

作用：使肩关节旋外。

（四）小圆肌

小圆肌（teres minor）位于冈下肌的下方，大部分被三角肌遮盖。起自肩胛骨外侧缘上 2/3 的背侧面，止于肱骨大结节的下部。

作用：使肩关节旋外。

（五）大圆肌

大圆肌（teres major）位于冈下肌和小圆肌的下方，较粗大，其下缘被背阔肌遮盖。起自肩胛骨下角的背面，肌束向上外方移行为扁肌，与背阔肌肌腱共同止于肱骨的小结节嵴。

作用：与背阔肌相似，使肩关节内收、旋内和后伸。

（六）肩胛下肌

肩胛下肌（subscapularis）扁而宽阔，呈三角形，位于肩胛下窝内。起自肩胛下窝，肌束向上外侧，经肩关节的前方，止于肱骨小结节。

作用：使肩关节内收和旋内。

上肢带肌中的肩胛下肌、冈上肌、冈下肌和小圆肌的肌腱，在经过肩关节的前方、上方和后方时，以扁宽的腱膜与关节囊牢固愈着形成**肌腱袖**（musculotendinous cuff），对肩关节起稳固作用。

二、臂肌

★**臂肌**（muscles of the am）分为前、后群。前群为屈肌，包括浅层的肱二头肌和深层的肱肌和喙肱肌（图 4–23，表 4–7）。★后群为伸肌，只有 1 块，为肱三头肌。前、后两群肌借内、外侧肌间隔分隔。

（一）肱二头肌

★**肱二头肌**（biceps brachii) 位于臂前部，肌腹呈梭形，起端有 2 个头。★长头以长腱起自肩胛骨的盂上结节，通过肩关节囊，经结节间沟下降；短头在内侧，起自肩胛骨的喙突。★两头在肱骨中点形成一个肌腹，下端以腱经肘关节前面止于桡骨粗隆。另有腱膜斜行向内下方，融于前臂深筋膜。

★作用：屈肘关节；当前臂屈并处于旋前位时，为前臂有力的旋后肌；协助屈肩关节。

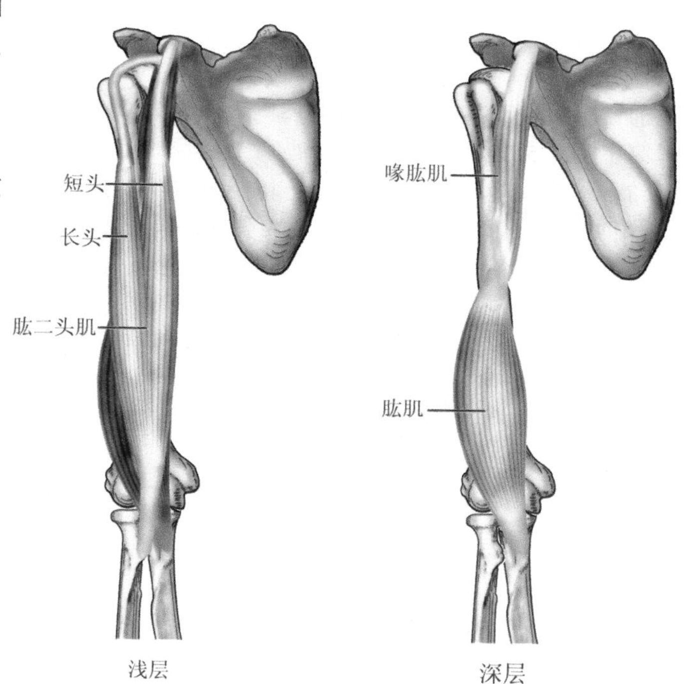

图 4–23 臂肌前群

表 4–7 臂肌的作用和神经支配简表

名称	主要作用	神经支配
肱二头肌	屈肘关节、前臂旋后	肌皮神经
喙肱肌	肩关节屈和内收	
肱肌	屈肘关节	
肱三头肌	伸肘关节，助肩关节伸和内收	桡神经

（二）喙肱肌

喙肱肌（coracobrachialis）较细小，位于肱二头肌短头的深面内侧。起自肩胛骨的喙突，肌束斜向外下方，止于肱骨体中部的内侧面。

作用：使肩关节屈和内收。

（三）肱肌

肱肌（brachialis）位于肱二头肌下半部的深面。起自肱骨下半的前面，下端以短腱经肘关节的前面，止于尺骨粗隆。

作用：屈肘关节。

（四）肱三头肌

★**肱三头肌**（triceps brachii）位于臂后部皮下，起端有 3 个头：长头居中，起自肩胛骨的盂下结节，经大、小圆肌之间向下；外侧头起自肱骨后面桡神经沟外上方的骨面；内侧头起自桡神经沟内下方的骨面。★3 个头合成肌腹后，以一共同的强韧肌腱止于尺骨鹰嘴。

★作用：伸肘关节，长头还能使肩关节伸和内收。

三、前臂肌

★**前臂肌**（muscles of the forearm）位于尺、桡骨的周围，共有 19 块，分为前、后两群，主要作用于肘关节、腕关节和手关节。除了屈、伸肌以外，前、后群还分别有旋前肌和旋后肌，这对于前臂和手的灵活运动有重要意义。屈肌主要起自肱骨内上髁，伸肌主要起自肱骨外上髁。前臂肌大多数是长肌，肌腹位于近侧，细长的肌腱位于远侧，故前臂的上半部膨隆，下半部逐渐变细。

（一）前群

★前臂肌前群位于前臂的前面和内侧，共 9 块，分为 4 层。配布于前臂骨的前方。

★第 1 层有 5 块，除肱桡肌起自肱骨外上髁的上方以外，其余各肌都以屈肌总腱起自肱骨内上髁的前面和前臂深筋膜（图 4–24）。★它们自桡侧向尺侧排列为肱桡肌、旋前圆肌、桡侧腕屈肌、掌长肌、尺侧腕屈肌。主要作用为屈肘、屈腕、前臂旋前、腕外展和内收等。第 2 层仅 1 块，为指浅屈肌，起自肱骨内上髁、尺骨和桡骨前面，止于第 2~4 中节指骨体的两侧。第 3 层有 2 块肌，都起自桡、尺骨及前臂骨间膜掌侧面，止于手骨，桡侧者为拇长屈肌，尺侧者为指深屈肌。第 4 层是旋前方肌（图 4–25，表 4–8）。

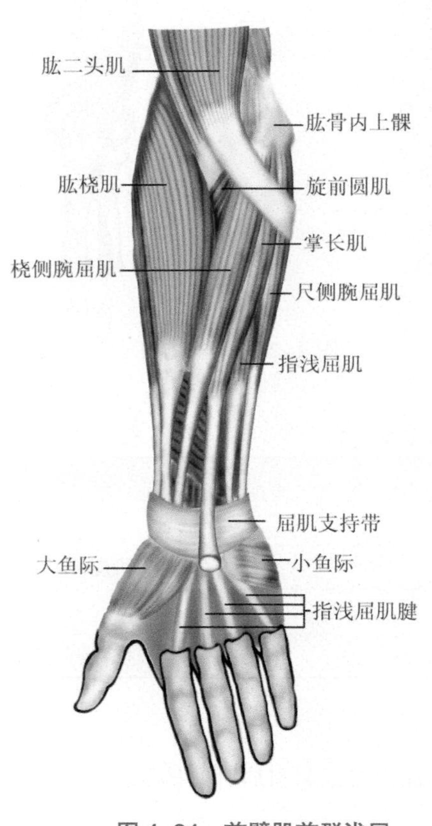

图 4–24 前臂肌前群浅层

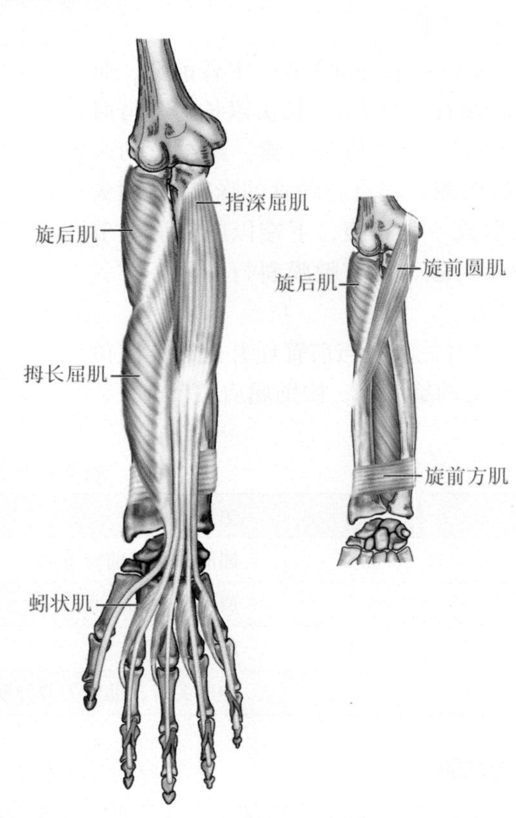

图 4–25 前臂肌前群深层

表 4-8 前臂肌前群的作用和神经支配简表

名称	主要作用	神经支配
肱桡肌	屈肘关节	桡神经
旋前圆肌	屈肘、前臂旋前	正中神经
桡侧腕屈肌	屈肘、屈腕、腕外展	
掌长肌	屈腕、紧张掌腱膜	
尺侧腕屈肌	屈腕、腕内收	尺神经
指浅屈肌	屈肘、屈腕、屈掌指关节和近侧指骨间关节	正中神经
拇长屈肌	屈腕、屈拇指的掌指和指骨间关节	
指深屈肌	屈腕、屈掌指关节和指骨间关节	正中神经、尺神经
旋前方肌	使前臂旋前	正中神经

1. ★**肱桡肌**（brachioradialis） 位于前臂前面外侧，向下以长肌腱止于桡骨茎突。★作用为屈肘关节。

2. ★**旋前圆肌**（pronator teres） 位于前臂上部，肌束斜向外下方，止于桡骨中部外侧面。★作用为使前臂旋前，屈肘关节。

3. ★**桡侧腕屈肌**（flexor carpi radialis） 位于前臂前面中间部，外侧为旋前圆肌，内侧为掌长肌，以长肌腱止于第 2 掌骨底掌侧。★作用为屈肘关节和桡腕关节，并使后者外展。

4. ★**掌长肌**（palmaris longus） 其肌腹很小而肌腱细长，腱向下连于掌腱膜。★作用为屈桡腕关节和紧张掌腱膜。**掌腱膜**（palmar aponeurosis）是手掌深筋膜浅层在掌心中间的坚韧部分。

5. ★**尺侧腕屈肌**（flexor carpi ulnaris） 位于前臂尺侧，肌束向下借短肌腱止于豌豆骨。★作用为屈桡腕关节，并使其内收。

6. **指浅屈肌**（flexor digitorum superficialis） 肌腹被前臂前群第一层诸肌所遮盖。在前臂下部，其肌腱位置较浅，位于掌长肌腱与尺侧腕屈肌腱之间。肌束向下移行为 4 条肌腱，通过腕管和手掌，分别进入第 2~5 指的指腱鞘。每一条肌腱在近节指骨中部又分为 2 脚，止于中节指骨体的两侧。指浅屈肌的作用为屈第 2~5 指的近侧指骨间关节，屈掌指关节和桡腕关节。

7. **拇长屈肌**（flexor pollicis longus） 起自桡骨前面和前臂骨间膜，以长腱经腕管入手掌，止于拇指远节指骨底掌侧。作用为屈拇指指骨间关节和掌指关节，亦能屈桡腕关节。

8. **指深屈肌**（flexor digitorum profundus） 起自尺骨前面和前臂骨间膜，在前臂远侧端分成 4 条肌腱，共同经腕管入手掌，在指浅屈肌腱的深面分别进入第 2~5 指的指腱鞘。在指浅屈肌腱 2 脚之间穿过，止于远节指骨底掌侧。作用为屈第 2~5 指的远侧与近侧指骨间关节、掌指关节和桡腕关节。

9. **旋前方肌**（pronator quadratus） 呈扁平四方形，贴在桡、尺骨远侧段的前面。起自尺骨，止于桡骨。作用为使前臂旋前。

（二）后群

前臂肌后群位于前臂的后面，共有 10 块，分为浅、深两层。浅层有 5 块，以一个伸肌总腱起自肱骨外上髁及其邻近的深筋膜，止于手骨（图 4-26）。自桡侧向尺侧排列为桡侧腕长伸肌、桡侧腕短伸肌、指伸肌、小指伸肌和尺侧腕伸肌。深层有 5 块，为旋后肌、拇长展肌、拇短伸肌、拇长伸肌和示指伸肌，除旋后肌外，均起于尺、桡骨及前臂骨间膜背面，止于手骨（图 4-27，表 4-9）。

1. **桡侧腕长、短伸肌**（extensor carpi radialis longus and brevis） 桡侧腕长伸肌呈长梭形，位于肱桡肌的后外侧，桡侧腕短伸肌肌腹略短，位于桡侧腕长伸肌的内侧。两肌的肌束并行向下移行为长肌腱，分别止于第 2、3 掌骨底背侧。主要作用为伸桡腕关节，并使其外展，亦协助伸肘关节。

2. **指伸肌**（extensor digitorum） 肌束向下移行为 4 条肌腱，经手背分别至第 2~5 指。在手背远侧部掌骨头的附近，4 条肌腱之间彼此借腱间结合相连。各腱到达指背后移行为指背腱膜。每条指背腱膜又分为 3 束，向远侧分别止于中节和远节指骨底背侧。作用为伸桡腕关节和指骨间关节，尚可协助伸肘关节。

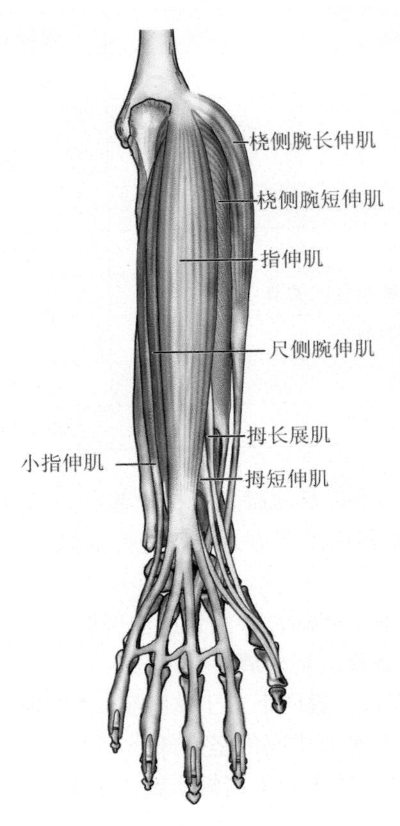

图 4-26 前臂肌后群浅层

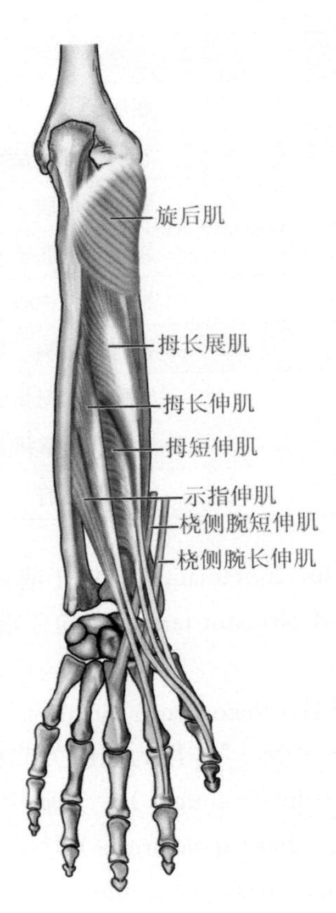

图 4-27 前臂肌后群深层

表 4-9 前臂肌后群的作用和神经支配简表

名称	主要作用	神经支配
桡侧腕长伸肌	伸腕、腕外展	桡神经
桡侧腕短伸肌		
指伸肌	伸肘、伸腕、伸指	
小指伸肌	伸小指	
尺侧腕伸肌	伸腕、腕内收	
旋后肌	使前臂旋后	
拇长展肌	使拇指和腕外展	
拇短伸肌	伸拇指	
拇长伸肌		
示指伸肌	伸示指	

3. **小指伸肌**（extensor digiti minimi） 以细肌腱经指伸肌内侧由手背到小指，止于指背腱膜。作用为伸小指。

4. **尺侧腕伸肌**（extensor carpi ulnaris） 位于前臂背面尺侧，下行止于第 5 掌骨底背侧。作用为伸桡腕关节并使其内收。

5. **旋后肌**（supinator） 起自肱骨外上髁和尺骨外侧缘的上部，肌束向外下，其肌腱止于桡骨前面上部。作用为使前臂旋后。

6. **拇长展肌**（abductor pollicis longus） 位于指伸肌和尺侧腕伸肌深面。肌束斜向外下方，其肌腱越过桡侧腕长、短伸肌腱的浅面，止于第 1 掌骨底的外侧。作用为使拇指和桡腕关节外展。

7. **拇短伸肌**（extensor pollicis brevis） 紧贴拇长展肌尺侧，其肌腱斜向下外方，以长腱止于拇指近节指骨底背侧。作用为伸拇指。

8. **拇长伸肌**(extensor pollicis longus) 在拇短伸肌的尺侧,肌束向外下行,其肌腱止于拇指远节指骨底背侧。作用为伸拇指。

9. **示指伸肌**(extensor indicis) 位于指伸肌深面，在拇长伸肌的尺侧，其肌腱止于示指的指背腱膜。作用为伸示指。

四、手肌

手肌(muscles of the hand)即手固有肌，主要集中在手的掌侧面，可分为外侧、中间和内侧群(表 4-10)。

表 4-10 主要手肌的作用和神经支配简表

名称	主要作用	神经支配
拇短展肌	外展拇指	正中神经
拇短屈肌	屈拇指	
拇对掌肌	使拇指对掌	
蚓状肌	屈掌指关节，伸指骨间关节	正中神经、尺神经
拇收肌	内收和屈拇指	尺神经
小指展肌	外展小指	
小指短屈肌	屈小指	
小指对掌肌	使小指对掌	
骨间掌侧肌	内收第 2、4、5 指，屈掌指关节，伸指骨间关节	
骨间背侧肌	外展第 2、4、5 指，屈掌指关节，伸指骨间关节	

(一)外侧群

手肌的外侧群较为发达，在手掌拇指侧形成一隆起，称为**鱼际**(thenar)，故外侧群肌又称鱼际肌。其共有 4 块，分为浅、深层。浅层外侧的是**拇短展肌**(abductor pollicis brevis)，内侧的是**拇短屈肌**(flexor pollicis brevis)。深层外侧的是**拇对掌肌**(opponens pollicis)，内侧的是**拇收肌**(adductor pollicis)(图 4-28)。它们的作用分别为使拇指外展、屈、对掌和内收等。

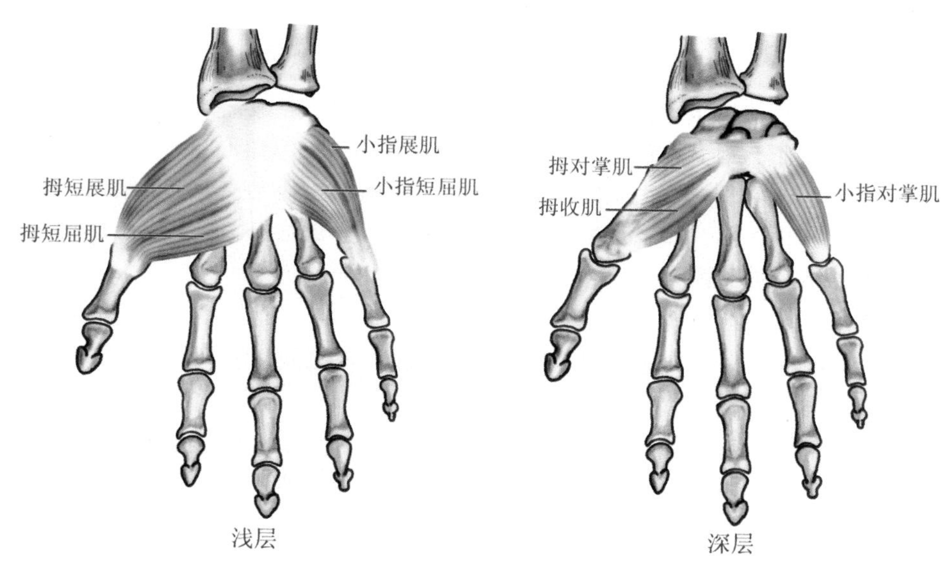

图 4-28 手肌的外、内侧群

(二)内侧群

内侧群位于手掌小指侧,也形成一个隆起,称**小鱼际**(hypothenar),故内侧群肌又称小鱼际肌。其主要有 3 块,也分为浅、深层。浅层内侧为**小指展肌**（abductor digiti minimi），浅层外侧为**小指短屈肌**（flexor digiti minimi brevis）；深层为**小指对掌肌**（opponens digiti minimi）（图 4–28）。它们的作用分别是使小指外展、屈和对掌等。

中间群位于掌心，包括 4 块蚓状肌和 7 块骨间肌。

（三）中间群

1. **蚓状肌**（lumbricales） 肌束细小，位于掌腱膜的深方，4 条肌起自各指深屈肌腱的桡侧，经掌指关节绕至第 2~5 指的背面，止于指背腱膜。作用为屈第 2~5 指的掌指关节和伸其指骨间关节。

2. **骨间肌**（interosseous muscles） 分为骨间掌侧肌和骨间背侧肌（图 4–29）。**骨间掌侧肌**（palmar interossei）有 3 块，位于 2~5 掌骨相邻的掌骨间隙内，其作用是使第 2、4、5 指向中指靠拢（内收）。**骨间背侧肌**（dorsal interossei）有 4 块，位于 4 个掌骨间隙内，其作用是以中指的中轴为准外展第 2、3、4 指。由于骨间肌也绕至第 2~5 指的背面，止于指背腱膜，故能协同蚓状肌屈掌指关节和伸指骨间关节。

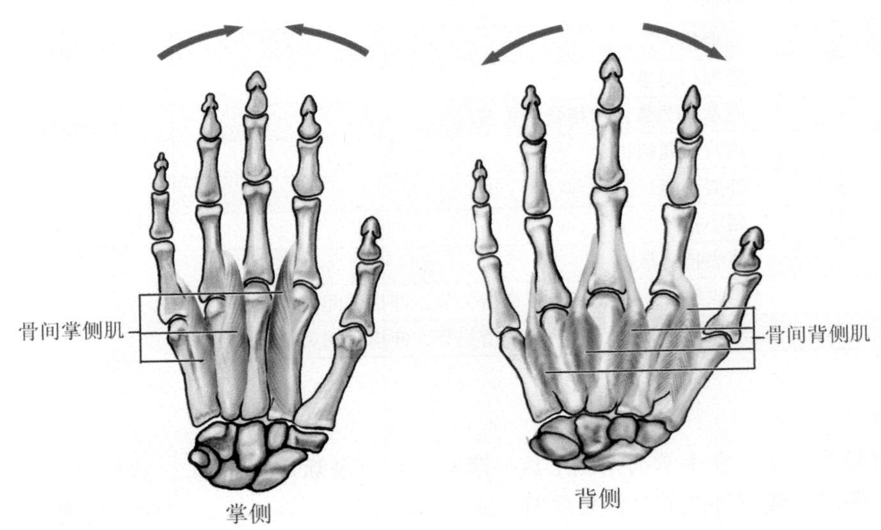

图 4–29 骨间肌

五、上肢的局部记载

（一）腋窝

腋窝（axillary fossa）为位于臂上部内侧和胸外侧壁之间的锥体形腔隙，分为顶、底，前、后、内侧和外侧 4 个壁。顶即上口，是由锁骨、肩胛骨的上缘和第 1 肋外侧缘围成的三角形腔隙，由颈部通向上肢的腋动、静脉和臂丛等即经过此口进入腋窝。底由腋筋膜和皮肤构成。前壁为胸大、小肌等结构；后壁为肩胛下肌、大圆肌、背阔肌和肩胛骨；内侧壁为胸壁上部和前锯肌；外侧壁为喙肱肌、肱二头肌短头和肱骨。此外，窝内还有大量的脂肪及淋巴结、淋巴管等。

（二）三角胸肌间沟

三角胸肌间沟（deltopectoral groove）在三角肌和胸大肌的锁骨起端之间，为一下狭窄的裂隙，有头静脉穿过。

（三）三边孔和四边孔

三边孔（trilateral foramen）是由上方的肩胛下肌（或小圆肌）、下方的大圆肌和外侧的肱三头肌长头围成，有旋肩胛动脉通过；**四边孔**（quadrilateral foramen）是由上方的肩胛下肌（或小圆肌）、下方的大圆肌、外侧的肱骨上端和内侧的肱三头肌长头围成，有旋肱后血管和腋神经通过。

（四）肘窝

肘窝（cubital fossa）为位于肘关节前方的三角形凹窝。内侧界为旋前圆肌，外侧界为肱桡肌，上界为肱骨内、外上髁之间的连线。肘窝内自外向内主要容纳肱二头肌腱、肱动脉及其分支和正中神经。

（五）腕管

腕管（carpal canal）位于腕掌侧，由前臂深筋膜在腕部增厚形成的屈肌支持带（腕横韧带）和腕骨沟围成。管内有指浅屈肌腱和指深屈肌腱、拇长屈肌腱和正中神经通过。

六、运动上肢主要关节的肌

（一）运动肩关节的肌

使肩关节屈的肌主要有肱二头肌和喙肱肌，此外三角肌前部纤维和胸大肌的锁骨部也可使肩关节屈。肩关节的伸肌主要有大圆肌、背阔肌、肱三头肌长头、三角肌的后部纤维及胸大肌的胸肋部（举起的上肢）。内收肩关节的肌主要有胸大肌、大圆肌、背阔肌、肱三头肌长头、喙肱肌、三角肌前部和后部下缘的部分肌纤维。外展肩关节的肌有三角肌中间部分的肌纤维和冈上肌。肩关节的旋内肌包括胸大肌、大圆肌、背阔肌、肩胛下肌和三角肌前部肌纤维。肩关节的旋外肌包括冈下肌、小圆肌和三角肌后部肌纤维。

（二）运动肘关节的肌

使肘关节屈的主要肌有肱二头肌和肱肌，其次是肱桡肌、桡侧腕屈肌和指浅屈肌等。伸肘关节的主要肌是肱三头肌。

（三）运动桡尺关节的肌

前臂旋前运动主要依赖旋前圆肌，旋前方肌也参与旋前。使前臂旋后的主要肌为旋后肌、肱二头肌、拇长伸肌和拇长展肌。

（四）运动腕关节的肌

腕关节的屈运动主要依靠桡侧腕屈肌、尺侧腕屈肌，其次是指浅屈肌、指深屈肌、拇长屈肌和掌长肌。腕关节的主要伸肌为桡侧腕长伸肌、桡侧腕短伸肌和尺侧腕伸肌，其次是指伸肌、示指伸肌、小指伸肌和拇长伸肌。腕关节的内收肌主要是尺侧腕屈肌和尺侧腕伸肌。腕外展运动主要是桡侧腕屈肌、桡侧腕长伸肌和桡侧腕短伸肌起作用，拇长展肌、拇短伸肌和拇长伸肌也起一定作用。

第六节　下肢肌

下肢肌（muscle of lower limb）较上肢肌粗大，这与维持直立姿势、支持体重和行走相适应。下肢肌按部位可分为髋肌、大腿肌、小腿肌和足肌。

一、髋肌

髋肌（mscles of the hip）又称**盆带肌**（muscles of pelvic girdle），主要起自骨盆的内面和外面，跨越髋关节止于股骨上部。按其所在部位和作用，可分为前、后两群。前群经过髋关节前方，包括髂腰肌和阔筋膜张肌等（图 4-30）。后群主要位于臀部，故又称臀肌。主要有臀大肌、臀中肌、臀小肌和梨状肌。此外还有闭孔内、外肌等经过髋关节的后方（图 4-31，表 4-11）。

（一）髂腰肌

★**髂腰肌**（iliopsoas）由腰大肌和髂肌组成。★**腰大肌**（psoas major）位于脊柱腰部两侧，起自腰椎体侧面和横突，肌束走向外下；**髂肌**（iliacus）呈扇形，位于腰大肌的外侧，起自髂窝。★两肌会合，经腹股沟韧带深面，以肌腱止于股骨小转子。腰大肌被一筋膜鞘包裹，当腰椎结核有积脓时，脓液可沿此鞘流入髂窝或大腿根部。

★作用：使髋关节屈和旋外。当下肢固定时，可使躯干前屈，如仰卧起坐。

（二）阔筋膜张肌

阔筋膜张肌（tensor fasciae latae）位于大腿上部的前外侧，起自髂前上棘，肌腹在阔筋膜两层之间，向下移行于**髂胫束**（iliotibial tract），止于胫骨外侧髁（图 4-32）。

作用：紧张阔筋膜并屈髋关节。

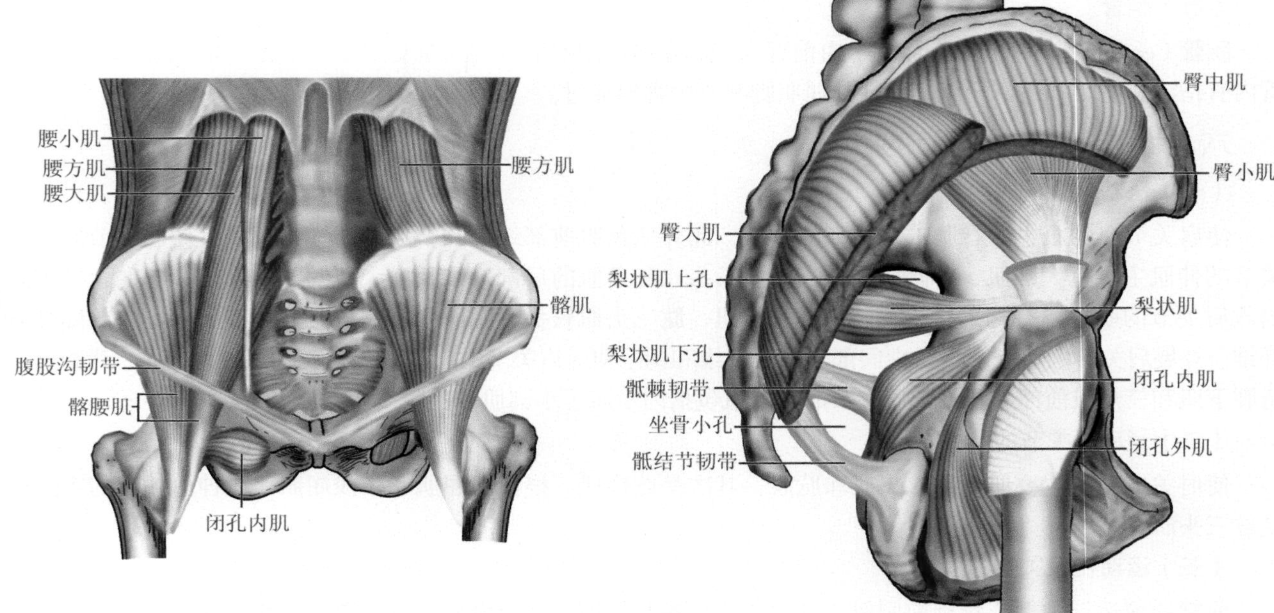

图 4-30 髂腰肌

图 4-31 髋肌

表 4-11 主要髋肌的作用和神经支配简表

名称	主要作用	神经支配
髂腰肌	屈和外旋髋关节，下肢固定时前屈躯干	腰丛分支
阔筋膜张肌	屈髋关节，紧张阔筋膜	臀上神经
臀大肌	伸和外旋髋关节	臀下神经
臀中肌	外展、内旋（前部肌束）、外旋（后部肌束）髋关节	臀上神经
臀小肌	外展、内旋髋关节	臀上神经
梨状肌	外展、外旋髋关节	骶丛分支

（三）臀大肌

★**臀大肌**（gluteus maximus）位于臀部皮下，大而厚，与臀部脂肪组织共同形成臀部的膨隆外形。★该肌起自髂骨翼外面和骶骨背面，肌束斜向外下，以肌腱止于股骨的臀肌粗隆和髂胫束（图 4-34）。

★作用：使髋关节伸和旋外。★下肢固定时，能伸直躯干，防止躯干前倾，是维持人体直立的重要肌。

（四）臀中肌

臀中肌（gluteus medius）前上部位于皮下，后下部在臀大肌深面（图 4-31）。

（五）臀小肌

臀小肌（gluteus minimus）在臀中肌的深面。两肌都呈扇形，起自髂骨翼外面，肌束向下集中形成短腱，止于股骨大转子（图 4-31）。

作用：臀中肌和臀小肌共同使髋关节外展。臀中肌的前部肌束和臀小肌还可使髋关节旋内，臀中肌的后部肌束则可使髋关节旋外。

（六）梨状肌

梨状肌（piriformis）位于小骨盆后壁，臀中肌的下方。起自骶骨前面外侧部，肌束向外经坐骨大孔出骨盆腔，经髋关节的后面，止于股骨大转子。梨状肌将坐骨大孔分成两部分，其上方的孔称为**梨状肌上孔**（suprapiriform foramen），下方则称为**梨状肌下孔**（infrapiriform foramen）（图 4-31）。

作用：使髋关节旋外和外展。

（七）闭孔内肌

闭孔内肌（obturator internus）位于小骨盆的侧壁，起自闭孔膜内面及其周围骨面，肌束向后方集中移行为肌腱，由坐骨小孔出骨盆腔转折向外，止于转子窝（图 4–30）。

作用：使髋关节旋外。

（八）闭孔外肌

闭孔外肌（obturator externus）起自闭孔膜外面及其周围骨面，经股骨颈后方，止于转子窝。

作用：使髋关节旋外（图 4–31）。

（九）股方肌

股方肌（quadratus femoris）位于臀大肌的深面，闭孔外肌的浅面。起自坐骨结节，向外止于转子间嵴。

作用：使髋关节旋外。

二、股肌

股肌（muscles of the thigh）位于股骨周围，共 10 块，借内侧、外侧和后肌间隔分隔为前群、后群和内侧群。前群有 2 块，为缝匠肌和股四头肌（图 4–32）。内侧群有 5 块，位于股的内侧，包括股薄肌、耻骨肌、长收肌、短收肌和大收肌（图 4–33）。后群有 3 块，位于股的后面，包括股二头肌、半腱肌和半膜肌（图 4–34，表 4–12）。

（一）缝匠肌

★**缝匠肌**（sartorius）是全身最长的肌，呈窄长的带状，起自髂前上棘，经股的前面，转向内侧，止于胫骨上端的内侧面。

★作用：屈髋关节和膝关节，并使屈曲的膝关节旋内。

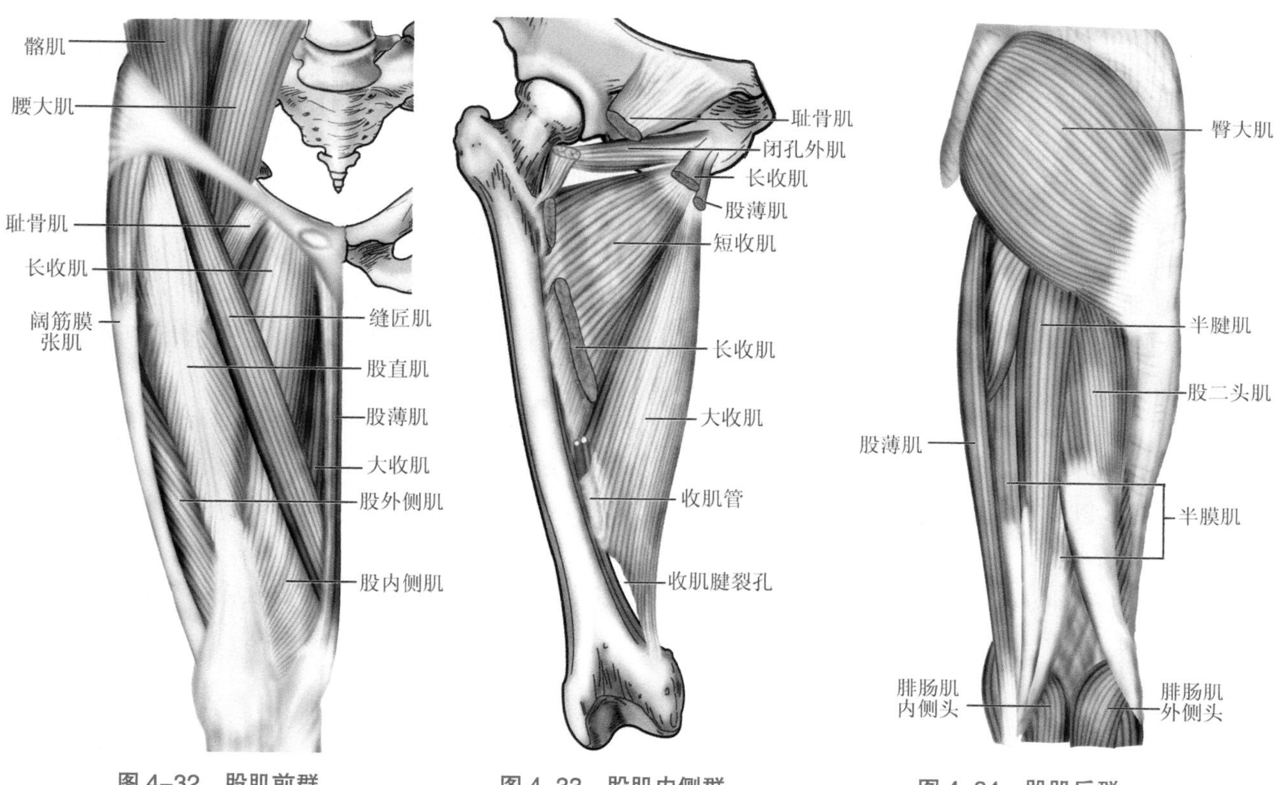

图 4–32 股肌前群

图 4–33 股肌内侧群

图 4–34 股肌后群

表 4-12 股肌的主要作用和神经支配简表

<table>
<tr><th>名称</th><th>主要作用</th><th>神经支配</th></tr>
<tr><td>缝匠肌</td><td>屈髋关节、膝关节，使屈曲的膝关节旋内</td><td rowspan="2">股神经</td></tr>
<tr><td>股四头肌</td><td>屈髋关节、伸膝关节</td></tr>
<tr><td>耻骨肌</td><td rowspan="5">内收、外旋髋关节</td><td>股神经、闭孔神经</td></tr>
<tr><td>长收肌</td><td rowspan="4">闭孔神经</td></tr>
<tr><td>股薄肌</td></tr>
<tr><td>短收肌</td></tr>
<tr><td>大收肌</td></tr>
<tr><td>股二头肌</td><td>伸髋关节、屈膝关节并旋外</td><td rowspan="3">坐骨神经</td></tr>
<tr><td>半腱肌</td><td rowspan="2">伸髋关节、屈膝关节并旋内</td></tr>
<tr><td>半膜肌</td></tr>
</table>

（二）股四头肌

★**股四头肌**（quadriceps femoris）位于股的前面和外侧，是全身中体积最大、力量最强的肌。★以4个头起始：股直肌位于股前面，起自髂前下棘；股内侧肌位于股的前内侧面，起自股骨的粗线；股外侧肌位于股的外侧面，也起自股骨的粗线；股中间肌在股直肌的深面，起自股骨体的前面。★4个头向下形成一个肌腱，包绕髌骨的前面和两侧，继而向下延续为髌韧带，止于胫骨粗隆。

★作用：伸膝关节，股直肌还可屈髋关节。

（三）内收肌群

内侧群诸肌均起自闭孔周围的耻骨支、坐骨支和坐骨结节等骨面。除股薄肌止于胫骨上端的内侧面外，其他各肌都止于股骨的粗线。大收肌尚有一个肌腱止于股骨内上髁上方的收肌结节，此肌腱与股骨之间形成一裂隙，称为收肌腱裂孔，有股血管和神经通过。

1. **股薄肌**（gracilis） 呈扁带状，位于股最内侧。
2. **耻骨肌**（pectineus） 为长方形的短肌，位于大腿上部，髂腰肌的内侧。
3. ★**长收肌**（adductor longus） 位于股上部浅层耻骨肌的内下方，为长三角形扁肌。

★作用：使髋关节内收、旋外。

4. **短收肌**（adductor brevis） 是呈三角形的扁肌，位于耻骨肌和长收肌的深面。
5. ★**大收肌**（adductor magnus） 为内侧群肌中最大的肌，呈三角形，位置较深，被上述诸肌所覆盖。

★作用：使髋关节内收、旋外。

（四）股二头肌

★**股二头肌**（biceps femoris）位于股后部外侧，有长、短2个头。长头起自坐骨结节，短头起自股骨的粗线，2个头合并后，以长肌腱止于腓骨头。

（五）半腱肌

★**半腱肌**（semitendinosus）位于股后内侧皮下，肌腱细长，约占肌的下半。★起自坐骨结节，以长腱经股骨内侧髁后面，止于胫骨上端的内侧面。

（六）半膜肌

★**半膜肌**（semimembranosus）在半腱肌的深面。★以扁而薄较长的腱膜起自坐骨结节，向下以短腱止于胫骨内侧髁的后面。

★作用：后群的3块肌均起自坐骨结节，跨髋关节和膝关节，可屈膝关节、伸髋关节；当膝关节屈曲时，股二头肌还可使小腿旋外，而半膜肌和半腱肌则可使小腿旋内。

三、小腿肌

小腿肌（muscles of the leg）比前臂肌数目少，但较粗壮，参与维持人体的直立姿势和行走。小腿肌主要的有 10 块，可分为 3 群。前群位于小腿骨间膜和胫骨的前面，有胫骨前肌、趾长伸肌和 踇 长伸肌（图 4–35）。外侧群位于腓骨的外侧，有腓骨长肌和腓骨短肌（图 4–35）。后群位于小腿骨间膜和胫骨的后面，主要有 5 块，分为浅、深两层，浅层为小腿三头肌；深层有腘肌、趾长屈肌、胫骨后肌和 踇 长屈肌（图 4–36，表 4–13）。

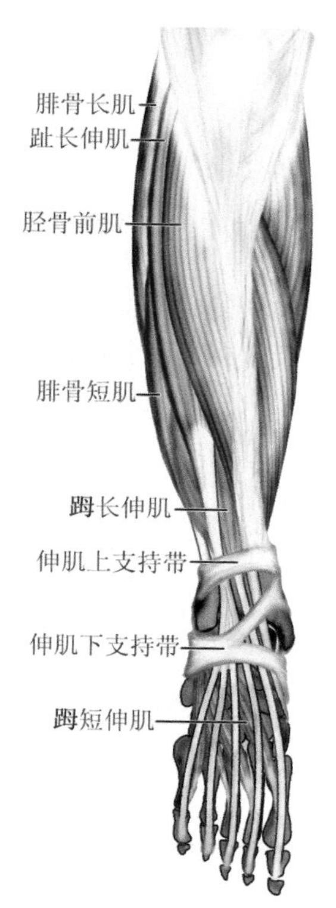

图 4–35 小腿肌前群、外侧群

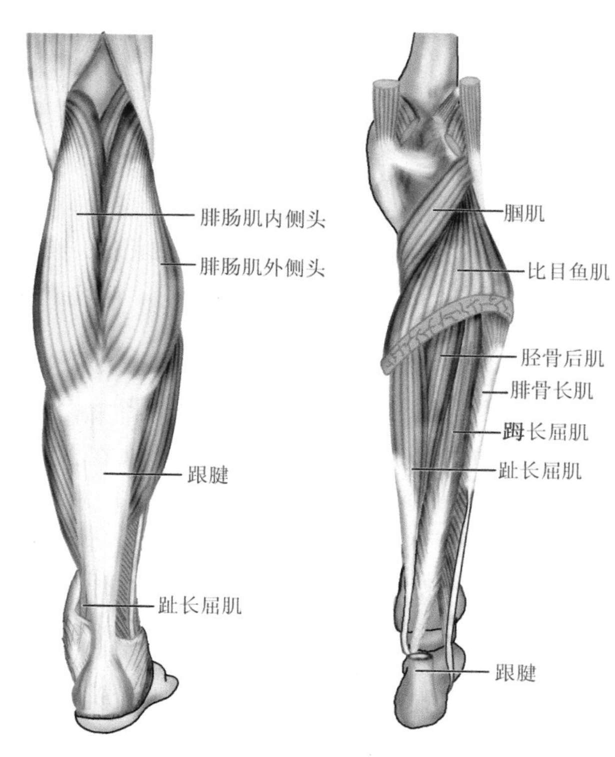

图 4–36 小腿肌后群

表 4–13 小腿肌的作用和神经支配简表

名称	主要作用	神经支配
胫骨前肌	伸（背屈）距小腿关节、内翻足	腓深神经
踇长伸肌	伸（背屈）距小腿关节、伸 踇 趾	
趾长伸肌	伸（背屈）距小腿关节、伸第 2 ~ 5 趾	
腓骨长肌	屈（跖屈）距小腿关节、外翻足	腓浅神经
腓骨短肌		
腓肠肌	屈（跖屈）距小腿关节、屈膝关节	胫神经
比目鱼肌		
腘肌	屈膝关节、内旋小腿	
趾长屈肌	屈（跖屈）距小腿关节和第 2 ~ 5 趾	
胫骨后肌	屈（跖屈）距小腿关节、内翻足	
踇长屈肌	屈（跖屈）距小腿关节、屈 踇 趾	

（一）胫骨前肌

★**胫骨前肌**（tibialis anterior）起自胫骨外侧面，肌腱向下移行为长腱，经距小腿关节前方至足的内侧缘，止于内侧楔骨和第 1 跖骨底的足底侧。

★作用：伸距小腿关节（背屈），使足内翻。

（二）踇长伸肌

踇长伸肌（extensor hallucis longus）位于胫骨前外侧，胫骨前肌和趾长伸肌之间。起自腓骨内侧面及小腿骨间膜，肌腱经距小腿关节前方至足背，止于踇趾远节趾骨底背侧。

作用：伸距小腿关节，伸踇趾。

（三）趾长伸肌

趾长伸肌（extensor digitorum longus）起自腓骨前面，在小腿下部移行为肌腱，经距小腿关节前方，至足背分为 4 条肌腱到第 2~5 趾的趾背，形成趾背腱膜，止于中节和远节趾骨底背侧。另外，趾长伸肌还分出一个肌腱，经足背外侧止于第 5 跖骨底，称为第 3 腓骨肌。

作用：伸距小腿关节，伸第 2~5 趾。此外，第 3 腓骨肌仅见于人类，可使足外翻。

（四）腓骨长肌和腓骨短肌

★**腓骨长肌**（peroneus longus）和**腓骨短肌**（peroneus brevis）皆起自腓骨的外侧面，腓骨长肌起点较高，腓骨短肌在腓骨长肌的深面。两肌的肌腱经外踝的后方转向前，在跟骨外侧面分开。★腓骨短肌腱向前止于第 5 跖骨粗隆；腓骨长肌腱绕至足底，斜行达足的内侧缘，止于内侧楔骨和第 1 跖骨底的足底侧。

★作用：可使足外翻和屈距小腿关节（跖屈）。此外，腓骨长肌腱和胫骨前肌腱在足底共同形成腱环，有维持足弓的作用。

（五）小腿三头肌

★**小腿三头肌**（triceps surae）分为浅面的腓肠肌和深面的比目鱼肌。★**腓肠肌**（gastrocnemius）有内、外侧 2 个头，分别起自股骨内、外侧髁的后面，2 个头在小腿中部融合成一个肌腹，向下移行于强厚的肌腱。★**比目鱼肌**(soleus)起自胫、腓骨后面上部，肌束向下移行为肌腱。腓肠肌和比目鱼肌的肌腱合成粗大的**跟腱**(tendo calcaneus)，止于跟骨结节。

★作用：屈距小腿关节（跖屈）和膝关节；除了与维持人体站立时足与小腿的稳定性有关之外，对于行走、跑和跳都有十分重要的作用。

（六）腘肌

腘肌（popliteus）斜位于腘窝底，起自股骨外侧髁，止于胫骨比目鱼肌线以上的骨面。

作用：屈膝关节，当膝关节屈曲时可使小腿旋内。

（七）趾长屈肌

趾长屈肌(flexor digitorum longus)位于胫侧。起于胫骨后面，肌腱经内踝后方至足底，在足底分为 4 条肌腱，分别止于第 2~5 趾的远节趾骨底。

作用：屈距小腿关节（跖屈）和第 2~5 趾。

（八）胫骨后肌

★**胫骨后肌**（tibialis posterior）位于趾长屈肌腓侧。起自胫骨、腓骨和小腿骨间膜的后面，肌腱经内踝后方至足底内侧，止于足舟骨、中间楔骨和外侧楔骨足底侧。

★作用：屈距小腿关节（跖屈）和使足内翻。

（九）踇长屈肌

踇长屈肌（flexor hallucis longus）位于胫骨后肌腓侧。起自腓骨后面，肌腱经内踝后方至足底，止于踇趾远节趾骨底。

作用：屈距小腿关节（跖屈）和踇趾。

四、足肌

足肌（muscles of the foot）可分为足背肌和足底肌。足背肌较薄弱，为伸踇趾和伸第 2~4 趾的小肌。足底肌的配布情况和作用与手掌肌相似。足肌也分为内侧群、外侧群和中间群，但无与拇对掌肌、小指对掌肌相当的肌。内侧群有踇展肌、踇短屈肌和踇收肌；外侧群有小趾展肌和小趾短屈肌，作用于小趾；中间群有趾短屈肌、足底方肌、4 块蚓状肌和 7 块骨间肌。足肌的主要作用是维持足弓。

五、下肢的局部记载

（一）梨状肌上孔和梨状肌下孔

梨状肌上孔（suprapiriform foramen）和**梨状肌下孔**（infrapiriform foramen）位于臀大肌的深面。*梨状肌上孔位于梨状肌上缘与坐骨大孔上缘之间，内有臀上血管和神经出入盆腔；梨状肌下孔位于梨状肌下缘与坐骨大孔下缘之间，有坐骨神经、股后皮神经、臀下血管和神经、阴部内血管和阴部神经出入盆腔。

（二）股三角

股三角（femoral triangle）在大腿前面的上部，上界为腹股沟韧带，内侧界为长收肌的内侧缘，外侧界为缝匠肌的内侧缘。股三角内有股神经、股血管和淋巴结等。

（三）收肌管

收肌管（adductor canal）位于大腿中部、缝匠肌的深面，在大收肌和股内侧肌之间。前壁有大收肌腱板架于股内侧肌与大收肌之间。管的上口通向股三角尖，下口为收肌腱裂孔，通腘窝。管内有股血管和隐神经等通过。

（四）腘窝

腘窝（popliteal fossa）在膝关节的后方，呈菱形。腘窝的上外侧界为股二头肌，上内侧界为半腱肌和半膜肌，下外侧界和下内侧界分别为腓肠肌的外侧头和内侧头，底为膝关节囊。腘窝内有腘血管、胫神经、腓总神经、脂肪和淋巴结等。

六、运动下肢主要关节的肌

（一）运动髋关节的肌

髂腰肌是髋关节最有力的屈肌，缝匠肌的屈髋关节也很重要，阔筋膜张肌和股直肌的屈髋关节作用较弱。臀中肌和臀小肌的前部肌束及位于大腿前面的内收肌群（大收肌的坐骨部分除外），对屈髋关节也有辅助作用。伸髋关节的主要肌有臀大肌、半腱肌、半膜肌、股二头肌（其短头除外）及大收肌的坐骨部分，臀中肌和臀小肌的后部肌束对伸髋关节也有辅助作用。使髋关节内收的主要肌是内收肌群，其他如臀大肌、半腱肌、半膜肌、股二头肌、股薄肌和髂腰肌等也起辅助作用。臀中肌和臀小肌是髋关节的主要外展肌。另外，臀中肌和臀小肌的前部肌束使髋关节旋内，阔筋膜张肌起辅助旋内的作用。所有位于臀部的肌对髋关节皆有旋外作用。

（二）运动膝关节的肌

伸膝关节的主要肌是股四头肌，足固定不动时臀大肌、阔筋膜张肌也起一定作用。膝关节的主要屈肌有半腱肌、半膜肌、股二头肌、缝匠肌和腓肠肌等。膝关节在屈曲时，半腱肌、半膜肌、缝匠肌、股薄肌和腘肌使之旋内。股二头肌是膝关节的主要旋外肌。膝关节屈曲时，阔筋膜张肌对小腿旋外也起一定作用。

（三）运动距小腿关节的肌

距小腿关节的跖屈肌主要是腓肠肌和比目鱼肌，胫骨后肌、跗长屈肌、趾长屈肌、腓骨长肌和腓骨短肌也对距小腿关节跖屈起一定辅助的作用。距小腿关节的主要背屈肌是胫骨前肌，跗长伸肌、趾长伸肌对于足的背屈也有辅助作用。足内翻的主要肌是胫骨前、后肌，足外翻肌为腓骨长肌、腓骨短肌和第3腓骨肌。

第七节　体表的肌性标志

一、头颈部

1. 咬肌　当牙咬紧时，在下颌角的前上方、颧弓下方可摸到坚硬的条状隆起。
2. 颞肌　当牙咬紧时，在颧弓上方的颞窝可摸到坚硬的隆起。
3. 胸锁乳突肌　当头部向一侧转动时，在对侧可明显看到从前下方斜向后上方呈长条状的隆起。

二、躯干部

1. 斜方肌　在项部和背上部，可见其外上缘的斜行轮廓。

2. 背阔肌　在背下部可见此肌的轮廓。它的外下缘参与形成腋后襞。

3. 竖脊肌　脊柱两旁的纵行肌性隆起。

4. 胸大肌　胸前壁较膨隆的肌性隆起，其下缘参与构成腋前襞。

5. 前锯肌　在胸部外侧壁，发达者可见其肌齿。

6. 腹直肌　腹前正中线两侧的纵行隆起，肌发达者可见脐以上有 3 条横沟，即为腹直肌腱划。

三、上肢

1. 三角肌　在肩部形成圆隆的外形，其止点在臂外侧中部呈现一小凹。

2. 肱二头肌　当屈肘握拳旋后时，可明显在臂前面见到膨隆的肌腹。在肘窝中央，亦可摸到此肌的肌腱。

3. 肱三头肌　位于臂部后面，三角肌后缘的下方可见到其长头。

4. 肱桡肌　在握拳用力屈肘时，在肘部外侧可见其膨隆肌腹。

5. 掌长肌　当手用力半握拳屈腕时，在腕前方的中份、腕横纹的上方可明显见此肌的肌腱。

6. 桡侧腕屈肌　握拳时，在掌长肌腱的桡侧可见此肌的肌腱。

7. 尺侧腕屈肌　用力外展手指半屈腕时，在腕的尺侧可见此肌的肌腱。

8. 鼻咽窝　在腕背侧面。当拇指伸直外展时，自桡侧向尺侧可见拇长展肌、拇短伸肌和拇长伸肌肌腱。在后二肌腱之间有深的凹陷，称鼻咽窝。

9. 指伸肌腱　伸直手指，在手背可见此肌至第 2~5 指的肌腱。

四、下肢

1. 股四头肌　在大腿屈和内收时，可见股直肌在缝匠肌和阔筋膜张肌所组成的夹角内，股内侧肌和股外侧肌正在大腿前面的下部，分别位于股直肌的内、外侧。

2. 臀大肌　在臀部形成圆隆的外形。

3. 股二头肌　在腘窝的外上界，可摸到它的肌腱止于腓骨头。

4. 半腱肌、半膜肌　在腘窝的内上界，可摸到它们的肌腱止于胫骨，其中半腱肌肌腱较窄，位置浅表且略靠外，而半膜肌肌腱粗而圆钝，它位于半腱肌的深面、内侧。

5. 踇长伸肌　当用力伸踇趾时，在距小腿关节前方和足背可摸到此肌的肌腱。

6. 胫骨前肌　在距小腿关节的前方，踇长伸肌腱的内侧可摸到此肌的肌腱。

7. 趾长伸肌　当足背屈时，在距小腿关节前方，踇长伸肌腱的外侧可摸到此肌的肌腱。在伸趾时，在足背可清晰见到至各趾的肌腱。

8. 小腿三头肌（腓肠肌和比目鱼肌）　在小腿后面，可见到该肌膨隆的肌腹和跟腱。

小结

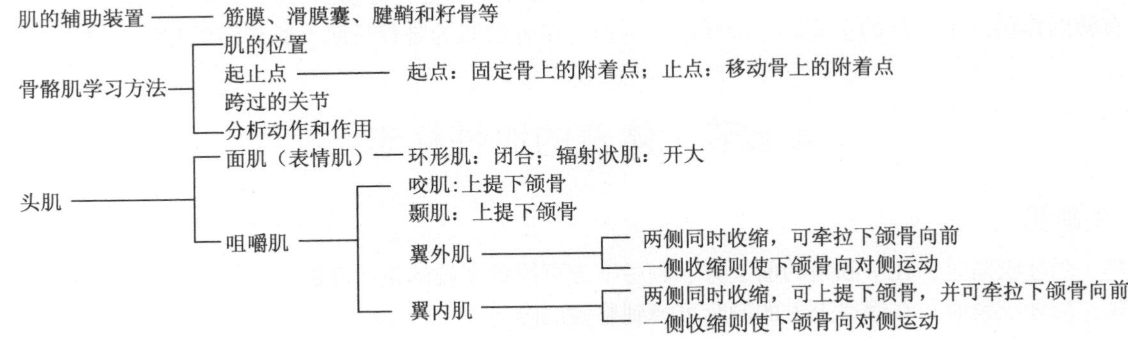

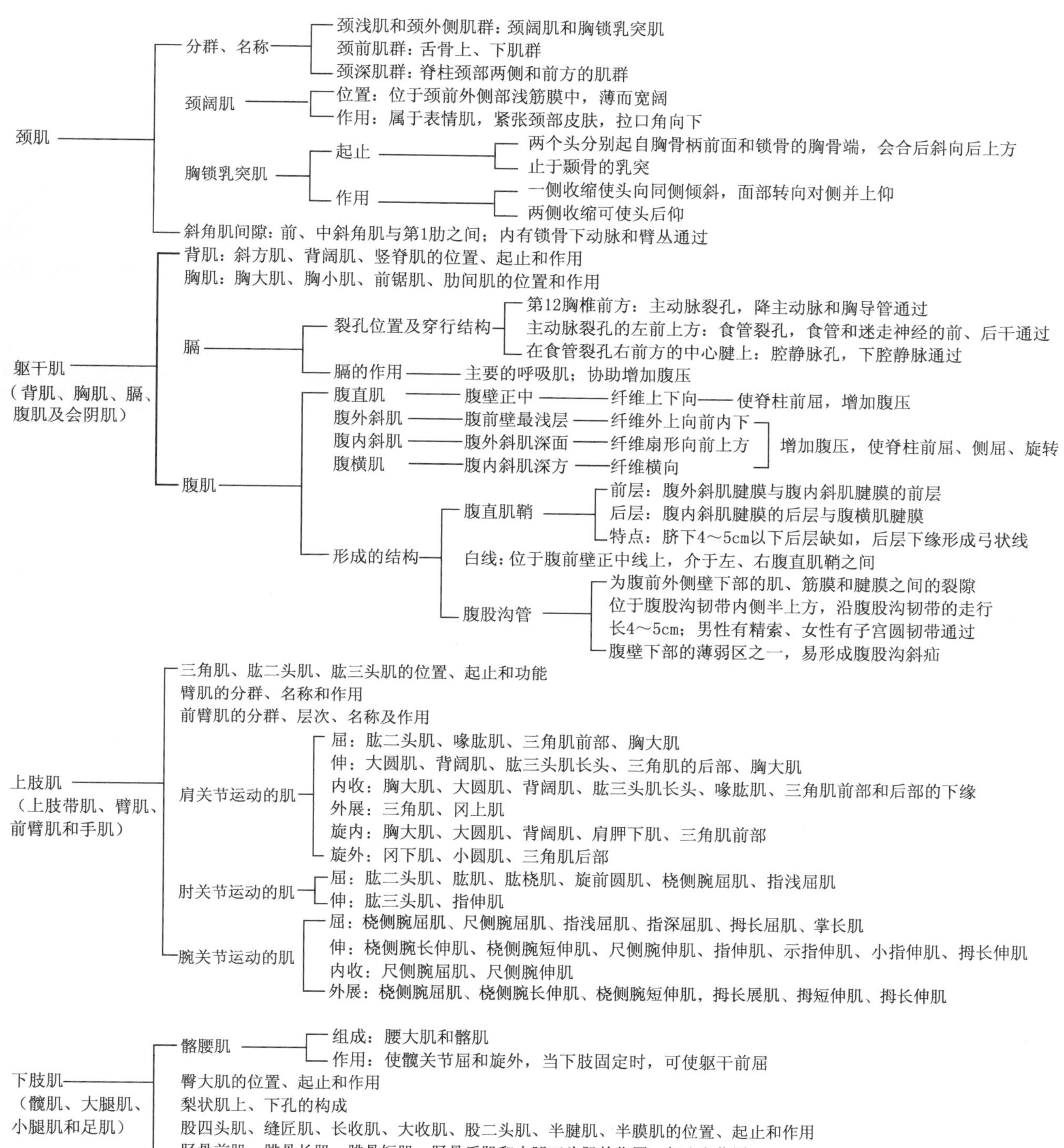

颈肌
分群、名称
颈浅肌和颈外侧肌群：颈阔肌和胸锁乳突肌
颈前肌群：舌骨上、下肌群
颈深肌群：脊柱颈部两侧和前方的肌群
颈阔肌
位置：位于颈前外侧部浅筋膜中，薄而宽阔
作用：属于表情肌，紧张颈部皮肤，拉口角向下
胸锁乳突肌
起止
两个头分别起自胸骨柄前面和锁骨的胸骨端，会合后斜向后上方
止于颞骨的乳突
作用
一侧收缩使头向同侧倾斜，面部转向对侧并上仰
两侧收缩可使头后仰
斜角肌间隙：前、中斜角肌与第1肋之间；内有锁骨下动脉和臂丛通过
躯干肌
（背肌、胸肌、膈、腹肌及会阴肌）
背肌：斜方肌、背阔肌、竖脊肌的位置、起止和作用
胸肌：胸大肌、胸小肌、前锯肌、肋间肌的位置和作用
膈
裂孔位置及穿行结构
第12胸椎前方：主动脉裂孔，降主动脉和胸导管通过
主动脉裂孔的左前上方：食管裂孔，食管和迷走神经的前、后干通过
在食管裂孔右前方的中心腱上：腔静脉孔，下腔静脉通过
膈的作用
主要的呼吸肌；协助增加腹压
腹肌
腹直肌
腹壁正中
纤维上下向
使脊柱前屈，增加腹压
腹外斜肌
腹前壁最浅层
纤维外上向前内下
腹内斜肌
腹外斜肌深面
纤维扇形向前上方
腹横肌
腹内斜肌深方
纤维横向
增加腹压，使脊柱前屈、侧屈、旋转
形成的结构
腹直肌鞘
前层：腹外斜肌腱膜与腹内斜肌腱膜的前层
后层：腹内斜肌腱膜的后层与腹横肌腱膜
特点：脐下4～5cm以下后层缺如，后层下缘形成弓状线
白线：位于腹前壁正中线上，介于左、右腹直肌鞘之间
腹股沟管
为腹前外侧壁下部的肌、筋膜和腱膜之间的裂隙
位于腹股沟韧带内侧半上方，沿腹股沟韧带的走行
长4～5cm；男性有精索、女性有子宫圆韧带通过
腹壁下部的薄弱区之一，易形成腹股沟斜疝
上肢肌
（上肢带肌、臂肌、前臂肌和手肌）
三角肌、肱二头肌、肱三头肌的位置、起止和功能
臂肌的分群、名称和作用
前臂肌的分群、层次、名称及作用
肩关节运动的肌
屈：肱二头肌、喙肱肌、三角肌前部、胸大肌
伸：大圆肌、背阔肌、肱三头肌长头、三角肌的后部、胸大肌
内收：胸大肌、大圆肌、背阔肌、肱三头肌长头、喙肱肌、三角肌前部和后部的下缘
外展：三角肌、冈上肌
旋内：胸大肌、大圆肌、背阔肌、肩胛下肌、三角肌前部
旋外：冈下肌、小圆肌、三角肌后部
肘关节运动的肌
屈：肱二头肌、肱肌、肱桡肌、旋前圆肌、桡侧腕屈肌、指浅屈肌
伸：肱三头肌、指伸肌
腕关节运动的肌
屈：桡侧腕屈肌、尺侧腕屈肌、指浅屈肌、指深屈肌、拇长屈肌、掌长肌
伸：桡侧腕长伸肌、桡侧腕短伸肌、尺侧腕伸肌、指伸肌、示指伸肌、小指伸肌、拇长伸肌
内收：尺侧腕屈肌、尺侧腕伸肌
外展：桡侧腕屈肌、桡侧腕长伸肌、桡侧腕短伸肌，拇长展肌、拇短伸肌、拇长伸肌
下肢肌
（髋肌、大腿肌、小腿肌和足肌）
髂腰肌
组成：腰大肌和髂肌
作用：使髋关节屈和旋外，当下肢固定时，可使躯干前屈
臀大肌的位置、起止和作用
梨状肌上、下孔的构成
股四头肌、缝匠肌、长收肌、大收肌、股二头肌、半腱肌、半膜肌的位置、起止和作用
胫骨前肌、腓骨长肌、腓骨短肌、胫骨后肌和小腿三头肌的位置、起止和作用

第二篇

内脏学

内脏（viscera）包括消化系统、呼吸系统、泌尿系统和生殖系统，主要位于胸腔、腹腔和盆腔内，消化系统和呼吸系统的部分器官位于头、颈部；泌尿系统、生殖系统和消化系统的部分器官位于会阴部。内脏各器官是机体完成新陈代谢的最主要部位。研究内脏器官的形态结构及位置关系的科学，称为内脏学。在形态和发生上，胸膜、腹膜、会阴与内脏器官的关系密切，属于内脏学范畴。

消化系统、呼吸系统、泌尿系统和生殖系统均由一套连续的管道和一个或几个实质性器官组成，由于内脏各系统具有摄取或排出某些物质的功能，因此均有孔道直接或间接与外界相通。按照其构造，可将内脏各系统的器官分为中空性器官和实质性器官两大类。**中空性器官**（tubular organ）多呈管状或囊状，内部均有空腔；**实质性器官**（parenchymatous organ）多属于腺组织，表面包裹有结缔组织被膜或浆膜，如肝、胰、肾等。结缔组织被膜深入到器官实质内，可以将器官实质分隔成若干个小单位，如肝小叶等。分布于实质性器官的血管、神经、淋巴管以及该器官的导管等，在出入器官之处常为一凹陷，称为该器官的**门**（hilum 或 porta），如肝门、肺门等。出入实质性器官门的结构被结缔组织或浆膜包裹形成**根**（root）或**蒂**（pedicle）。

第 5 章　消化系统

★消化系统由消化管和消化腺组成（图 5–1）。**消化管**（alimentary canal）各部分的形态各异，从口腔至肛门的管道依次有口腔、咽、食管、胃、小肠（十二指肠、空肠、回肠）和大肠（盲肠、阑尾、结肠、直肠、肛管）。▲★临床上常将口腔至十二指肠的消化管称为**上消化道**，空肠及其以下的消化管称为**下消化道**。**消化腺**（alimentary gland）的位置和体积不同，可分为大消化腺和小消化腺。大消化腺为单个或成对存在的独立器官，位于消化管壁外，其分泌的消化液经导管流入消化管内，如肝、胰和大唾液腺。小消化腺位于消化管壁的黏膜层或黏膜下层内，如舌腺、唇腺、胃腺和肠腺等。

消化系统的主要功能是消化食物、吸收营养和排出食物残渣。此外，消化管内淋巴组织产生的淋巴细胞，具有免疫功能。

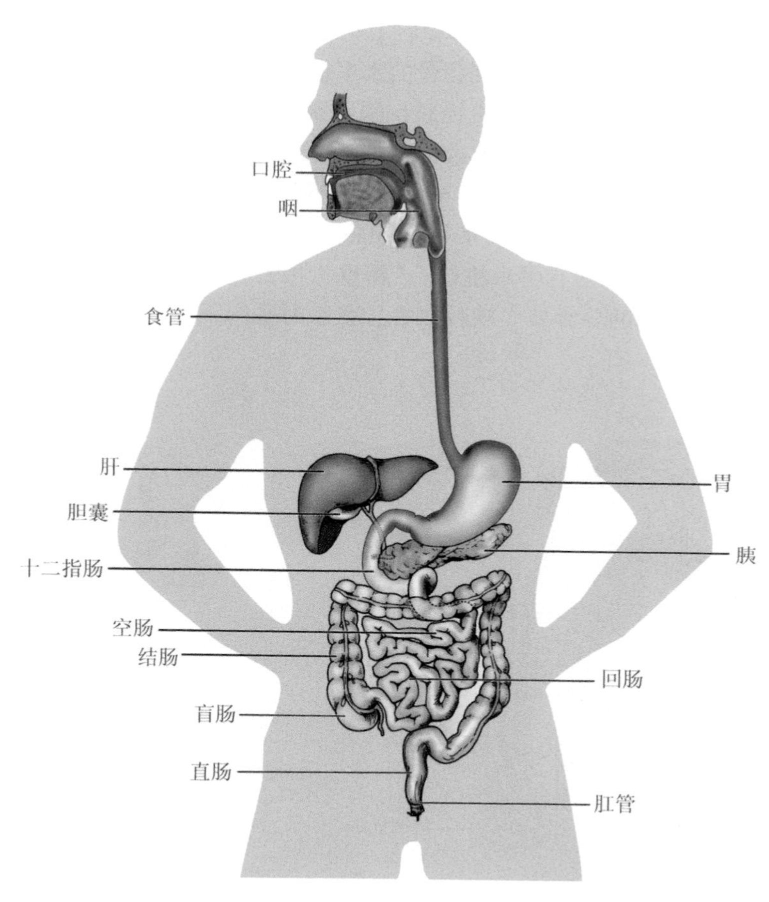

图 5–1　消化系统

第一节　口　腔

口腔（oral cavity）为消化管的起始部，上壁为腭，下壁为口腔底，前壁为口唇，两侧壁为颊。口腔向前方经口裂通向外界，向后方经咽峡与咽相通。

口腔借上、下颌骨的牙弓（牙槽突和牙列）及牙龈分为后内侧部的**固有口腔**（oral cavity proper）和前外侧部的**口腔前庭**（oral vestibule）（图 5–2）。前者是上、下颌牙弓及牙龈所围成的空腔；后者是口唇和颊与上、下颌牙弓及牙龈之间呈蹄铁形的狭窄空隙。当上、下颌的牙咬合时，两者之间经第三磨牙后方的空隙相通，患者牙关紧闭时可经此处插管。

一、口唇

口唇（oral lip）分为上、下唇，两者在外侧端的结合处称**口角**（angle of mouth），约平对第一前磨牙。上唇两侧与颊相交界处，各有一呈弧形的浅沟称**鼻唇沟**（nasolabial sulcus）。上唇外面的中线上有一纵行浅沟称**人中**（philtrum）。在上、下唇内面的正中线上分别有上、下唇系带，自口唇连于牙龈基部。口唇的外面为皮肤，内面为黏膜，中间为口轮匝肌。口唇的游离缘是皮肤与黏膜的移行部，称**唇红**（rubor labiorum），内含丰富的毛细血管，色泽红润；当缺氧时则呈绛紫色，临床上称为发绀。

二、颊

颊（cheek）构成口腔的两侧壁，属于颌面的一部分。颊由皮肤、颊肌和黏膜组成。在上颌第二磨牙牙冠相对的颊黏膜上有**腮腺管乳头**（papilla of parotid duct），为腮腺管的开口部位。

三、腭

腭（palate）分隔鼻腔与口腔，由前2/3的硬腭和后1/3的软腭构成。

硬腭（hard palate）由骨腭（上颌骨的腭突和腭骨的水平板）及其表面覆盖的厚而致密的黏膜构成。

软腭（soft palate）由腭肌（腭帆张肌、腭帆提肌、腭舌肌、腭咽肌、腭垂肌）（图5-3）及其表面覆盖的黏膜构成。软腭斜向后下方的部分，称**腭帆**（velum palatinum），后缘游离，其正中部有垂向下方的突起，称**腭垂**（uvula）或悬雍垂。自腭帆两侧各向下方延续为2条黏膜皱襞，前方的一对称**腭舌弓**（palatoglossal arch），向下移行于舌根外侧；后方的一对称**腭咽弓**（palatopharyngeal arch），向下移行于咽侧壁。两黏膜皱襞之间的三角形隐窝为扁桃体窝，容纳有腭扁桃体。*腭垂、腭帆游离缘、两侧腭舌弓和舌根共同围成**咽峡**（isthmus of fauces），为口腔与咽的分界处。软腭在静止状态时垂向下方，当吞咽或说话时软腭上提并贴于咽后壁，将口咽与鼻咽相分隔。

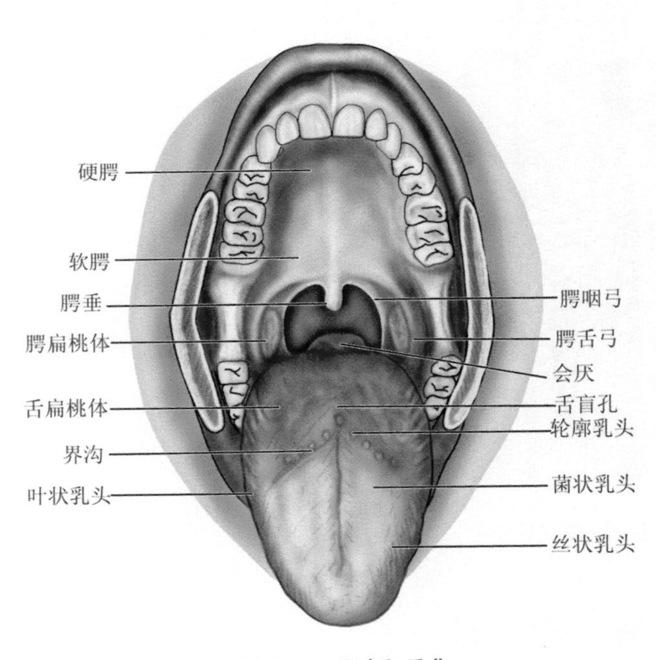

图5-2 咽峡和舌背

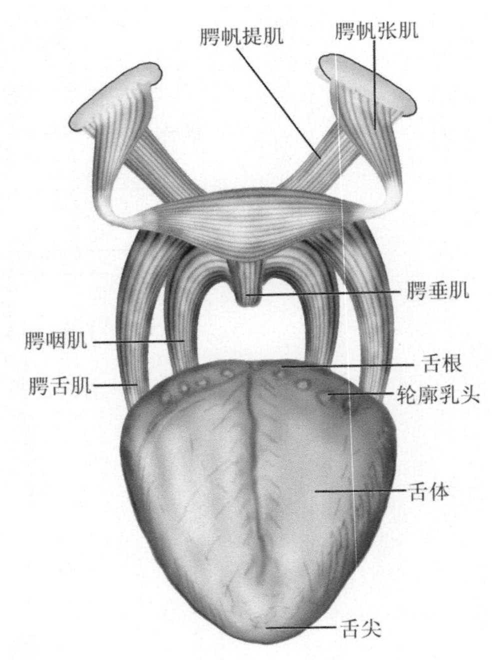

图5-3 腭肌

四、牙

牙（teeth）镶嵌于上、下颌骨的牙槽突内，呈弓形排列。牙是人体内最坚硬的器官，有咀嚼和辅助发音等重要功能。

（一）牙的种类和排列

在人的一生中，先后有乳牙和恒牙两组牙萌出。第一组为**乳牙**（deciduous tooth），一般在出生后 6 个月开始萌出，至 3 岁左右出齐，上、下颌各有 10 个，共 20 个。第二组为**恒牙**（permanent tooth），6 岁左右乳牙开始逐渐脱落，第一磨牙首先萌出，约在 14 岁左右大部分恒牙萌出。第三磨牙萌出最迟，称迟牙或**智牙**（wisdom tooth），约 30% 人终身不萌出。恒牙的上、下颌各 16 个，全部萌出共 32 个。

根据牙的形态和功能，乳牙和恒牙均可分为**切牙**（incisor）、**尖牙**（canine tooth）和**磨牙**（molar），恒牙又有磨牙和**前磨牙**（premolar）之分。切牙、尖牙分别用以咬切和撕扯食物，磨牙和前磨牙则可以研磨和粉碎食物。

乳牙和恒牙的名称及排列顺序如图 5–4、图 5–5 所示。临床上为迅速、准确而简便地记录各牙的位置，★常以检查者的方位为准，以“+”记号划分成上、下颌和左、右区，自正中线向两侧按序号代表各牙。用罗马数字Ⅰ～Ⅴ表示乳牙，用阿拉伯数字 1~8 表示恒牙，如“⌊6”表示左上颌第一磨牙，“V⌉”则表示右下颌第二乳磨牙。

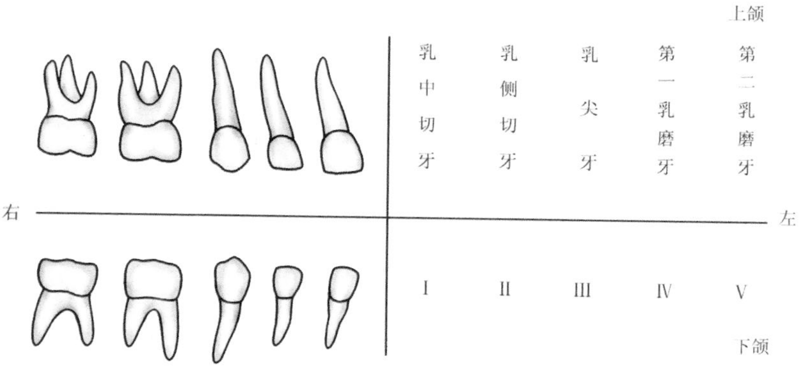

第5章

图 5–4　乳牙的名称及符号

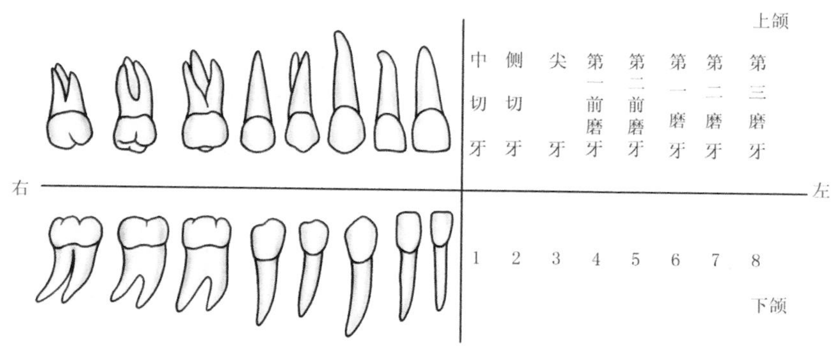

图 5–5　恒牙的名称及符号

（二）牙的形态

牙的形状和大小虽然不尽相同，但其基本形态均可分为牙冠、牙根和牙颈（图 5–6）。

牙冠（crown of tooth）暴露于口腔内，色白而有光泽。牙冠的形态与各牙的功能相适应。切牙的牙冠扁平，呈凿状；尖牙的牙冠呈锥形；前磨牙的牙冠呈方圆形；磨牙的牙冠最大，呈方形。**牙根**（root of tooth）镶嵌入牙槽突内。切牙和尖牙有 1 个牙根，前磨牙有 1~2 个牙根，下颌磨牙有 2 个牙根，上颌磨牙有 3 个牙根。**牙颈**（neck of tooth）是牙冠与牙根之间的部分，常被牙龈包绕。

牙内的空腔称**牙腔**（dental cavity）或髓腔，其内容纳牙髓。牙腔在牙冠内的腔隙较宽阔，称牙冠腔。牙根内的牙腔呈细管状，称牙根管，此管开口于牙根尖端的根尖孔，牙的血管和神经通过根尖孔和牙根管进入牙冠腔。

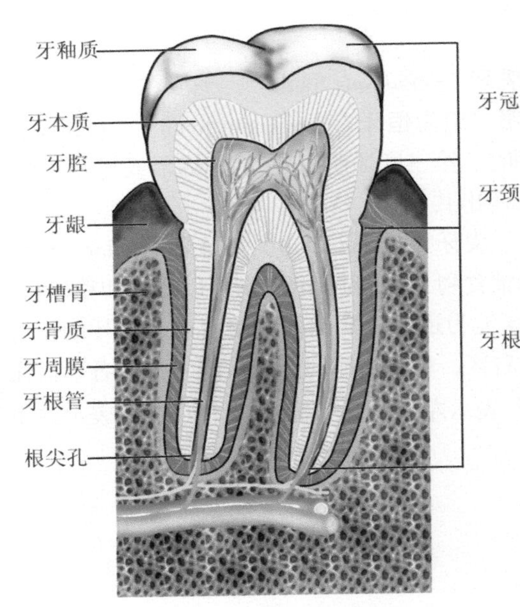

图 5-6　下颌磨牙纵切面

（三）牙的构造

牙由牙本质、牙釉质、牙骨质和牙髓构成（图 5-6），前三者均为高度钙化的坚硬组织。**牙本质**（dentine）构成牙的主体部分，呈淡黄色，硬度仅次于牙釉质。**牙釉质**（tooth enamel）覆盖于牙冠的牙本质外面，是人体最坚硬的组织，呈半透明状。**牙骨质**（cement）覆盖于牙根和牙颈的牙本质外面，其结构与骨组织类似。**牙髓**（dental pulp）位于牙腔内，由结缔组织、神经和血管共同构成，由于牙髓含有丰富的感觉神经末梢，因此牙髓发炎时可引起剧烈疼痛。

（四）牙周组织

牙周组织由牙周膜、牙槽骨和牙龈构成，对牙有保护、固定和支持作用。**牙周膜**（periodontal membrane）是位于牙槽骨与牙根之间的致密结缔组织，具有固定牙根和缓解咀嚼时所产生压力的作用。**牙槽骨**（alveolar bone）为上、下颌骨的牙槽突，骨壁呈多孔的骨板，对牙周膜纤维有附着固定作用；当牙脱落后，牙槽骨会逐渐萎缩、变形或消失。**牙龈**（gingiva）是口腔黏膜的延续部分，紧贴于牙颈周围及其邻近的牙槽骨，血管丰富，呈淡红色，坚韧且有弹性，因缺少黏膜下层而直接与骨膜相连，故牙龈不能移动。

五、舌

舌（tongue）邻近口腔底，由骨骼肌及其表面覆盖的黏膜构成，有协助咀嚼和吞咽食物、感受味觉、辅助发音等功能。

（一）舌的形态

★舌可分为前部的**舌体**（body of tongue）和后部的**舌根**（root of tongue），两者在舌背以向前开放的“V”形浅沟、界沟为界（图 5-2）。界沟的尖端处有一小凹，称舌盲孔。舌体占舌的前 2/3，为舌可活动的游离部分，其前端为**舌尖**（apex of tongue）。舌的上面为舌背，下面为舌腹，上、下面相移行的两侧缘为舌侧缘。舌根占舌的后 1/3，以舌肌固定于舌骨和下颌骨，两侧与咽峡侧壁相连；舌根的游离面向后朝向咽部，延续于会厌的腹侧面。

（二）舌的构造

1. ★*舌黏膜*　被覆于舌的表面，在舌根部向两侧返折至咽侧壁，向后方与会厌黏膜相延续。★在舌腹面，黏膜返折至口腔底，延续为下颌骨牙槽突内面的牙龈。不同部位的舌黏膜，其形态结构不完全一致。舌背的黏膜呈淡红色，其表面可见许多小突起，统称为**舌乳头**（papilla of tongue），根据其形态及功能分为 4 类。**丝状乳头**（filiform papilla）遍布于舌背前 2/3，体积较小，数目最多，呈白色；**菌状乳头**（fungiform papilla）散在于丝状乳头之间，以舌尖和舌侧缘较多见，数目较少，呈红色小点状；**叶状乳头**（foliate papilla）位于舌侧缘的后部，呈叶片形的黏膜皱襞，人类的该乳头并不发达；**轮廓乳头**（vallate papilla）位于界沟的前方，有 7~11 个，体积最大，其中央部隆起，周围有沟环绕。★菌状乳头、叶状乳头、轮廓乳头和软腭、会厌等处的黏膜上皮中含有味觉感受器，即味蕾，能够感受酸、甜、苦、咸等味觉。★丝状乳头无味蕾，不能感受味觉，仅有一般感觉功能。

★在舌根背面的黏膜内，可见由淋巴组织形成的大小不等的丘状隆起，称**舌扁桃体**（lingual tonsil）。

舌腹面的黏膜薄而光滑，在舌正中线上形成一黏膜皱襞，向下方连于口腔底的前部，称**舌系带**（frenulum of tongue）。在舌系带根部的两侧各有一对小圆形隆起，称**舌下阜**（sublingual caruncle），有下颌下腺管和舌下腺大管的开口。自舌下阜向口底后外侧延续的带状黏膜皱襞，称**舌下襞**（sublingual fold），其深面有舌下腺。舌下腺小管开口于舌下襞（图 5-7）。

2. *舌肌*　为骨骼肌，分为舌内肌和舌外肌。舌内肌构成舌的主体部分，肌的起、止点均位于舌内，按照肌纤维的排列方向，分为舌纵肌、舌横肌和舌垂直肌（图 5-8）。舌内肌收缩时，可使舌缩短、变窄或变薄，从而改变舌的形态。舌外肌起自舌周围各骨，止于舌内，有颏舌肌、舌骨舌肌、茎突舌肌和腭舌肌（图 5–9）。★**颏舌肌**（genioglossus）是一对强有力的肌，起自下颌体后面的颏棘，肌纤维呈扇形向后上方分散，止于舌中线的两侧。★当两侧颏舌肌同时收缩，可使舌伸向前下方，即伸舌。★一侧颏舌肌收缩，可使舌尖伸向对侧。★当一侧颏舌肌瘫痪后，患者伸舌时舌尖偏向肌瘫痪侧。

六、唾液腺

唾液腺（salivary gland）位于口腔周围，能分泌并向口腔内排出唾液。唾液腺分为两类。小唾液腺位于口腔各部的黏膜内，属于黏液腺，如唇腺、颊腺、腭腺和舌腺等。大唾液腺有 3 对，包括腮腺、下颌下腺和舌下腺（图 5–10）。

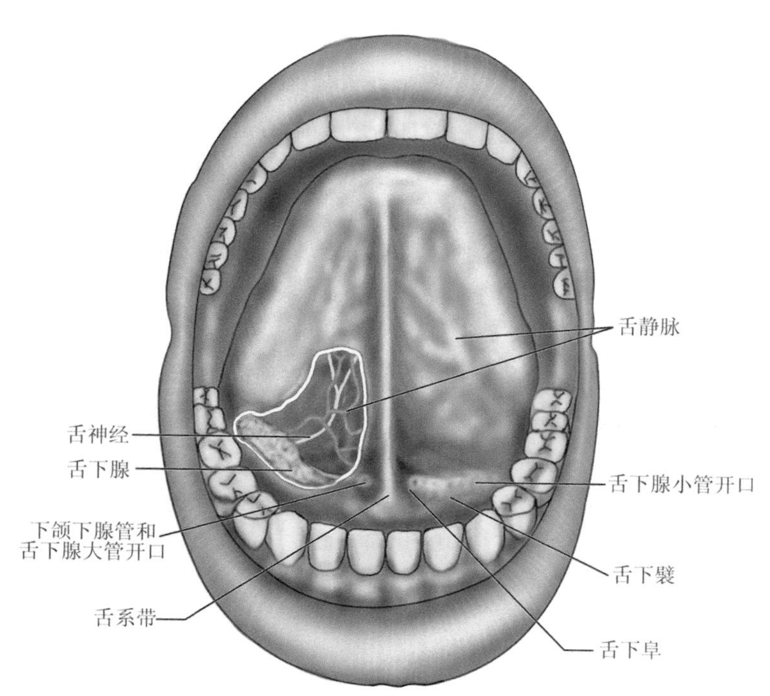

图 5–7　舌下面

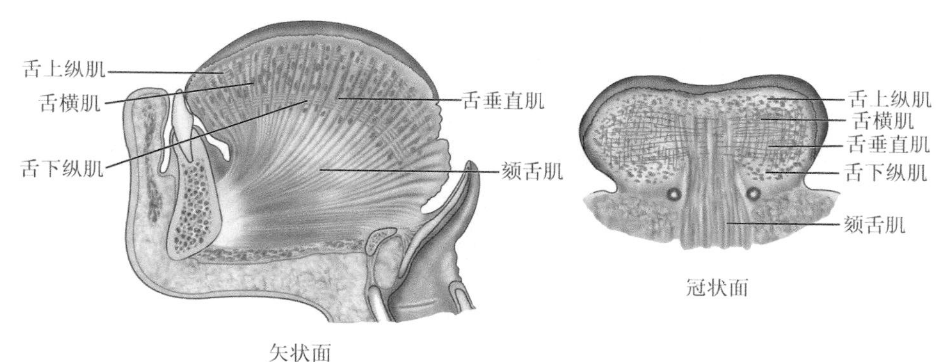

图 5–8　舌内肌

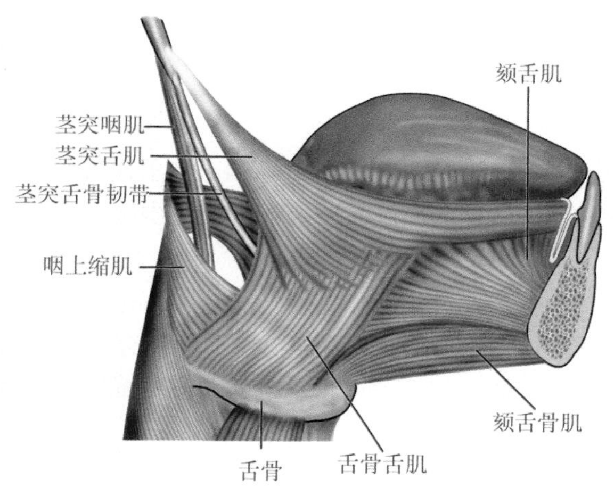

图 5–9　舌外肌

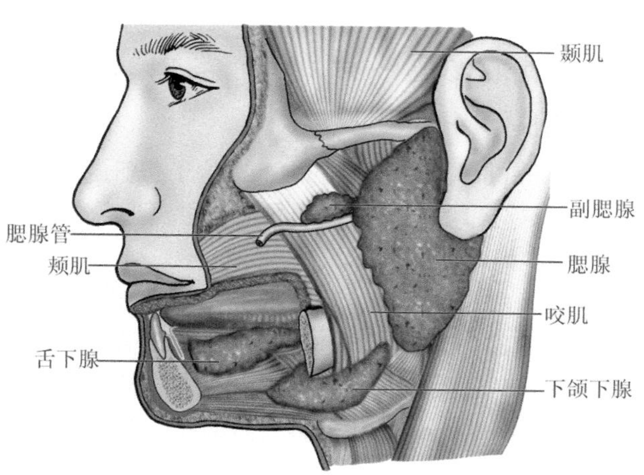

图 5–10　大唾液腺

（一）腮腺

★**腮腺**（parotid gland）的形状不规则，体积最大，可分为浅、深部。浅部略呈三角形，向上到达颧弓，向下至下颌角，向前至咬肌后 1/3 的浅面，向后延续于腮腺深部。深部伸入下颌支与胸锁乳突肌之间的下颌后窝内，其顶端可到达咽侧壁。**腮腺管**（parotid duct）自腮腺浅部的前缘发出，在颧弓下方一横指处行向前方，横过咬肌浅面，至咬肌前缘处急转向内侧，斜穿颊肌，在黏膜下潜行一段距离，然后★开口于上颌第二磨牙牙冠相对的颊黏膜上的腮腺管乳头。**副腮腺**（accessory parotid gland）的出现率约为 35%，分布于腮腺管附近，形状不定、大小不等，其导管汇入腮腺管。

（二）下颌下腺

★**下颌下腺**（submandibular gland）呈扁椭圆形，位于下颌体下缘与二腹肌前、后腹围成的下颌下三角内，其导管自下颌下腺的深部发出，沿口腔底黏膜深面向前行，★开口于舌下阜。

（三）舌下腺

★**舌下腺**（sublingual gland）呈扁长圆形，较小，位于口腔底的舌下襞深面。舌下腺导管分为大、小管，★大管仅 1 条，与下颌下腺管共同开口于舌下阜；★小管约 10 条，直接开口于舌下襞。

第二节　咽

咽是消化管上端的膨大处，呈上宽下窄、前后略扁的漏斗形肌性管道，长约 12cm，为消化管和呼吸道的共用通道。★咽位于第 1~6 颈椎体的前方，上端起自颅底，下端约在第 6 颈椎体下缘或环状软骨平面移行于食管（图 5–11）。★咽的前壁不完整，分别与鼻腔、口腔和喉腔相通。★根据咽前方的毗邻结构，以腭帆游离缘和会厌上缘平面为界，将咽分为鼻咽、口咽和喉咽，其中口咽、喉咽是消化管和呼吸道的共同通道。

一、鼻咽

鼻咽（nasopharynx）是咽的上部，位于鼻腔后方，向上到达颅底，向下至腭帆游离缘平面延续于口咽，向前方经鼻后孔通鼻腔。

在鼻咽的两侧壁距下鼻甲后端约 1cm 处，有呈三角形或镰状的**咽鼓管咽口**（pharyngeal opening of auditory tube），咽腔经此口通过咽鼓管与中耳鼓室相通。当用力张口（如打哈欠）或吞咽时，空气通过咽鼓管咽口进入鼓室，以维持鼓膜两侧的气压平衡。当咽部感染时，细菌可经咽鼓管波及鼓室而引起中耳炎。咽鼓管咽口的前、上、后方有明显的弧形隆起，称**咽鼓管圆枕**（tubal torus），是寻找咽鼓管咽口的标志结构。咽鼓管圆枕与咽后壁之间的纵行深窝，称**咽隐窝**（pharyngeal recess），是鼻咽癌的好发部位。★位于咽鼓管咽口附近黏膜内的淋巴组织，称**咽鼓管扁桃体**（tubal tonsil）。

★鼻咽的顶壁和后壁相互移行，呈倾斜的圆拱形，此壁的黏膜内有丰富的淋巴组织，称**咽扁桃体**（pharyngeal tonsil），婴幼儿较发达，6~7 岁时开始萎缩，至 10 岁以后完全退化。

二、口咽

口咽（oropharynx）是咽的中部，位于腭帆游离缘与会厌上缘平面之间，向上延续鼻咽，向下连通喉咽，向前方经咽峡与口腔相通。口咽的前壁主要为舌根，此处有一呈矢状位的黏膜皱襞为舌会厌正中襞，连于舌根后部的正中处与会厌之间。

黏膜皱襞两侧的深窝，称**会厌谷**（epiglottic vallecula），是异物易滞留处。★**腭扁桃体**（palatine tonsil）位于口咽侧壁的扁桃体窝内，呈椭圆形，表面覆以黏膜，并有许多深陷的小凹，细菌易在此处存留繁殖成为感染病灶。咽后上方的咽扁桃体、两侧的咽鼓管扁桃体、腭扁桃体和前下方的舌扁桃体共同构成**咽淋巴环**（pharyngeal lymphatic ring），具有防御和保护作用。

三、喉咽

喉咽（laryngopharynx）是咽的最下部，位于会厌上缘平面与第 6 颈椎体下缘平面之间，向下与食管相延续，向前方经喉口与喉腔相通。在喉口的两侧与甲状软骨内面之间各有一深窝，称**梨状隐窝**（piriform recess），是异物易停留处（图 5–12）。

四、咽肌

咽肌（muscle of the pharynx）为骨骼肌，根据功能分为咽缩肌和咽提肌。咽缩肌包括咽上、中、下缩肌，呈自下而上的叠瓦状排列（图 5–13）。当吞咽时，咽上、中、下缩肌自上而下依次收缩，将食团推向食管。咽提肌位于咽缩肌的深部，包括茎突咽肌、咽鼓管咽肌和腭咽肌，肌纤维纵行排列，分别起自茎突、咽鼓管和腭骨等处，止于咽壁和甲状软骨上缘（图 5–14）。当咽提肌收缩时，可上提咽和喉，使舌根后压，导致会厌封闭喉口，使食团越过会厌，经喉咽而进入食管。

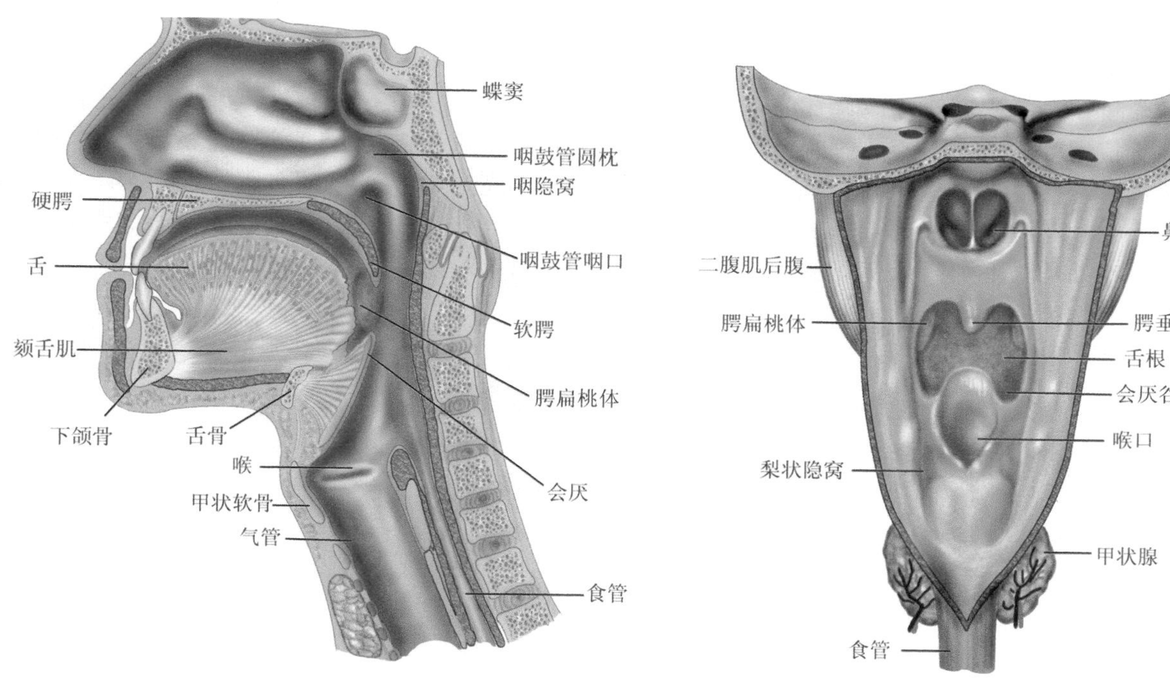

图 5–11 头、颈部正中矢状切面

图 5–12 咽腔（咽后壁切开）

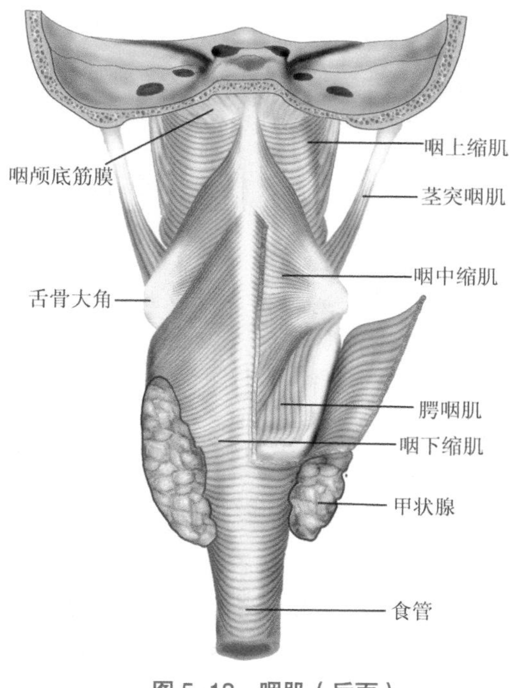

图 5–13 咽肌（后面）

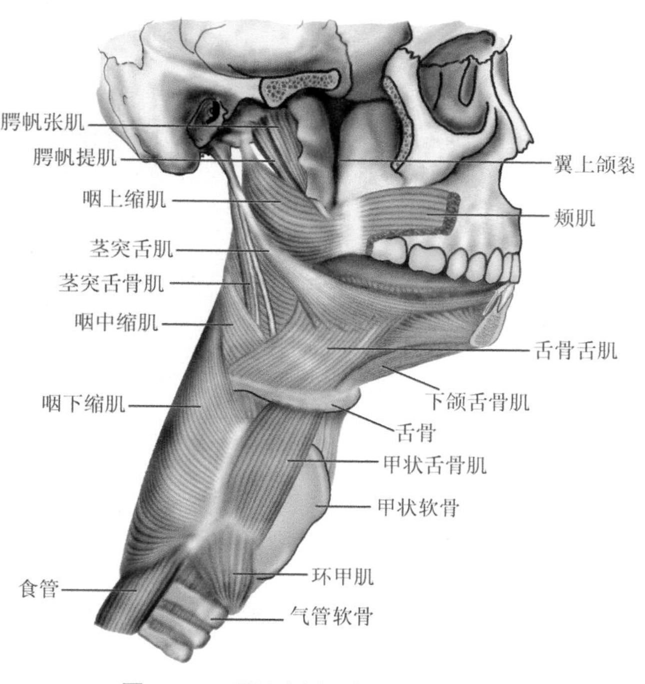

图 5–14 咽肌（侧面）

第三节 食 管

一、位置和分部

★**食管**（esophagus）呈前后扁平的管状肌性器官，是消化管中最狭窄的部分，长约25cm。★食管的上端在第6颈椎体下缘与咽相延续，下端约平第11胸椎体与胃的贲门相延续。★根据食管的行程可分为颈段、胸段和腹段。食管颈段长约5cm，自其起始端至胸骨颈静脉切迹平面，与前方的气管相邻。食管胸段最长，为18~20cm，位于胸骨颈静脉切迹平面至膈的食管裂孔。食管腹段最短，仅1~2cm，自膈的食管裂孔至胃的贲门，其前方与肝左叶相邻。

二、食管的狭窄部位

食管除随脊柱的颈、胸曲相应形成前后方向上的弯曲外，在左右方向上亦有轻度弯曲。但无论从形态学上还是临床应用角度，食管最重要的特点是有3处生理性狭窄。★第一狭窄位于食管与咽的延续处，相当于第6颈椎体下缘平面，距中切牙约15cm；★第二狭窄位于食管与左主支气管相交叉处，相当于第4、5胸椎体之间平面，距中切牙约25cm；★第三狭窄为食管穿过膈的食管裂孔处，相当于第10胸椎体平面，距中切牙约40cm。各狭窄处是食管内异物易滞留和食管癌的好发部位（图5-15）。

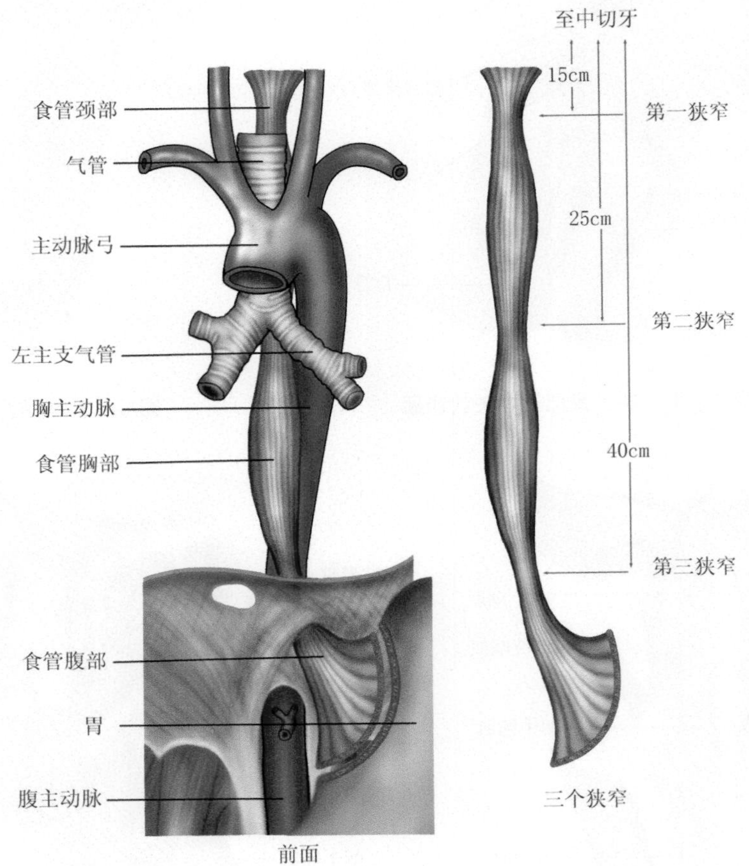

图5-15 食管的狭窄部位

三、食管壁的结构

食管壁较厚，约0.4cm，由黏膜层、黏膜下层、肌层和外膜4层结构构成。食管空虚时，前、后壁贴近。食管黏膜形成纵行的皱襞并凸向管腔，故食管横断面常呈略扁的星形裂隙。正常食管黏膜光滑湿润，在内镜下黏膜色泽浅红或浅黄，黏膜下血管隐约可见。食管的黏膜下层内含有血管、神经、淋巴管和大量的黏液腺。食管的肌层由内环、外纵层构成，食管的上1/3段为骨骼肌，下1/3段是平滑肌，中1/3段则由骨骼肌和平滑肌混合构成。

第四节　胃

胃（stomach）是消化管中最膨大的部分，向上连接食管，向下延续为十二指肠。成人胃的容积约1500ml。胃的作用除接纳食物和分泌胃液外，还有内分泌功能。

一、形态和分部

★胃的形态受体位、体型、年龄、性别和胃的充盈状态等多种因素的影响，在完全空虚时胃略呈管状，高度充盈时胃可呈球囊状。

★胃的结构有前后壁、大小弯和出入口（图 5-16）。胃的前壁朝向前上方，后壁朝向后下方。**胃小弯**（lesser curvature of stomach）凹向右上方，其最低点弯度明显折转处，称**角切迹**（angular incisure）。**胃大弯**（greater curvature of stomach）凸向左下方。胃的近侧端与食管连接处是胃的入口，称**贲门**（cardia）。在贲门的左侧，食管末端左缘与胃底所形成的锐角，称**贲门切迹**（cardiac incisure）。胃的远侧端与十二指肠延续处，为胃的出口，称**幽门**（pylorus）。由于幽门括约肌的存在，在幽门表面有一缩窄的环行沟，幽门前静脉常横过幽门的前方，是胃手术时确定幽门的标志。

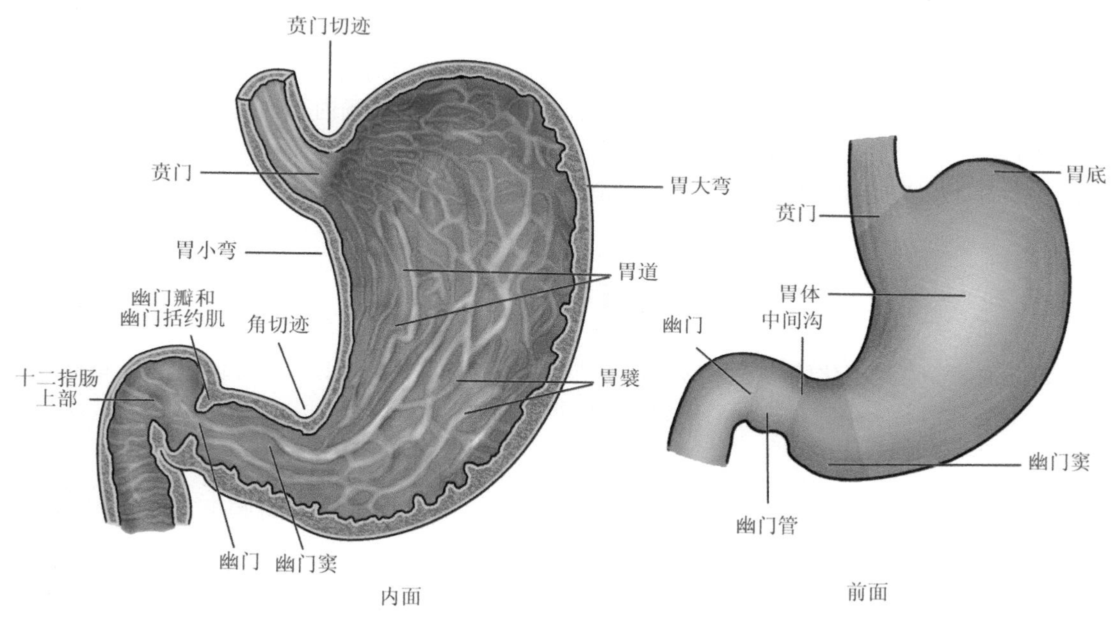

图 5-16　胃的形态和分部

★胃可分为贲门部、胃底、胃体和幽门部 4 部分。**贲门部**（cardiac part）是贲门周围的部分，其界域不明显；**胃底**（fundus of stomach）是贲门切迹平面以上，向左上方膨出的部分，临床上亦称为胃穹窿。胃底内含吞咽时进入的空气约 50ml，X 线片上可见此处，放射学中称为胃泡；**胃体**（body of stomach）是胃底向下至角切迹处的大部分，在胃大弯侧无明显界标；**幽门部**（pyloric part）　是胃体下界与幽门之间的部分，幽门部的胃大弯侧有一不甚明显的浅沟——中间沟，将幽门部分为左侧的**幽门窦**（pyloric antrum）和右侧的**幽门管**（pyloric canal）。幽门管呈长管状，长 2~3cm；幽门窦较为宽大，位于胃的最低部。▲胃溃疡和胃癌多发生于胃幽门窦靠近胃小弯处。

二、位置

★胃在中等程度充盈时，大部分位于左季肋区，小部分位于腹上区。★胃前壁的右侧部与肝左叶、方叶相邻，左侧部与膈相邻，被左侧肋弓所掩盖。胃前壁的中间部位于剑突下方，直接与腹前壁相贴，是临床上进行胃触诊的部位。★胃后壁与胰、横结肠、左肾上部和左肾上腺相邻，胃底与膈、脾相邻。

胃的贲门和幽门的位置较固定，即贲门位于第11胸椎体左侧，幽门位于第1腰椎右侧。胃底最高点处位于左锁骨中线的外侧，可到达第6肋间隙高度。胃大弯的位置较低，其最低点处通常在脐平面。当胃高度充盈且站立时，胃大弯可低至脐以下，甚至到达髂嵴平面。

胃因体型、性别和年龄有较大变化，矮胖体型者胃的位置较高，胃多呈牛角形，略近横位。瘦长者或体型瘦弱的女性，胃的位置较低，胃体垂直呈水袋样。

三、胃壁的构造

胃壁分为4层。黏膜层柔软，血供丰富，呈橘红色。胃黏膜形成许多高低不平的皱襞，沿胃小弯处有4~5条较恒定的纵行皱襞，其间的沟称胃道。在食管与胃交接处的黏膜上，有一呈锯齿状的环形线，称食管胃黏膜线，是胃镜检查时鉴别病变位置的重要标志。幽门处黏膜形成环形的皱襞，称**幽门瓣**（pyloric valve），其突向十二指肠腔内，有阻止胃内容物进入十二指肠的功能。胃黏膜表面遍布有不规则分布的小沟，相互连成网状，网眼中的胃黏膜呈小丘样隆起称胃区，直径0. 1~0. 6cm；胃区表面的众多凹陷称胃小凹，是胃腺的开口处。黏膜下层由疏松结缔组织构成，含有丰富的血管、淋巴管和神经丛。胃的肌层较厚，由外纵、中环、内斜层平滑肌构成（图5-17）。外层的纵行肌，在胃大、小弯处较厚。中层的环行肌较发达，环绕胃的全部，在幽门瓣的深面，环行肌特别增厚形成**幽门括约肌**（pyloric sphincter），具有延缓胃内容物排空和防止肠内容物逆流入胃的作用。内层的斜行肌由食管的环行肌移行而来，对胃起支持作用。胃的外膜层为浆膜。

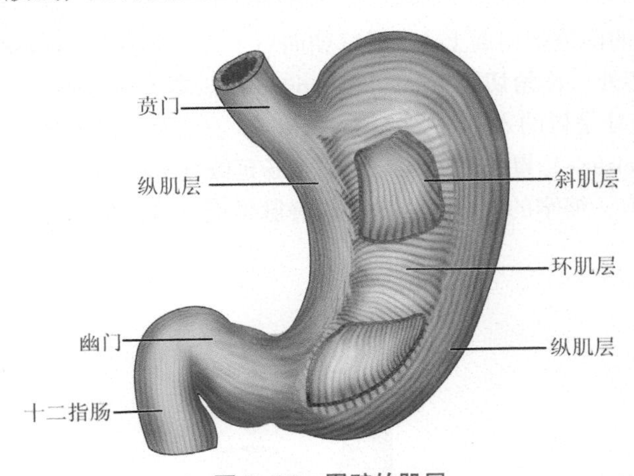

图5-17 胃壁的肌层

第五节 小 肠

小肠（small intestine）是消化管中最长的一段，成人长5~7m。小肠的上端起自幽门，下端接续盲肠，可分为十二指肠、空肠和回肠。小肠是进行消化和吸收的重要器官。

一、十二指肠

★**十二指肠**（duodenum）位于胃与空肠之间，全长约25cm，呈"C"形，包绕胰头，是小肠中长度最短、管径最大、位置最深且最固定的部分，可分为十二指肠上部、降部、水平部和升部（图5-18）。由于十二指肠既接受胃液，又接受胰液和胆汁，因此具有十分重要的消化功能。▲在幽门前方有一较粗的幽门前静脉，是手术时确认幽门的标志，即胃与十二指肠的分界线。

（一）上部

上部（superior part）起自胃的幽门，长约5cm，水平行向右后方，至胆囊颈的后下方和肝的下方附近，急转向下移行为降部，其转折处形成的弯曲称十二指肠上曲。十二指肠上部靠近幽门的一段长约2. 5cm的肠管，其肠壁薄，管径大，黏膜面光滑，无环状襞，临床上称此段为**十二指肠球**（duodenal bulb of duodenum），是十二指肠溃疡的好发部位。

（二）降部

降部（descending part）自十二指肠上曲始，长7~8cm，沿第1~3腰椎体和胰头的右侧垂直下行，在第3腰椎体平面弯向左移行为水平部，其转折处的弯曲称十二指肠下曲。★降部的黏膜有许多环状襞，在其中部的后内侧壁上有一纵行皱襞称十二指肠纵襞，其下端的圆形隆起，称**十二指肠大乳头**（major duodenal papilla），距中切牙约75cm，为胆总管和胰管的共同开口处。在十二指肠大乳头的稍上方1~2cm处，有时可见**十二指肠小乳头**（minor duodenal papilla），是副胰管的开口处。

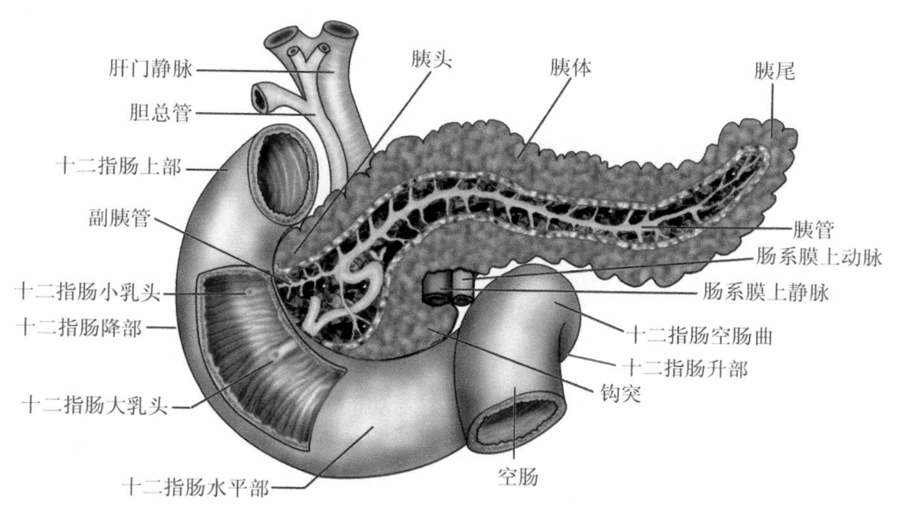

图 5-18　十二指肠和胰

（三）水平部

水平部（horizontal part）自十二指肠下曲始，长约 10cm，向左横过下腔静脉和第 3 腰椎体的前方移行为升部。肠系膜上动、静脉紧贴此部的前面下行，在特殊情况下可压迫该部引起十二指肠梗阻。

（四）升部

升部（ascending part）自水平部末端始，长 2~3cm，斜向左上方，到达第 2 腰椎体左侧急转向前下方移行为空肠，*其转折处的弯曲形成十二指肠空肠曲。十二指肠空肠曲后上壁被一束由肌纤维和结缔组织形成的十二指肠悬肌固定于右膈脚上。▲*十二指肠悬肌和包绕于其下段表面的腹膜皱襞共同形成**十二指肠悬韧带**（suspensory ligament of duodenum)，又称为 Treitz 韧带，是腹部外科手术中确定空肠起始部的重要标志。

二、空肠和回肠

***空肠和回肠**（jejunum and ileum）的上端起自十二指肠空肠曲，下端接续盲肠。空肠和回肠被肠系膜悬系于腹后壁，故合称为系膜小肠，有系膜附着的边缘为系膜缘，其相对缘为游离缘。

空肠和回肠之间无明显界线，*常将系膜小肠的近侧 2/5 称空肠，远侧 3/5 称回肠。空肠位于左腹外侧区和脐区；*回肠位于脐区、右腹股沟区和盆腔内。空肠的管径较大，管壁较厚，血管较多，颜色较红，呈粉红色；回肠的管径较小，管壁较薄，血管较少，颜色较浅，呈粉灰色。*肠系膜内的血管分布也有区别，空肠的动脉弓级数较少，仅有 1~2 级，直血管较长；*回肠的动脉弓级数较多，可达 4~5 级，直血管较短（图 5-19）。

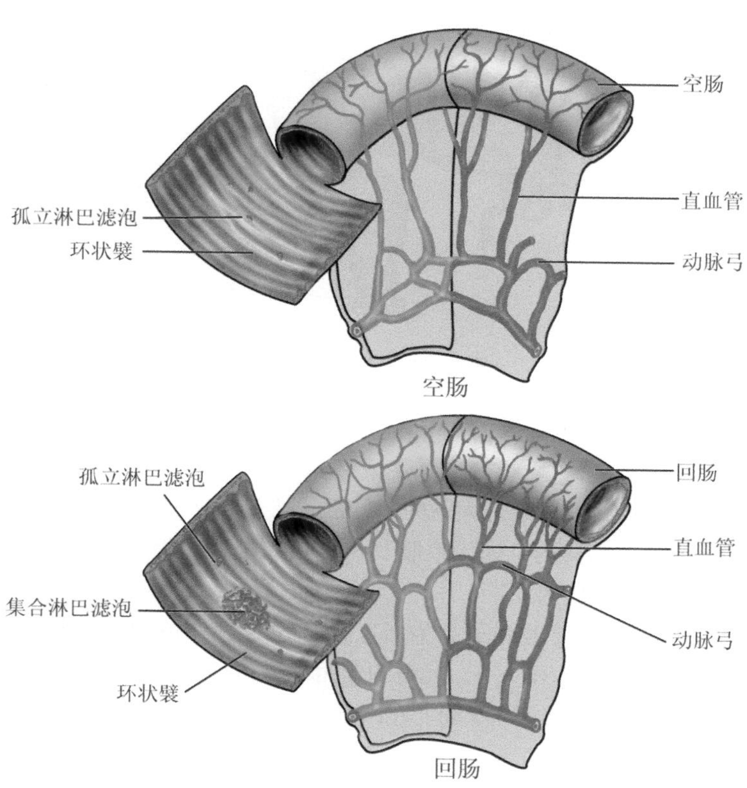

图 5-19　空肠和回肠

空、回肠黏膜除形成环状襞外，内表面还有密集的绒毛，在黏膜固有层和黏膜下组织内含有淋巴滤泡。***孤立淋巴滤泡**（solitary lymphatic follicle）分散存在于空肠和回肠的黏膜内；***集合淋巴滤泡**

（aggregated lymphatic follicle）又称为 Peyer 斑，有 20~30 个，呈长椭圆形，其长轴与肠管的长轴相一致，常位于回肠下部的肠壁内，肠伤寒的病变发生于集合淋巴滤泡，可并发肠穿孔或肠出血。

此外，在距离回肠末端 0. 3~1m 的回肠壁上，约 2% 人可出现长 2~5cm 的囊状突起，自对系膜缘肠壁向外突出，称 Meckel 憩室，此为胚胎时期卵黄囊管未完全消失所致。Meckel 憩室易发炎或合并溃疡穿孔，因其位置靠近阑尾，故症状与阑尾炎相似。

第六节　大　肠

*大肠（large intestine）是消化管的下段，全长约 1. 5m，围绕于空、回肠的周围，根据其位置和特点可分为盲肠、阑尾、结肠、直肠和肛管（图 5-20）。大肠的主要功能是吸收水分、无机盐和维生素，并将食物残渣形成粪便排出体外。

*除阑尾、直肠和肛管外，盲肠和结肠均有 3 种特征性结构，即结肠带、结肠袋和肠脂垂（图 5-21）。**结肠带**（colic band）有 3 条，由肠壁的纵行肌增厚而形成，沿肠的纵轴平行排列，在盲肠底部汇集于阑尾根部。**结肠袋**（haustrum of colon）是横向隔开向外膨出的囊袋状突起，是由于结肠带较肠管短，使后者皱缩而形成。结肠袋有特征性的 X 线影像，即当钡剂充盈时，结肠阴影呈现边缘整齐的串珠状。**肠脂垂**（epiploic appendices）是沿结肠带两侧分布的许多小突起，由浆膜及其所包含的脂肪组织形成。在结肠的内面，相当于结肠袋的横沟处，肠壁的环行肌增厚，肠黏膜褶皱成结肠半月襞。临床腹部手术时，鉴别结肠与小肠的主要依据是上述的 3 个特征性结构。

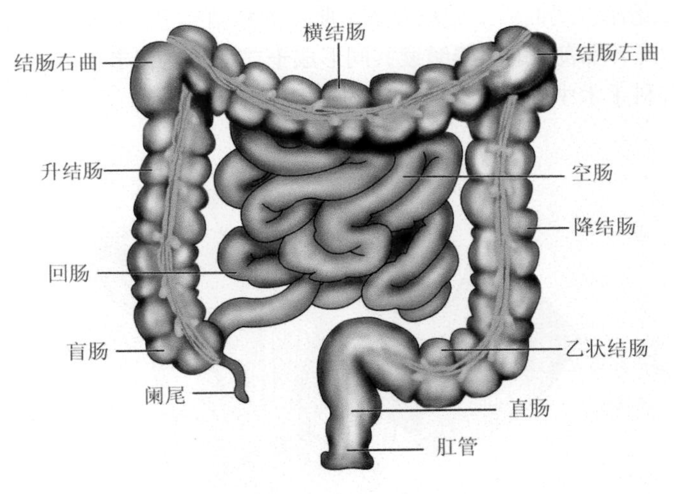

图 5-20　小肠和大肠

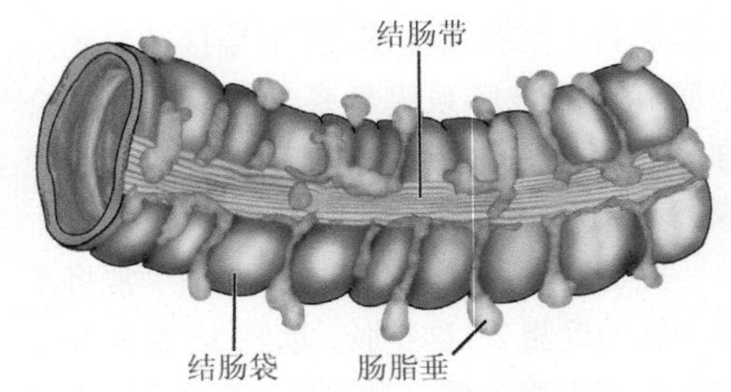

图 5-21　结肠的特征性结构

一、盲肠

*盲肠（cecum）是大肠的起始部，长 6~8cm，其下端为盲端，向上接续升结肠，左侧与回肠末端相连接。盲肠位于右髂窝内，因无系膜其位置较固定；在极少数情况下盲肠可高达髂嵴以上，甚至到达肝右叶下方，亦可低至骨盆腔内。

回肠末端向盲肠的开口为回盲口，此处肠壁内的环行肌增厚，并覆盖黏膜形成上、下 2 个半月形的皱襞，称**回盲瓣**（ileocecal valve），此瓣的作用是阻止小肠内容物过快流入大肠，以便食物在小肠内充分消化吸收，并可防止盲肠内容物逆流入小肠。在回盲口的下方约 2cm 处，有阑尾的开口，称为阑尾口（图 5-22）。

二、阑尾

★**阑尾**（vermiform appendix）是自盲肠下端向外延伸的一条细管状器官，形似蚯蚓。阑尾的根部较固定，连于盲肠的后内侧壁，并经阑尾口通向盲肠；尖端为游离的盲端。阑尾的长度因人而异，一般长 6~8cm，长者可达 30cm，短者仅为一痕迹。阑尾的管腔狭小，其外径 0. 5~1. 0cm，因而排空欠佳。阑尾系膜呈三角形，较阑尾短，内含有血管、神经和淋巴管，致使阑尾缩曲成袢状或半圆弧形。

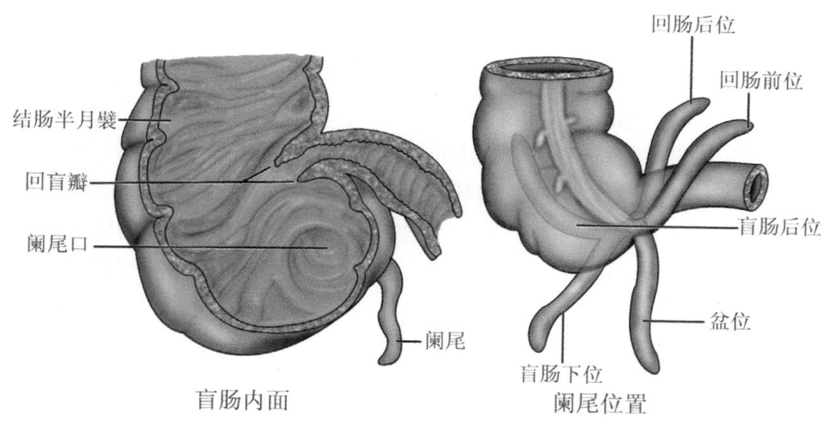

图 5-22 盲肠和阑尾

▲阑尾的位置主要取决于盲肠的位置，通常阑尾和盲肠共同位于右髂窝内，少数情况可随盲肠位置的变化而出现异位阑尾。由于阑尾体、尖的游动性较大，阑尾有盆位、盲肠后位、盲肠下位、回肠前位和回肠后位等不同位置。根据国人的体质调查资料，阑尾以盆位和盲肠后位较多见。▲阑尾的位置变化较大，手术中寻找困难，由于 3 条结肠带汇聚于阑尾根部，故沿结肠带向下追踪是寻找阑尾的可靠方法。

▲★阑尾根部的体表投影通常位于脐与右髂前上棘连线的中、外 1/3 交界处，此点称为 McBurney 点；★有时也以左、右髂前上棘连线的右、中 1/3 交点即 Lanz 点表示。由于阑尾的位置多变，临床上阑尾炎诊断并不能仅以上述两点的压痛为依据，而右下腹的局限性压痛点则更具有诊断价值。

三、结肠

★**结肠**（colon）介于盲肠与直肠之间，整体呈“M”形，包绕于空、回肠周围。★结肠根据其位置和形态可分为升结肠、横结肠、降结肠和乙状结肠。

（一）升结肠

升结肠（ascending colon）长 15~17cm，在右髂窝内由盲肠延续而形成，沿腰方肌和右肾前面上升至肝右叶下方，其转折向左前下方移行为横结肠，此处的弯曲称**结肠右曲**（right colic flexure）或肝曲。由于升结肠无系膜，借结缔组织附于腹后壁，故活动度甚小。

（二）横结肠

横结肠（transverse colon）长约 50cm，自结肠右曲始，先行向左前下方，形成一略垂向下的弓形弯曲，然后略转向左后上方。在左季肋区，横结肠至脾的脏面下份，其转折向下延续为降结肠，此处的弯曲称**结肠左曲**（left colic flexure）或脾曲。由于横结肠有系膜连于腹后壁，故活动度较大。

（三）降结肠

降结肠（descending colon）长约 20cm，自结肠左曲始，沿左肾外侧缘和腰方肌前面下行，在左髂嵴平面延续为乙状结肠。由于降结肠无系膜，借结缔组织附于腹后壁，故活动度很小。

（四）乙状结肠

乙状结肠（sigmoid colon）长约 45cm，在左髂嵴平面自降结肠始，沿左髂窝转入盆腔内，全长呈“乙”字形弯曲，至第 3 骶椎平面延续为直肠。由于乙状结肠借系膜连于左髂窝和小骨盆后壁，故活动度较大。乙状结肠是肿瘤、憩室等病变的好发部位。

四、直肠

直肠（recturn）是消化管位于盆腔下部的一段，▲全长 10~14cm。★直肠在第 3 骶椎的前方续接乙状结肠，沿骶、尾骨的前方下行，穿过盆膈移行于肛管。

★直肠并不直，在矢状面上形成 2 个明显的弯曲。①**骶曲**（sacral flexure）是直肠上段沿骶、尾骨的盆面下行，形成一个突向后方的弓形弯曲，距肛门 7~9cm。②★**会阴曲**（perineal flexure）是直肠末段绕过尾骨尖转向后下方，形成一个突向前方的弓形弯曲，距肛门 3~5cm（图 5-23）。★在冠状面上也有 3 个突向侧方的弯曲，但不恒定，一般中间较大的一个凸向左侧，另外 2 个均凸向右侧。当临床上进行直肠镜、乙状结肠镜检查时，应注意这些弯曲部位，以免造成肠壁损伤。

直肠上端与乙状结肠交接处的管径较细，肠腔向下显著膨大，称**直肠壶腹**（ampulla of rectum）。★直肠内面有 3 个直肠横襞，由黏膜和环行肌形成，具有阻挡粪便下移的作用。最上方的直肠横襞接近直肠与乙状结肠交界处，位于直肠左侧壁上，距肛门约 11cm；中间的直肠横襞较大且明显，位置恒定，通常位于直肠壶腹稍上方的直肠右前壁上，距肛门约 7cm；最下方的直肠横襞位置不恒定，常位于直肠左侧壁上，距肛门约 5cm（图 5-24）。当直肠充盈时此皱襞消失。

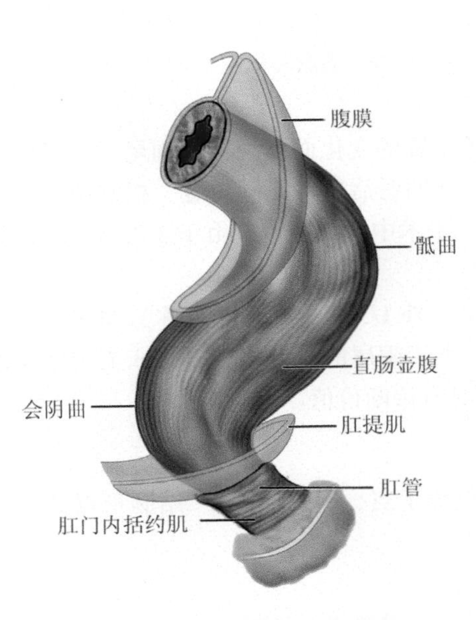

图 5-23 直肠和肛管

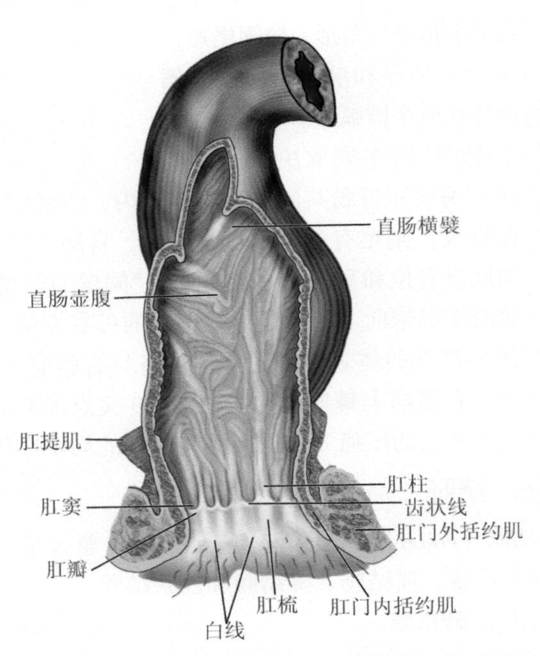

图 5-24 直肠和肛管腔面的形态

五、肛管

肛管（anal canal）是消化管的末段，长 3~4cm，上端在盆膈平面接续直肠，下端止于肛门。肛管被肛门括约肌所包绕，平时处于收缩状态，有控制排便的作用。

★肛管内面有 6~10 条纵行的黏膜皱襞，称**肛柱**（anal column），内有纵行肌和血管（图 5-24）。★各肛柱下端彼此借呈半月形的黏膜皱襞相连，称**肛瓣**（anal valve）。★每个肛瓣与其两侧相邻的肛柱下端之间所形成的隐窝，称**肛窦**（anal sinuse），深 0. 3~0. 5cm，窦口朝向上，窦底有肛腺的开口；窦内常积存有粪屑，易感染而引起肛窦炎。

★各肛柱上端的连线，称**肛直肠线**（anorectal line），是直肠与肛管的分界线。★各肛柱下端与各肛瓣边缘所连成的锯齿状环行线，称**齿状线**（dentate line）或肛皮线（图 5-24）。▲齿状线以上的肛管由内胚层演化而来，其内表面为黏膜，黏膜上皮为单层柱状上皮，癌变时为腺癌；▲齿状线以下的肛管由外胚层演化而来，其内表面为皮肤，被覆上皮为复层扁平上皮，癌变时为鳞状细胞癌。▲齿状线上、下方的肠管在动脉来源、静脉回流、淋巴引流和神经分布等方面也不相同（表 5-1）。

在齿状线下方有一宽约 1cm 的环状光滑区域，称**肛梳**（anal pecten）或痔环（图 5-24）。肛梳下缘有一不甚明显的环行线，称**白线**（white line）或 Hilton 线，位于肛门内、外括约肌的分界处，肛门指诊时可触及此处为一环行浅沟。

肛门（anus）是肛管的下口，为一前后纵行的裂孔，前后径 2~3cm。肛门周围的皮肤富有色素，呈暗褐色，成年男子的肛门周围长有硬毛，并有汗腺和丰富的皮脂腺。

表 5-1　肛管齿状线上、下部的结构比较

	齿状线以上	齿状线以下
覆盖上皮	单层柱状上皮	复层扁平上皮
动脉来源	直肠上、下动脉	肛动脉
静脉回流	肝门静脉	髂内静脉
淋巴引流	肠系膜下淋巴结和髂内淋巴结	腹股沟浅淋巴结
神经支配	内脏神经	躯体神经

肛柱的黏膜下层和肛梳的皮下组织内含有丰富的静脉丛，有时可因某种病理因素形成静脉曲张，向腔内突出称痔，其发生在齿状线以上者称内痔，发生在齿状线以下者称外痔，同时发生在齿状线上、下方者称混合痔。

肛管周围有肛门内、外括约肌和肛提肌等。**肛门内括约肌**（sphincter ani internus）是由肠壁环行平滑肌增厚形成，环绕肛管上 3/4 段，自肛管与直肠交界处向下方延伸至白线。肛门内括约肌有协助排便作用，但无括约肛门的作用。**肛门外括约肌**（external anal sphincter）为骨骼肌，位于肛管平滑肌层的外周，围绕整个肛管。按照肌纤维所在部位可分为皮下部、浅部和深部。皮下部位于肛门内括约肌下缘和肛门外括约肌浅部的下方，为围绕肛管下端的环行肌束，如此部纤维被切断，不会导致大便失禁。浅部位于皮下部的上方，为环绕肛门内括约肌下部的椭圆形肌束，其前、后方分别附着于会阴中心腱和尾骨尖。深部位于浅部的上方，为环绕肛门内括约肌上部的较厚环形肌束。

肛门外括约肌的浅部和深部、直肠下份的纵行肌、肛门内括约肌、肛提肌的耻骨直肠肌，共同构成一围绕肛管的强大肌环，称**肛管直肠环**（anorectal ring），此环对肛管有重要的括约作用，若手术损伤可导致大便失禁。

第七节　肝

肝（liver）是人体最大的消化腺。我国成年男性肝的重量为 1154~1447g，女性为 1029~1379g，占体重的 1/50~1/40。肝的长（左右径）× 宽（上下径）× 厚（前后径）为 25. 8cm × 15. 2cm × 5. 8cm。肝的血液供应十分丰富，故活体的肝呈棕红色。肝的质地柔软而脆弱，受外力冲击易破裂发生腹腔内大出血。

肝是机体新陈代谢最活跃的器官，不仅参与蛋白质、脂类、糖类和维生素等物质的合成、转化与分解，而且参与激素、药物等物质的转化和解毒。肝还有分泌胆汁、吞噬、防御及在胚胎时期造血等重要功能。

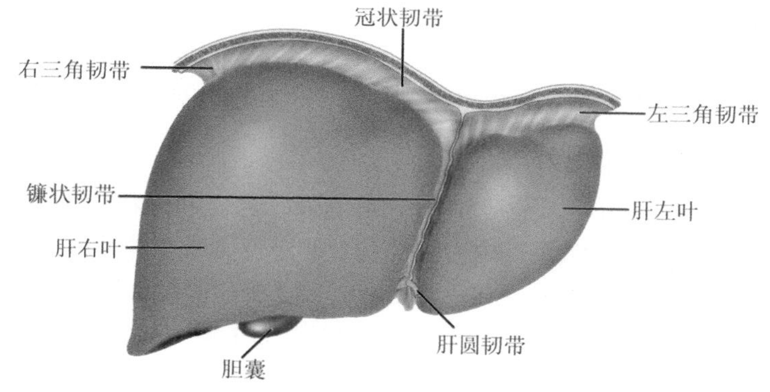

图 5-25　肝（膈面）

一、外形

★肝呈不规则的楔形，可分为上、下面和前、后、左、右缘。

肝的上面隆凸，与膈相接触，又称为膈面，肝膈面的前部有一呈矢状位的**镰状韧带**（falciform ligament of liver），借此将肝分为大而厚的肝右叶和小而薄的肝左叶（图 5-25）。膈面的后部未被腹膜覆盖的部分，称肝**裸区**（bare area）。

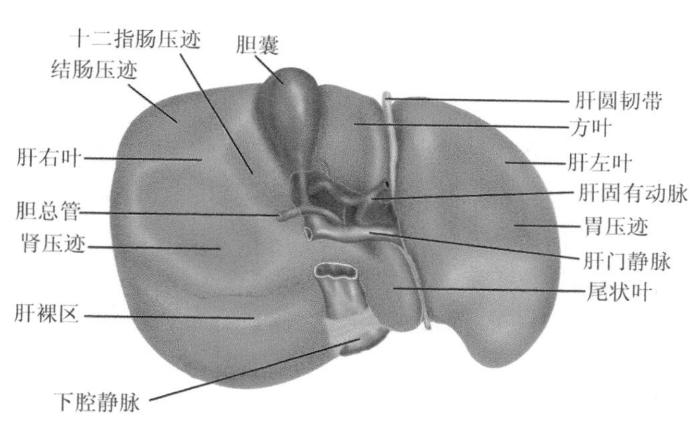

图 5-26　肝（脏面）

肝的下面朝向下后方，邻接腹腔脏器，故称为脏面（图 5-26）。★肝脏面的中部有一近似呈“H”形的沟，其中横沟位于肝脏

面的正中，有肝左右管、肝固有动脉左右支、肝门静脉左右支和肝的神经、淋巴管等出入，称**肝门**（porta hepatis），出入肝门的结构被结缔组织包裹形成**肝蒂**（hepatic pedicle）。▲在肝蒂中主要结构的排列关系是肝左、右管位于前部，肝固有动脉左、右支居中，肝门静脉左、右支位于后部。左侧的纵沟较窄而深，沟的前部有肝圆韧带通过，称**肝圆韧带裂**（fissure for ligamentum teres hepatis）；后部有静脉韧带通过，称**静脉韧带裂**（fissure for ligamentum venosum）。右侧的纵沟较左侧的宽、浅，沟的前部为一浅窝，容纳胆囊，称**胆囊窝**（fossa for gallbladder）；后部为**腔静脉沟**（sulcus for vena cava），有下腔静脉通过。在腔静脉沟的上端处，有肝左、中、右静脉出肝注入下腔静脉，临床上常将此处称为**第二肝门**（secondary porta of liver）。

在肝的脏面，借“H”形的沟、裂和窝将肝分为4个叶：**肝左叶**（left lobe of liver）位于左纵沟的左侧；**肝右叶**（right lobe of liver）位于右纵沟的右侧；**方叶**（quadrate lobe）位于肝门的前方，肝圆韧带裂与胆囊窝之间；**尾状叶**（caudate lobe）位于肝门的后方，静脉韧带裂与腔静脉沟之间。脏面的肝左叶与膈面相一致。脏面的肝右叶、方叶和尾状叶相当于膈面的肝右叶。

肝的前缘又称为下缘，是肝的脏面与膈面之间的分界，薄而较锐利。在胆囊窝处，肝前缘上可见胆囊切迹，胆囊底常在此处突出于肝前缘；在肝圆韧带通过处，肝前缘上有较明显的肝圆韧带切迹。肝的后缘钝圆，朝向脊柱。肝的右缘即肝右叶的右缘，较钝圆。肝的左缘是肝左叶的左缘，薄而锐利。

二、位置和毗邻

★肝的大部分位于右季肋区和腹上区，小部分位于左季肋区。★肝前面的大部分被肋所掩盖，仅在腹上区的左、右侧肋弓之间，有一小部分显露于剑突下方，直接与腹前壁相接触。当腹上区和右季肋区遭受暴力冲击或肋骨骨折时，肝易损伤而破裂。

★肝的上界与膈穹窿相一致，常用右锁骨中线与第5肋的交点、前正中线与剑胸结合的交点、左锁骨中线与第5肋间隙的交点3点连线表示。★肝的下界即肝下缘，右侧与右肋弓相一致；★中部超出剑突下约3cm；★左侧被肋弓所掩盖。3岁以下的幼儿，由于腹腔容积较小，肝体积相对较大，故肝下缘常低于右肋弓下方1.5~2.0cm，一般7岁以后在右肋弓下不能再触及肝。

肝的上方为膈，膈的上方有右侧胸膜腔、右肺和心等，故肝脓肿时可与膈相粘连，并经膈侵入右肺，其脓液也可以经支气管排出。肝右叶下面的前部与结肠右曲邻接，中部靠近肝门处邻接十二指肠上曲，后部邻接右肾上腺和右肾；肝左叶下面与胃前壁相邻，后上面邻接食管腹部。

三、分叶和分段

肝按照外形可分为肝左叶、肝右叶、方叶和尾状叶（图5-27）。这种分叶方法不完全符合肝内管道的配布情况，不能满足肝内占位性病变的定位诊断和肝外科手术治疗的要求。研究证明肝内有4套管道，形成Glisson系统和肝静脉系统（图5-28）。▲肝门静脉、肝固有动脉和肝管的各级分支在肝内的走行、分支和配布基本一致，并由Glisson囊包裹，共同组成Glisson系统。按照Couinaud肝段划分法，可将肝分为左、右半肝，然后再分为5叶和8段。Glisson系统位于肝叶和肝段内，肝静脉系统的各级属支走行于肝段之间，而其主干即肝左、中、右静脉走行于相应的各肝裂中，在腔静脉沟的上端注入下腔静脉。

通过对肝内各管道铸型标本的研究，发现肝内有些区域缺少Glisson系统的分布，这些区域称为**肝裂**（hepatic fissure）。肝裂不仅是肝进行分叶、分段的界线，也是施行肝部分切除术的适宜部位。肝内有肝正中裂、左叶间裂、右叶间裂3个叶间裂和左段间裂、右段间裂、背裂3个段间裂。▲**肝正中裂**（middle hepatic fissure）或Cantlie线在肝膈面相当于胆囊切迹中点至腔静脉沟左缘的连线，在肝面为胆囊窝和腔静脉沟的连线，肝中静脉位于此裂内，此裂将肝分为左、右半肝，是肝脏外科重要的解剖标志。**左叶间裂**（left interlobar fissure）位于正中裂的左侧，为肝圆韧带切迹向后上方至肝左静脉汇入下腔静脉处的连线。在肝膈面相当于镰状韧带附着线的左侧1cm，脏面为肝圆韧带裂和静脉韧带裂的连线，此裂将左半肝分为左内、外叶。**右叶间裂**（right interlobar fissure）位于正中裂的右侧，在膈面相当于肝前缘的胆囊切迹右侧部的外、中1/3交界处斜向右上方至下腔静脉右缘的连线，肝右静脉位于此裂内，此裂将右半肝分为右前、后叶。**左段间裂**（left intersegmental fissure）相当于自肝左静脉汇入下腔静脉处与肝左缘的中、上1/3交界处连线的平面，肝左静脉位于此裂内，此裂将肝左外叶分为上、下段。**右段间裂**（right intersegmental fissure）在肝脏面相当于肝门横沟的右端与肝右缘中点连线的平面，再转至膈面向左至肝正中裂，此裂将肝右前、后叶各分为上、下段。

上述肝叶、肝段的划分对临床肝病变的定位诊断及手术治疗有重要的临床意义。

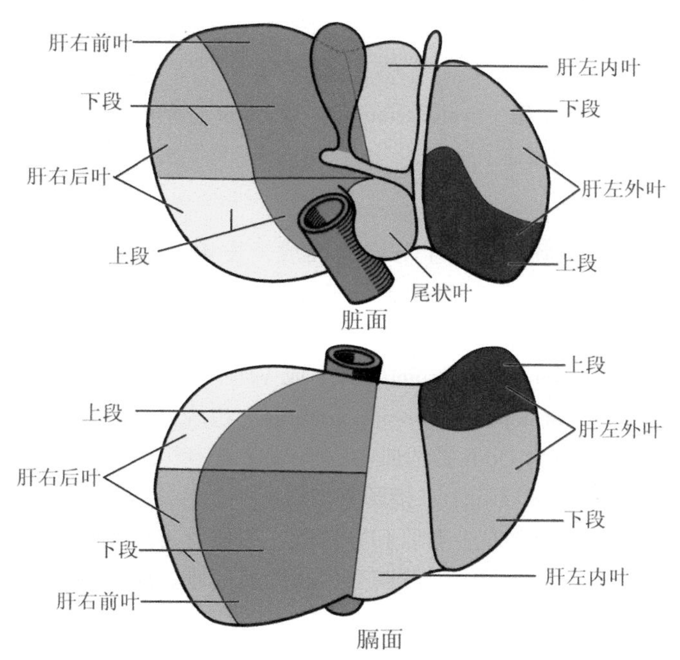

图 5-27　肝叶和肝段

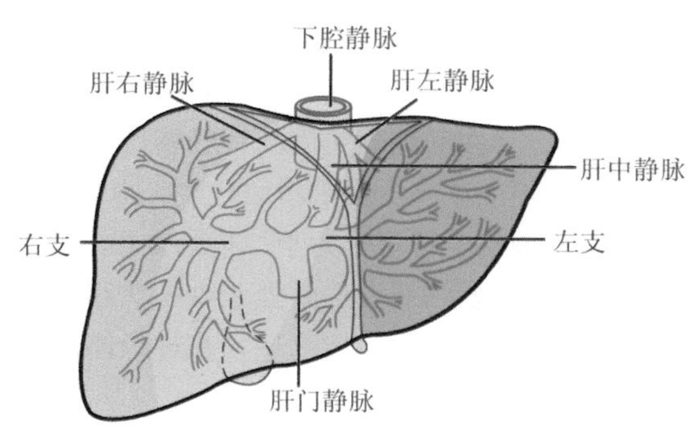

图 5-28　肝静脉系统和 Glisson 系统

第八节　肝外胆道

胆汁由肝细胞产生，经过一系列管道排出至十二指肠腔内，按照位置可将其分为肝内胆道和肝外胆道。▲★肝外胆道为出肝门以外的胆道系统，由肝管、肝总管、胆囊、胆囊管和胆总管组成。

一、肝管和肝总管

左、右肝管分别由左、右半肝内的毛细胆管逐渐会合形成，走出肝门后合成肝总管。肝总管长约3cm，下行于肝十二指肠韧带内，与胆囊管以锐角会合形成胆总管（图 5-29）。

二、胆囊

★**胆囊**（gallblandder）是储存和浓缩胆汁的器官，呈长梨形，长 8~12cm，宽 3~5cm，容积为 40~60ml。★胆囊位于肝下面的胆囊窝内，其上面借疏松结缔组织与肝相连，易于分离；★下面覆盖浆膜，与结肠右曲和十二指肠上曲相邻。

胆囊可分为胆囊底、体、颈、管。**胆囊底**（fundus of gallbladder）是胆囊略呈膨大的盲端，突向前下方，当胆汁充满时胆囊底可贴近腹前壁。★胆囊底的体表投影位于右侧腹直肌外侧缘（或右锁骨中线）与右侧肋

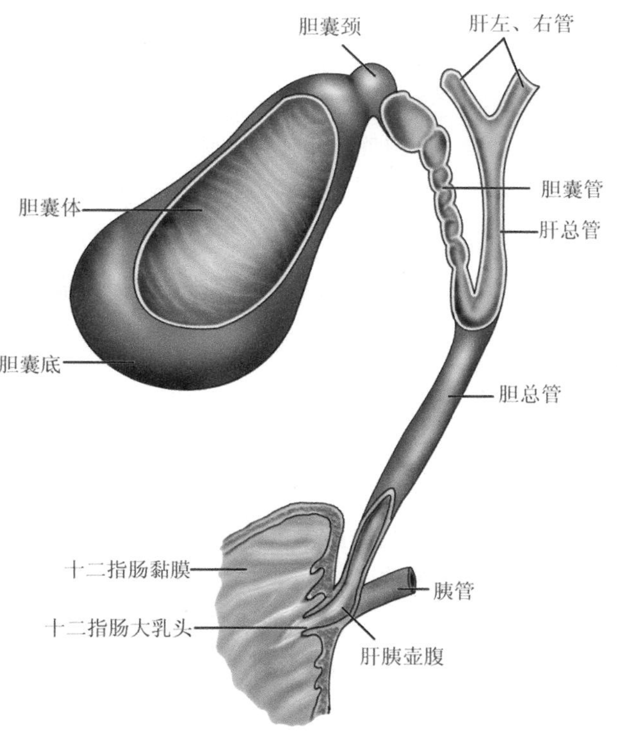

图 5-29　胆囊和胆管

弓相交点处附近，胆囊炎时此处可有压痛。**胆囊体**（body of gallbladder）与胆囊底无明显分界，其向后下方逐渐变细，延续为胆囊颈。**胆囊颈**（neck of gallbladder）细而弯曲，常以直角急转向左下方移行于胆囊管。**胆囊管**（cystic duct）较胆囊颈稍细，长 3~4cm，直径约 0. 3cm，在肝十二指肠韧带内与肝总管会合成胆总管。衬于胆囊颈和胆囊管的部分黏膜常形成螺旋皱襞，称**螺旋襞**（spiral fold），其有控制胆汁流入和流出的作用，也致较大的胆结石易嵌顿于此处。

▲胆囊管、肝总管和肝脏面所围成的三角形区域，称**胆囊三角**（cystic triangle）或 Calot 三角，内有胆囊动脉、肝右动脉、副右肝管穿过，是胆囊手术中寻找胆囊动脉的标志。

三、胆总管

胆总管（common bile duct）由肝总管和胆囊管在十二指肠上部的上方会合而成，长 4~8cm，管径 0. 6~0. 8cm，若直径超过 1. 0cm 可视为病理状态。胆总管在肝十二指肠韧带内走行于肝固有动脉的右侧和肝门静脉的前方，向下经十二指肠上部的后方至胰头的后方，再转向十二指肠降部的中份，在十二指肠后内侧壁内与胰管会合，形成一略膨大的共同管道，称▲**肝胰壶腹**（hepatopancreatic ampulla）或 Vater 壶腹，开口于十二指肠大乳头。▲在肝胰壶腹周围有**肝胰壶腹括约肌**（sphincter of hepatopancreatic ampulla）包绕，在胆总管末段和胰管末段周围亦有少量平滑肌包绕，以上 3 部分括约肌统称为 Oddi 括约肌。

胆总管根据走行可分为十二指肠上段、十二指肠后段、胰腺段和十二指肠壁内段。

*肝胰壶腹括约肌安静时处于收缩状态，肝分泌的胆汁，经肝左、右管和肝总管、胆囊管进入胆囊储存。*进食后，尤其进高脂肪食物后，在神经体液等因素调节下，胆囊收缩，肝胰壶腹括约肌舒张，胆囊内的胆汁经胆囊管、胆总管排入十二指肠。

第九节 胰

***胰**（pancreas）是人体第二大的消化腺，由外分泌部和内分泌部组成。*胰的外分泌部即腺细胞，能够分泌胰液，内含多种消化酶（如蛋白酶、脂肪酶和淀粉酶等），有分解消化蛋白质、脂肪组织和糖类的作用。*内分泌部即胰岛，散在于胰实质内，以胰尾居多，主要分泌胰岛素，调节糖代谢。

一、位置和毗邻

*胰为紧贴于腹后壁的狭长腺体，质地柔软，呈灰红色，长 17~20cm，宽 3~5cm，厚 1. 5~2. 5cm，重 82~117g，*横卧于第 1~2 腰椎体的前方，仅前面大部分被腹膜覆盖。胰的前面隔网膜囊与胃相邻，后方有下腔静脉、胆总管、肝门静脉和腹主动脉等结构。其右端被十二指肠环抱，左端抵达脾门。由于胰的位置较深，前方有胃、横结肠和大网膜等遮盖，故胰病变时的早期腹壁体征常不明显，增加了诊断的困难性。

二、分部

胰可分为胰头、颈、体、尾，各部之间无明显的界线，胰头、颈位于腹中线的右侧，胰体、尾位于腹中线的左侧。

（一）胰头

胰头（head of pancreas）为胰右侧的膨大部分，位于第 2 腰椎体的右前方，其上、下方和右侧被十二指肠包绕。在胰头与十二指肠降部之间或胰头后面的沟内有胆总管经过，故当胰头肿瘤时可压迫胆总管，影响胆汁的排出而发生阻塞性黄疸。胰头下部有向左侧突出的**钩突**（uncinate process），肠系膜上动、静脉位于胰头与钩突之间。由于肝门静脉是由肠系膜上静脉和脾静脉在胰颈的后方会合而成，故该部的占位性病变可压迫肝门静脉起始部，导致血液回流受阻，出现腹水和脾大等症状。

（二）胰颈

胰颈（neck of pancreas）为胰头与胰体之间的狭窄部分，长 2~2.5cm，后面紧邻肝门静脉，胃幽门位于其前上方。

（三）胰体

胰体（body of pancreas）位于胰颈与胰尾之间，横位于第 1 腰椎体的前方，向前凸起，占胰的大部分，略呈三棱柱形。前面隔网膜囊与胃后壁相邻，故胃后壁癌肿或溃疡穿孔常与胰体粘连。

（四）胰尾

胰尾（tail of pancreas）较细，行向左上方，在脾门下方与脾的脏面相接触。因胰尾各面均有腹膜包裹，可作为与胰体分界的标志。

胰管（pancreatic duct）位于胰实质内，其走行与胰的长轴相一致，自胰尾经胰体走向胰头，沿途接受许多小叶间导管，最后在十二指肠降部的后内侧壁内与胆总管会合形成肝胰壶腹，开口于十二指肠大乳头。在胰头的上部常见一小管，走行于胰管的上方，称**副胰管**（accessory pancreatic duct），开口于十二指肠小乳头，主要引流胰头前上部的胰液。

小结

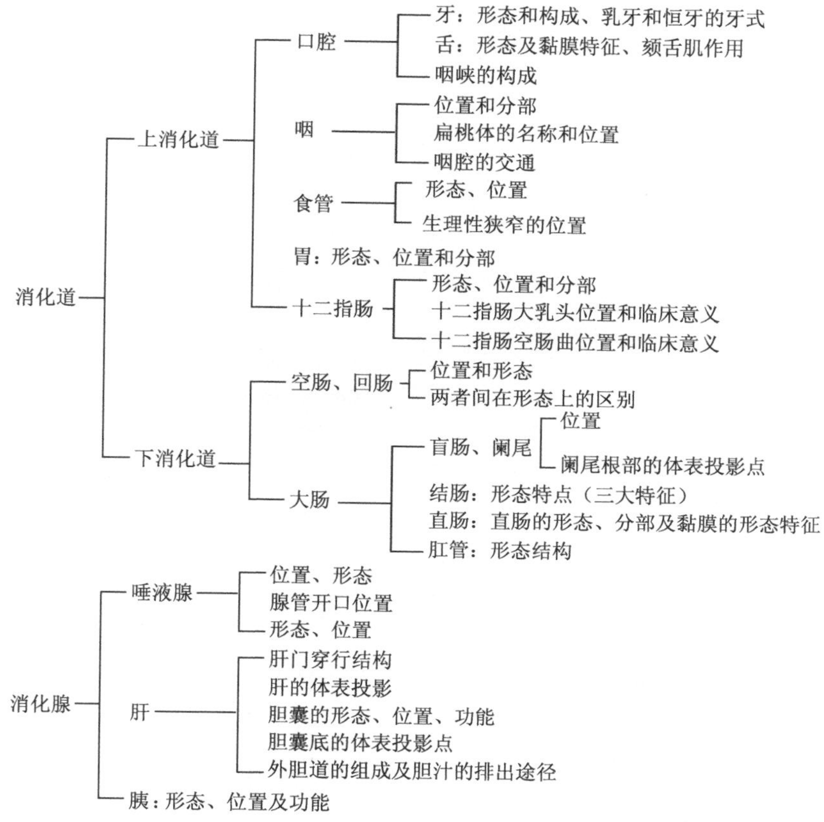

第6章　呼吸系统

★**呼吸系统**（respiratory system）由呼吸道和肺两部分组成。呼吸道包括鼻、咽、喉、气管和各级支气管。★通常把鼻、咽、喉称为上呼吸道，把气管和各级支气管称为下呼吸道。肺由肺实质（支气管和肺泡）及肺间质（血管、淋巴管、神经和结缔组织）组成，表面包有胸膜（图6-1）。

▲呼吸系统的主要功能是进行气体交换，即吸入氧，排出二氧化碳，此外，鼻是嗅觉器官，还具备发音功能。

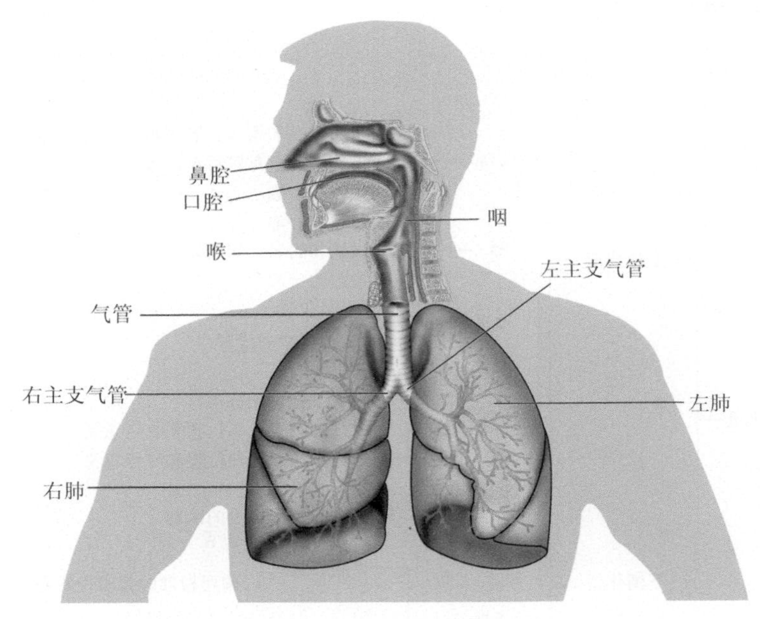

图6-1　呼吸系统

第一节　鼻

鼻（nose）是呼吸道的起始部分，★分为外鼻、鼻腔和鼻旁窦3部分，为嗅觉器官，并辅助发音。

一、外鼻

外鼻（external nose）位于面部中央，呈三棱锥形，分为骨部和软骨部，被覆皮肤和少量结缔组织（图6-2）。骨部表面的皮肤薄而松弛，软骨部表面皮肤较厚，富含皮脂腺和汗腺，痤疮、酒渣鼻和疖肿易发生于此处。

鼻根（root of nose）为外鼻上部位于两眼之间的部分，向下延续成**鼻背**（back of nose），末端突出部分称**鼻尖**（apex of nose），鼻尖两侧向外下呈弧形隆突的部分称**鼻翼**（alae nasi），呼吸困难时可见鼻翼扇动。从鼻翼向外下方至口角有鼻唇沟。正常人两侧鼻唇沟深度对称，面肌瘫痪时患侧鼻唇沟变浅或消失。

二、鼻腔

鼻腔（nasal cavity）以骨和软骨为基础，内衬黏膜和皮肤。鼻腔向前下经鼻孔通外界，向后经鼻后孔通鼻咽，★被鼻中隔分为左、右两腔。★每侧鼻腔以**鼻阈**（nasal limen）为界又可分为前部的**鼻前庭**（nasal vestibule）和后部的**固有鼻腔**（proper nasal cavity）。

★鼻前庭是鼻腔前下方鼻翼内面较宽大的部分，前界为鼻孔，后界为鼻阈。鼻阈是皮肤与鼻黏膜的分界处。鼻前庭内衬皮肤，生有鼻毛，借以过滤、净化空气。该处缺乏皮下组织，皮肤与软骨膜直接相连，故发生疖肿时，会产生剧烈疼痛。

★固有鼻腔是鼻腔的主要部分，简称为鼻腔，借鼻后孔通咽。★每侧鼻腔有顶、底和内、外侧壁。鼻腔顶自前向后依次为鼻骨、额骨、筛骨筛板和蝶骨体下面，与颅前窝相邻。外伤造成筛板骨折伤及脑膜及鼻腔顶部黏膜时，脑脊液和血液可经鼻腔漏出。鼻腔底即口腔顶，由硬腭构成。鼻腔内侧壁为**鼻中隔**（nasal septum）。

鼻中隔由筛骨垂直板、犁骨和鼻中隔软骨构成（图 6-3），被覆黏膜，通常偏向一侧。鼻中隔前下份血管丰富，位置表浅，受外伤或干燥空气刺激易破裂出血，约 90% 的鼻出血发生于此区，故称为易出血区（Little 区或 Kiesselbach 区）。

鼻腔外侧壁的形态复杂（图 6-4），自上而下有 3 个鼻甲突向鼻腔，分别称**上鼻甲**（superior nasal concha）、**中鼻甲**（middle nasal concha）和**下鼻甲**（inferior nasal concha）。3 个鼻甲的下方各有一裂隙，分别称**上鼻道**（superior nasal meatus）、**中鼻道**（middle nasal meatus）和**下鼻道**（inferior nasal meatus）。在上鼻甲后上方可有**最上鼻甲**（supreme nasal concha）和相应的**最上鼻道**（supreme nasal meatus）。各鼻甲内侧面与鼻中隔之间的腔隙称**总鼻道**（common meatus）。上鼻甲或最上鼻甲后上方与鼻腔顶之间的凹陷称**蝶筛隐窝**（sphenoethmoidal recess）。由于鼻甲及鼻道的形成，大大扩展了鼻黏膜的面积，有利于对吸入空气的加温与湿润。

将中鼻甲切除，在中鼻道中部可见凹向上的弧形裂隙，称**半月裂孔**（semilunar hiatus），裂孔前上方有一通向前上方的漏斗形管道，称**筛漏斗**（ethmoidal infundibulum）。半月裂孔上方的圆形隆起为**筛泡**（ethmoidal bulla），通中筛窦。中鼻道为众多鼻旁窦开口之处。下鼻道前下方有鼻泪管开口。

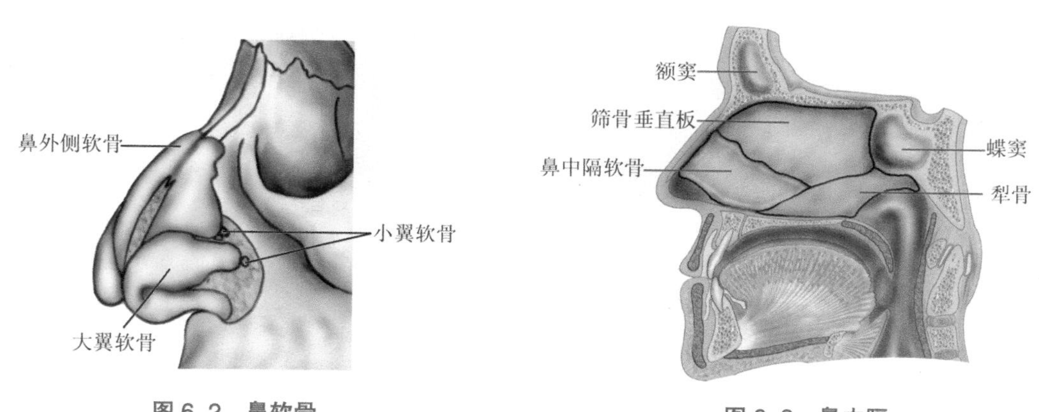

图 6-2　鼻软骨

图 6-3　鼻中隔

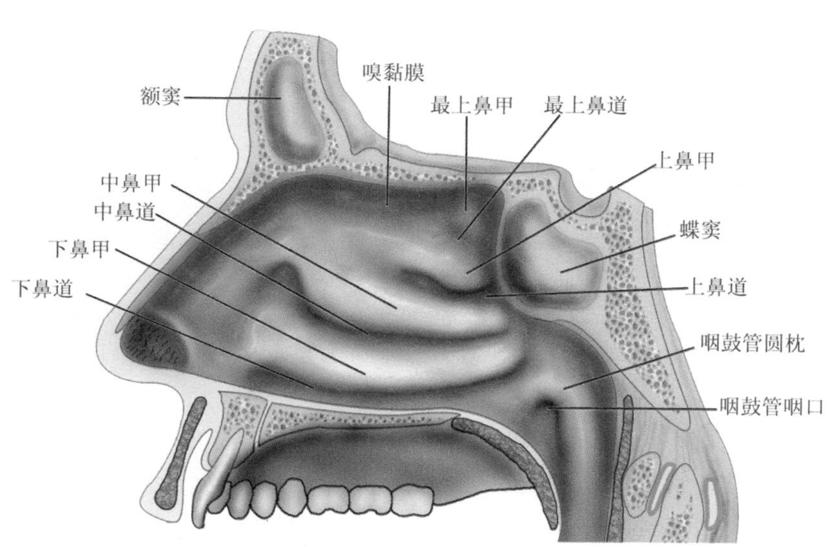

图 6-4　鼻腔外侧壁（右侧）

★鼻黏膜覆盖于固有鼻腔及鼻旁窦表面，按其生理功能分为**嗅区**（olfactory region）和**呼吸区**（respiratory region）。嗅区黏膜包括上鼻甲内侧面、与上鼻甲相对应的鼻中隔部分及两者之间上方鼻腔顶部的鼻黏膜，活体呈苍白或淡黄色，面积约 5cm^2，嗅区黏膜有感受嗅觉刺激的嗅细胞分布。呼吸区黏膜范围较大，为除嗅区以外的鼻腔黏膜部分，与鼻旁窦黏膜相延续，黏膜较厚，活体呈粉红色，富含血管、黏液腺和纤毛，对吸入的空气有加温、湿润和净化作用。黏膜内富含静脉丛，易受物理、化学和炎症刺激充血导致鼻塞。

三、鼻旁窦

★**鼻旁窦**（paranasal sinus）是鼻腔周围同名颅骨内的含气空腔，共 4 对，依其所在颅骨的位置分别称上颌窦、额窦、蝶窦和筛窦。★各窦壁内衬以黏膜，均以窦口开口于鼻腔的外侧壁，协助调节吸入空气的温度、湿度，对发音起共鸣作用（图 6-5~ 图 6-7）。

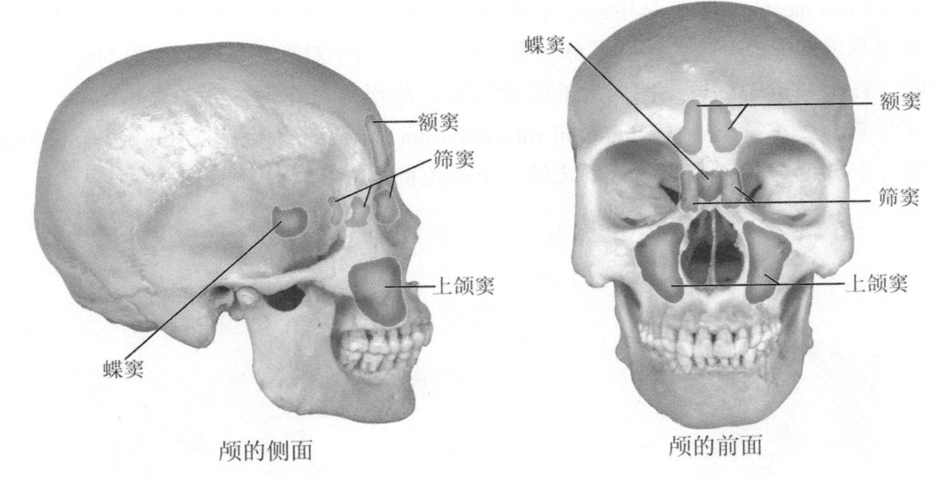

图 6-5　鼻旁窦

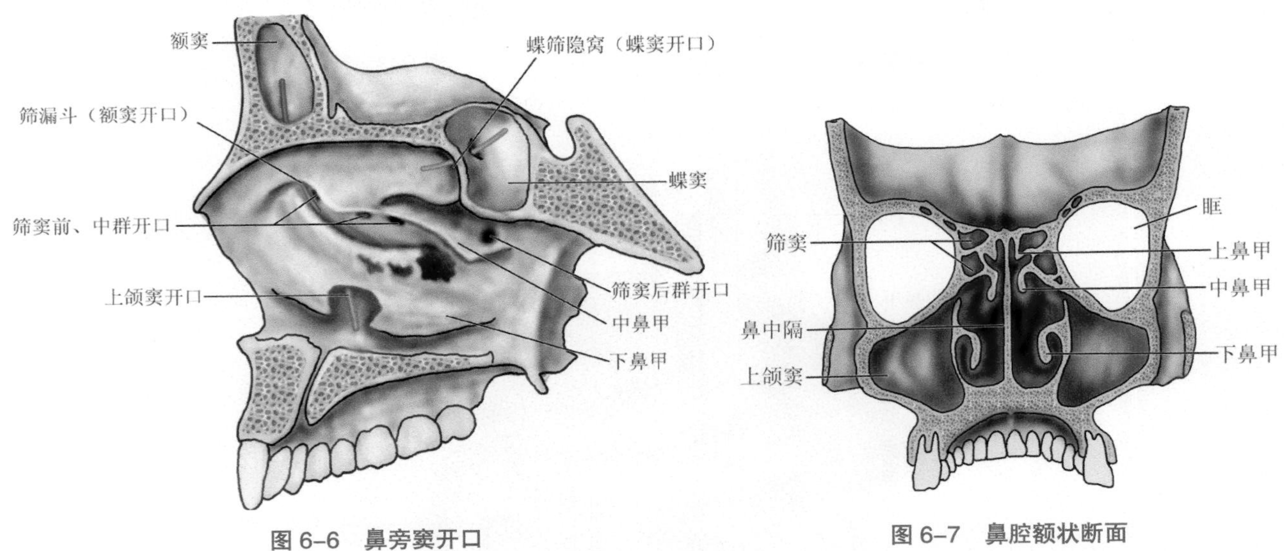

图 6-6　鼻旁窦开口

图 6-7　鼻腔额状断面

（一）上颌窦

★**上颌窦**（maxillary sinus）位于上颌骨体内，是鼻旁窦中最大的一对，容积约为 14ml。★该窦呈锥体形，其底由鼻腔外侧壁构成，尖延伸至上颌骨的颧突，一般可分为前、后、内侧、上、下 5 个壁。前壁向内略凹陷，形成上颌骨体前面的尖牙窝，骨质较薄，上颌窦手术常经此处凿入。后壁较厚，与翼腭窝相邻。内侧壁为鼻腔外侧壁的一部分，邻近中、下鼻道，此壁后上方有上颌窦口，★开口于中鼻道半月裂孔后部，因开口高于窦底，分泌物不易排出，易发生感染造成窦内积脓。内侧壁在下鼻甲附着处下方，骨质最薄，上颌窦穿刺常于此处进针。上壁为眶下壁，较薄弱，上颌窦的炎症和肿瘤可由此侵入眶内。下壁为上颌骨的牙槽突，邻近上颌磨牙牙根，此处骨质菲薄，牙根感染极易侵入窦内，引起牙源性上颌窦炎。

（二）额窦

★**额窦**（frontal sinus）位于眉弓深部，筛窦的前上方，左、右各一，多不对称，窦的大小和形态不一，但基本为三棱锥形。额窦前壁为额骨外板，较厚，含有骨髓，故额窦炎时，此处常发生骨髓炎。后壁为额骨内板，骨质较薄，与颅前窝相邻，窦内黏膜静脉常通过此骨板直接与硬脑膜静脉相连，额窦炎时，有发生颅内并发症的危险。额窦底是眶的内上角，骨质很薄，急性额窦炎时此处有明显压痛。★额窦口向后下开口于中鼻道的筛漏斗。

（三）筛窦

★**筛窦**（ethmoidal sinus）由位于筛骨迷路内大小不一、排列不规则的小气房组成，每侧有3~18个。依据窦口的部位可将筛窦分为前、中、后3组。★前筛窦气房较小，有5~6个，中筛窦有3~4个，均开口于中鼻道；后筛窦开口于上鼻道（图6–6）。★后筛窦与视神经管紧密相邻，其感染向周围蔓延，可引起视神经炎。

（四）蝶窦

★**蝶窦**（sphenoidal sinus）位于蝶骨体内，被中隔分为左、右两腔，分别向前开口于蝶筛隐窝。★临床上经蝶窦入路可行垂体、海绵窦等手术。

第二节　喉

★**喉**（larynx）位于颈前部中份，上借甲状舌骨膜与舌骨相连，向下与气管相通，喉前方被舌骨下肌群覆盖，后方紧邻咽，两侧为颈部大血管、神经及甲状腺侧叶等。喉的结构较复杂，它以软骨为支架，借关节、韧带和喉肌连结，内面衬以黏膜。既是呼吸道，也是发音器官。喉的活动性较大，可随吞咽或发音上、下移动。

一、喉软骨

喉软骨（laryngeal cartilage）构成喉的支架，★主要包括不成对的甲状软骨、会厌软骨、环状软骨和成对的杓状软骨、小角软骨、楔状软骨（图6–8）。

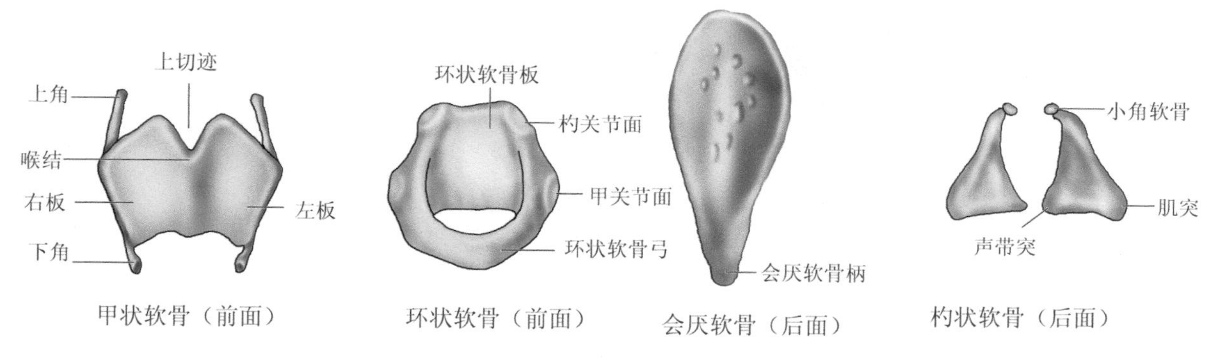

图6–8　喉的软骨

（一）甲状软骨

★**甲状软骨**（thyroid cartilage）是喉软骨中最大的一块，位于舌骨下方，构成喉的前外侧壁，形似盾牌，由左、右两块方形软骨板合成。两板前缘以直角（男性）或钝角（女性）彼此融合形成甲状软骨前角，其上端向前突出，在成年男性特别明显，称**喉结**（laryngeal prominence）。喉结上方呈“V”形的切迹称**上切迹**（superior thyroid notch）。左、右板的后缘均有向上、下发出的突起，称**上角**（superior cornu）和**下角**（inferior cornu)。★上角借韧带与舌骨大角相连，下角的内侧面有关节面，与环状软骨构成环甲关节。

（二）环状软骨

★**环状软骨**（cricoid cartilage）位于甲状软骨下方，向下接气管，形似戒指，是呼吸道软骨中唯一呈环形的软骨，对保持呼吸道畅通有极为重要的作用，损伤后易引起喉狭窄。**环状软骨板**位于后方，构成喉腔后壁的大部分，板上缘两侧各有一长圆形关节面与杓状软骨构成环杓关节。环状软骨弓平对第6颈椎，是颈部的重要标志之一。*环状软骨弓与板交界处，两侧各有一圆形关节面与甲状软骨相关节构成环甲关节。

（三）会厌软骨

*__会厌软骨__（epiglottic cartilage）形似树叶，上宽下窄，位于舌骨体后上方，为弹性纤维软骨。其上缘游离呈弧形，下端称**会厌软骨柄**（stem of epiglottic cartilage），借韧带连于甲状软骨上切迹的后下方。会厌软骨前面稍凸，后面略凹，表面覆以黏膜构成**会厌**（epiglottis）。吞咽时，喉上提并前移，会厌关闭喉口，可防止食物进入喉腔。

（四）杓状软骨

*__杓状软骨__（arytenoid cartilage）成对，位于环状软骨板上方，形似三棱锥形，可分为尖、底和两突。*底朝下与环状软骨板上缘的关节面构成环杓关节。杓状软骨基底部有两个突起，向前方的突起有声韧带和声带肌附着，称**声带突**（vocal process）；向外侧的突起有喉肌附着，称**肌突**（muscular process）。

（五）小角软骨

小角软骨为一对位于杓状软骨尖端的结节状软骨。

（六）楔状软骨

楔骨软骨为一对位于杓状会厌襞后部内的小块软骨。

二、喉的连结

喉的连结包括喉软骨之间及喉与舌骨、气管之间的连结（图6-9，图6-10）。

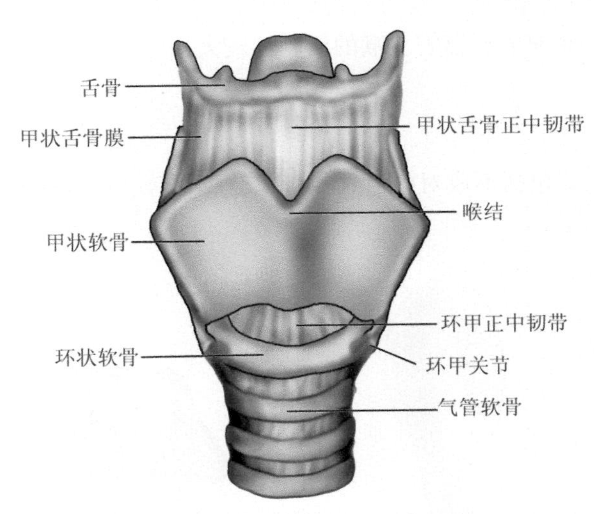

图6-9　喉的软骨及连结（前面）

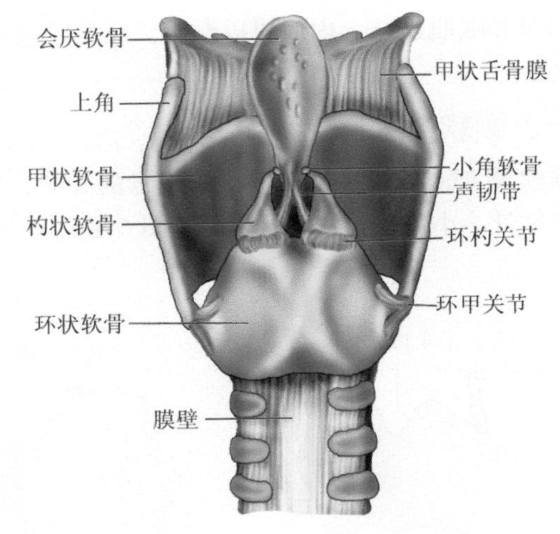

图6-10　喉的软骨及连结（后面）

（一）环甲关节

*__环甲关节__（cricothyroid joint）由甲状软骨下角与环状软骨板侧面的甲关节面构成，左、右两侧的关节构成一联动关节。甲状软骨可沿该关节的冠状轴做前倾和复位运动。前倾时，甲状软骨前角与杓状软骨间的距离拉大，声带紧张；复位时，两者间的距离缩小，声带松弛。

（二）环杓关节

*__环杓关节__（cricoarytenoid joint）由杓状软骨底的关节面与环状软骨板上缘的杓关节面构成，属平面关节。杓状软骨在此关节上可沿垂直轴做旋转运动，使声带突向内、外侧移动，因而能缩小或开大声门裂。此外，杓状软骨也可做左、右滑动。

（三）弹性圆锥

*__弹性圆锥__（elastic conus）为上窄下宽的圆锥状弹性纤维膜，自甲状软骨前角后面，向下、向后附着于环

状软骨上缘和杓状软骨声带突之间。此膜上缘游离增厚，附于甲状软骨前角后面与杓状软骨声带突之间，称**声韧带**（vocal ligament），是构成声带的基础。*弹性圆锥前份较厚，紧张于甲状软骨下缘与环状软骨弓上缘之间，称**环甲正中韧带**（median cricothyroid ligament，环甲膜），常为气管内注药的穿刺部位。急性喉阻塞时，可在此切开或穿刺，建立暂时的通气道。

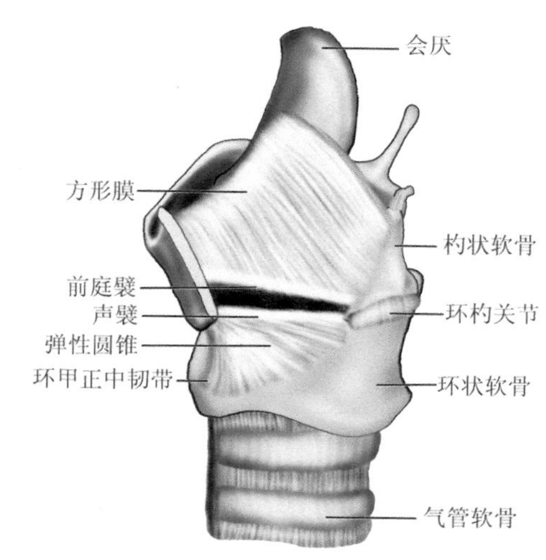

图 6-11　喉的软骨及连结（侧面）

（四）方形膜

方形膜（quadrangular membrane）为斜方形的弹性纤维膜，自甲状软骨前角后份和会厌软骨两侧缘，向后附着于杓状软骨前内侧缘。其下缘游离增厚，称**前庭韧带**（vestibular ligament，图 6-11）。

（五）甲状舌骨膜

甲状舌骨膜（thyrohyoid membrane）为连于甲状软骨上缘与舌骨之间的结缔组织膜，由弹性纤维组织构成，膜的外侧较薄，有喉上血管和喉上神经喉内支穿过。

（六）环状软骨气管韧带

环状软骨气管韧带（cricotracheal ligament）为连于环状软骨下缘与第 1 气管软骨环之间的结缔组织膜。

三、喉肌

喉肌（muscle of larynx）属横纹肌，可分为喉外肌和喉内肌。喉外肌的作用是使喉上升或下降，同时使喉固定（详见颈肌）。喉肌一般指喉内肌，附于喉软骨之间，除杓横肌外，均为成对的肌。*主要作用是开大或缩小声门裂，紧张或松弛声带，并可缩小喉口（图 6-12，表 6-1）。

（一）环甲肌

环甲肌（cricothyroid）起自环状软骨弓前外侧面，肌纤维呈扇形斜向后上方，止于甲状软骨下缘和下角。收缩时，可使甲状软骨前倾，紧张并拉长声带。

（二）环杓后肌

环杓后肌（posterior cricoarytenoid）起自环状软骨板后面，肌纤维斜向外上方，止于同侧杓状软骨肌突。收缩时，使杓状软骨在垂直轴上旋转，声带突外展，开大声门裂、紧张声带。此肌是唯一一对开大声门裂的肌。

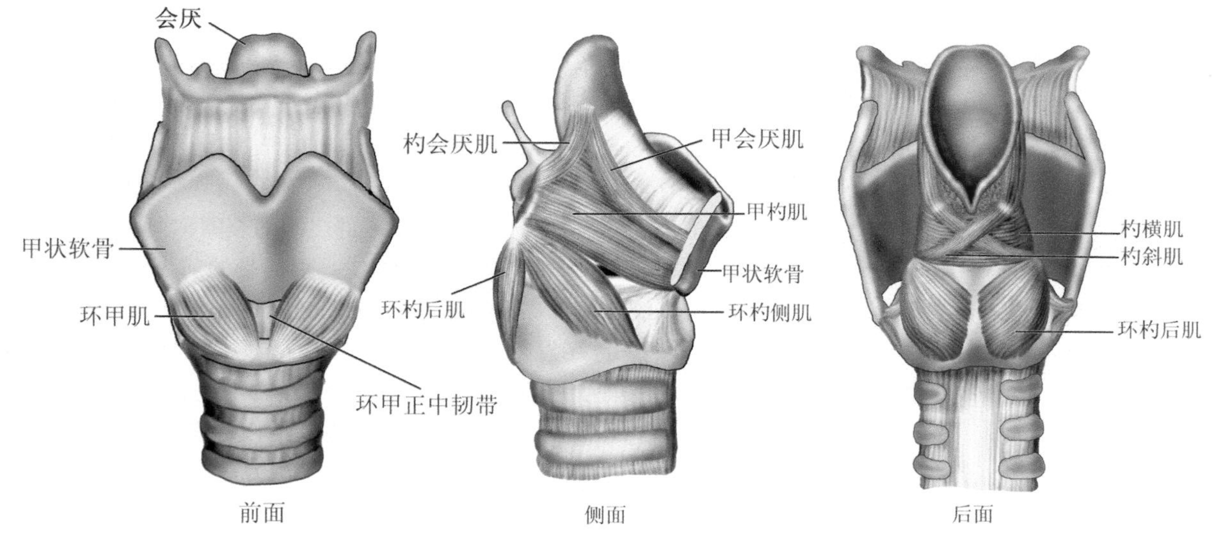

图 6-12　喉肌

表 6–1 喉肌的名称、起止、作用和神经支配

名称	起点	止点	作用	神经支配
环杓后肌	环状软骨板后面	同侧杓状软骨肌突	开大声门裂、紧张声带	喉返神经
环杓侧肌	环状软骨弓上缘和外侧面	杓状软骨肌突	缩小声门裂	喉返神经
杓横肌	一侧杓状软骨后面	另一侧杓状软骨后面	缩小喉口、声门裂	喉返神经
杓斜肌	一侧杓状软骨肌突	对侧杓状软骨尖	缩小喉口、声门裂	喉返神经
环甲肌	环状软骨弓前外侧面	甲状软骨下缘和下角	紧张拉长声带	喉上神经
甲杓肌	甲状软骨前角的内侧面	杓状软骨外侧面及声带突	下部肌束松弛声带， 上部肌束缩小声门裂	喉返神经

（三）环杓侧肌

环杓侧肌（lateral cricoarytenoid）起自环状软骨弓上缘和外侧面，肌纤维斜向后上方，止于杓状软骨肌突。收缩时牵引肌突向前下，使声带突转向内侧，缩小声门裂。

（四）甲杓肌

甲杓肌（thyroarytenoid）起自甲状软骨前角内面，止于杓状软骨外侧面和声带突。其中止于声带突的肌紧贴声带，称**声带肌**（vocalis），收缩时使声带松弛；止于杓状软骨外侧面的肌，称甲杓外肌，收缩时可使杓状软骨向内侧旋转，缩小声门裂。

（五）杓横肌

杓横肌（transverse arytenoid）位于喉的后方，肌束横行，两端连于两侧杓状软骨后，收缩时，缩小喉口及声门裂。

（六）杓斜肌

杓斜肌（oblique arytenoid）位于杓横肌的后面，起自一侧杓状软骨肌突，斜向上方止于对侧杓状软骨尖。两侧杓斜肌收缩时，缩小喉口及声门裂。

四、喉腔

★**喉腔**（laryngeal cavity）是喉内面由喉壁围成的一个不规则腔隙，向上经喉口通喉咽，向下于环状软骨下缘续气管。小儿喉腔狭小，高龄老人黏膜萎缩变薄、喉腔宽大。喉腔黏膜与咽和气管黏膜相连续（图 6–13）。

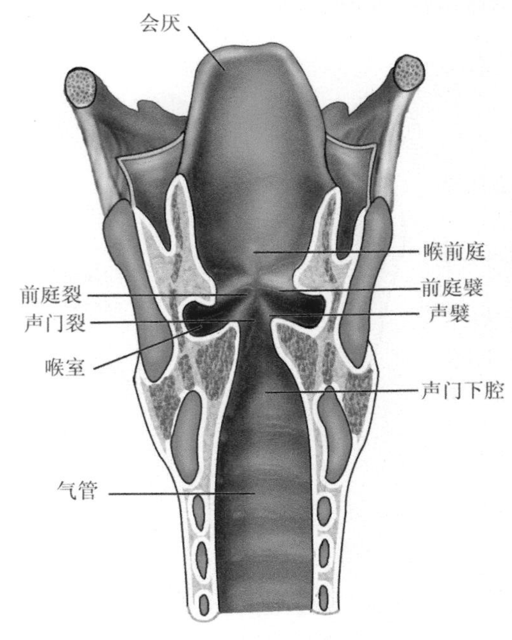

图 6–13 喉腔额状断面

★喉腔被上、下两对由喉腔侧壁突入腔内的黏膜皱襞分为喉前庭、喉中间腔和声门下腔 3 部分。上方的一对黏膜皱襞称**前庭襞**（vestibular fold），活体呈粉红色，内含前庭韧带，自甲状软骨前角中部连至杓状软骨声带突上方的前内侧缘。两侧前庭襞间的裂隙称**前庭裂**（vestibular fissure）。★下方的一对称**声襞**（vocal fold），活体颜色较白，较前庭襞更为突出，自甲状软骨前角中部连至杓状软骨的声带突，内含声韧带和声带肌。位于两侧声襞及杓状软骨基底部之间的裂隙称**声门裂**（fissure of glottis），是喉腔最狭窄的部位。声门裂的前 3/5 位于两侧声襞游离缘之间，称**膜间部**（intermembranous part），与发音有关，为喉癌的好发部位；后部 2/5 在杓状软骨之间，称**软骨间部**（intercartilaginous part），是喉结核的好发部位。声襞及由其覆盖的声韧带和声带肌三者组成的结构称**声带**（vocal cord），我国男性声带长约 23mm，女性长约 17mm。

（一）喉口

喉口（aperture of larynx）为喉腔的上口，朝向后上方，由会厌上缘、杓状会厌襞和杓间切迹围成。连接杓状软骨尖与会

厌软骨侧缘的黏膜皱襞称**杓状会厌襞**（aryepiglottic fold）。

（二）喉前庭

*喉前庭（vestibule of larynx）为喉腔在喉口至前庭裂平面之间的部分，上宽下窄，呈漏斗形。前壁主要由会厌的喉面构成，前壁中央部相当于会厌软骨柄附着处上方，呈结节状隆起，称**会厌结节**（tubercle of epiglottis）。

（三）喉中间腔

*喉中间腔（intermedial cavity of larynx）为喉腔在前庭裂和声门裂平面之间的部分，是喉腔3部分中容积最小的部分，其在喉腔额状断面上，前庭襞和声襞之间向外突出的椭圆形隐窝称**喉室**（ventricle of larynx），其前端向外上延伸形成一憩室，称**喉小囊**（laryngeal saccule）。

（四）声门下腔

*声门下腔（infraglottic cavity）为喉腔自声门裂平面至环状软骨下缘之间的部分，上窄下宽。此区黏膜下组织疏松，炎症时易发生水肿。婴幼儿喉腔较窄小，喉水肿易引起喉阻塞，导致呼吸困难。

间接喉镜检查时，可见到会厌喉面的会厌结节，两侧可见粉红色的前庭襞及在声门裂两旁呈白色的声襞（图6-14）。平静呼吸时，膜间部呈三角形；深呼吸时，由于声带突的外转而使整个声门裂呈菱形；发声时，两侧声带紧张，靠近，甚至关闭。

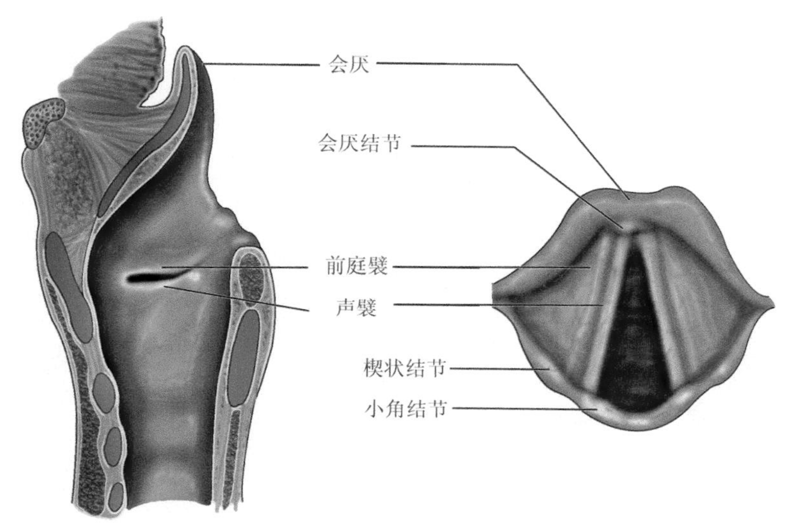

图6-14　喉的正中矢状断面与喉镜检查所见

五、喉的血管

营养喉的动脉主要来自甲状腺上动脉的喉上动脉和环甲动脉及甲状腺下动脉的喉下动脉，喉上动脉与喉下动脉分布于喉肌和黏膜，两者在喉内吻合。环甲动脉主要营养环甲肌。静脉与同名动脉伴行出喉，喉上静脉通过甲状腺上静脉或面静脉汇入颈内静脉。喉下静脉通过甲状腺下静脉注入头臂静脉。

六、喉的淋巴回流

喉前庭和喉中间腔淋巴管汇合后，穿甲状舌骨膜，伴喉上血管在颈总动脉分叉附近注入颈外侧深淋巴结。声门下腔淋巴管穿环甲膜或环状软骨气管韧带，注入喉前淋巴结或气管旁淋巴结。

七、喉的神经

喉的神经（laryngeal nerves）由喉上神经和喉返神经支配，两者均属迷走神经分支，喉上神经管理声门裂以上喉腔黏膜感觉，支配环甲肌。喉返神经管理声门裂以下喉腔黏膜感觉，支配除环甲肌以外的所有喉内肌。

第三节　气管和支气管

一、气管

*气管（trachea）位于食管前方，为后壁略扁平的圆筒形管道。气管上接环状软骨下缘（平第6颈椎体下缘），经颈部正中下行入胸腔，至胸骨角平面（平对第4胸椎体下缘）分为左、右主支气管，分叉处称**气管杈**（bifurcation of trachea）。气管杈内面有一向上凸出的半月形纵嵴，称**气管隆嵴**（carina of trachea，图6-15），略偏向左侧，是支气管镜检查判断气管分叉的重要定位标志。

气管由16~20个呈“C”形的气管软骨环及连接各环之间的平滑肌和结缔组织构成，气管内面衬有黏膜。气管后壁缺少软骨，由平滑肌和弹性纤维组织封闭，称**膜壁**（membranous wall）。根据气管的行程及位置，可分为颈部和胸部。颈部较短且位置表浅，下行于颈前正中线处，在胸骨颈静脉切迹上方可触及。前面除有舌骨下肌群外，在第2~4气管软骨环前方有甲状腺峡部；两侧相邻颈部大血管和甲状腺侧叶；后方紧邻食管。胸部较长，位于上纵隔内，前方有胸腺、左头臂静脉、主动脉弓，后方紧贴食管。环状软骨可作为计数气管软骨环的标志。临床上抢救急性喉阻塞患者，常在第3~5气管软骨环处沿前正中线做气管切开（图6-16）。

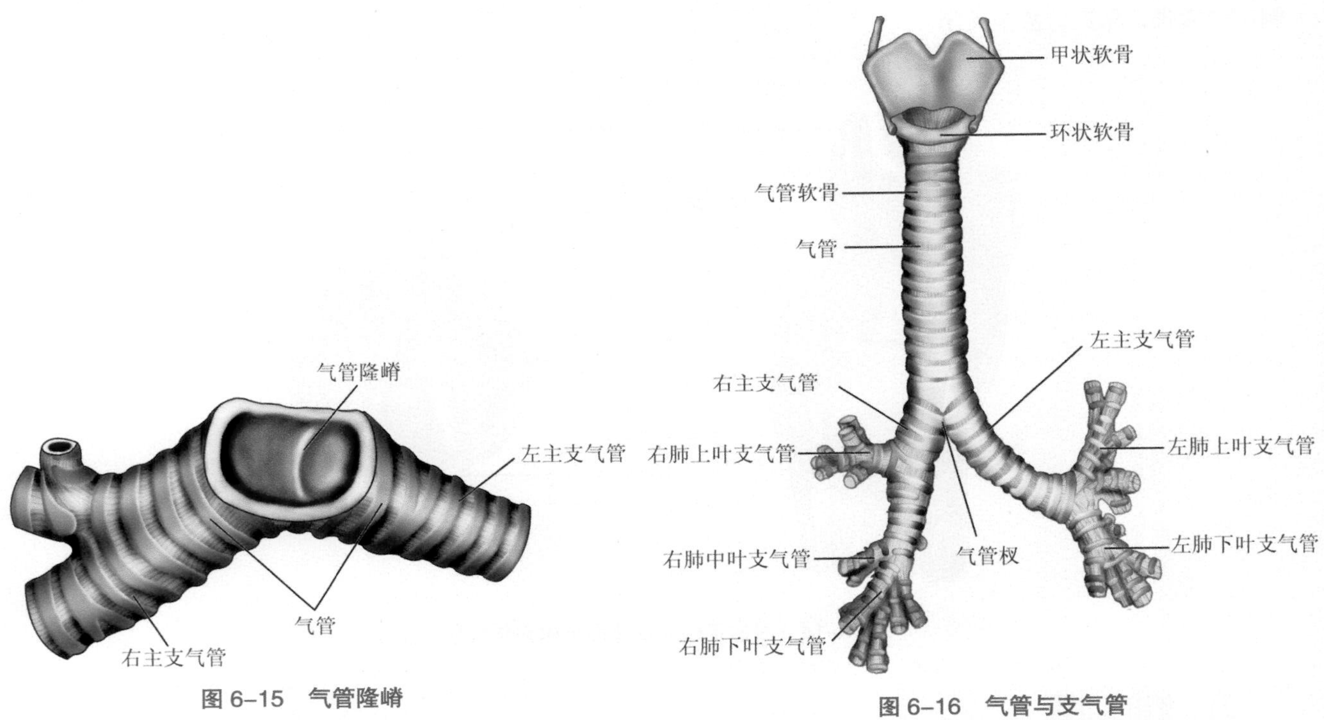

图6-15　气管隆嵴

图6-16　气管与支气管

二、支气管

支气管（bronchi）指由气管分出的各级分支，其中一级分支为左、右主支气管，为气管杈与肺门之间的管道。

（一）左主支气管

***左主支气管**（left principal bronchus）细而长，平均长4.5~5.2cm，外径为0.9~1.4cm，与气管中线的延长线形成35°~36°。

（二）右主支气管

***右主支气管**（right principal bronchus）粗而短，平均长1.9~2.6cm，外径为1.2~1.5cm，与气管中线的延长线形成22°~25°，行走较陡直，加之气管隆嵴常偏向左侧、右肺通气量较大等因素，临床上气管内异物多坠入右主支气管。

第四节　肺

一、位置和形态

★**肺**（lung）位于胸腔内，膈的上方，分居纵隔两侧。膈右侧因肝的影响位置较高，加之心的位置偏左，故右肺较宽短，左肺较狭长（图 6–17，图 6–18）。右肺的体积与重量均大于左肺，成人肺的重量约为自身体重的 1/50。

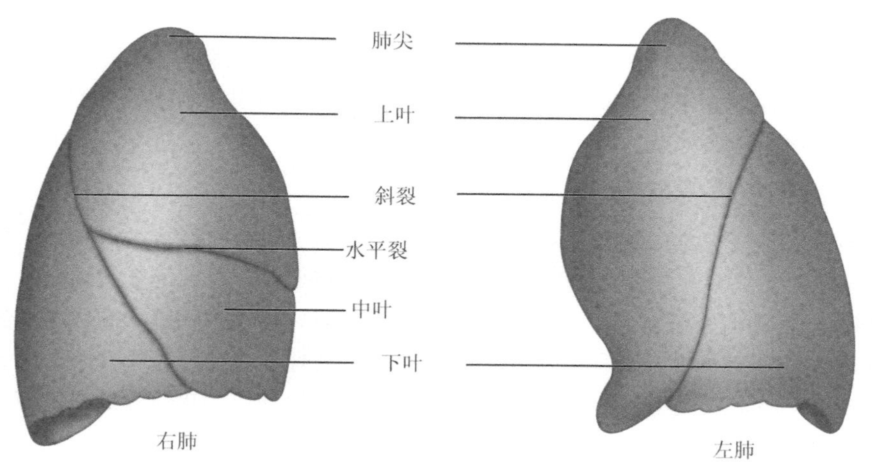

图 6–17　肺的外形（外侧面）

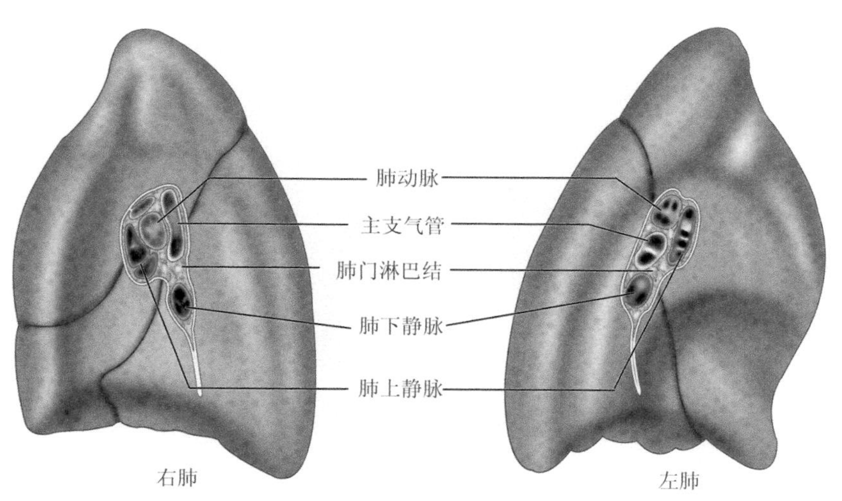

图 6–18　肺的外形（内侧面）

肺表面被覆脏胸膜，光滑润泽，透过脏胸膜可见多边形的肺小叶轮廓。幼儿肺呈淡红色，随年龄增长，空气中的尘埃、炭粒等被吸入肺内并沉积，肺的颜色逐渐变为灰暗或蓝黑色，部分可呈棕黑色，吸烟者尤为明显。正常肺实质软而轻，呈海绵状，富有弹性，内含空气，比重小于 1，故能浮于水中。而未经呼吸的肺内不含空气，质实而重，比重大于 1，入水则下沉。法医常借此鉴别新生儿是否宫内死亡。

★肺大致呈圆锥形，具有一尖、一底、两面、三缘。肺尖圆钝，向上经胸廓上口突至颈根部，高出锁骨内侧 1/3 上方 2~3cm。故肺尖部听诊可在此处进行。肺底与膈相贴，又称**膈面**（diaphragmatic surface），凹向上。**肋面**（costal surface）隆凸，邻接肋和肋间肌。**内侧面**（medial surface）朝向纵隔，亦称纵隔面，此面中部偏后有呈一长椭圆形凹陷，称**肺门**（hilum of lung），是支气管、肺动脉、肺静脉、支气管动脉、支气管静脉、淋巴管和神经等进出肺之处。这些进出肺门的结构被结缔组织包绕，称**肺根**（root of lung）。★肺根内主要结构的排列从前向后为肺静脉、肺动脉、支气管。从上而下，左肺根内主要结构的排列为肺动脉、支气管、肺静脉，右肺根为上叶支气管、肺动脉、肺静脉。肺门附近有**支气管肺淋巴结**（bronchopulmonary hilar lymph nodes），临床上又称肺门淋巴结。

肺经固定液固定后，表面可见毗邻器官在其表面形成的压迹或沟。右肺门后方有食管压迹，上方有奇静脉沟。左肺门上方和后方有主动脉弓和胸主动脉压迹。两肺门前下方均有心压迹，左肺尤为明显。

肺的前缘薄锐，左肺前缘向外下有一凹陷，称**左肺心切迹**（cardiac notch of left lung），切迹下方的舌状突起称**左肺小舌**（lingula of left lung）。肺的后缘钝，与脊柱相邻。肺的下缘也较薄锐，伸入肋膈隐窝内，其位置随呼吸运动变化显著。

*左肺被自后上斜向前下的**斜裂**（oblique fissure）分为上、下两叶。右肺除有斜裂外，尚有一条起自斜裂后部，水平向前达右肺内侧面的**水平裂**（horizontal fissure），*右肺被斜裂和水平裂分为上、中、下三叶。肺叶之间可有融合现象，也可出现额外裂。

二、肺内支气管和支气管肺段

左、右主支气管（一级支气管）在肺门处分出肺叶支气管（二级支气管）进入肺叶，各肺叶支气管再分出数支肺段支气管（三级支气管）。每一肺段支气管及其所属的肺组织，合称为**支气管肺段**（bronchopulmonary segment），简称肺段。各肺段呈圆锥形，尖向肺门，底向肺表面。相邻的肺段之间以薄层结缔组织相隔，肺静脉属支穿行其间收纳相邻肺段血液，段间动脉的分支则很少吻合。当肺段支气管阻塞时，此段的空气出入被阻。上述说明肺段的结构和功能有相对独立性，因此临床上可以肺段为单位，通过定位诊断，进行肺段切除术，使手术局限化（图 6-19，图 6-20）。

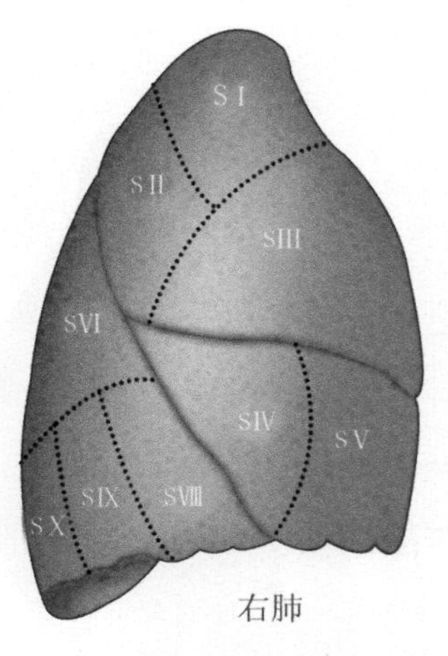

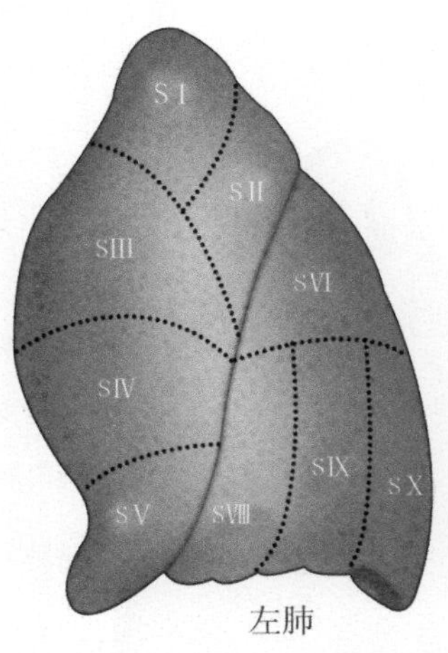

图 6-19 肺段（外面）

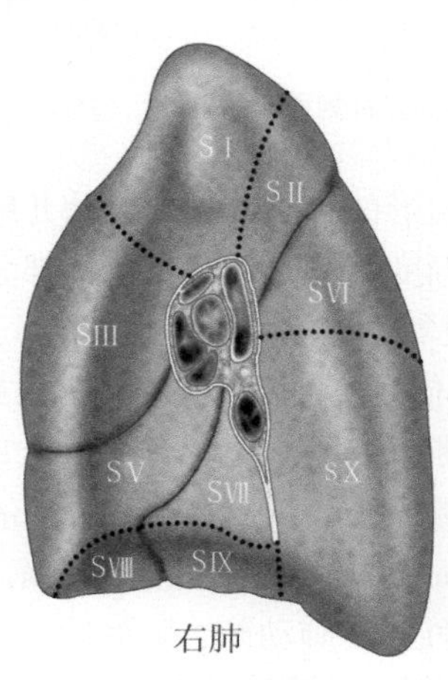

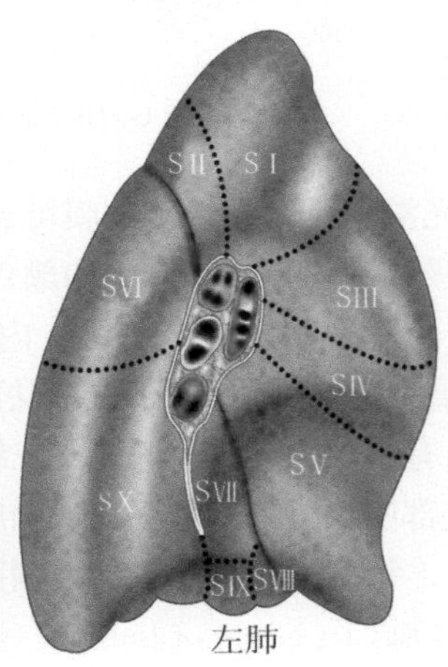

图 6-20 肺段（内面）

按照肺段支气管的分支及分布，左、右肺通常各有 10 个肺段。左肺上叶的尖段和后段支气管及下叶内侧底段和前底段支气管常共干发出，此时，左肺可分为 8 个肺段。左、右肺段的名称和通用的编号见表 6–2。

表 6–2　肺段

肺左叶		肺右叶		
上叶	下叶	上叶	中叶	下叶
尖段（S Ⅰ）	上段（S Ⅵ）	尖段（S Ⅰ）	外侧段（S Ⅳ）	上段（S Ⅵ）
后段（S Ⅱ）	内侧底段（S Ⅶ）	后段（S Ⅱ）	内侧段（S Ⅴ）	内侧底段（S Ⅶ）
前段（S Ⅲ）	前底段（S Ⅷ）	前段（S Ⅲ）		前底段（S Ⅷ）
上舌段（S Ⅳ）	外侧底段（S Ⅸ）			外侧底段（S Ⅸ）
下舌段（S Ⅴ）	后底段（S Ⅹ）			后底段（S Ⅹ）

三、肺的血管和神经

（一）肺的血管

肺有两套功能不同的血管系统：一套是组成肺循环的肺、静脉，肺动脉运载全身静脉血到肺内进行气体交换，是肺的功能性血管；另一套是属于体循环的支气管动、静脉，运载动脉血液到肺内进行物质交换，是肺的营养性血管。

1. **肺动脉**（pulmonary artery）　起于右心室，至主动脉弓下方分为左、右肺动脉。左肺动脉较短，分为 2 支进入左肺上、下叶。右肺动脉较长，分为 3 支进入右肺上、中、下叶。肺动脉在肺内分支多且与各级支气管相伴行，一般位于相应支气管的背外侧，▲最后形成肺泡毛细血管网分布于肺泡壁，在此进行气体交换，使静脉血转变为动脉血。

2. **肺静脉**（pulmonary vein）　由肺泡周围毛细血管汇集成小静脉，逐级合并成较大静脉，最后左、右肺各汇合形成两条静脉干，分别称左肺上、下静脉和右肺上、下静脉，出肺门，经肺根注入左心房。

3. **支气管动脉**（bronchial artery）　细小，通常每侧有 1~4 支，左侧主要起于胸主动脉和主动脉弓；右侧主要起于第 3~5 肋间后动脉和左侧气管动脉。支气管动脉多攀附于支气管后壁入肺，在肺门处吻合成网，肺内随支气管分支而分支，最终在支气管壁的外膜和黏膜下层分别形成毛细血管网，可供应各级支气管、血管壁、肺实质、脏胸膜和淋巴结等。

4. **支气管静脉**（bronchial vein）　围绕支气管树周围，大部分汇入肺静脉。其余的汇集成支气管静脉，出肺门，注入奇静脉、半奇静脉或肋间后静脉。

（二）肺的神经

肺的神经来自于**肺前丛**（anterior pulmonary plexus）和**肺后丛**（posterior pulmonary plexus），此二丛由交感神经分支和迷走神经分支组成。由肺前、后丛发出的分支伴随各级支气管进入肺组织。传出纤维（内脏运动纤维）分布于支气管平滑肌和腺体。传入纤维（内脏感觉纤维）分布于支气管黏膜、肺泡。迷走神经兴奋时，可使支气管平滑肌收缩，血管舒张，腺体分泌。交感神经兴奋时，可使支气管扩张、血管收缩。故当支气管痉挛（哮喘发作）时，可用拟交感神经药物（如肾上腺素类药物）解除痉挛。

第五节　胸　膜

一、胸腔、胸膜和胸膜腔

★**胸腔**（thoracic cavity）由胸廓和膈围成，上界是胸廓上口，与颈根部连通；★下界是膈，借此与腹腔分隔。★胸腔分为 3 部分，中间容纳纵隔的所有器官和结构，左、右两侧容纳胸膜腔和肺。

★**胸膜**（pleura）是指覆于胸壁内面、膈上面、纵隔侧面和肺表面的浆膜，薄而光滑，可分为脏、壁两层。**脏胸膜**（visceral pleura）贴于肺的表面，与肺紧密结合不易分离，并伸入肺叶间裂内。**壁胸膜**（parietal pleura）贴于胸壁内面、膈的上面和纵隔侧面，突至颈根部处。脏胸膜与壁胸膜在肺根处互相移行，并在肺根下方前、后两层重叠形成一个三角形皱襞，称**肺韧带**（pulmonary ligament），有固定肺的作用。

★脏胸膜与壁胸膜围成一个封闭狭窄的腔隙，称**胸膜腔**（pleural cavity），左、右各一，互不相通。▲正常情况下，腔内为负压，含有少量浆液，可减少呼吸时的摩擦。▲胸膜腔内负压使脏、壁胸膜贴附在一起，因此胸膜腔实际上是两个潜在性的腔隙（图 6-21）。▲在呼吸运动过程中肺随胸廓的运动而运动。肺之所以能随胸廓而运动是因为在肺和胸廓之间存在一密闭的胸膜腔和肺本身有可扩张性。

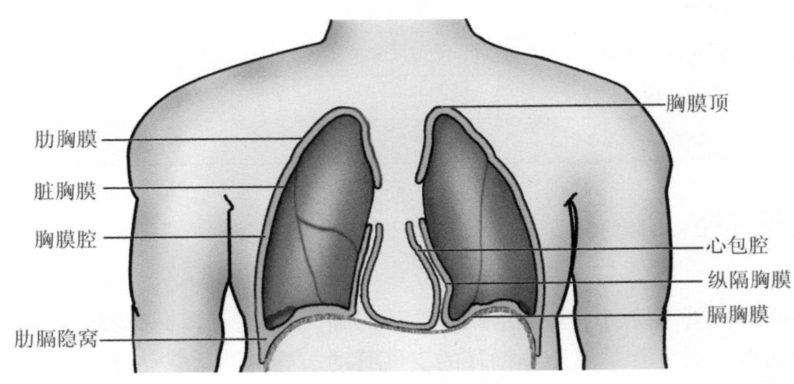

图 6-21 胸膜和胸膜腔

二、胸膜的分部

脏胸膜包被各个肺叶，又称肺胸膜。壁胸膜按其所附着的部位可分为 4 部分：①**肋胸膜**（costal pleura），覆盖于肋骨和肋间肌内面，易与胸内筋膜剥离；②**膈胸膜**（diaphragmatic pleura），覆盖于膈的上面，与膈连接紧密，不易剥离；③**纵隔胸膜**（mediastinal pleura），衬贴于纵隔两侧面，包绕肺根移行为脏胸膜；④**胸膜顶**（cupula of pleura），肋胸膜与纵隔胸膜向上延至胸廓上口平面以上，呈穹窿状覆盖于肺尖上方。胸膜顶突出胸廓上口，伸向颈根部，高出锁骨内侧 1/3 段上方 2~3cm，由胸膜上膜固定。胸膜顶亦称为颈胸膜。

三、胸膜隐窝

★**胸膜隐窝**（pleural recess）又称胸膜窦，为各部壁胸膜相互移行转折处的胸膜腔部分，即使在深吸气时肺下缘也不能充满此间隙。重要的胸膜隐窝有以下 3 个：

①★**肋膈隐窝**（costodiaphragmatic recess），为肋胸膜与膈胸膜转折处，呈半环形，站立位时为胸膜腔的最低点，此隐窝深度一般可达两个肋及其间隙，胸腔积液首先聚积于此，同时也是胸膜粘连的好发部位。②★**肋纵隔隐窝**（costomediastinal recess），是肋胸膜与纵隔胸膜转折处，由于左肺前缘有心切迹存在，故左侧肋纵隔隐窝较大。③★**膈纵隔隐窝**（phrenicomediastinal recess），膈胸膜与纵隔胸膜转折处，心尖向左侧突出而形成，仅存在于左侧胸膜腔。

四、胸膜和肺的体表投影

壁胸膜各部相互转折之处形成胸膜的返折线，胸膜返折线在体表的投影位置标志着胸膜腔的范围。

（一）胸膜返折线前界的体表投影

肋胸膜转折为纵隔胸膜前缘的返折线，形成胸膜返折线的前界。两侧均起自胸膜顶（锁骨内侧 1/3 段上方 2~3cm 处），斜向下内侧，经胸锁关节后方至胸骨柄后方，约在第 2 胸肋关节水平左右侧靠拢，并沿中线稍左侧垂直下行。右侧在第 5 胸肋关节处向右转，移行于胸膜下界；左侧在第 4 胸肋关节处，弯向下侧，沿胸骨侧缘外侧 2~2.5cm 处下行，至第 6 肋软骨后方移行于胸膜下界。两侧胸膜前界返折线在第 2~4 肋软骨平面相互靠拢。在第 2 胸肋关节水平以上，两侧胸膜前返折线相互离开，在胸骨柄后方形成一个无胸膜覆盖的区域，称**胸腺区**（thymic region）。该区域在儿童期较宽，内有胸腺，至成人期变窄，有胸腺遗迹及结缔组织。在第

4 胸肋关节平面以下，两侧胸膜返折线之间的区域，称**心包区**（pericardial region），此区域的心包前方无胸膜覆盖，故又称心包裸区。此区位于胸骨体下部左半和左侧第 4~6 肋软骨后方，左剑肋角是临床进行心包穿刺术的安全区。

（二）胸膜返折线下界的体表投影

肋胸膜转折为膈胸膜的返折线为胸膜返折线的下界。下界在右侧起自第 6 胸肋关节后方，在左侧起自第 6 肋软骨后方，两侧均行向下外侧，在锁骨中线与第 8 肋相交，在腋中线与第 10 肋相交并转向后内侧，在肩胛线与第 11 肋相交，最后在接近后正中线处，平第 12 胸椎棘突高度。在右侧，由于肝的影响，膈的位置较高，故右侧胸膜下界常略高于左侧。

（三）胸膜后界的体表投影

位于脊柱侧方，从第 7 颈椎棘突外侧 2cm 至第 12 胸椎棘突外侧 2cm。

（四）肺的体表投影

肺的前界与胸膜前界基本一致，但左肺前界在第 4 胸肋关节处，转向外，并沿第 4 肋软骨下缘延续至胸骨旁线，再向下内侧弯曲至第 6 肋软骨中点移行为下界。肺的下界一般比胸膜下界高两个肋的距离，即在锁骨中线与第 6 肋相交，在腋中线与第 8 肋相交，在肩胛线与第 10 肋相交，在近后正中线平第 10 胸椎棘突高度（图 6-22~ 图 6-24）。肺后界与胸膜后界基本一致，但下端至第 10 胸椎棘突外侧 2cm。

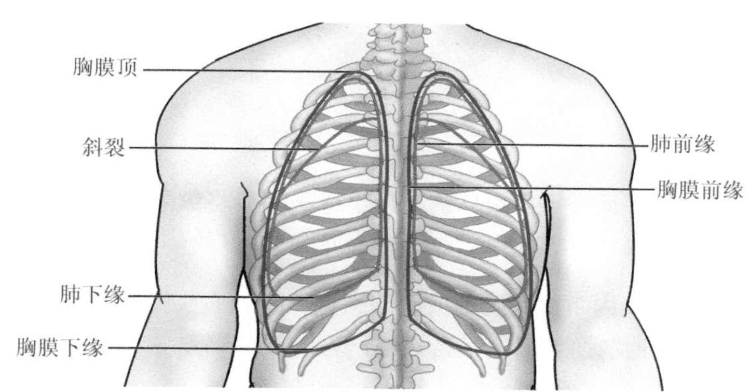

图 6-22　胸膜和肺的体表投影（后面）

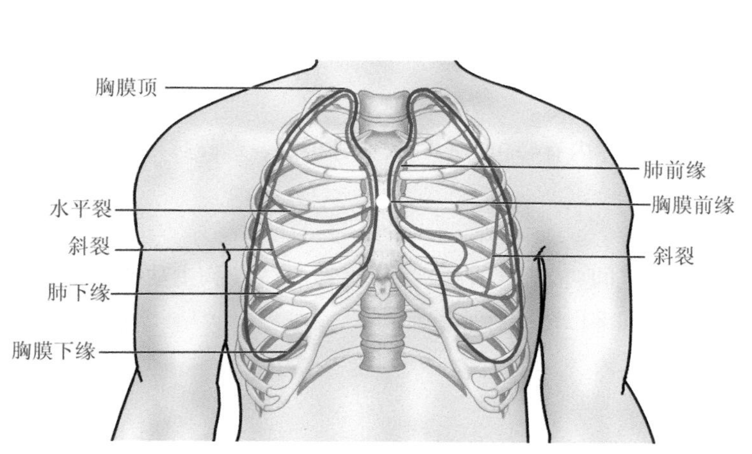

图 6-23　胸膜和肺的体表投影（前面）

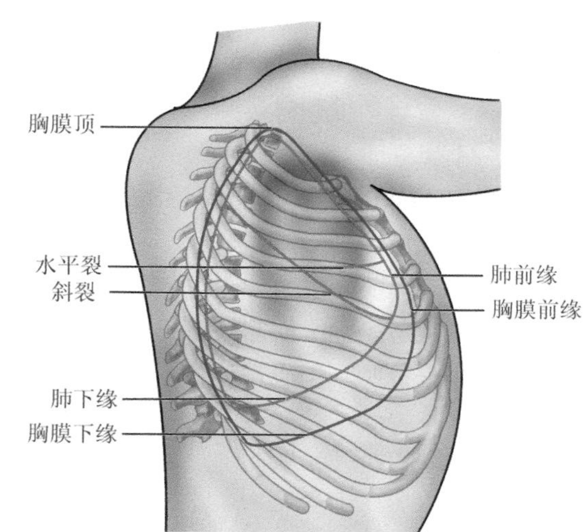

图 6-24　胸膜和肺的体表投影（侧面）

第6章

第六节 纵 隔

★**纵隔**（mediastinum）是左、右两侧纵隔胸膜之间所有器官、结构和结缔组织的总称。★其前界为胸骨，后界为脊柱胸段，两侧为纵隔胸膜，上达胸廓上口，下至膈。成人纵隔位置略偏左侧（图 6–25）。

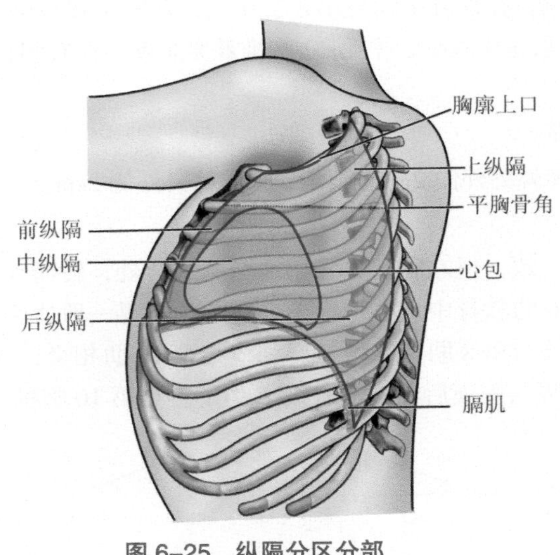

图 6–25 纵隔分区分部

为描述方便，★通常以胸骨角平面（平对第 4 胸椎体下缘）为界将纵隔分为上纵隔和下纵隔。

一、上纵隔

上纵隔（superior mediastinum）内主要有胸腺或胸腺遗迹，左、右头臂静脉及上腔静脉，膈神经，迷走神经，左喉返神经，主动脉弓及其分支，食管，气管，胸导管及淋巴结等。

二、下纵隔

下纵隔（inferior mediastinum）又以心包为界，分为前、中、后纵隔。

（一）前纵隔

前纵隔（anterior mediastinum）位于胸骨与心包前壁之间，内有胸腺下部、部分纵隔前淋巴结、胸廓内动脉纵隔支、心包韧带和疏松结缔组织等。

（二）中纵隔

中纵隔（middle mediastinum）位于纵隔前、后壁之间，内有心包、心和大血管根部、奇静脉弓、膈神经、心包膈血管及淋巴结等。

（三）后纵隔

后纵隔（posterior mediastinum）位于心包后壁与脊柱之间，内有气管杈、主支气管、食管、胸主动脉、胸导管、奇静脉、半奇静脉、副半奇静脉、迷走神经、胸交感干和淋巴结等。

小结

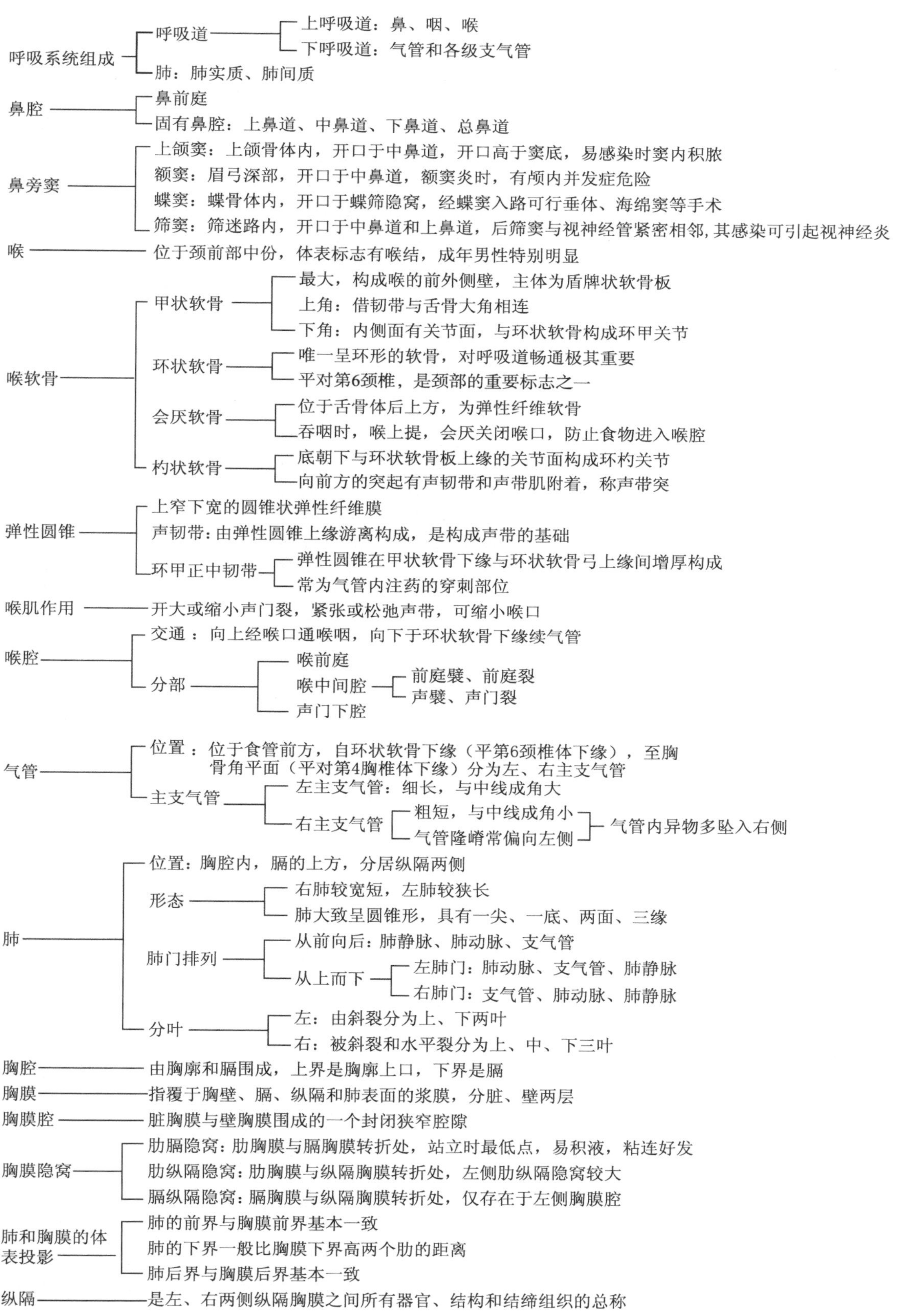
呼吸系统组成
呼吸道
上呼吸道：鼻、咽、喉
下呼吸道：气管和各级支气管
肺：肺实质、肺间质
鼻腔
鼻前庭
固有鼻腔：上鼻道、中鼻道、下鼻道、总鼻道
鼻旁窦
上颌窦：上颌骨体内，开口于中鼻道，开口高于窦底，易感染时窦内积脓
额窦：眉弓深部，开口于中鼻道，额窦炎时，有颅内并发症危险
蝶窦：蝶骨体内，开口于蝶筛隐窝，经蝶窦入路可行垂体、海绵窦等手术
筛窦：筛迷路内，开口于中鼻道和上鼻道，后筛窦与视神经管紧密相邻, 其感染可引起视神经炎
喉
位于颈前部中份，体表标志有喉结，成年男性特别明显
喉软骨
甲状软骨
最大，构成喉的前外侧壁，主体为盾牌状软骨板
上角：借韧带与舌骨大角相连
下角：内侧面有关节面，与环状软骨构成环甲关节
环状软骨
唯一呈环形的软骨，对呼吸道畅通极其重要
平对第6颈椎，是颈部的重要标志之一
会厌软骨
位于舌骨体后上方，为弹性纤维软骨
吞咽时，喉上提，会厌关闭喉口，防止食物进入喉腔
杓状软骨
底朝下与环状软骨板上缘的关节面构成环杓关节
向前方的突起有声韧带和声带肌附着，称声带突
弹性圆锥
上窄下宽的圆锥状弹性纤维膜
声韧带：由弹性圆锥上缘游离构成，是构成声带的基础
环甲正中韧带
弹性圆锥在甲状软骨下缘与环状软骨弓上缘间增厚构成
常为气管内注药的穿刺部位
喉肌作用
开大或缩小声门裂，紧张或松弛声带，可缩小喉口
喉腔
交通 ：向上经喉口通喉咽，向下于环状软骨下缘续气管
分部
喉前庭
喉中间腔
前庭襞、前庭裂
声襞、声门裂
声门下腔
气管
位置 ：位于食管前方，自环状软骨下缘（平第6颈椎体下缘），至胸骨角平面（平对第4胸椎体下缘）分为左、右主支气管
主支气管
左主支气管：细长，与中线成角大
右主支气管
粗短，与中线成角小
气管隆嵴常偏向左侧
气管内异物多坠入右侧
肺
位置：胸腔内，膈的上方，分居纵隔两侧
形态
右肺较宽短，左肺较狭长
肺大致呈圆锥形，具有一尖、一底、两面、三缘
肺门排列
从前向后：肺静脉、肺动脉、支气管
从上而下
左肺门：肺动脉、支气管、肺静脉
右肺门：支气管、肺动脉、肺静脉
分叶
左：由斜裂分为上、下两叶
右：被斜裂和水平裂分为上、中、下三叶
胸腔
由胸廓和膈围成，上界是胸廓上口，下界是膈
胸膜
指覆于胸壁、膈、纵隔和肺表面的浆膜，分脏、壁两层
胸膜腔
脏胸膜与壁胸膜围成的一个封闭狭窄腔隙
胸膜隐窝
肋膈隐窝：肋胸膜与膈胸膜转折处，站立时最低点，易积液，粘连好发
肋纵隔隐窝：肋胸膜与纵隔胸膜转折处，左侧肋纵隔隐窝较大
膈纵隔隐窝：膈胸膜与纵隔胸膜转折处，仅存在于左侧胸膜腔
肺和胸膜的体表投影
肺的前界与胸膜前界基本一致
肺的下界一般比胸膜下界高两个肋的距离
肺后界与胸膜后界基本一致
纵隔
是左、右两侧纵隔胸膜之间所有器官、结构和结缔组织的总称

第 7 章　泌尿系统

★**泌尿系统**（urinary system）由泌尿器官（肾）和排尿管道（输尿管、膀胱和尿道）组成（图 7–1）。它的主要功能是排出机体在新陈代谢中产生的酸性代谢产物、终末代谢产物及多余的无机盐和水分，从而保持机体水、电解质和酸碱平衡，维持体液的稳定。男性尿道兼有排精功能。当肾功能障碍时，代谢产物蓄积于体内，破坏内环境的理化性质，影响新陈代谢的正常进行，严重时可出现尿毒症，危及生命。

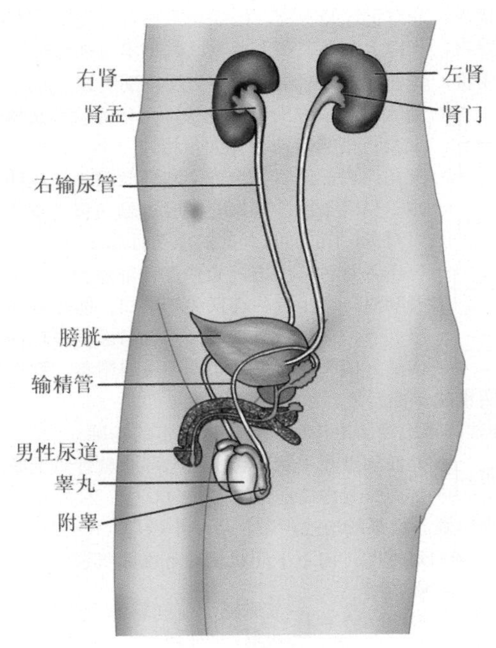

图 7–1　男性泌尿系统

第一节　肾

一、形态

肾（kidney）为实质性器官，形似蚕豆，左、右各一，位于腹后壁脊柱两侧。肾分为上、下两端，前、后两面和内、外侧两缘。肾的上、下端圆钝；前面较凸，朝向腹外侧；后面平坦，紧贴腹后壁；外侧缘隆凸；★内侧缘中部凹陷称**肾门**（renal hilum），是肾盂和肾血管、神经、淋巴管出入的部位。★出入肾门的结构为结缔组织包裹称**肾蒂**（renal pedicle）。★肾蒂内各结构的排列关系，由上向下为肾动脉、肾静脉和肾盂；★由前向后为肾静脉、肾动脉和肾盂。由于下腔静脉靠近右肾，右肾蒂较左肾蒂短。★肾门向肾实质内续于一个较大的腔，称**肾窦**（renal sinus），窦内含肾动脉及其分支、肾静脉及其属支、肾小盏、肾大盏、肾盂、神经、淋巴管及脂肪组织等（图 7–2，图 7–3）。

二、构造

在肾的冠状切面上，★肾实质分为位于浅层的**肾皮质**（renal cortex）和位于深层的**肾髓质**（renal medulla）两部分（图 7–4）。肾皮质呈红褐色，富含血管，肉眼观察可见红色点状颗粒，主要由**肾小体**（renal corpuscle）与**肾小管**（renal tubulu）组成。肾髓质约占肾实质厚度的 2/3，由 15~20 个底朝皮质、尖向肾窦，呈圆锥形的★**肾锥体**（renal pyramid）构成。肾锥体的尖端圆钝，2~3 个肾锥体的尖端合成一个**肾乳头**（renal papillae），突入肾小盏内。肾乳头上有许多**乳头孔**（papillary foramen），肾生成的尿液经乳头孔流入肾小盏内。★肾皮质深入肾锥体的部分称**肾柱**（renal column）。肾窦内有 7~8 个呈漏斗状的★**肾小盏**（minor renal calice），其边缘包绕肾乳头。有时一个肾小盏可包绕 2~3 个肾乳头。在肾窦内，相邻的 2~3 个肾小盏合成一个★**肾大盏**（major renal calice），再由 2~3 个肾大盏汇合形成一个前后扁平、呈漏斗状的★**肾盂**（renal pelvis）。肾盂出肾门后向下弯行，逐渐变细，约在第 2 腰椎上缘水平移行为输尿管。

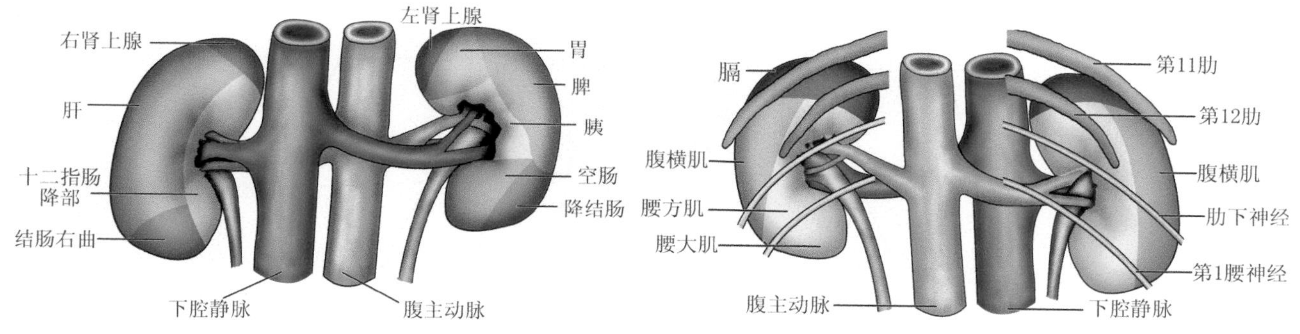

图 7-2　肾的外形及毗邻（前面）

图 7-3　肾的外形及毗邻（后面）

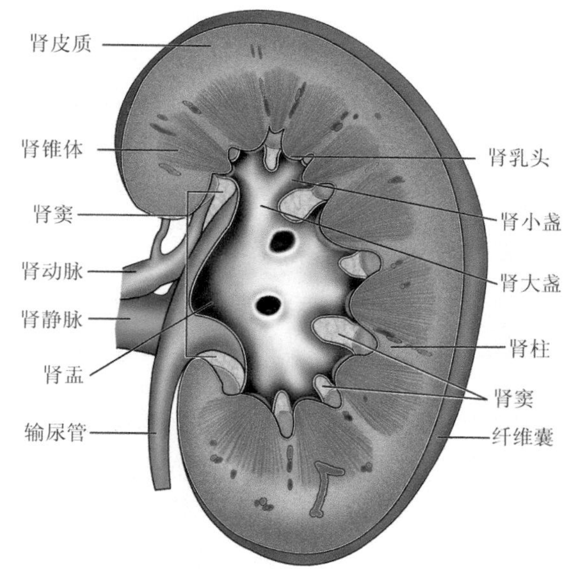

图 7-4　肾的构造（右肾冠状面，后面）

三、位置和毗邻

（一）位置

肾位于脊柱两侧，腹膜后间隙内，属腹膜外位器官。肾的长轴向外下倾斜。因受肝的影响，★右肾比左肾略低；左肾上端平第 11 胸椎椎体下缘，下端平第 2~3 腰椎椎间盘；★右肾上端平第 12 胸椎椎体上缘，下端平第 3 腰椎椎体上缘。

两肾上端较近，距正中线约 3.8cm；下端较远，距正中线约 7.2cm。第 12 肋斜越左肾后面的中部，右肾后面的上部。肾门约平第 1 腰椎椎体水平，距正中线约 5cm（图 7-5）。★在腰背部，竖脊肌外侧缘与第 12 肋的夹角处称**肾区**（renal region），为肾门的体表投影点。肾病患者触压和叩击该处可引起疼痛。

（二）毗邻

★两肾的上方是肾上腺，两者之间被疏松结缔组织分隔，故临床上肾下垂时，肾上腺位置常不变。后面上 1/3 借膈与肋膈隐窝相邻。肾手术时应注意此位置关系，以免损伤胸膜，造成气胸。后面下部自内侧向外侧依次与腰大肌、腰方肌和腹横肌相贴。肾前面邻近的器官左右不同：★右肾内侧缘邻十二指肠降部，前上部与肝相邻，下部邻结肠右曲；★左肾中部邻胰尾，前上部与胃底相邻，下部邻空肠和结肠左曲。

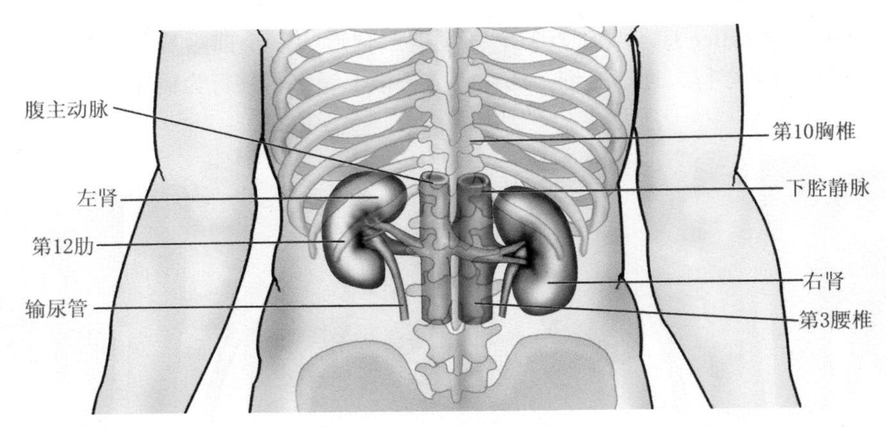

图 7–5　肾的位置（后面）

四、被膜

★肾的表面被覆有 3 层膜，由内向外依次为纤维囊、脂肪囊和肾筋膜（图 7–6）。

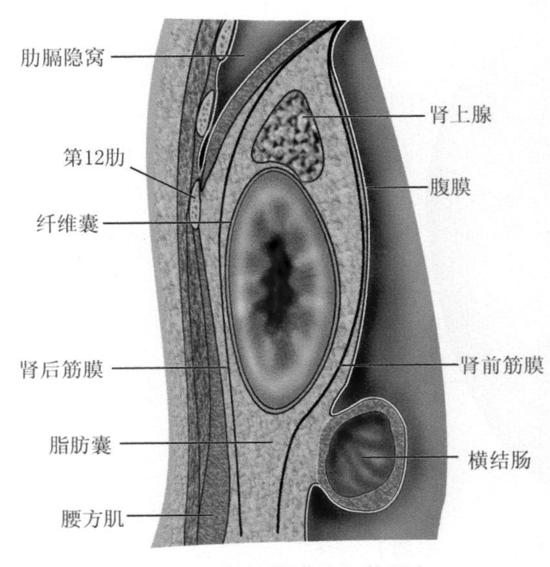

图 7–6　肾的被膜（矢状面）

（一）纤维囊

纤维囊（fibrous capsule）为被覆在肾实质表面的、薄而坚韧的结缔组织膜。由致密结缔组织和弹性纤维构成。肾破裂或部分切除时须缝合此膜。正常情况下，易与肾实质剥离。在病理情况下，则与肾实质发生粘连，不易剥离。

（二）脂肪囊

脂肪囊（fatty renal capsule）为位于纤维囊外面的脂肪层，并延伸至肾窦，充填于肾窦各结构之间。脂肪囊对肾起弹性垫样的保护作用。临床上肾囊封闭，就是将麻药注入肾脂肪囊内。

（三）肾筋膜

肾筋膜（renal fascia）位于脂肪囊外面，由腹膜外组织发育而来。肾筋膜分前、后两层，向上包绕肾和肾上腺。★肾筋膜两层向上、向外侧互相融合，向下则互相分离，并分别与腹膜外组织和髂筋膜相移行，其间有输尿管通过。肾筋膜向内侧，前层延至腹主动脉和下腔静脉的前面并与对侧的肾筋膜前层相延续，后层与腰大肌及其筋膜汇合并向内侧附着于椎体筋膜。肾筋膜发出许多结缔组织小束，穿过脂肪囊，连于纤维囊，对肾有固定作用。

肾的正常位置除主要靠肾的被膜外，肾血管、腹膜、腹内压及邻近器官也有一定的固定作用。★当肾的固定结构不健全时，肾可向下移动，引起肾下垂或游走肾。肾脓肿或周围炎症，脓液可沿肾筋膜向下蔓延，达髂窝或大腿根部。

五、肾段动脉与肾段

肾动脉（renal artery）的第一级分支在进入肾门之前通常分为前、后两支。前支较粗，再分出 4 个二级分支与后支一起进入肾实质。肾动脉的 5 个分支呈节段性分布到肾的一定区域，称**肾段动脉**（segmental artery）。★每支肾段动脉分布区的肾实质，称为**肾段**（renal segment）。每个肾分 5 个肾段，即上段、上前段、下前段、下段和后段（图 7–7）。由于各肾段由其同名动脉供血，并且各段动脉之间缺少吻合，如果某一段动脉发生阻塞，其供应的肾段即可发生缺血性坏死。临床上了解肾段知识，对肾血管造影及肾部分切除术有实用意义。肾内的静脉互相间有丰富的吻合支，无一定的节段性。

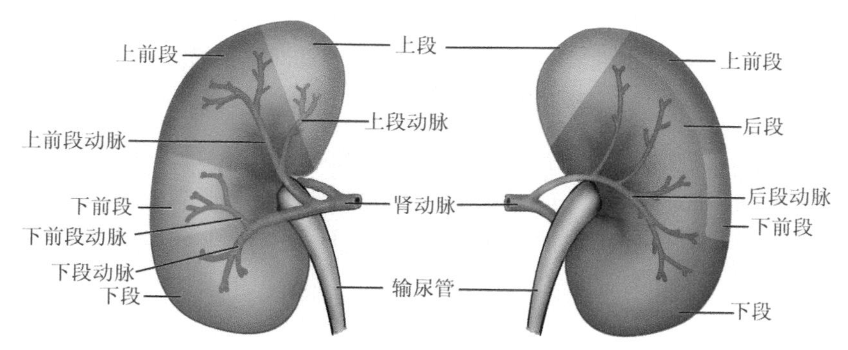

图 7–7　肾段血管与肾段

第二节　输尿管

输尿管（ureter）是位于腹膜外的一对长的肌性管道，起自肾盂，终于膀胱，长 25~30cm，管径平均 0.5~1.0cm，最窄处口径只有 0.2~0.3cm。根据其行程，*输尿管全长分为 3 部分，即腹部、盆部和壁内部（图 7–8）。

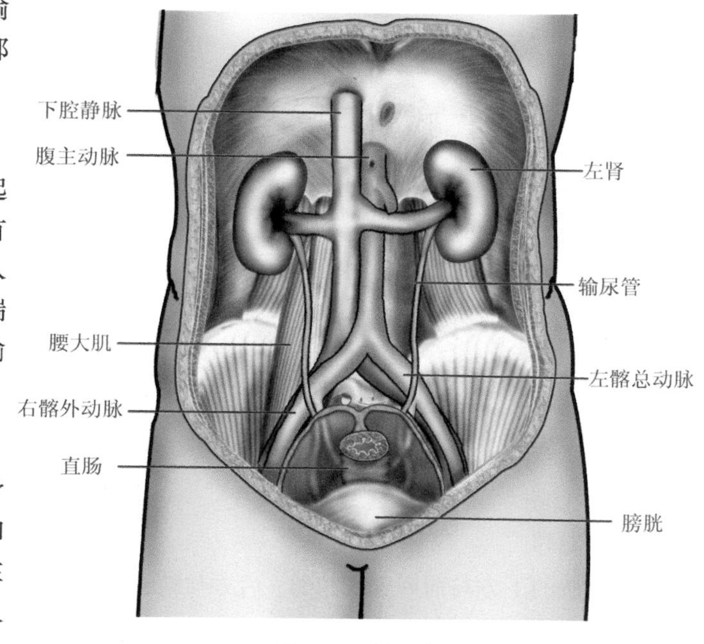

图 7–8　输尿管

一、输尿管腹部

输尿管腹部（abdominal portion of ureter）起自肾盂，沿腰大肌前面下行至其中点附近时，有睾丸血管或卵巢血管经其前方跨过。在小骨盆入口处，*左、右输尿管分别越过左髂总动脉末端和右髂外动脉起始部的前方，进入盆腔移行为输尿管盆部。

二、输尿管盆部

输尿管盆部（pelvic portion of ureter）自小骨盆入口处，沿盆腔侧壁，经髂内血管、腰骶干和骶髂关节的前方下行，跨过闭孔血管、神经，在坐骨棘水平转向前内侧，斜穿膀胱底的外上部入膀胱。男性输尿管在输精管后方并与之交叉。*女性输尿管行经子宫颈的外侧，在距子宫颈约 2.5cm 处，有子宫动脉横过其前上方。当子宫手术结扎子宫动脉时，应注意此关系，不要误伤了输尿管。

三、输尿管壁内部

输尿管壁内部（intramural portion of ureter）为输尿管斜穿膀胱壁内的一段，长约 1.5cm，以**输尿管口**（ureteric orifice）开口于膀胱内面。在膀胱空虚时，两输尿管口之间相距约 2.5cm 。当膀胱充盈时，膀胱内压增高，压迫壁内段，使管腔闭合，以阻止尿液逆流入输尿管。

*输尿管全程有 3 处生理性狭窄，由上到下依次为：肾盂与输尿管移行处、输尿管与髂血管交叉处、输尿管壁内部。其中，输尿管壁内部为输尿管的最狭窄处。这些狭窄处常是输尿管结石的滞留部位。

第三节　膀　胱

膀胱（urinary bladder）是储存尿液的肌性囊状器官，其形状、大小、位置和壁的厚度均随尿液的充盈程度、年龄、性别不同而异。一般正常成人膀胱平均容量为 300~500ml，最大容量可达 800ml。新生儿膀胱容量约为成人的 1/10。女性的膀胱容量略小于男性。老年人因膀胱肌力减低而容量增大。

一、形态

★空虚的膀胱呈三棱锥形（图 7-9），可分为尖、底、体和颈 4 部分。**膀胱尖**（apex of bladder）朝向前上方，连接**脐正中韧带**（median umbilical ligament），为胚胎早期脐尿管遗迹。膀胱的后面呈三角形，朝向后下方，为**膀胱底**（fundus of bladder）。膀胱尖与膀胱底之间为**膀胱体**（body of bladder）。膀胱的最下部称**膀胱颈**（neck of bladder）。膀胱各部之间无明显界线。

二、位置和毗邻

（一）位置

成人的膀胱位于盆腔的前部，耻骨联合的后方，两者之间称**膀胱前隙**（prevesical space）（图 7-10）。此隙内，男性有**耻骨前列腺韧带**（puboprostatic ligament），女性有**耻骨膀胱韧带**（pubovesical ligament），以及丰富的结缔组织和静脉丛。★膀胱空虚时全部位于盆腔内。膀胱充盈时，膀胱尖上升到耻骨联合以上，腹膜返折线也随之上移，膀胱前下壁直接与腹前壁相贴。此时，可在耻骨联合上方行穿刺术，不会伤及腹膜和污染腹膜腔。新生儿的膀胱位置高于成人。老年人膀胱位置较低。

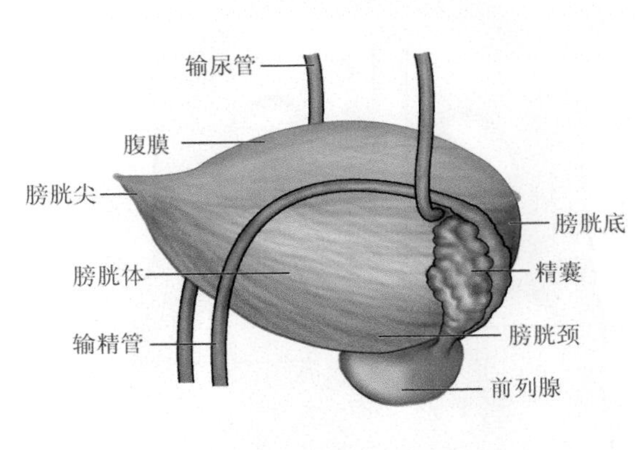

图 7-9 膀胱的形态

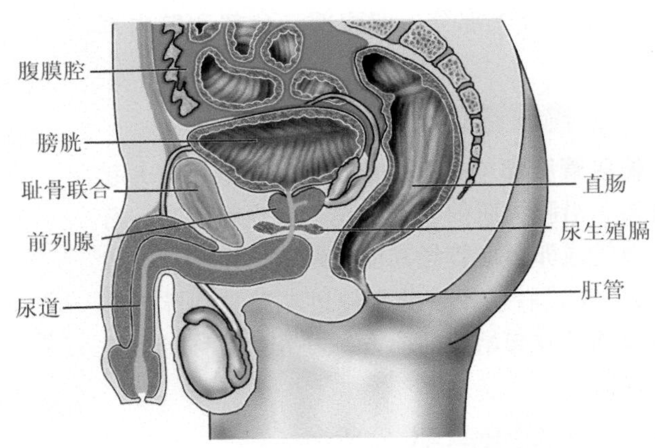

图 7-10 膀胱的位置及毗邻

（二）毗邻

男性膀胱的下方与前列腺底相邻，后方与精囊、输精管壶腹和直肠相毗邻。女性膀胱的下方与盆膈相邻，后方与子宫和阴道相毗邻。

三、膀胱壁的构造

膀胱壁由外向内有浆膜、肌织膜、黏膜下组织和黏膜 4 层。浆膜只覆盖膀胱上面和膀胱底的上部。肌织膜较厚，由平滑肌构成。黏膜下组织位于除膀胱三角区域以外的黏膜与肌织膜之间，较疏松。当膀胱空虚时，膀胱壁的黏膜由于肌层的收缩形成许多皱襞，称**膀胱襞**（vesical plica）；当膀胱充盈时，皱襞可全部消失。★在膀胱底的内面有一三角形区域，此区黏膜与肌层紧密相连，缺少黏膜下层组织，无论膀胱处于空虚或充盈时，黏膜都处于平滑状态，此区称**膀胱三角**（trigone of bladder）。★膀胱三角位于两侧输尿管口与**尿道内口**（internal urethral orifice）之间，是膀胱结核和肿瘤的好发部位，具有重要的临床意义。两侧输尿管口之间的黏膜形成一横行的皱襞，称**输尿管间襞**（interureteric fold），膀胱镜下所见为一苍白带，是膀胱镜检查时寻找输尿管口的标志（图 7-11）。

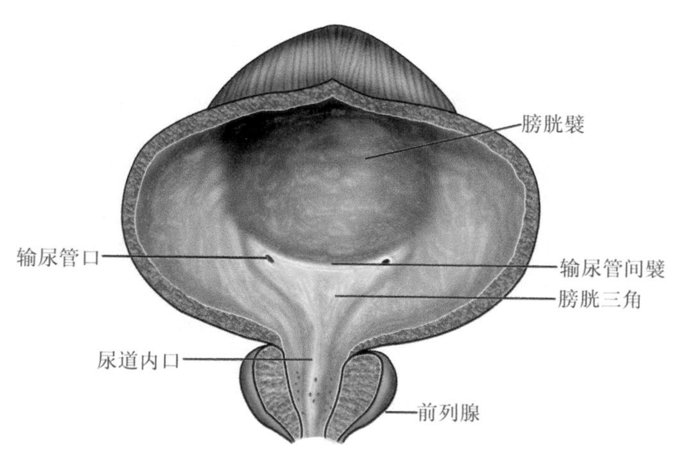

图 7-11 膀胱内壁的结构

第四节 尿 道

1. ★女性尿道（female urethra） 较男性尿道短、宽且较直，平均长 3~5cm，只有排尿功能（图 7-12）。尿道内口约平耻骨联合后面中央或上部。尿道行向前下方，穿过尿生殖膈，开口于阴道前庭的**尿道外口**（external orifice of urethra）。通过尿生殖膈时，尿道和阴道周围由尿道阴道括约肌环绕，此肌为骨骼肌，可控制排尿。由于女性尿道短而直，故尿路易受感染。

2. 男性尿道 除有排尿功能外，还有排精作用，详见男性生殖系统。

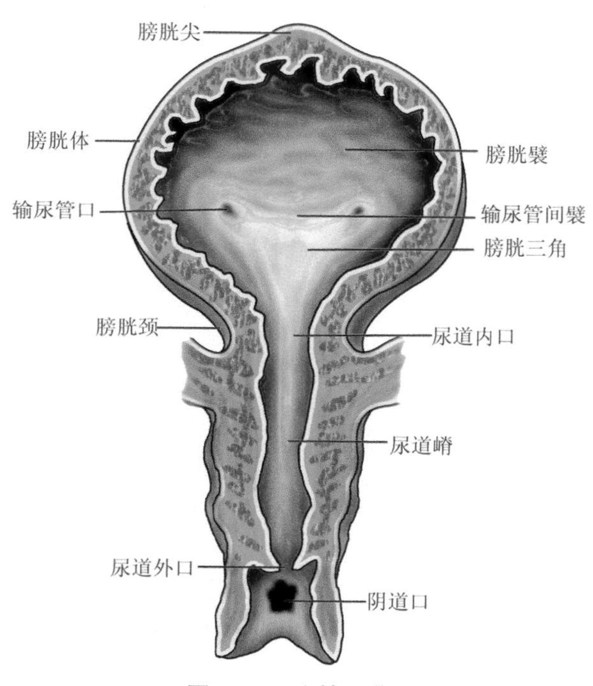

图 7-12 女性尿道

小结

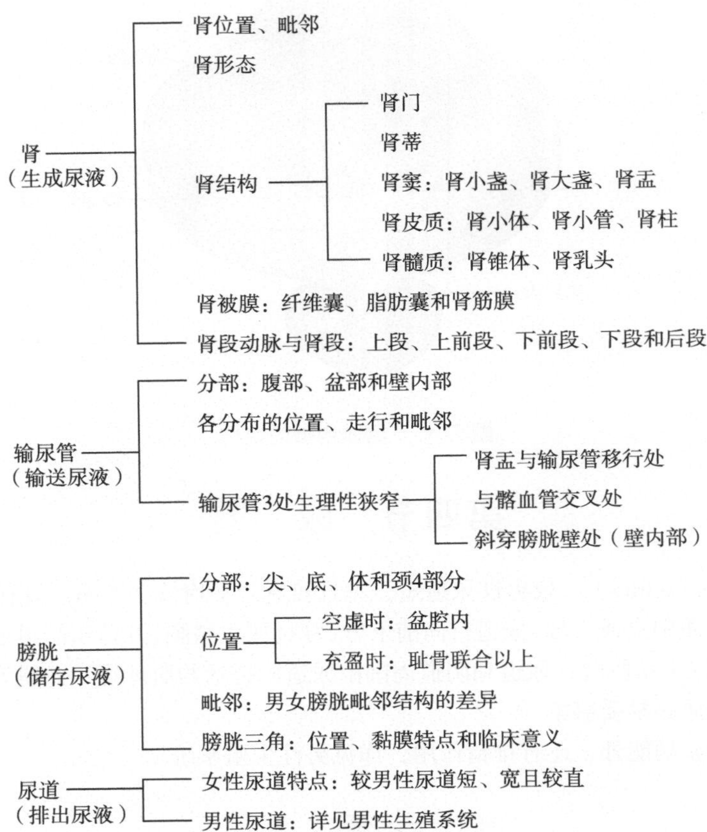
肾（生成尿液）
肾位置、毗邻
肾形态
肾结构
肾门
肾蒂
肾窦：肾小盏、肾大盏、肾盂
肾皮质：肾小体、肾小管、肾柱
肾髓质：肾锥体、肾乳头
肾被膜：纤维囊、脂肪囊和肾筋膜
肾段动脉与肾段：上段、上前段、下前段、下段和后段
输尿管（输送尿液）
分部：腹部、盆部和壁内部
各分布的位置、走行和毗邻
输尿管3处生理性狭窄
肾盂与输尿管移行处
与髂血管交叉处
斜穿膀胱壁处（壁内部）
膀胱（储存尿液）
分部：尖、底、体和颈4部分
位置
空虚时：盆腔内
充盈时：耻骨联合以上
毗邻：男女膀胱毗邻结构的差异
膀胱三角：位置、黏膜特点和临床意义
尿道（排出尿液）
女性尿道特点：较男性尿道短、宽且较直
男性尿道：详见男性生殖系统

第 8 章　男性生殖系统

男性生殖系统（male reproductive system）由内生殖器和外生殖器两部分组成（图 8–1）。*男性内生殖器包括生殖腺（睾丸）、输精管道（附睾、输精管、射精管及尿道）及附属腺（前列腺、精囊和尿道球腺）三个部分。男性外生殖器主要由两性交接的器官构成，包括阴阜、阴囊和阴茎。男性生殖系统的主要功能是繁衍后代、种族延续、促进个体第二性征发育及实现性活动。

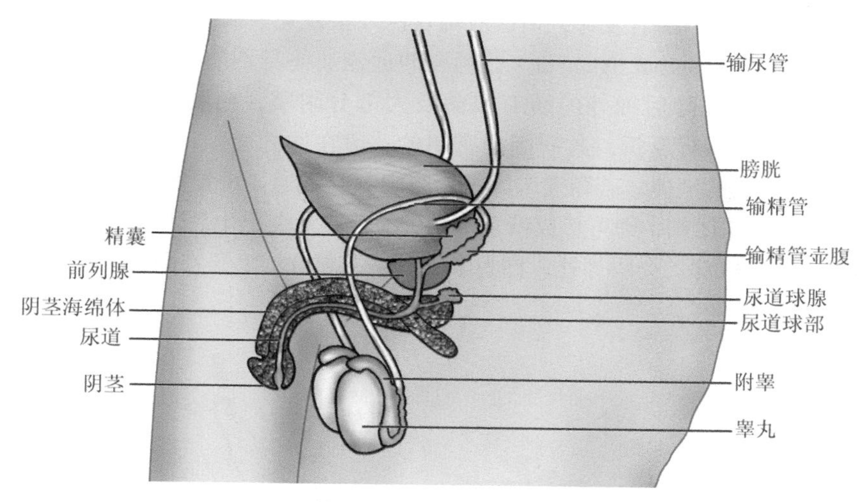

图 8–1　男性生殖器

第一节　男性内生殖器

一、生殖腺

睾丸（testis）为男性生殖腺，其功能除产生男性生殖细胞——精子外，还可分泌雄性激素。因此，睾丸既是男性内生殖器官，也是内分泌器官。

（一）睾丸的位置及形态

睾丸位于阴囊内，左、右各一，多数左侧略低于右侧，表面光滑，呈微扁的椭圆形（图 8–2）。睾丸可分为前、后两缘，上、下两端及内、外侧两面。其前缘游离，后缘与附睾相接并有输出管、血管、神经及淋巴管出入。睾丸随着性成熟期的发展而迅速发育，成人双侧睾丸重 20~30g。到老年期睾丸随着功能的衰退而萎缩变小。

（二）睾丸的结构及被膜

睾丸为实质性的器官，*其表面包被有 3 层被膜，由浅至深依次为鞘膜、白膜及血管膜。包被于睾丸最外面的鞘膜是睾丸鞘膜的脏层，表面光滑，其下方为胶原纤维形成的致密结缔组织膜，称为**白膜**（tunica albuginea)，鞘膜紧密贴附于除后缘处的大部分白膜表面。白膜厚而坚韧，呈苍白色，在睾丸后缘处增厚并伸入实质内形成**睾丸纵隔**（mediastinum testis）。由纵隔呈扇形地发出许多**睾丸小隔**（septulum testis），其连接白膜将睾丸实质分成 100~200 个**睾丸小叶**（lobule of testis）。由于白膜与睾丸小隔相连，故睾丸白膜不易与睾丸实质剥离。血管膜位于白膜的深面，由睾丸动脉的细小分支及与其伴行的细小静脉所形成，对睾丸实质有直接的营养作用，亦有调节内部温度的重要意义。每一睾丸小叶内含有 1~4 条盘曲的细管，称为**精曲小管**（contorted seminiferous tubule）。各小叶内的精曲小管汇成**精直小管**（straight seminiferous tubule），精直小管进入睾丸纵隔内并交织形成**睾丸网**（rete testis）。睾丸网发出 10 多条**睾丸输出小管**（efferent ductule of testis）后由睾丸后缘上部穿出，进入附睾头。

*精曲小管壁的上皮细胞逐渐成熟、分化后可产生**精子**（sperm）。1 条精曲小管长达 70~80cm，1 个睾丸有 400~600 条精曲小管，因此睾丸产生的精子数量十分可观，数以亿计。精曲小管之间的组织称为**睾丸间质**

（interstitial tissue of testis），其内的间质细胞可产生雄性激素，对促进男性生殖器官的发育、性功能的保持及激发男性第二性征等具有重要的意义。

（三）睾丸的发育

在胚胎早期，睾丸发生于腹后壁，位于肾的下方，为腹膜外位器官（图 8-3）。睾丸的下端与阴囊间连有 1 条结缔组织索，称为**睾丸引带**（gubernaculum testis)。随着胚胎的发育，胎体不断增长，睾丸引带逐渐缩短，因而睾丸的位置有一个逐渐下降的变化。睾丸在胚胎 3 个月时已达腹股沟管深环处，在 7~8 个月时顶着双层反折的腹膜，连同它的输出管道、血管、神经及淋巴管等通过腹股沟管，出生后降入阴囊。进入阴囊的腹膜称为**鞘突**（vaginal process)，随着发育，由腹股沟管深环至睾丸上端间的近侧端鞘突逐渐闭锁，残留成细条索样的结构，称为**鞘韧带**（vaginal ligament）；鞘突的远侧端终身不闭合，成为**睾丸鞘膜**（tunica vaginalis of testis）。鞘膜脏层包被睾丸除后缘外的所有表面及大部分附睾，鞘膜壁层贴于阴囊内面。脏、壁两层鞘膜在睾丸后缘的两侧相互移行返折，共同围成密闭的、潜在性的腔隙，称为**睾丸鞘膜腔**（cavity of tunica vaginalis），其内含有极少量的液体。若鞘突未闭，则与腹膜腔沟通，可导致先天性腹股沟疝或交通性鞘膜腔积液。有时鞘突出现间断性未闭锁，则可形成精索水囊肿。若睾丸在出生后仍未进入阴囊，而是滞留于腹腔、腹股沟管，甚至停留于阴茎根部、会阴等处，称为隐睾或睾丸异位。隐睾将影响生育能力。

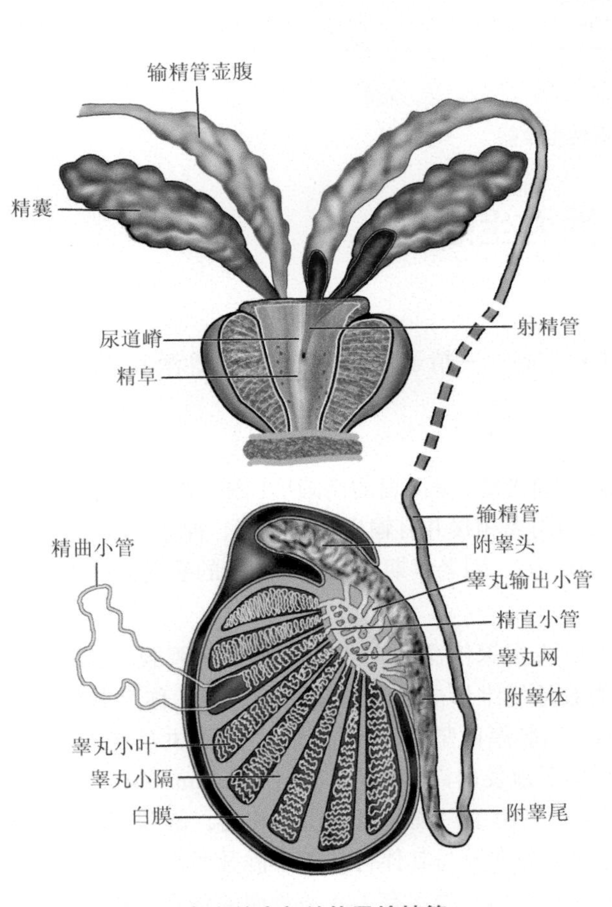

图 8-2 睾丸的内部结构及输精管

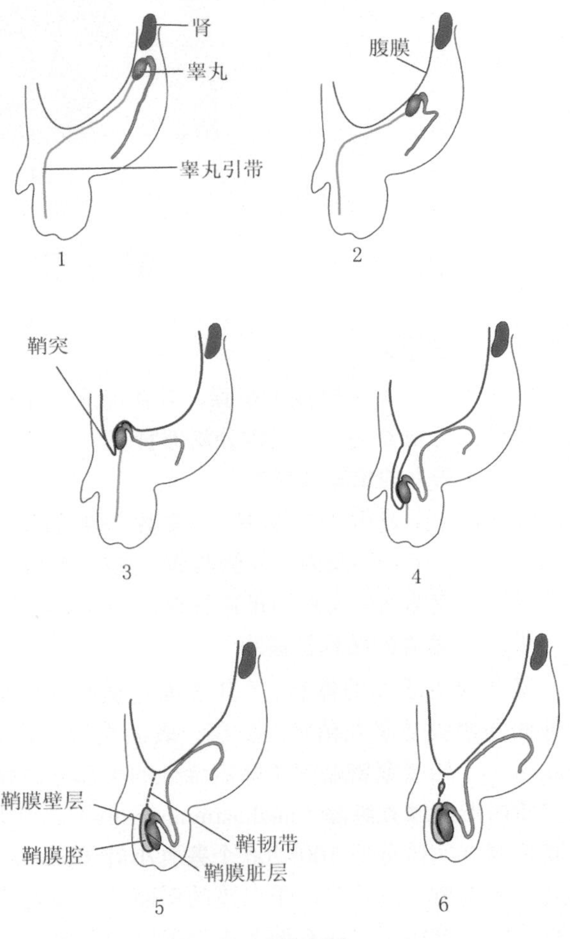

图 8-3 睾丸下降

1~5. 睾丸下降过程；6. 腹膜鞘突闭锁异常

二、输精管道

输精管道（transport semen canal）包括附睾、输精管、射精管和尿道。

（一）附睾

附睾（epididymis）是输精管道的起始部，呈新月形，位于睾丸的后上方。附睾分为三个部分，上端膨大为附睾头，中部为附睾体，下端为附睾尾。附睾的表面也被覆有3层被膜，由浅至深依次为鞘膜、白膜及血管膜。附睾鞘膜由睾丸鞘膜脏层于睾丸后缘两侧移行至附睾的表面而来，此膜包被附睾表面的大部分，并于附睾尾及精索下端的后面移行返折为睾丸鞘膜壁层。附睾的白膜及血管膜均较睾丸的此两层膜薄。膨大的附睾头位于睾丸的后上方，与睾丸后缘紧密相连，主要由睾丸输出小管纡曲盘绕而成。睾丸输出小管最终交汇、合并成盘回曲折的附睾管，其末端折向内上方续于输精管。

★附睾是暂存精子的器官，由睾丸产生的精子在此可得以继续发育并增强其活力。附睾产生的附睾液对精子有营养作用。附睾也为结核的好发部位。

（二）输精管

输精管（deferent duct）是附睾管的直接延续，长约50cm，直径约3mm，管壁较厚，管腔狭窄，呈圆索状。根据所在部位，由起始端至末端可分为睾丸部、精索部、腹股沟管部和盆部4部分。

1. *睾丸部* 由附睾尾延续而来，为睾丸后缘上升至平睾丸上端的部分，此部短而纡曲。

2. *精索部* 为睾丸上端至腹股沟管浅环间的一段，行于精索内，位于精索其他结构的后内侧，至阴囊根部的皮下，又称皮下部，易触及。★此部为输精管结扎术的良好部位。

3. *腹股沟管部* 为通过腹股沟管的部分。

4. *盆部* 为最长的一段。从腹股沟管深环处起始沿骨盆侧壁先行向内下方，然后弯向膀胱的后下方，两侧输精管逐渐靠近，在跨过输尿管的前方之后其管径增粗，形成**输精管壶腹**（ampulla of deferent duct）。其末端变细并于膀胱底的后下方与同侧精囊的排泄管相交汇合成射精管。

★从腹股沟管深环至睾丸上端间的1条柔软的圆索状的结构称为**精索**（spermatic cord）。精索内主要有输精管、睾丸的血管、输精管的血管、神经、淋巴管及鞘韧带等。上述结构的周围包有3层被膜，由深至浅依次是：由腹横筋膜延续而成的**精索内筋膜**（internal spermatic fascia）、由部分腹横肌和腹内斜肌的肌纤维形成的**提睾肌**（cremaster）及由腹外斜肌腱膜延续而成的**精索外筋膜**（external spermatic fascia）。此3层被膜向下延续至阴囊，参与阴囊壁的构成（图8-4）。

（三）射精管

★**射精管**（ejaculatory duct）由输精管末端与精囊的排泄管汇合而成，长约2cm，是输精管道中最短的一段。其向前下方斜穿前列腺实质，开口于尿道前列腺部的精阜及前列腺小囊的两侧。

（四）尿道

详见男性外生殖器。

三、附属腺

男性附属腺（accessory gland）包括精囊、前列腺和尿道球腺。它们均产生相应的液体，通过各自的排泄管道排入尿道，参与**精液**（semen）的组成。

（一）精囊

精囊（seminal vesicle）是1对长椭圆形的腺体，表面凸凹不平。位于膀胱底的后方，输精管壶腹的外侧。两侧精囊的排泄管在前列腺的后上方逐渐靠近，并分别与行于其内侧的输精管末端汇合。精囊所产生的精囊液为淡黄色黏稠的液体，由其排泄管导入射精管。精囊液参与精液的组成，有营养及稀释精子的作用。

（二）前列腺

★**前列腺**（prostate）为不成对的实质性器官（图8-5），是男性生殖器官中最大的附属腺体。

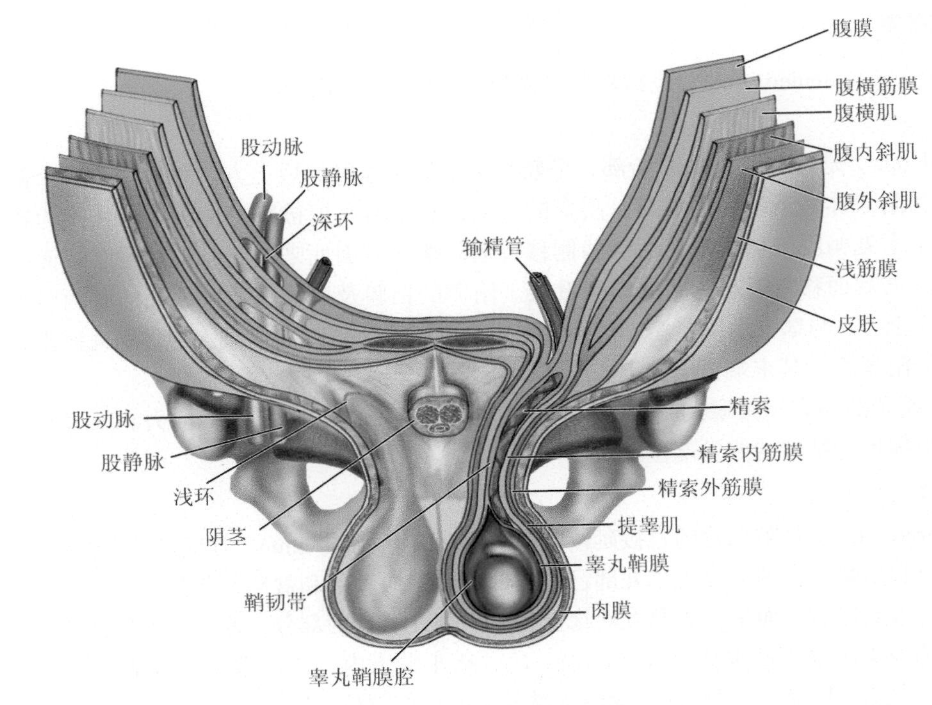

图 8-4 阴囊和精索的层次结构

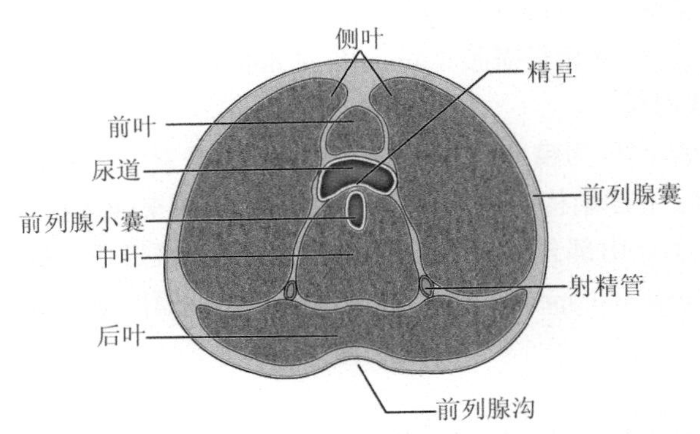

图 8-5 前列腺分叶（横切面）

1. 位置 位于盆腔的膀胱与尿生殖膈之间。前列腺的前、后面借脂肪及疏松结缔组织分别与耻骨联合后面和直肠前壁相连；在其周围的疏松结缔组织内，有丰富的前列腺静脉丛。前列腺上方与膀胱颈、精囊和输精管壶腹相邻；下方与**尿生殖膈**（urogenital diaphragm）相接。在临床上做直肠指诊时，隔着直肠前壁向前可触及圆形实质感的前列腺。

2. 形态结构 前列腺呈前后略扁的栗子形。上端宽大称**前列腺底**（base of prostate），下端尖细称**前列腺尖**（apex of prostate），中间部分为前列腺体。其前面微凸，后面平坦并在中线上有纵行的浅沟，称为**前列腺沟**（prostatic sulcus）。前列腺的实质由腺组织和肌性纤维组织构成，表面包有筋膜，称为**前列腺囊**（prostatic capsule）。依据胚胎学发育，实质可分为 5 叶：前叶、中叶、后叶及两个侧叶。尿道前列腺部由底向下穿行于前、中叶之间，于前列腺尖穿出。射精管从后上方斜行于中、后叶与侧叶之间。

前列腺所产生的前列腺液由数条小管导入尿道前列腺部后壁尿道嵴两侧。前列腺的分泌物为成分较复杂的黏稠蛋白液体，呈碱性，具有特殊臭味，是精液的主要成分，对精子具有营养和增加其活动能力的作用。近年来的研究发现，前列腺液内含有前列腺素，表明前列腺亦有内分泌功能。

老年人因体内内分泌失衡的原因，引起前列腺的腺性组织衰退，结缔组织增生。在临床上，多因中叶或侧叶的明显增生而形成前列腺肥大。*当前列腺肥大时，前列腺囊内压力增高，压迫行于其内的尿道，引起排尿困难，严重者可致尿潴留。*后叶是前列腺肿瘤的好发部位。

（三）尿道球腺

尿道球腺（bulbourethral gland）是一对豌豆大的球形腺体，直径为 2~3mm，包埋于尿生殖膈内。尿道球腺的分泌物为尿道球腺液，参与精液的组成，其排泄管开口于尿道球部。

精液是由输精管道及附属腺体所产生的分泌物，与精子共同形成乳白色的混合体。精液为弱碱性，精子在此环境下得以生存、成熟且便于活动。成人一次排精 2~5ml，含精子 3 亿 ~5 亿。精子数量过少或活力不强将影响生育。精液内的前列腺素主要来自前列腺及精囊，这种激素浓度降低时可影响精子发育成熟的质量。

第二节　男性外生殖器

男性外生殖器包括阴阜、阴囊和阴茎。

一、阴阜

阴阜（mons pubis）为耻骨联合前面的皮肤隆起，是由皮肤和丰富的皮下脂肪所形成。阴阜的上方于平耻骨联合上缘处与腹下区相连，其两侧以腹股沟与股部为界，其下方有阴茎和阴囊。成人阴阜部位的皮肤长有阴毛。阴毛的分布范围常呈菱形，向上可延伸到脐部，向下可延伸到阴囊。中年之后，皮下脂肪逐渐减少，隆起即不明显。

二、阴囊

阴囊（scrotum）位于会阴前面、阴茎的下方（图8-6）。阴囊的表面色素沉着明显，一般多皱褶且有阴毛。阴囊壁由外向内分为6层（表8-1，图8-4），分别是皮肤、**肉膜**（dartos coat）、由精索延续而来的精索外筋膜、提睾肌、精索内筋膜及睾丸鞘膜壁层。阴囊的皮肤与腹前壁及会阴的皮肤相延续。在中线上两侧皮肤相愈合形成一条细的线嵴，称**阴囊缝**（raphe of scrotum）。此缝向前连于阴茎腹侧面的阴茎缝，向后延续于会阴中线的会阴缝。肉膜由腹前壁浅筋膜延续而来，内含平滑肌，可随体内、外温度变化的刺激而舒缩，引起表面皮肤皱褶的变化，以调节内部的温度，保护精子的生存。两侧肉膜在对应阴囊中缝处向内伸入，形成**阴囊中隔**（septum of scrotum），将阴囊内腔一分为二，分别容纳两侧的睾丸、附睾、输精管睾丸部及鞘膜等。

第8章

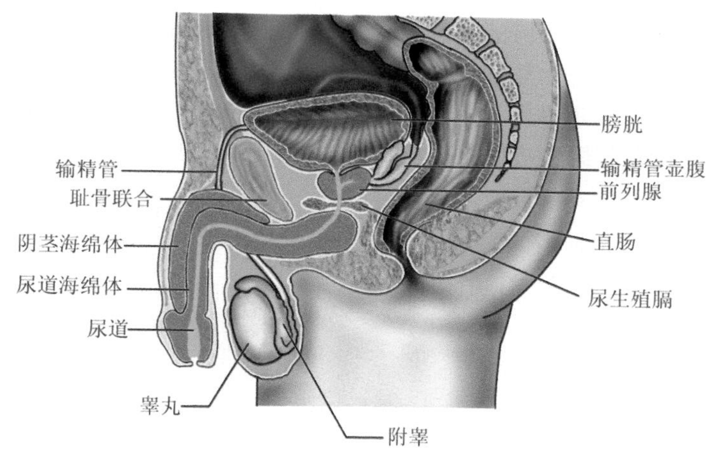

图8-6　男性盆部正中矢状面

表8-1　腹前壁至阴囊结构的层次延续关系

腹壁	精索	阴囊
皮肤	精索表面皮肤	阴囊皮肤
浅筋膜	浅筋膜	肉膜
腹外斜肌腱膜	精索外筋膜	精索外筋膜
部分腹内斜肌及腹横肌	提睾肌	提睾肌及提睾肌筋膜
腹横筋膜	精索内筋膜	精索内筋膜
腹膜	鞘韧带	睾丸鞘膜壁层

三、阴茎

阴茎（penis）是男性的性交器官，位于会阴的前方（图 8–7）。阴茎由前向后可分为阴茎头、颈、体及根 4 部分，背、腹侧两面。**阴茎头**（glans penis）是前端呈蕈状膨大的部分，其表面紧密覆盖着菲薄的皮肤，前端有矢状位的**尿道外口**（external orifice of urethra）。**阴茎颈**（neck of penis）是阴茎头后方较缩窄的部分，其表面覆有较薄的皮肤，内含丰富的皮脂腺，是对刺激最为敏感的部位。**阴茎根**（root of penis）附着于骨盆的前壁，位置较为固定。阴茎根与颈之间为圆柱状的**阴茎体**（body of penis）。

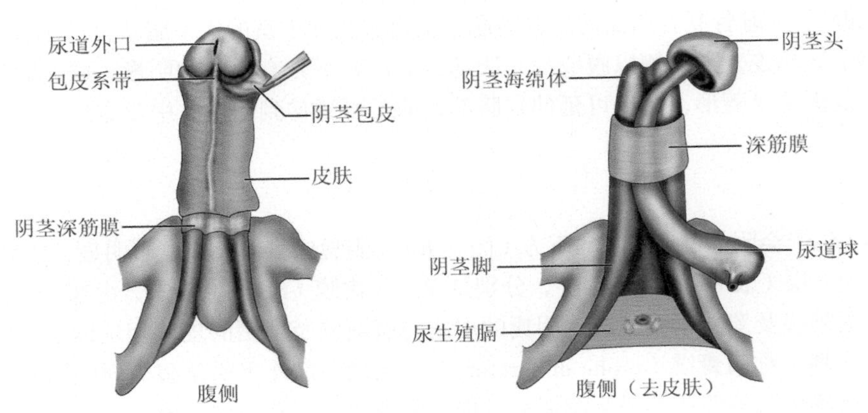

图 8–7 阴茎的外形和结构

第8章

阴茎的实体主要由 2 条**阴茎海绵体**（cavernous body of penis）和 1 条**尿道海绵体**（cavernous body of urethra）构成（图 8–8）。阴茎海绵体位于背侧，为两端尖细的圆柱体，其前端抵入阴茎头后面的凹陷内，后部称**阴茎脚**（crus penis），贴附于耻骨弓的前内侧面，表面附有坐骨海绵体肌。阴茎海绵体的表面分别由坚韧的白膜包裹，两侧白膜在中线上合并成致密的纤维隔称**阴茎中隔**（septum of penis）。尿道海绵体位于阴茎的腹侧，其表面亦有白膜包被，尿道纵贯其内。尿道海绵体的前端膨大称为阴茎头，其后端亦逐渐膨大，称**尿道球**（bulb of urethra），紧贴于**尿生殖膈**（urogenital diaphragm）的下面，包于球海绵体肌内。尿道球的后上面有尿道穿入其内。

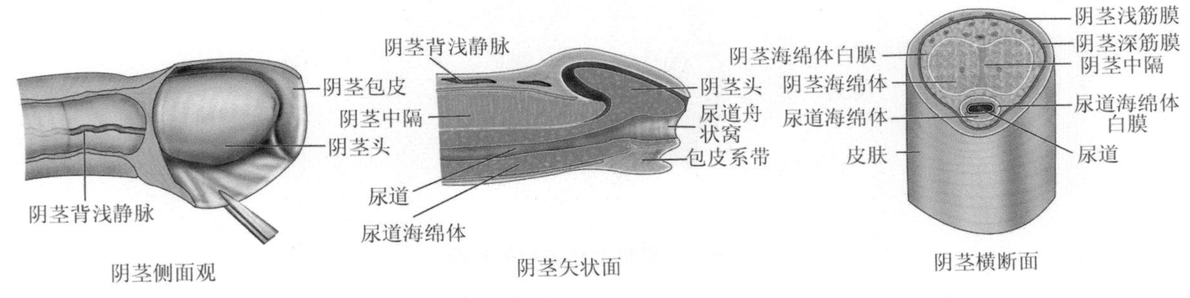

图 8–8 阴茎的内部结构

海绵体是由许多**海绵体小梁**（trabeculae of cavernous body）交织而成的海绵状结构。这些小梁含有胶原纤维、弹性纤维及少量平滑肌纤维。小梁间的网眼是与血管相通的间隙。当海绵体间隙内充血时，海绵体膨胀，阴茎即增粗并坚挺变硬，这种现象称为**勃起**（erection）。

阴茎的海绵体外面包被有深、浅两层筋膜。深筋膜在阴茎根部的上方增厚形成**阴茎悬韧带**（suspensory ligament of penis），止于耻骨联合前面并延续于腹白线，其前部逐渐变薄而消失。浅筋膜稀疏，内无脂肪组织，向上与腹前壁浅筋膜相延续，向下与阴囊肉膜并与会阴浅筋膜相延续。阴茎的皮肤薄且具有较大的移动性。在前端，皮肤向内返折移行于阴茎颈并与阴茎头的薄层皮肤相延续，形成包绕阴茎头的双层皮肤结构，称为**阴茎包皮**（prepuce of penis），包皮的前缘围成包皮口。阴茎包皮在阴茎头的腹侧中线上形成皱襞，称为**包皮系带**（frenulum of prepuce）。幼年时，阴茎头被包隐于包皮腔内。之后随着阴茎的逐渐发育增长，包皮逐渐向后退缩，阴茎头遂显露于外。若阴茎发育不良，包皮口过小，阴茎头仍被包于包皮腔内，甚至经翻转亦难以显露阴茎头，临床上称之为包皮过长或**包茎**（phimosis）。凡此情况，不仅会影响排尿及性活动效果，而且在包皮腔内易藏纳污垢，引发炎症，也可能成为诱发恶性病变的原因，应尽早施行**包皮环切术**（circumcision）。

第三节　男性尿道

男性尿道（male urethra）有排尿和排精的功能，起于膀胱的尿道内口，止于阴茎头的尿道外口，长16~22cm，管径为0.5~0.7cm。▲★男性尿道可分为前列腺部、膜部及海绵体部3部分（图8-9）。

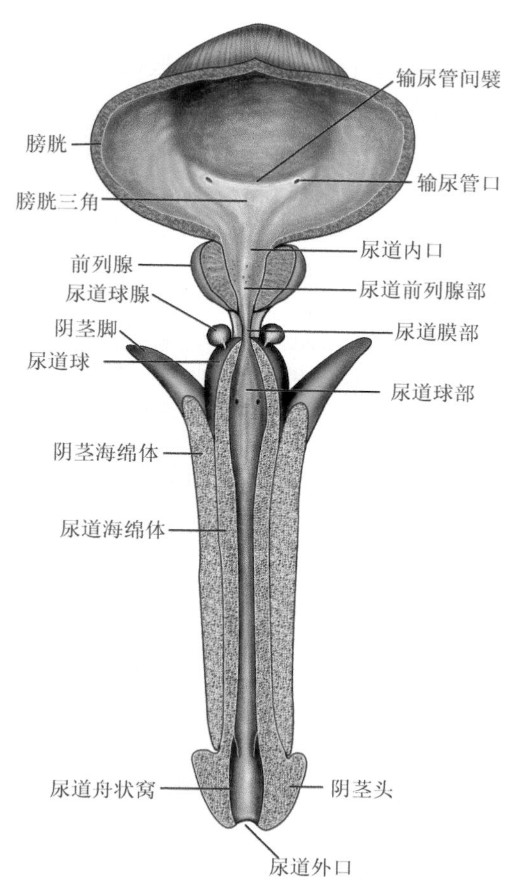

图8-9　男性尿道纵切面

一、前列腺部

尿道前列腺部（prostatic part）为尿道的起始段，是由尿道内口起，贯穿于前列腺实质内的部分，长约3cm，其管腔较为宽阔。此部的后壁上有一纵行隆起，称**尿道嵴**（urethral ridge），嵴的两侧有许多前列腺排泄管的开口。此嵴的中部隆起，称**精阜**（seminal colliculus）。精阜的中央凹陷，称为**前列腺小囊**（prostatic utricle），两侧的射精管开口于此。在尿道内口的周围有环形排列的平滑肌，称尿道内括约肌，对尿液的排出有节制作用。

二、膜部

尿道膜部（membranous part）为尿道穿过尿生殖膈的部分，是三部中尿道最短的部分，长1.5cm。在其周围环绕有横纹肌，称**尿道括约肌**（sphincter of urethra），对尿液的排出有意识性的控制作用，又称为尿道外括约肌。膜部相对薄弱固定，▲骨盆骨折时附着于耻骨下支的尿生殖膈突然移位产生的剪切力可损伤尿道的膜部。临床上常把尿道的前列腺部和膜部合称为**后尿道**（posterior urethra）。

三、海绵体部

尿道海绵体部（cavernous part）为尿道穿经尿道海绵体的部分，是尿道中最长的一段，长 12~17cm。▲此部在尿道球内的管径最为宽阔，称**尿道球部**。两侧尿道球腺的排泄管开口于此，▲在骑跨伤时，尿道球部被挤压在耻骨联合上，引起尿道球部的损伤。在阴茎头内的管径亦较扩大，称**尿道舟状窝**（navicular fossa of urethra），通向尿道外口。

尿道前列腺部、尿道膜部及尿道球部的位置较固定，连贯形成凸向后下方的弯曲，称**耻骨下弯**（infrapubic curvature）。在阴茎松软时，阴茎自然下垂，位于阴茎根、体内的尿道形成凸向前上方的弯曲，称**耻骨前弯**（prepubic curvature）。耻骨下弯是恒定的，耻骨前弯在上提阴茎或当阴茎勃起时，此弯曲可以变直。临床上在做膀胱镜检查等操作时，应注意到这种方位关系。

男性尿道全长分三个部分，其管径也粗细不等，有 3 个狭窄和 3 个扩大。★3 个狭窄分别位于尿道内口、尿道膜部及尿道外口，上述狭窄是尿路结石下行于尿道时易于嵌顿的部位；★3 个扩大分别位于尿道前列腺部、尿道球部及尿道舟状窝。此外，尿道的黏膜下层有许多小的黏液腺，它们的分泌物排入尿道，对尿道具有保护作用。

小结

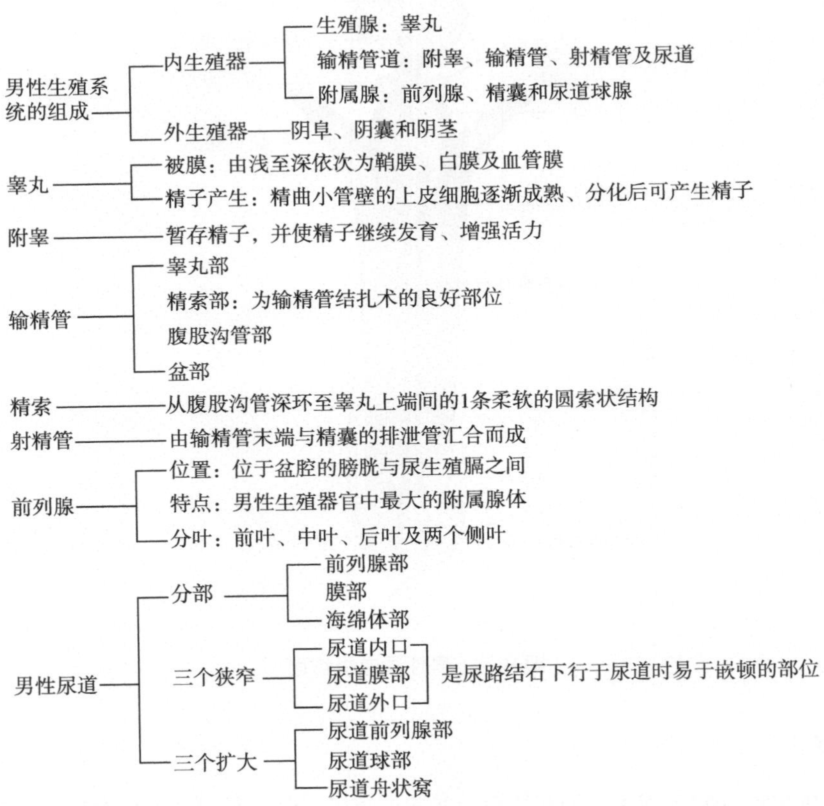

第 9 章　女性生殖系统

女性生殖系统（female reproductive system）包括内生殖器和外生殖器。内生殖器由生殖腺（卵巢）、输送管道（输卵管、子宫和阴道）和附属腺（前庭大腺）组成（图 9–1），主要位于小骨盆腔内。卵巢为女性生殖腺，是产生卵子和分泌女性激素的器官。成熟的卵子经卵巢排出后，进入输卵管，卵子受精后迁移至子宫。子宫是孕育胎儿的器官，并可定期产生和排出月经。临床上将卵巢和输卵管称为子宫附件。阴道为性交、月经排出和胎儿娩出的管道。女性附属腺为前庭大腺。外生殖器即女阴，位于会阴区、盆膈和尿生殖膈的下方，包括阴阜、大阴唇、小阴唇、阴道前庭、前庭球和阴蒂等。

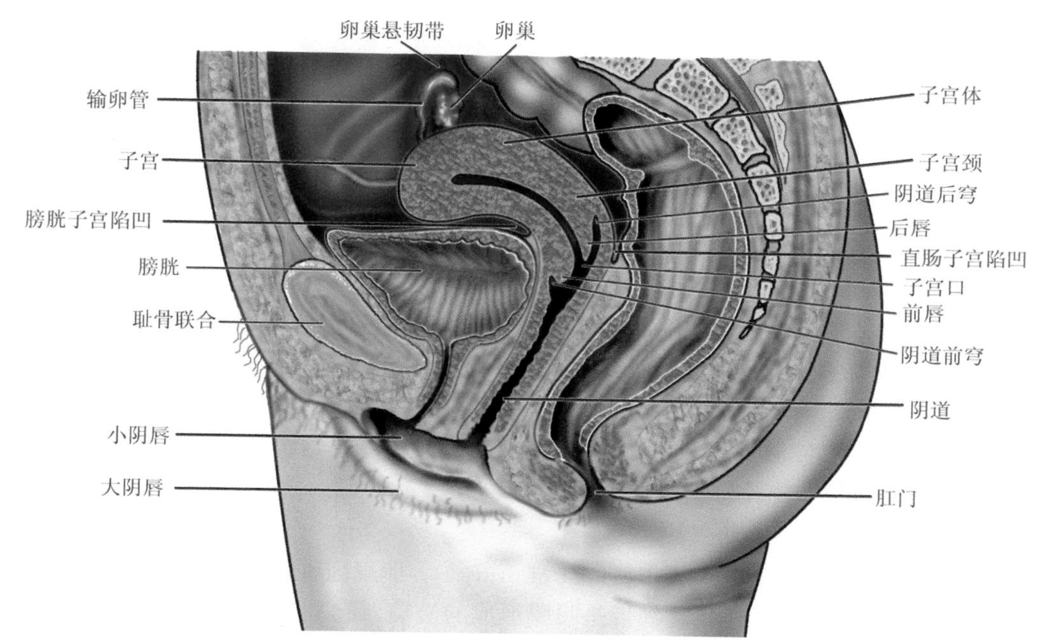

图 9–1　女性盆腔正中矢状切面

女性乳房和会阴与生殖器官功能密切相关，在本章中一并叙述。

第一节　女性内生殖器

一、卵巢

（一）卵巢的位置和形态

★卵巢（ovary）（图 9–2），为一对实质性器官，扁卵圆形，呈灰红色。★其位于子宫两侧，盆腔侧壁的髂内、外动脉分叉处的卵巢窝内，为女性生殖腺。卵巢在形态上可分内、外侧两面，前、后两缘和上、下两端。其外侧面对向盆腔侧壁；内侧面朝向盆腔，与小肠相邻。上端钝圆，与输卵管伞相接触，称为输卵管端；下端较细，朝向子宫，称为子宫端，借卵巢固有韧带连于子宫。前缘借卵巢系膜连于子宫阔韧带，称系膜缘，其中央有血管、神经等出入的**卵巢门**（hilum of ovary）；后缘游离，称独立缘。

卵巢在幼年时期的体积较小，表面光滑，成年女性卵巢较大。进入青春期卵巢开始排卵，此后经多次排卵，其表面形成瘢痕，呈凹凸不平状。35~40 岁卵巢逐渐缩小，50 岁左右随月经停止而逐渐萎缩。

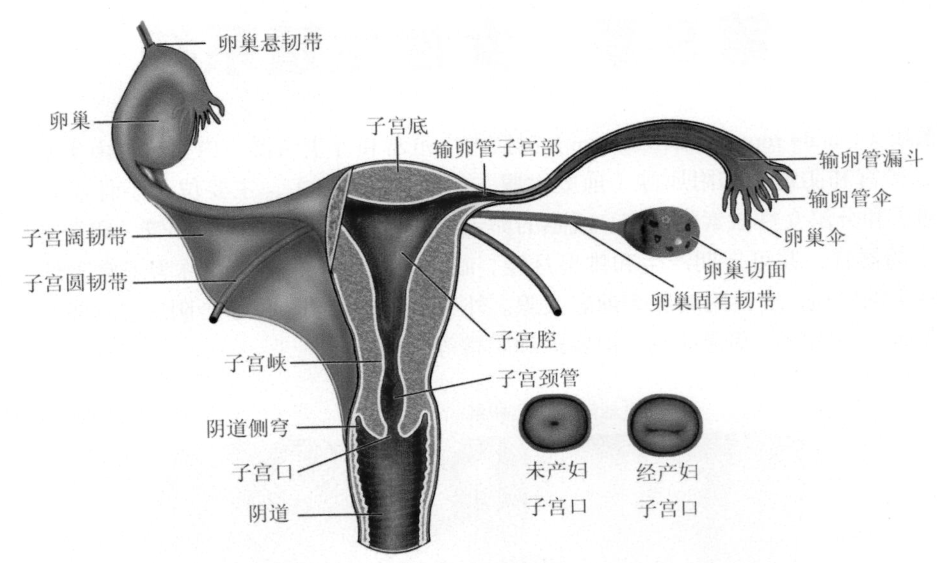

图 9-2 女性内生殖器（冠状面）

（二）卵巢的组织结构

卵巢实质由外周部的皮质和中央部的髓质组成。皮质较厚，由不同发育阶段的卵泡、黄体、白体、闭锁卵泡及结缔组织构成。成熟的卵泡向卵巢表面突出从而将卵细胞（卵子）排送至腹膜腔。一般每个月只有一个卵泡发育成熟，两侧卵巢交替排卵，每次排出一个卵。女性一生共排卵 420~500 个。排卵后的卵泡形成黄体，黄体能分泌黄体酮和少量的女性激素。未受孕的黄体在 2 周后变成结缔组织，形成白体。卵巢的髓质是由位于中央的疏松结缔组织、血管、神经和淋巴管等构成。

（三）卵巢的固定装置

▲★卵巢主要借**卵巢悬韧带**（suspensory ligament of ovary）、**卵巢固有韧带**（proper ligament of ovary）和卵巢系膜维持其在盆腔的位置。▲★卵巢悬韧带是腹膜形成的皱襞，起自小骨盆侧缘，向下至卵巢的输卵管端，韧带内含有卵巢的血管、淋巴管、神经丛、结缔组织及平滑肌纤维。▲该韧带是临床手术寻找卵巢动、静脉的标志，临床又称**骨盆漏斗韧带**（infundibulopelvic ligament）。▲★**卵巢固有韧带**又称卵巢子宫索，自卵巢子宫端连至子宫与输卵管结合处的后下方，由结缔组织和平滑肌纤维构成，其表面覆以腹膜，形成腹膜皱襞。另外，★卵巢还借由子宫阔韧带后层形成的卵巢系膜将卵巢固定于子宫阔韧带。

二、输卵管

（一）输卵管的形态

输卵管（uterine tube）是将卵子输送至子宫的肌性管道。★位于子宫阔韧带的上缘内，左、右各一，细长而弯曲，长 10~14cm，连于子宫底两侧。

（二）输卵管的分部

输卵管全长由内侧向外侧分为四部分。

1. ★**输卵管子宫部**（uterine part）　为输卵管穿过子宫壁的一段，此部长约 1cm，直径约 1mm，内侧端以**输卵管子宫口**（uterine orifice of uterine tube）开口于子宫腔。

2. ★**输卵管峡**（isthmus of uterine tube）　此部短直，壁厚，腔窄，水平向外侧延伸为壶腹部，血管分部少，输卵管结扎术常在此处进行。

3. ▲★**输卵管壶腹**（ampulla of uterine tube）　是输卵管四部中最长的一段，约占输卵管全长的 2/3，为 5~8cm，行程弯曲，壁薄腔大，血供丰富。▲此部通常是卵子受精的部位，与精子结合以后的受精卵，经输卵管子宫口入子宫腔，植入子宫内膜中着床发育成胎儿。▲若受精卵在非正常着床部位妊娠，称异位妊娠。

4. ★**输卵管漏斗**（infundibulum of uterine tube）　为输卵管的末端，膨大呈漏斗状，向后下弯曲覆盖在卵巢的后缘和内侧面。漏斗的中央有**输卵管腹腔口**（abdominal orifice of uterine tube），开口于腹膜腔，卵巢排出的卵子可经此口进入输卵管。★输卵管漏斗的周缘有许多细长的指状突起，称为**输卵管伞**（fimbria of uterine tube），其中最长的一个突起，称为**卵巢伞**（ovarian fimbria），与卵巢表面相连，可能有引导卵子进入输卵管腹腔口的作用。

三、子宫

▲★**子宫**（uterus）呈倒置的梨形，是孕育胎儿的肌性器官。其形态、大小、位置及结构，随年龄、月经周期和妊娠而改变。

（一）▲子宫的形态和分部

成人未孕子宫为7~8cm，最大横径为4~5cm，厚2~3cm，重40~50g。子宫分为底、体、颈三部分（图9-3）。★**子宫底**（fundus of uterus）为输卵管子宫口水平以上的隆凸部分，钝圆而游离，与回肠袢和乙状结肠相接触。★**子宫颈**（neck of uterus）是子宫下端较窄而成圆柱状的部分，成人长约3cm。子宫颈下1/3段伸入阴道内的部分，称★**子宫颈阴道部**（vaginal part of cervix）；上2/3段位于阴道以上，称★**子宫颈阴道上部**（supravaginal part of cervix）。子宫颈阴道部是宫颈癌的好发部位。子宫底与子宫颈之间的部分为★**子宫体**（body of uterus）。子宫与输卵管相接处称**子宫角**（horn of uterus）。子宫体与子宫颈阴道上部间稍狭细的部分称★**子宫峡**（isthmus of uterus）。▲非妊娠子宫此部不明显，长约1cm；妊娠期间，子宫峡逐渐伸展变长，形成“子宫下段”，至妊娠末期其长度可延至7~11cm，此处子宫壁逐渐变薄；子宫峡是产科进行腹膜外剖宫产术的部位。

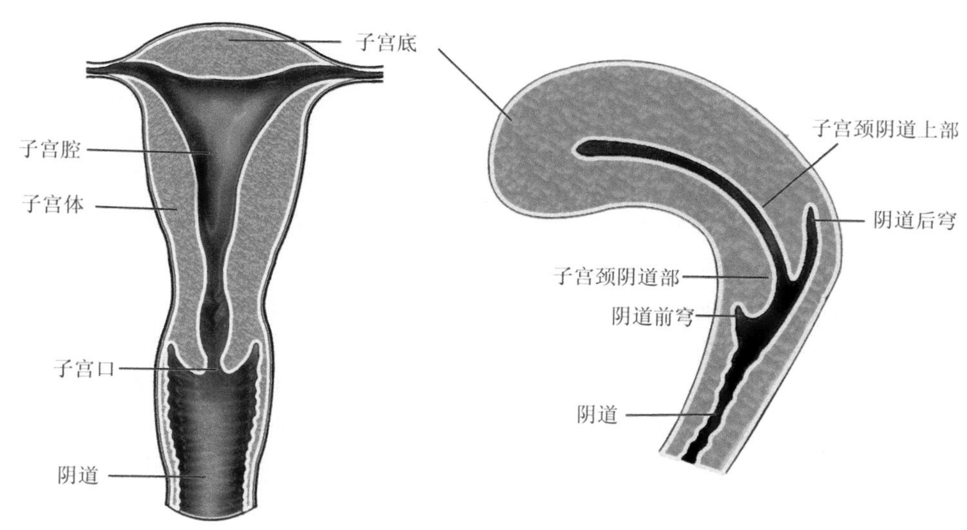

图9-3　子宫的形态及分部

子宫的内腔狭窄，可分为两部。在子宫体内者称**子宫腔**（cavity of uterus），呈底朝上、尖向下，前后略扁的三角形腔隙。底的两端为输卵管子宫口，向外侧通输卵管；尖向下连通子宫颈内腔，即**子宫颈管**（canal of cervix of uterus）。子宫颈管呈梭形，其向上通子宫腔，向下通阴道的开口，称**子宫口**（orifice of uterus）。未产妇的子宫口为圆形，边缘光滑整齐；经产妇的子宫口呈横裂状。子宫口的前、后缘分别称为**前唇**（anterior lip）和**后唇**（posterior lip），后唇较长，位置也较高。成人未孕子宫的内腔，从子宫口到子宫底长6~7cm，子宫腔长约4cm，其最宽处为2. 5~3. 5cm。

（二）子宫壁的结构

子宫壁分为三层：外层为浆膜，属于腹膜脏层的一部分，覆盖子宫的大部分；中层为肌层，较厚，由平滑肌组成；内层为黏膜，称子宫内膜。自青春期始，子宫内膜在卵巢分泌的雌、孕激素作用下，发生周期性增生和脱落的变化，子宫内膜剥脱、出血形成月经，约28d为一个周期，称月经周期。

（三）子宫的位置

★子宫位于盆腔的中央，前为膀胱，后为直肠，下端接阴道，两侧有输卵管和卵巢。未妊娠时，子宫底位于小骨盆上口平面以下，子宫颈下端在坐骨棘平面的稍上方。人体直立时，子宫体伏于膀胱的后上方，子宫底朝向前上方。膀胱空虚时，正常成年子宫呈前倾、前屈位。前倾是指整个子宫向前倾斜，子宫长轴与阴道长轴间形成向前开放的夹角，约为 90°；前屈是指子宫体长轴与子宫颈长轴之间形成一个向前开放的钝角，约为 170°。子宫这些夹角的异常，是导致女性不孕的原因之一。子宫位置随膀胱和直肠的充盈而有所变化；妊娠期子宫的形态和位置变化很大。

（四）子宫的固定装置

子宫主要靠周围的韧带、下方的阴道、尿生殖膈和盆底肌等结构的承托及周围组织、器官的牵拉等作用来维持其正常位置（图 9–4）。子宫的韧带有以下几个。

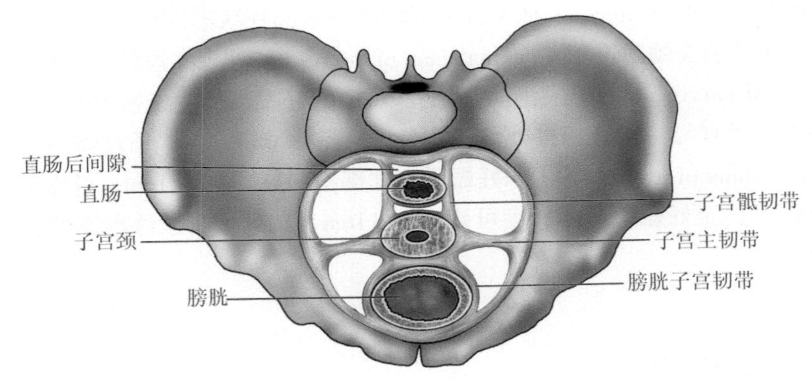

图 9–4 子宫固定装置

1. ▲★**子宫阔韧带**（broad ligament of uterus） 可限制子宫向两侧移动。位于子宫两侧，由双层腹膜构成，近似呈冠状位。其内侧缘于子宫侧缘处移行为子宫前、后面的腹膜；外侧缘移行为盆腔侧壁腹膜；▲上缘游离，包裹输卵管，其外侧端移行为卵巢悬韧带；下缘移行为盆底腹膜。子宫阔韧带前层覆盖子宫圆韧带，后层覆盖卵巢和卵巢固有韧带。前、后两层之间有疏松结缔组织、子宫动脉、子宫静脉、神经、淋巴管等走行。子宫阔韧带依其连接的部位可分为卵巢系膜、输卵管系膜和子宫系膜三部分。

（1）**卵巢系膜**（mesovarium）：为卵巢系膜缘与阔韧带后层间的双层腹膜，内含卵巢血管、神经、淋巴管等。

（2）**输卵管系膜**（mesosalpinx）：位于输卵管与卵巢系膜根之间，内含输卵管神经、淋巴管等。

（3）**子宫系膜**（mesometrium）：是子宫阔韧带的其余部分，内含子宫的血管、神经、淋巴管等。

2. ▲★**子宫圆韧带**（round ligament of uterus） 维持子宫前倾位的主要结构。其为由平滑肌纤维和结缔组织构成的一对扁索状韧带，长 12~14cm，起自子宫体前面子宫角的前下方，在子宫阔韧带前层的覆盖下，向前外侧弯行，经腹股沟管深环进入腹股沟管，出腹股沟管浅环后分散为纤维束状止于阴阜和大阴唇的皮下。

3. ▲★**子宫主韧带**（cardinal ligament of uterus） 又称**子宫旁组织**（parametrium），是防止子宫向下脱垂的重要结构。位于子宫阔韧带底部的两层腹膜之间，由子宫颈两侧缘和盆腔侧壁之间的结缔组织纤维束和平滑肌纤维组成，较强韧。

4. ▲★**子宫骶韧带**（uterosacral ligament） 向后上方牵引子宫颈，与子宫圆韧带协同，维持子宫前屈。由结缔组织和平滑肌纤维构成。起自子宫颈后面，向后绕过直肠，止于骶骨前面的筋膜。韧带表面有腹膜覆盖，形成弧形的**直肠子宫襞**（rectouterine fold）。

如果这些固定装置薄弱或受损，可使子宫位置异常，形成不同程度的子宫脱垂，甚至子宫的后屈后倾。

（五）子宫的年龄变化

子宫的形状、大小及位置，随年龄而变化。胎儿及新生儿的子宫位置较高，多高出小骨盆上口平面之上；子宫颈较子宫体长而粗，子宫扁而壁薄，子宫底不明显。性成熟前期，子宫体迅速发育，壁增厚，子宫内腔扩大；至性成熟期，子宫底向上隆凸，子宫体和子宫颈长度相当；经产妇的子宫外径、内腔和重量均较未产妇为大；

第9章

绝经后，子宫萎缩变小，组织致密，质地较硬。

四、阴道

阴道（vagina）是连接子宫与外生殖器的肌性管道，是女性的交接器官，也是月经排出和胎儿娩出的管道。其壁由黏膜、肌层和外膜构成，有较好的伸展性。阴道的长轴由后上方伸向前下方。阴道管壁可分为前、后壁及两侧壁，前壁长约7.5cm，后壁长约9cm，前、后壁平时互相贴近。阴道上端环绕子宫颈阴道部，两者之间的环形腔隙称★**阴道穹**（fornix of vagina）。★阴道穹依位置可分为**前穹**（anterior fornix）、**后穹**（posterior fornix）及**两侧穹**（lateral fornix）。阴道后穹最为深阔，与其后上方的直肠子宫陷凹仅隔以阴道后壁和一层腹膜，临床常经阴道后穹穿刺至直肠子宫陷凹，行积液引流术。阴道下端较窄，以**阴道口**（vaginal orifice）开口于阴道前庭。处女的阴道口周围有**处女膜**（hymen）附着，是阴道口周围一薄层环状的黏膜皱襞。处女膜中间有孔，其形状、厚薄、弹性和孔的大小等，个体差异较大。未婚女子处女膜孔一般约厚2mm，可呈环形、半月形、伞状或筛状。处女膜破裂后，阴道口周围留有处女膜痕。阴道前壁邻接膀胱和尿道，后壁与直肠接触（图9–1）。阴道下部穿过尿生殖膈，膈内的尿道阴道括约肌及肛提肌均对阴道有括约作用。

五、前庭大腺

前庭大腺（greater vestibular gland）又称**巴氏腺**（Bartholin gland），位于阴道口的后外侧、前庭球的后下方，形如豌豆大小，导管向内前方开口于阴道前庭的小阴唇与阴道口之间的沟内，相当于小阴唇中、后1/3交界处，可分泌黏液润滑阴道。如果其导管因炎症而堵塞，可形成前庭大腺囊肿。

第二节　女性外生殖器

女性外生殖器即**女外阴**（vulva）（图9–5），包括以下结构：

一、阴阜

▲**阴阜**（mons pubis）是位于耻骨联合前面的皮肤隆起，富含皮脂腺和汗腺，浅筋膜内含有较多的脂肪组织，性成熟期以后，皮肤表面生有呈倒三角形分布的阴毛。

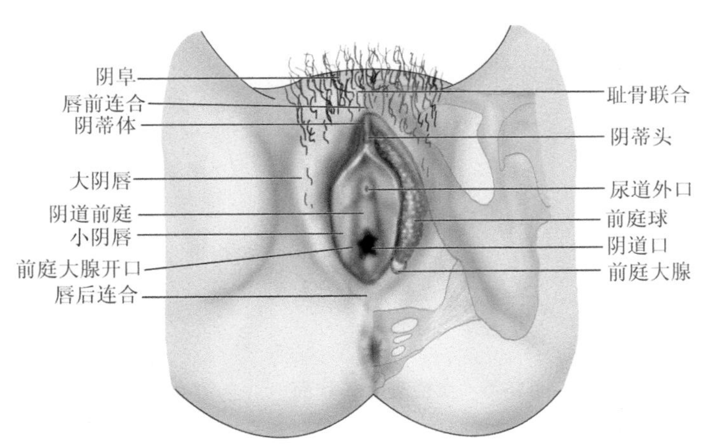

图9–5　女性外生殖器

二、大阴唇

▲**大阴唇**（greater lip of pudendum）为一对纵行隆起的皮肤皱襞，在发生学上相当于男性的阴囊。从阴阜向后伸展到会阴，两侧大阴唇间的裂隙称**女阴裂**（pudendal cleft）。大阴唇分为内、外两侧面，外侧面的皮肤常有皮脂腺、汗腺和色素沉着，成人长有阴毛；内侧面为粉红色，光滑湿润，富含皮脂腺，但无阴毛。每侧大阴唇长7~8cm，宽2~3cm。大阴唇的前、后端左右相互连合，形成**唇前连合**（anterior labial commissure）和**唇后连合**（posterior labial commissure）。

三、小阴唇

▲**小阴唇**（lesser lip of pudendum）位于大阴唇的内侧，是一对纵行、较薄的皮肤皱襞，表面光滑无阴毛，富有弹性。每侧小阴唇前端在阴蒂两侧分出两个小皱襞，一个在阴蒂的上方，左右会合成**阴蒂包皮**（prepuce of clitoris），一个在阴蒂的下方，左右汇合成**阴蒂系带** frenulum of clitoris）。两侧小阴唇向后延伸彼此汇合成**阴唇系带**（frenulum of pudendal labia）。

四、阴道前庭

▲**阴道前庭**（vaginal vestibule）是指位于两侧小阴唇之间的菱形区域。前部有尿道外口，后部有阴道口。阴道口两侧有前庭大腺导管的开口和前庭小腺排泄管的开口。

五、阴蒂

▲**阴蒂**（clitoris）位于唇前连合的后方，在发生学上相当于男性的阴茎。由两个阴蒂海绵体组成，分为阴蒂脚、体、头 3 部分，具有勃起功能。**阴蒂脚**（crus of clitoris）埋于会阴浅隙内，附着于耻骨下支和坐骨支，两侧向前结合成**阴蒂体**（body of clitoris），表面有阴蒂包皮包绕；露在包皮外面的部分为**阴蒂头**（glans of clitoris），富有感觉神经末梢，感觉敏锐。

六、前庭球

▲**前庭球**（bulb of vestibule）相当于男性的尿道海绵体，呈蹄铁形，分为较细小的中间部和较大的外侧部，由具有勃起功能的静脉丛构成。中间部位于尿道外口和阴蒂体之间的皮下。外侧部较大，前端细小，后端钝圆，位于大阴唇的皮下。

附：乳房和会阴

一、乳房

乳房（breast）（图 9–6）是哺乳类动物和人类特有的腺体，是皮肤特殊分化的器官。乳房是第二性征器官，还是哺乳器官。小儿和男性乳房不发达，女性乳房在青春期后受雌性激素的影响开始发育，并随月经周期有周期性变化，在妊娠后期和哺乳期腺组织和脂肪组织增生，有分泌乳汁的功能。乳腺分泌物——乳汁，除作为哺育婴儿的主要营养外，还含有一部分抗体，尤其是分娩后早期分泌的初乳。

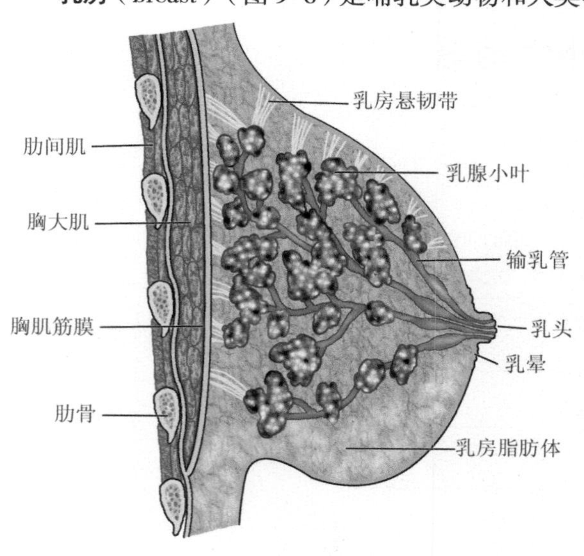

图 9–6　女性乳房矢状面

（一）位置

乳房位于胸前部，胸大肌表面的胸肌筋膜的前面，平第 2~6 肋高度，内侧至胸骨旁线，外侧可达腋中线。

（二）形态

女性乳房的形态，随着妊娠、哺乳及年龄的增长而有所变化。成年未产妇乳房呈半球形，紧张而有弹性。★乳房表面中央突起的圆柱状结构称为**乳头**（nipple），其形状和位置因发育程度和年龄而异，但男性乳头通常位于锁骨中线和第 4 肋间隙或第 5 肋相交处，常作为定位标志。★乳头表面有 15~20 个输乳管的开口，称**输乳孔**（lactiferous orifice）。乳头周围色素沉着较深的皮肤环形区，称**乳晕**（areola of breast）。乳晕区有许多小圆形突起，其深面有**乳晕腺**（areolar gland），可分泌脂状物，润滑、保护乳头和乳晕。乳头和乳晕的皮肤薄弱，易受损伤而感染。妊娠和哺乳期乳腺增生，乳房明显增大。停止哺乳以后，乳腺萎缩，乳房变小。老年妇女乳房萎缩更加明显。

（三）结构

★乳房由皮肤、纤维组织、乳腺和脂肪组织构成。▲★**乳腺**（mammary gland）被脂肪组织和致密结缔组织分隔成 15~20 个**乳腺小叶**（lobule of mammary gland），以乳头为中心呈放射状排列。★每一乳腺小叶又由 10~100 个腺泡组成。腺泡紧密地排列在小乳管周围，它的开口与小乳管相连。★许多小乳管汇集成小叶间乳管，多个小叶间乳管汇集成一根整个腺叶的乳腺导管，又名**输乳管**（lactiferous duct）。★输乳管共 15~20 根，以乳头为中心呈放射状排列，汇集于乳晕，开口处在乳头。★输乳管在乳头处较狭窄，后膨大为壶腹，称为**输乳管**

窦（lactiferous sinus），能储存乳汁。其末端变细开口于乳头的输乳孔。乳房手术时应尽量采取放射状切口，以减少对乳腺叶和输乳管的损伤。腺叶间结缔组织中有许多与皮肤垂直的纤维束，一端连于皮肤和浅筋膜浅层，一端连于浅筋膜深层，★称**乳房悬韧带**（suspensory ligament of breast）或Cooper韧带，对乳房起支持和固定作用。★由于韧带两端固定，无伸展性，当乳腺有癌细胞浸润时，由于淋巴回流受阻、真皮水肿和乳房悬韧带缩短、紧张，牵拉皮肤向内形成许多小凹陷，临床上称为"橘皮样变"，是乳腺癌的一种体征。

浅筋膜深层与胸肌筋膜间有一间隙，称乳房后隙， 内含疏松结缔组织、脂肪和淋巴管，该间隙脓肿时宜做弧形切开引流；隆胸术可将假体置入该间隙内。

二、会阴

会阴（perineum）（图 9–7）有广义和狭义之分。广义会阴是封闭小骨盆下口的所有软组织总称。其界线与小骨盆下口一致，呈菱形，前为耻骨联合下缘，后为尾骨尖，两侧为耻骨下支、坐骨支、坐骨结节和骶结节韧带。通常以两侧坐骨结节之间的连线为界，将此区分为前、后两个三角：前方的称**尿生殖三角**（urogenital triangle）或**尿生殖区**（urogenital region），男性有尿道通过，女性有尿道和阴道通过；后方的称**肛三角**（anal triangle）或**肛区**（anal region）， 有肛管通过。临床上，常将肛门与外生殖器之间狭小区域的软组织称为会阴，即狭义会阴。在男性是指阴囊根与肛门之间的软组织；在女性是指阴道前庭后端与肛门之间的软组织，又称为产科会阴。

会阴的结构除男、女外生殖器外，主要是一些骨骼肌和筋膜。在尿生殖三角后界的中点附近有一腱性结构，称**会阴中心腱**（perineal central tendon）或**会阴体**（perineal body），长约 1. 3cm，它是会阴诸肌的附着点（图 9–8）。在女性，此腱较大且有韧性和弹性，有重要作用，在分娩时要注意保护。

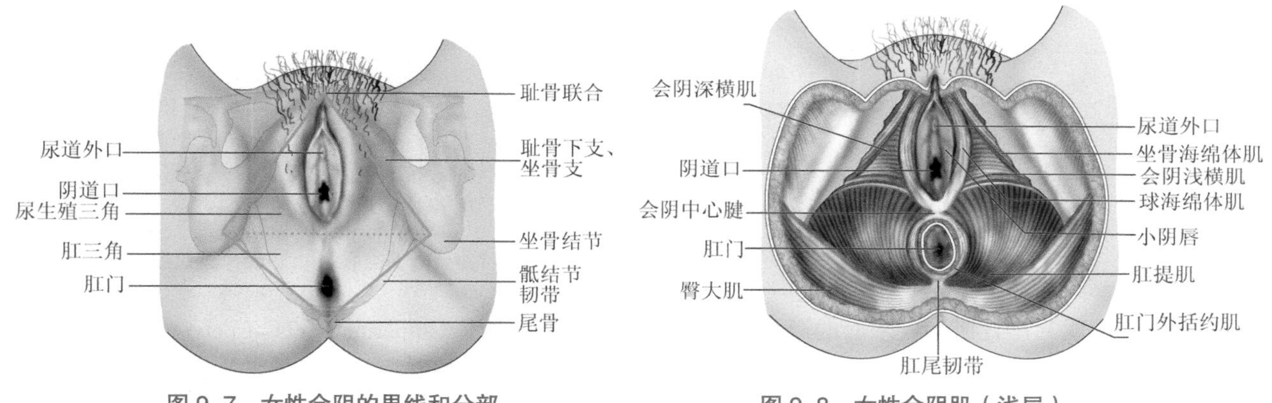

图 9–7　女性会阴的界线和分部　　图 9–8　女性会阴肌（浅层）

（一）肛三角的肌和盆膈

肛三角的肌包括肛提肌、尾骨肌和肛门外括约肌（图 9–9~ 图 9–12）。

1. **肛提肌**（levator ani muscle）　为一对宽的薄肌，起自耻骨后面、坐骨棘及张于两者之间的**肛提肌腱弓**（tendinous arch of levator ani），两侧肌纤维向后、下、内侧方向汇合，止于会阴中心腱、直肠壁、尾骨及肛尾韧带，在女性有部分肌纤维止于阴道壁，呈漏斗状封闭小骨盆下口。两侧肛提肌的前内侧缘之间形成三角形裂隙，称为**盆膈裂孔**（hiatus of pelvic diaphragm），位于耻骨联合和直肠之间，下方被尿生殖膈封闭。盆膈裂孔在男性有尿道通过，女性有尿道和阴道通过。根据肌纤维的起止和走向，肛提肌分为 3 部分：**髂尾肌**（iliococcygeus）、**耻骨直肠肌**（puborectalis）和**耻尾肌**（pubococcygeus）。其主要作用是增强和提起盆底，承托盆腔脏器，并对肛管和阴道有括约作用。

2. **尾骨肌**（coccygeus）　位于肛提肌后方，骶棘韧带上方。起于坐骨棘，呈扇形，止于骶、尾骨侧缘。有协助封闭小骨盆下口、承托盆腔脏器及固定骶、尾骨的作用。

3. **肛门外括约肌**（external anal sphincter）　为环绕肛门的骨骼肌，分为皮下部、浅部和深部，可随意括约肛门，控制排便。在肛提肌与臀大肌及坐骨结节之间有一深的凹陷，称**坐骨肛门窝**（ischioanal fossa），此窝呈楔形，尖向上，底向下。窝内有血管、神经及大量脂肪，是肛门周围脓肿常发生的部位。

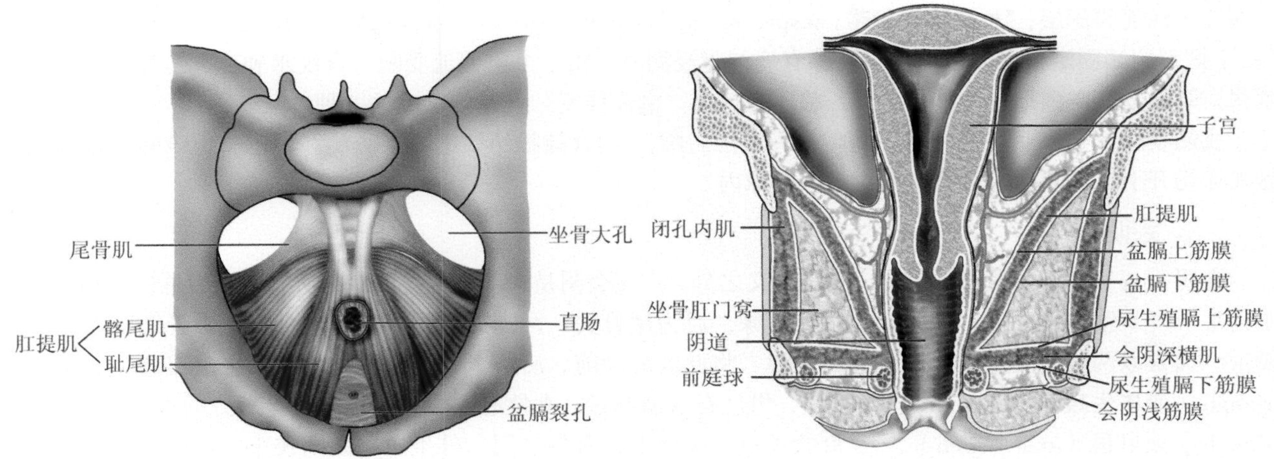

图 9-9　肛提肌和尾骨肌（上面）

图 9-10　女性盆腔冠状面（通过阴道）

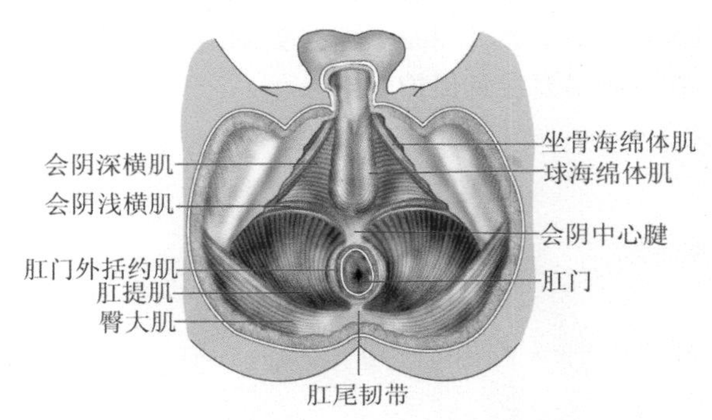

图 9-11　男性会阴肌（浅层）

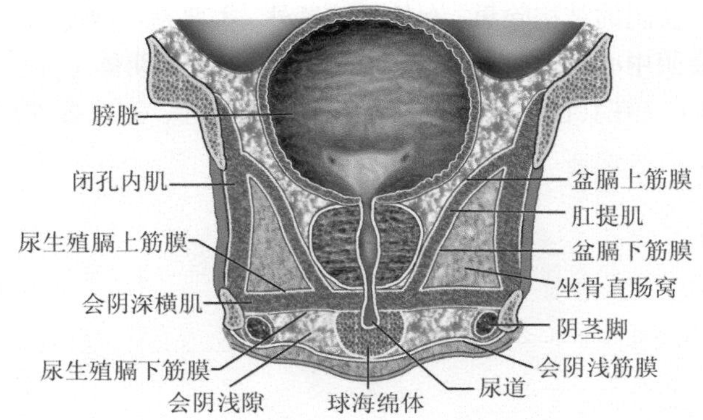

图 9-12　男性盆腔冠状切面（通过膀胱）

覆盖于肛提肌和尾骨肌上、下面的深筋膜，分别称为**盆膈上筋膜**（superior fascia of pelvic diaphragm）和**盆膈下筋膜**（inferior fascia of pelvic diaphragm）。盆膈上、下筋膜与其间的肛提肌和尾骨肌共同构成**盆膈**（pelvic diaphragm），封闭小骨盆下口的大部分，中央有肛管通过。

（二）尿生殖三角的肌和尿生殖膈

尿生殖三角的肌位于肛提肌前部的下方，封闭尿生殖三角及盆膈裂孔。尿生殖三角的肌可分为浅、深两层。浅层肌包括会阴浅横肌、球海绵体肌和坐骨海绵体肌；深层肌包括会阴深横肌和尿道括约肌（图 9-13）。

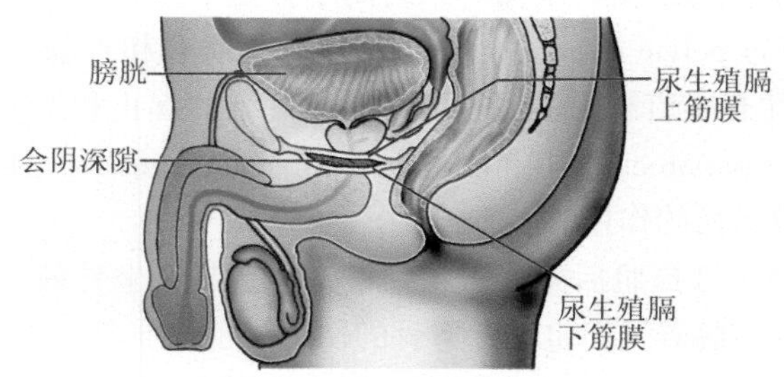

图 9-13　男性会阴筋膜（矢状面）

1. *浅层肌*

（1）**会阴浅横肌**（superficial transverse muscle of perineum）　起自坐骨结节，横行向内止于会阴中心腱，有固定会阴中心腱的作用。

（2）**球海绵体肌**（bulbocavernosus muscle）　位于肛门前方，男性包绕尿道球和尿道海绵体后部，止于阴茎海绵体的侧面和阴茎背面的筋膜，收缩时可使尿道变短变细，协助排尿和射精，并参与阴茎勃起。在女性此肌环绕阴道口和尿道口，称阴道括约肌，可缩小、括约阴道口和尿道口。

（3）**坐骨海绵体肌**（ischiocavernosus）　起自坐骨结节，男性此肌止于阴茎。海绵体收缩时会压迫阴茎海绵体根部，阻止静脉血回流，参与阴茎勃起，又称阴茎勃起肌。女性坐骨海绵体肌较薄弱，止于阴蒂脚，收缩时压迫阴蒂脚，阻止阴蒂内静脉血的回流，协助阴蒂勃起，又称阴蒂勃起肌。

2. *深层肌*

（1）**会阴深横肌**（deep transverse muscle of perineum）　位于会阴浅横肌的深面，起自坐骨支及耻骨下支结合部附近的阴部管，肌束横行于两侧坐骨支之间，肌纤维在中线上互相交织，封闭尿生殖三角的后部，一部分肌纤维止于会阴中心腱，收缩时可加强会阴中心腱的稳定性。

（2）**尿道括约肌**（sphincter of urethra）　位于会阴深横肌前方，男性该肌肌束包绕尿道膜部及前列腺下部周围，具有括约尿道膜部、压迫尿道球腺和固定会阴中心腱的作用。在女性该肌包绕阴道和尿道，称**尿道阴道括约肌**（urethrovaginal sphincter），有括约尿道、阴道和固定会阴中心腱的作用。

3. *尿生殖膈*　在尿生殖三角区的深筋膜中，覆盖于会阴深横肌和尿道括约肌上、下面的筋膜，分别称**尿生殖膈上筋膜**（superior fascia of urogenital diaphragm）和**尿生殖膈下筋膜**（inferior fascia of urogenital diaphragm）（图9–13）。尿生殖膈上、下筋膜与其间的会阴深横肌和尿道括约肌共同构成**尿生殖膈**（urogenital diaphragm），封闭尿生殖三角和盆膈裂孔，男性有尿道通过，在女性有尿道和阴道通过。

小结

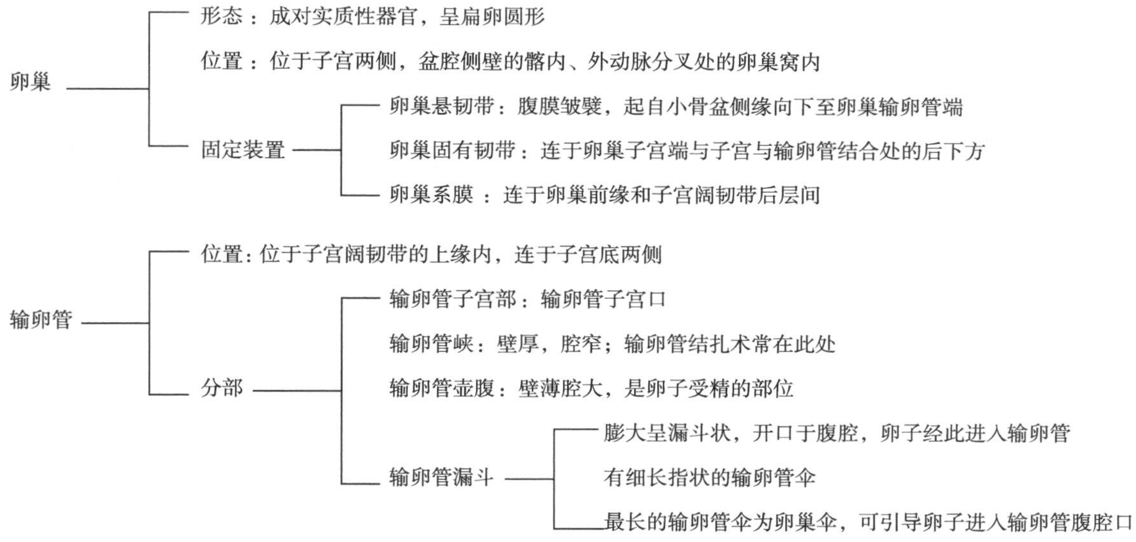

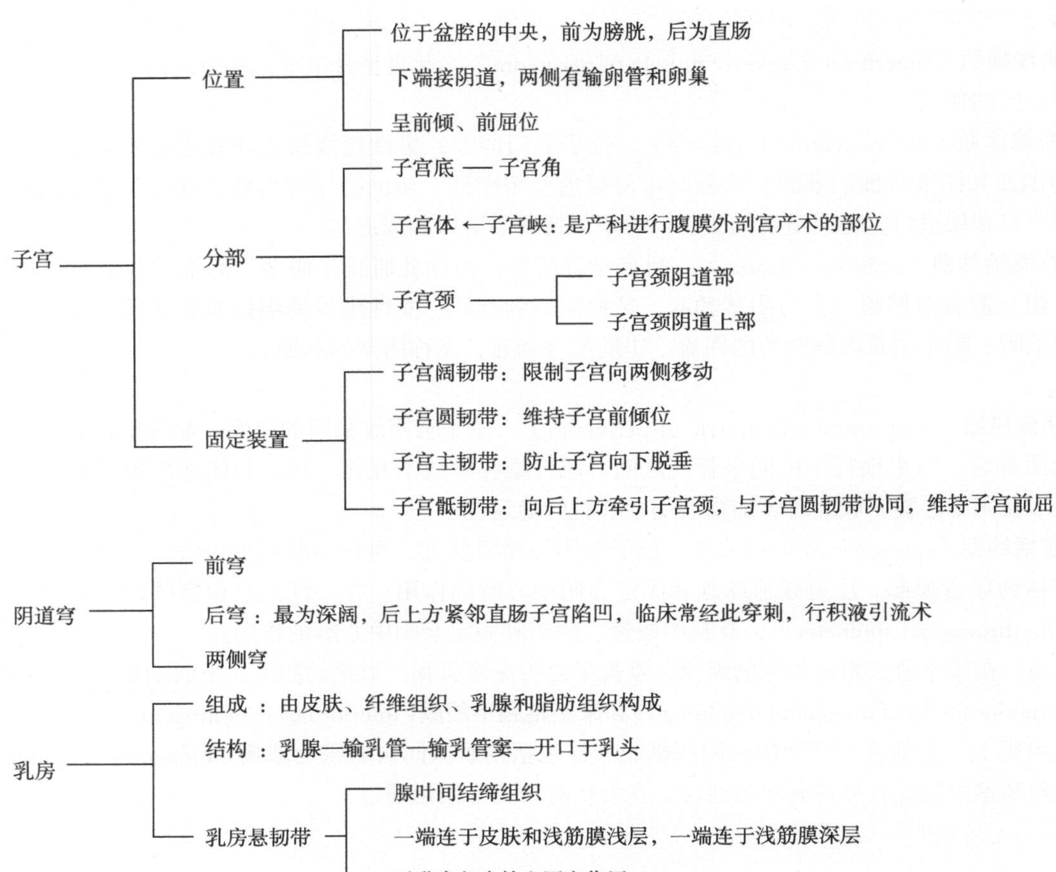

- 阴道穹
  - 前穹
  - 后穹：最为深阔，后上方紧邻直肠子宫陷凹，临床常经此穿刺，行积液引流术
  - 两侧穹

- 乳房
  - 组成：由皮肤、纤维组织、乳腺和脂肪组织构成
  - 结构：乳腺—输乳管—输乳管窦—开口于乳头
  - 乳房悬韧带
    - 腺叶间结缔组织
    - 一端连于皮肤和浅筋膜浅层，一端连于浅筋膜深层
    - 对乳房起支持和固定作用
    - 乳腺癌牵拉悬韧带，造成“橘皮样变”的临床体征

第 10 章 腹 膜

★**腹膜**（peritoneum）为腹腔内的一层薄而光滑的半透明浆膜，由间皮细胞及少量结缔组织构成。★衬覆于腹、盆壁内面的称为**壁腹膜**（parietal peritoneum）或腹膜壁层；★被覆于腹、盆腔各器官表面的称为**脏腹膜**（visceral peritoneum）或腹膜脏层。★脏腹膜与壁腹膜相互延续、移行，围成不规则的潜在性腔隙，称为**腹膜腔**（peritoneal cavity）。★男性腹膜腔是封闭的；女性腹膜腔则借输卵管腹腔口，经输卵管、子宫、阴道与外界相通。正常情况下，这一通道被黏液所封闭，如子宫颈管内的黏液栓，但感染时可使黏液栓溶解，这一通道成为扩散途径，扩散至腹膜腔。脏腹膜较薄，紧贴于脏器表面，不易剥离，从组织结构或功能上可被视为该脏器的组成部分，如胃、肠壁最外层的浆膜即为脏腹膜。

腹腔和腹膜腔在解剖学上是不同的概念。腹腔通常指膈以下、小骨盆上口以上，由腹壁围成的腔；广义的腹腔包括小骨盆腔在内。腹膜腔则指脏腹膜和壁腹膜之间的潜在性腔隙，腔内仅含少量浆液，起润滑和减少脏器间摩擦的作用。临床应用时，往往对两者的区分并不严格。但腹膜外位器官（如膀胱和肾等）的手术，可在腹膜腔外进行，不需进入腹膜腔，故应明确腹腔与腹膜腔的概念（图 10-1）。

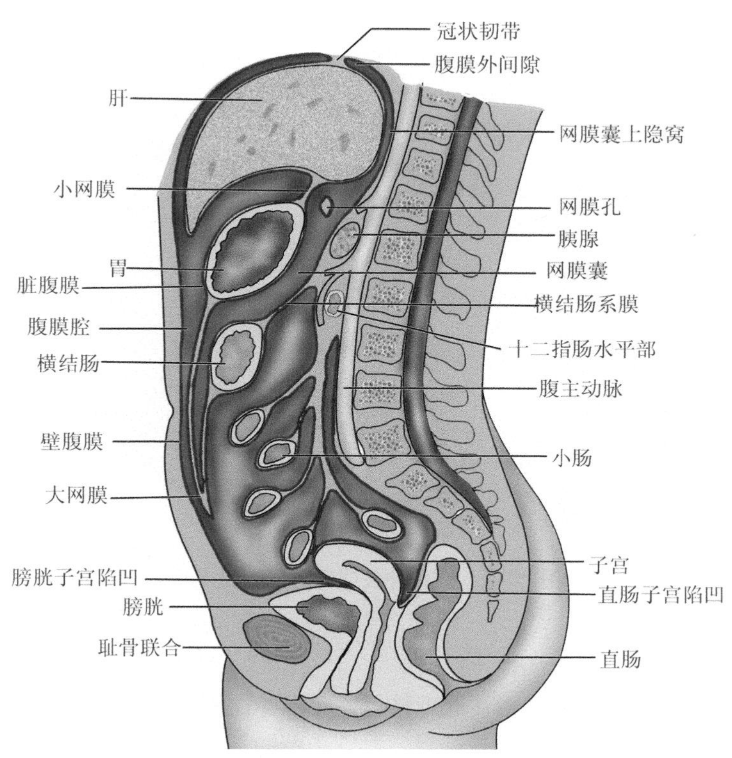

图 10-1 腹膜腔正中矢状面（女性）

腹膜具有分泌、吸收、保护、修复、支持等功能。①分泌功能：生理状态下腹膜可分泌少量浆液（100~200ml）起润滑作用，减少脏器运动时的摩擦。同时浆液中含有大量巨噬细胞，可吞噬病原微生物和有害物质，起到防御作用。②吸收功能：腹膜不仅能吸收腹腔内的液体、空气和电解质等，也可以吸收毒素，但大量毒素被吸收可导致中毒性休克。一般认为，上腹部腹膜的吸收能力强于下腹部，所以腹腔炎症或手术后的患者采取半卧位，可使有害液体流至下腹部，以减缓腹膜吸收。③保护功能：腹膜分泌的浆液中含有大量巨噬细胞，可吞噬病原微生物和有害物质，起到防御作用。此外，大网膜可将感染局限，防止感染扩散。④修复功能：腹膜分泌的浆液中含有纤维素，可促进炎症的局限和伤口愈合。但也有不利的一面，因手术操作粗暴或腹膜在空气中暴露时间过久，可致腹膜损伤，造成肠袢纤维性粘连等手术后遗症。⑤支持功能：腹膜所形成的韧带、系膜等结构，对脏器有固定和支持的作用。

一、腹膜与腹、盆腔脏器的关系

根据脏器被腹膜覆盖的情况，可将腹、盆腔脏器分为 3 种类型：腹膜内位器官、腹膜间位器官和腹膜外位器官。

（一）*腹膜内位器官

脏器表面几乎均被腹膜包裹，并可形成韧带、系膜等结构，这类器官通常活动度较大，如胃、十二指肠上部、空肠、回肠、盲肠、阑尾、横结肠、乙状结肠、输卵管、卵巢和脾。

（二）*腹膜间位器官

脏器表面大部分或三面被腹膜包裹，如肝、胆囊、升结肠、降结肠、直肠上段、子宫和充盈的膀胱。

（三）*腹膜外位器官

脏器仅一面被腹膜覆盖，如肾、肾上腺、输尿管、空虚的膀胱、十二指肠降部、直肠中下段和胰（图 10–2）。这些器官大多位于腹膜后间隙，临床上又称腹膜后位器官。

了解脏器与腹膜的关系有重要的临床意义。*腹膜内位器官的手术，必须通过腹膜腔才能进行；*但腹膜外位器官（如肾、输尿管等）的手术，可在腹膜外进行，不进入腹膜腔，以避免腹膜腔感染和减少手术后脏器间粘连。

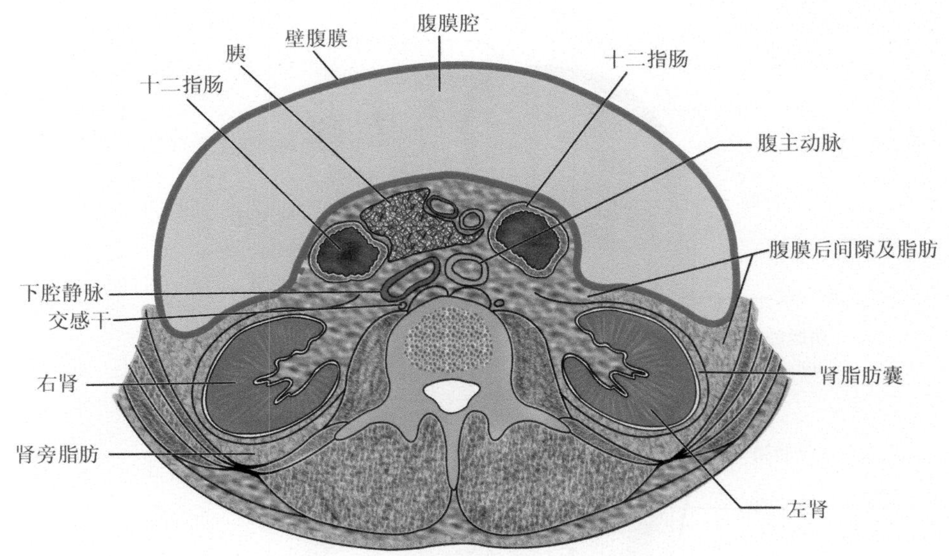

图 10–2 腹膜外位器官（尾侧观）

二、腹膜形成的结构

*壁腹膜与脏腹膜之间，或脏腹膜之间相互返折移行，形成各种腹膜结构，如网膜、系膜、韧带和皱襞等。*这些结构不仅对脏器起连接和固定作用，也是神经、血管走行的部位。

（一）网膜

***网膜**（omentum）是与胃小弯或胃大弯相连的双层腹膜结构，两层腹膜间有血管、神经、淋巴管和结缔组织等（图 10–3）。

1. ***小网膜**（lesser omentum） 由肝门移行至胃小弯和十二指肠上部的双层腹膜结构。*其左侧部为**肝胃韧带**（hepatogastric ligament），由肝门连于胃小弯，内有胃左、右血管和胃上淋巴结、胃的神经等。*右侧部为**肝十二指肠韧带**（hepatoduodenal ligament），由肝门连于十二指肠上部，构成小网膜的游离右缘，内有胆总管（右前方）、肝固有动脉（左前方）和肝门静脉（后方），并伴有淋巴管、淋巴结和神经丛等。游离右缘后方有一孔，称**网膜孔**（omental foramen），又称 Winslow 孔（图 10–4，图 10–5），经此孔可进入网膜囊。

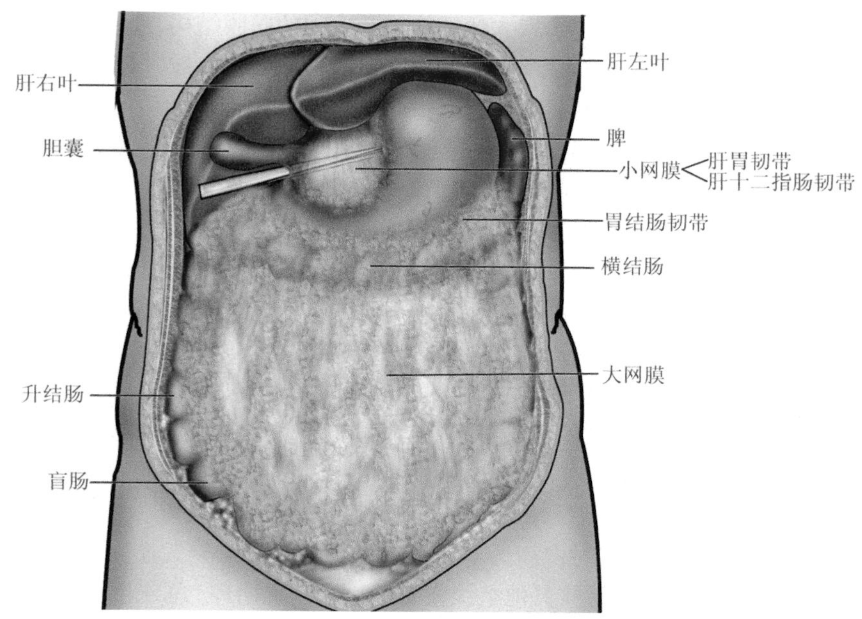

图 10-3 网膜

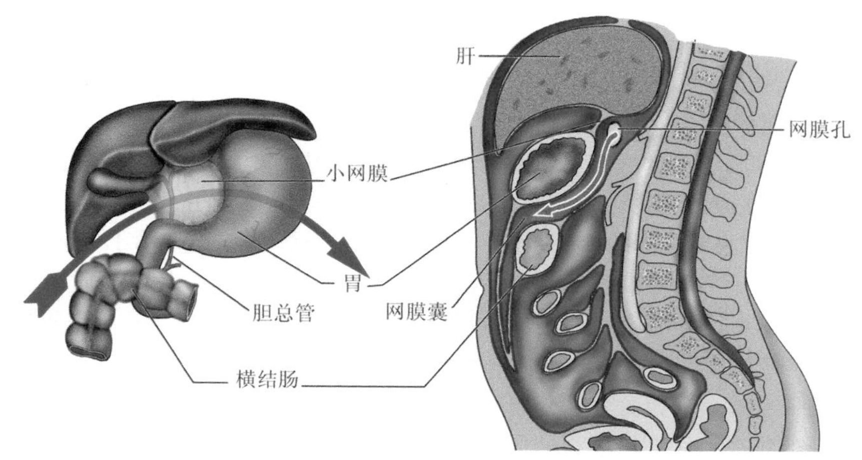

图 10-4 网膜孔

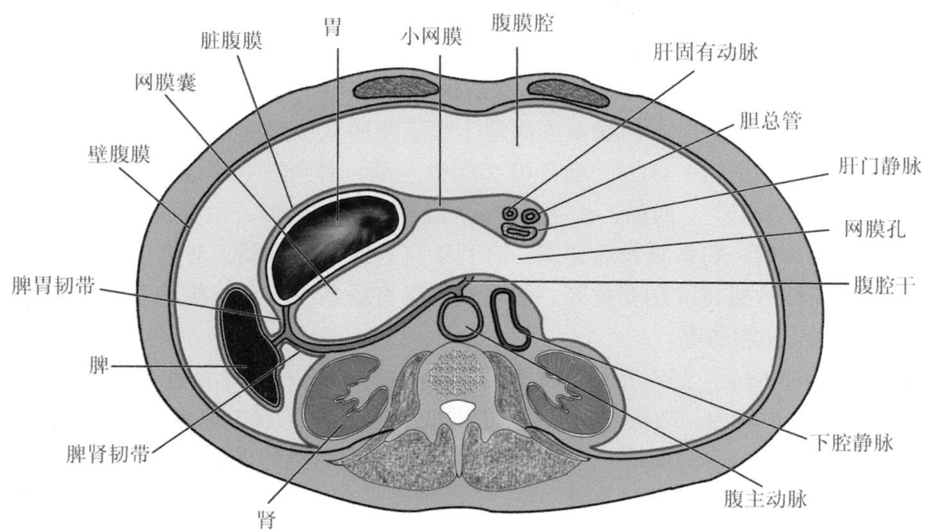

图 10-5 腹膜（经网膜孔横断面，颅侧观）

2. ★**大网膜**（greater omentum） 是连于胃大弯和横结肠之间的腹膜结构，形似围裙，覆盖于横结肠和空、回肠的前面。★大网膜由四层腹膜构成。构成小网膜的两层脏腹膜，分别包被胃和十二指肠上部的前、后两面，向下至胃大弯处互相融合，形成大网膜的前两层，并下垂至脐平面下方，然后向后返折向上，形成大网膜的后两层，继而包绕横结肠的前、后两面，与横结肠系膜相延续。在儿童期，大网膜的下部四层通常已经愈合，而上部二、三层间仍有潜在腔隙，构成网膜囊的下部，称网膜囊下隐窝。随着年龄的增长，大网膜的四层腹膜逐渐粘连愈着，最终网膜囊下隐窝消失。自胃大弯下延的大网膜的前两层直接与横结肠愈着，形成**胃结肠韧带**（gastrocolic ligament）。

大网膜血液供应丰富，胃结肠韧带内（胃大弯下约 1cm 处）有胃网膜左、右动脉吻合形成的胃网膜动脉弓，分别向胃和大网膜发出若干胃支和网膜支。大网膜的血管常被用作心脏冠状动脉旁路移植术的供体血管。整形外科常使用带血管蒂的大网膜片铺盖胸、腹壁或颅骨创面，作为植皮的基础。

大网膜含有丰富的脂肪组织、毛细血管和吞噬细胞，具有重要的吸收和防御功能。大网膜的游离部可移动，当腹腔脏器发生炎症时（如阑尾炎等），它可向病变处移动，并包裹病灶，防止炎症扩散蔓延，故有“腹腔卫士”之称。大网膜的长度因人而异，短者仅至横结肠下 10cm 左右，长者可达盆腔。小儿大网膜较短，一般在脐平面以上，在发生阑尾炎或腹腔其他炎症时，病灶不易被大网膜包裹，常导致炎症扩散，引起弥漫性腹膜炎。大网膜还具有较强的再生及修复能力，易同其他组织愈着并建立侧支循环。临床手术中常以大网膜覆盖肝、脾、肾等脏器部分切除的创面，或以带蒂的网膜瓣充填组织缺损，进行乳房重建等。然而，手术中的损伤或炎症等，亦可使大网膜与肠管等部位发生粘连。

3. ★**网膜囊**（omental bursa） 位于小网膜、胃后壁与腹后壁腹膜之间，是一个前后扁窄的不规则腔隙，属于腹膜腔的一部分，又称小腹膜腔或腹膜小囊。网膜囊以外的腹膜腔称大腹膜腔。网膜囊的前壁为小网膜、胃后壁的腹膜和胃结肠韧带；后壁为大网膜后两层、横结肠及其系膜，以及覆盖在胰、左肾、左肾上腺等处的腹膜；上壁为肝尾状叶和膈下方的腹膜；下壁为大网膜前、后层的愈着处。网膜囊的左侧为脾、胃脾韧带和脾肾韧带；右侧借网膜孔通大腹膜腔。

★网膜孔是网膜囊与大腹膜腔之间的唯一通道，可容 1~2 指通过，其高度在第 12 胸椎至第 2 腰椎体前方。网膜孔的上界为肝尾状叶，下界为十二指肠上部，前界为肝十二指肠韧带，后界为覆盖于下腔静脉表面的腹膜。手术时，外伤性肝破裂或肝门附近血管出血，可将示指探入网膜孔内，拇指在小网膜游离右缘前方加压，进行临时性止血。肠袢若经网膜孔突入网膜囊，则可形成网膜囊疝。

网膜囊是腹膜腔的一个盲囊，位置较深，胃后壁穿孔或某些炎症导致网膜囊内积液时，早期常局限于网膜囊内，增加早期诊断的难度。后期可因积液量增加或体位变化等，使积液经网膜孔流至大腹膜腔，引起炎症扩散，如弥漫性腹膜炎等。

（二）系膜

★将肠管连于腹后壁的双层腹膜结构，称为系膜，其内含有出入器官的血管、神经、淋巴管及淋巴结等。主要的系膜有肠系膜、阑尾系膜、横结肠系膜和乙状结肠系膜等（图 10-6）。

1. **肠系膜**（mesentery） 是将空、回肠系连固定于腹后壁的双层腹膜结构。其附着于腹后壁的部分称**肠系膜根**（radix of mesentery），长约 15cm，起自第 2 腰椎左侧，斜向右下跨过脊柱及其前方结构，止于右骶髂关节前方。肠系膜的肠缘连于空、回肠，长达 5~7m。肠系膜呈折扇形，由于肠系膜根与肠缘的长度相差悬殊，故肠系膜形成了许多皱褶。肠系膜长而宽阔，有利于空、回肠的运动，对消化和吸收有促进作用，但活动异常时可偶发系膜和肠袢的扭转或肠套叠等。肠系膜内含有肠系膜上动、静脉及其分支和属支，以及丰富的淋巴管、淋巴结、神经丛和脂肪等。

2. **阑尾系膜**（mesoappendix） 呈三角形，将**阑尾**（vermiform appendix）系连于肠系膜下端。阑尾的血管、淋巴管、神经行于系膜的游离缘内，故阑尾切除时，应同时结扎阑尾系膜游离缘内的血管。

3. **横结肠系膜**（transverse mesocolon） 是将横结肠系连于腹后壁的横位双层腹膜结构，与大网膜的后两层相延续。其根部起自结肠右曲，向左跨过右肾中部、十二指肠降部、胰头等器官的前方，沿胰前缘达左肾前方，直至结肠左曲。横结肠系膜内含有中结肠血管、淋巴管、淋巴结和神经丛等。通常以横结肠及其系膜为界，将腹膜腔分为结肠上区和结肠下区。

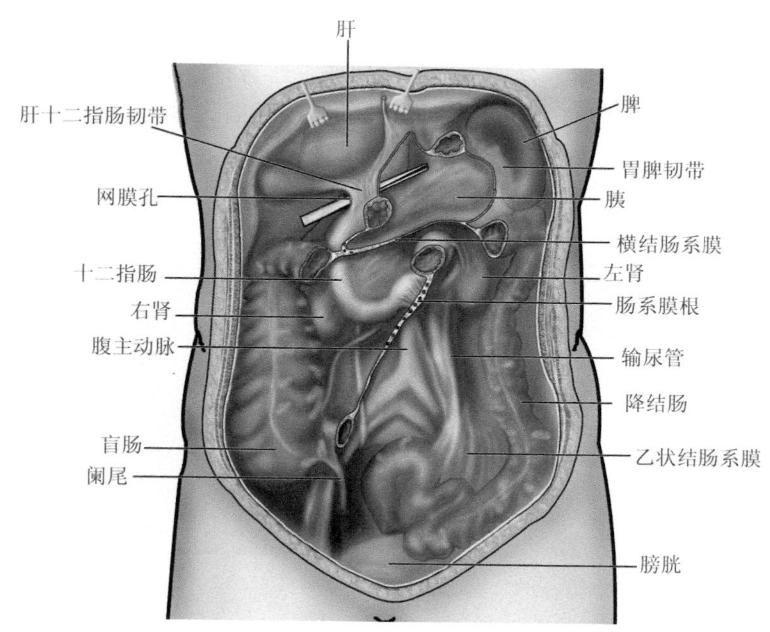

图 10-6 腹膜形成结构

4. **乙状结肠系膜**（sigmoid mesocolon） 是将乙状结肠系连于左下腹的双层腹膜结构，其根部附着于左髂窝和骨盆左后壁。该系膜较长，故乙状结肠活动度较大，易发生肠扭转。乙状结肠系膜内含有乙状结肠血管、直肠上血管、淋巴管、淋巴结和神经丛等。

（三）韧带

★腹膜所形成的韧带是连接腹、盆壁与脏器之间或连接相邻脏器之间的腹膜结构，多数为双层腹膜，少数由单层腹膜构成，对脏器有固定作用。有的韧带内含有血管和神经等。

1. 肝的韧带 肝的上方有镰状韧带、冠状韧带和左、右三角韧带，前方有肝圆韧带，下方有肝胃韧带和肝十二指肠韧带。

（1）**镰状韧带**（falciform ligament）：为上腹前壁和膈穹窿下面连于肝上面的双层腹膜结构，呈矢状位，位于前正中线的右侧，侧面观呈镰刀状。其下缘游离并增厚，连于脐和肝下面的肝圆韧带裂，内含**肝圆韧带**（ligamentum teres hepatis），是胚胎时脐静脉闭锁后的遗迹。由于镰状韧带位置偏中线右侧，故脐以上腹壁正中切口需向下延长时，为避免损伤肝圆韧带及伴行的附脐静脉，切口应偏向中线左侧。

（2）**冠状韧带**（coronary ligament）：为膈下面的壁腹膜返折至肝上面所形成的双层腹膜结构，呈冠状位，分为前、后两层。前层向前与镰状韧带相延续，前、后两层间无腹膜被覆的肝表面称为**肝裸区**（bare area of liver）。在冠状韧带左、右两端，其前、后两层彼此黏合增厚，形成**左三角韧带**（left triangular ligament）和**右三角韧带**（right triangular ligament）。

2. 脾的韧带 包括胃脾韧带、脾肾韧带和膈脾韧带。

（1）**胃脾韧带**（gastrosplenic ligament）：连于胃底和胃大弯上部与脾门之间的双层腹膜结构，向下与大网膜左侧部相延续，内含胃短血管、胃网膜左血管和淋巴管、淋巴结等。

（2）**脾肾韧带**（splenorenal ligament）：为脾门至左肾前面的双层腹膜结构，内含胰尾、脾血管、淋巴管及神经丛等。

（3）**膈脾韧带**（phrenicosplenic ligament）：由膈与脾之间的腹膜构成，为脾肾韧带向上连于膈下面的结构。自膈脾韧带向上，由膈连于贲门与食管腹段的腹膜结构，称**胃膈韧带**（gastrophrenic ligament）；向下，由膈连于结肠左曲的腹膜结构，称**膈结肠韧带**（phrenicocolic ligament），此韧带可固定结肠左曲并从下方承托脾。偶尔在脾下极与结肠左曲之间，有**脾结肠韧带**（splenocolic ligament）。

3. 胃的韧带 包括肝胃韧带、胃脾韧带、胃结肠韧带和胃膈韧带。

三、腹膜皱襞、隐窝和陷凹

★**腹膜皱襞**（peritoneal fold）为腹、盆壁与脏器之间或脏器与脏器之间的腹膜所形成的隆起，其深部常有血管走行。★在皱襞之间或皱襞与腹、盆壁之间形成的腹膜凹陷，称为腹膜隐窝，较大的隐窝称为陷凹（图 10–7）。

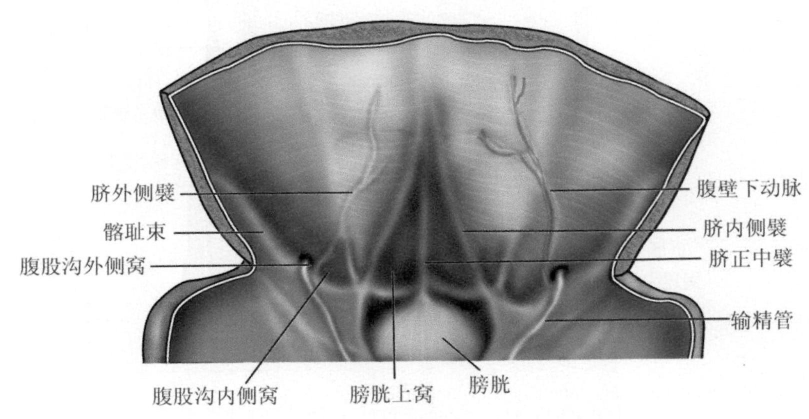

图 10–7 腹前壁内面的腹膜隐窝及皱襞

（一）腹后壁的皱襞和隐窝

在胃后方、十二指肠、盲肠和乙状结肠周围有较多的皱襞和隐窝。隐窝的大小、深浅和形态，可随年龄不同和腹膜外脂肪的多少而变化。常见的皱襞和隐窝有以下几种：

1. **十二指肠上襞**（superior duodenal fold） 位于十二指肠升部左侧，相当第 2 腰椎平面，是左肾前面的腹膜移行于十二指肠的腹膜皱襞，呈半月形，下缘游离。皱襞深面为开口朝向下方的**十二指肠上隐窝**（superior duodenal recess）（我国人出现率约 50%），其左侧有肠系膜下静脉通行于壁腹膜深面。该隐窝的下方为三角形的**十二指肠下襞**（inferior duodenal fold），其上缘游离。此皱襞深面为开口朝向上方的**十二指肠下隐窝**（inferior duodenal recess）（我国人出现率约 75%）。

2. **回盲上隐窝**（superior ileocecal recess）（我国人出现率约 33%） 位于回肠末端的上方和前方，由盲肠前动脉通过所形成的腹膜皱襞（回盲上皱襞）围成，后为回肠及其系膜，右为升结肠。**回盲下隐窝**（inferior ileocecal recess）（我国人出现率约 85%），位于回肠末端的下方，前为回盲下皱襞，后为阑尾系膜，阑尾可藏于此隐窝内。**盲肠后隐窝**（retrocecal recess），位于盲肠后方，盲肠后位的阑尾常于其内。

3. **乙状结肠间隐窝**（intersigmoid recess） 位于乙状结肠及系膜与腹后壁之间，其后壁内为左髂总动脉分叉处，并有左输尿管经过。

4. ★**肝肾隐窝**（hepatorenal recess） 位于肝右叶与右肾之间，左界为网膜孔和十二指肠降部，右界为右结肠旁沟。★仰卧位时，该处为腹膜腔的最低部位，易积存液体。

（二）腹前壁的皱襞和隐窝

腹前壁的内面有 5 条腹膜皱襞，均位于脐下。正中为**脐正中襞**（median umbilical fold），位于脐与膀胱尖之间，内含脐尿管闭锁后形成的脐正中韧带。一对**脐内侧襞**（medial umbilical fold），位于脐正中襞的两侧，内含脐动脉闭锁后形成的脐内侧韧带。一对**脐外侧襞**（lateral umbilical fold），位于脐内侧襞的外侧，内含腹壁下血管，故又称腹壁下动脉襞。

在腹股沟韧带上方，上述 5 条皱襞之间形成 3 对浅凹，由中线向外依次为**膀胱上窝**（supravesical fossa）、**腹股沟内侧窝**（medial inguinal fossa）和**腹股沟外侧窝**（lateral inguinal fossa）。后两者分别与腹股沟管浅（皮下）环和深（腹）环的位置相对应。腹股沟韧带下方，与腹股沟内侧窝相对应处，有一浅凹，称**股凹**（femoral fossa），是股疝的好发部位。

（三）腹膜陷凹

腹膜陷凹主要位于盆腔内，由腹膜在盆腔脏器之间移行返折形成。★男性的直肠与膀胱之间有**直肠膀胱陷**

凹（rectovesical pouch），陷凹底距肛门约 7.5cm。▲★女性的膀胱与子宫之间有**膀胱子宫陷凹**（vesicouterine pouch），在直肠与子宫之间有**直肠子宫陷凹**（rectouterine pouch），又称 Douglas 腔，较深，陷凹底距肛门约 3.5cm，与阴道后穹之间仅隔以阴道后壁和腹膜。▲★站立位、坐位或半卧位时，男性的直肠膀胱陷凹，女性的直肠子宫陷凹，是腹膜腔的最低部位。腹膜腔积液多聚存于此，临床上可进行直肠穿刺和阴道后穹穿刺以进行诊断和治疗。

四、腹膜腔的分区和间隙

腹膜腔以横结肠及其系膜为界，分为结肠上区和结肠下区。

（一）结肠上区

结肠上区为膈与横结肠及其系膜之间的区域，又称**膈下间隙**（subphrenic space），内有肝、胆囊、脾、胃、十二指肠上部等器官。此区又以肝为界，分为肝上间隙和肝下间隙。

1. 肝上间隙　位于膈与肝上面之间，借镰状韧带分为左肝上间隙和右肝上间隙。左肝上间隙以冠状韧带为界，分为左肝上前间隙和左肝上后间隙；右肝上间隙以冠状韧带为界，分为右肝上前间隙、右肝上后间隙和冠状韧带前、后层间的肝裸区（膈下腹膜外间隙）。如肝裸区伸达肝后缘，则右肝上后间隙不存在。

2. 肝下间隙　位于肝下面与横结肠及其系膜之间，借肝圆韧带，分为左肝下间隙和右肝下间隙，后者即肝肾隐窝。左肝下间隙，借小网膜和胃，分为前方的左肝下前间隙和后方的左肝下后间隙，后者即网膜囊。

（二）结肠下区

结肠下区为横结肠及其系膜与盆底上面之间的区域，内有空肠、回肠、盲肠、阑尾、结肠及盆腔脏器。该区借肠系膜根和升、降结肠分为 4 个间隙。

1. **右结肠旁沟**（right paracolic sulcus）　位于升结肠与腹右侧壁之间，因右膈结肠韧带不发达或缺失，可向上通肝肾隐窝，向下经右髂窝通盆腔。胃后壁穿孔时，胃内容物可经网膜孔、肝肾隐窝和右结肠旁沟到达右髂窝，甚至达盆腔。阑尾炎的穿孔和脓肿，因体位脓液可沿右结肠旁沟至肝肾隐窝，甚至形成膈下脓肿。

2. **左结肠旁沟**（left paracolic sulcus）　位于降结肠与腹左侧壁之间，因左膈结肠韧带的阻隔，向上不与结肠上区相通，向下可通左髂窝及盆腔。

3. **右肠系膜窦**（right mesenteric sinus）　为肠系膜根与升结肠之间的三角形间隙，因下方有回肠末端相隔，故此处积液常积存于局部。

4. **左肠系膜窦**（left mesenteric sinus）　为肠系膜根与降结肠之间的斜方形间隙，向下通盆腔，因此积液可沿此窦流入盆腔。

小结

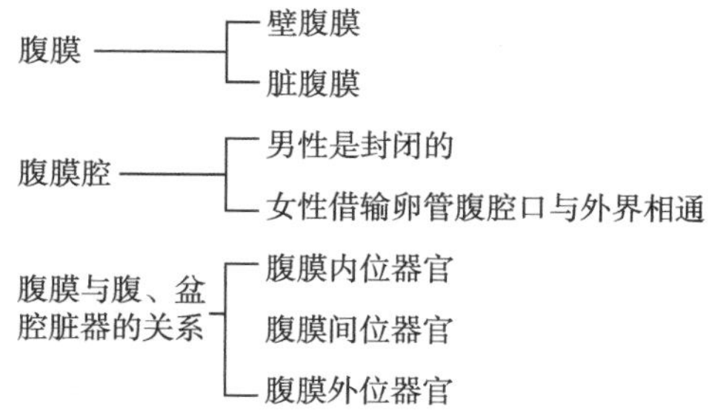

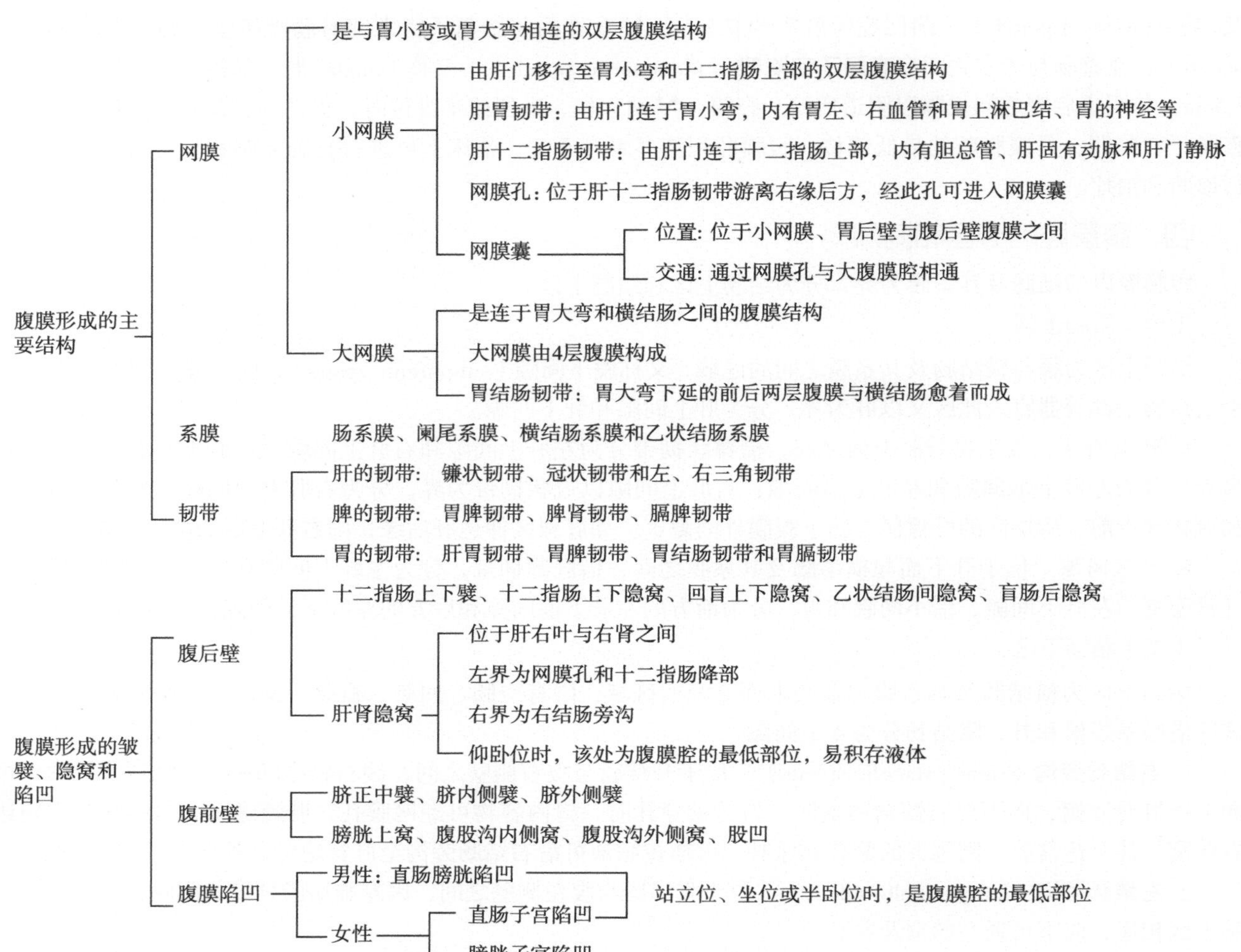
腹膜形成的主要结构
网膜
是与胃小弯或胃大弯相连的双层腹膜结构
小网膜
由肝门移行至胃小弯和十二指肠上部的双层腹膜结构
肝胃韧带：由肝门连于胃小弯，内有胃左、右血管和胃上淋巴结、胃的神经等
肝十二指肠韧带：由肝门连于十二指肠上部，内有胆总管、肝固有动脉和肝门静脉
网膜孔：位于肝十二指肠韧带游离右缘后方，经此孔可进入网膜囊
网膜囊
位置：位于小网膜、胃后壁与腹后壁腹膜之间
交通：通过网膜孔与大腹膜腔相通
大网膜
是连于胃大弯和横结肠之间的腹膜结构
大网膜由4层腹膜构成
胃结肠韧带：胃大弯下延的前后两层腹膜与横结肠愈着而成
系膜
肠系膜、阑尾系膜、横结肠系膜和乙状结肠系膜
韧带
肝的韧带：镰状韧带、冠状韧带和左、右三角韧带
脾的韧带：胃脾韧带、脾肾韧带、膈脾韧带
胃的韧带：肝胃韧带、胃脾韧带、胃结肠韧带和胃膈韧带
腹膜形成的皱襞、隐窝和陷凹
腹后壁
十二指肠上下襞、十二指肠上下隐窝、回盲上下隐窝、乙状结肠间隐窝、盲肠后隐窝
肝肾隐窝
位于肝右叶与右肾之间
左界为网膜孔和十二指肠降部
右界为右结肠旁沟
仰卧位时，该处为腹膜腔的最低部位，易积存液体
腹前壁
脐正中襞、脐内侧襞、脐外侧襞
膀胱上窝、腹股沟内侧窝、腹股沟外侧窝、股凹
腹膜陷凹
男性：直肠膀胱陷凹
女性
直肠子宫陷凹
膀胱子宫陷凹
站立位、坐位或半卧位时，是腹膜腔的最低部位

第三篇

脉管系统

脉管系统（vascular system）是体内一套封闭的连续管道，包括心血管系统和淋巴系统。脉管系统的主要功能是物质运输，将肺吸收的氧气、消化管吸收的营养物质和内分泌系统分泌的激素等输送到全身各个器官的组织和细胞，同时又将组织和细胞的代谢产物和二氧化碳带至肾、皮肤和肺进行排泄，从而保证机体新陈代谢的正常运行、内环境的理化性质相对稳定。

心血管系统由心、动脉、静脉和毛细血管组成，血液在管道内循环流动。心不但是血液循环的动力器官，也是重要的内分泌器官。淋巴系统由淋巴管道、淋巴组织和淋巴器官组成。淋巴液是进入毛细淋巴管的组织液，沿淋巴管道向心流动，最后汇入静脉，因此淋巴管道可视为静脉的辅助管道。淋巴组织和淋巴器官则是体内的防御装置。

第 11 章　心血管系统

第一节　概　述

一、心血管系统的组成

心血管系统（cardiovascular system）由心、动脉、毛细血管和静脉组成。

（一）心

心（heart）是血液循环的动力器官，主要由心肌构成。心腔被房间隔和室间隔分为互不相通的左、右两半心，每半心又分为心房和心室；即心有 4 个腔，分别称为左心房、左心室、右心房和右心室。左半心内流过动脉血，右半心内流过静脉血。心房与心室借房室口相通。正常情况下，动、静脉血互不相混。▲心房肌和心室肌交替收缩和舒张，驱使血液按特定的循环路径和方向周而复始地运行。近年的研究认为，心脏不仅是血液循环的动力器官，而且有重要的内分泌作用。哺乳动物的心房肌细胞能合成、分泌一种生物活性物质，即**心房钠尿肽**（atrial natriuretic polypeptide，ANP），简称**心钠素**。它具有明显利钠、利尿、扩张血管和降低血压等重要作用。此外，心肌细胞能分泌**抗心律失常肽**（antiarrhythmic polypeptide，AAP），一种具有强大抗心律失常作用的多肽心血管激素和其他活性物质。

（二）动脉

动脉（artery）由心室发出，经过不断分支，最后连接于毛细血管。通常将动脉分为大、中、小三级。大动脉壁含有大量的弹性纤维，弹性较大。当心室收缩将血液射入大动脉时，大动脉管腔扩张；心室舒张时，大动脉管腔回缩，从而保持一定的血压使血液不断地向前流动。中、小动脉管壁有发达的平滑肌，在神经支配下能收缩，使管径改变，从而调节血压及血流量。

（三）毛细血管

毛细血管（capillary）是连于微动脉与微静脉之间的微血管，其管径一般只有 7~9μm，管壁很薄，主要由一层内皮细胞和基膜构成。它具有一定的通透性，血液在此与组织和细胞进行物质交换和气体交换。毛细血管数量极多，彼此吻合成网（除角膜、晶状体、玻璃体、软骨、牙釉质、指甲和毛发外），遍布全身各处。

（四）静脉

静脉（vein）是引导血液回心的血管，由起自毛细血管静脉端的微静脉逐级汇合成小静脉、中静脉和大静脉，最后注入心房。静脉壁薄、压力低，血流缓慢，与伴行动脉相比，管腔较大，血容量较大，全身静脉血总量超过动脉血 1 倍以上。

（五）血液循环

血液循环（blood circulation）的路径可分为两部分（图 11-1）：

1. ★**体循环**（systemic circulation）　又称大循环，起自左心室，左心室收缩将含氧气和营养物质的动脉血射入主动脉，经过各级动脉分支，最后进入毛细血管；★血液与组织和细胞在毛细血管进行气体交换和物质交换后，成为含二氧化碳和代谢产物的静脉血；★静脉血由毛细血管进入小静脉，经过各级静脉回流，最后汇入上腔静脉、下腔静脉和冠状窦，终于右心房。★血液由右心房流入右心室后，开始肺循环。

2. ★**肺循环**（pulmonary circulation）　又称小循环，起自右心室，右心室收缩将静脉血射入肺动脉，经肺动脉的各级分支，到达肺泡壁的毛细血管，血液和肺泡进行气体交换之后，成为含氧饱和的动脉血；★动脉血由毛细血管进入小静脉，经过肺的各级静脉回流，最后汇入左、右肺静脉，终于左心房。★血液由左心房进入左心室后，又开始体循环。

二、血管的吻合

人体血管之间的吻合非常广泛，除经微动脉 – 毛细血管 – 微静脉吻合外，动脉与动脉之间、静脉与静脉之间甚至动脉与静脉之间可借吻合支或交通支形成血管吻合。

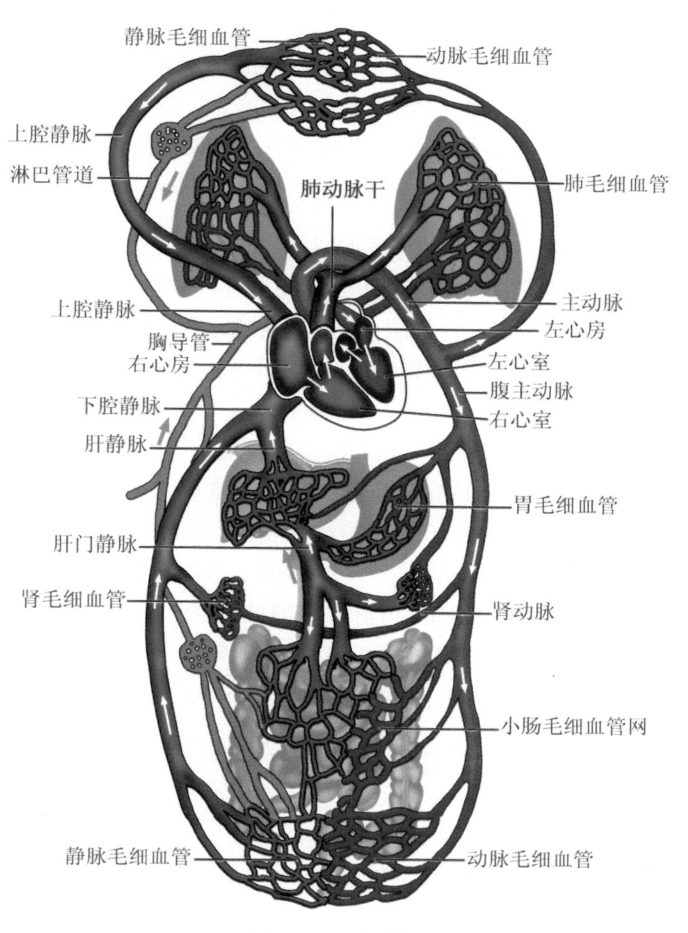

图 11-1　血液循环

（一）动脉间吻合

人体内许多部位或器官的两动脉之间以吻合支相连，脑底动脉间的吻合支称为交通支；在经常活动或易受压的部位，如胃肠道和手足，两动脉末端或其分支直接吻合成动脉弓。这些吻合在形态上与器官的功能相适应，并有缩短循环时间和调节血流量的作用。此外，相邻的动脉在关节周围分支互相吻合成动脉网或关节网。有的动脉主干在行程中发出与其平行的**侧副血管**（collateral vessel）。侧副管发自动脉主干的不同高度并彼此吻合，形成**侧支吻合**（collateral anastomosis）。这种吻合在临床上有重要意义，当某一动脉主干阻塞时，血液可沿侧副吻合的路径，流向远侧的受阻区，以免发生坏死。这种通过侧支吻合而重新建立的循环称**侧支循环**（collateral circulation）或侧副循环（图 11-2）。

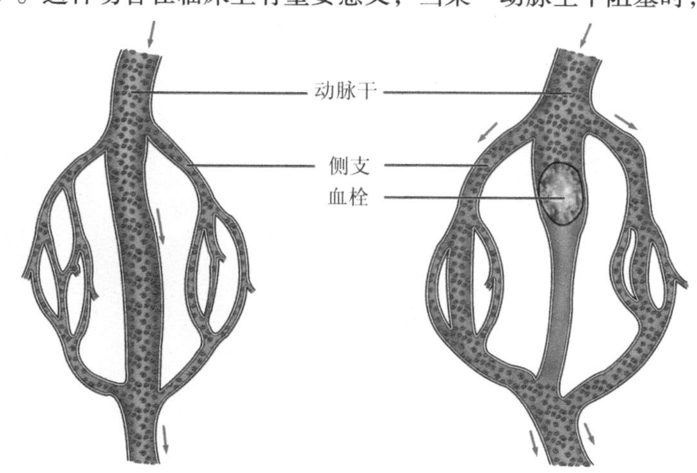

图 11-2　侧支吻合和侧支循环

（二）静脉间吻合

静脉间吻合在数量上和吻合形式上远比动脉吻合多，并且结构复杂。一般在体壁的浅静脉之间吻合成**静脉网**（venous rete），在某些位置较深器官的深静脉吻合成**静脉丛**（venous plexus）；以保证在脏器扩大或腔壁受压时血流通畅。

（三）动静脉吻合

在身体的某些部位，如指尖、趾端、唇、

鼻、外耳皮肤、生殖器勃起组织等处，小动脉和小静脉之间借吻合支直接相通，形成**动静脉吻合**（arteriovenous anastomosis）。这种吻合因不经过毛细血管，可提高静脉压，加速血液的回流和调节局部温度。

在体内某些器官，小动脉的分支与相邻的动脉分支之间无吻合，这种动脉称为**终动脉**（end artery）。终动脉如果阻塞可导致其供应的组织缺血，甚至坏死。视网膜中央动脉被认为是典型的终动脉。

三、血管的配布规律

动脉按照功能常可分为传导性血管、分配性血管和阻力性血管。由心发出的大动脉及其主要分支属于传导性血管，到达各个器官并分支进入这些器官的动脉属于分配性血管。微动脉由于其管径小（最小的微动脉直径仅为 10μm），而且富含平滑肌纤维，是血流外周阻力的主要来源，所以称为阻力性血管。人体每一大的区域都有一条动脉主干，如头颈部的颈总动脉、上肢的锁骨下动脉、下肢髂外动脉等。动脉、静脉和神经多相互伴行，并被结缔组织鞘包绕，组成**血管神经束**（vasculo-nervous fascicle）。一般动脉的位置与静脉相比要更深一些，但也有几支**浅动脉**（superficial artery）或称**皮下动脉**，如颞浅动脉、枕动脉、额动脉和腹壁浅动脉等。

静脉按其功能又称为容量性血管。静脉具有分布范围广、属支多、血容量大、血压低等特点。静脉依据位置的深浅可分为浅静脉和深静脉。浅静脉位于皮下的浅筋膜内，不与动脉伴行，最后注入深静脉。临床上常经浅静脉注射、输液、输血、取血和插入导管等。深静脉位于深筋膜的深面或体腔内。大部分深静脉与同名动脉伴行，如四肢远侧端的深静脉、躯干的肋间静脉和腰静脉。

有关血管配布的其他规律或特点可参见本章的第三节和第四节。

第二节　心

一、心的位置和外形

第11章

心（heart）是一个中空的肌性纤维性器官，周围裹以心包，位于胸腔中纵隔，约 2/3 在身体正中矢状面的左侧，1/3 在右侧。心的前方平对胸骨体和第 2~6 肋软骨，大部分被肺和胸膜遮盖，只有一小部分与胸骨体下部左半及左侧第 4、5 肋软骨接触，因此，从胸前壁进行心内注射时，为了避免伤及肺或胸膜，应在靠近胸骨左缘的第 4 肋间隙处进针。心的后方平对第 5~8 胸椎，有食管和胸主动脉等相邻，临床常利用食管造影观察左心房的变化，如果左心房扩大，食管就会向后移位。心的上方连有出入心的大血管。心的下方是膈，膈上升可使心的位置上移。心的两侧隔胸膜腔与肺相邻（图 11-3）。

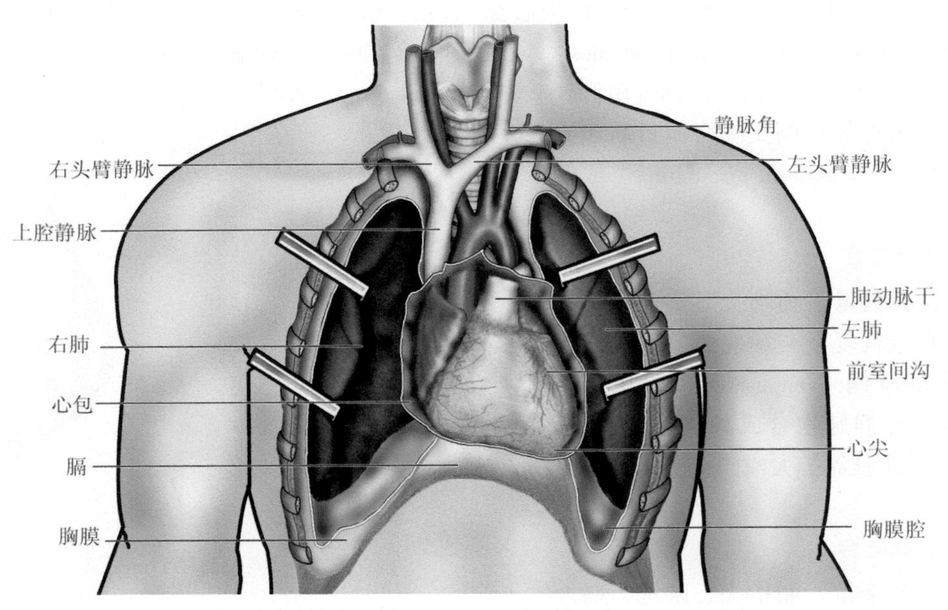

图 11-3　心的位置

（一）外形

心的外形近似前后略扁的圆锥体。它的大小与个体的性别、年龄、身高和体重有关，大致与本人的手拳相当。我国成年男性心的重量为255~345g；女性的略轻，一般超过350g者多属异常。

（二）分部

★心可分为一底、一尖、两面、三缘和四条沟（图11-4，图11-5）。

1. **心底**（cardiac base）　朝向右后上方，由心房构成。心底的下界是一条环形沟，称**冠状沟**（coronary sulcus），它是心房与心室的表面分界；在心底后面，上、下腔静脉口的左侧有一浅沟，称**房间沟**（interatrial groove），是左、右心房的表面分界。

2. ★**心尖**（cardiac apex）　指向左下前方，由左心室构成，心尖的体表投影常在左侧第5肋间隙，锁骨中线内侧1~2cm处。活体在此处可触到心尖冲动。

3. **胸肋面**（sternocostal surface）　朝向前上方。此面的右侧部为右心房和右心耳，中间部是右心室，左侧部为左心室和左心耳。左、右心室之间有**前室间沟**（anterior interventricular groove），它的上端起自冠状沟，下端是**心尖切迹**（cardiac apical incisure）。

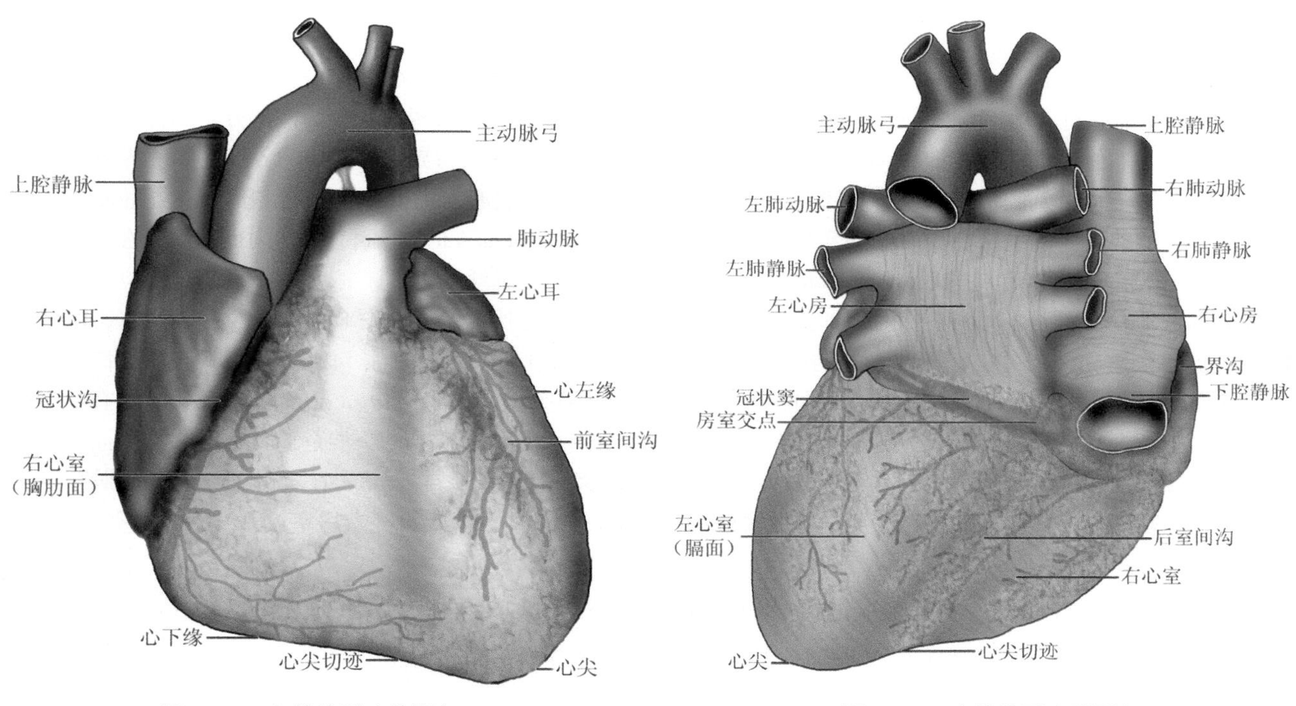

图11-4　心的外形（前面）　　图11-5　心的外形（后面）

4. **膈面**（diaphragmatic surface）　朝向下后方，与膈相对，由左、右心室构成。左、右心室之间有**后室间沟**（posterior interventricular groove），它与冠状沟和房间沟的相交处称**房室交点**（atrioventricular crux），前端终于心尖切迹。

5. **右缘**（right border）　右心房构成，自上而下略向右凸，为一钝缘。

6. **左缘**（left border）　由左心耳和左心室构成，自左上斜向左下至心尖，为一钝缘。

7. **下缘**（inferior border）　介于膈面与胸肋面之间，由右心室和心尖构成，自右缘下端向左至心尖，为一锐缘。

二、心腔

心在发育过程中沿心纵轴轻度向左旋转，这种旋转改变了心腔的位置；左半心位于右半心的左后方。右心房、右心室位于房、室间隔的右前方，右心室是最前方的心腔；左心房是最靠后的心腔，与食管、胸主动脉毗邻，左心室是最靠左侧的心腔。临床利用计算机断层扫描（CT）或磁共振成像（MRI）检查心时，均为从扫描层下面成像，应注意正确理解心腔的位置和临床应用（图11-6）。

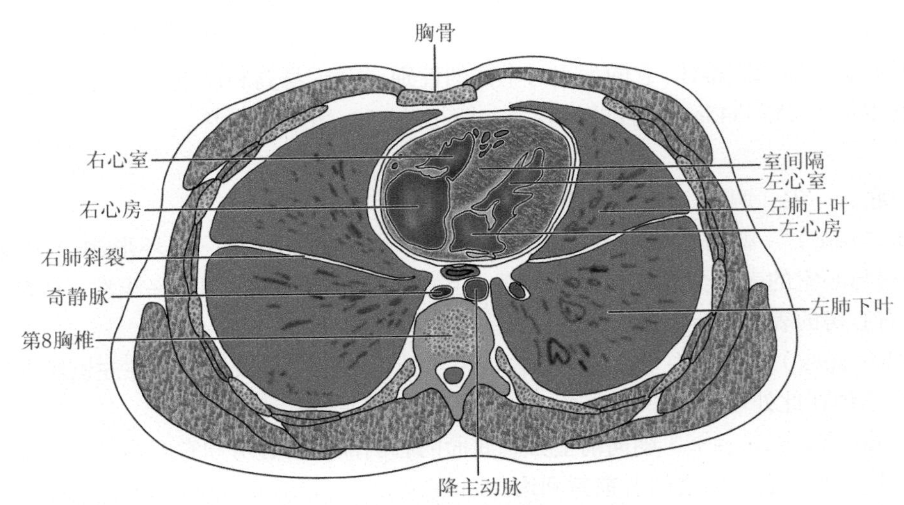

图 11-6　心的位置（通过第 8 胸椎的横断面，下面）

（一）右心房

右心房（right atrium）（图 11-7）略呈三棱柱形，有 3 个壁：外侧壁向右前方膨出，左后壁是**房间隔**（interatrial septum），左前壁有右房室口（right atrioventricular orifice）及三尖瓣。右心房内腔分为两部分，两部分之间在心表面以靠近心右缘表面的浅沟即**界沟**（sulcus terminalis）为界，在腔面以与界沟相对应的界嵴为界。**界嵴**（crista terminalis）是一束由上腔静脉口前方向下至下腔静脉口的肌隆起。右心房的前部为固有心房，它是胚胎时期的原始心房，固有心房前上部突出一个憩室状的盲囊，称**右心耳**（right auricle）。固有心房内面粗糙，在外侧壁处形成许多平行的肌束，称**梳状肌**（pectinate muscles），肌束之间心肌纤维极少，是右心房最薄弱部位，稍有损伤便会引起心房破裂。右心耳内面肌束交织成网状，是容易形成血栓的场所。右心房后部为腔静脉窦，由胚胎时期的静脉窦演化而成，内壁光滑，它的前界是界嵴，腔静脉窦上端有上腔静脉口，下端有下腔静脉口，后者有一半月形的下腔静脉瓣，此瓣膜向内延伸至房间隔的卵圆窝前缘。**卵圆窝**（fossa ovalis）是胎儿时期右心房通向左心房的卵圆孔的遗迹，下腔静脉瓣起引导血流的作用，出生后卵圆孔关闭，下腔静脉瓣也失去作用而退化，有些人此瓣完全消失。在下腔静脉口与右房室口之间，有**冠状窦口**（orifice of coronary sinus），心的静脉血绝大部分由此口流入右心房。右心房接受上、下腔静脉和冠状窦回流的静脉血，再经右房室口输送入右心室。

第11章

（二）右心室

右心室（right ventricle）略呈尖端向下的圆锥形，底朝右上，尖向左下，有入口和出口。右心室腔被一弓形的肌性隆起即**室上嵴**（supraventricular crest）分为流入道和流出道。

1. *右心室流入道*　又称窦部，由**右房室口**至右心室尖，此部壁较厚，有 4~5mm。内面粗糙，形成许多交错排列的肌隆起，称**肉柱**（trabeculae carneae）。由室壁突入室腔的锥体状肌束，称**乳头肌**（papillary muscle）。按乳头肌起自室壁的位置分为 3 组：前乳头肌发自前壁，有 1~2 个，较大，其基底部与室间隔之间有 1 条肌束相连，称**隔缘肉柱**（septomarginal trabecula）或**节制索**（moderator band），内有心传导系纤维通过；后乳头肌发自后壁，有数个，比前乳头肌略小；隔侧乳头肌数目多而细小，位于室间隔右侧面。

右房室口呈卵圆形，其周缘由致密结缔组织构成**右房室口纤维环**（fibrous ring of right atrioventricular orifice）。**右房室瓣**（right atrioventricular valve）或称**三尖瓣**（tricuspid valve）附着于该环。三尖瓣有 3 个帆状的叶瓣，按其位置分别称为**前尖**（anterior cusp），简称前瓣；**后尖**（posterior cusp），简称后瓣；**隔侧尖**（septal cusp），简称隔侧瓣。3 个瓣之间有约 0.5cm 宽的**连合区**（commissural area）或称**连合**（commissure），连合区在纤维环缩小时折叠起来，使瓣膜互相靠拢。每个乳头肌尖端发出的**腱索**（chordae tendineae）与 2 个瓣膜相连。当右心室收缩时，由于右房室口纤维环缩小及血液推动，使三尖瓣紧闭，又由于乳头肌收缩和腱索牵拉，使瓣膜不致翻向右心房，从而防止血液反流到右心房。★右房室口纤维环、三尖瓣、乳头肌和腱索是右心室入口防止血液反流的装置，在结构和功能上是一个整体，故称为**三尖瓣复合体**（tricuspid complex）。★上述 4 种结构中任何一种受损，都可以导致三尖瓣关闭不全（图 11-8）。

2. *右心室流出道*　位于室上嵴和**肺动脉口**（orifice of pulmonary trunk）之间，腔面光滑无肉柱，又称**动脉圆锥**（conus arteriosus），是右心室最薄弱部分，当右心室负荷过大时，动脉圆锥首先扩大。肺动脉口周缘有3个彼此相连的半环形纤维环称**肺动脉口纤维环**（fibrous ring of orifice of pulmonary trunk），环上附有3个半月形的瓣膜称**肺动脉瓣**（valve of pulmonary trunk），瓣膜游离缘朝向肺动脉干。每瓣游离缘中央有一增厚的**半月瓣小结**（nodules of semilunar valve）。肺动脉瓣与其相对的肺动脉壁之间的袋状空腔称**肺动脉窦**（sinus of pulmonary trunk）。当右心室舒张时，肺动脉干内的血流入肺动脉窦内，使肺动脉瓣紧密靠拢，肺动脉口关闭，防止血液逆流入右心室（图 11-9）。

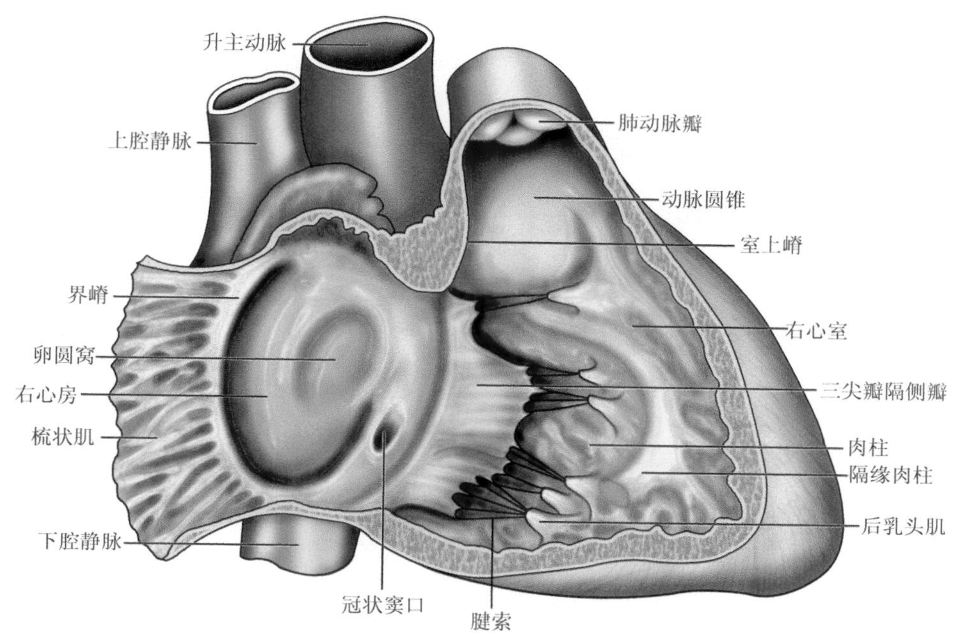

图 11-7　右心房和右心室

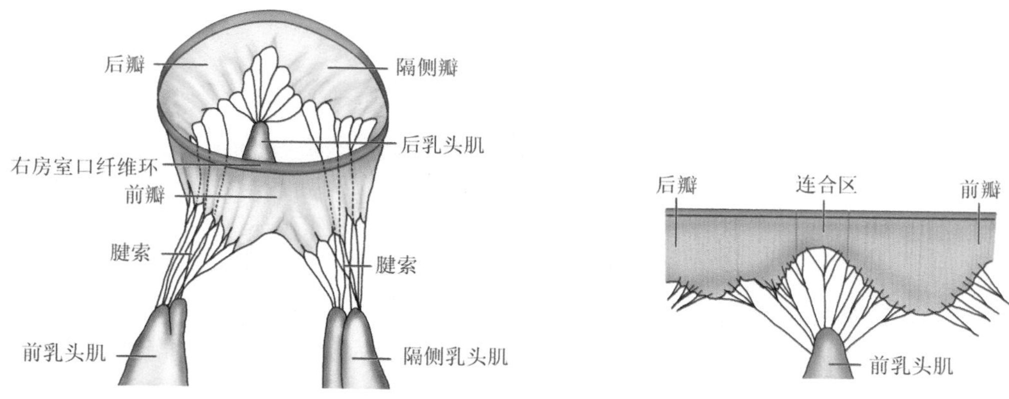

图 11-8　三尖瓣复合体

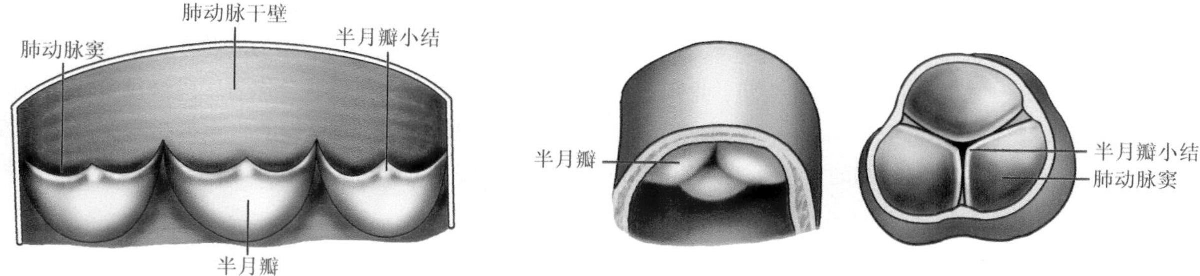

图 11-9　肺动脉瓣

（三）左心房

▲**左心房**（left atrium）（图 11–10）是 4 个心腔中最靠后的一个心腔，在右心室的左后上方，其后与食管和胸主动脉毗邻。左心房向前突出的部分为**左心耳**（left auricle），其内肌性小梁交织成海绵状；当血流缓慢时易形成血栓。▲左心耳根部较细，与**左房室口**（left atrioventricular orifice）邻近，是二尖瓣手术常用的入路。除左心耳外，左心房的其余部分内壁光滑，▲两侧分别有左肺上、下静脉和右肺上、下静脉的开口；开口处无瓣膜，但心房肌可延伸到肺静脉根部 1~2cm，具有括约肌作用。左心房前下部有左房室口，向下通左心室。

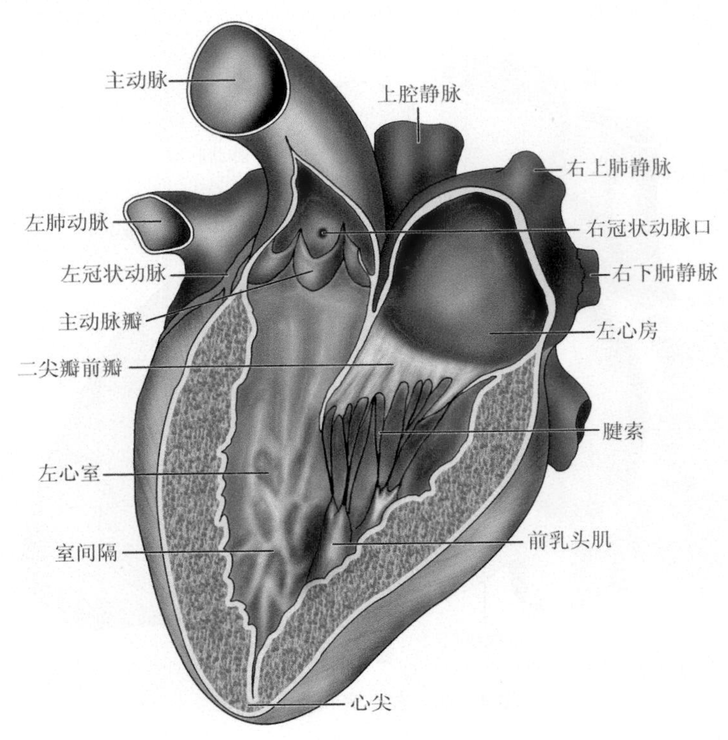

图 11–10　左心房和左心室

（四）左心室

左心室（left ventricle）位于右心室的左后下方，室腔呈圆锥形，室壁厚 9~12mm，约为右心室厚度的 3 倍。左心室亦分为流入道和流出道，两者之间以二尖瓣的前瓣作为分界标志。

1. *左心室流入道*　又称窦部，入口为左房室口，口周缘有致密结缔组织环绕构成**左房室口纤维环**（fibrous ring of left atrioventricular orifice）。该环上附有 2 片帆状的叶瓣称**左房室瓣**（left atrioventricular valve）或**二尖瓣**（mitral valve）。由于瓣膜形状像**主教冠**（bishop' s miter），亦称僧帽瓣。瓣膜分为**前瓣和后瓣**。前瓣较大，呈半卵圆形。附着于纤维环的前内侧部，位于左房室口和主动脉口之间，作为左心室流入道和流出道的分界标志。后瓣呈半月形，附着于纤维环的后外侧部。前、后瓣的内侧端和外侧端互相融合，分别称为前外侧连合和后内侧连合。左心室乳头肌有前、后两组。前乳头肌位于左心室前外侧壁中部，后乳头肌位于左心室后壁的后内侧部。每组都有 1~3 个大乳头。每一乳头肌通常发出数条腱索附着于二尖瓣。腱索断开或乳头肌坏死均可造成二尖瓣脱垂而翻向左心房。流入道腔面也有肉柱，但较右心室细小。★左心室入口也有与右心室入口相似的防止血液反流的装置，包括左房室口纤维环、二尖瓣、腱索和乳头肌，此四者在结构和功能上是一个整体，合称为**二尖瓣复合体**（bicuspid complex）或**僧帽瓣复合体**（mitral complex）。当左心室舒张时，乳头肌松弛，被牵拉的腱索放松瓣膜开放；左心房血液流入左心室。当左心室收缩时，由于左房室纤维环缩小和血流推动，使二尖瓣关闭；乳头肌收缩，腱索被拉紧，瓣膜不会翻向左心房（图 11–11）。

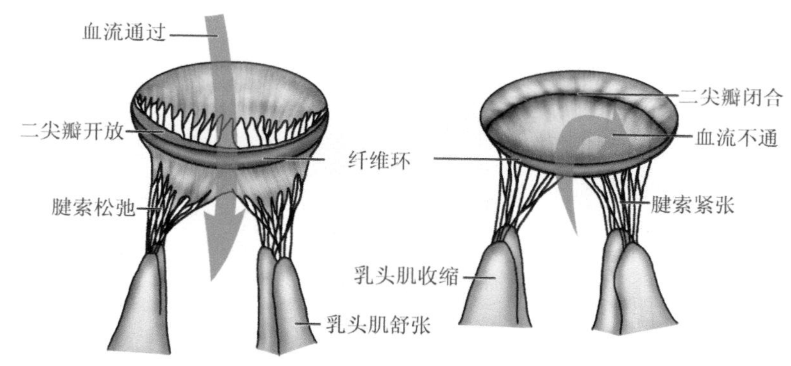

图 11-11　二尖瓣复合体

2. *左心室流出道*　是左心室的前内侧部分。此部的出口是**主动脉口**（aortic orifice），在主动脉口下方腔壁光滑无肉柱，缺乏伸缩性，称**主动脉前庭**（aortic vestibule）。主动脉口周围被致密结缔组织包绕构成**主动脉口纤维环**（fibrous ring of aortic orifice），该环上有 3 个半月形瓣膜附着，称**主动脉瓣**（aortic valve），分为左瓣、右瓣和后瓣。每个瓣膜的游离缘中部有增厚的半月瓣小结。每个瓣膜相对的主动脉壁向外膨出，瓣膜与壁之间的腔隙称为**主动脉窦**（aortic sinus），可分为左、右、后 3 个窦。主动脉左、右窦分别有左、右冠状动脉的开口。

三、心的构造

（一）心纤维支架

心纤维支架由致密结缔组织构成，位于房室口、肺动脉口和主动脉口周围，作为心肌纤维及瓣膜的附着部分，又称**心纤维骨骼**（fibrous skeleton of heart）。它主要包括：**肺动脉口纤维环**（fibrous ring of orifice of pulmonary trunk），**主动脉口纤维环**（fibrous ring of aortic orifice），**左、右房室口纤维环**（fibrous rings of right and left atrioventricular orifice）和**左、右纤维三角**（right and left fibrous trigone）。左纤维三角是位于左房室口纤维环与主动脉口纤维环之间的三角区。右纤维三角是位于左、右房室口纤维环与主动脉口纤维环之间的三角区，又称**中心纤维体**（central fibrous body），有心传导系统的房室束通过（图 11-12，图 11-13）。中心纤维体的病变或钙化可影响或压迫房室束而产生房室传导阻滞。

（二）心壁

心壁的构造有 3 层，从内向外为心内膜、心肌层和心外膜。

1. **心内膜**（endocardium）　覆盖在心腔的内面并参与形成瓣膜和腱索。心内膜的厚度在不同部位差别很大（20~500 μm），一般心房的心内膜比心室的厚，左半心的心内膜比右半心的厚。心内膜分为 3 层：内皮层，与血管的内皮相连续；内皮下层，为较致密的结缔组织，含较多的弹性纤维；心内膜下层，为一层疏松结缔组织，含有血管、神经和浦肯野纤维网。

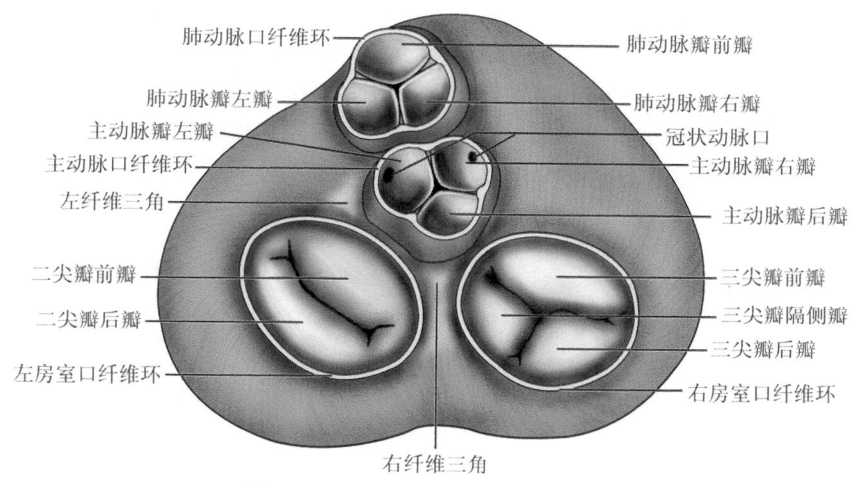

图 11-12　心纤维环和瓣膜（上面）

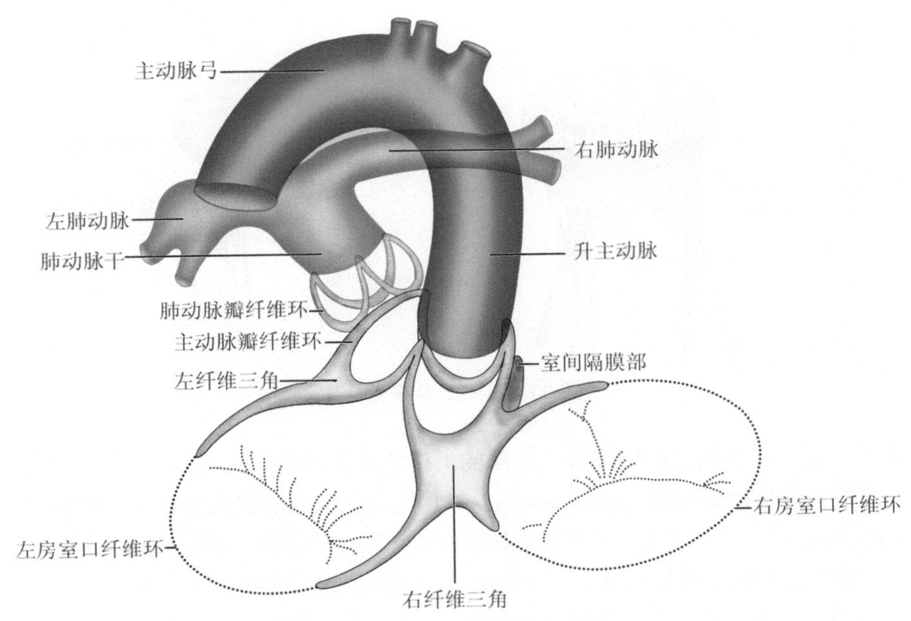

图 11–13 心纤维支架

2. **心肌层**（myocardium） 心肌组织不同于骨骼肌或平滑肌，其由心肌细胞和心肌间质构成。心肌细胞互相连接成网状，连接处的某些部位电阻低，因此，一个心肌细胞兴奋可直接传导至与其相连接的心肌细胞，最后使全部互相连接的心肌细胞都兴奋起来。**心房肌**（atrial muscle）和**心室肌**（ventricular muscle）分别附着在纤维支架的上方和下方。心房肌可分为 2 层：浅层共同环绕 2 个心房；深层则分别包绕左心房和右心房。纤维有的呈环状，有的呈袢状，环状纤维环绕静脉口和心耳，袢状纤维起止于房室口纤维环。心室肌分为浅层、中层和深层。浅层起自各个纤维环，斜行至心尖处，做旋涡状转入成为深层；在浅、深层肌之间是中层，肌纤维环行，亦起自纤维环，分别环绕左、右心室；深层的一部分纤维分别环绕左、右心室，一部分纵行至纤维环、室间隔和乳头肌。浅深层纤维不同方向的走行有助于增强室壁承受压力的能力（图 11–14）。

第11章

3. **心外膜**（epicardium） 位于心肌外面。其表面为一层光滑的浆膜，是浆膜心包的脏层，浆膜下有弹性纤维和脂肪细胞，血管和淋巴管走行于心外膜下。

（三）房间隔和室间隔

1. **房间隔**（interatrial septum） 位于左、右心房之间，由双层心内膜及其间的结缔组织和心房肌纤维组成。房间隔右侧面中下部有卵圆窝，此处最薄，窝中央仅厚 1mm 左右，为胚胎时期卵圆孔闭合后的遗迹。

2. **室间隔**（interventricular septum） 位于左、右心室之间，分为**肌部**（muscular part）和**膜部**（membranous part）。肌部占室间隔的大部分，主要由心肌纤维及两侧的心内膜构成，厚 1~2cm。膜部是室间隔上缘较小的区域，即心房与心室的交界部位，为胚胎时期室间孔闭合而成，由致密结缔组织和两侧的心内膜构成。膜部上方为主动脉右瓣和后瓣下缘，下方是室间隔肌性部的上缘。膜部右侧面被三尖瓣的隔侧瓣附着，故其上方介于右心房与左心室之间，称房室间部（图 11–15）；下方位于左、右心室之间，称室间部。膜部的后下缘有房室束通过，下缘与肌部之间为房室束的分叉部。膜部是室间隔缺损的好发部位，缺损修补术时要注意这些结构关系。室间隔前、后缘与前、后室间沟相对。

四、心传导系

心传导系（conduction system of heart）由特殊的心肌细胞组成，具有产生和传导兴奋的功能，它是心自动节律性的基础。心传导系包括下列结构（图 11–16）。

（一）窦房结

★**窦房结**（sinuatrial node）位于右心房界沟上端的心外膜深面，呈扁椭圆形（长 15mm，宽 5mm，厚 1.5mm），其中央有窦房结动脉通过，在动脉的周围有许多能产生兴奋的 **P 细胞**（pacemaker cell，起搏细胞）。★正常心的兴奋由窦房结产生。

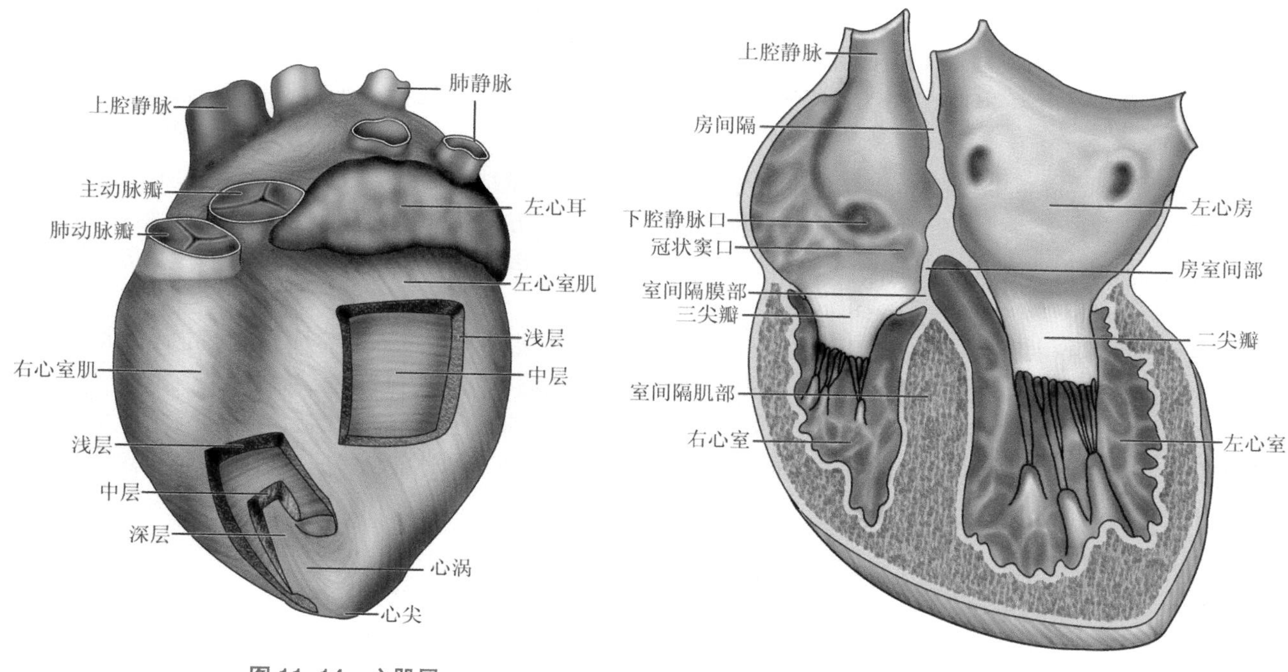

图 11-14　心肌层

图 11-15　房间隔和室间隔

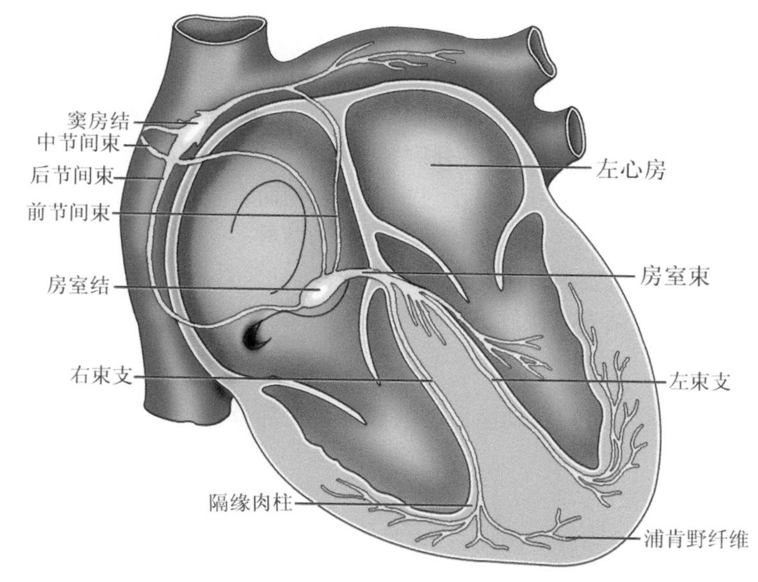

图 11-16　心传导系

（二）结间束

窦房结产生的兴奋由**结间束**（internodal tract）传导至房室结。结间束分为 3 束下行。

1. **前结间束**（anterior internodal tract）　从窦房结的前缘发出，经上腔静脉口前方，分为两束：一束称 Bachmann 束，进入左心房；另一束由房间隔前部下行至房室结。

2. **中结间束**（middle internodal tract）　从窦房结的后缘发出，由上腔静脉口后方至房间隔后部，再往前下绕经卵圆窝前缘至房室结。

3. **后结间束**（posterior internodal tract）　从窦房结的后缘发出，沿界嵴下行，经下腔静脉瓣至冠状窦口上方，终于房室结。

关于结间束的存在与构造，目前尚有不同见解，有学者认为在心房壁内存在由特殊心肌细胞构成的结间束；也有学者认为一般心房肌纤维就有传导作用。

（三）房室结

房室结（atrioventricular node）位于房间隔下部，冠状窦口上方的心内膜下，略呈扁椭圆形（长 6mm，宽 3mm，厚 1.5mm）。房室结内主要细胞成分为过渡细胞和起搏细胞，纤维交织成迷路状，兴奋通过时速度减慢。

（四）房室束

房室束（atrioventricular bundle）又称希氏（His）束，起自房室结前端，前行穿入右纤维三角，此部称为房室束穿通部；穿过右纤维三角后抵达室间隔膜部后缘，在膜部下方向前至室间隔肌性部的上缘，然后分为左、右束支。从室间隔后缘至其分支前的房室束段，称为非穿通部。房室束及其分支由浦肯野纤维构成。房室束的长度为 15~20mm。

1. **右束支**（right bundle branch） 为一圆束，从室间隔下缘沿室间隔的右心室面向前下走行，大部分纤维由室间隔经隔缘肉柱至右心室的前乳头肌根部，分支连于心内膜下浦肯野纤维网。

2. **左束支**（left bundle branch） 为一扁束，在室间隔的左心室面呈瀑布状向前后散开，因此，大致将散开分支分成 3 组：左前上支、左后下支和室间隔支。3 组分支分别下行到达前乳头肌、后乳头肌和室间隔。再分支连于心内膜下浦肯野纤维网。

（五）浦肯野纤维网

左、右束支的分支在心内膜下交织成心内膜下网，即**浦肯野纤维网**（Purkinje fiber），该网深入心室肌形成心肌内纤维网。由窦房结发出节律性冲动，最终通过浦肯野纤维网，由心内膜传向心外膜，分别兴奋心房肌和心室肌，从而引起心的节律性搏动。

（六）传导束的变异

有少数人存在一些异常传导束或纤维，可加快兴奋的传导，使冲动过早到达心室肌，使之提前接受兴奋而收缩。下面列举出一些变异的传导束，它们与预激综合征有关，因而有重要的临床意义。

1. Kent 束 又称**副房室束**（accessory atrioventricular bundles），为直接连于心房肌与心室肌之间的肌束，有 1 条或多条，该束多位于左、右房室口纤维环外侧；少数位置表浅，位于心外膜下的脂肪组织内。

2. James 纤维 是后结间束的一部分纤维，绕过房室结右侧面，直接进入房室结的下部或房室束。

3. Mahaim 纤维 是与心传导系相连的一种副束，可分为两种。

（1）结室副束：由房室结直接发出纤维至室间隔心肌。

（2）束室副束：由房室束或束支直接发出纤维连于室间隔心肌。

五、心的血管

心的动脉是发自升主动脉的一对冠状动脉；心的静脉血大部分由冠状窦回流入右心房，小部分直接进入右心房。

（一）心的动脉

▲★供应心的动脉是左、右冠状动脉，约 50% 的人还有一支细小的副冠状动脉，起自主动脉右窦，供应动脉圆锥。左、右冠状动脉存在许多吻合，但吻合支细小。因此，当一主支发生急性梗死时，侧支循环不能形成，导致心肌缺血坏死（图 11–17，图 11–18）。

1. ▲**右冠状动脉**（right coronary artery） 起自主动脉右窦（前窦），由右心耳与肺动脉干之间进入冠状沟，绕至心的后面房室交点处分为 2 个终支，即后室间支和左室后支。右冠状动脉主要分支如下。

（1）**后室间支**（posterior interventricular branch）：沿后室间沟走行，分支分布于后室间沟两侧的心壁和室间隔的后 1/3 部（图 11–19）。

（2）**左室后支**（posterior branch of left ventricle）：在房室交点处，分支分布于左心室后壁。

（3）**窦房结支**（branch of sinuatrial node）：约 60% 起自右冠状动脉，沿右心房内侧至上腔静脉口，分布于窦房结。

（4）**房室结支**（branch of atrioventricular node）：约 90% 起自右冠状动脉，在房室交点处，分布于房室结；因此当急性心肌梗死伴有房室传导阻滞时，首先考虑右冠状动脉闭塞。

（5）**右室前支**（right anterior ventricular branch）：较粗大，分布于右心室前壁。

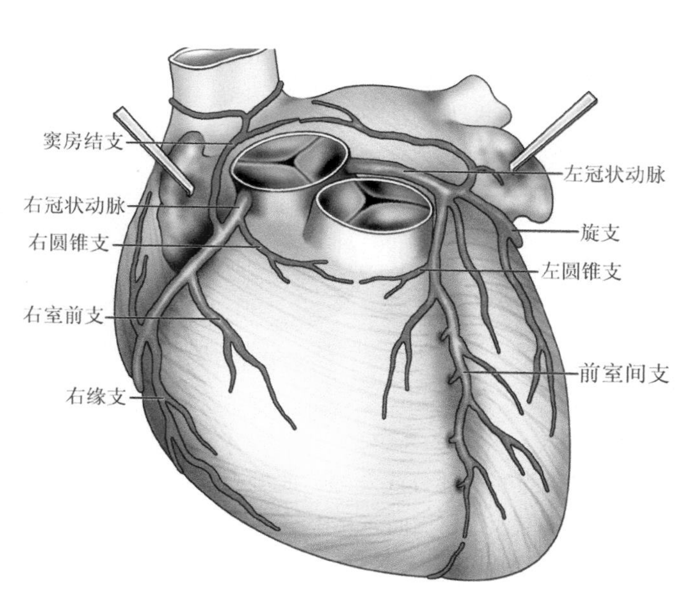

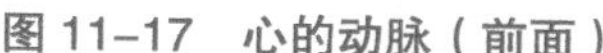
图 11–17　心的动脉（前面）

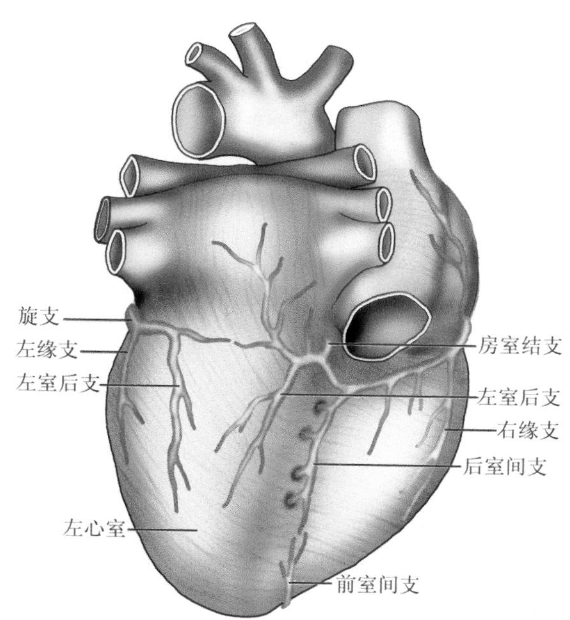

图 11–18　心的动脉（后面）

（6）**右室后支**（right posterior ventricular branch）：细小，分布于右心室后壁。

（7）**右圆锥支**（right conus branch）：分布于动脉圆锥的上部，并与左圆锥支吻合。如此支单独起自主动脉窦即为**副冠状动脉**（accessory coronary artery）。

2. ▲**左冠状动脉**（left coronary artery）　起自主动脉左窦（左后窦），由左心耳与肺动脉干之间入冠状沟，然后分为前室间支和旋支。

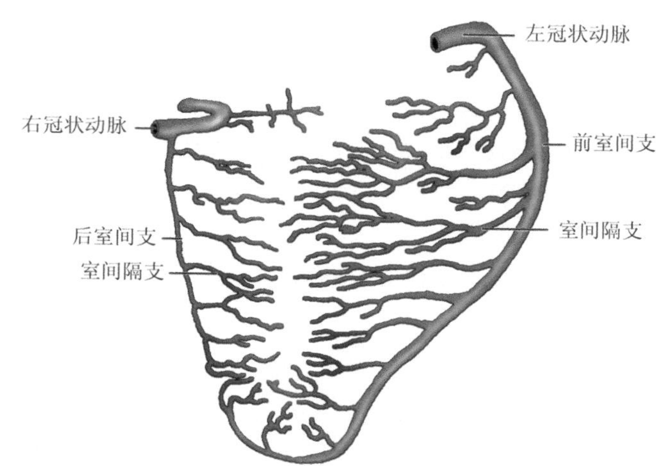

图 11–19　室间隔的血供

（1）**前室间支**（anterior interventricular branch）：可视为左冠状动脉主干的延续。它沿前室间沟下行至心尖切迹，多数绕至后面在后室间沟上行一小段。前室间支除了发出心室支至左、右心室的前壁之外，还发出若干室间隔支供应室间隔的前 2/3。此外，前室间支在肺动脉口处还发出**左圆锥支**（left conus branch），并与右圆锥支吻合，称 Vieussens 环。

（2）**旋支**（circumflex branch）：沿冠状沟绕至左心室后面。沿途发出分支至左心室外侧壁和左心房，旋支的主要分支如下。

1）**左室后支**（posterior branch of left ventricle）：主要分布于左心室后壁。

2）**左缘支**（left marginal branch）：行于心左缘，较恒定粗大，分支供应左心室侧壁。

3）**窦房结支**（branch of sinuatrial node）：约 40% 起于旋支的起始部，经左心耳内侧沿左心房前壁至上腔静脉口，分布于窦房结。

3. 冠状动脉的分布类型　左、右冠状动脉在心胸肋面分布比较恒定，但在心膈面的分布范围变异较大。依据左、右冠状动脉在膈面分布区的大小分为 3 型（图 11–20）：

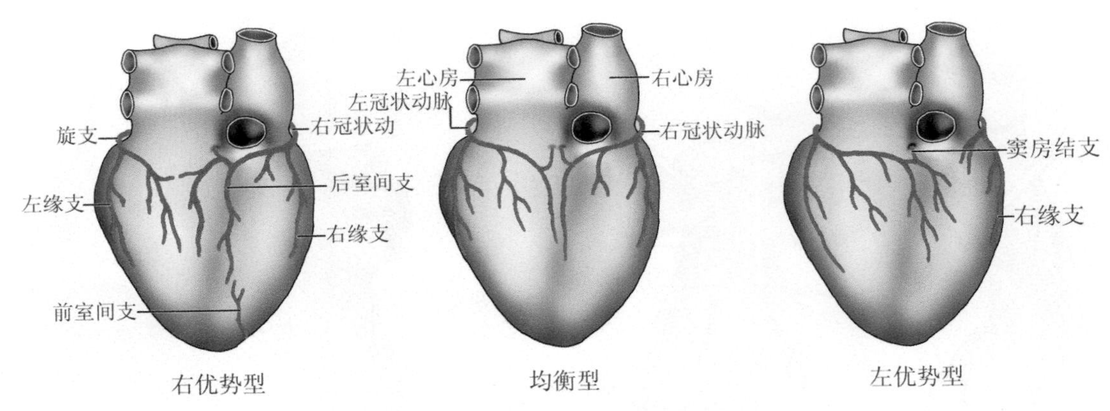

图 11-20　冠状动脉的分布类型

（1）**右优势型**：右冠状动脉分布于右心室膈面和左心室膈面的一部分或全部，此型占 65. 7%。

（2）**均衡型**：左冠状动脉的旋支和右冠状动脉分别分布于左、右心膈面，互不越过房室交点和后室间沟，此型占 28. 7%。

（3）**左优势型**：左冠状动脉的旋支除分布于左心室膈面外，还越过房室交点和后室间沟，分布于右心室隔面的一部分，此型占 5. 6%。

冠状动脉的分布大多为右优势型，应掌握右冠状动脉、前室间支和旋支 3 大支的正常分布范围及与心传导系的关系，有助于诊断心肌梗死及解释病症。例如，旋支闭塞、心肌梗死部位多发生在左心室侧壁或后壁，一般无房室传导阻滞症状。

所谓优势动脉仅指它在心室膈面的分布范围，而非供血量的多少。左优势型虽然出现率只有 5.6%，但医生也不能忽略这一事实；一旦左优势型的患者出现左冠状动脉主干阻塞，或旋支与前室间支同时受累，可发生广泛性左心室心肌梗死，心传导系均可受累，发生严重的心律失常。

（二）心的静脉

心的静脉血由 3 种途径回流至心（图 11-21）。

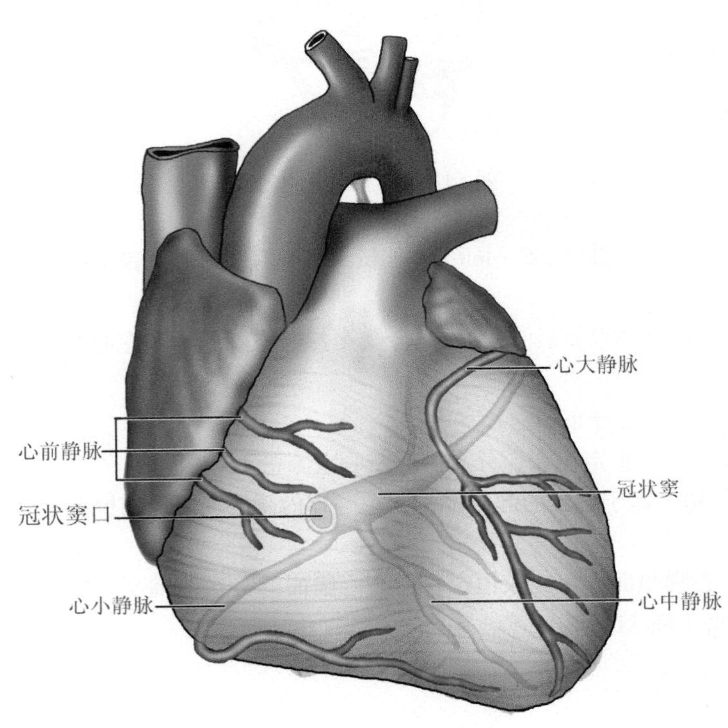

图 11-21　心的静脉（前面）

1. **冠状窦**（coronary sinus）　位于心后面的冠状沟内，左侧起点是心大静脉和左心房斜静脉注入处，起始处有静脉瓣，右侧终端是冠状窦口。心的静脉血约有 90% 由冠状窦流入右心房。注入冠状窦的主要静脉有以下几个：

（1）**心大静脉**（great cardiac vein）：在前室间沟内与前室间支伴行，向后上至冠状沟，再向左绕行至左心室膈面，注入冠状窦左端。

（2）**心中静脉**（middle cardiac vein）：与后室间支伴行，注入冠状窦右端。

（3）**心小静脉**（small cardiac vein）：在冠状沟内与右冠状动脉伴行，向左注入冠状窦右端。

2. **心前静脉**（anterior cardiac vein）　又称右室前静脉，为来自右心室前壁的 2~3 支小静脉，跨越冠状沟直接开口于右心房。

3. **心最小静脉**（smallest cardiac vein）　数量较多，走行于心肌层内，起自心肌的毛细血管，直接开口于右心房。心最小静脉没有瓣膜，因此，心肌局部缺血时，心腔内的血液可由心最小静脉逆流入心肌，补充缺血部分的血供。

六、心的神经

心有丰富的神经纤维，它们来自交感干和迷走神经的心支，在主动脉弓的下方和后方构成心丛，再由心丛发出纤维随冠状动脉进入心壁，少数纤维直接进入心房。支配心的神经有3类。

（一）交感神经

交感神经的节前纤维发自脊髓的第1~5胸髓节段侧角，经第1~5胸神经前根和白交通支至交感干，止于颈部及胸1~5交感神经节；由交感神经节发出的节后纤维，组成颈上、颈中、颈下和胸心神经，加入心丛，再由心丛随冠状动脉及其分支至心传导系统、心肌及冠状动脉壁。交感神经兴奋使心率加快、心肌收缩加强及冠状动脉舒张。

（二）副交感神经

副交感神经的纤维主要发自延髓的迷走神经背核，在迷走神经主干中下行，离开主干组成颈上、颈下和胸心支，加入心丛，随冠状动脉及其分支终止于心壁内的副交感神经节，心壁内的副交感神经节有10多个，主要位于心房的心外膜下和心传导系附近；副交感神经节发出的节后纤维止于心传导系、心肌及冠状动脉。副交感神经兴奋时，心率减慢、心肌收缩力减弱。

（三）感觉神经

心壁内有丰富的感觉神经纤维，尤其是心内膜。感觉神经纤维在交感神经和迷走神经的心支中上行，终于脊髓和延髓。

关于心的神经详细内容见本书第五篇“神经系统”。

七、心包

★**心包**（pericardium）是一个纤维浆膜囊，包裹心及大血管根部，可分为纤维心包和浆膜心包（图11-22）。

（一）纤维心包

纤维心包（fibrous pericardium）由结缔组织构成，包裹于浆膜心包壁层的外面，它向上移行于大血管的外膜，下方紧附于膈的中心腱，前方及两侧附着于纵隔胸膜、胸骨体下部左半及第4、5肋软骨，后方与食管和胸主动脉的结缔组织相连接。

（二）浆膜心包

浆膜心包（serous pericardium）由浆膜构成，分为脏层和壁层。脏层形成心外膜，壁层附于纤维心包内面。脏层和壁层在进出心的大血管根部互相移行。脏层和壁层之间的腔隙称**心包腔**（pericardial cavity），内含少量浆液，起润滑作用。在心包腔内，脏、壁层转折处的腔隙称**心包窦**（pericardial sinus）。升主动脉、肺动脉干后方与上腔静脉、左心房前方之间的腔隙称★**心包横窦**（transverse sinus of pericardium）。左心房后方与心包后壁之间的腔隙称★**心包斜窦**（oblique sinus of pericardium），其两侧界是左肺静脉、右肺静脉和下腔静脉。心包横窦和斜窦在心外科有实用意义。此外，心包腔前下部即心包胸肋部与膈部转折处的间隙称**心包前下窦**（anterior inferior sinus of pericardium），在直立时位置较低，因此心包积液时常经剑突与左侧第7肋软骨交角处行心包穿刺。

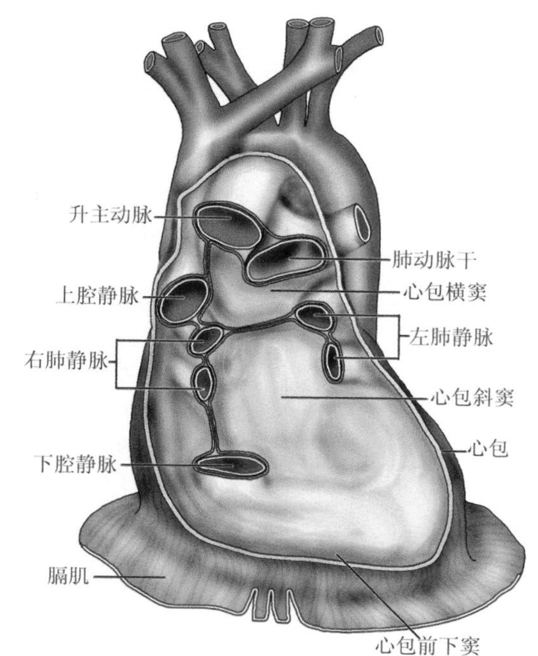

图11-22　心包

八、心的体表投影

心在胸前壁的体表投影是临床听诊心必须掌握的知识。

以胸前壁的四个点及其连线作为心的投影（图 11-23）：①★右上点，位于右侧第 3 肋软骨上缘，距胸骨右缘 1.2cm；②★左上点，位于左侧第 2 肋软骨下缘，距胸骨左缘 1.2cm；③★右下点，位于右侧第 6 胸肋关节处；④★左下点，位于第 5 肋间隙，距前正中线 7~9cm，即心尖的投影位置。★右上、下点的连线是心右缘，它略向右凸，最凸处在第 4 肋间隙；★左上、下点的连线是心左缘，略向左凸；★左、右上点的连线是心上界；左、右下点的连线是心下缘。

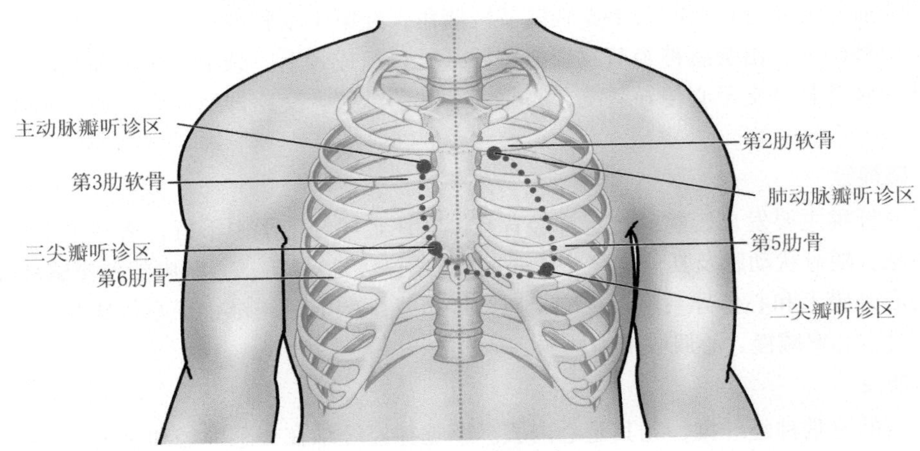

图 11-23　心体表投影

小结

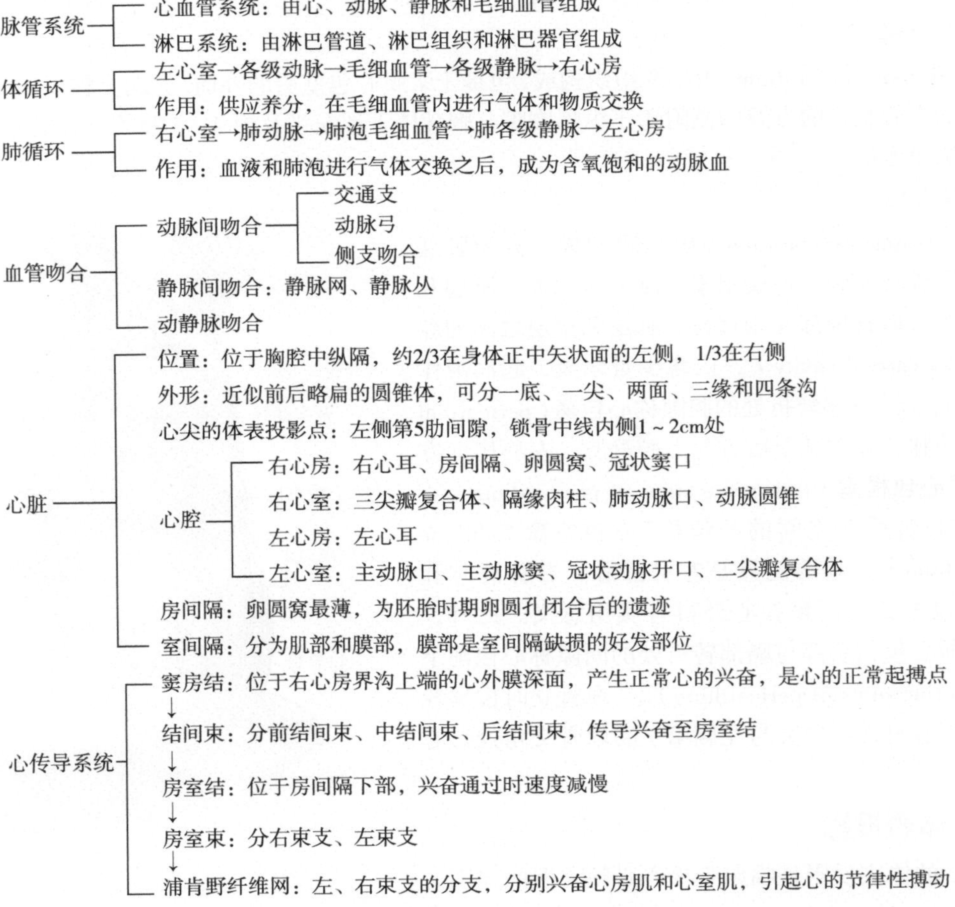

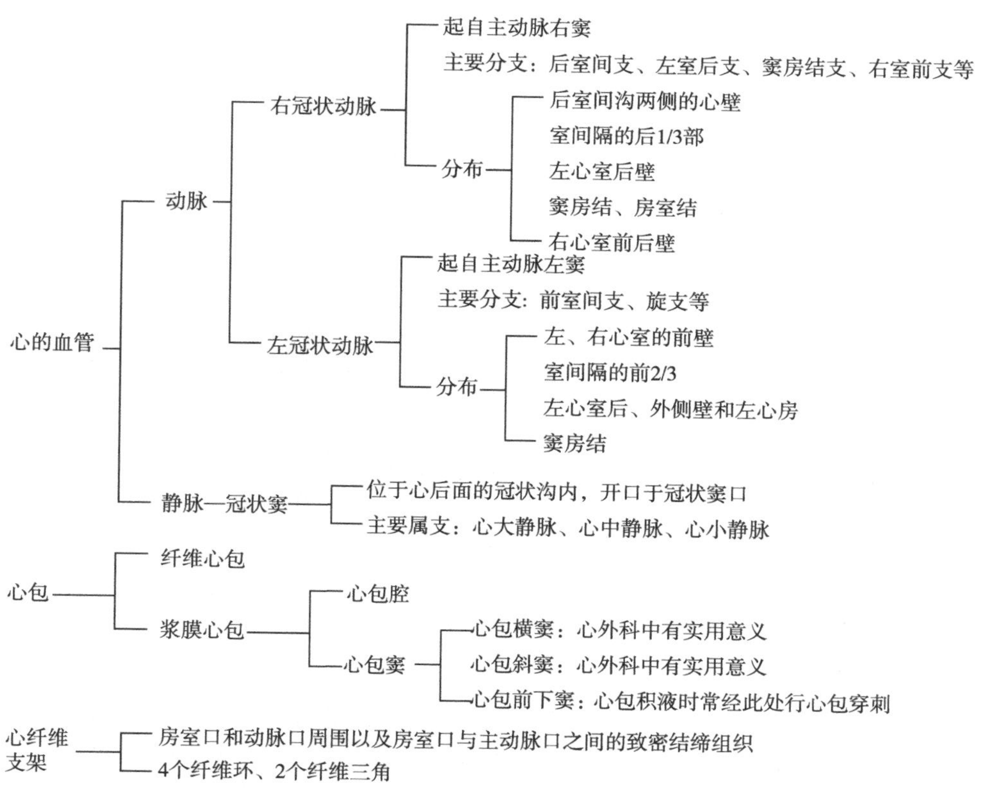

第三节 动 脉

一、分布

动脉（artery）是将血液从心室运送至全身各器官的血管。从心室发出的为粗大的动脉主干，由动脉主干向身体各大局部发出分支，分布到全身各个部分（图 11–24）。动脉干在行程中发出与其平行的分支，血流方向一致的，称为侧副支；血流方向相反的，称为**返支**（recurrent branch）。动脉干通常最终分为 2 支（有时为 1 支），称为终支（图 11–25）。

动脉离开主干进入器官前的一段，称为器官外动脉；进入器官后，称为器官内动脉。

（一）器官外动脉的分布规律

1. 身体每一大局部（如头颈、上肢等）至少有一条动脉主干分布。
2. 因人体结构左、右对称，动脉分布也具有对称性。
3. 人体躯干部在结构上有体壁和内脏之分，其动脉也分为壁支和脏支。
4. 动脉常与静脉、神经伴行，由结缔组织包绕形成血管神经束。
5. 动脉多位于安全隐蔽不易受到损伤的部位，如身体的屈侧。
6. 动脉常以最短距离到达所分布的器官。
7. 动脉分布的形式与器官的形态相适应。
8. 动脉的配布与器官的功能相关。

（二）器官内动脉的分布规律

1. 实质性器官的动脉，呈放射状、纵行或集中分布。
2. 分叶（或分段）的器官，供应动脉自器官的“门”进入，成为分叶（或分段）的基础。
3. 空腔性器官的动脉，呈横行或纵行分布（图 11–26）。

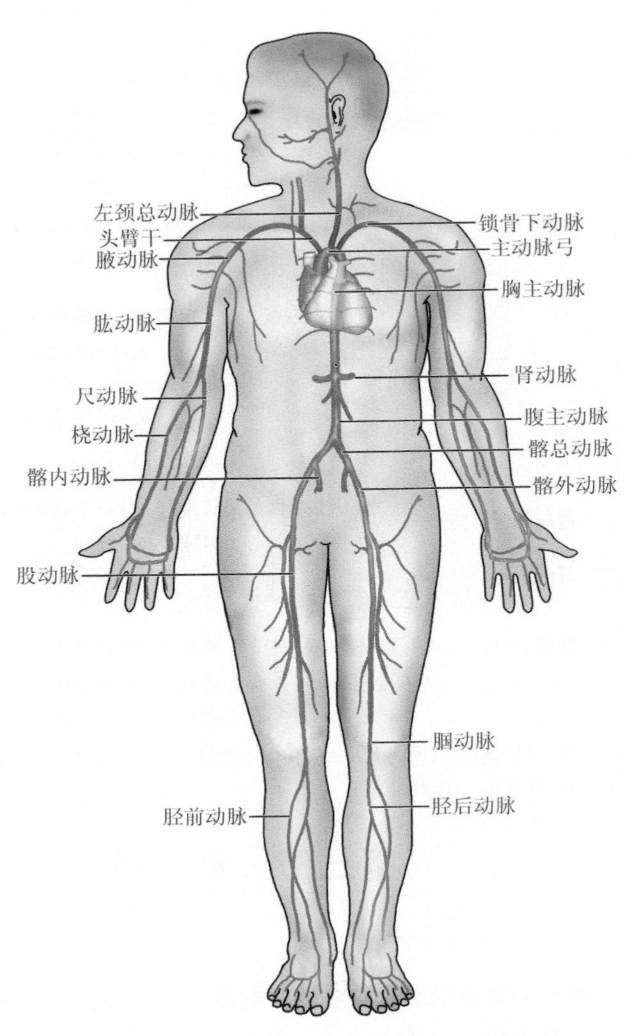

图 11-24 全身动脉

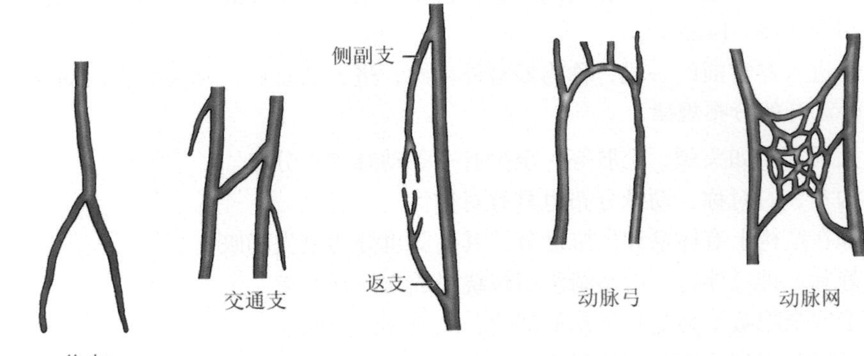

图 11-25 动脉的分支形式

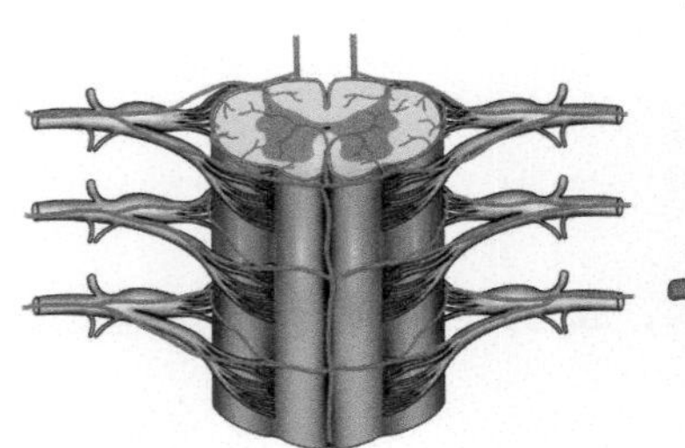

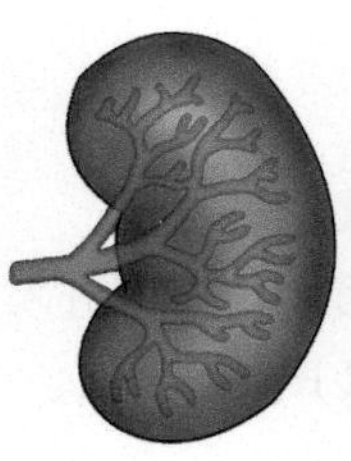

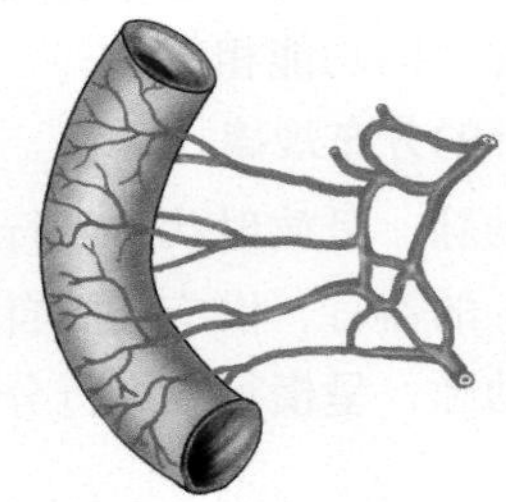

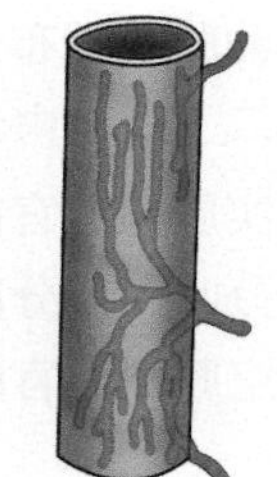

图 11-26 器官内动脉的分布规律

二、肺循环的动脉

（一）肺动脉干

▲★**肺动脉干**（pulmonary trunk）是一粗短的动脉干，起自右心室的肺动脉口，在升主动脉前方，向上左后方斜行，至主动脉弓的下方，分为左、右肺动脉。肺动脉干及其分支运送静脉血。▲支气管－肺组织或肺动脉血管病变所致肺动脉高压可引起心脏病，称肺源性心脏病。

（二）右肺动脉

▲**右肺动脉**（right pulmonary artery）较长较粗，经升主动脉和上腔静脉的后方，横行向右至右肺门处分为上、下两支：上支较小，进入右肺上叶；下支较大，分支进入右肺的中、下叶。

（三）左肺动脉

▲**左肺动脉**（left pulmonary artery）较短，经左主支气管的前方，向后下弯曲至左肺门，分为上、下两支，进入左肺上、下叶。由于左肺动脉向后下方的弯曲走行，在 X 线透视下，可形成左肺门的半月形阴影，位于左主支气管的上方，临床容易误诊为病理性阴影。

★在肺动脉干分为左、右肺动脉的分叉处稍左侧，有一结缔组织索，向上连于主动脉弓的下缘，称为**动脉韧带**（arterial ligament），是胚胎时期动脉导管闭锁后的遗迹。动脉导管如果在出生后 6 个月尚未闭锁，则称动脉导管未闭，是常见的先天性心脏病的一种。

三、体循环的动脉

★**主动脉**（aorta）是体循环的动脉主干，起自左心室的主动脉口，可分为升主动脉、主动脉弓和降主动脉 3 部分。降主动脉又分为胸主动脉和腹主动脉（图 11-27）。主动脉起始段为**升主动脉**，向右前上方斜行，达右侧第 2 胸肋关节高度延续为**主动脉弓**，转向左后方，达第 4 胸椎体下缘处延续为**胸主动脉**（thoracic aorta），沿脊柱左侧下行并转至其前方，达第 12 胸椎高度穿膈的主动脉裂孔，延续为**腹主动脉**（abdominal aorta），在腹腔内沿脊柱左前方下降，至第 4 腰椎体下缘处分为**左髂总动脉**（left common iliac artery）和**右髂总动脉**（right common iliac artery）。

（一）升主动脉

★**升主动脉**（ascending aorta）在胸骨左缘后方，平对第 3 肋间隙处起自左心室，其起始处较膨大，称**主动脉窦**（aortic sinus），发出左、右冠状动脉。升主动脉向右前上方斜行，达右侧第 2 胸肋关节处，延续为主动脉弓。

（二）主动脉弓

主动脉弓（aortic arch）位于胸骨柄后方，在右侧第 2 胸肋关节处续于升主动脉，从右前向左后呈弓形弯曲至第 4 胸椎下缘左侧，延续为降主动脉。★主动脉弓外膜下有丰富的游离神经末梢称**压力感受器**，具有调节血压的作用。★主动脉弓下方有 2~3 个粟粒样小体称**主动脉小球**（aortic glomera），为**化学感受器**，可感受血液中二氧化碳分压、氧分压和氢离子浓度的变化。主动脉弓凹侧发出若干细小的气管动脉和支气管动脉，营养气管和支气管。主动脉弓的凸侧，从右向左发出三大分支：**头臂干**（brachiocephalic trunk)、**左颈总动脉**（left common carotid artery）和**左锁骨下动脉**（left subclavian artery）。头臂干短而粗，自主动脉弓向右上方斜行，至右胸锁关节的后方，分为**右颈总动脉**（right common carotid artery）和**右锁骨下动脉**（right subclavian artery）。

1. ★**颈总动脉**（common carotid artery） 是头颈部的主要动脉干，右侧起自头臂干，左侧起自主动脉弓（图 11-28）。★两侧颈总动脉均经过胸锁关节的后方，在胸锁乳突肌的深面向上，沿食管、气管和喉的外侧上行，至平对甲状软骨上缘处，分为颈内动脉和颈外动脉。颈总动脉上段位置较表浅，在胸锁乳突肌前缘，环状软骨两侧可触摸到其搏动。当头颈部出血，可在此处向后内将颈总动脉按压在第 6 颈椎横突上进行止血（图 11-29）。

在颈总动脉分叉处有颈动脉窦和颈动脉小球两个重要结构。

▲★**颈动脉窦**（carotid sinus）：是颈总动脉末端和颈内动脉起始处的膨大部分。★窦壁外膜中有丰富的游离神经末梢，称压力感受器。★当血压升高时，窦壁扩张，刺激此处感受器，可反射性地引起心跳减慢，末梢血管舒张，血压下降。

▲★**颈动脉小球**（carotid glomus）：是一扁椭圆形小体，借结缔组织连于颈总动脉分叉处的后方，与主动脉小球一样，均为化学感受器，能够感受血液中二氧化碳分压、氧分压和氢离子浓度的变化。★当血液中氧分压降低或二氧化碳分压升高时，可反射性地引起呼吸加深、加快。

（1）★**颈内动脉**（internal carotid artery）：自颈总动脉发出后，开始位于颈外动脉的后外侧，然后转向其后内侧上行至颅底，经颈动脉管入颅腔。颈内动脉在颈部无分支，主要分支分布于脑和视器（详见中枢神经和视器）。

（2）★**颈外动脉**（external carotid artery）：自颈总动脉发出后，先位于颈内动脉的内侧，后经其前方转至外侧，向上走行，经二腹肌后腹和茎突舌骨肌深面，穿入腮腺实质，在下颌颈处，分为颞浅动脉和上颌动脉 2 个终支。颈外动脉的分支如下。

1）**甲状腺上动脉**（superior thyroid artery）：自颈外动脉起始处发出，向前下方走行，至甲状腺侧叶上端，分支分布于甲状腺和喉。

2）**舌动脉**（lingual artery）：在甲状腺上动脉上方，平舌骨大角处起自颈外动脉。向前内走行，经舌骨舌肌深面至舌，营养舌及口腔底的结构。

3）★**面动脉**（facial artery）：在舌动脉的上方起自颈外动脉，向前经下颌下腺深面，在咬肌前缘处，越过下颌骨下缘至面部。★行经口角和鼻翼的外侧，面动脉斜行向上内至内眦，延续为**内眦动脉**（angular artery）。★面动脉的分支分布于面部、腭扁桃体和下颌下腺等处。在下颌骨下缘咬肌止点前缘处，面动脉位置表浅，可触摸到动脉搏动。当面部出血时，可在此处压迫止血（图 11–30）。

4）★**颞浅动脉**（superficial temporal artery）：为颈外动脉的终支之一，经耳郭前上方行至颞浅部，在外耳门前方上行，越过颧弓根至颞部皮下，分支分布于腮腺和额、颞、顶部软组织。在外耳门前上方颧骨根部，可触摸到颞浅动脉搏动，当颞区、额外侧部及头顶部头皮出血时，可在此处进行压迫止血（图 11–31）。

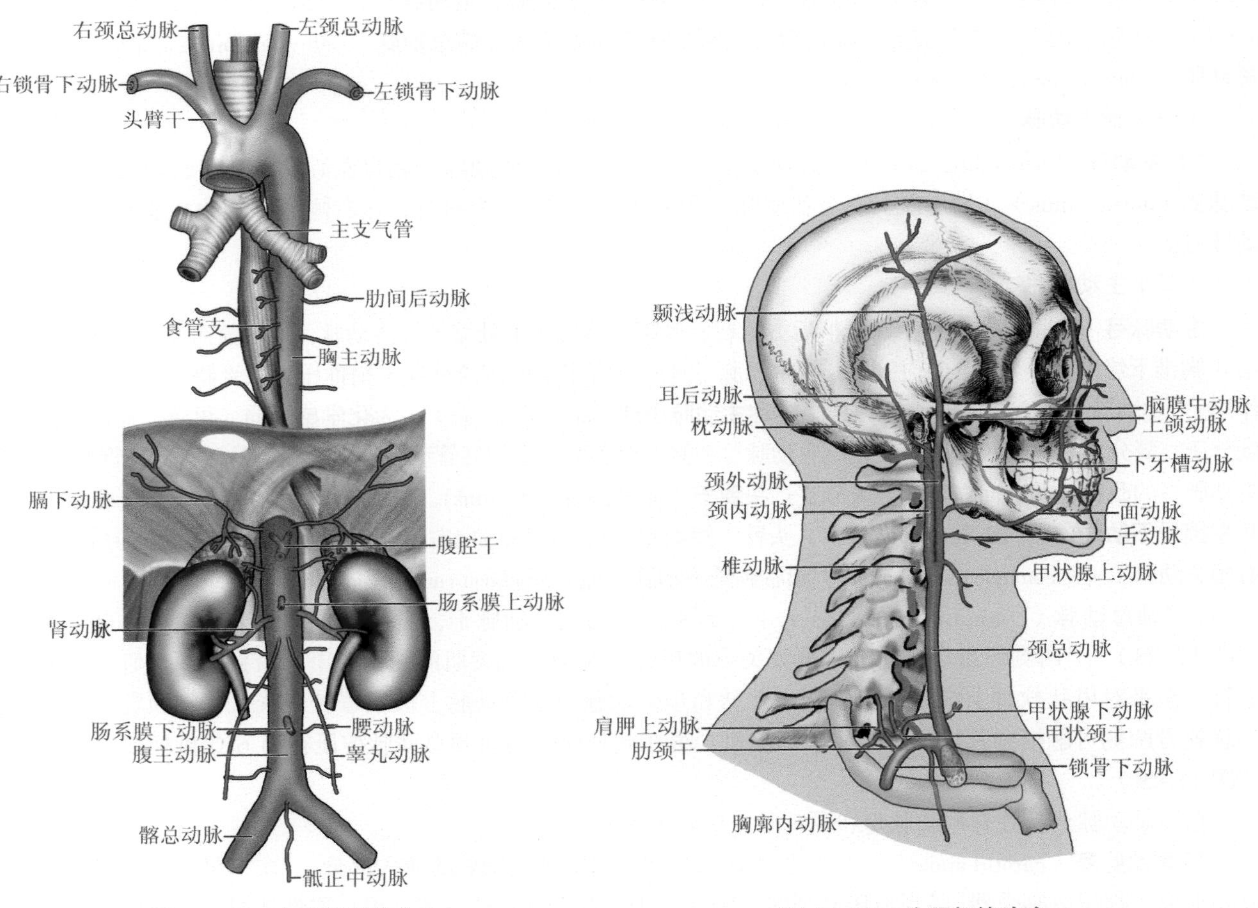

图 11–27　主动脉及其分支

图 11–28　头颈部的动脉

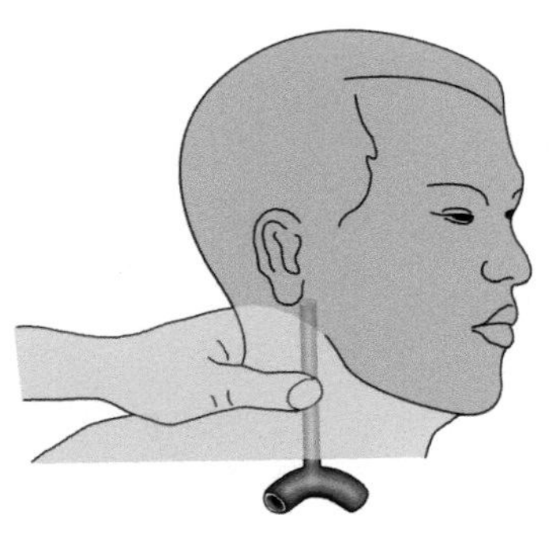
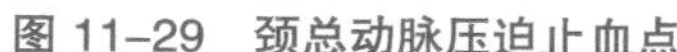
图 11-29　颈总动脉压迫止血点

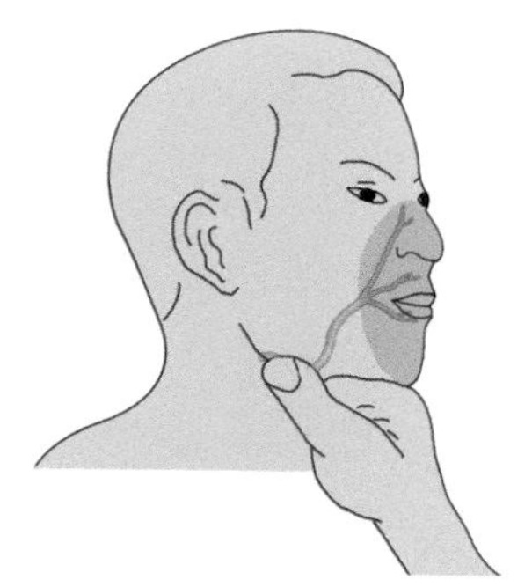
图 11-30　面动脉压迫止血点

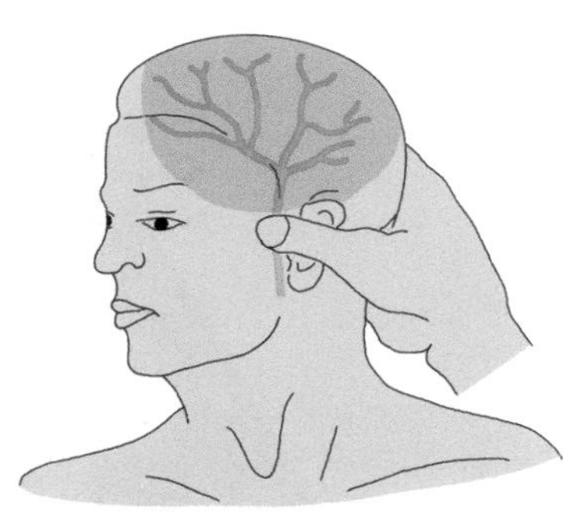
图 11-31　颞浅动脉压迫止血点

5）★**上颌动脉**（maxillary artery）：为颈外动脉的另一终支，在下颌颈后方的腮腺实质内，与颞浅动脉成直角发出后，经下颌颈和颞肌深面进入颞下窝，在翼内、外肌之间向前内走行至翼腭窝。★其分支分布于硬脑膜、牙、鼻腔、腭、咀嚼肌、外耳道和鼓室等处。上颌动脉的主要分支如下：

A. ★**脑膜中动脉**（middle meningeal artery）：在下颌颈深面自上颌动脉发出后，向上经棘孔入颅腔，分前、后支，紧贴颅骨内面走行，分布于颅骨和硬脑膜。★前支行经颅骨翼点内面，该处骨折易伤及此动脉，可形成硬膜外血肿。

B. **下牙槽动脉**（inferior alveolar artery）：自上颌动脉发出后下行，经下颌孔入下颌管，分支营养下颌牙齿及牙龈等处，出颏孔延续为颏动脉。

C. **眶下动脉**（infraorbital artery）：自上颌动脉发出后经眶下裂入眶，沿眶下沟、眶下管出眶下孔至面部，分支营养上颌牙齿及上颌窦黏膜。

6）**枕动脉**（occipital artery）：在面动脉起点相对侧，起自颈外动脉后壁，分布于枕项部。

7）**耳后动脉**（posterior auricular artery）：在枕动脉的稍上方发出，经乳突前方行向后上，分布于耳后部和乳突小房。

8）**咽升动脉**（ascending pharyngeal artery）：于颈外动脉起点处内侧壁发出，沿咽侧壁上升至颅底，分布于咽、颅底和颈部深层肌。

2. ★**锁骨下动脉**（subclavian artery）　是一对较粗大的动脉干（图 11-32），右锁骨下动脉起自头臂干，左锁骨下动脉起自主动脉弓。★锁骨下动脉自胸锁关节后方向外，斜越胸膜顶的前面，弓形向外穿过斜角肌间隙，行于锁骨后下方，至第 1 肋外侧缘，进入腋窝，延续为腋动脉。在锁骨中点上方的锁骨上窝，可触摸到锁骨下动脉的搏动。上肢出血时，在此处向下将锁骨下动脉按压在第 1 肋骨上面，可进行止血（图 11-33）。锁骨下动脉的主要分支如下：

（1）**椎动脉**（vertebral artery）：在前斜角肌内侧起自锁骨下动脉上缘，向上行穿经上位 6 个颈椎横突孔，经枕骨大孔入颅腔，左、右椎动脉汇合成一条基底动脉，分支主要分布于脑和脊髓。

（2）**胸廓内动脉**（internal thoracic artery）：在椎动脉起点相对处起自锁骨下动脉下缘，向下入胸腔，沿第 1~6 肋软骨后面下行，分为肌膈动脉和腹壁上动脉两终支。胸廓内动脉的分支分布于肋间肌、膈、腹直肌、乳房、心包、胸膜和腹膜等处，主要分支以下几个：

1）**肌膈动脉**（musculophrenic artery）：为胸廓内动脉的终支之一，沿肋弓后面行向外下方，沿途分支分布于下位 5 个肋间隙、膈及腹壁诸肌。

2）**腹壁上动脉**（superior epigastric artery）：为胸廓内动脉的另一终支，穿膈进入腹直肌鞘，沿腹直肌后面下行至脐部，与腹壁下动脉吻合，分支营养腹直肌和腹膜。

3）**心包膈动脉**（pericardiacophrenic artery）：自胸廓内动脉上部发出，与膈神经伴行，分布于心包、膈和胸膜。

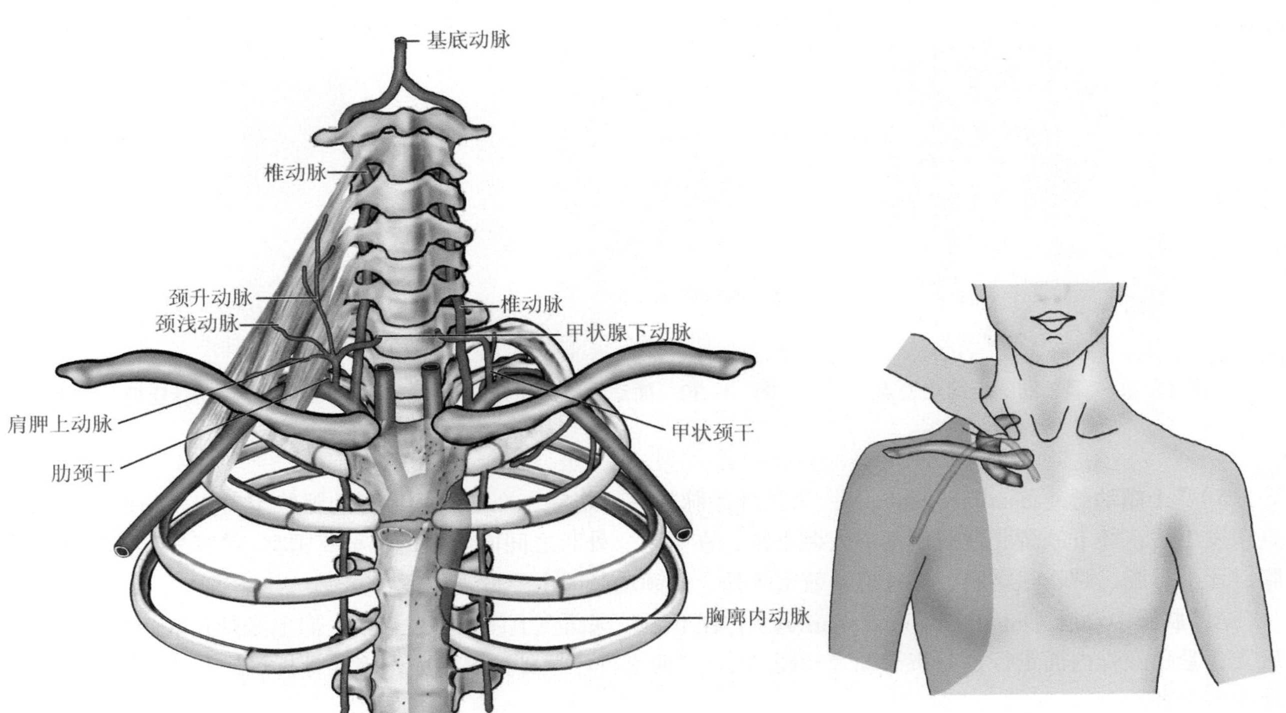

图 11-32 锁骨下动脉及其分支

图 11-33 锁骨下动脉压迫止血点

（3）**甲状颈干**（thyrocervical trunk）：为一短干，在椎动脉外侧，前斜角肌内侧缘起自锁骨下动脉，随即分为数支，分布于甲状腺、喉、气管、咽及食管上端、颈肌、肩胛骨及其背面的肌。主要分支有以下几个：

1）**甲状腺下动脉**（inferior thyroid artery）：自甲状颈干发出后，沿前斜角肌内侧缘上行，至第 6 颈椎平面转向内下，经颈动脉鞘深面，至甲状腺侧叶后面，分布于甲状腺、甲状旁腺、气管和食管等处。

2）**肩胛上动脉**（suprascapular artery）：自甲状颈干发出后向下，进入冈上窝，与肩胛下动脉的旋肩胛动脉吻合，参与构成肩胛动脉网。

（4）**肋颈干**（costocervical trunk）：为一短干，经胸膜顶上方弓形向后，在第 1 肋颈处，分为颈深动脉和肋间最上动脉，前者分布于颈深部；后者发出第 1、2 **肋间后动脉**（posterior intercostal artery），分布于第 1、2 肋间隙。

甲状腺的血液供应丰富（图 11-34），主要有成对的甲状腺上动脉和甲状腺下动脉，少数（10%）还有甲状腺最下动脉。甲状腺上动脉多起自颈外动脉起始部，伴喉上神经外支向前下方走行，结扎甲状腺上动脉时，应注意勿损伤喉上神经外支。甲状腺下动脉多起自锁骨下动脉的甲状颈干，在进入甲状腺侧叶的部位与喉返神经有复杂的交叉关系，结扎甲状腺下动脉时，勿损伤喉返神经。甲状腺最下动脉较小，可起自头臂干、主动脉弓或右颈总动脉等处。

3. 上肢的动脉

（1）★**腋动脉**（axillary artery）：在第 1 肋外侧缘续于锁骨下动脉，行于腋窝深部，至大圆肌下缘延续为肱动脉，主要分支有以下几个（图 11-35）。

1）**胸肩峰动脉**（thoracoacromial artery）：为一短干，在胸小肌上缘处起自腋动脉，随即分为数支，分布于三角肌、胸大肌、胸小肌和肩关节等。

2）**胸外侧动脉**（lateral thoracic artery）：在胸小肌后面下行，分支至胸大肌、胸小肌、前锯肌和乳房。

3）**肩胛下动脉**（subscapular artery）：为一较粗大的短干，在肩胛下肌下缘附近发出，向后下方走行，分为胸背动脉和旋肩胛动脉。胸背动脉分布于背阔肌和前锯肌等处。旋肩胛动脉向后穿三边孔至冈下窝，营养附近诸肌，并与肩胛上动脉吻合，参与构成肩胛动脉网。

4）**旋肱后动脉**（posterior humeral circumflex artery）：与腋神经伴行穿四边孔，绕肱骨外科颈，与旋肱前动脉吻合，分支分布于三角肌和肩关节等处。

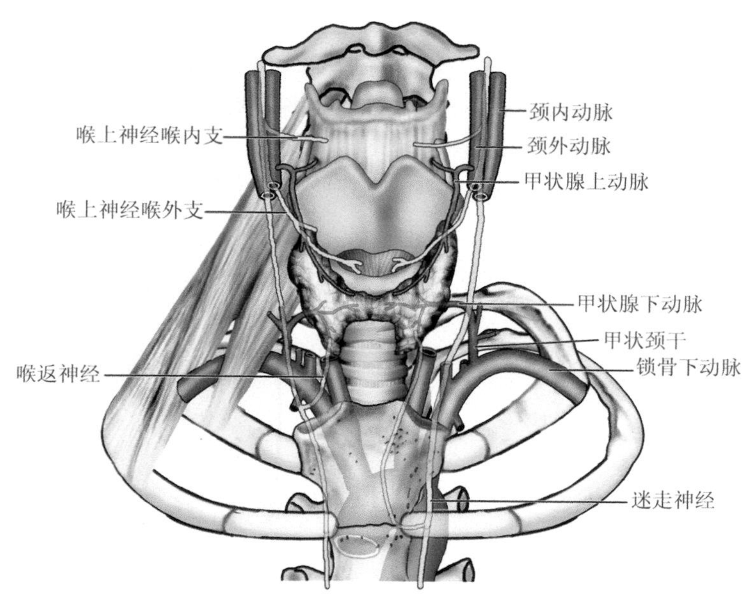

图 11-34　甲状腺的动脉

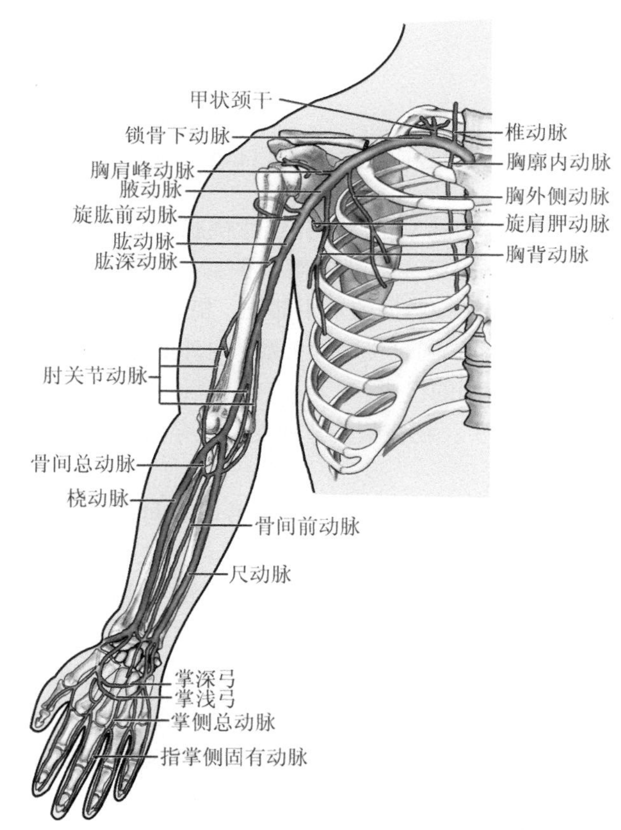

图 11-35　上肢的动脉

第
11
章

5）**旋肱前动脉**（anterior humeral circumflex artery）：较细小，与旋肱后动脉吻合，分支分布于肩关节及邻近肌。

（2）***肱动脉**（brachial artery）：在大圆肌下缘续于腋动脉，沿肱二头肌内侧沟下行至肘窝，平桡骨颈高度分为桡动脉和尺动脉。肱动脉位置较表浅，当前臂和手部出血时，可以在臂中部肱二头肌内侧沟，向肱骨压迫肱动脉进行止血（图 11-36）。在肘窝肱二头肌腱内侧，可触摸到肱动脉搏动，是临床上测量血压时的听诊部位。肱动脉的主要分支如下（图 11-37）。

1）**肱深动脉**（deep brachial artery）：在大圆肌下缘的稍下方起自肱动脉，斜向后外方，与桡神经伴行，行于桡神经沟，分支营养肱三头肌和肱骨，其终支桡侧副动脉和中副动脉参与构成肘关节网。

2）**尺侧上副动脉**（superior ulnar collateral artery）：在肱深动脉起点稍下方起自肱动脉，伴尺神经穿臂内侧肌间隔下行，与尺侧返动脉和尺侧下副动脉吻合。

3）**尺侧下副动脉**（inferior ulnar collateral artery）：在肱骨内上髁上方起自肱动脉，分为前、后支，与尺侧返动脉和尺侧上副动脉吻合。

肱动脉还发出肌支和肱骨滋养动脉，营养臂肌和肱骨。

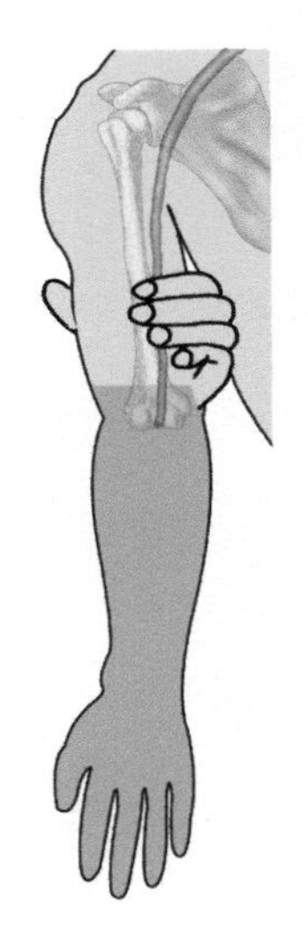

图 11–36　肱动脉压迫止血点

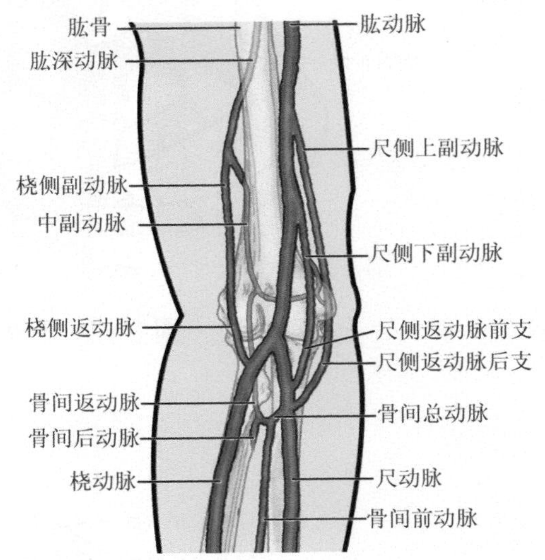

图 11–37　肱动脉主要分支

（3）***桡动脉**（radial artery）：自肱动脉发出后，先经肱桡肌与旋前圆肌之间，而后在肱桡肌腱和桡侧腕屈肌腱之间下行，绕桡骨茎突至手背，穿第 1 掌骨间隙至手掌，末端与尺动脉掌深支吻合，构成掌深弓。桡动脉在前臂下端前面位置表浅，是临床触摸脉搏的常用部位。桡动脉的主要分支如下：

1）**桡侧返动脉**（radial recurrent artery）：起自桡动脉上端，向外上方行于肱桡肌和肱肌之间，至附近诸肌，并与桡侧副动脉的分支吻合，参与肘关节网的组成。

2）**掌浅支**（superficial palmar branch）：在桡腕关节处发出，穿鱼际肌或沿其表面至手掌，与尺动脉末端吻合，构成掌浅弓。

3）**第 1 掌背动脉**（the first dorsal metacarpal artery）：沿第 1 骨间背侧肌表面下行，分布于拇指背面两侧缘和示指背面桡侧缘。

4）**拇主要动脉**（principal artery of thumb）：自桡动脉在手掌深部浅出处发出，分为 3 支，分布于拇指掌面两侧缘和示指桡侧缘。

桡动脉分支分布于前臂桡侧肌、鱼际肌、拇指、示指并参与肘、腕关节网的构成。

（4）***尺动脉**（ulnar artery）：自肱动脉发出后，斜向内下，在指浅屈肌和尺侧腕屈肌之间下行，经豌豆骨桡侧至手掌，末端与桡动脉的掌浅支构成掌浅弓。在腕前两侧为桡、尺动脉的压迫止血点（图 11–38）。尺动脉的主要分支如下：

1）**尺侧返动脉**（ulnar recurrent artery）：起自尺动脉上端，分前、后两支，向内上方走行，与尺侧上、下副动脉吻合。

2）**骨间总动脉**（common interosseous artery）：为一较粗的短干，自尺动脉上部发出，在前臂骨间膜近侧端，分为骨间前动脉和骨间后动脉，分别沿骨间膜前面和后面下行，分支至前臂肌和桡、尺骨。骨间后动脉还向上发出骨间返动脉，参加构成肘关节网。

3）**掌深支**（deep palmar branch）：在豌豆骨远侧起自尺动脉，穿小鱼际至掌深部，与桡动脉末端吻合，构成掌深弓。

（5）掌浅弓和掌深弓

1）▲★**掌浅弓**（superficial palmar arch）：由尺动脉末端和桡动脉的掌浅支吻合而成（图 11-39）。位于掌腱膜和指浅屈肌腱之间，弓的顶点约平掌中纹处。手掌切开引流术时，应避免损伤掌浅弓。掌浅弓的分支主要有小指尺掌侧动脉和 3 条指掌侧总动脉。▲每条指掌侧总动脉至掌指关节附近，再分为 2 条指掌侧固有动脉，分别分布于第 2~5 指的相对缘。▲因此，手指出血可沿手指两侧压迫止血。

2）▲★**掌深弓**（deep palmar arch）：由桡动脉末端和尺动脉的掌深支吻合而成。位于屈指肌腱的深面，弓的顶点在掌浅弓的近侧，约平腕掌关节处。▲由掌深弓发出 3 条掌心动脉，与指掌侧总动脉吻合。

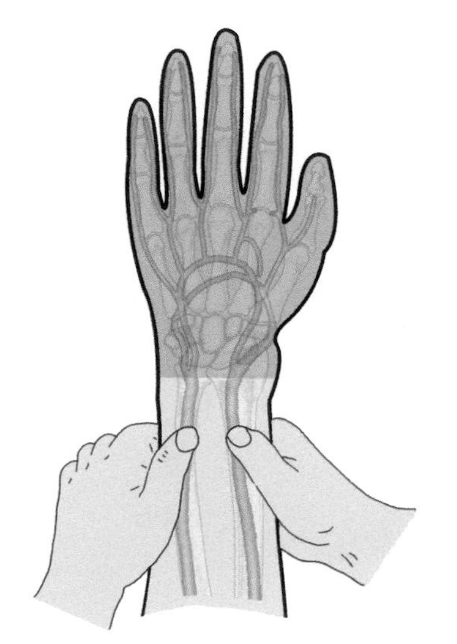

图 11-38　桡、尺动脉压迫止血点

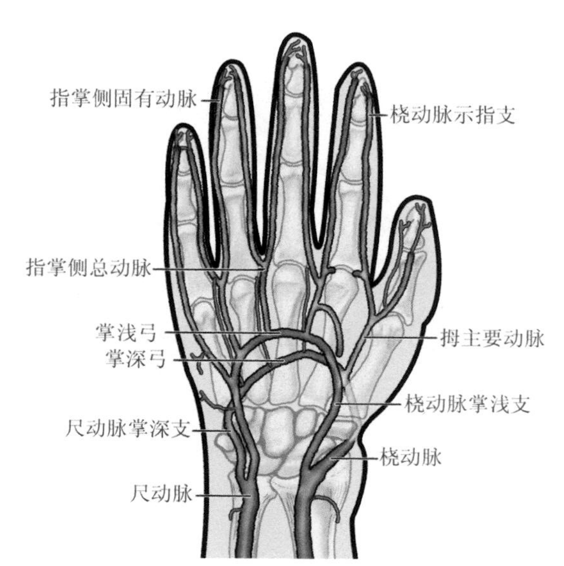

图 11-39　掌浅弓和掌深弓

（三）胸主动脉

★**胸主动脉**（thoracic aorta）（图 11-40）在第 4 胸椎下缘高度续于主动脉弓，位于后纵隔内，沿脊柱左侧下行，逐渐转向脊柱前方，下行至第 12 胸椎前方穿膈的主动脉裂孔入腹腔，延续于腹主动脉。★胸主动脉是胸部的动脉主干，发出壁支和脏支。

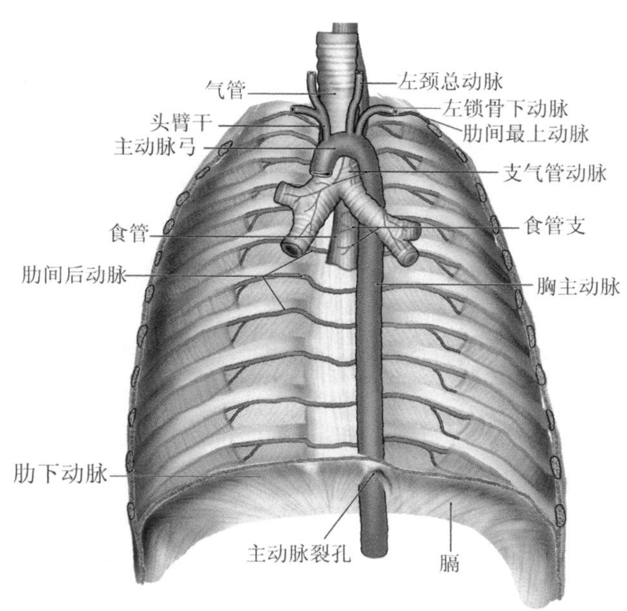

图 11-40　胸主动脉及其分支

1. 壁支

（1）**肋间后动脉**（posterior intercostal artery）：第 1、2 对肋间后动脉起自锁骨下动脉（图 11–41）。第 3~11 对肋间后动脉起自胸主动脉。肋间后动脉在脊柱外侧缘，分为前、后支。后支分布于背部的肌肉、皮肤、胸椎与脊髓。前支为肋间后动脉的主干，行于肋沟内，其上方有肋间后静脉，下方有肋间神经伴行。肋间后动脉前支在近肋角处分为上、下 2 支，上支继续前行，下支斜向下行，至腋中线处达下一肋骨的上缘。2 支分别沿肋骨的上、下缘前行，至肋间隙前部与胸廓内动脉的肋间前支吻合，构成肋间动脉环，营养肋间肌。根据肋间动脉的走行特点，临床上进行胸膜腔穿刺时，如在腋中线之后进针，应在下一肋骨的上缘刺入，如在腋中线之前进针，则应在肋间隙中点刺入较为安全。

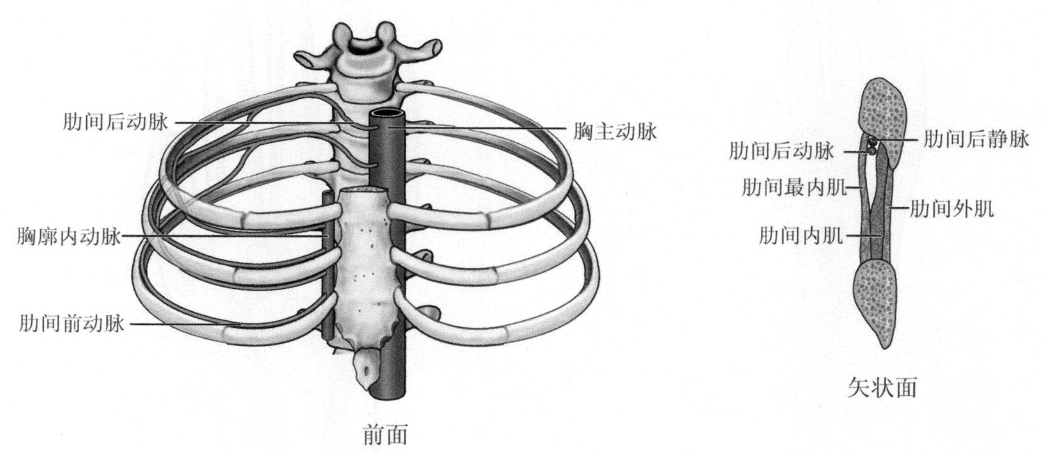

图 11–41　肋间动脉

（2）**肋下动脉**（subcostal artery）：起自胸主动脉，1 对，位于第 12 肋下方，分布于腹壁和背部肌肉及皮肤。

（3）**膈上动脉**（superior phrenic artery）：有 2~3 支，起自胸主动脉下部，分布于膈上面的后部。

2. 脏支

（1）**支气管动脉**（bronchial artery）：一般左、右各有 1~2 支，随左、右主支气管入肺。左支气管支多起自胸主动脉的不同高度，右支气管动脉多起自右肋间后动脉。

（2）**心包支**（pericardial branch）：为数条小支，分布于心包后部。

（3）**食管支**（esophageal branch）：为数条小支，分布于食管胸段。

（四）腹主动脉

★**腹主动脉**（abdominal aorta）在膈的主动脉裂孔处续于胸主动脉，沿腰椎左前方下行，至第 4 腰椎下缘，分为左、右髂总动脉 2 个终支（图 11–42）。腹主动脉是腹部的动脉主干，其分支可分为壁支和脏支。

1. 壁支

（1）**膈下动脉**（inferior phrenic artery）：1 对，起自腹主动脉上端，分布于膈的下面，左、右膈下动脉还分别发出 2~3 支**肾上腺上动脉**（superior suprarenal artery），至肾上腺。

（2）**腰动脉**（lumbar artery）：4 对，起自腹主动脉后壁，横行向外侧，分布于腰部的肌肉、皮肤、腰椎与脊髓。

（3）**骶正中动脉**（median sacral artery）：1 支，起自腹主动脉分叉部的背面，沿第 5 腰椎体及骶骨盆面的正中线下行，分布于直肠后壁、骶骨和尾骨。

2. 脏支　★分为成对脏支和不成对脏支两种，成对的脏支有肾上腺中动脉、肾动脉和睾丸（卵巢）动脉；★不成对的脏支有腹腔干、肠系膜上动脉和肠系膜下动脉。

（1）**肾上腺中动脉**（middle suprarenal artery）：平第 1 腰椎高度，起自腹主动脉两侧，向外行至肾上腺，与肾上腺上、下动脉吻合。

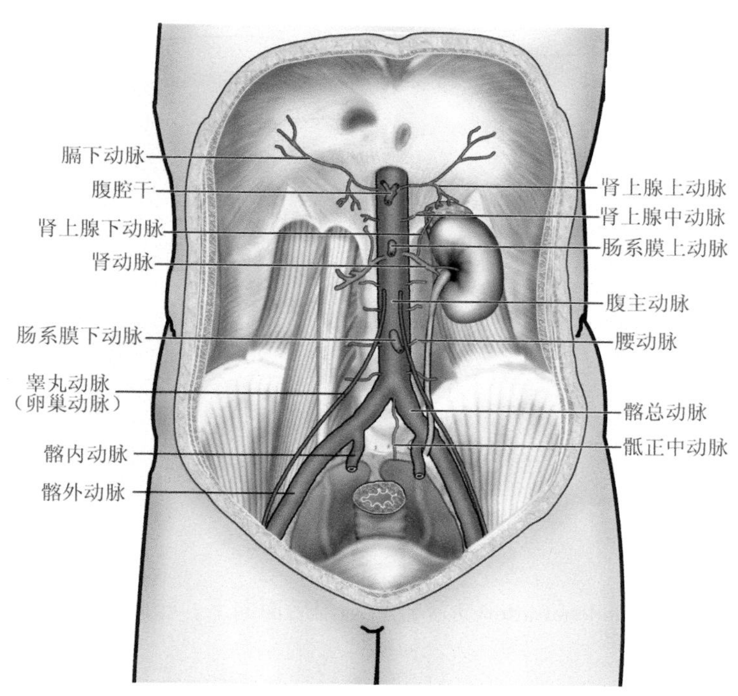

图 11-42　腹主动脉

（2）★**肾动脉**（renal artery）：平第 1~2 腰椎椎间盘高度，起自腹主动脉两侧，横行向外，经肾静脉的后面至肾门入肾，右肾动脉较左肾动脉略长，位置亦稍低。肾动脉在入肾门之前发出**肾上腺下动脉**（inferior suprarenal artery）至肾上腺，与肾上腺上、中动脉吻合。

肾上腺由肾上腺上动脉（起自膈下动脉）、肾上腺中动脉（起自腹主动脉）和肾上腺下动脉（起自肾动脉）供应（图 11-43）。这些动脉分成数支，互相吻合，向肾上腺实质内发出皮质支和髓质支。

（3）★**睾丸动脉**（testicular artery）：细长，在肾动脉起始处稍下方，起自腹主动脉前壁，行向下外与输尿管交叉后，进入腹股沟管，参与构成精索，分布于睾丸和附睾。★在女性为**卵巢动脉**（ovarian artery），经卵巢悬韧带下行，进入子宫阔韧带，分支分布于卵巢和输卵管壶腹部，并与子宫动脉分支吻合。

（4）★**腹腔干**（celiac trunk）为一短粗的动脉干，在主动脉裂孔的稍下方，起自腹主动脉前壁，随即分为胃左动脉、肝总动脉和脾动脉（图 11-44），营养食管腹段、胃、十二指肠、肝、胆囊、胰、脾和大网膜。

1）**胃左动脉**（left gastric artery）：为腹腔干最小的分支，向左上方行至胃贲门附近，沿胃小弯右行与胃右动脉吻合。沿途分支至食管腹段、贲门和胃小弯附近的胃壁。

2）**肝总动脉**（common hepatic artery）：自腹腔干发出后，向右行，在肝十二指肠韧带内，分为肝固有动脉和胃十二指肠动脉。

A. **肝固有动脉**（proper hepatic artery）：在肝十二指肠韧带内，位于肝门静脉的前面、胆总管的左侧，行向右上方，分为肝左动脉和肝右动脉，分别进入肝左、右叶。肝右动脉入肝门前发出▲**胆囊动脉**（cystic artery）至胆囊。在肝固有动脉的起始部，还发出**胃右动脉**（right gastric artery）至幽门上缘，沿胃小弯向左，与胃左动脉吻合，沿途分支至十二指肠上部和胃小弯附近的胃壁。

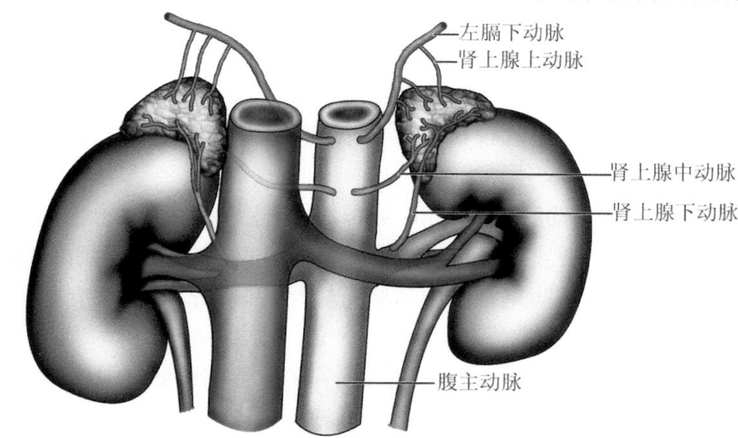

图 11-43　肾上腺的动脉

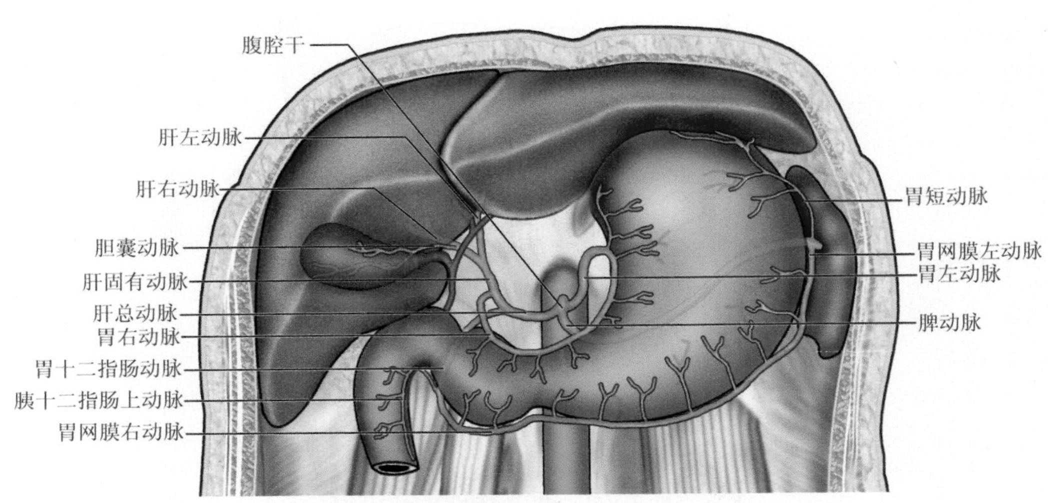

图 11-44 腹腔干及其分支

B. **胃十二指肠动脉**（gastroduodenal artery）：经胃幽门后面向下，至幽门下缘分为胃网膜右动脉和胰十二指肠上动脉。

a. **胃网膜右动脉**（right gastroepiploic artery）：沿胃大弯向左与胃网膜左动脉吻合，沿途分支至胃和大网膜。

b. **胰十二指肠上动脉**（superior pancreaticoduodenal artery）：分为前、后 2 支，沿十二指肠降部与胰头间下行，分支营养胰头与十二指肠，并与肠系膜上动脉发出的胰十二指肠下动脉吻合。

3）**脾动脉**（splenic artery）：为腹腔干最大的分支，沿胰上缘向左行至脾门，发出数条脾支入脾，沿途发出数条胰支，至胰体和胰尾。脾动脉在近脾门处，发出 3~5 条胃短动脉至胃底；发出**胃网膜左动脉**（left gastroepiploic artery），沿胃大弯向右，与胃网膜右动脉吻合。

胃血液供应丰富，主要有胃左、右动脉，胃网膜左、右动脉和胃短动脉，均来自腹腔干及其各级分支，沿胃大、小弯形成两个动脉弓，由弓上发出数条小支至胃壁。此外，常有些来源不定的动脉，如胃后动脉（出现率 72%），多发自脾动脉，是胃后壁贲门部及其附近区域的重要血管，在高位胃、脾及胰十二指肠切除术时，具有重要临床意义。

（5）***肠系膜上动脉**（superior mesenteric artery）（图 11-45）在腹腔干的稍下方，约平第 1 腰椎高度，起自腹主动脉前壁，经胰颈后方下行，越过十二指肠水平部前面，进入小肠系膜根，行向右下至右髂窝，分支分布于胰头、十二指肠至横结肠的大部分肠管。其主要分支如下。

1）**胰十二指肠下动脉**（inferior pancreaticoduodenal artery）：在胰头和十二指肠之间走行，分为前、后支，与胰十二指肠上动脉的前、后吻合。

胰的血液供应（图 11-46）主要来自胰十二指肠上动脉（起自胃十二指肠动脉）、胰十二指肠下动脉（起自肠系膜上动脉）和脾动脉的分支胰背动脉、胰支、胰尾动脉和胰大动脉等。

2）**空、回肠动脉**（jejunal and ileal arteries）：共有 12~20 支，自肠系膜上动脉左侧壁发出，在小肠系膜内，多次分支并吻合形成多级动脉弓，最后一级动脉弓发出直行细支进入空、回肠壁。空肠比回肠的动脉弓级数较少，直血管较长。由于小肠系膜内有丰富的动脉弓，故在动脉弓近端结扎动脉，肠管的血供可不受影响。

3）**回结肠动脉**（ileocolic artery）：是肠系膜上动脉右侧最下方的分支，向右下方至回盲部，分支分布于回肠末段、盲肠、阑尾和升结肠。至阑尾的分支，称为**阑尾动脉**（appendicular artery），经回肠末端的后方进入阑尾系膜，沿阑尾系膜游离缘至阑尾尖端，沿途发小支垂直进入阑尾。故在阑尾切除术时，应在阑尾系膜根部处结扎此动脉。

4）**右结肠动脉**（right colic artery）：在回结肠动脉上方起自肠系膜上动脉，向右行，分为上、下支，分别与中结肠动脉和回结肠动脉的分支吻合，沿途分支至升结肠。

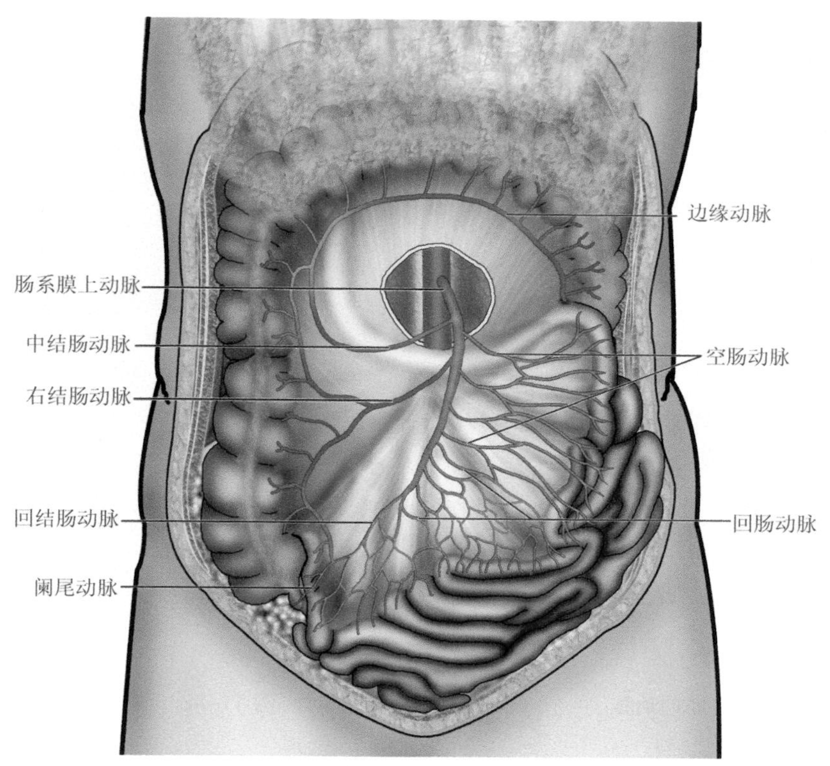

图 11-45　肠系膜上动脉及其分支

5）**中结肠动脉**（middle colic artery）：在胰下缘附近起自肠系膜上动脉，行于横结肠系膜内，分为左、右支，分别与左、右结肠动脉的分支吻合，沿途分支至横结肠。

（6）★**肠系膜下动脉**（inferior mesenteric artery）平第 3 腰椎高度，起自腹主动脉前壁，行向左下方，分支分布于结肠左曲、降结肠、乙状结肠和直肠上部。其主要分支有以下几个（图 11-47）：

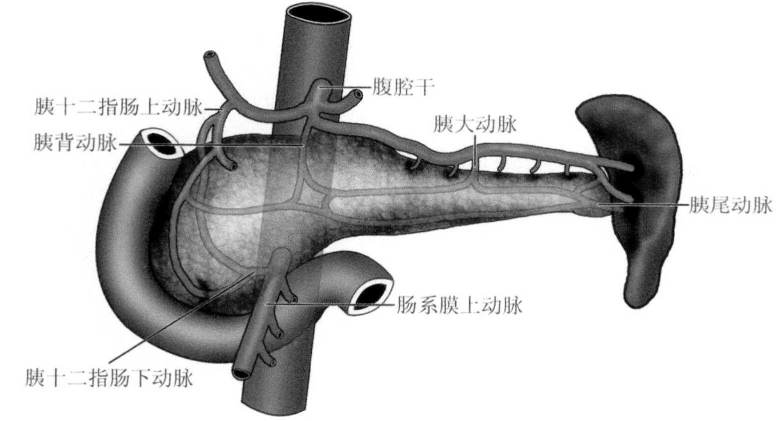

图 11-46　胰的血供

1）**左结肠动脉**（left colic artery）：自肠系膜下动脉发出后，向左行至降结肠附近，分为升、降支，分别与中结肠动脉和乙状结肠动脉的分支吻合，分支至结肠左曲和降结肠。

2）**乙状结肠动脉**（sigmoid artery）：2~3 支，向左下方进入乙状结肠系膜内，各支互相吻合形成动脉弓，分支至乙状结肠。

3）**直肠上动脉**（superior rectal artery）：为肠系膜下动脉的直接延续，在乙状结肠系膜内下行至直肠后面，分为两支，沿直肠两侧向下，与直肠下动脉和肛动脉的分支吻合。

肠系膜上、下动脉的各结肠支间互相吻合，从回盲部至乙状结肠末端，形成一完整的动脉弓，称为边缘动脉。由边缘动脉发出许多终末支，垂直进入肠壁。

（五）髂总动脉

★**髂总动脉**（common iliac artery）为腹主动脉的两终支，左、右各一，平对第 4 腰椎高度发出后，向下外行至骶髂关节处，分为髂内动脉和髂外动脉（图 11-48，图 11-49）。

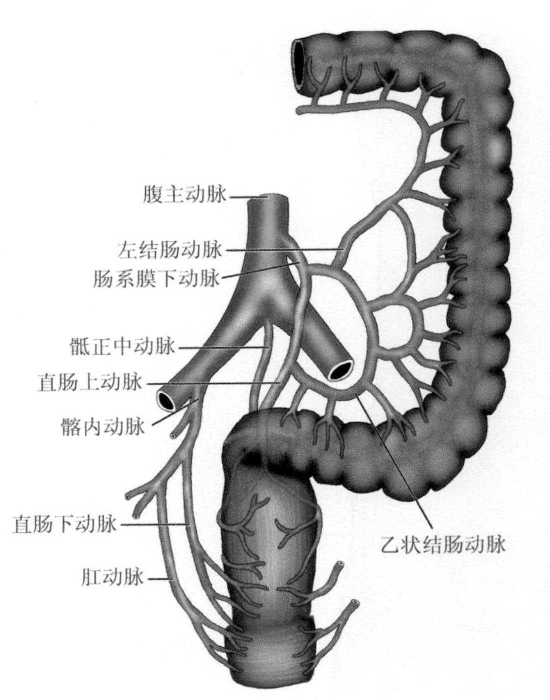

图 11-47 直肠的动脉

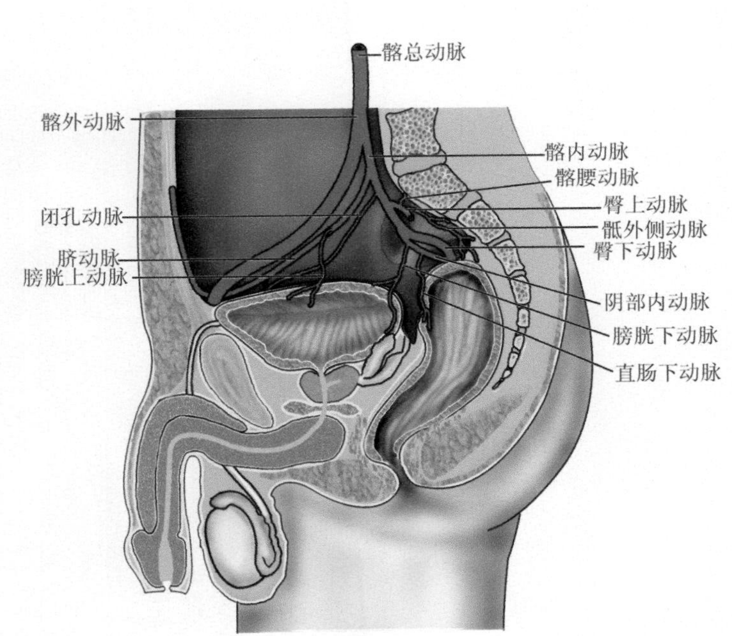

图 11-48 盆腔的动脉（右侧，男性）

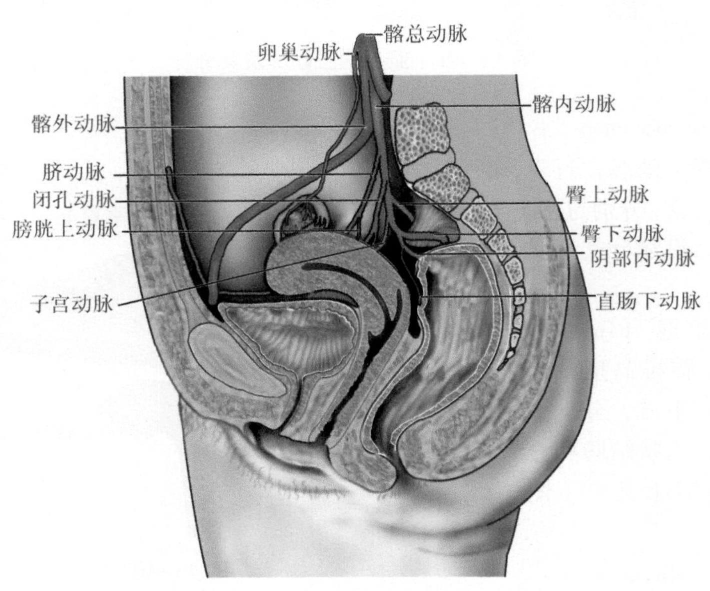

图 11-49 盆腔的动脉（右侧，女性）

1. **髂内动脉**（internal iliac artery） 为一短干，沿盆腔侧壁下行，分为壁支和脏支，分布于盆内、外肌和盆腔脏器。

（1）壁支

1）**髂腰动脉**（iliolumbar artery）：自髂内动脉发出后，行向外上方至腰大肌内侧缘，分支分布于腰方肌、髂腰肌、髋骨等处。

2）**骶外侧动脉**（lateral sacral artery）：在髂腰动脉下方发出，沿骶骨盆面经骶前孔内侧下行，分布于梨状肌、肛提肌和骶管内结构。

3）**臀上、下动脉**（superior and inferior gluteal artery）：分别经梨状肌上、下孔出骨盆，至臀部分支分布于臀肌和髋关节等。

4）**闭孔动脉**（obturator artery）：沿骨盆侧壁与闭孔神经伴行，向前穿闭膜管，至大腿内侧，分支至大腿内侧群肌和髋关节。闭孔动脉有时可起自腹壁下动脉，称为异常的闭孔动脉，行于股环的附近，股疝手术时，注意避免伤及。

（2）脏支

1）**脐动脉**（umbilical artery）：为胎儿时期的动脉干，出生后远侧段闭锁，形成脐内侧韧带。其根部未闭锁的部分，发出**膀胱上动脉**（superior vesical artery），分布于膀胱尖和膀胱体。

2）**膀胱下动脉**（inferior vesical artery）：行向前内侧，分布于膀胱底、精囊和前列腺。在女性以小支分布于阴道壁。

3）**直肠下动脉**（inferior rectal artery）：为细小分支，分布于直肠下部，并与直肠上动脉和肛动脉吻合。

4）▲★**子宫动脉**（uterine artery）（图 11-50）：为较大的分支，沿盆腔侧壁向下进入子宫阔韧带，在距子宫颈外侧约 2cm 处，越过输尿管前方，沿子宫侧缘纡曲上升至子宫底，分支分布于子宫、阴道、输卵管和卵巢，并与卵巢动脉吻合。★由于子宫动脉与输尿管交叉关系，结扎子宫动脉时应注意勿损伤输尿管。在男性为细小的**输精管动脉**（deferential artery）。

5）**阴部内动脉**（internal pudendal artery）：在臀下动脉前方下行，经梨状肌下孔出盆腔，再经坐骨小孔至坐骨肛门窝，分支至会阴部、肛管和外生殖器。其分支有肛动脉，1~4 支，向内至肛门周围，分布于肛门外括约肌和肛提肌，并与直肠下动脉吻合。此外，还有会阴动脉、阴茎背动脉或阴蒂背动脉，分别至会阴部诸肌与外生殖器。

直肠的血液由直肠上、下动脉，肛动脉及骶正中动脉供应，它们之间有丰富的吻合（图 11-50）。

2. ★**髂外动脉**（external iliac artery）　在骶髂关节的前方，起自髂总动脉，沿腰大肌内侧缘下行，至腹股沟韧带中点深面，延续为股动脉，其分支有腹壁下动脉和旋髂深动脉。**腹壁下动脉**（inferior epigastric artery）在腹股沟韧带稍上方起自髂外动脉，斜向内上方，进入腹直肌鞘，分布至腹直肌，并与腹壁上动脉吻合。

3. 下肢的动脉（图 11-51）

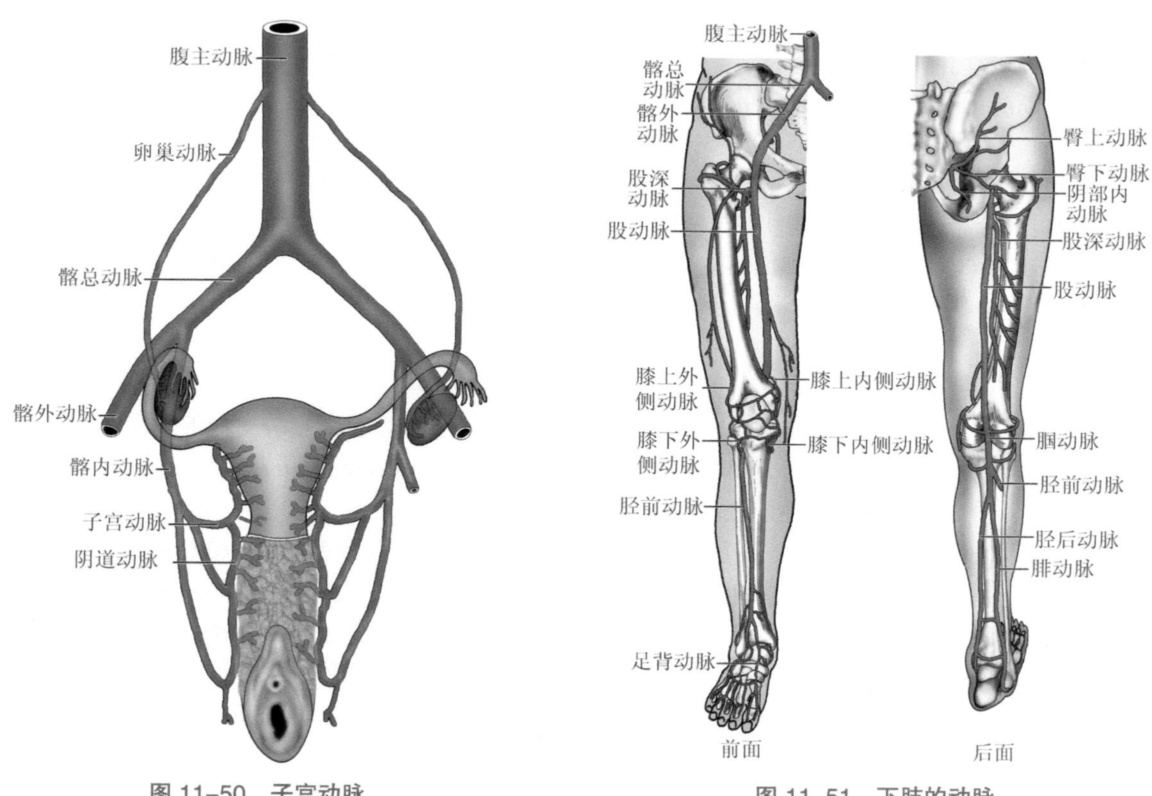

图 11-50　子宫动脉

图 11-51　下肢的动脉

（1）★**股动脉**（femoral artery）：为髂外动脉经腹股沟韧带中点深面向下的延续，在大腿上部位于股三角内，向下入收肌管，出收肌腱裂孔至腘窝，延续为腘动脉。在腹股沟韧带中点稍下方，可触摸到股动脉的搏动，下肢出血时可在此部位压迫止血（图 11–52）。其主要分支有以下几条。

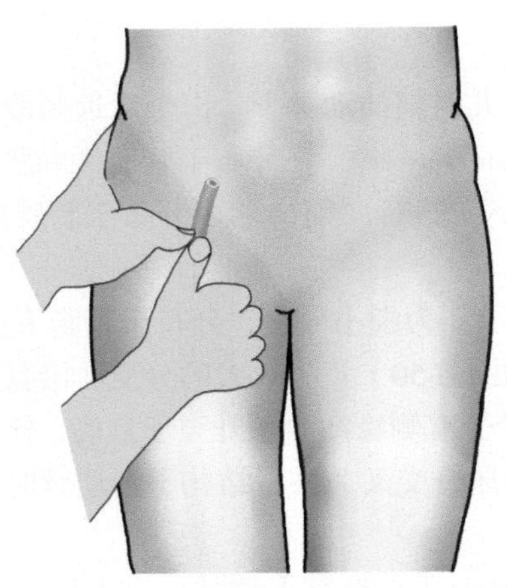

图 11–52 股动脉的压迫止血点

1）**股深动脉**（deep femoral artery）：在腹股沟韧带下方 2~5 cm 处起自股动脉，由股动脉后外侧行向后内下方，至长收肌深面，沿途发出的主要分支如下。

A. **▲旋股内侧动脉**：经耻骨肌与髂腰肌之间，分支分布于大腿内侧群肌和髋关节，并与臀下动脉、旋股外侧动脉和第 1 穿动脉吻合。

B. **▲旋股外侧动脉**：自股深动脉发出后，向外走行，至缝匠肌和股直肌深面，分布于大腿前群肌和膝关节。▲旋股外侧动脉还是最主要的股骨头血供来源，此外还有小凹动脉（行于股骨头韧带内）、股骨干滋养动脉升支、旋股内侧动脉供应股骨头。

C. **穿动脉**：一般为 3 条，由上向下依次称为第 1、2、3 穿动脉，分别在不同高度穿过大收肌止点至股后部，分布于大腿后群肌、内侧群肌及股骨。

2）**腹壁浅动脉**（superficial epigastric artery）：在腹股沟韧带稍下方起自股动脉，上行至腹前壁，分布于浅筋膜及皮肤。

3）**旋髂浅动脉**（superficial iliac circumflex artery）：为股动脉发出的细小分支，穿出阔筋膜向外上斜行，至髂前上棘附近，分布于浅筋膜和皮肤。

4）**阴部外动脉**（external pudendal artery）：横行向内，穿阔筋膜，分布于外阴部的皮肤。

5）**膝降动脉**（descending genicular artery）：经缝匠肌深面，伴隐神经下行，分布于小腿内侧浅筋膜和皮肤，并参与构成膝关节网。

（2）**★腘动脉**（popliteal artery）：为股动脉的延续，从收肌腱裂孔起，向下行于腘窝深部，至腘肌下缘，分为胫前动脉和胫后动脉。★腘动脉的分支分布于膝关节及其附近诸肌。其主要分支如下。

1）**膝上内、外动脉和膝下内、外动脉**（medial, lateral superior genicular artery and medial, lateral inferior genicular artery）：分别绕胫骨内、外侧髁，参与构成膝关节网。

2）**膝中动脉**（middle genicular artery）：穿腘斜韧带进入膝关节，分布于交叉韧带和关节囊滑膜层等。

3）**腓肠动脉**（sural artery）：自腘动脉下部发出，进入腓肠肌两头，分布于小腿三头肌。

（3）**★胫后动脉**（posterior tibial artery）：为腘动脉的延续，在小腿后面浅、深两层屈肌之间下行，经内踝后方、屈肌支持带的深面至足底，分为足底内、外侧动脉两终支。其主要分支如下。

1）**腓动脉**（peroneal artery）：起自胫后动脉上部，经胫骨后肌的浅面，斜向下外，沿腓骨的内侧下行至外踝上方浅出，分布于腓骨及附近诸肌、外踝和跟骨外侧面，并参与外踝网的构成。

2）**足底内侧动脉**（medial plantar artery）：为胫后动脉较小的1条终支，沿足底内侧前行，分布于足底内侧的肌与皮肤。

3）**足底外侧动脉**（lateral plantar artery）：为胫后动脉较大的1条终支，在足底向外斜行至第5跖骨底处，再转向内侧至第1跖骨间隙，与足背动脉的足底深动脉吻合，构成足底深弓（图11–53）。

（4）**★胫前动脉**（anterior tibial artery）：自腘动脉发出后，穿小腿骨间膜至小腿前面，在小腿前群肌内下行，至距小腿关节的前方，延续为足背动脉。胫前动脉的上端发出胫前、后返动脉，参与构成膝关节网。胫前动脉的下端发出内、外踝支，参加内、外踝网，沿途发出肌支，分布于小腿前群肌。

（5）**★足背动脉**（dorsal artery of foot）（图11–54）为胫前动脉的直接延续，经拇长伸肌腱和趾长伸肌腱之间前行，至第1跖骨间隙近侧，分为第1跖背动脉和足底深支2终支。足背动脉位置浅表，在距小腿关节前方，内、外踝连线中点、拇长伸肌腱的外侧，可触摸到其搏动。其主要分支有：①足底深支：穿第1跖骨间隙至足底，与足底外侧动脉吻合成足底深弓。②第1跖背动脉：沿第1跖骨间隙前行，分支至拇趾背面侧缘和第2趾背内侧缘。③弓状动脉：发出3条跖背动脉，向前行又各分为2支细小的趾背动脉，分布于2~5趾的背侧相对缘。

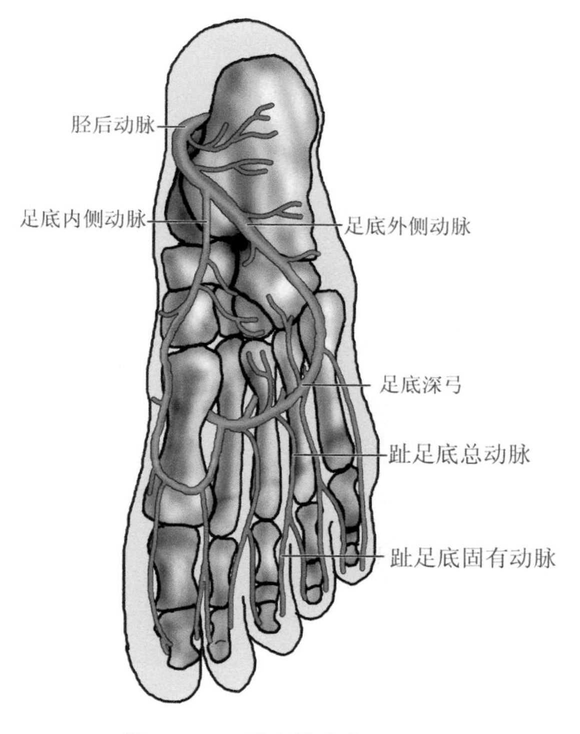

图11–53　足底的动脉

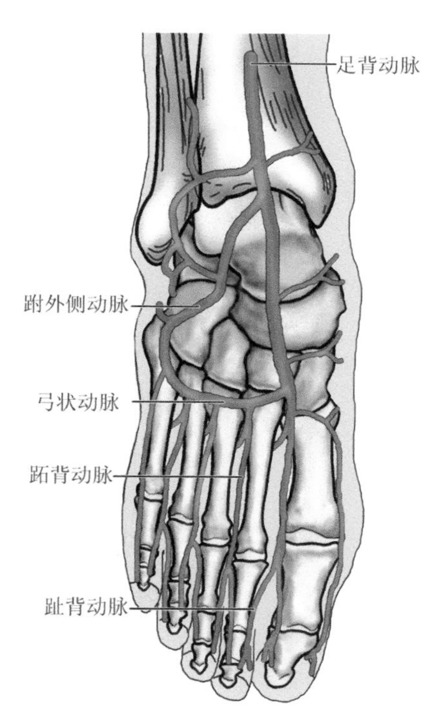

图11–54　足背动脉及其分支

（6）**足底深弓**（plantar deep arch）：足底外侧动脉与足背动脉的足底深支吻合构成。弓的凸侧发出4条趾足底总动脉，向前至跖趾关节附近，又各分为2支趾足底固有动脉，分布于第1~5趾的相对缘。

下肢的动脉吻合如图11–55所示。

心
- 升主动脉 — 左右冠状动脉
- 主动脉弓
  - 头臂干
    - 右颈总动脉
      - 颈外动脉：上颌动脉、颞浅动脉、咽升动脉、耳后动脉、枕动脉、面动脉、舌动脉、甲状腺上动脉
        - 脑膜中动脉、下牙槽动脉、框下动脉
      - 颈内动脉：眼动脉、大脑前动脉、大脑中动脉、脉络丛前动脉、后交通动脉
        - 前交通动脉
    - 右锁骨下动脉—腋动脉—肱动脉—桡动脉：拇主要动脉、桡侧返动脉、掌浅支动脉、桡动脉终支
      - 尺动脉：骨间总动脉、尺侧返动脉、尺动脉终支、掌深支
      - 掌浅弓　掌深弓
      - 肱深动脉、尺侧上副动脉、尺侧下副动脉
      - 椎动脉
      - 甲状颈干→甲状腺下动脉
      - 胸廓内动脉→腹壁上动脉
  - 左颈总动脉：分支与右颈总动脉相同
  - 左锁骨下动脉：分支与右锁骨下动脉相同
- 胸主动脉
  - 壁支：肋间后动脉、肋下动脉
  - 脏支：支气管动脉、食管支、心包支
- 腹主动脉
  - 壁支：膈下动脉、腰动脉、骶正中动脉
    - 肾上腺上动脉
  - 脏支
    - 腹腔干
      - 胃左动脉
      - 肝总动脉
        - 肝固有动脉：胃右动脉、肝左动脉、肝右动脉—胆囊动脉
        - 胃十二指肠动脉：胃网膜右动脉、胰十二指肠上动脉
      - 脾动脉
    - 肠系膜上动脉：胰十二指肠下动脉、空回肠动脉、回结肠动脉（阑尾动脉）、右结肠动脉、中结肠动脉
    - 肠系膜下动脉：左结肠动脉、乙状结肠动脉、直肠上动脉
    - 左右肾上腺动脉
    - 左右肾上动脉 — 肾上腺下动脉
    - 左右睾丸动脉（卵巢动脉 女性）
- 左右髂总动脉
  - 髂内动脉
    - 壁支：髂腰动脉、骶外侧动脉、臀下动脉、闭孔动脉
    - 脏支：阴部内动脉、脐动脉、膀胱下动脉、输精管动脉（子宫动脉）、直肠下动脉、脐动脉
      - 膀胱上动脉
      - 肛动脉、会阴动脉、阴茎动脉（阴蒂动脉）
  - 髂外动脉：腹壁下动脉、旋髂深动脉
    - 股动脉：腹壁浅动脉、旋髂浅动脉、阴部外动脉、股深动脉
      - 旋股外侧动脉
      - 旋股内侧动脉
      - 穿动脉
    - 腘动脉：膝上内侧动脉、膝上外侧动脉、膝中动脉、膝下内侧动脉、膝下外侧动脉
      - 胫前动脉—足背动脉
        - 弓状动脉—跖背动脉—趾背动脉
        - 第1跖背动脉、
        - 足底深支 — 足底深弓
      - 胫后动脉
        - 足底外侧动脉 — 足底深弓 — 趾足底总动脉 — 趾足底固有动脉
        - 足底内侧动脉
        - 腓动脉

图 11-55　全身动脉分布总表

小结

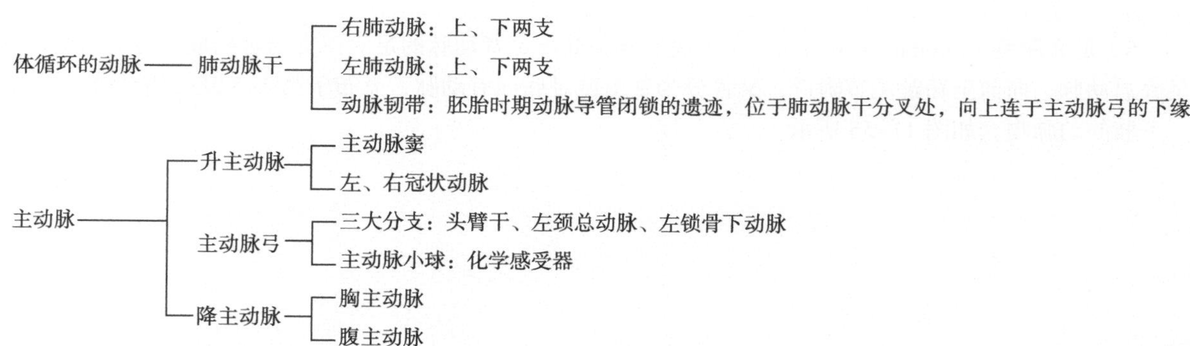

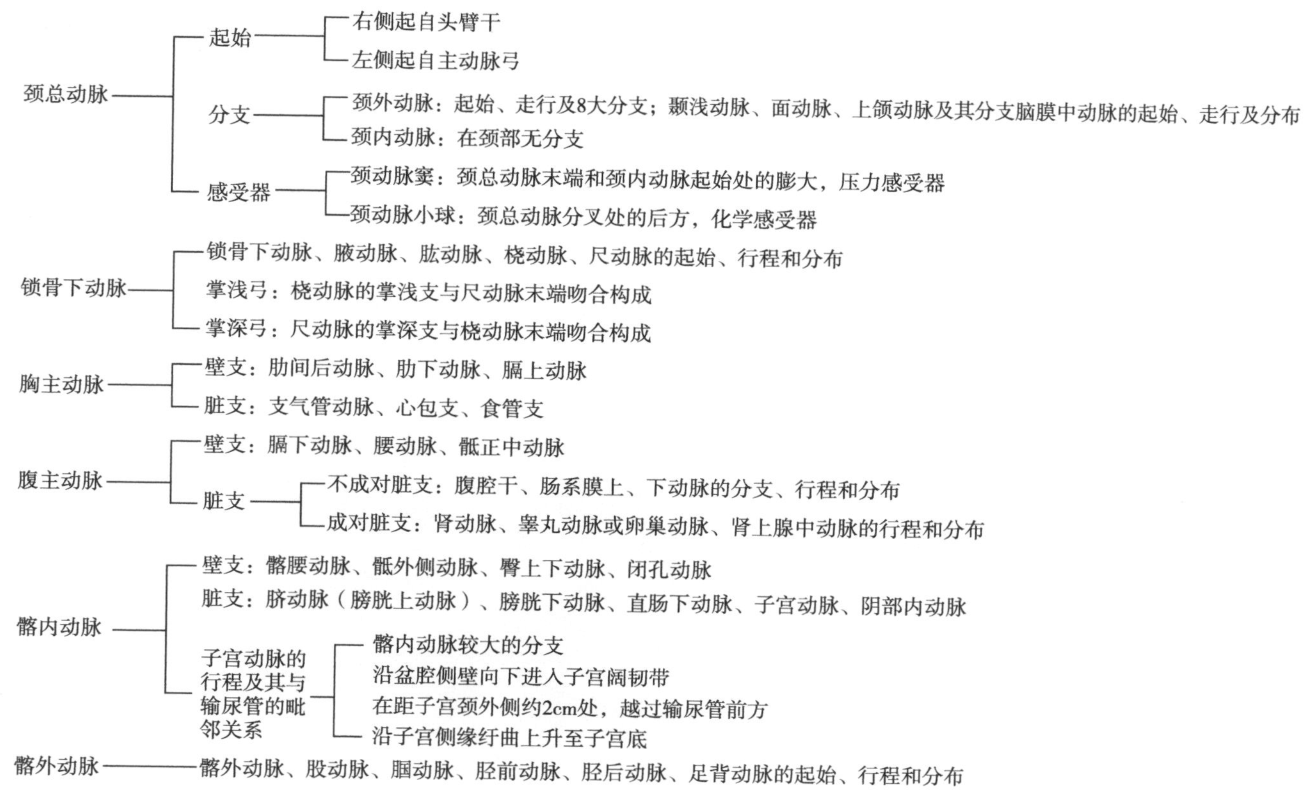

第四节　静　脉

静脉（vein）是导血回心的血管，起始于毛细血管，终止于心房。与动脉相比，静脉内血流缓慢，压力较低，管壁较薄，弹性小，可扩张性大，静脉管径较大，属支较多，血容量大，可起血液储存库的作用。静脉的主要结构特点：①体循环的静脉可分为浅、深静脉两种。★**浅静脉**（superficial vein）又称皮下静脉，位于皮下浅筋膜内，不与动脉伴行，透过皮肤容易看到，临床上常作注射、输液和采血的部位。人体各部的浅静脉最后都汇入该部的深静脉主干。★**深静脉**（deep vein）位于深筋膜的深面或体腔内。除少数大静脉外，多与同名动脉伴行，其收集范围与它所伴行的动脉的分布区域大体一致，名称也基本相同（如股静脉与股动脉）。②静脉的吻合比较丰富，浅静脉一般都吻合成★**静脉网**（venous rete）（如手背静脉网），深静脉在动脉或某些脏器周围或壁内吻合成★**静脉丛**（venous plexus）（如食管静脉丛与直肠静脉丛）。在器官扩张或受压的情况下，由于静脉丛的存在，仍能保证血液畅通。浅、深静脉之间借吻合支互相吻合，当某些静脉血流受阻时，血液可通过吻合支扩张形成侧支循环，但也为感染、肿瘤提供了扩散的途径。③★**静脉瓣**（venous valve）（图 11-56）是静脉管腔内防止血液逆流的重要装置。静脉瓣由管壁内膜形成，呈半月形，瓣膜与管壁之间围成的窦腔朝向心脏。静脉瓣多成对排列，可防止血液逆流。小静脉内一般无静脉瓣，中等静脉的静脉瓣较多，大静脉干内很少有瓣膜。受重力的影响，四肢静脉瓣多，下肢的静脉瓣多于上肢，当静脉瓣功能不全时，常引起静脉曲张。④特殊结构的静脉包括：★**硬脑膜窦**（sinus of dura mater）、★**板障静脉**（diploic vein）（图 11-57）和★**导静脉**（emissary vein）。硬脑膜窦是颅内一种结构特殊的静脉系统，为硬脑膜两层之间形成的腔隙，窦壁内面衬以内皮，无肌层，无瓣膜。由于硬脑膜固着于骨，窦腔不易塌陷，经常处于扩张状态，借此保持血流畅通和避免脑组织受压。当硬脑膜窦损伤时，往往出血较多，易形成颅内血肿。板障静脉为颅盖骨骨松质中的扁平静脉，壁薄、无肌层、无瓣膜，★可辨认的较规则的板障静脉有：**额板障静脉**（frontal diploic vein）、**颞前板障静脉**（anterior temporal diploic vein）、**颞后板障静脉**（posterior temporal diploic vein）和**枕板障静脉**（occipital diploic vein）。其中以枕骨内的板障静脉最大，并与颅外的枕静脉和颅内的横窦相通。导静脉为贯穿于颅骨的孔或管内，是连接颅内静脉窦和颅外静脉之间的静脉。头皮静脉、板障静脉借导静脉与硬脑膜窦相互连接。由于颅内、外静脉相互沟通，对脑血量起调节作用，但当颅外感染时，导静脉也提供了向颅内蔓延的途径。

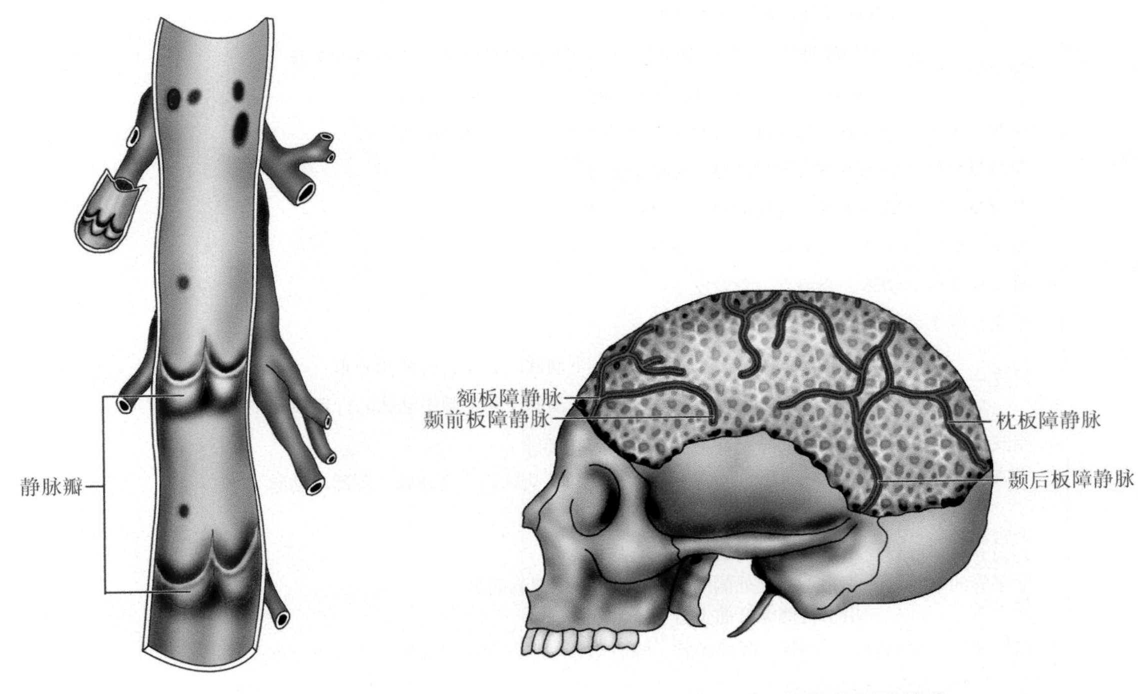

图 11-56　静脉瓣

图 11-57　颅骨的板障静脉

全身的静脉可分为肺循环的静脉和体循环的静脉。体循环的静脉包括上腔静脉系、下腔静脉系和心静脉系（见本章第二节）。

一、肺循环的静脉

★**肺静脉**（pulmonary vein）左、右各两条，分别称为左上肺静脉、左下肺静脉和右上肺静脉、右下肺静脉。它们起自肺门，横行向内行于肺根内。左肺静脉行经胸主动脉的前方；右肺静脉较长，行经上腔静脉和右心房的后方。四条肺静脉注入左心房后部。肺静脉内为气体交换后含氧丰富的动脉血，而体循环的静脉内输送的是静脉血。

二、体循环的静脉

（一）上腔静脉系

★**上腔静脉**（superior vena cava）为一条粗大的静脉干（图 11-58），长约 7.5 cm，由**左、右头臂静脉**（left and right brachiocephalic vein）在右侧第 1 胸肋软骨结合处的后方汇合而成，沿升主动脉右侧垂直下行，至右侧第 3 胸肋关节处穿纤维心包注入右心房。在注入右心房前，★**奇静脉**（azygos vein）自后方弓形向前跨过右肺根注入上腔静脉。上腔静脉收集头颈部、上肢、胸壁和部分胸腔脏器的静脉血。

★**头臂静脉**（brachiocephalic vein）又称**无名静脉**（innominate vein），左、右各一，分别由同侧颈内静脉和锁骨下静脉在胸锁关节的后方汇合而成。汇合处向外上方的夹角称★**静脉角**（venous angle），是淋巴导管注入静脉的部位。左头臂静脉较长，横过主动脉弓的上缘，斜向右下；右头臂静脉较短，在头臂干的右前方，几乎垂直下降。头臂静脉除收集颈内静脉及锁骨下静脉的血液外，★还收集**椎静脉**（vertebral vein）、**胸廓内静脉**（internal thoracic vein）和**甲状腺下静脉**（inferior thyroid vein）等的血液。

1. ★**颈内静脉**（internal jugular vein）　为头颈部静脉回流的主干（图 11-59），上端在颈静脉孔处与颅内的乙状窦相续，初沿颈内动脉，继而沿颈总动脉外侧下行，与颈内动脉和颈总动脉同行在颈动脉鞘内，在胸锁关节的后方与锁骨下静脉汇合成头臂静脉。颈内静脉起始部膨大，在颈内静脉下端也稍膨大，腔内有瓣膜。

由于管壁附着于颈动脉鞘，使管腔经常处于开放状态，有利于头颈部的血液回流；但当颈内静脉损伤时，由于管腔不能闭锁，加之胸腔负压的抽吸作用，易导致空气进入静脉，发生空气栓塞。

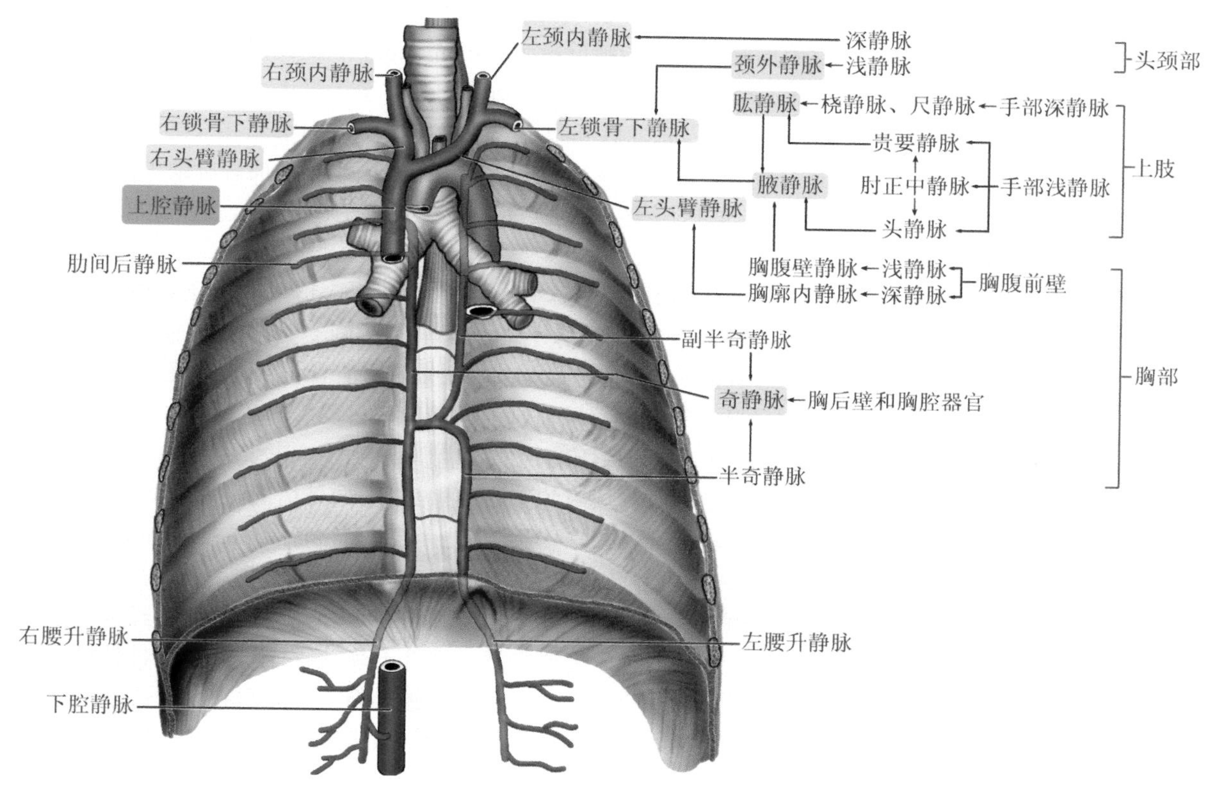

图 11-58 上腔静脉及属支

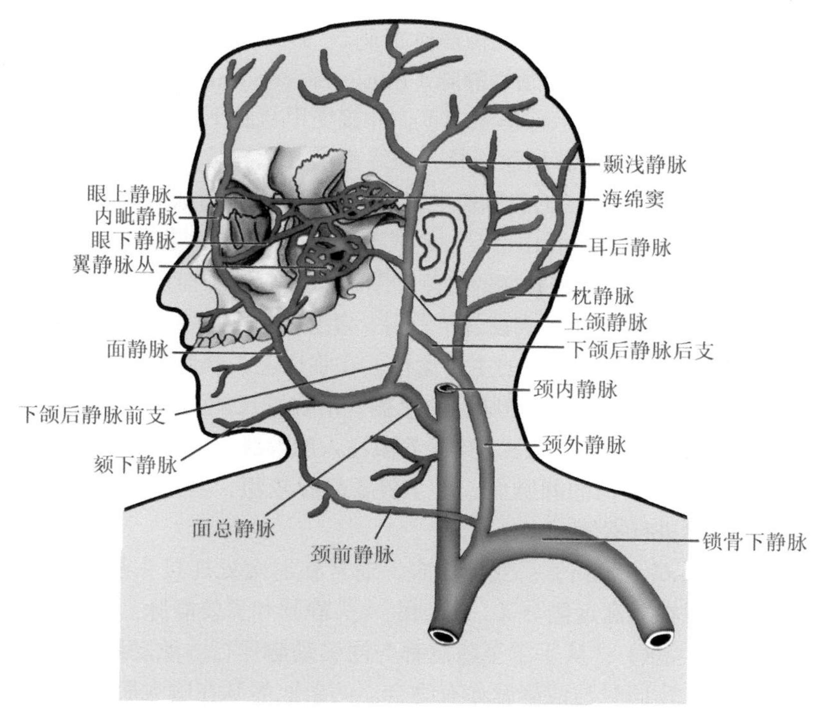

图 11-59 头颈部的静脉

颈内静脉的属支较多，按它们所在的位置可分为颅内支和颅外支。颅内属支包括来自脑膜、脑、颅骨、视器和前庭蜗器等处的静脉，最终经乙状窦注入颈内静脉（见第 19 章）。

颅外属支主要有：

（1）*****面静脉**（facial vein）：在眼内眦处起自**内眦静脉**（angular vein），斜向外下行于面动脉的后方，在下颌角下方与下颌后静脉前支汇合而成面总静脉，越过颈外动脉的前方至舌骨大角高度注入颈内静脉。面静脉收集面前部软组织的静脉血。面静脉通过内眦静脉和眼上、下静脉与颅内海绵窦相交通。在平对口角高度的咬肌前方，借面深静脉经翼静脉丛及导静脉与海绵窦相交通。在口角平面以上的面静脉缺少静脉瓣。因此，上唇、鼻部发生急性炎症时，若处理不当（如挤压等）炎症可沿上述途径向颅内蔓延，造成颅内感染。故临床上将两侧口角至鼻根部间的三角区，称为“危险三角”。

（2）*****下颌后静脉**（retromandibular vein）：由**颞浅静脉**（superficial temporal vein）和**上颌静脉**（maxillary vein）在下颌颈的深面汇合而成（图 11-59）。下行至腮腺下端分为前、后两支，前支向前下方与面静脉汇合；*后支与**耳后静脉**（posterior auricular vein）和**枕静脉**（occipital vein）汇合成**颈外静脉**（external jugular vein）。颞浅静脉和上颌静脉均收集同名动脉分布区的静脉血。上颌静脉起自翼静脉丛。

（3）★**翼静脉丛**（pterygoid venous plexus）。位于颞下窝内的翼内、翼外肌之间，其主要输出静脉为上颌静脉。此外，翼静脉丛还通过卵圆孔和破裂孔的导静脉与颅内的海绵窦相交通，向外借面深静脉与面静脉相交通。

★**咽静脉**（pharyngeal vein）、**舌静脉**（lingual vein）、**甲状腺上静脉**（superior thyroid vein）和**甲状腺中静脉**（middle thyroid vein）自上而下依次注入颈内静脉。

2. *****锁骨下静脉**（subclavian vein） 在第 1 肋骨外侧缘处起始于腋静脉，呈弓行向内侧，经锁骨下动脉及前斜角肌的前方，在胸锁关节的后方与颈内静脉汇合成头臂静脉。锁骨下静脉管壁与第 1 肋骨骨膜、锁骨下肌和前斜角肌表面的筋膜紧密相连，位置固定，管腔较大，有利于静脉穿刺、输液和心血管造影术等。锁骨下静脉除收集腋静脉的血液外，还有颈外静脉注入。与锁骨下动脉分支伴行的静脉多注入头臂静脉及颈外静脉。

*****颈外静脉**（external jugular vein）为颈部最大的浅静脉，在耳郭下方由下颌后静脉的后支、耳后静脉和枕静脉汇合而成，沿胸锁乳突肌浅面斜行向下，在锁骨中点上方约 2cm 处，穿深筋膜注入锁骨下静脉。当颈外静脉穿经深筋膜时，管壁与深筋膜彼此愈着，管腔张开，当静脉破损时，易发生空气栓塞。颈外静脉的位置表浅而恒定，活体皮下可见到，临床常在此做静脉穿刺。*颈外静脉的属支有**颈前静脉**（anterior jugular vein）、**肩胛上静脉**（suprascapular vein）和**颈横静脉**（transverse cervical vein）等。颈前静脉通常有两条，在胸骨柄上方互相连接成**颈静脉弓**（jugular venous arch），并接受甲状腺下静脉的属支。

3. **上肢的静脉** 富有瓣膜，分为浅静脉和深静脉，最终都汇入腋静脉。

（1）上肢的浅静脉（图 11-60）：手指的静脉较丰富，在各手指背面形成两条相互吻合的指背静脉，上行至指根附近分别合成 3 条掌背静脉。它们在手背中部互相连成不恒定的*****手背静脉网**（dorsal venous rete of hand）。

1）*****头静脉**（cephalic vein）：起自手背静脉网的桡侧，沿前臂桡侧上行，至肘窝处，再沿肱二头肌外侧沟上行，至三角肌胸大肌间沟，穿深筋膜注入腋静脉或锁骨下静脉。头静脉收集手部和前臂桡侧浅层结构的静脉血。当肱静脉高位受阻时，头静脉是上肢血液回流的主要途径。在临床上头静脉是心导管插入的选择部位之一。

2）*****贵要静脉**（basilic vein）：起自手背静脉网的尺侧，沿前臂尺侧上行，至肘窝处接受肘正中静脉，继续沿肱二头肌内侧沟上行，至臂部中点稍下方，*穿深筋膜注入**肱静脉**（brachial vein）；或上行注入腋静脉。贵要静脉收集手部和前臂尺侧浅层结构的静脉血。由于贵要静脉较粗，其入口处与肱静脉的方向一致，位置表浅恒定，临床上常经贵要静脉进行插管。

3）*****肘正中静脉**（median cubital vein）：变异较多，通常在肘窝处连接头静脉和贵要静脉。肘正中静脉常接受前臂正中静脉，后者有时在肘窝远侧分叉，分别汇入头静脉和贵要静脉。

（2）上肢的深静脉（图 11-58）：从手掌至腋窝都与同名动脉伴行。肱动脉和桡、尺动脉均有两条伴行静脉，它们之间，有许多吻合支，同时与浅静脉亦有吻合。两条肱静脉在胸大肌下缘处合成一条腋静脉。*****腋静脉**（axillary vein）位于腋动脉的前内侧，在第 1 肋骨外缘处续于锁骨下静脉。腋静脉收集上肢和部分胸腹壁的静脉血。腋静脉的属支除浅静脉外，均为同名动脉的伴行静脉。

*****胸腹壁静脉**（thoracoepigastric vein）位于躯干侧壁的浅筋膜内，向上行经胸外侧静脉注入腋静脉；向下

与腹壁浅静脉吻合，构成上、下腔静脉系之间的交通途径。

4. ***奇静脉**（azygos vein） 在右膈脚处起自右腰升静脉（图 11–58），经膈进入胸腔，在食管后方沿脊柱右前方上行，至第 4 胸椎高度，向前勾绕右肺根上方，形成奇静脉弓，于第 2 肋软骨平面注入上腔静脉。奇静脉主要收集右肋间后静脉、食管静脉、右支气管静脉和半奇静脉的血液。奇静脉上连上腔静脉，下借右腰升静脉连于下腔静脉，故奇静脉是沟通上、下腔静脉系的重要通道之一。

（1）***半奇静脉**（hemiazygos vein）：起自左腰升静脉，穿左膈脚处入胸腔，沿脊柱左侧上行，至第 9 胸椎高度，向右横过脊柱前方，注入奇静脉。半奇静脉主要收集左侧下部肋间后静脉、食管静脉和副半奇静脉的血液。

（2）***副半奇静脉**（accessory hemiazygos vein）：沿脊柱左侧下行，注入半奇静脉或向右横过脊柱直接注入奇静脉。副半奇静脉收集左侧中、上部肋间后静脉和左支气管静脉的血液。

5. 脊柱的静脉（图 11–61） 沿脊柱分布于椎管内、外，为复杂的静脉丛，按其所在部位，分为椎内静脉丛和椎外静脉丛。

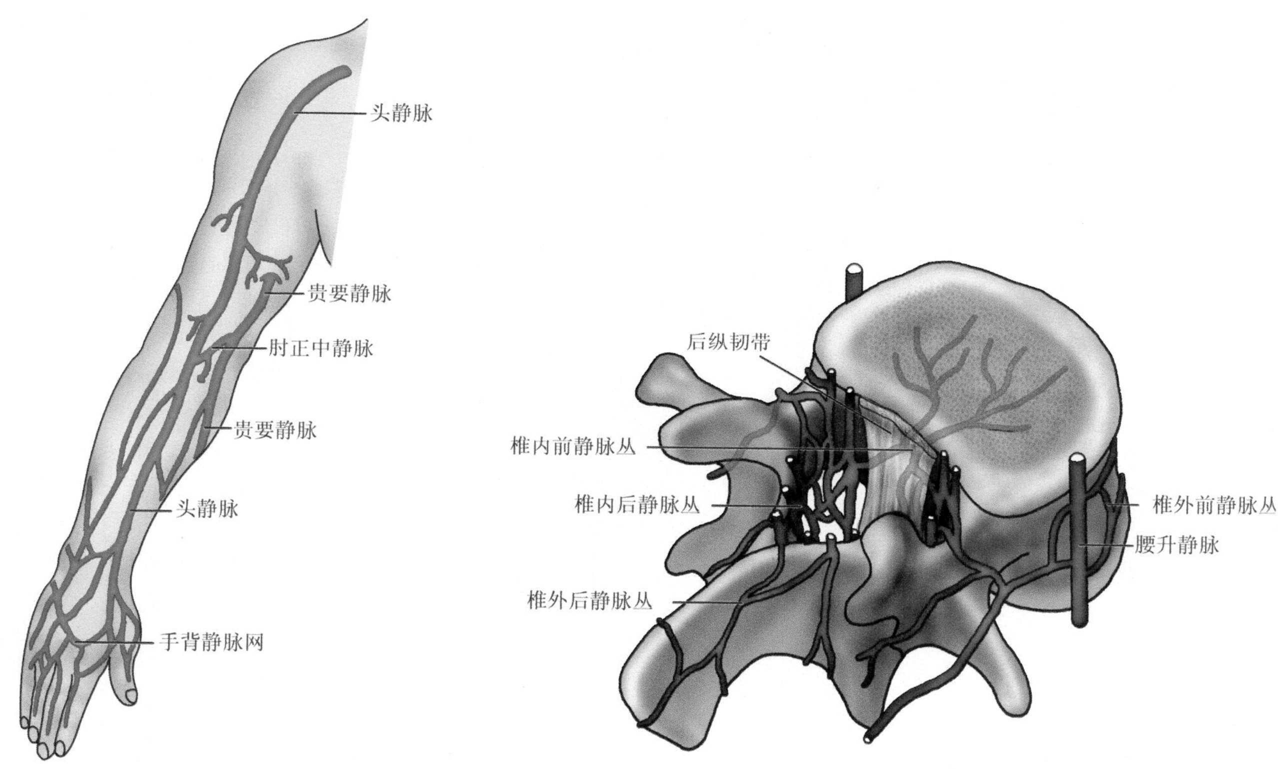

图 11–60 上肢的浅静脉　　图 11–61 脊柱的静脉

（1）***椎内静脉丛**（internal vertebral venous plexus）：位于椎管内骨膜和硬脊膜之间的硬膜外隙内，收集椎骨和脊髓回流的血液。其中位于椎体和椎间盘后方的静脉丛称为**椎内前静脉丛**（anterior internal vertebral venous plexus）；位于椎弓和黄韧带前方的静脉丛，称为**椎内后静脉丛**（posterior internal vertebral venous plexus）。

（2）***椎外静脉丛**（external vertebral venous plexus）：位于脊柱的前方和后方，收集椎体和脊柱附近肌回流的血液。该静脉丛分布于椎体的前方和椎板的后方，故分别称为**椎外前静脉丛**（anterior external vertebral venous plexus）和**椎外后静脉丛**（posterior external vertebral venous plexus）。

椎内、外静脉丛互相吻合，最后分别与邻近的椎静脉、肋间后静脉、腰静脉和骶外侧静脉等互相交通。椎静脉丛上部可经枕骨大孔与颅内硬脑膜窦相连通，下部可与盆腔静脉丛相交通，同时与颈、胸、腹及盆腔静脉的属支之间有丰富而广泛的吻合。因此，椎静脉丛是沟通上、下腔静脉系及颅腔内、外静脉的主要途径之一。椎静脉丛既有广泛联系，又无瓣膜。故易成为感染、肿瘤或寄生虫扩散的途径，也是胸、腹及盆腔感染向颅内传播的重要途径。

（3）★**椎静脉**（vertebral vein）：来自椎内静脉丛的许多小属支，在寰椎后弓出椎管加入局部深层肌的小静脉，形成一静脉血管入寰椎横突孔。然后围绕椎动脉形成静脉丛，沿横突孔下降，并延续终止为椎静脉。椎静脉出第 6 颈椎横突孔下行注入头臂静脉。

（二）下腔静脉系

下腔静脉系由下腔静脉及其属支组成。

1. ★**下腔静脉**（inferior vena cava） 是人体最粗大的静脉干，由左、右髂总静脉在第 5 腰椎体的右侧汇合而成（图 11–62）。沿脊柱前方、腹主动脉右侧上行，经肝的腔静脉沟，穿膈的腔静脉孔入胸腔后，立即穿纤维性心包注入右心房。下腔静脉收集下肢、盆部和腹部的静脉血。

2. ★**髂总静脉**（common iliac vein） 由髂内静脉和髂外静脉在骶髂关节的前方汇合而成。左、右髂总静脉各向内上方斜行（图 11–62）。左髂总静脉经右髂总动脉的后方，在第 5 腰椎体处与右髂总静脉汇合成下腔静脉。髂总静脉收集同名动脉分布区的血液。

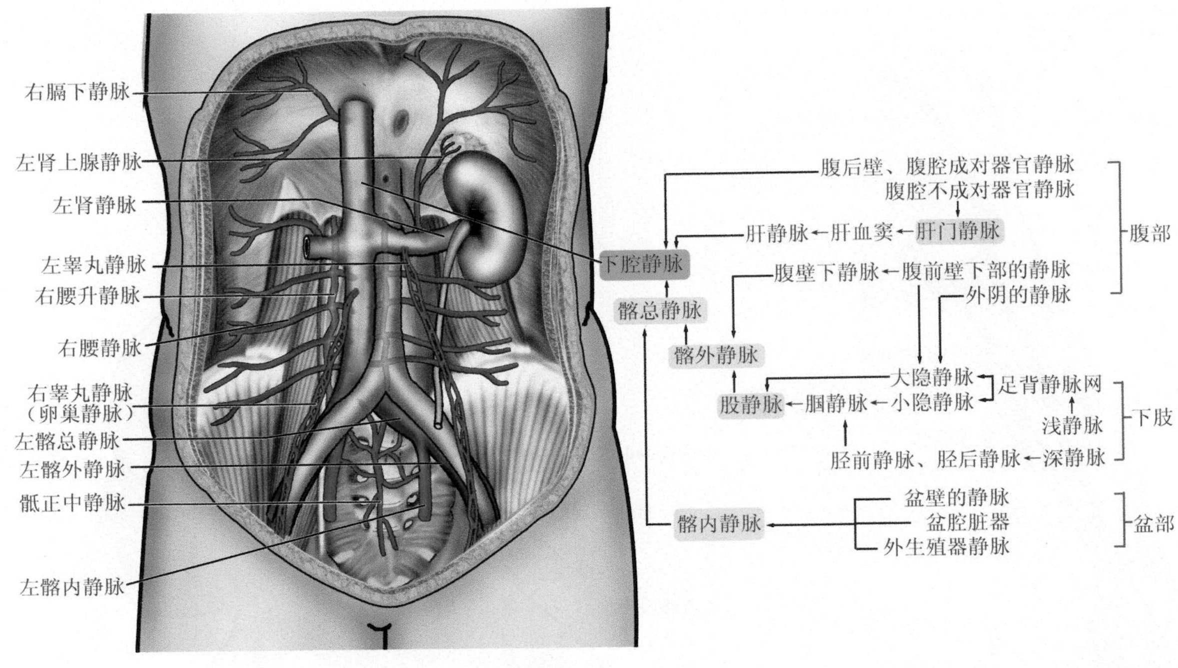

图 11–62 下腔静脉及其属支

（1）★**髂内静脉**（internal iliac vein）：在坐骨大孔的稍上方，由盆部的静脉汇合而成。它伴随同名动脉的后内侧，在骶髂关节的前方，与髂外静脉汇合成髂总静脉。髂内静脉干短粗，无瓣膜。髂内静脉的属支可分为壁支和脏支。

1）壁支：包括臀上静脉、臀下静脉、闭孔静脉和骶外侧静脉。它收集同名动脉分布区的静脉血。

2）脏支：包括膀胱静脉、前列腺静脉（男性）、子宫静脉（女性）、阴道静脉（女性）、直肠下静脉、阴部内静脉等，它们均起自盆腔静脉丛。盆腔静脉丛位于盆腔脏器周围。主要有膀胱静脉丛、前列腺静脉丛、子宫和阴道静脉丛和直肠静脉丛等。各静脉丛之间相互吻合。

直肠静脉丛（图 11–63）围绕直肠的后方及两侧，在直肠下部更为发达。★位于直肠黏膜下层内的称为**直肠内静脉丛**（internal rectal venous plexus）；在肌层外面的称为**直肠外静脉丛**（external rectal venous plexus）。直肠内、外两静脉丛彼此通连。由直肠静脉丛经直肠上静脉，注入肠系膜下静脉；经直肠下静脉，注入髂内静脉；★肛静脉经**阴部内静脉**（internal pudendal vein），注入髂内静脉。

（2）★**髂外静脉**（external iliac vein）：为股静脉的直接延续，本干与同名动脉伴行。收集下肢和腹前壁下部的静脉血。

3. 下肢的静脉 分为浅静脉和深静脉两种。浅、深静脉间借许多交通支相连。由于受地心引力的影响，下肢血液回流比较困难，所以下肢静脉内的静脉瓣较上肢多。

（1）下肢的浅静脉（图 11-64）：足背浅筋膜内形成**足背静脉弓**，静脉弓的两端沿足的两侧缘上行，内侧续大隐静脉，外侧续小隐静脉。

1）★**大隐静脉**（great saphenous vein）：为全身最长的皮下静脉。▲起自足背静脉弓的内侧端，经内踝前方，沿小腿内侧伴随隐神经上行，过膝关节内侧，绕股骨内侧髁后方，再沿大腿内侧上行，并逐渐转至前面，在耻骨结节外下方约 3cm 处，▲穿隐静脉裂孔注入股静脉。★在隐静脉裂孔附近有五条属支：**股内侧浅静脉**（superficial medial femoral vein）、**股外侧浅静脉**（superficial lateral femoral vein）、**旋髂浅静脉**（superficial iliac circumflex vein）、**腹壁浅静脉**（superficial epigastric vein）和**阴部外静脉**（external pudendal vein）。当下肢静脉曲张，需做大隐静脉高位结扎切除术时，应将其属支全部结扎，以防复发。大隐静脉在内踝前方的位置表浅而恒定，是静脉输液或切开的常用部位。

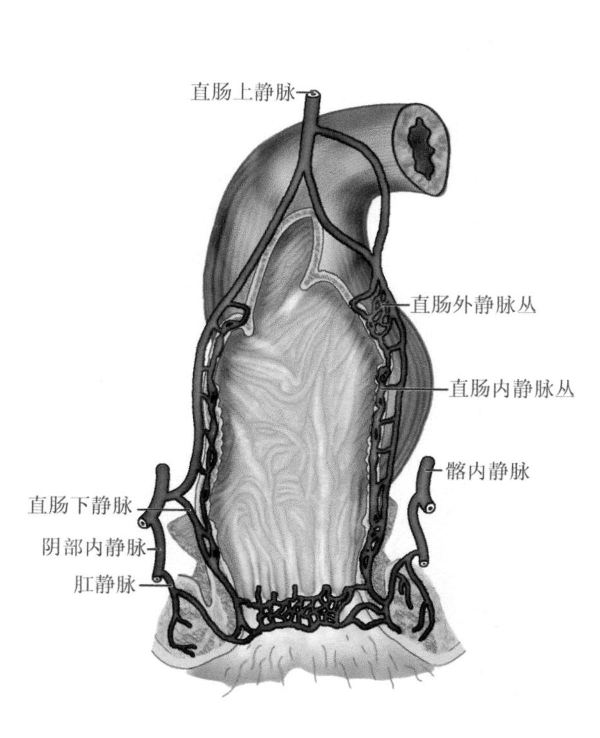

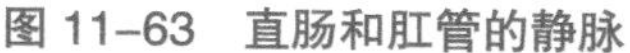
图 11-63　直肠和肛管的静脉

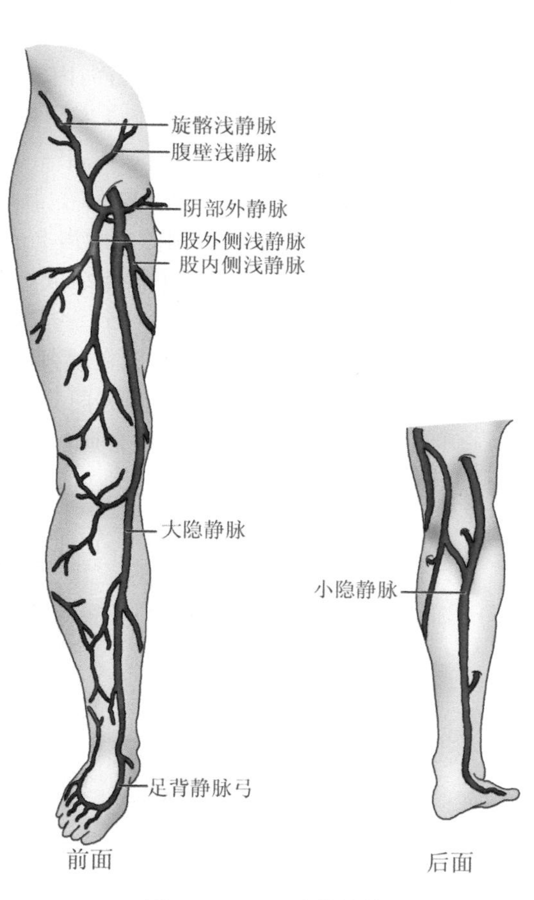

图 11-64　下肢的浅静脉

2）★**小隐静脉**（small saphenous vein）：起自足背静脉弓的外侧端，经外踝后方，沿小腿后面中线上行至腘窝，穿深筋膜注入腘静脉。大、小隐静脉之间有交通支相互连接，并借穿静脉与深静脉相通。穿静脉内也有瓣膜，开向深静脉。小腿部的穿静脉和瓣膜数目比大腿多。当静脉瓣膜功能不全时，小腿部易发生静脉曲张。

（2）▲下肢的深静脉：从足到小腿的深静脉均与同名动脉伴行，每条动脉有两条伴行静脉。胫前静脉和胫后静脉在腘肌下缘合成一条腘静脉，腘静脉位于同名动脉的后方，穿收肌腱裂孔移行为股静脉。

▲★**股静脉**（femoral vein）：与股动脉伴行。在收肌管内股静脉位于股动脉的后外侧；在股三角处股静脉转至股动脉的内侧；上行至腹股沟韧带深面移行为髂外静脉。股静脉收集下肢、腹前壁下部和外阴部的静脉血。

4. 腹部的静脉　主干为下腔静脉，下腔静脉的属支分为壁支和脏支（图 11-62）。

（1）★壁支：有**膈下静脉**（inferior phrenic vein）、**腰静脉**（lumbar vein）和**骶正中静脉**（median sacral vein），均与同名动脉伴行。

腰静脉有 4~5 对，注入下腔静脉。各腰静脉之间有纵支串联，称为**腰升静脉**（ascending lumbar vein）。左、右腰升静脉向上分别移行为半奇静脉和奇静脉；向下分别注入左、右髂总静脉。骶正中静脉与骶外侧静脉共同组成骶静脉丛。

（2）*脏支：有右睾丸静脉（女性为右卵巢静脉）、肾静脉、右肾上腺静脉和肝静脉。

1）**睾丸静脉**（testicular vein）：起自睾丸和附睾，缠绕睾丸动脉，形成**蔓状静脉丛**（pampiniform plexus）。此静脉丛上行经腹股沟管至其深环附近形成两条睾丸静脉。它们伴随同名动脉，在腰大肌前方与输尿管成锐角交叉。左睾丸静脉以直角注入左肾静脉；右睾丸静脉以锐角注入下腔静脉。睾丸静脉行程长，加之左侧睾丸静脉以直角汇入左肾静脉，血流较右侧缓慢。故睾丸静脉曲张以左侧者多见。▲在女性，**卵巢静脉**（ovarian vein）起自卵巢，在子宫阔韧带内形成蔓状静脉丛，经卵巢悬韧带上行，逐渐合并成一条卵巢静脉，伴随卵巢动脉上行，其回流途径与男性相同。

2）**肾静脉**（renal vein）：左、右各一，粗大，在肾门处由 3~5 支静脉集合而成，位于肾动脉前方。左肾静脉较长，在肠系膜上动脉下方，横过腹主动脉的前方，在此处常受两动脉的夹挤影响回流速度；右肾静脉较短，经十二指肠降部的后方。两侧肾静脉横行向内，注入下腔静脉。左、右肾静脉均接受肾及输尿管的静脉血。▲此外，左肾静脉还收集来自左睾丸静脉（左卵巢静脉）及左肾上腺静脉的血液。

3）**肾上腺静脉**（adrenal vein）：左、右各一，左肾上腺静脉注入左肾静脉，右肾上腺静脉注入下腔静脉。

4）**肝静脉**（hepatic vein）：起自肝血窦，其较大的属支行于肝段之间，收集相邻肝段的血液，最后合成肝左静脉、肝中静脉和肝右静脉，由腔静脉沟上部穿出肝实质注入下腔静脉。

5. ▲肝门静脉系　由肝门静脉及其属支组成。它收集腹腔不成对脏器（除肝外）的静脉血。

（1）▲肝门静脉的合成（图 11-65）：***肝门静脉**（hepatic portal vein）是肝门静脉系的主干，长 6~8cm，通常由肠系膜上静脉和脾静脉在胰颈的后方汇合而成。斜向右上，进入肝十二指肠韧带内，在肝固有动脉和胆总管的后方继续上行，至肝门分为左、右两支入肝，在肝内不断分支，*终于**肝血窦**（hepatic sinusoid），即**肝窦**。肝血窦的血液经肝静脉注入下腔静脉。

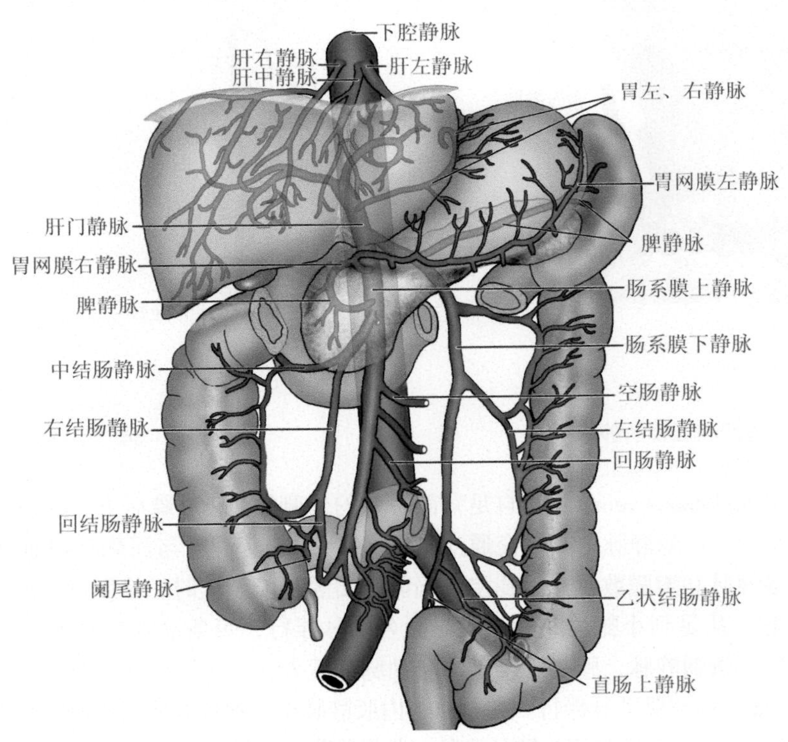

图 11-65　肝门静脉及其属支

（2）肝门静脉的特点：①肝门静脉起、止端均为毛细血管，即起于腹部消化管（直肠下部除外）、脾、胰和胆囊的毛细血管，止于肝血窦。因此，肝门静脉内的血液通过两套血管的物质交换才回流入下腔静脉。②肝门静脉及其属支缺乏静脉瓣。

（3）肝门静脉的主要属支

1）★**脾静脉**（splenic vein）：在脾门处由数条静脉汇合而成。沿胰后面和脾动脉下方横行向右侧，多与肠系膜上静脉以直角汇合成肝门静脉。除收集同名动脉分布区的静脉血外，有的还收纳肠系膜下静脉的血液。脾静脉与左肾静脉接近，临床常据此施行脾肾静脉吻合术。

▲★**胃短静脉**（short gastric vein）一般有 4~5 条，收集胃底和胃大弯部的静脉血，经胃脾韧带两层之间进入脾的实质；有的胃短静脉注入脾静脉或较大属支。★**胃网膜左静脉**（left gastroomental vein）始于胃大弯处，与同名动脉伴行，沿胃大弯左行，收集胃和大网膜的属支，至脾静脉始点附近注入脾静脉或与脾静脉的一个属支相连。

2）★**肠系膜上静脉**（superior mesenteric vein）：伴随同名动脉右侧上行，走行于肠系膜内，收集十二指肠至结肠左曲之间肠管及部分胃和胰的静脉血。

▲★**胃网膜右静脉**（right gastroomental vein）：与同名动脉伴行，沿胃大弯右行，收集胃的前、后静脉和大网膜的静脉属支，注入肠系膜上静脉。

3）★**肠系膜下静脉**（inferior mesenteric vein）：与同名动脉伴行，收集降结肠、乙状结肠和直肠上部的静脉血，在胰后方注入脾静脉或肠系膜上静脉，少数注入肠系膜上静脉和脾静脉的汇合处。

4）★**胃左静脉**（left gastric vein）：与同名动脉伴行，注入肝门静脉。胃左静脉在贲门处接受食管静脉丛的食管支。

5）★**胃右静脉**（right gastric vein）：与同名动脉伴行，并与胃左静脉吻合，在幽门附近注入肝门静脉。胃右静脉注入肝门静脉前常接受幽门前静脉，此静脉在活体上比较明显，★手术时可作为胃与十二指肠分界的标志。

6）★**胆囊静脉**（cystic vein）：收集胆囊的血液，注入肝门静脉或其右支。

7）★**附脐静脉**（paraumbilical vein）：起自脐周静脉网，沿肝圆韧带至肝，注入肝门静脉左支。

（4）**肝门静脉系与上、下腔静脉系间的吻合**（图 11-66）：十分丰富，其主要吻合部位如下。

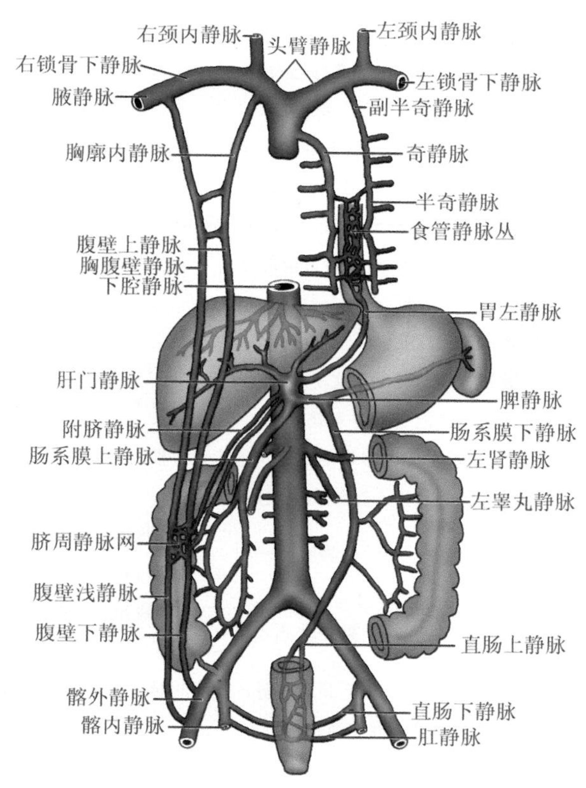

图 11-66　肝门静脉系与上、下腔静脉系间的交通

1）★肝门静脉系的胃左静脉与上腔静脉系的奇静脉的食管静脉在食管下段相吻合，形成**食管静脉丛**（esophageal venous plexus）。

2）★肝门静脉系的肠系膜下静脉的**直肠上静脉**（superior rectal vein）与下腔静脉系的**直肠下静脉**（inferior rectal vein）及**肛静脉**（anal vein）在直肠下段相吻合，形成**直肠静脉丛**（rectal venous plexus）。

3）★肝门静脉系的附脐静脉与上腔静脉系的腹壁上静脉、胸腹壁静脉及下腔静脉系的腹壁下静脉、腹壁浅静脉在脐周围相吻合，形成脐周静脉网。脐以上的静脉血分别通过腹壁上静脉、胸廓内静脉、头臂静脉与上腔静脉交通；通过胸腹壁静脉、腋静脉、锁骨下静脉、头臂静脉与上腔静脉交通。脐以下的静脉血分别通过腹壁下静脉、髂外静脉、髂总静脉与下腔静脉交通；通过腹壁浅静脉、大隐静脉、股静脉、髂外静脉、髂总静脉与下腔静脉交通。

4）肝门静脉系的肠系膜静脉和脾静脉的小属支，与腔静脉系的腰静脉、低位肋间后静脉、膈下静脉、肾静脉和睾丸（卵巢）静脉等的小属支直接吻合，或通过椎静脉丛相吻合。

▲在正常情况下，肝门静脉系与上、下腔静脉系之间的吻合支细小，血流量较少，均按正常方向分别回流入所属静脉系。当肝门静脉发生阻塞（如肝硬化或肝门静脉高压）时，血液不能畅流入肝，则通过上述交通途径形成侧支循环，直接经上、下腔静脉系回流入心。

▲当肝门静脉高压时，由于血流量的增加，吻合部位的小静脉变得粗大纡曲，形成静脉曲张：直肠静脉丛容易形成痔；脐周静脉网在脐周围呈放射状分布，临床上称为“海蛇头”；食管静脉丛呈串珠样改变。曲张的静脉一旦破裂，常引起大出血：当食管静脉丛破裂发生呕血；直肠静脉丛破裂发生便血。▲脾静脉和胃肠道血流受阻，常引起脾大和胃肠道淤血，成为产生腹水的原因之一。

小结

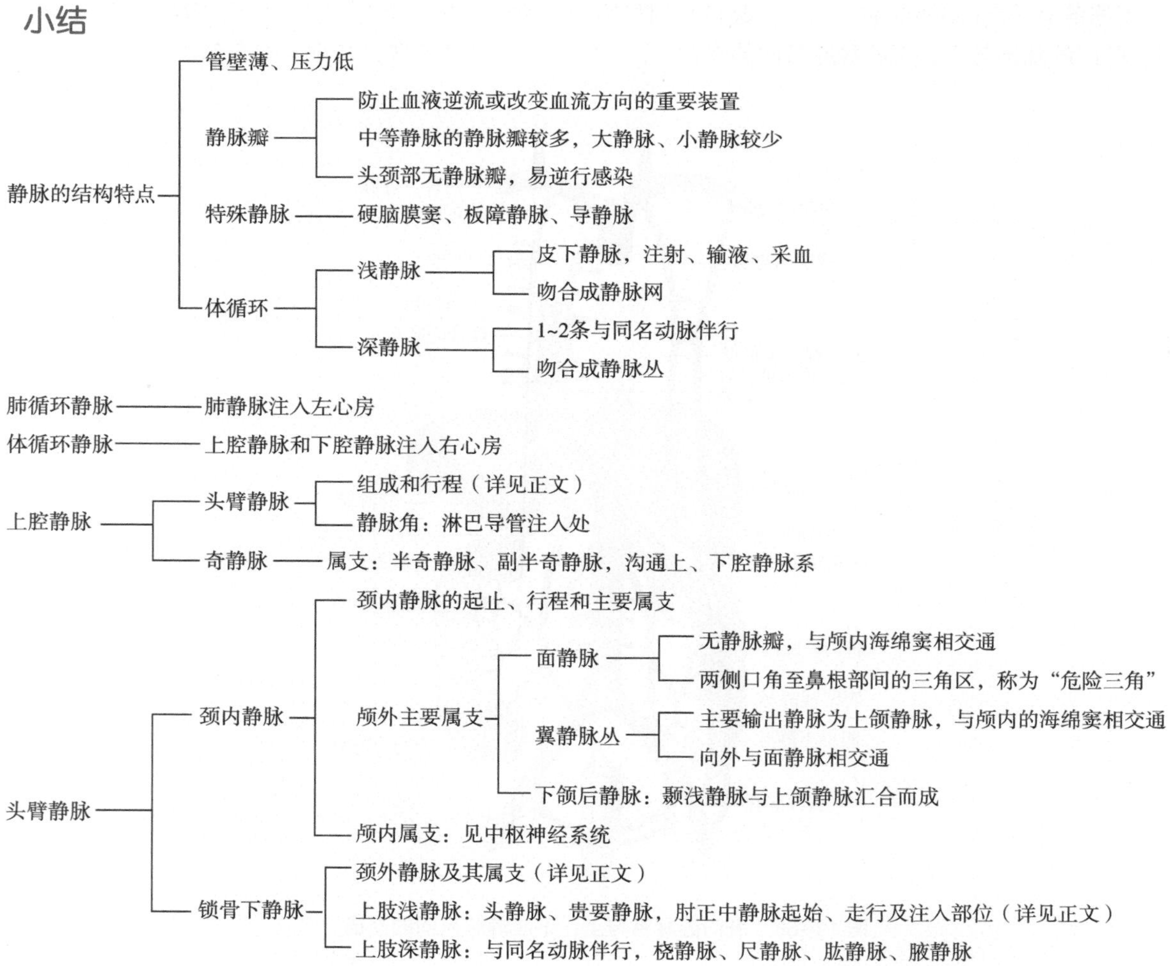

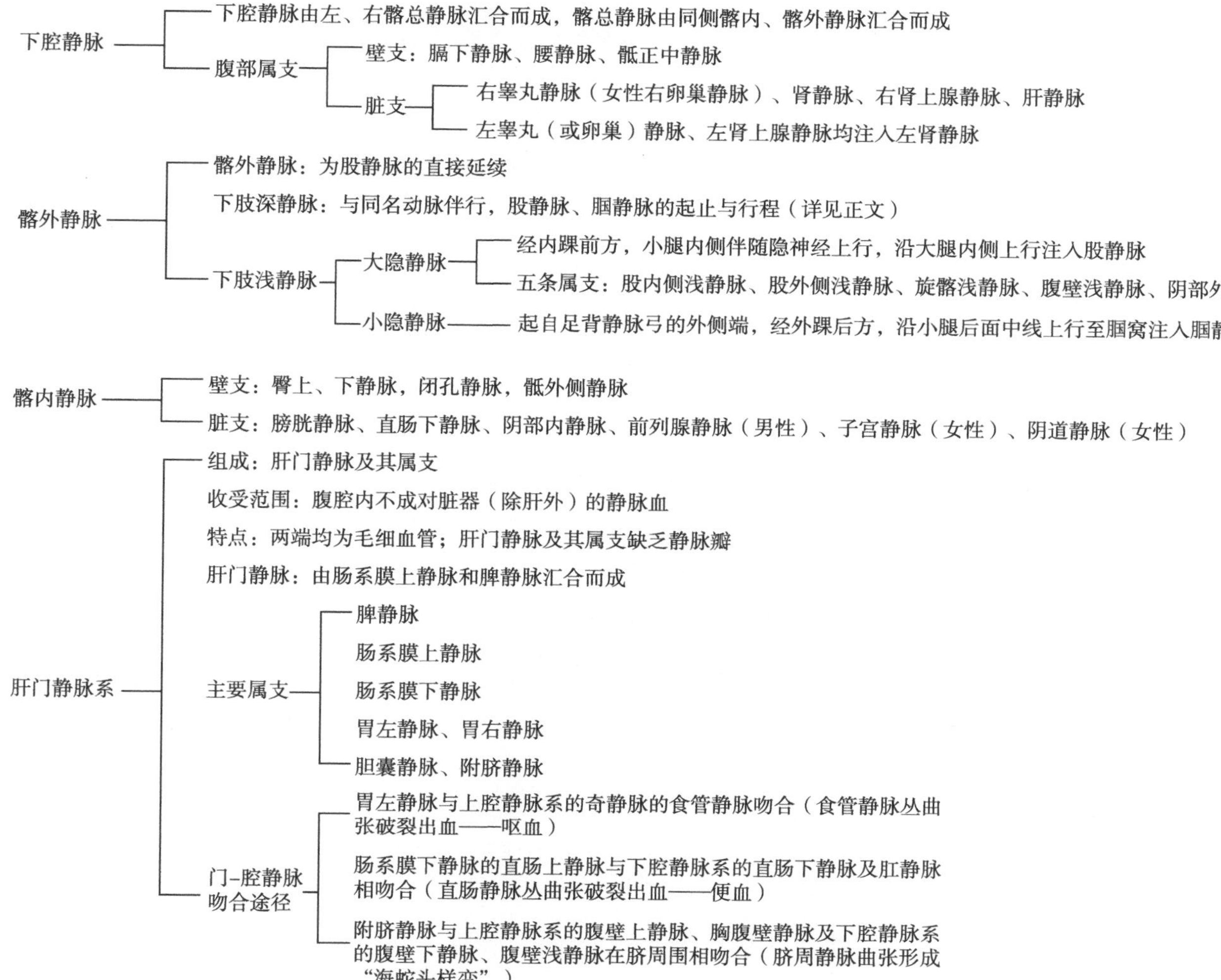
下腔静脉
下腔静脉由左、右髂总静脉汇合而成，髂总静脉由同侧髂内、髂外静脉汇合而成
腹部属支
壁支：膈下静脉、腰静脉、骶正中静脉
脏支
右睾丸静脉（女性右卵巢静脉）、肾静脉、右肾上腺静脉、肝静脉
左睾丸（或卵巢）静脉、左肾上腺静脉均注入左肾静脉
髂外静脉
髂外静脉：为股静脉的直接延续
下肢深静脉：与同名动脉伴行，股静脉、腘静脉的起止与行程（详见正文）
下肢浅静脉
大隐静脉
经内踝前方，小腿内侧伴随隐神经上行，沿大腿内侧上行注入股静脉
五条属支：股内侧浅静脉、股外侧浅静脉、旋髂浅静脉、腹壁浅静脉、阴部外静脉
小隐静脉
起自足背静脉弓的外侧端，经外踝后方，沿小腿后面中线上行至腘窝注入腘静脉
髂内静脉
壁支：臀上、下静脉，闭孔静脉，骶外侧静脉
脏支：膀胱静脉、直肠下静脉、阴部内静脉、前列腺静脉（男性）、子宫静脉（女性）、阴道静脉（女性）
肝门静脉系
组成：肝门静脉及其属支
收受范围：腹腔内不成对脏器（除肝外）的静脉血
特点：两端均为毛细血管；肝门静脉及其属支缺乏静脉瓣
肝门静脉：由肠系膜上静脉和脾静脉汇合而成
主要属支
脾静脉
肠系膜上静脉
肠系膜下静脉
胃左静脉、胃右静脉
胆囊静脉、附脐静脉
门-腔静脉吻合途径
胃左静脉与上腔静脉系的奇静脉的食管静脉吻合（食管静脉丛曲张破裂出血——呕血）
肠系膜下静脉的直肠上静脉与下腔静脉系的直肠下静脉及肛静脉相吻合（直肠静脉丛曲张破裂出血——便血）
附脐静脉与上腔静脉系的腹壁上静脉、胸腹壁静脉及下腔静脉系的腹壁下静脉、腹壁浅静脉在脐周围相吻合（脐周静脉曲张形成“海蛇头样变”）

第 12 章　淋巴系统

★**淋巴系统**（lymphatic system）由淋巴管道、淋巴组织和淋巴器官组成（图 12-1）。★淋巴管道和淋巴结的淋巴窦内含有淋巴液，简称为**淋巴**（lymph）。自小肠绒毛中的中央乳糜管至胸导管淋巴管道中的淋巴因含乳糜微粒呈白色，其他部位淋巴管道中的淋巴无色透明。血液流经毛细血管动脉端时，一些成分经毛细血管壁进入组织间隙，形成组织液。组织液与细胞进行物质交换后，大部分经毛细血管静脉端吸收入静脉，小部分水分和大分子物质进入毛细淋巴管，形成淋巴。淋巴沿淋巴管道和淋巴结的淋巴窦向心流动，最终流入静脉。因此，淋巴系统是心血管系统的辅助系统，协助静脉引流组织液。此外，淋巴器官和淋巴组织具有产生淋巴细胞、过滤淋巴和进行免疫应答的功能。

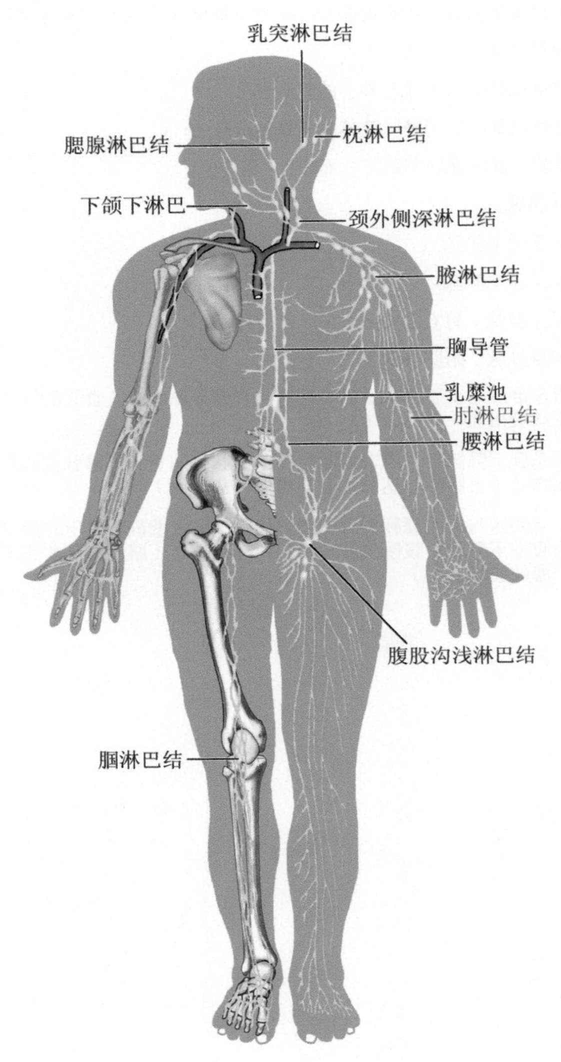

图 12-1　全身的淋巴管和淋巴结

第一节　淋巴系统的组成和结构特点

一、淋巴管道

（一）毛细淋巴管

★**毛细淋巴管**（lymphatic capillary）（图 12-2）以膨大的盲端起始，互相吻合成毛细淋巴管网，然后汇成淋巴管。毛细淋巴管由很薄的内皮细胞构成，内皮细胞之间的间隙较大，无基膜。内皮细胞外侧面有纤维细丝牵拉，使毛细淋巴管处于扩张状态。因此，组织中的蛋白质、细胞碎片、异物、细菌和肿瘤细胞等容易通过内皮细胞间隙进入毛细淋巴管。小肠绒毛内的毛细淋巴管称**中央乳糜管**（central lacteal）。上皮、角膜、晶状体、软骨等处无毛细淋巴管。

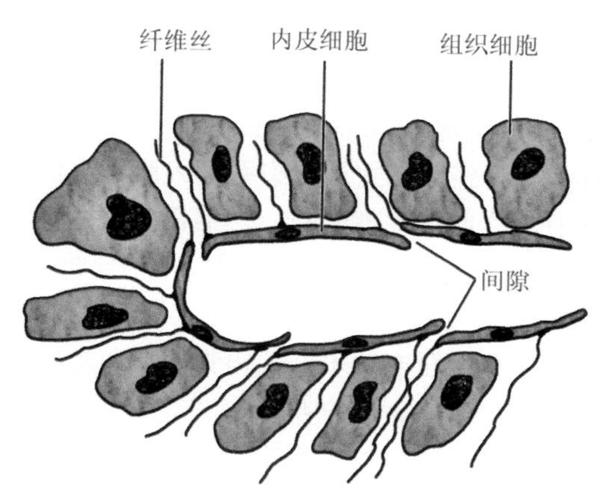

图 12-2　毛细淋巴管的结构

（二）淋巴管

★**淋巴管**（lymphatic vessel）由毛细淋巴管吻合而成，管壁结构与静脉相似。与静脉比较，淋巴管内有较多的瓣膜。**淋巴管瓣**（lymphatic valve）具有引流淋巴和防止淋巴逆流的功能。由于淋巴管在瓣膜附着处较狭窄，而相邻瓣膜之间的淋巴管段明显扩张，故淋巴管外观呈串珠状或藕节状。淋巴管分为浅淋巴管和深淋巴管两类。★**浅淋巴管**（superficial lymphatic vessel）位于浅筋膜内，与浅静脉伴行。内脏器官的浅淋巴管位于黏膜和浆膜内。★**深淋巴管**（deep lymphatic vessel）位于深筋膜深面和内脏器官深部，多与血管神经伴行。浅、深淋巴管之间存在丰富的交通。

（三）淋巴干

★**淋巴干**（lymphatic trunks）由淋巴结发出的淋巴管在膈下和颈根部汇合而成（图 12-3）。★全身的淋巴干包括成对的腰干、支气管纵隔干、锁骨下干、颈干和一条肠干，共 9 条。

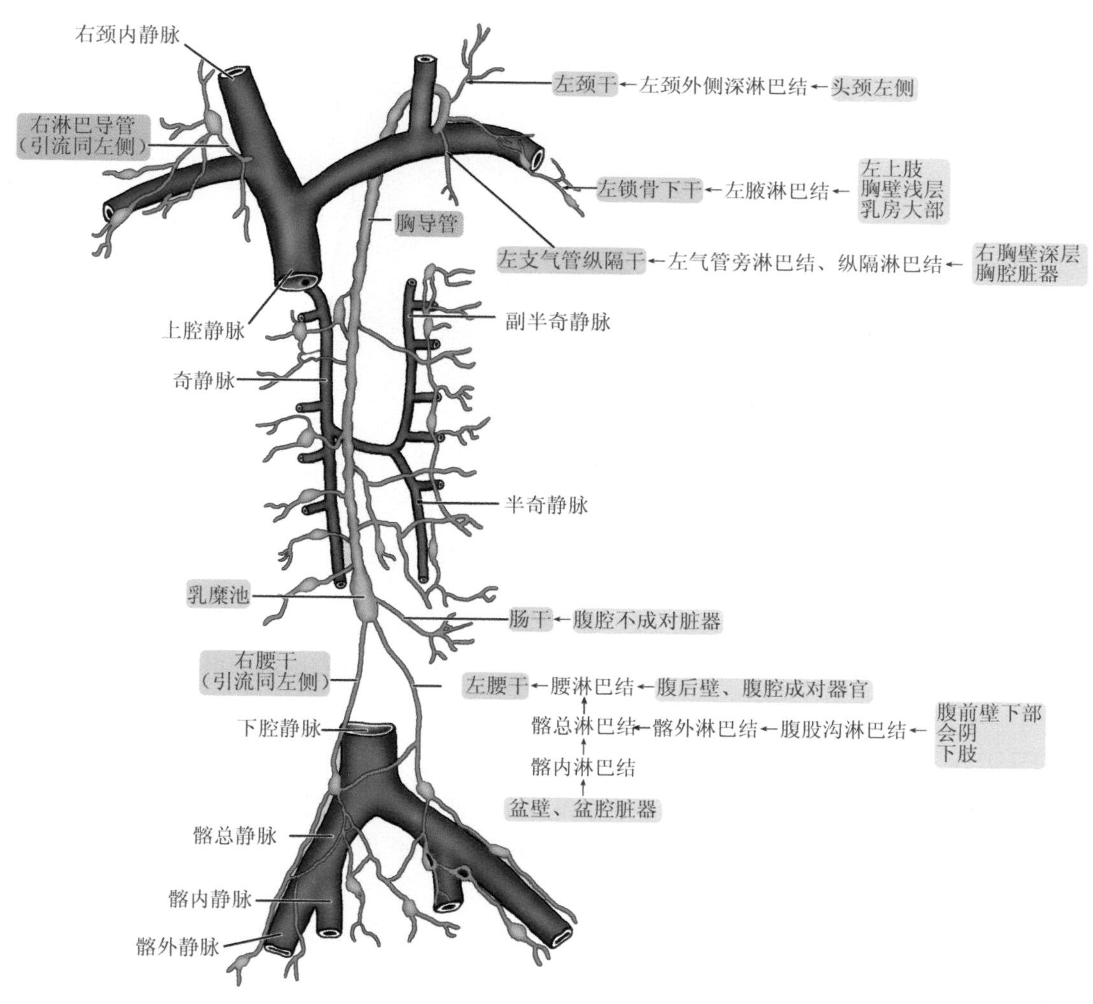

图 12-3　淋巴干和淋巴导管

（四）淋巴导管

★**淋巴导管**（lymphatic duct）由淋巴干汇合而成，即胸导管和右淋巴导管，分别注入左、右静脉角（图 12–3）。

1. ★**胸导管**（thoracic duct） 是全身最大的淋巴管（图 12–4），平第 12 胸椎下缘高度，起自★**乳糜池**（cisterna chyli），经膈的主动脉裂孔进入胸腔，沿脊柱右前方和胸主动脉与奇静脉之间上行，至第 5 胸椎高度经食管与脊柱之间向左侧斜行，然后沿脊柱左前方上行，经胸廓上口至颈部，在左颈总动脉和左颈内静脉的后方转向前内下方，★注入左静脉角。★胸导管也可注入左颈内静脉或左锁骨下静脉。胸导管末端有一对瓣膜，阻止静脉血逆流入胸导管。★乳糜池位于第 1 腰椎前方，呈囊状膨大，接受左、右腰干和肠干。★胸导管在注入左静脉角处接受左颈干、左锁骨下干和左支气管纵隔干。★胸导管引流下肢、盆部、腹部、左上肢、左胸部和左头颈部的淋巴，即全身 3/4 区域的淋巴（图 12–4）。甲状腺、食管和肝的部分淋巴管可直接注入胸导管。胸导管与肋间淋巴结、纵隔后淋巴结、气管支气管淋巴结和左锁骨上淋巴结之间存在广泛的淋巴侧支通路，胸导管内的肿瘤细胞可转移至这些淋巴结。胸导管常发出较细的侧支注入奇静脉和肋间后静脉。

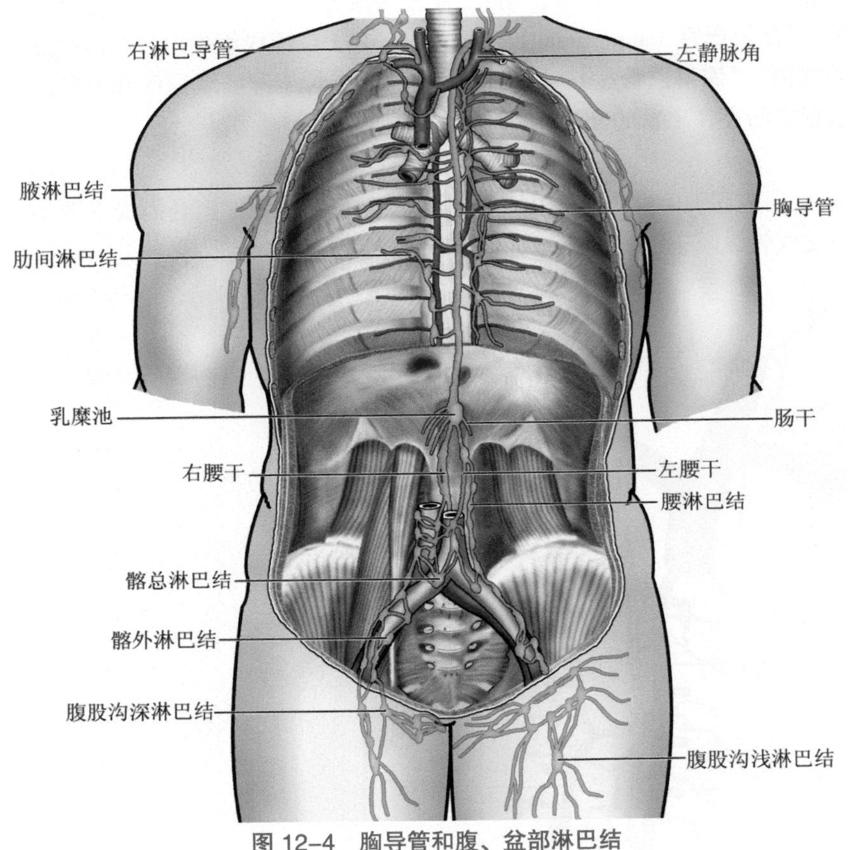

图 12–4 胸导管和腹、盆部淋巴结

2. ★**右淋巴导管**（right lymphatic duct） 为一短干，长仅 1~1.5 cm，★由右颈干、右锁骨下干和右支气管纵隔干汇合而成，★注入右静脉角。右淋巴导管引流右头颈部、右上肢和右胸部的淋巴，即全身 1/4 区域的淋巴（图 12–4）。

二、淋巴组织

淋巴组织（lymphoid tissue）分为弥散淋巴组织和淋巴小结两类。除淋巴器官内的淋巴组织外，消化、呼吸、泌尿和生殖管道及皮肤等处含有丰富的淋巴组织，起着防御屏障的作用。

（一）弥散淋巴组织

★**弥散淋巴组织**（diffuse lymphoid tissue）主要位于消化管和呼吸道的黏膜固有层。

（二）淋巴小结

★**淋巴小结**（lymphoid nodules）包括小肠黏膜固有层内的孤立淋巴滤泡和集合淋巴滤泡，以及阑尾壁内的淋巴小结等。

三、淋巴器官

淋巴器官（lymphoid organ）包括淋巴结、脾、胸腺和扁桃体。

（一）淋巴结

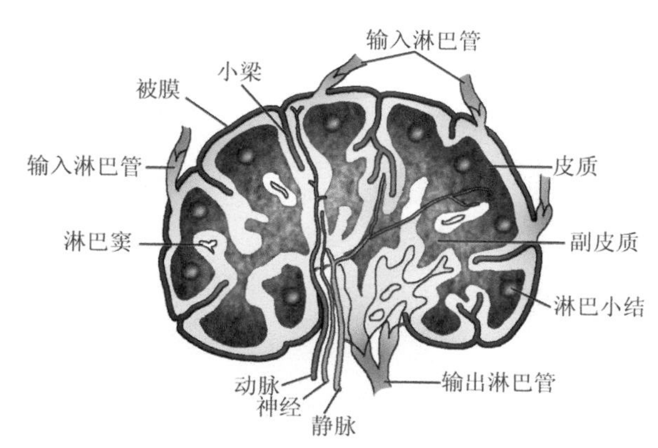

图 12-5　淋巴结

★**淋巴结**（lymph node）（图 12-5）为大小不一的圆形或椭圆形灰红色小体，一侧隆凸，另一侧凹陷，凹陷侧中央处为**淋巴结门**（hilum of lymph gland）。与淋巴结凸侧相连的淋巴管称**输入淋巴管**（afferent lymphatic vessel），数目较多。淋巴结门有神经和血管出入，出淋巴结门的淋巴管称**输出淋巴管**（efferent lymphatic vessel）。一个淋巴结的输出淋巴管可成为另一个淋巴结的输入淋巴管。淋巴结多成群分布，数目不恒定，年轻人有淋巴结 400~450 个。淋巴结按位置不同分为浅淋巴结和深淋巴结，★**浅淋巴结**（superficial lymph node）位于浅筋膜内，★**深淋巴结**（deep lymph node）位于深筋膜深面。淋巴结多沿血管排列，位于关节屈侧和体腔的隐藏部位，如肘窝、腋窝、腘窝、腹股沟、脏器门处和体腔大血管附近。淋巴结的主要功能是滤过淋巴、产生淋巴细胞和进行免疫应答。淋巴结内的淋巴窦是淋巴管道的一个组成部分，故淋巴结对于淋巴引流起着重要作用。

★引流某一器官或部位淋巴的第一级淋巴结称**局部淋巴结**（regional node），临床上通常称**哨位淋巴结**（sentinel lymph nodes）。当某器官或部位发生病变时，细菌、毒素、寄生虫或肿瘤细胞可沿淋巴管进入相应的局部淋巴结，该淋巴结阻截和清除这些细菌、毒素、寄生虫或肿瘤细胞，从而阻止病变的扩散。此时，淋巴结出现细胞渗出和增殖等病理变化，引起淋巴结肿大。因此，★局部淋巴结肿大常反映其引流范围存在病变。如果局部淋巴结不能阻止病变的扩散，病变可沿淋巴管道向远处蔓延。★了解淋巴结的位置、淋巴引流范围和淋巴引流途径，对于病变的诊断和治疗具有重要意义。

（二）脾

★**脾**（spleen）（图 12-6）是人体最大的淋巴器官，具有储血、造血、清除衰老红细胞和进行免疫应答的功能。★脾呈暗红色，质软而脆。脾位于左季肋部，胃底与膈之间，第 9~11 肋的深面，其长轴与第 10 肋一致。脾由脾韧带、脾肾韧带、膈脾韧带和脾结肠韧带支持固定。脾的位置可随呼吸和体位不同而变化，站立比平卧时低 2.5cm。正常时在左肋弓下触摸不到脾。

脾可分为膈、脏两面，前、后两端和上、下两缘。膈面光滑隆凸，对向膈。★脏面凹陷，中央处有**脾门**（hilum of spleen），是血管、神经和淋巴管出入之处。在脏面，脾与胃底、左肾、左肾上腺、胰尾和结肠左曲相毗邻。前端较宽，朝向前外侧，达腋中线。后端钝圆，朝向后内侧，距离后正中线 4~5cm。★上缘较锐，朝向前上方，前部有 2~3 个**脾切迹**（splenic notches）。★脾大时，脾切迹是触诊脾的标志。下缘较钝，朝向后下方。

在脾的附近，特别是在胃脾韧带和大网膜中可存在**副脾**（accessory spleen），出现率为 10%~40%。副脾的位置、大小和数目不定。因脾功能亢进需做脾切除术时，应同时切除副脾。

（三）胸腺

★**胸腺**（thymus）（图 12-7）是中枢淋巴器官，培育、选择和向周围淋巴器官（淋巴结、脾和扁桃体）和淋巴组织（淋巴小结）输送 T 淋巴细胞。胸腺还有内分泌功能。

胸腺位于胸骨柄后方和上纵隔前部。上端可突入颈根部，特别是小儿的胸腺。下端伸入前纵隔，贴于心包的前面。胸腺可分为不对称的左、右两叶，每叶呈扁条状或锥体形。两叶借结缔组织相连。★新生儿和幼儿的胸腺重量为 10~15g，性成熟后可达 25~40g，此后逐渐退化萎缩，并被结缔组织代替。

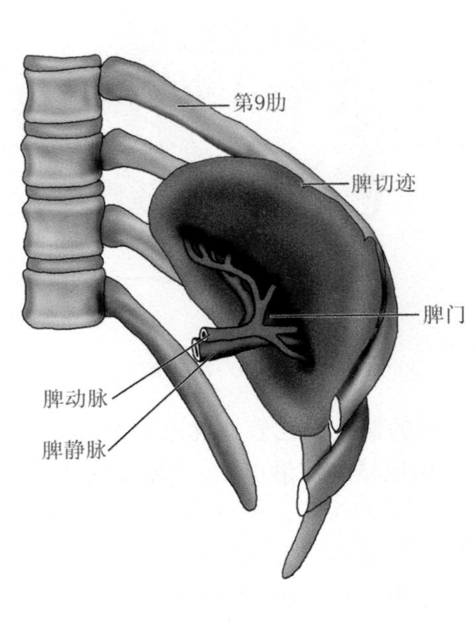

图 12-6 脾

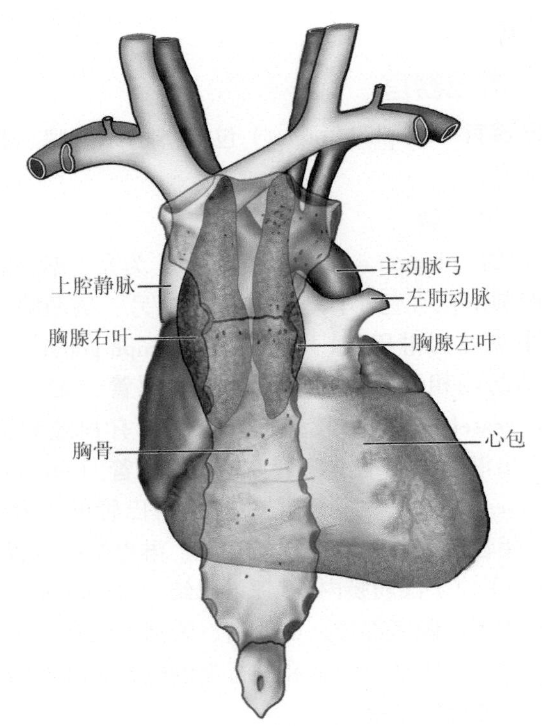

图 12-7 胸腺

第二节 人体的淋巴引流及各部的淋巴结

在安静状态下，每小时约有 120ml 淋巴流入血液。淋巴流动缓慢，流速是静脉的 1/10。相邻两对瓣膜之间的淋巴管段构成“淋巴管泵”，通过淋巴管壁平滑肌的收缩和瓣膜的开闭，推动淋巴向心流动。淋巴管周围的动脉搏动、骨骼肌收缩和胸腔负压对于淋巴回流有促进作用。如果淋巴回流受阻，富含蛋白质的组织液滞留，从而出现淋巴水肿。

一、头颈部淋巴管和淋巴结

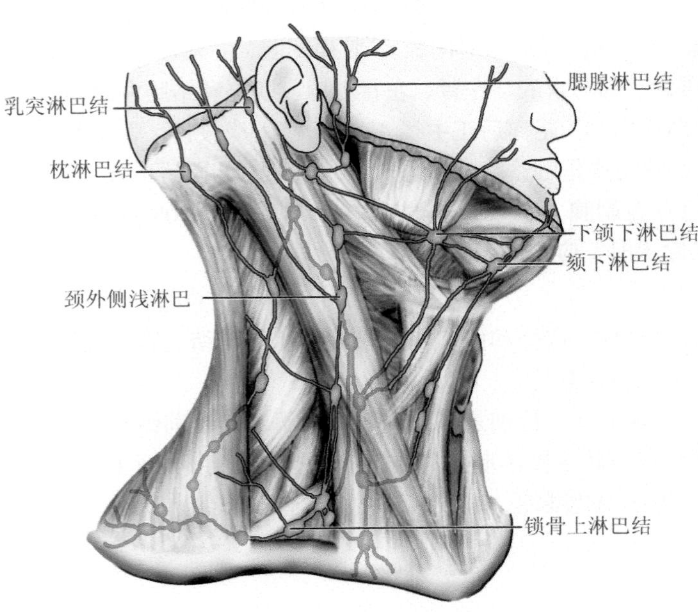

图 12-8 头颈部淋巴管和淋巴结

头颈部的淋巴结在头、颈部交界处呈环状排列，在颈部沿静脉纵向排列，少数淋巴结位于消化管和呼吸道周围。头颈部淋巴结的输出淋巴管下行，直接或间接地注入颈外侧下深淋巴结。

（一）头部淋巴结

*头部淋巴结多位于头、颈部交界处（图 12-8），主要引流头面部淋巴，输出淋巴管直接或间接注入颈外侧上深淋巴结。

1. ***枕淋巴结**（occipital lymph nodes） 分为浅、深两群，分别位于斜方肌起点的表面和头夹肌的深面，引流枕部和项部的淋巴。

2. ***乳突淋巴结**（mastoid lymph nodes）又称**耳后淋巴结**（posterior auricular lymph nodes），位于胸锁乳突肌止点的表面，引流颅顶部、颞区和耳郭后面的淋巴。

3. ★**腮腺淋巴结**（parotid lymph node） 分为浅、深两群，分别位于腮腺表面和腮腺实质内，引流额、颅顶、颞区、耳郭、外耳道、颊部和腮腺等处的淋巴。

4. ★**下颌下淋巴结**（submandibular lymph node） 位于下颌下腺附近和下颌下腺实质内，引流面部和口腔器官的淋巴。

5. ★**颏下淋巴结**（submental lymph node） 位于颏下部，引流舌尖、下唇中部和颏部的淋巴。

（二）颈部淋巴结

1. ★**颈前淋巴结**（anterior cervical lymph node）

（1）**颈前浅淋巴结**（superficial anterior cervical lymph node）：沿颈前静脉排列，引流颈前部浅层结构的淋巴，输出淋巴管注入颈外侧下深淋巴结。

（2）**颈前深淋巴结**（deep anterior cervical lymph node）

1）**喉前淋巴结**（prelaryngeal lymph node）：位于喉的前面，引流喉和甲状腺的淋巴，输出淋巴管注入气管前淋巴结、气管旁淋巴结和颈外侧下深淋巴结。

2）**甲状腺淋巴结**（thyroid lymph node）：位于甲状腺峡部的前面，引流甲状腺的淋巴，输出淋巴管注入气管前淋巴结、气管旁淋巴结和颈外侧上深淋巴结。

3）**气管前淋巴结**（pretracheal lymph node）：位于气管颈部的前面，引流喉、甲状腺和气管颈部的淋巴，输出淋巴管注入气管旁淋巴结和颈外侧下深淋巴结。

4）**气管旁淋巴结**（paratracheal lymph node）：位于气管和食管之间的沟内，沿喉返神经排列，引流喉、甲状腺、气管和食管的淋巴，输出淋巴管注入颈外侧下深淋巴结。感染或肿瘤转移可引起气管旁淋巴结肿大，压迫喉返神经，出现声音嘶哑。

2. ★**颈外侧淋巴结**（lateral cervical lymph node）

（1）**颈外侧浅淋巴结**（superficial lateral cervical lymph node）：沿颈外静脉排列，引流颈外侧浅层结构的淋巴，并收纳枕淋巴结、乳突淋巴结和腮腺淋巴结的输出淋巴管，其输出淋巴管注入颈外侧深淋巴结。

（2）**颈外侧深淋巴结**（deep lateral cervical lymph node）：主要沿颈内静脉排列，部分淋巴结沿副神经和颈横血管排列。以肩胛舌骨肌为界，分为颈外侧上深淋巴结和颈外侧下深淋巴结两群。

1）**颈外侧上深淋巴结**（superior deep lateral cervical lymph node）：主要沿颈内静脉上段排列。位于面总静脉、二腹肌后腹和颈内静脉之间的淋巴结称**颈内静脉二腹肌淋巴结**（jugulodigastric lymph node），引流鼻咽部、腭扁桃体和舌根的淋巴。鼻咽癌和舌根癌常首先转移至该淋巴结。位于肩胛舌骨肌中间腱与颈内静脉交叉处的淋巴结称**颈内静脉肩胛舌骨肌淋巴结**（juguloomohyoid lymph node），引流舌尖的淋巴。舌尖癌常首先转移至该淋巴结。沿副神经排列的淋巴结称**副神经淋巴结**（accessory nerve lymph node）。颈外侧上深淋巴结引流鼻、舌、咽、喉、甲状腺、气管、食管、枕部、项部和肩部等处的淋巴，并收纳枕、耳后、腮腺、下颌下、颏下和颈外侧浅淋巴结等的输出淋巴管，其输出淋巴管注入颈外侧下深淋巴结或颈干。

2）**颈外侧下深淋巴结**（inferior deep lateral cervical lymph node）：主要沿颈内静脉下段排列。位于锁骨上大窝和沿颈横血管分布的淋巴结称**锁骨上淋巴结**（supraclavicular lymph node），其中位于前斜角肌前方的淋巴结称**斜角肌淋巴结**（scalene lymph node）。左侧斜角肌淋巴结又称 Virchow **淋巴结**（Virchow's lymph node）。患胸、腹、盆部的肿瘤，尤其是食管腹段癌和胃癌时，癌细胞栓子经胸导管转移至该淋巴结，常可在胸锁乳突肌后缘与锁骨上缘形成的夹角处触摸到肿大的淋巴结。颈外侧下深淋巴结引流颈根部、胸壁上部和乳房上部的淋巴，并收纳颈前淋巴结、颈外侧浅淋巴结和颈外侧上深淋巴结的输出淋巴管，其输出淋巴管合成颈干，左侧注入胸导管，右侧注入右淋巴导管。

3. **咽后淋巴结**（retropharyngeal lymph node） 位于咽后壁和椎前筋膜之间，引流鼻腔后部、鼻旁窦、鼻咽部和喉咽部的淋巴，输出淋巴管注入颈外侧上深淋巴结。

二、上肢淋巴管和淋巴结

上肢浅、深淋巴管分别与浅静脉和深血管伴行，直接或间接注入腋淋巴结。

（一）肘淋巴结

★**肘淋巴结**（cubital lymph node）分为浅、深两群（图 12-1），分别位于肱骨内上髁上方和肘窝深血管周围。肘淋巴结通过浅、深淋巴管引流手部尺侧半和前臂尺侧半的淋巴，其输出淋巴管沿肱血管注入腋淋巴结。

（二）锁骨下淋巴结

★**锁骨下淋巴结**（infraclavicular lymph node）位于锁骨下方的三角肌胸大肌间沟内，沿头静脉排列，收纳沿头静脉上行的浅淋巴管，其输出淋巴管注入腋淋巴结，少数注入锁骨上淋巴结。

（三）腋淋巴结

▲★**腋淋巴结**（axillary lymph node）位于腋窝的疏松结缔组织内，沿血管排列，按位置分为 5 群（图 12-9）。

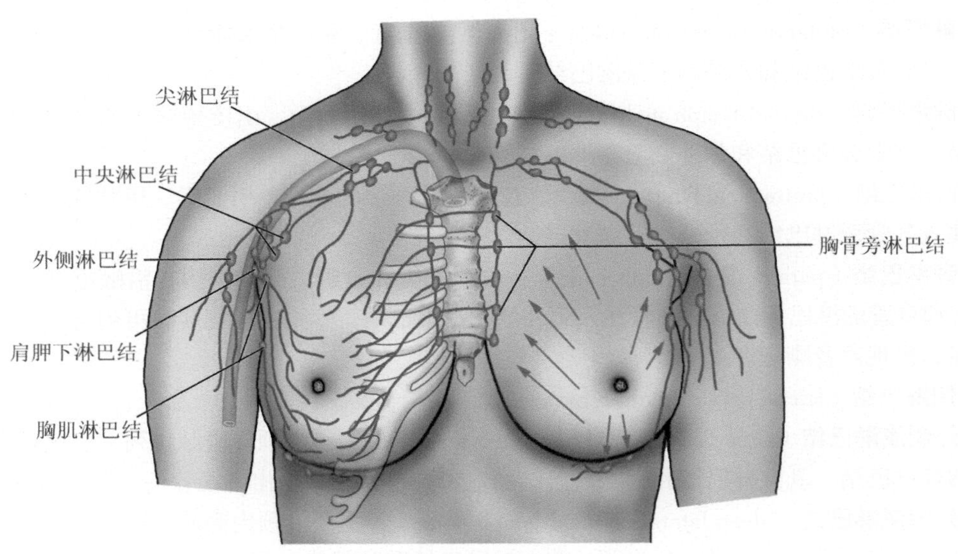

图 12-9 腋淋巴结和乳腺淋巴引流方向

1. ★**胸肌淋巴结**（pectoral lymph node） 位于胸小肌下缘处，沿胸外侧血管排列，引流腹前外侧壁、胸外侧壁及乳房外侧部和中央部的淋巴，其输出淋巴管注入中央淋巴结和尖淋巴结。乳腺癌转移至胸肌淋巴结时，可在腋前襞的深侧触及肿大的淋巴结。

2. ★**外侧淋巴结**（lateral lymph node） 沿腋静脉远侧端排列，收纳除注入锁骨下淋巴结以外的上肢浅、深淋巴管，其输出淋巴管注入中央淋巴结、尖淋巴结和锁骨上淋巴结。

3. ★**肩胛下淋巴结**（subscapular lymph node） 沿肩胛下血管排列，引流颈后部和背部的淋巴，其输出淋巴管注入中央淋巴结和尖淋巴结。

4. ★**中央淋巴结**（central lymph node） 位于腋窝中央的疏松结缔组织中，收纳上述三群淋巴结的输出淋巴管，其输出淋巴管注入尖淋巴结。

5. ★**尖淋巴结**（apical lymph node） 沿腋静脉近侧端排列，引流乳腺上部的淋巴，并收纳上述四群淋巴结和锁骨下淋巴结的输出淋巴管，其输出淋巴管合成锁骨下干，左侧注入胸导管，右侧注入右淋巴导管。少数输出淋巴管注入锁骨上淋巴结。

三、胸部淋巴管和淋巴结

胸部淋巴结位于胸壁内和胸腔器官周围。

（一）胸壁淋巴结

胸后壁和胸前壁大部分浅淋巴管注入腋淋巴结，胸前壁上部的浅淋巴管注入颈外侧下深淋巴结，胸壁深淋巴管注入胸壁淋巴结。

1. ★**胸骨旁淋巴结**（parasternal lymph node）（图 12-10） 沿胸廓内血管排列，引流胸、腹前壁和乳房内侧部的淋巴，并收纳膈上淋巴结的输出淋巴管，其输出淋巴管参与合成支气管纵隔干。

2. ***肋间淋巴结**（intercostal lymph node）　多位于肋头附近，沿肋间后血管排列，引流胸后壁的淋巴，其输出淋巴管注入胸导管。

3. ***膈上淋巴结**（superior phrenic lymph node）（图 12–10）　位于膈的胸腔面，分为前、外侧、后三群，引流膈、壁胸膜、心包和肝上面的淋巴，其输出淋巴管注入胸骨旁淋巴结和纵隔前、后淋巴结。

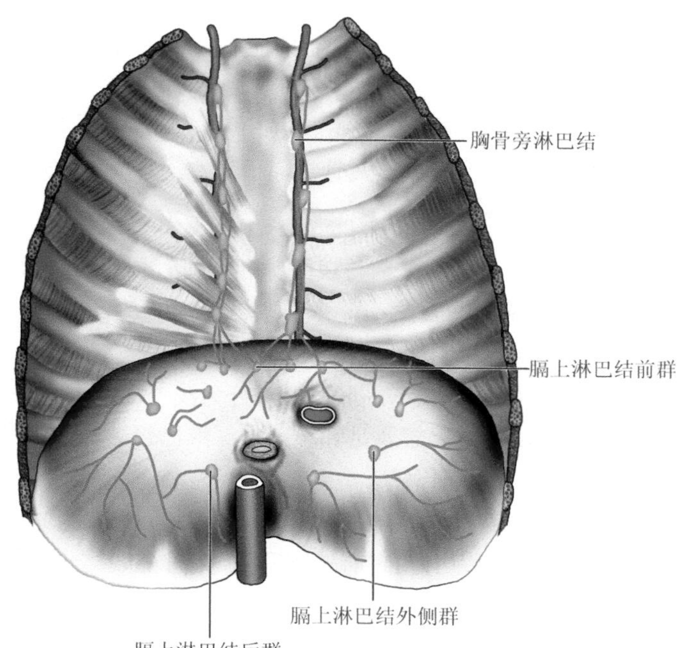

图 12–10　胸骨旁淋巴结和膈上淋巴结

（二）胸腔器官淋巴结

1. **纵隔前淋巴结**（anterior mediastinal lymph node）　位于上纵隔前部和前纵隔内，在大血管和心包的前面，引流胸腺、心、心包、纵隔胸膜的淋巴结，并收纳膈上淋巴结外侧群的输出淋巴管，其输出淋巴管参与合成支气管纵隔干（图 12–11）。

2. **纵隔后淋巴结**（posterior mediastinal lymph node）　位于上纵隔后部和后纵隔内，沿胸主动脉和食管排列，引流心包、食管和膈的淋巴，并收纳膈上淋巴结外侧群和后群的输出淋巴管，其输出淋巴管注入胸导管。

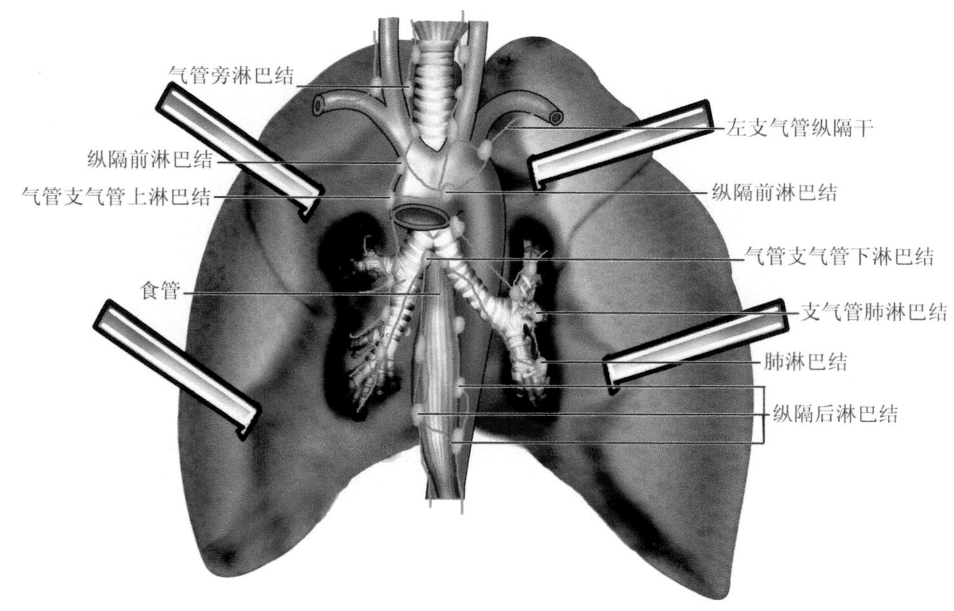

图 12–11　胸腔脏器淋巴结

3. 气管、支气管和肺的淋巴结　这些淋巴结引流肺、脏胸膜、支气管、气管和食管的淋巴，并收纳纵隔后淋巴结的输出淋巴管。在成年人，由于大量灰尘颗粒沉积在淋巴结内，淋巴结呈黑色。

（1）**肺淋巴结**（pulmonary lymph node）：位于肺叶支气管和肺段支气管分支夹角处，其输出淋巴管注入支气管肺淋巴结。

（2）**支气管肺淋巴结**（bronchopulmonary lymph node）：位于肺门处，又称肺门淋巴结（hilar lymph node），其输出淋巴管注入气管支气管淋巴结。

（3）**气管支气管淋巴结**（tracheobronchial lymph node）：分为上、下两群，分别位于气管杈的上、下方，输出淋巴管注入气管旁淋巴结。

（4）**气管旁淋巴结**（paratracheal lymph node）：沿气管排列。气管旁淋巴结、纵隔前淋巴结和胸骨旁淋巴结的输出淋巴管汇合成支气管纵隔干。左、右支气管纵隔干分别注入胸导管和右淋巴导管。

四、下肢淋巴管和淋巴结

下肢浅、深淋巴管分别与浅静脉和深血管伴行，直接或间接注入腹股沟淋巴结。此外，臀部的深淋巴管沿深血管注入髂内淋巴结。

（一）腘淋巴结

腘淋巴结（popliteal lymph node）分为浅、深两群，分别沿小隐静脉末端和腘血管排列，引流足外侧缘和小腿后外侧部的浅淋巴管及足和小腿的深淋巴管，其输出淋巴管沿股血管上行，注入腹股沟深淋巴结。

（二）*腹股沟淋巴结

1. **腹股沟浅淋巴结**（superficial inguinal lymph node） 位于腹股沟韧带下方，分为上、下两群。上群与腹股沟韧带平行排列，引流腹前外侧壁下部、臀部、会阴和子宫底的淋巴。下群沿大隐静脉末端分布，收纳除足外侧缘和小腿后外侧部外的下肢浅淋巴管。腹股沟浅淋巴结的输出淋巴管注入腹股沟深淋巴结或髂外淋巴结。

2. **腹股沟深淋巴结**（deep inguinal lymph node） 位于股静脉周围和股管内，引流大腿深部结构和会阴的淋巴，并收纳腘淋巴结深群和腹股沟浅淋巴结的输出淋巴管，其输出淋巴管注入髂外淋巴结。

五、盆部淋巴管和淋巴结

盆部淋巴结沿盆腔血管排列（图 12–12，图 12–13）。

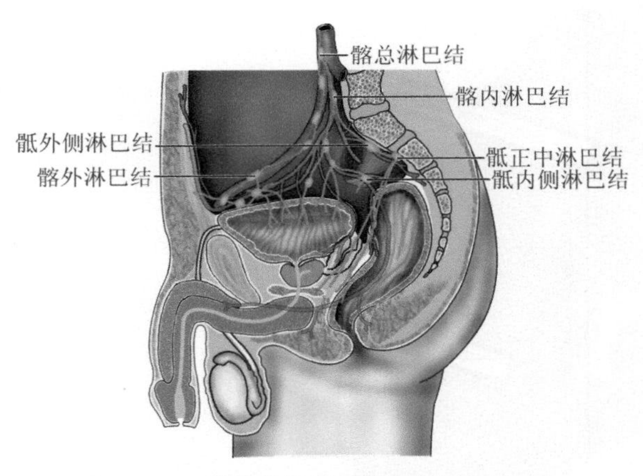

图 12–12 男性盆部淋巴管和淋巴结

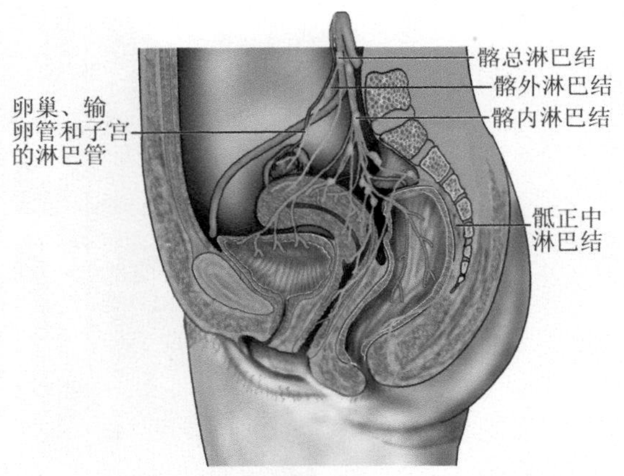

图 12–13 女性盆部淋巴管和淋巴结

（一）髂内淋巴结

髂内淋巴结（internal iliac lymph node）沿髂内动脉及其分支和髂内静脉及其属支排列，引流大部分盆壁、盆腔脏器、会阴深部、臀部和大腿后部深层结构的淋巴，其输出淋巴管注入髂总淋巴结。**闭孔淋巴结**（obturator lymph node）沿闭孔血管和神经分布，引流子宫颈、阴道上部、膀胱及阴蒂或阴茎头的淋巴，其输出淋巴管注入髂内、外淋巴结。

（二）骶淋巴结

骶淋巴结（sacral lymph node）包括**骶外侧淋巴结**（lateral sacral lymph node）和**骶正中淋巴结**（median sacral lymph node），分别沿骶外侧血管和骶正中血管排列，引流盆后壁、直肠、前列腺或子宫等处的淋巴，其输出淋巴管注入髂内淋巴结或髂总淋巴结。

（三）髂外淋巴结

髂外淋巴结（external iliac lymph node）沿髂外血管排列，引流腹前壁下部、膀胱、前列腺（男性）或子宫颈和阴道上部（女性）的淋巴，并收纳腹股沟浅、深淋巴结的输出淋巴管，其输出淋巴管注入髂总淋巴结。

（四）髂总淋巴结

髂总淋巴结（common iliac lymph node）沿髂总血管排列，收纳上述三群淋巴结的输出淋巴管，其输出淋巴管注入腰淋巴结。

六、腹部淋巴管和淋巴结

腹部淋巴结位于腹后壁和腹腔脏器周围，沿腹腔血管排列。

（一）腹壁淋巴结

脐平面以上腹前外侧壁的浅、深淋巴管分别注入腋淋巴结和胸骨旁淋巴结，脐平面以下腹壁的浅淋巴管注入腹股沟浅淋巴结，深淋巴管注入腹股沟深淋巴结、髂外淋巴结和腰淋巴结。

腰淋巴结（lumbar lymph node）位于腹后壁，沿腹主动脉和下腔静脉分布，引流腹后壁深层结构和腹腔成对器官的淋巴，并收纳髂总淋巴结的输出淋巴管，其输出淋巴管汇合成左、右腰干。

（二）腹腔器官的淋巴结

腹腔成对器官的淋巴管注入腰淋巴结，不成对器官的淋巴管注入沿腹腔干、肠系膜上动脉和肠系膜下动脉及其分支排列的淋巴结。

1. 沿腹腔干及其分支排列的淋巴结（图 12–14）　**胃左淋巴结**（left gastric lymph node）、**胃右淋巴结**（right gastric lymph node）、**胃网膜左淋巴结**（left gastroomental lymph node）、**胃网膜右淋巴结**（right gastroomental lymph node）、**幽门上淋巴结**（suprapyloric lymph node）、**幽门下淋巴结**（subpyloric lymph node）、**肝淋巴结**（hepatic lymph node）、**胰淋巴结**（pancreatic lymph node）和**脾淋巴结**（splenic lymph node）引流相应动脉分布范围的淋巴，其输出淋巴管注入位于腹腔干周围的**腹腔淋巴结**（celiac lymph node）。

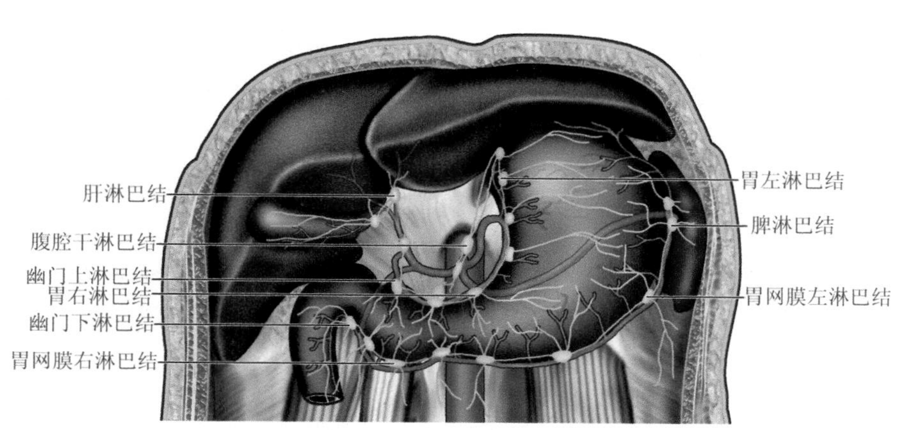

图 12–14　沿腹腔干及其分支排列的淋巴管和淋巴结

2. 沿肠系膜上动脉及其分支排列的淋巴结　**肠系膜淋巴结**（mesenteric lymph node）沿空、回肠动脉排列，**回结肠淋巴结**（ileocolic lymph node）、**右结肠淋巴结**（right colic lymph node）和**中结肠淋巴结**（middle colic lymph node）沿同名动脉排列，这些淋巴结引流相应动脉分布范围的淋巴，其输出淋巴管注入位于肠系膜上动脉根部周围的**肠系膜上淋巴结**（superior mesenteric lymph node）（图 12–15）。

3. 沿肠系膜下动脉分布的淋巴结　**左结肠淋巴结**（left colic lymph node）、**乙状结肠淋巴结**（sigmoid lymph node）和**直肠上淋巴结**（superior rectal lymph node）引流相应动脉分布范围的淋巴，其输出淋巴管注入肠系膜下动脉根部周围的**肠系膜下淋巴结**（inferior mesenteric lymph node）（图 12–15）。

腹腔淋巴结、肠系膜上淋巴结和肠系膜下淋巴结的输出淋巴管汇合成肠干。

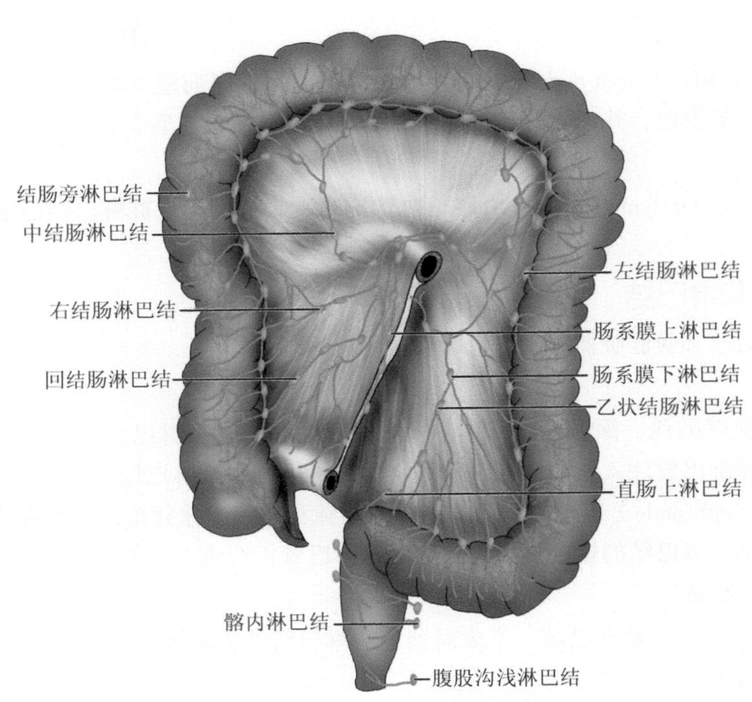

图 12-15 大肠的淋巴管和淋巴结

第三节 部分主要器官的淋巴引流

一、*食管的淋巴引流

食管颈部的淋巴注入气管旁淋巴结和颈外侧下深淋巴结。食管胸部的淋巴除注入纵隔后淋巴结外，胸上部的淋巴注入气管旁淋巴结和气管支气管淋巴结，胸下部的淋巴注入胃左淋巴结。食管腹部的淋巴注入胃左淋巴结。食管的部分淋巴管注入胸导管。

二、*胃的淋巴引流

胃的淋巴引流方向有 4 个：①胃底右侧部、贲门部和胃体小弯侧的淋巴注入胃左淋巴结；②幽门部小弯侧的淋巴注入幽门上淋巴结；③胃底左侧部、胃体大弯侧左侧部的淋巴注入胃网膜左淋巴结、胰淋巴结和脾淋巴结；④胃体大弯侧右侧部和幽门部大弯侧的淋巴注入胃网膜右淋巴结和幽门下淋巴结。各淋巴引流范围的淋巴管之间存在丰富的交通。

三、*肺的淋巴引流

肺浅淋巴管位于脏胸膜深面，肺深淋巴管位于肺小叶间结缔组织内、肺血管和支气管的周围。浅、深淋巴管之间存在交通，注入肺淋巴结和支气管肺淋巴结。肺的淋巴依次由肺淋巴结、支气管肺淋巴结、气管支气管淋巴结和气管旁淋巴结引流。另外，肺下叶下部的淋巴注入肺韧带处的淋巴结，其输出淋巴管注入胸导管或腰淋巴结。左肺上叶下部和下叶的部分淋巴注入右气管支气管淋巴结上群和右气管旁淋巴结。

四、*肝的淋巴引流

肝浅淋巴管位于肝被膜的结缔组织内。肝膈面的浅淋巴管多经镰状韧带和冠状韧带注入膈上淋巴结和肝淋巴结，部分淋巴管注入腹腔淋巴结和胃左淋巴结。冠状韧带内的部分淋巴管注入胸导管。肝脏面浅淋巴管注入肝淋巴结。深淋巴管位于门管区和肝静脉及其属支的周围，沿肝静脉出肝，注入肝淋巴结、腹腔淋巴结和膈上淋巴结。

五、*直肠和肛管的淋巴引流

齿状线以上的淋巴管走行有4个方向：①沿直肠上血管上行，注入直肠上淋巴结；②沿直肠下血管行向两侧，注入髂内淋巴结；③沿肛血管和阴部内血管进入盆腔，注入髂内淋巴结；④少数淋巴管沿骶外侧血管走行，注入骶外侧淋巴结。齿状线以下的淋巴管注入腹股沟浅淋巴结。

六、▲*子宫的淋巴引流

子宫的淋巴引流方向较广。子宫底和子宫体上部的淋巴管：沿卵巢血管上行，注入腰淋巴结；沿子宫圆韧带穿腹股沟管，注入腹股沟浅淋巴结。子宫体下部和子宫颈的淋巴管：沿子宫血管行向两侧，注入髂内、外淋巴结；经子宫主韧带注入闭孔淋巴结；沿骶子宫韧带向后注入骶外侧淋巴结和骶正中淋巴结。

七、*乳房的淋巴引流

乳房的淋巴主要注入腋淋巴结，引流方向有3个：①乳房外侧部和中央部的淋巴管注入胸肌淋巴结；②乳房上部的淋巴管注入尖淋巴结和锁骨上淋巴结；③乳房内侧部的淋巴管注入胸骨旁淋巴结。乳房内侧部的浅淋巴管与对侧乳房浅淋巴管交通，内下部的淋巴管通过腹壁和膈下的淋巴管与肝的淋巴管交通。

小结

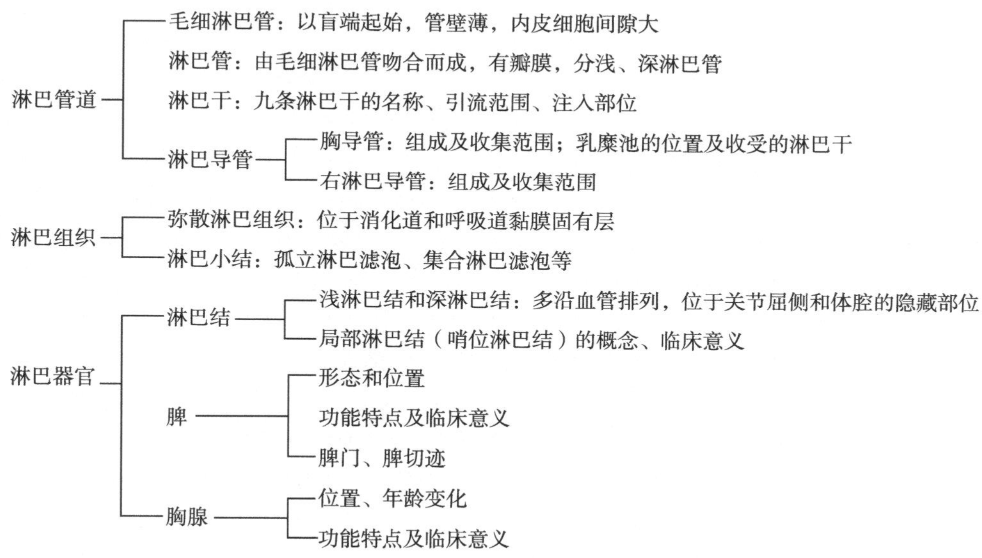

第四篇

感觉器

生物通过感觉来了解内部和外部世界。没有感觉的生活不仅没意义，而且无法生存。★**感觉器官**（sensory organs）是机体接受内、外环境各种不同刺激的结构，又称**感觉器**或**感官**。★感觉器是**感受器**（receptor）及其附属结构的总称。

★感受器主要指能感受某种刺激而产生兴奋的结构，广泛分布于人体内所有的器官组织中。★它能接受内、外环境的各种刺激，并将刺激转化为神经冲动，经神经传导通路传至大脑皮质相应的感觉中枢，经中枢整合后产生感觉，再由高级中枢发出神经冲动，经运动神经传至效应器，对刺激产生应答。正常情况下，感受器只对某一种适宜的刺激特别敏感，如视网膜的适宜刺激是一定波长的光，耳蜗的适宜刺激是一定频率的声波等。

感受器种类繁多，形态及功能各异，分类方法较多，常用的有以下两种。★根据其特化程度可分为两类：①★一般感受器，分布于全身各部，如分布于皮肤的触、压、痛、温度的感受器；分布于肌、腱、关节、内脏及心血管的感受器。②★特殊感受器，只分布在头部，包括嗅、味、视、听觉和平衡觉的感受器。

★根据其所在部位和所接受刺激的来源可分为三类：①★**外感受器**（exteroceptor），分布在皮肤、黏膜、视器和听器等处，接受来自外界环境的刺激，如触、压、痛、温度、光、声等物理和化学刺激。②★**内感受器**（interoceptor），分布在内脏、心血管和腺体等处，接受体内环境的物理和化学刺激，如压力、渗透压、温度、离子及化合物浓度等刺激。③★**本体感受器**（proprioceptor），分布在肌、腱、关节等运动器及内耳的前庭器等处，接受机体运动和平衡过程中产生的刺激。

长期进化过程中，感觉器不仅感受装置更为完善，而且具有复杂的附属结构。如视觉器官除光感受器外，还包括眼的屈光系统及眼球的运动和保护装置等；听觉器官不仅指声波感受器，还包括耳的其他结构，如耳的传音部分等。

★感觉器包括视器、前庭蜗器、味器和嗅器等。

第 13 章　视　器

视器（visual organ）即眼，是人体重要的感觉器官，能感受光波的刺激，并将光波刺激转换为神经冲动，经视觉传导通路传至大脑皮质视觉中枢而产生视觉。

★视器由眼球和眼副器两部分组成。眼球具有屈光成像和将光刺激转换为神经冲动的功能。★眼副器位于眼球周围，包括眼睑、结膜、泪器、眼球外肌、眶筋膜和眶脂体等，对眼球有保护、支持和运动等作用。

第一节　眼　球

★**眼球**（eyeball）是视器的主要部分，居眶内，借眶筋膜与眶壁相连。眼球前面由眼睑保护，后面由视神经连于视交叉。眼球周围附有泪腺和眼外肌等眼副器，并有眶脂体衬垫。眼球近似球形（图 13–1），前面正中点称前极，后面正中点称后极。通过前、后极的连线称**眼轴**（axis of eyeball）。在眼球表面，前、后极连线中点连接起来的环形连线称赤道，即中纬线。从瞳孔的中央至视网膜中央凹的连线，与视线方向一致，称**视轴**（optic axis）。眼轴与视轴成锐角交叉。

★眼球由眼球壁及其内容物构成。

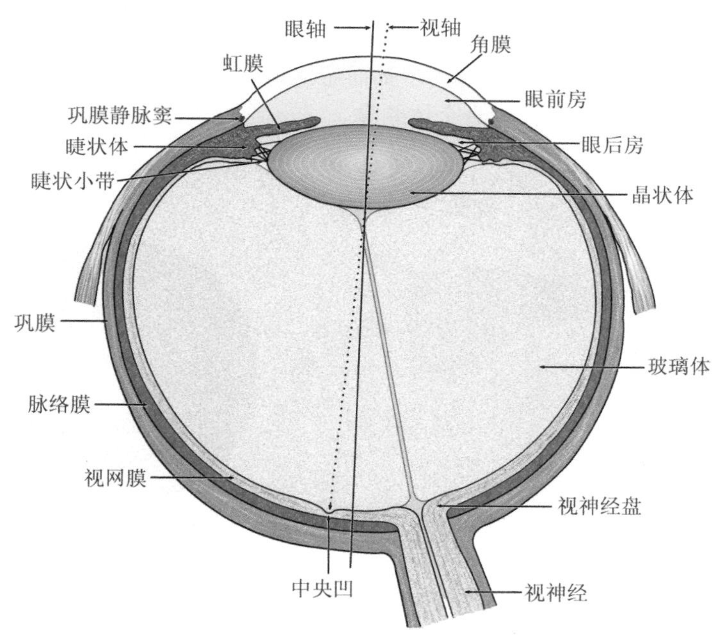

图 13–1　眼球水平切面

一、眼球壁

★**眼球壁**（wall of the eyeball）由外向内分为眼球纤维膜、眼球血管膜和视网膜三层（表 13–1）。

表 13–1　眼球壁的结构简表

<table>
<tr><th>眼球纤维膜（外膜）</th><th>眼球血管膜（中膜）</th><th colspan="2">视网膜（内膜）</th></tr>
<tr><td>角膜</td><td>虹膜</td><td>虹膜部</td><td rowspan="2">盲部</td></tr>
<tr><td rowspan="2">巩膜</td><td>睫状体</td><td>睫状体部</td></tr>
<tr><td>脉络膜</td><td>脉络膜部</td><td>视部</td></tr>
</table>

（一）眼球纤维膜

★纤维膜由强韧的纤维结缔组织组成，具有支持和保护眼球内容物的作用。由前向后可分为角膜和巩膜两部分。

1. **角膜**（cornea） ★占纤维膜的前1/6，无色透明，前凸后凹，有屈光作用。角膜无血管，营养物质主要来源于房水和角膜周围的毛细血管。★角膜富含感觉神经末梢，感觉敏锐，受刺激后可发生角膜反射。角膜炎或溃疡可致角膜混浊，失去透明性，影响视觉。

2. **巩膜**（sclera） ★占纤维膜的后5/6，乳白色不透明，有维持眼球形状和保护眼球内容物的作用。不同状态下常可见色素沉着，如黄疸等。在巩膜与角膜交界处深部有一环形不规则的**巩膜静脉窦**（scleral venous sinus），亦称**施莱姆管**（Schlemm canal），是房水循环的主要通道。巩膜向后与视神经硬膜鞘相延续。巩膜在视神经穿出处最厚，越向前越薄，在眼球外肌附着处再次增厚。

（二）眼球血管膜

★血管膜富含血管、神经和色素，呈棕黑色，故又称葡萄膜或色素膜。★自前向后可分为虹膜、睫状体和脉络膜三部分。

1. **虹膜**（iris） ★位于血管膜的最前部，呈圆盘状，中央有一2.5~4mm圆形小孔，称为**瞳孔**（pupil），可随光距变化和光线强弱而缩小或扩大，类似相机光圈（图13–2）。虹膜内有两种不同方向排列的平滑肌：环绕瞳孔呈环形排列的称**瞳孔括约肌**（sphincter pupillae），可缩小瞳孔，受副交感神经支配；瞳孔周围呈放射状排列的称**瞳孔开大肌**（dilator pupillae），可开大瞳孔，由交感神经支配。★在弱光下或看远方时瞳孔开大，在强光下或看近物时瞳孔缩小以调节光的进入量。在活体，透过角膜可见虹膜和瞳孔。

虹膜的颜色有种族差异，通常由所含色素的多寡而定。白种人因缺乏色素，呈浅黄色或浅蓝色；黄种人的虹膜多为棕黑色。同一人种颜色的深浅也有个体差异。

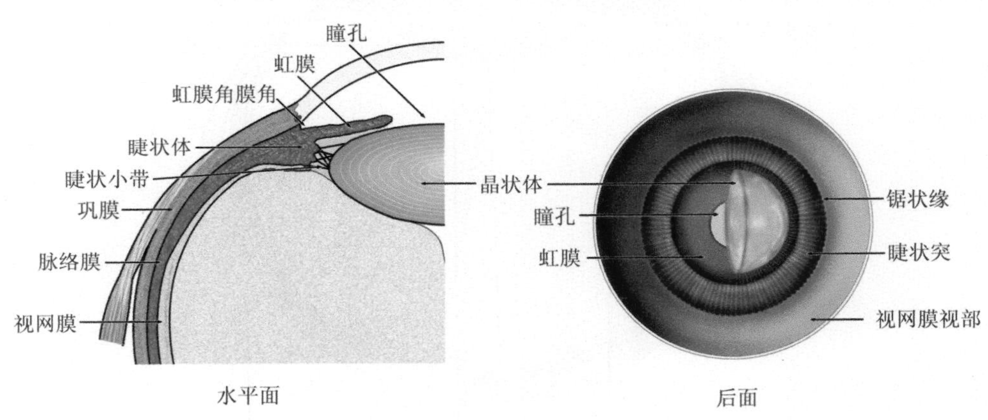

图13–2 眼球前部

2. **睫状体**（ciliary body） ★位于巩膜与角膜移行处的内面，在眼球的矢状面上呈三角形，是血管膜最肥厚的部分。其前缘和虹膜根部连接，后缘和脉络膜相接。其后部较平坦，称**睫状环**（ciliary ring）；前部有许多向内突出的皱襞，称**睫状突**（ciliary processes）。自睫状突发出**睫状小带**（ciliary zonule），或称**晶状体悬韧带**（suspensory ligaments of lens），连于晶状体被膜。睫状体内含平滑肌称**睫状肌**（ciliary muscle），受副交感神经支配。该肌的收缩与舒张，可使睫状小带松弛与紧张，以调节晶状体的曲度，使视物焦点能准确投射到视网膜上。★睫状体前部可产生房水，后部分泌糖胺聚糖进入玻璃体。

3. ★**脉络膜**（choroid） 富含血管和色素，约占血管膜的后2/3，为柔软的薄膜。其内面紧贴视网膜色素层，外面与巩膜疏松结合，后方有视神经穿过。★其功能是输送营养物质并吸收眼内分散光线以免扰乱视觉。

（三）视网膜

★**视网膜**（retina）位于血管膜内面（图13–1，图13–3），根据部位可将视网膜自前向后分为虹膜部、睫状体部和脉络膜部。视网膜虹膜部和睫状体部分别贴附于虹膜和睫状体的内表面，无感光作用，合称为视网膜盲部。脉络膜部贴附于脉络膜内面，为视器的感光部分，又称视网膜视部。视部与盲部以**锯状缘**（ora serrata）为界，通常所指的视网膜系指视网膜视部（图 13–2）。

视部的后部最厚，越向前越薄。★视神经的起始处有乳白色圆形隆起，称**视神经盘**（optic disc）（或视乳头），此处无感光细胞，故称生理性盲点。视盘中央凹陷，视网膜中央动、静脉即由此穿行。★在视神经盘颞侧稍下方约 3.5mm 处有一淡黄色区域称**黄斑**（macula lutea），其中央有一凹陷称**中央凹**（fovea centralis），此处无血管，是感光最敏锐处。在活体，视神经盘、视网膜中央动脉和黄斑等都可用眼底镜观察（图 13–3）。

视网膜视部的组织结构分为内、外两层。外层为色素上皮层，由大量的单层色素上皮细胞组成，紧贴脉络膜。内层为神经层，含多种神经细胞（图 13–4）。视网膜两层之间有一潜在性间隙，容易分离，在固定标本上揭取视网膜时，常见色素上皮层残留在脉络膜上。★某些病理情况导致的视网膜剥离症即此两层之间的分离。

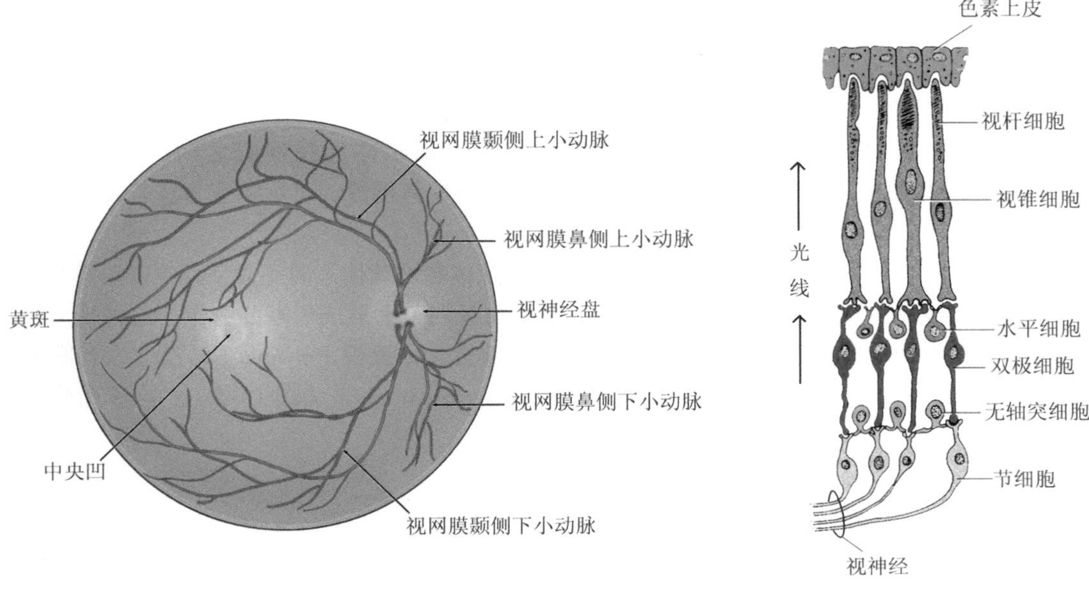

图 13–3 眼底（右侧）

图 13–4 视网膜神经细胞类型

★视网膜视部内层主要由三层神经细胞构成。★由外向内依次为感光细胞——**视杆细胞**（rod cell）和**视锥细胞**（cone cell）、**双极细胞**（bipolar cell）及**节细胞**（ganglion cell）。视杆细胞主要分布于视网膜周边部，只能感受弱光，负责夜间或暗处视物，但不能做精细的空间分辨，且不参与色觉。视锥细胞主要分布于视网膜中央部，能感受强光和颜色的刺激，负责处理色彩和细节。视网膜黄斑部位的中央凹区几乎只有视锥细胞，因此，这一区域有很高的空间分辨能力（视锐度，也称视力）。它还有良好的色觉，对于视觉尤为重要。中央凹以外区域，两种细胞兼有，离中央凹越远，视杆细胞越多，视锥细胞越少。双极细胞将来自感光细胞的神经冲动传导至内层的节细胞。节细胞轴突向视神经盘处汇聚，穿过脉络膜和巩膜后，构成**视神经**（optic nerve）。视神经经视神经管入颅腔连于脑。光线进入眼球投射到视网膜上，视杆细胞和视锥细胞接受光线刺激，把刺激转变为神经冲动，经双极细胞传到节细胞，再经视神经传入脑，产生视觉。

二、眼球的内容物

★**眼球内容物**（content of the eyeball）包括房水、晶状体和玻璃体，透明且无血管分布，具有屈光作用，它们与角膜合称为眼的屈光系统。

（一）眼房和房水

1. **眼房**（chamber of eyeball） 是位于角膜和晶状体、睫状体之间的腔隙，被虹膜分隔为较大的眼前房和较小的眼后房，两者借瞳孔相通（图 13–1）。在眼前房内，虹膜和角膜交界处的环形腔隙称为**虹膜角膜角**（iridocorneal angle），又称**前房角**，是房水循环的必经之路。

2. ★**房水**（aqueous humor） 充满眼房内，为无色透明的液体，由睫状体产生自眼后房经瞳孔入眼前房，然后由虹膜角膜角入巩膜静脉窦，再经睫前静脉汇入眼静脉。*房水除有屈光作用外，还具有滋养角膜和晶状体及维持眼内压的作用。正常情况下，房水的产生与排出总是保持恒定的动态平衡，循环障碍时，房水充滞于眼房，引起眼内压增高，可致视力受损，临床上称之为青光眼。

（二）晶状体

晶状体（lens）紧靠虹膜后方，为睫状体所环绕，并以睫状小带与睫状体相连；为一双凸透镜，后面较前面隆凸，无色透明，具有弹性，不含血管和神经。晶状体外包被具有高度弹性的透明薄膜，称晶状体囊。晶状体周围部较软，称晶状体皮质；中央部较硬，称晶状体核。先天或后天因素引起的晶状体变混浊，称为白内障。

*晶状体是眼球屈光系统的主要装置，类似变焦镜头。*视近物时，睫状肌收缩，睫状环缩小，使睫状小带松弛，晶状体由于本身的弹性回缩而变凸，特别是前面的曲度加大，屈光力加强，使物像聚焦于视网膜上。*视远物时，与此相反。随年龄的增长，晶状体逐渐失去弹性，睫状肌逐渐萎缩，调节功能减退，出现老视（即老花眼）。

（三）玻璃体

玻璃体（vitreous body）为无色透明的胶状物质，充满于晶状体和视网膜之间，表面覆有玻璃体囊（图 13-1）。除有屈光作用外，还有支撑视网膜的作用。若玻璃体混浊，可影响视力。若支撑作用减弱，可致视网膜剥离。

*眼的屈光和调节由眼的屈光系统——角膜、房水、晶状体和玻璃体共同完成，其中以角膜和晶状体的屈光作用较强。外界物体发射或反射的光线经眼的屈光系统在视网膜上形成清晰的物像，这种视力称为正视。若眼轴较长或屈光系统的屈光度过大，则物像落在视网膜前方，称**近视**（myopia）；反之，若眼轴较短或屈光系统的屈光度过小，物像落在视网膜后，则称为**远视**（hypermetropia）（图 13-5）。由于角膜表面曲度的改变造成的屈光障碍，临床上称为散光。

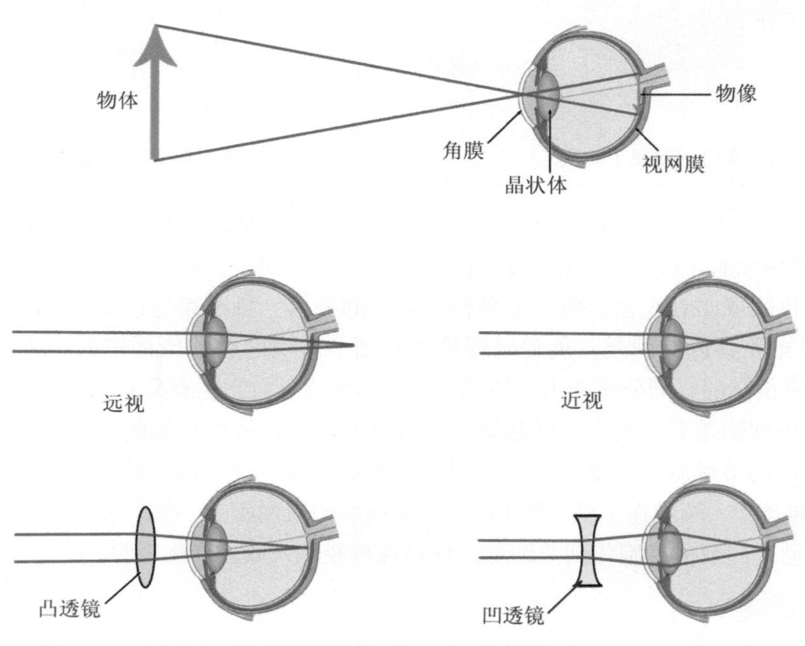

图 13-5 眼屈光成像

第二节 眼副器

***眼副器**（accessory organs of eye）包括眼睑、结膜、泪器、眼球外肌及眶内的筋膜和脂肪等，起保护、运动和支持眼球的作用。

一、眼睑

★**眼睑**（eyelids）（图 13-6，图 13-7）位于眼球前方，为保护眼球的屏障，分为上睑和下睑。上、下睑之间的裂隙称睑裂，睑裂两侧上、下睑结合处分别称**内眦**（medial angle of eye）和**外眦**（lateral angle of eye）。睑的游离缘称睑缘，睑前缘生有睫毛。★睫毛根部有睫毛腺，此腺的急性炎症称睑腺炎（麦粒肿）。

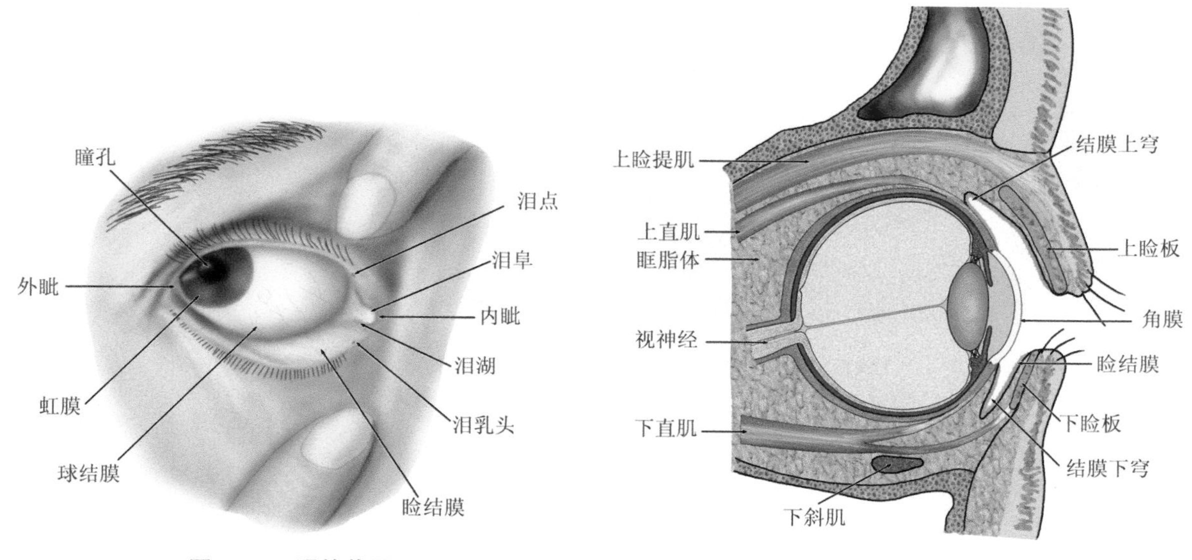

图 13-6 眼的前面　　　　图 13-7 眼（矢状面）

★眼睑由浅入深分为皮肤、皮下组织、肌层、睑板和睑结膜 5 层。眼睑的皮肤细薄，皮下组织疏松，可因积水或出血而肿胀。肌层主要是眼轮匝肌的睑部，该肌收缩时可关闭睑裂。**睑板**（tarsal plate）为一半月形致密结缔组织板，上、下各一（图 13-8）。上、下睑板的内、外两端各合成水平走行的结缔组织带，附着于眶的内、外侧缘，分别称为**睑内侧韧带**（medial palpebral ligament）和**睑外侧韧带**（lateral palpebral ligament）。睑板内有许多睑板腺，与睑缘垂直排列，并开口于睑缘。睑板腺分泌油脂样液体，有润滑睑缘及防止泪液外溢的作用。★睑板腺导管阻塞时，形成睑板腺囊肿，亦称霰粒肿。

二、结膜

结膜（conjunctiva），为覆盖在眼睑后面和眼球前面的黏膜，薄而透明，富含血管。★按其所在部位可分为三部分：①★**睑结膜**（palpebral conjunctiva），衬覆于上、下睑内面，与睑板紧密相连，透明而光滑，深面的血管与睑板腺清晰可见。②★**球结膜**（bulbar conjunctiva），覆盖于眼球前面，在角膜缘处移行为角膜上皮，除在角膜缘处与巩膜紧密相连外，其他部分连接疏松、易移动，易发生结膜下水肿和结膜下出血。③★**结膜穹窿**（conjunctival fornix），位于睑结膜与球结膜移行处，其反折处形成结膜上穹和结膜下穹，多皱襞，便于眼球移动。★结膜围成的囊状腔隙称**结膜囊**（conjunctival sac），通过睑裂与外界相通（图 13-7）。

三、泪器

★**泪器**（lacrimal apparatus）（图 13-9）由泪腺和泪道组成。

（一）泪腺

泪腺（lacrimal gland）位于眶上壁外侧部的泪腺窝内，有 10 ~ 20 条排泄小管开口于结膜上穹的外侧部。泪腺分泌的泪液借瞬眼活动涂于眼球的表面，多余的泪液流向内眦处的**泪湖**（lacrimal lacus），经泪点、泪小管进入泪囊，再经鼻泪管至鼻腔。泪液可湿润眼球表面，防止角膜干燥，冲洗微尘。此外，泪液中含溶菌酶，有杀菌作用。

（二）泪道

★泪道包括泪点、泪小管、泪囊和鼻泪管。

1. **泪点**（lacrimal punctum）　上、下睑的内侧端各有一乳头状突起，其顶部有一小孔称泪点，是泪小管的开口。泪点位置的畸形可导致溢泪症。

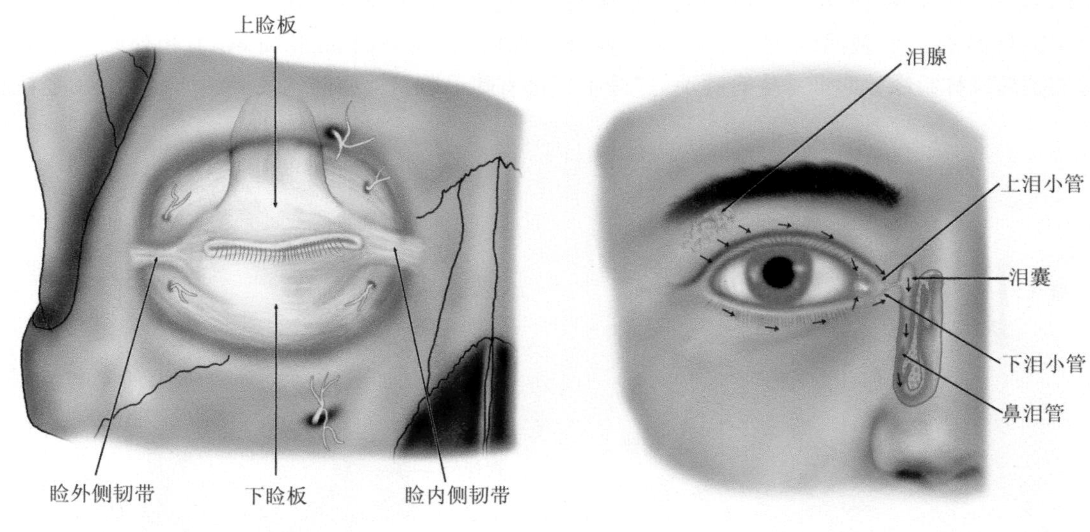

图 13–8 睑板　　　　图 13–9 泪器

2. **泪小管**（lacrimal ductule） 为连接泪点与泪囊的小管，位于眼睑皮下，分为上、下泪小管。其分别垂直睑缘向上、向下走行，继而近似成直角转向内侧汇聚，共同开口于泪囊上部。

3. **泪囊**（lacrimal sac） 位于眶内侧壁的泪囊窝内，为一膜性盲囊。上部为盲端，下部移行为鼻泪管。泪囊前面有睑内侧韧带和眼轮匝肌的肌纤维；眼轮匝肌有少量肌束跨过泪囊的深面。该肌收缩闭眼时，可同时牵拉扩大泪囊，囊内产生负压，促使泪液流入。

4. **鼻泪管**（nasolacrimal canal） 为一膜性管道，上部包埋于骨性鼻泪管中，与骨膜紧密结合；下部在鼻腔外侧壁黏膜深面，末端开口于下鼻道的外侧壁。

四、眼球外肌

第13章

★**眼球外肌**（ocular muscles）（图 13–10，图 13–11，表 13–2）包括 6 条运动眼球的肌和一条提上睑的肌，均属骨骼肌，统称为视器的运动装置。

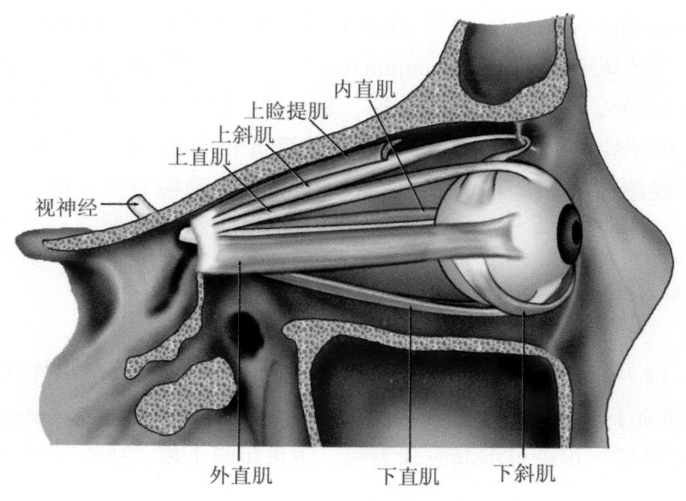

图 13–10 眼球外肌

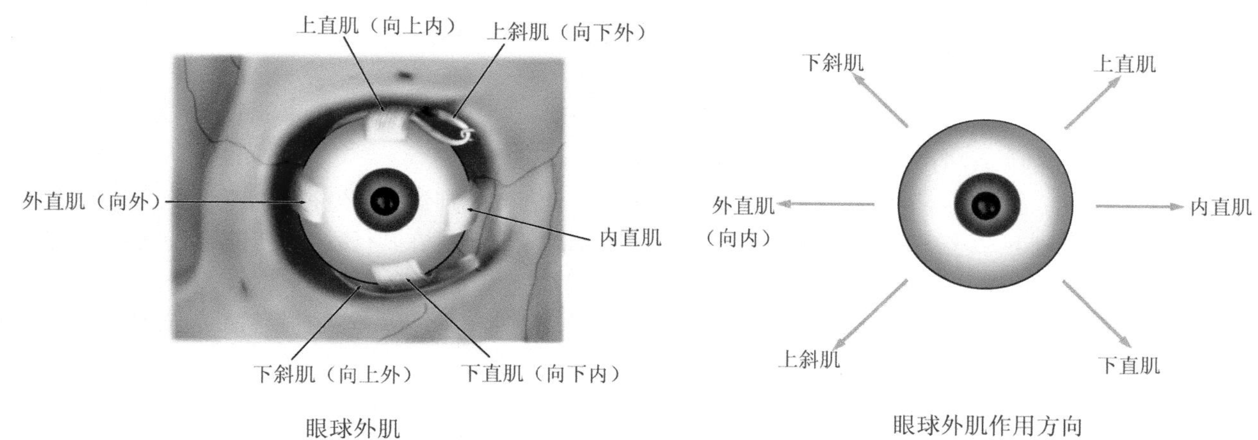

图 13-11 眼球外肌作用

表 13-2 眼外肌的起止、功能和神经支配

名称	起点	止点	作用	神经支配
上睑提肌	视神经管前上方的眶壁	上睑皮肤、上睑板	上提上睑	动眼神经
上斜肌	蝶骨体	眼球后外侧赤道后方的巩膜	瞳孔转向下外	滑车神经
下斜肌	眶下壁内侧份	眼球下部赤道后方的巩膜	瞳孔转向上外	动眼神经
上直肌	总腱环	眼球赤道以前的巩膜	瞳孔转向上内	
下直肌			瞳孔转向下内	
内直肌			瞳孔转向内侧	
外直肌			瞳孔转向外侧	展神经

（一）上睑提肌

★**上睑提肌**（levator palpebrae superioris）起自视神经管上方的眶壁，在上直肌上方前行，止于上睑，有提上睑、开大睑裂的作用。★该肌瘫痪可致上睑下垂。上睑提肌下份的横纹肌纤维间含有平滑肌纤维，称 Müller 肌，又称上睑板肌，止于上睑板上缘，由交感神经支配，助提上睑。

（二）上、下、内、外直肌

★运动眼球的各直肌共同起自视神经管周围的总腱环，向前至眼球中纬线前方，分别止于巩膜的上、下方和内、外侧。★**上直肌**（superior rectus）位于上睑提肌下方，眼球上方，该肌收缩可使瞳孔转向上内侧。★**下直肌**（inferior rectus）位于眼球下方，该肌收缩使瞳孔转向下内侧。★**内直肌**（medial rectus）位于眼球内侧，使瞳孔转向内侧。★**外直肌**（lateral rectus）位于眼球外侧，该肌收缩使瞳孔转向外侧。

（三）上斜肌和下斜肌

★**上斜肌**（superior obliquus）位于上直肌和内直肌之间，起自蝶骨体，以纤细的肌腱通过附于眶内侧壁前上方的滑车，经上直肌下方转向后外侧，在上直肌与外直肌之间止于眼球中纬线后方的巩膜，该肌收缩可使瞳孔转向下外侧。★**下斜肌**（inferior obliquus）位于眶下壁与下直肌之间，起自眶下壁内侧近前缘处，斜向后外侧止于眼球下面中纬线后方的巩膜，该肌收缩可使瞳孔转向上外侧。

★眼球的正常运动，并非单一肌肉的收缩，而是两眼数条肌肉协同作用的结果。如仰视时，双眼上直肌和下斜肌同时收缩；俯视时，双眼下直肌和上斜肌同时收缩；侧视时，一侧眼的外直肌和另一侧眼的内直肌同时收缩；两眼聚视中线（聚合）时，两眼内直肌同时收缩。当某一眼肌麻痹时，可出现斜视或复视现象。

五、眶脂体和眶筋膜

眼球、眼球外肌和泪器并未充满眶腔，其间隙由大量的脂肪组织所填充，称为眶脂体。眶脂体可固定眶内各结构，起弹性软垫样保护作用。眶内的筋膜组织总称为眶筋膜。眶脂体与眼球后外部之间薄而致密的纤维膜，称为眼球筋膜鞘，又称**眼球筋膜鞘**（sheath of eyeball），或称 Tenon 囊。眼球鞘内面光滑，其与眼球纤维膜之间的间隙称为**巩膜外隙**（episcleral space），其内充填有疏松结缔组织，眼球在囊内可灵活转动。

第三节 眼的血管及神经

一、动脉

*眼球及眼副器的血液供应主要依赖于眼动脉及其分支。

眼动脉（ophthalmic artery）由颈内动脉在前床突内侧发出，与视神经一同经视神经管入眶，先居视神经下外侧，再经上直肌下方越至眼眶内侧前行，止于滑车上动脉。眼动脉在其行程中发出若干分支供应眼球、眼球外肌、泪腺和眼睑等。其最重要的分支为视网膜中央动脉。

视网膜中央动脉（central artery of retina）是供应视网膜内层的唯一动脉，在视神经管处起自眼动脉，于眼球后方穿入视神经，行于视神经中央，从视盘穿出，再分为视网膜鼻侧上、下和颞侧上、下动脉四支，营养视网膜内层（图 13–12）。黄斑中央凹 0.5mm 范围内无血管分布。

视网膜中央动脉是终动脉，在视网膜内的分支之间无吻合，视网膜中央动脉阻塞时可导致眼全盲。临床上常用眼底镜观察这些动脉，以辅助诊断动脉硬化及某些颅内病变等疾病。

二、静脉

*眶内血液通过**眼静脉**（ophthalmic vein）回流。眼静脉主要包括眼上静脉和眼下静脉（图 13–13）。前者起自眶前内侧，向后经眶上裂注入**海绵窦**（cavernous sinus）。后者起自眶下壁和内侧壁的静脉网，向后分为两支，一支经眶上裂注入眼上静脉，另一支经眶下裂注入**翼静脉丛**（pterygoid venous plexus）。

眼球内的静脉也汇入眼上、下静脉。眼静脉无瓣膜，向前与面静脉吻合，向后注入海绵窦，因此，面部感染可经此途径侵入颅内。

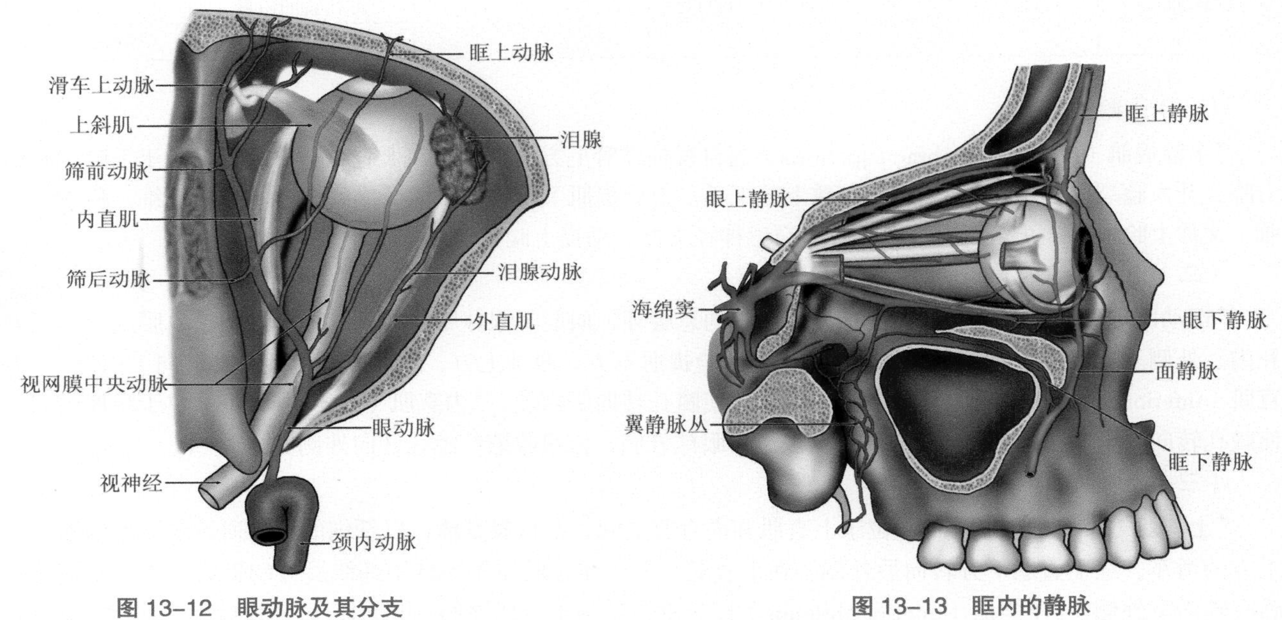

图 13–12 眼动脉及其分支

图 13–13 眶内的静脉

三、神经

视器的神经支配来源较多，主要有：①感觉神经，除视神经传导视觉外，眼的一般感觉神经由三叉神经的眼神经及其分支支配，如鼻睫神经和泪腺神经。② 运动神经，*眼球外肌中的上斜肌由滑车神经支配，外直肌由展神经支配，上、下、内直肌和下斜肌、上睑提肌均由动眼神经支配；眼球内肌中的睫状肌和瞳孔括约肌受副交感神经支配，瞳孔开大肌受交感神经支配。

小结

- 感受器
  - 主要指能感受某种刺激而产生兴奋的结构
  - 接受内、外环境的各种刺激，并将刺激转化为神经冲动
  - 传至大脑，经中枢整合，对刺激产生应答
  - 依特化程度分类
    - 一般感受器：分布于全身各部
    - 特殊感受器：只在头部，嗅、味、视、听觉和平衡觉
  - 依部位和刺激分类
    - 外感受器：皮肤、黏膜、视器和听器
    - 内感受器：内脏、心血管和腺体
    - 本体感受器：肌、腱、关节、内耳的前庭器
- 感觉器官
  - 是机体接受内、外环境各种不同刺激的结构
  - 是感受器及其附属结构的总称
  - 包括视器、前庭蜗器、味器和嗅器等
- 眼球组成
  - 眼球壁
    - 纤维膜
      - 角膜：前1/6，无色透明，前凸后凹，屈光，无血管，感觉敏锐
      - 巩膜：后5/6，乳白色不透明，维持眼球形状，保护眼球内容物
    - 血管膜
      - 虹膜：环状，中为瞳孔，含有瞳孔开大肌和括约肌，可调节瞳孔的开大和缩小
      - 睫状体：调节晶状体曲度；产生房水
      - 脉络膜：富含血管和色素，输送营养，吸光（暗室作用）
    - 视网膜
      - 虹膜部：盲部
      - 睫状体部：盲部
      - 脉络膜部：视部
        - 视盘：生理性盲点
        - 黄斑：感光最敏锐
        - 三层神经细胞
          - 视杆和视锥细胞：光的感受器
          - 双极细胞
          - 节细胞：轴突形成视神经
  - 内容物
    - 房水
      - 眼房
        - 眼前房
        - 眼后房
      - 循环
        - 睫状体产生
        - 自眼后房经瞳孔入眼前房
        - 由虹膜角膜角入巩膜静脉窦
      - 作用
        - 屈光作用
        - 滋养角膜和晶状体
        - 维持眼内压
    - 晶状体
      - 睫状肌收缩：睫状小带松弛，晶状体回弹变凸
      - 睫状肌舒张：睫状小带紧张，晶状体凸度变小
    - 玻璃体：屈光作用，支撑视网膜
- 眼球屈光装置——角膜、房水、晶状体和玻璃体共同组成

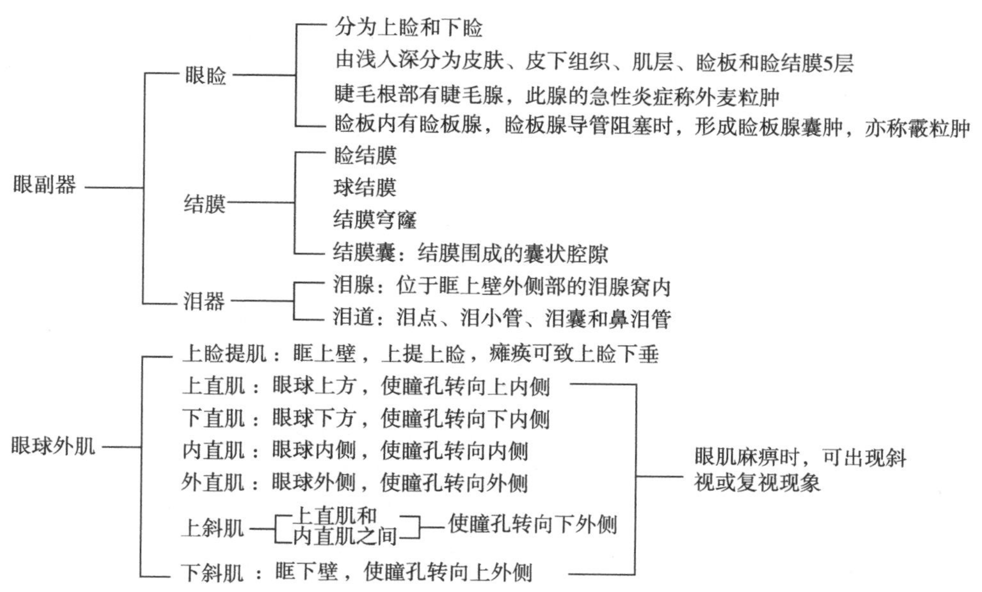

第 14 章　前庭蜗器

***前庭蜗器**(vestibulocochlear organ)主要是由**前庭器**(vestibular organ)和**蜗器**(cochlear organ)两部分组成。

前庭器主要是指感受头部位置变化的装置，亦称**位觉器**(organon status)。蜗器主要是指传导声波、感受声波的装置，亦称**听器**(organon auditus or auditory apparatus)。两者功能迥异，但其结构彼此牵连，相互依存，互相影响，密不可分，故通常将其合称为前庭蜗器或位听器。

*前庭蜗器俗称为耳，由外耳、中耳和内耳三部分构成（图 14–1，表 14–1）。*外耳和中耳是声波的收集和传导装置，属于前庭蜗器的附属部分。*内耳又称迷路，为位置觉和听觉感受器所在部位，是前庭蜗器的主体结构，可分为骨迷路和膜迷路。

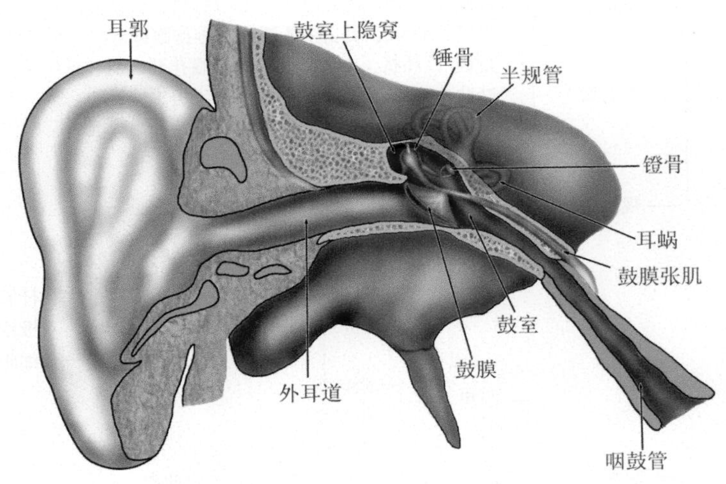

图 14–1　位听器全貌模式图

表 14–1　前庭蜗器的结构简表

外耳	中耳	内耳	
		骨迷路	膜迷路
耳郭	鼓室	前庭	椭圆囊、球囊
外耳道	咽鼓管	骨半规管	膜半规管
鼓膜	乳突窦和乳突小房	耳蜗	蜗管

第一节　外　耳

***外耳**包括**耳郭**(auricle)、外耳道和鼓膜三部分。

一、耳郭

耳郭(图 14–2)位于头部两侧，凸面向后内，凹面朝前外。耳郭主要以弹性软骨为基础支架，表面覆以皮肤，皮下组织很少，但有丰富的血管和神经。耳郭下 1/3 皮下无软骨，主要由纤维结缔组织和脂肪所构成，血管丰富，称为**耳垂**(auricular lobule)，是临床常用的采血部位。

耳郭的前外侧面高低不平，其卷曲的周缘称**耳轮**(helix)，以耳轮脚起于外耳门的上方。耳轮前方有一与其平行的弓状隆起称**对耳轮**(antihelix)，对耳轮的上端分叉形成对耳轮上、下脚，两脚之间的三角形浅窝称三角窝。耳轮与对耳轮之间的弧形凹陷称耳舟。对耳轮前方的深窝称耳甲，耳甲被耳轮脚分为上部的耳甲艇和下部的耳甲腔，耳甲腔向前通入**外耳门**(external acoustic pore)。外耳门的外侧屏障称**耳屏**(tragus)。

在耳屏的后方，对耳轮的下端有一突起称**对耳屏**（antitragus）。耳屏与对耳屏之间为**耳屏间切迹**（intertragic notch），该切迹的后下方即为耳垂。耳郭形状犹如一个倒置的胎儿，其表面形态是耳针取穴的定位标志，耳郭的外形有助于收集声波。

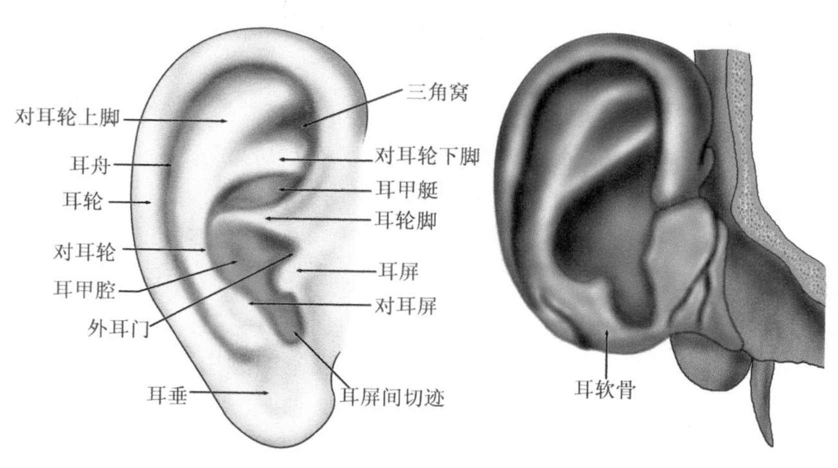

图 14-2 耳郭

二、外耳道

★**外耳道**（external acoustic meatus）是自外耳门至鼓膜的管道，长约 2.5cm，其外侧 1/3 以耳郭软骨为基础称为软骨部；内侧 2/3 是由颞骨鳞部和鼓部所围成的椭圆形短管称为骨部，两部交界处较狭窄。外耳道是一弯曲的管道，从外向内看，外耳道先向前上，接着稍向后，然后再向前下。基于外耳道软骨部的可动性，★在做外耳道检查时，可向后上方牵拉成人耳郭以拉直外耳道观察鼓膜。★需要注意的是婴儿外耳道骨部和软骨部尚未发育完全，故外耳道短且狭窄，鼓膜接近水平位，所以在检查鼓膜时，需将耳郭向后下方牵拉。

外耳道的皮肤较薄，皮下组织稀少，皮肤与软骨膜和骨膜结合紧密，不易移动，故炎性肿胀时常疼痛剧烈。外耳道的皮肤除含有毛囊、皮脂腺外，还含有耵聍腺，其分泌物为黏稠的液体，称耵聍。耵聍干燥凝结成痂块可阻塞外耳道，影响听觉，可因颞下颌关节的运动而向外脱落。如果耵聍痂块阻塞外耳道，则称耵聍栓塞，可妨碍听力。外耳道前下邻颞下颌关节和腮腺，将手指放进外耳道，可感觉到颞下颌关节的活动；外耳道疖肿，腮腺炎症可因咀嚼而使疼痛加剧。

三、鼓膜

鼓膜（tympanic membrane）（图 14-3）为椭圆形半透明薄膜，位于鼓室和外耳道之间，与外耳道底成 45°~50° 的倾斜角，其外侧面向前、下、外倾斜。婴儿鼓膜倾斜度更大，几乎呈水平位，故外耳道的前壁及下壁较长。鼓膜的边缘附着于颞骨上，其中心向内凹陷称★**鼓膜脐**（umbo of tympanic membrane），为锤骨柄末端的附着处。由鼓膜脐沿锤骨柄向上可见**锤骨前襞**（anterior malleolar fold）和**锤骨后襞**（posterior malleolar fold）。在两个皱襞之间，鼓膜上 1/4 的三角区薄而松弛称为★松弛部，在活体呈淡红色。鼓膜的下 3/4，坚实而紧张称为★紧张部，在活体呈灰白色。鼓膜脐前下方有一个三角形反光区称★**光锥**（cone of light），鼓膜穿孔时光锥可消失。

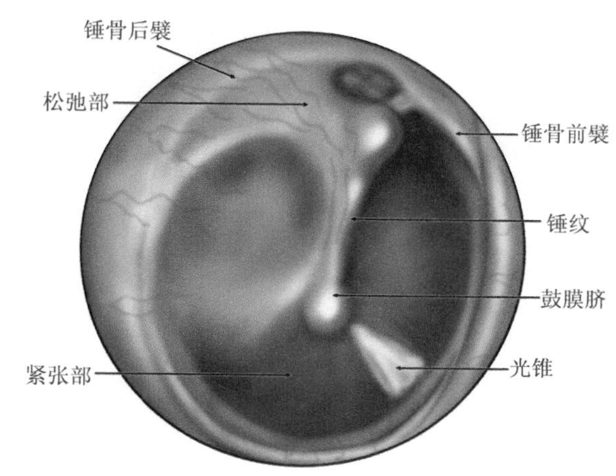

图 14-3 鼓膜

第二节 中 耳

★**中耳**（Middle Ear）位于外耳和内耳之间，由鼓室、咽鼓管、乳突窦和乳突小房组成，主要指颞骨内相互延续的一系列含气的不规则腔道，是传导声波的主要部分。

一、鼓室

鼓室（tympanic cavity）是中耳的主要部分，是声波传导的途径。★鼓室外侧借鼓膜与外耳道相隔，其内侧与内耳相毗邻，向前经咽鼓管通鼻咽，向后经乳突窦通连乳突小房。★鼓室有6个壁，内有听小骨、韧带、肌、血管和神经等内容物。鼓室的内面及上述各结构的表面均覆有黏膜，此黏膜与咽鼓管、乳突窦和乳突小房的黏膜相延续。

（一）鼓室的壁

★鼓室是颞骨岩部内一含气的不规则腔隙，由6个壁围成（图14–4）。

1. ★上壁　称盖壁，由颞骨岩部的鼓室盖构成，是分隔鼓室与颅中窝的薄骨板，鼓室炎症可经此侵入颅内。

2. ★下壁　为颈静脉壁，是分隔鼓室和**颈静脉窝**（jugular fossa）的薄层骨板，因此经下壁入路行鼓室手术时易伤及颈内静脉而发生大出血。

3. ★前壁　为颈动脉壁，即**颈动脉管**（carotid canal）的后壁。★此壁的上方有咽鼓管的鼓室口和鼓膜张肌半管的开口。

4. ★后壁　为乳突壁，上部有**乳突窦**（mastoid antrum）的开口。★开口稍下方有一锥形突起，称**锥隆起**（pyramidal eminence），内藏镫骨肌。

5. ★外侧壁　大部分由鼓膜构成，故又称为鼓膜壁。鼓膜上方是颞骨鳞部骨质围成的**鼓室上隐窝**（epitympanic recess）。

6. ★内侧壁　即内耳的外侧壁，也称迷路壁。此壁的中部隆凸称★**岬**（promontory）。岬的后上方有一卵圆形的孔称★**前庭窗**（fenestra vestibuli），或称**卵圆窗**，被镫骨底封闭。岬的后下方有一圆形的孔称★**蜗窗**（fenestra cochleae），或称**圆窗**，在活体有第二鼓膜封闭。在前庭窗的后上方有一弓形隆起称★**面神经管凸**（prominence of facial canal），管内有面神经通过。面神经管凸的骨壁薄甚或缺如，因此，在中耳炎症或施行中耳内手术时易侵及面神经。

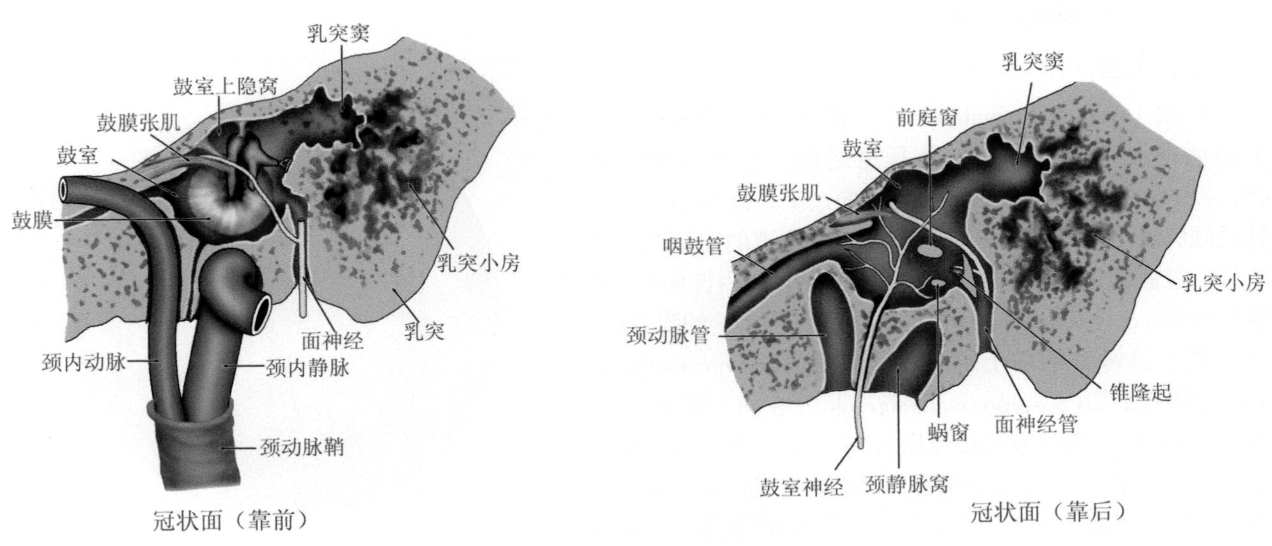

图14–4　鼓室及鼓室壁

（二）鼓室内的结构

1. **听小骨**（auditory ossicles）　听小骨位于鼓室内，有3块，★从外向内依次是锤骨、砧骨和镫骨（图14–5）。★三块骨依次连结形成听小骨链，连于鼓室外侧壁和内侧壁之间，即鼓膜和前庭窗之间。

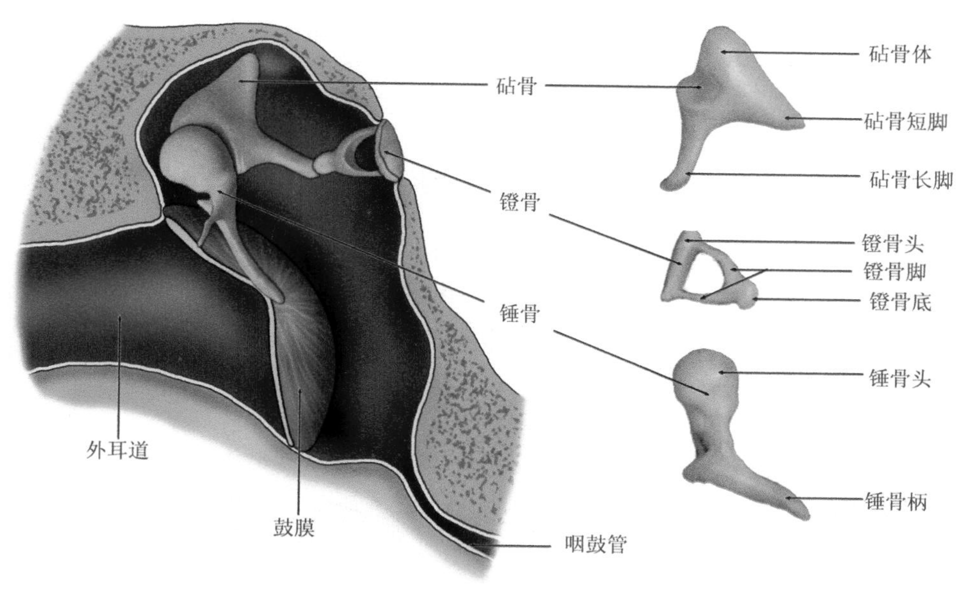

图 14-5 听小骨

（1）**锤骨**（malleus）：呈鼓槌状，有一头、一柄和 2 个突起。柄细长，末端附着于鼓膜脐。鼓膜张肌附着于锤骨柄的上端。锤骨头与砧骨体形成关节，位于鼓室上隐窝，并以韧带与上壁相连。

（2）**砧骨**（incus）：形如砧，分为砧骨体和长、短两脚。砧骨体与锤骨头形成砧锤关节，砧骨长脚与镫骨头形成砧镫关节。

（3）**镫骨**（stapes）：形似马蹬，分为镫骨头、两脚和底，共四部分。镫骨头与砧骨长脚相连，镫骨底四周借韧带连于前庭窗周缘，而封闭前庭窗。

2. 听小骨链　锤骨借柄连于鼓膜，砧骨连于锤骨与镫骨之间，镫骨底封闭前庭窗，3 块听小骨以关节和韧带连结形成听小骨链，形成一曲轴杠杆系统。当声波振动鼓膜时，带动听小骨链，将声波转换成机械传感效应并加以放大，使镫骨底在前庭窗上来回摆动，从而将声波的振动传入内耳。

3. 运动听小骨的肌

（1）**鼓膜张肌**（tensor tympani）：位于咽鼓管上方的鼓膜张肌半管内，止于锤骨柄的上端，具有紧张鼓膜的作用。

（2）**镫骨肌**（stapedius）：位于锥隆起内，止于镫骨，作用是牵拉镫骨底向外侧，调节声波对内耳的压力。

二、咽鼓管

咽鼓管（auditory tube）连通鼻咽部与鼓室，长 3.5~4.0cm，其作用是使鼓室内的气压与外界的大气压相等，以保持鼓膜内、外两面压力的平衡。★咽鼓管可分为前内侧的软骨部和后外侧的骨部。咽鼓管软骨部约占咽鼓管全长的 2/3，为一向外下开放的沟槽，开放处被结缔组织膜封闭而形成完整的管，软骨部向前内侧借咽鼓管咽口开口于鼻咽的侧壁。★咽鼓管骨部即咽鼓管半管，约占咽鼓管全长的 1/3，向后外侧借咽鼓管鼓室口开口于鼓室的前壁。两部交界处管腔最窄，仅 1~2mm，称为咽鼓管峡。★咽鼓管咽口和软骨部平时处于关闭状态，仅在吞咽运动或尽力张口时，咽鼓管才暂时开放，使空气可进入鼓室。★幼儿的咽鼓管较成人短、粗而平，故咽部感染易经咽鼓管侵入鼓室而致中耳炎症。

三、乳突窦和乳突小房

1. ★**乳突窦**（mastoid antrum）　是鼓室与乳突之间较大的腔隙。

2. ★**乳突小房**（mastoid cells）　是指颞骨乳突内众多互相通连的含气小腔，其大小可因年龄和发育状况而不同。乳突窦和乳突小房是中耳内吸收散射声波的装置，有助于缓冲鼓膜与听小骨链运动过程中鼓室内气压的变化，还可能有助于消除鼓室空气波动对蜗窗上第二鼓膜的干扰和影响，以维持第二鼓膜内外压力的动态平衡。颞骨乳突部内的许多含气小腔隙，形态不一，大小不等，互相连通，腔内覆盖的黏膜与乳突窦和鼓室的黏膜相延续，故中耳炎症可经乳突窦蔓延至乳突小房而引起乳突炎。

第三节　内　耳

内耳（internal ear）构造复杂，位于颞骨岩部的骨质内，在鼓室的内侧壁和内耳道底之间，是听觉和位置觉感受器的主要部分（图 14–6，图 14–7）。*内耳又称迷路，可分为骨迷路和膜迷路两部分。*骨迷路是由致密骨质围成不规则腔隙；*而膜迷路是套在骨迷路内封闭的膜性管道系统，管内充满内淋巴。*膜迷路与骨迷路之间充满外淋巴，内、外淋巴互不相通。

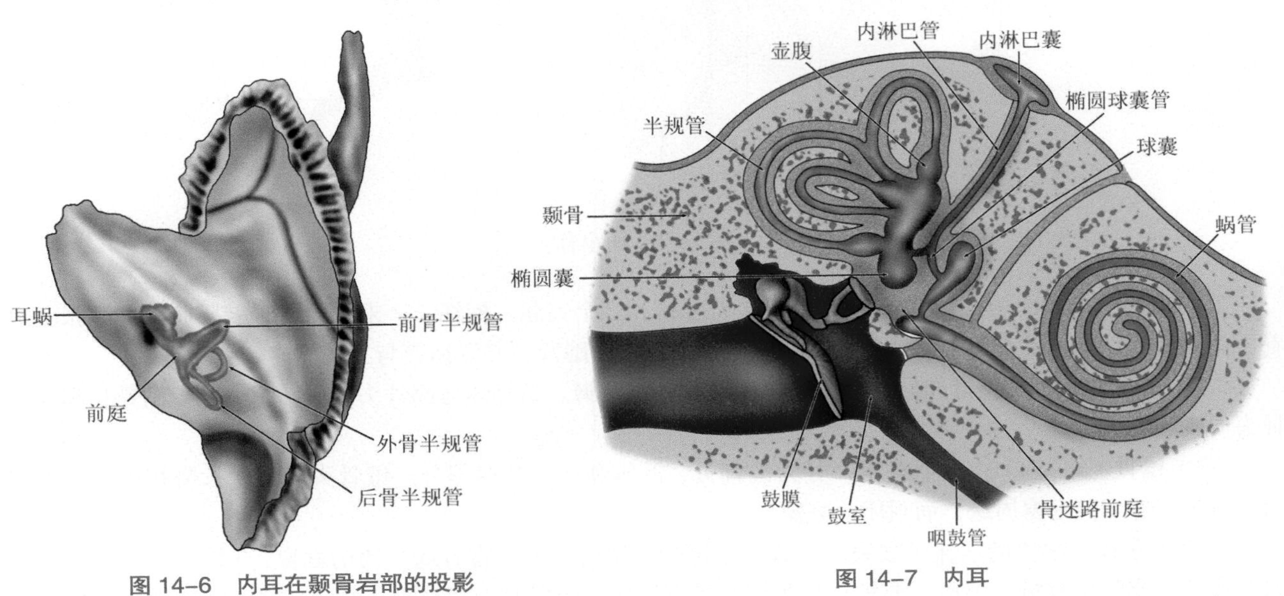

图 14–6　内耳在颞骨岩部的投影

图 14–7　内耳

一、骨迷路

***骨迷路**（bony labyrinth）可分为耳蜗、前庭和骨半规管三部分，从前侧向后外侧沿颞骨岩部的长轴排列（图 14–8）。

（一）前庭

前庭（vestibule）是位于骨迷路中部的腔隙，内含膜迷路的椭圆囊和球囊。前庭的前部有一大孔，通连耳蜗；后部有5个小孔与3个骨半规管相通。前庭的外侧壁即鼓室的内侧壁，有前庭窗和蜗窗；其内侧壁是内耳道的底，有前庭蜗神经穿行。

（二）骨半规管

骨半规管（bony semicircular canals）是指 3 个呈“C”形相互垂直的小管，分别称为前、后和外骨半规管。外骨半规管凸向外方，呈水平位，故又称水平骨半规管。前骨半规管凸向上方，与颞骨岩部的长轴垂直；后骨半规管凸向后外侧，与颞骨岩部的长轴平行。每个骨半规管皆有 2 个骨脚连于前庭，一个骨脚膨大称壶腹骨脚；另一骨脚细小称单骨脚。前、后骨半规管的两个单骨脚合成一个总骨脚，故 3 个骨半规管共计有 5 个孔开口于前庭的后部。

（三）耳蜗

耳蜗（cochlea）位于前庭的前方，形似蜗牛壳（图 14–9）。蜗底朝向后内侧的内耳道底，蜗顶朝向前外侧。耳蜗可分为**蜗轴**（cochlear axis）和**蜗螺旋管**（cochlear spiral canal）两部分。

蜗轴为耳蜗的中央骨质，由骨松质构成，内有蜗神经通过。由蜗顶至蜗底，蜗轴为一横置的圆锥体，向蜗螺旋管内发出骨螺旋板。

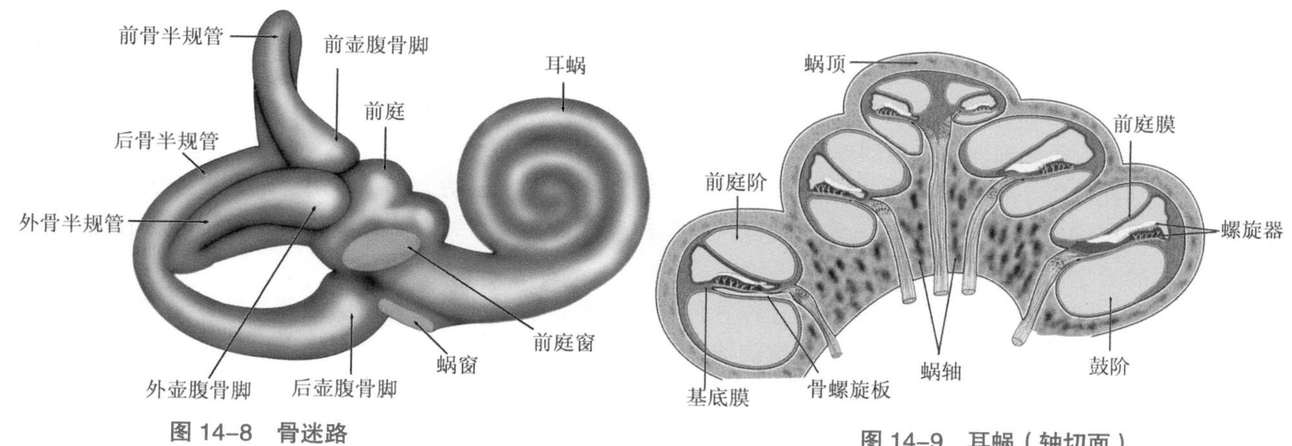

图 14-8　骨迷路

图 14-9　耳蜗（轴切面）

蜗螺旋管起于前庭，环绕蜗轴旋转约两圈半，以盲端终于蜗顶，其底圈凸向鼓室内侧壁构成岬的后部。自蜗轴发出的**骨螺旋板**（osseous spiral lamina）突入蜗螺旋管，此板未达蜗螺旋管的对侧壁，其空缺处由膜迷路的蜗管填补封闭。因此，耳蜗内共分成 3 条管道，即上方的**前庭阶**（vestibular scale）、中间的蜗管和下方的**鼓阶**（tympanic scale)。前庭阶起自前庭，在前庭窗处为中耳的镫骨所封闭；蜗管为膜性，尖端为盲端，终于蜗顶处；**鼓阶**终于蜗窗上的第二鼓膜。前庭阶和鼓阶在蜗顶处借**蜗孔**（helicotrema) 彼此相通。

二、膜迷路

膜迷路（membranous labyrinth）是套在骨迷路内封闭的膜性管道和囊，借纤维束固定于骨迷路。★膜迷路由椭圆囊、球囊、膜半规管和蜗管组成。它们之间相互连通，其内充满着内淋巴。

★膜迷路中有椭圆囊斑、球囊斑和壶腹嵴，此三者是感受头部位置变动、重力变化和运动速度刺激的感受器，其感觉冲动经前庭神经入脑，调控人体的姿态和平衡。

★在膜迷路的蜗管螺旋膜上有螺旋器，又称 Corti 器，是听觉感受器，可感受声波的刺激，经蜗神经连于脑，产生听觉。

（一）椭圆囊和球囊

★**椭圆囊**（utricle）和**球囊**（saccule）位于骨迷路的前庭部。椭圆囊位于前庭的后上方，球囊位于椭圆囊前下方。椭圆囊后壁有 5 个开口，连通 3 个膜半规管，前壁发出**椭圆球囊管**（utriculosaccular duct），与球囊相连，并由此管发出内淋巴管，穿经前庭内侧壁至颞骨岩部后面，在硬脑膜下扩大为内淋巴囊，内淋巴可经此囊渗透到周围血管丛。球囊较小，下端借连合管连于蜗管。在椭圆囊内的底和前壁上有**椭圆囊斑**（macula utriculi），在球囊内的前壁上有**球囊斑**（saccular macula），椭圆囊斑和球囊斑均属位置觉感受器，处于相互垂直的两个平面上，能感受头部静止的位置和直线变速运动的刺激，其神经冲动分别沿前庭神经的椭圆囊支和球囊支传入。

（二）膜半规管

★**膜半规管**（membranous semicircular duct）位于骨半规管内。在 3 个骨壶腹内的膜半规管亦有相应膨大的膜壶腹，★在膜壶腹内壁上有隆起的壶腹嵴，也是位置觉感受器，能感受旋转运动的刺激。★3 个壶腹嵴相互垂直，可将人体在三维空间中的运动变化转变成神经冲动，经前庭神经壶腹支传入中枢。

（三）蜗管

★**蜗管**（cochlear duct）套在蜗螺旋管内，起端以连合管连于球囊，随蜗螺旋管绕蜗轴旋转两圈半，以盲端止于蜗顶。蜗管的横切面呈三角形，有上、外侧和下三个壁。上壁为**前庭膜**（vestibular wall of cochlear duct），又称**蜗管前庭壁**（vestibular wall of cochlear duct），将前庭阶和蜗管隔开；外侧壁较厚，富有血管，与蜗螺旋管的骨膜相结合；下壁由骨螺旋板和**螺旋膜**（spiral membrane）或称**蜗管鼓壁**（tympanic wall of cochlear duct）组成，并与鼓阶相隔。★**螺旋膜**亦称**基底膜**（basilar membrane），其上有**螺旋器**（spiral organ），又称 Corti 器，是听觉感受器。

★声音的传导：声波传入内耳有两条途径，即空气传导和骨传导。★在正常情况下以空气传导为主。

1. 空气传导　耳郭收集声波，经外耳道传至鼓膜，引起鼓膜的振动，继而引起听小骨链的运动。通过听小骨链这一曲轴杠杆系统，将声波转换成机械传感效应并加以放大，经镫骨底作用于前庭窗，引起前庭阶外淋巴的波动。前庭阶外淋巴的波动经前庭膜传到蜗管内的内淋巴，内淋巴的波动作用于螺旋膜（基底膜），刺激螺旋器产生兴奋，自此发出神经冲动经蜗神经传入脑，产生听觉。由于前庭阶外淋巴的波动，鼓阶外淋巴也产生波动，封闭蜗窗的第二鼓膜亦随之振动。

当鼓膜穿孔或听小骨缺损时，声波经外耳道引起鼓室内的空气振动，直接作用于蜗窗上的第二鼓膜，引起鼓阶的外淋巴波动，刺激螺旋膜上的螺旋器，产生神经兴奋。由于失去了鼓膜和听小骨链的扩音作用，只能引起较弱的听觉。

2. 骨传导　声波经颅骨传入内耳的途径称骨传导。主要是指声波引起的振动由颅骨经骨迷路传入，使耳蜗内的淋巴液产生波动，刺激螺旋膜上的螺旋器产生神经冲动。临床工作中，可将击响的音叉的柄底直接压置于颅面（如将音叉柄底放在耳后乳突部）以检查骨传导的情况。正常生理状态下，骨传导的效能与正常空气传导相比，是微不足道的，但当空气传导被严重破坏时，骨传导对保存部分听力有一定意义。

*外耳和中耳疾病引起的耳聋称为传导性耳聋，此时空气传导途径被阻断，但骨传导尚可以部分代偿，故称为不完全耳聋。*因内耳、蜗神经、听觉传导通路及听觉中枢损伤所引起的耳聋，为神经性耳聋，此时空气传导和骨传导的途径虽属正常，但由于接收装置或神经传导部分障碍，所以仍不能引起听觉，故神经性耳聋又称为完全性耳聋。

三、内耳道

（一）内耳道

从内耳门开始，终于内耳道底。内耳道内有前庭蜗神经、面神经和基底动脉发出的迷路动脉穿行。前庭蜗神经在内耳道内分成前庭神经和蜗神经，两者分别将位置觉和听觉感受器产生的冲动传入脑内。

（二）内耳的血管

内耳的动脉主要来自基底动脉发出的**迷路动脉**（labyrinthine artery），经内耳门沿前庭蜗神经入内耳，分支供应迷路。而来自内耳的静脉汇成**迷路静脉**（labyrinthine vein），最终汇入岩上窦、岩下窦或横窦。

小结

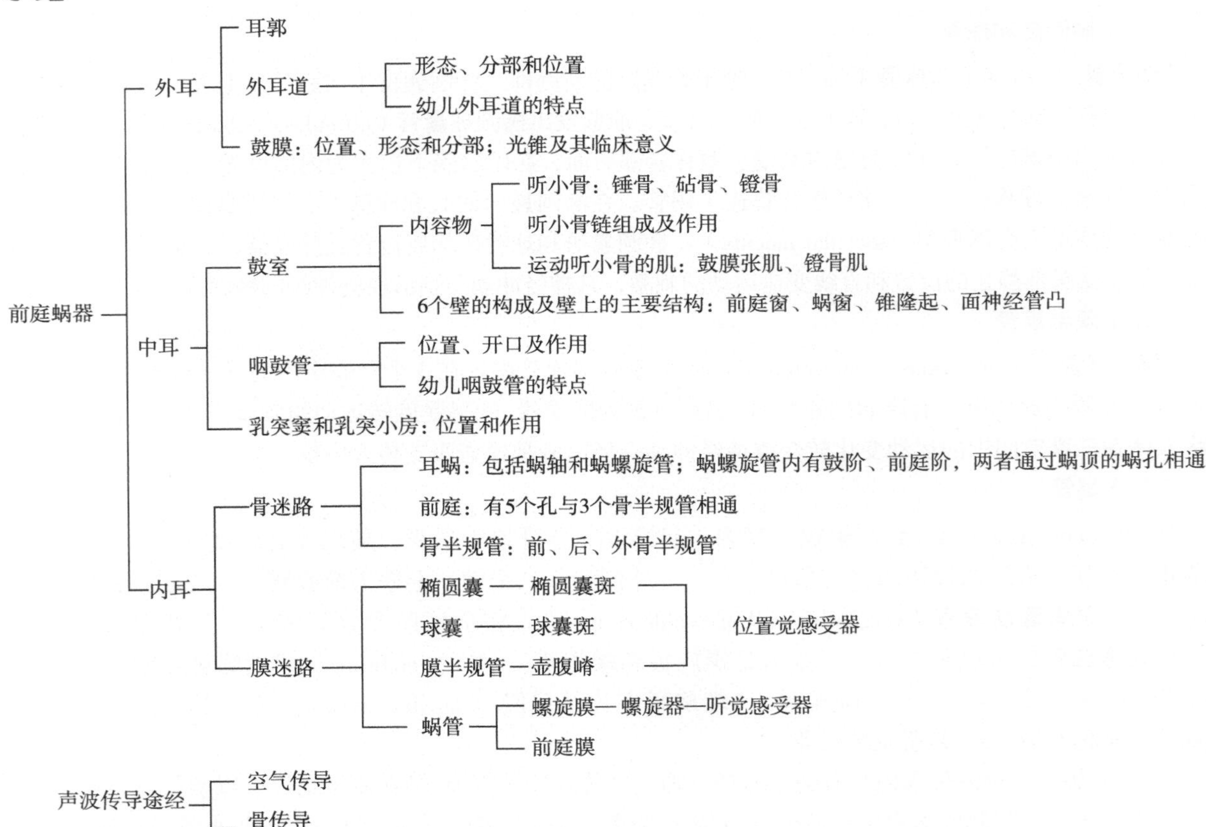

第五篇

神经系统

神经系统是机体起主导作用的调节系统。

人类可以感知丰富多彩的世界，人类可以做出令人惊叹的精细动作，人类可以有着喜怒哀乐、复杂的情感天地，人类可以有着美好独特的语言。所有这些应归功于奇妙的神经系统。

神经系统包括位于颅腔内的脑和椎管内的脊髓，以及与脑和脊髓相连并分布于全身各处的周围神经。人类有九大系统，每个系统都具有特定的功能。神经系统有别于其他各系统，是机体内主要的功能调节系统，它控制和调节其他各系统的活动，使人体成为一个有机的整体。例如，当体育锻炼时，除了骨骼肌强烈收缩外，同时也出现呼吸加深加快、心跳加速、出汗等一系列的变化，这些都是在神经系统的调控下完成的，以适应当时条件下机体代谢活动的需要。▲神经系统通过与它相连的各种感受器，接受内、外环境的各种刺激，经传入神经传至中枢的不同部位，经过整合后发出相应的神经冲动，经传出神经将冲动传至相应的效应器，以产生各种反应。▲因此，神经系统既能使机体感受到外环境和机体内环境的变化，也能调节机体内环境和内、外环境的相互关系，使机体能及时地做出适当的反应，以保证生命活动的正常进行。

人类神经系统的形态和功能是经过漫长的进化过程而获得的，它既有与脊椎动物神经系统相似之处，也有它的独特之处。若从神经系统的发生和形态结构的基本模式来看，所有脊椎动物都是相似的。但人类由于生产劳动、语言交流和社会生活的发生和发展，大脑皮质发生了与动物完全不同的质的飞跃变化，不仅含有与高等动物相似的感觉和运动中枢，而且有了分析语言的中枢，因此人类大脑皮质是思维、意识活动的物质基础，远远超越了一般动物的范畴，不仅能被动地适应环境的变化，而且能主动地认识世界和改造世界。而神经系统是极其复杂的，探索人类神经系统的奥秘将是极富诗意的挑战。

第 15 章　神经系统总论

一、神经系统的区分

神经系统是人体内起主导作用的调节系统，在结构和功能上是一个整体，可以分为中枢部和周围部（图 15–1，图 15–2）。★中枢部又称**中枢神经系统**（central nervous system），包括颅腔内的**脑**（brain）和椎管内的**脊髓**（spinal cord）。★周围部又称**周围神经系统**（peripheral nervous system），包括与脑相连的**脑神经**（cranial nerve）和与脊髓相连的**脊神经**（spinal nerve）。周围神经系统又依据分布不同分为：分布于体表、骨、关节和骨骼肌的**躯体神经**（somatic nerve）及分布于内脏、心血管、平滑肌和腺体的**内脏神经**（visceral nerve）。其中，内脏神经的运动纤维成分又称为内脏运动神经。▲★在周围神经系统中，**感觉神经**（sensory nerve）将冲动自感受器传向中枢部，又称**传入神经**（afferent nerve），**运动神经**（motor nerve）则将冲动自中枢部传向周围的效应器，又称**传出神经**（efferent nerve）。

二、神经系统的组成

构成**神经系统**（nervous system）的基本组织是神经组织，由外胚层演化而来，★主要由**神经元**（neuron）或称**神经细胞**（nerve cell）和**神经胶质**（neuroglia）或称**胶质细胞**（glial cell）两大类细胞组成。

（一）神经元

1. 神经元的结构　神经元是一种高度特化的细胞，是神经系统的基本结构和功能单位，具有接受刺激、产生冲动和传导冲动的功能。人类神经系统中神经元含量多达 10^{11} 个，形态多种多样（图 15–3~ 图 15–5），但均由胞体和突起两部分构成，后者又分为**树突**（dendrite）和**轴突**（axon）。树突较短而分支多，各类神经元树突的数目多少不等，形态各异。而每个神经元仅发出一条轴突，不同类型神经元轴突的长度由近胞体到 1m 以上，相差悬殊。神经元的胞体为营养及代谢中心，树突和胞体的表面是接受其他神经元传来冲动的主要部位，而轴突是主要的传导装置，将神经元发出的冲动向外传递。

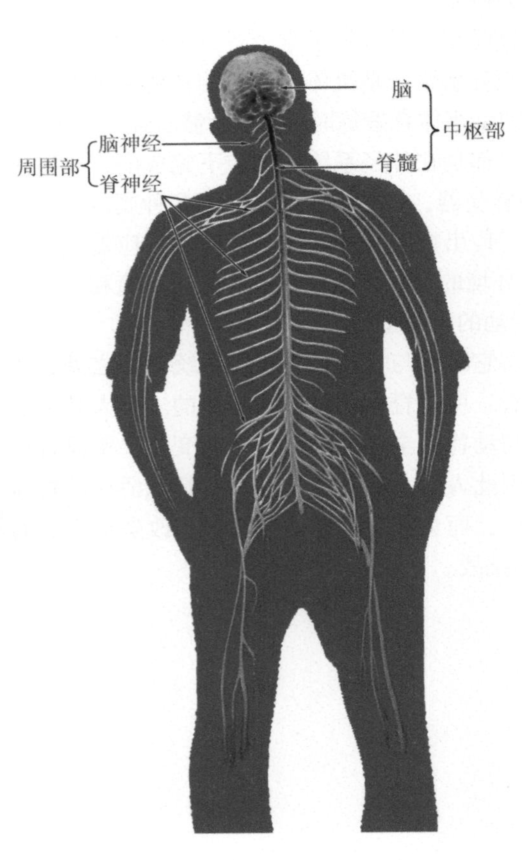

图 15–1　神经系统的区分（一）

（1）**神经元的微细结构**：不同神经元胞体的形状和大小差异很大，直径为 3~120μm。神经元的细胞膜在结构上与其他组织细胞相似，细胞质内高尔基复合体发达，有丰富的线粒体，其中较为特有的结构是**尼氏体**（Nissl body）和**神经原纤维**（neurofibril）（图 15–6）。★尼氏体见于胞体和树突中，轴突中没有。电镜下可见尼氏体来源于粗面内质网和游离核糖体。由于核糖体含 RNA，呈嗜碱性，光镜下通过碱性染料（如亚甲蓝、甲基胺蓝等）可将其染成深蓝色块状物质。神经原纤维可能就是微丝和微管的凝聚产物，有支持作用，并与神经元内物质的运输有关。在神经组织的镀银染片上，细胞质内的神经原纤维在光镜下呈棕色细丝，在胞体中呈网络状，在突起中与突起的长轴平行排列。一些神经元细胞质内还含有色素颗粒，其存在意义尚不明了。如脂褐素，为棕黄色颗粒，可随年龄而增加。黑色素只存在于少数细胞群中，如黑质和蓝斑。

不同神经元树突的分支数目、长短和分布差别极大。树突内所含有的细胞器与胞体相似。树突表面的棘状突起称为**树突棘**（dendritic spine），是形成突触的部位，其接受外界刺激，将信号传入胞体。

轴突内的细胞质称**轴质**（axoplasm），不含尼氏体。除了近末梢处，轴突全长粗细基本均匀一致。轴突可发出侧支，在末端反复分支，在中枢部可与另一神经元的表面形成突触，在周围部可终于游离神经末梢或各种感受器。神经元胞体所合成的蛋白质等营养物质需自胞体运输到突起。细胞质在胞体与轴突间进行的单向或双向缓慢流动称为**轴质流**（axoplasmic flow）或**轴质运输**（axoplasmic transport）。自胞体向轴突远端的运输，称为顺行运输。若物质在末梢处被摄取，经轴突运向胞体，则称为逆行运输。

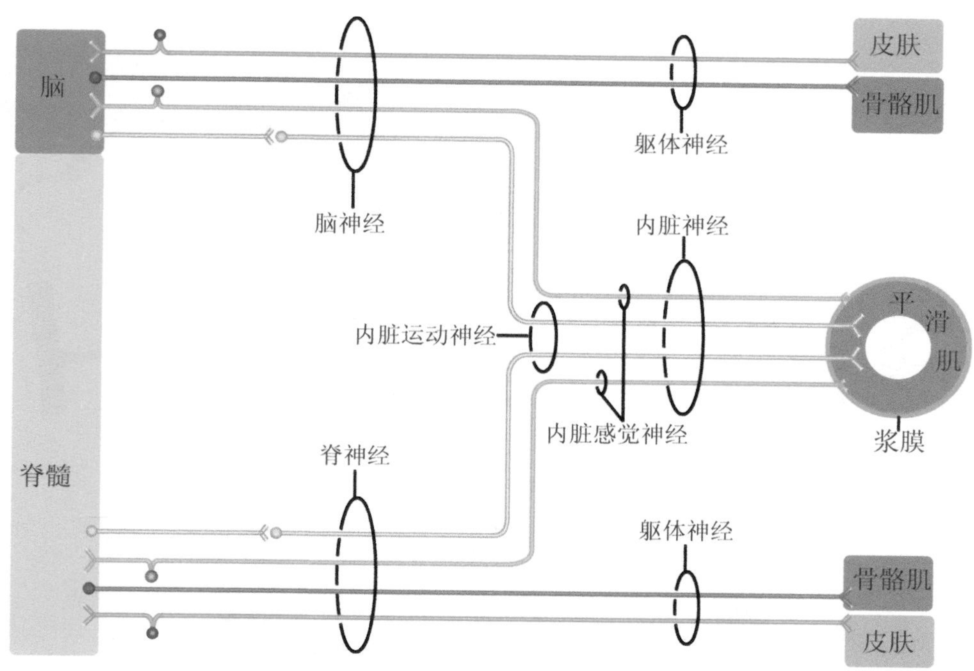

图 15-2 神经系统的区分（二）

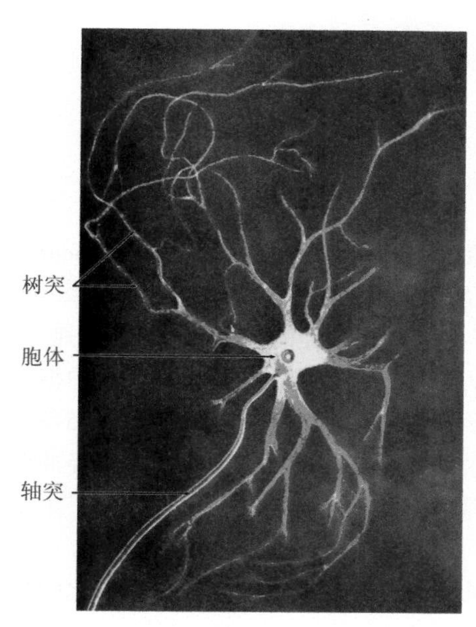

图 15-3 神经元

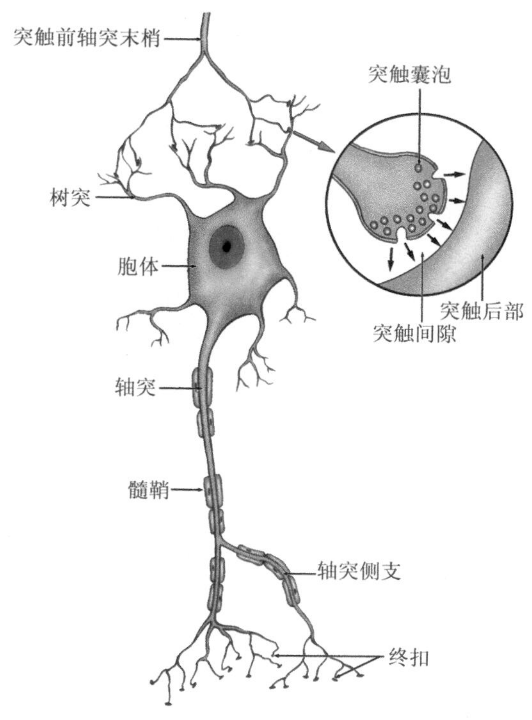

图 15-4 神经元和突触结构

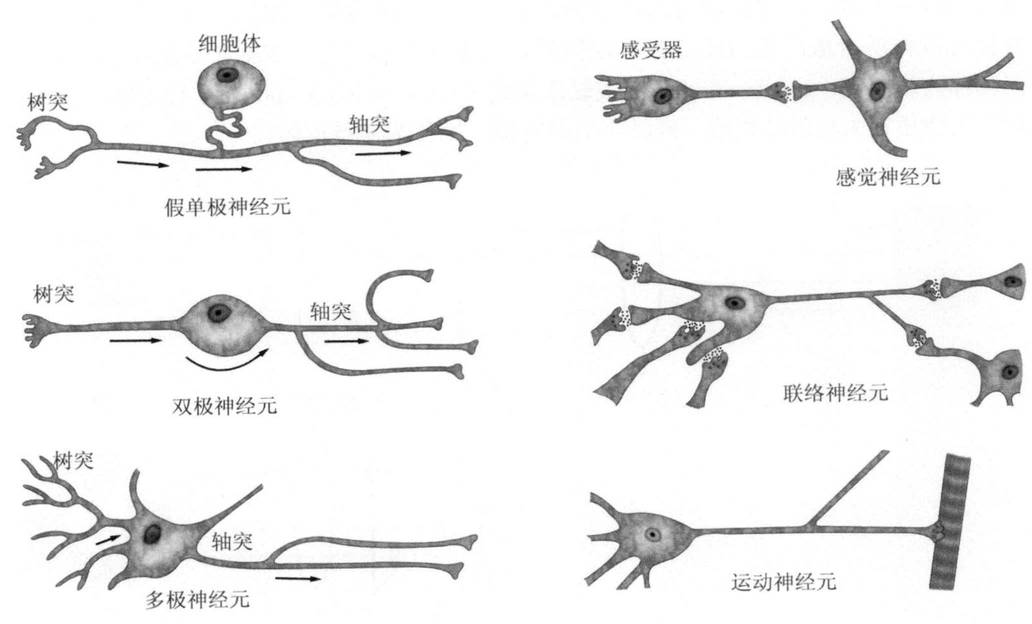

图 15-5 不同类型神经元

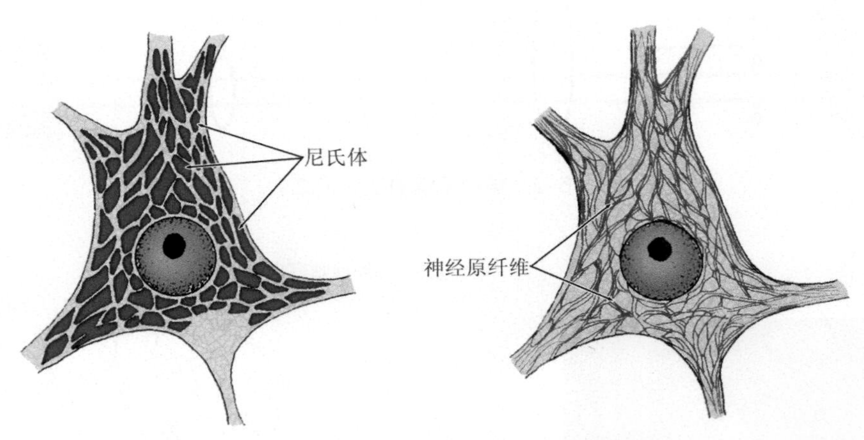

图 15-6 神经元胞质内的尼氏体和神经原纤维

（2）**神经纤维**：*神经元较长的突起连同其外面所包裹的**髓鞘**（myelin sheath）和**神经膜**（neurolemma）（或仅为两者之一），合称为**神经纤维**（nerve fiber）。*若被神经膜和髓鞘共同包被称为**有髓纤维**（myelinated fibers），仅有神经膜包被称为**无髓纤维**（unmyelinated fiber）（图 15-7）。周围神经的髓鞘是由**施万细胞**（Schwann cell）的胞膜环绕轴突所形成的同心圆板层结构。留在表面的施万细胞的核和胞膜即神经膜。在中枢，神经纤维的髓鞘是由少突胶质细胞（oligodendrocyte）的突起形成的，形成的方式与周围神经相似（图 15-8）。髓鞘通常沿轴突有规律地分节排列，其间断处轴突"裸露"的部分称为**郎飞结**（Ranvier node）。神经冲动在有髓纤维中以跳跃的方式传导。神经纤维的粗细主要取决于髓鞘的厚薄，神经纤维传导冲动的速度，主要与纤维直径的大小有关，一般来说，直径越粗则传导越快。

（3）**突触**：▲*神经元与神经元之间、神经元与效应器之间或感受器细胞与神经元之间特化的接触区域称为**突触**（synapse）。突触是神经系统细胞与细胞之间信息传递的基础。根据接触部位不同可分为：轴－树、轴－体、轴－轴、树－树和体－体突触。一个神经元可以和一个或多个神经元发生突触，甚至一个神经元自身的突起间也可以发生**自突触**（autapse）。突触根据传递方式可分为化学突触和电突触。

1）***化学突触**（chemical synapse）：是神经系统信息传递的主要方式，是以释放化学物质即**神经递质**（neurotransmitter）进行信息传递。化学突触包括三部分（图 15-9）：**突触前部**（presynaptic element）、**突触**

后部（postsynaptic element）和**突触间隙**（synaptic cleft）。突触前部的主要结构包括密集的**突触囊泡**（synaptic vesicle）和**突触前膜**（presynaptic membrane）。当神经冲动沿轴突传到突触前部时，突触小泡内的神经递质被释放到突触间隙（30~50nm），作用于**突触后膜**（postsynaptic membrane），使突触后膜上受体蛋白或离子通道构型发生改变，进而电位变化而产生神经冲动。

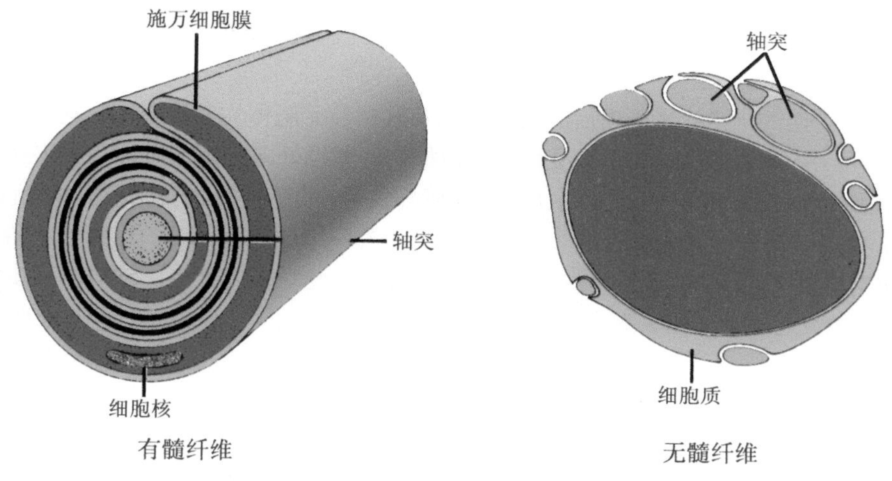

图 15-7　周围神经纤维横切面

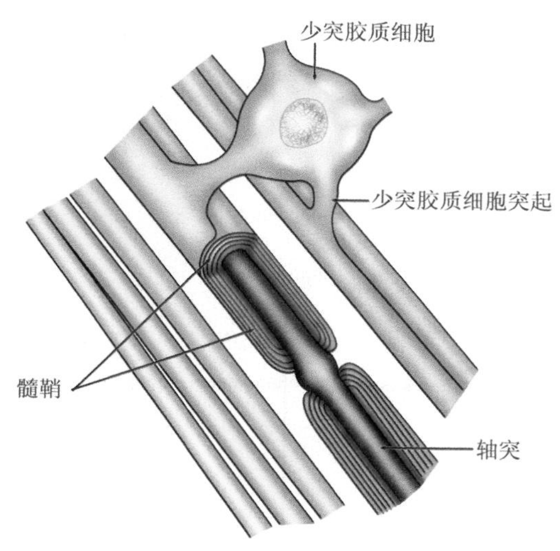

图 15-8　中枢神经有髓纤维

2）**电突触**（electrical synapse）：是以电位扩散的方式进行传递。其突触前、后膜之间的间隙很小（约3.5nm），以致一个神经元的电位变化可直接引起另一神经元的电位改变。

2. 神经元的分类

（1）依据神经元突起的数目可分为三类：①★**假单极神经元**（pseudounipolar neuron），从胞体仅发出一个突起，但随即呈“T”形分叉成为2支，一支至周围的感受器，称周围突；另一支进入脑或脊髓，称中枢突。脑、脊神经节中的一级感觉神经元多属此类（如脊神经节细胞）。②★**双极神经元**（bipolar neuron），自胞体的两端各发出一个突起，一支为周围突，终止于感受器；另一支为中枢突，进入中枢部。视网膜内的双极细胞即属于此类。③**多极神经元**（multipolar neuron），具有多个树突和一条轴突，中枢部的神经元多属于此类。

（2）依据功能和传导方向也可分为三类：①★**感觉神经元**（sensory neuron）或**传入神经元**（afferent neuron），是将内、外环境的各种信息自周围部传向中枢部，主要指假单极神经元和双极神经元。②★**运动**

神经元（motor neuron）或**传出神经元**（efferent neuron），是将冲动自中枢部传出至周围部，支配骨骼肌或控制平滑肌和腺体等，属多极神经元，如脊髓前角运动神经元和脑神经运动核。③* **联络神经元**（association neuron）或**中间神经元**（interneuron），分布于中枢神经系统中，属多极神经元，位于感觉和运动神经元之间，起联络作用。

此外，还可依据轴突的长短分为长轴突的 Golgi Ⅰ型神经元和短轴突的 Golgi Ⅱ 型神经元；也可依据神经元合成和释放的神经递质不同分为胆碱能神经元、单胺能神经元、氨基酸能神经元和肽能神经元等。

3. 神经纤维的变性和再生

（1）**神经纤维的变性**：神经纤维受损后，两个断端及其神经元胞体均发生变化，这一系列变化称为神经元的**变性或溃变**（degeneration）（图 15-10）。如变性方向由损伤的断端处向胞体进行，即称作**逆行溃变**（retrograde degeneration）。而损伤后的远侧断端因与胞体脱离，失去营养供给，其结构变性溃解，称为**顺行溃变**（anterograde degeneration），即 Waller 溃变。顺向变性后，溃变碎片被小胶质细胞转化而来的巨噬细胞清除。施万细胞可出现肥大增生，伸出胞质突起，其分泌的营养因子可促进受损神经纤维的再生。同时，增生的施万细胞呈条索状排列，对新生的轴突起引导作用，有利于重新建立功能联系。

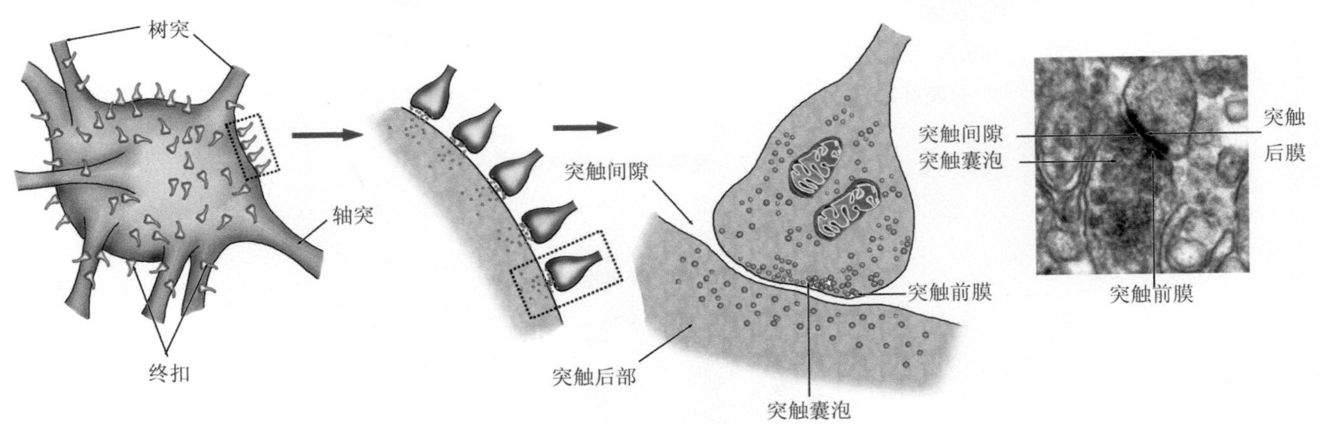

图 15-9　神经突触

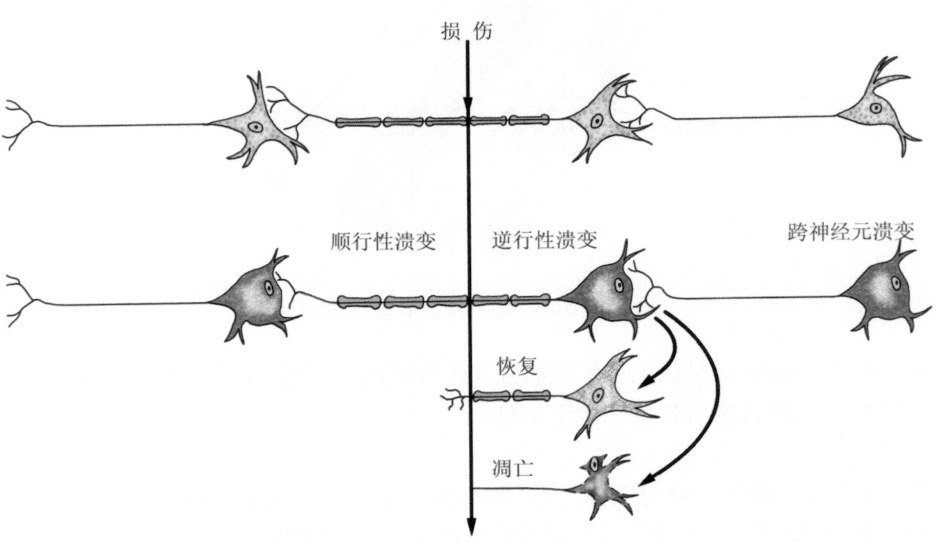

图 15-10　神经纤维变性（溃变）类型

神经纤维受损后，变性除发生于本身的神经元以外，还可发生于与其相连的突触前、后神经元上，这种现象称为**跨神经元溃变**（transneuronal degeneration）。若突触前的神经元轴突被切断，与其相连的突触后神经元也发生溃变，称为**顺行性跨神经元溃变**（anterograde transneuronal degeneration）。若突触后神经元的轴突被切断，与其相连的突触前神经元也发生溃变，称为**逆行性跨神经元溃变**（retrograde transneuronal degeneration）。这种溃变现象可跨越二至三级神经元。

（2）**神经纤维的再生**：当周围神经纤维损伤不甚严重时，一般都有**再生**（regeneration）的能力，并可恢复原有功能。神经纤维的再生约开始于损伤后第 3 周，以每天 2~5mm 的速度生长。完整有效的再生过程包括再生轴突的出芽、生长和延伸，并与靶细胞重建突触联系以实现功能恢复。

中枢神经系统内的神经纤维损伤后，其变化过程与周围神经相似，但被清除的碎片及断端的间隙由星形胶质细胞填充。星形胶质细胞可产生神经生长抑制因子，并形成胶质瘢痕，从而阻碍新生轴突的生长，又由于缺少施万细胞的营养和引导作用，新生轴突不易再循原路生长。由此可知，中枢神经纤维的再生能力十分有限，并很难恢复原有功能。但最近十多年的研究进展已使中枢神经系统的再生不再是遥不可及的问题了，其中把分子生物学或遗传工程的方法与移植神经组织的技术相结合，就是一个具有潜力的尝试。同时，与移植相关的免疫方面的研究成果，更为解决排斥问题提供了有益的线索。

（二）神经胶质

神经胶质（neuroglia）或**胶质细胞**（glial cell），是中枢神经系统的间质细胞，其数量远多于神经细胞。胶质细胞占全部脑细胞的比例随着生物进化程度的升高而增高。在果蝇胶质细胞约占脑细胞的 25%，而在人类则约占 90%，提示其对脑高级功能可能具有重要作用。神经胶质除了对神经元起支持、营养、保护和修复等作用外，还通过其所具有的多种神经递质的受体和离子通道，对神经元的功能活动起着重要的调节作用。另外，作为脑内主要的免疫细胞，小胶质细胞在中枢神经系统炎症过程中发挥着重要作用。有关胶质细胞与神经元相互作用及其对各种神经功能影响的研究已成为近年来的研究热点之一。

神经胶质一般分为两大类（图 15-11）：①**大胶质细胞**（macroglia），包括中枢部的**星形胶质细胞**（astrocyte）、少突胶质细胞及周围部的施万细胞。星形胶质细胞又分为原浆性和纤维性，其数量最多，功能最复杂，参与中枢内多种递质的代谢和离子平衡。少突胶质细胞在中枢部形成髓鞘，而施万细胞在周围部形成髓鞘。②★**小胶质细胞**（microglia），是神经系统的巨噬细胞，在神经系统病变时增多。此外，神经胶质还包括周围部神经节中的**卫星细胞**（satellite cell）及衬附于脑室腔面和脊髓中央管内面的**室管膜细胞**（ependymal cell）和**脉络丛上皮细胞**（choroidal epithelium）。

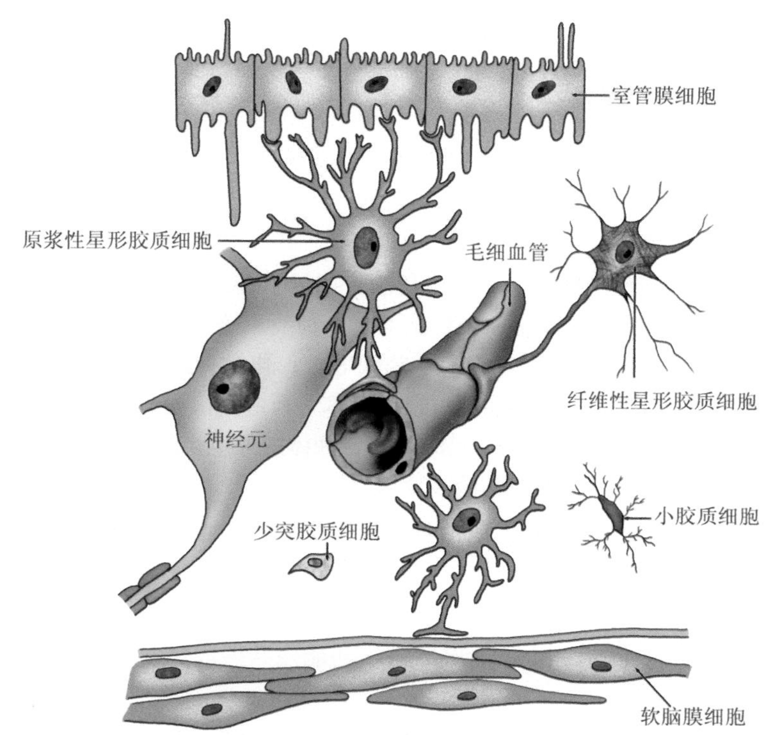

图 15-11　几种胶质细胞

第
15
章

三、神经系统的活动方式

*神经系统在调节机体的活动中，对内、外环境的刺激做出适宜的反应，称为**反射**（reflex）。*反射活动的形态学基础是**反射弧**（reflex arc），包括：感受器→感觉神经→中枢→运动神经→效应器。反射有多种分类方法。如根据反射弧中所含突触的多少，可分为单突触和多突触反射。依据临床应用可分为浅反射（如角膜反射）、深反射（如髌反射）和病理反射（如 Babinski 征）。依据反射建立的方式可分为先天性的非条件反射和后天获得的条件反射，后者使人类和高等动物能更精确地适应环境变化。

四、神经系统的常用术语

在中枢和周围神经系统中，神经元胞体或轴突的集聚，因在不同部位的组合和编排方式不同而给予不同的术语名称。

*在中枢神经系统中，**灰质**（gray matter）泛指神经元胞体及其树突的集聚处，在新鲜标本中呈暗灰色，如脊髓灰质。***白质**（white matter）泛指神经纤维的集聚处，在标本中呈亮白色，如脊髓白质。*位于脑表面的灰质称为**皮质**（cortex），如大、小脑皮质。脑内皮质深部的白质又称**髓质**（medulla）。在皮质以外，形态和功能相似的神经元胞体聚成一团，称为**神经核**（nucleus）。*中枢神经系统白质中，起止、行程和功能基本相同的神经纤维，称**纤维束**（fasciculus）。

*在周围神经系统中，神经元胞体多集聚于**神经节**（ganglion）。*神经节可分为感觉神经节和内脏运动神经节。*神经纤维在周围神经系统中聚合成为粗细不等的**神经**（nerve），由结缔组织被膜包裹。一条神经内，神经纤维先组成若干神经束，再通常反复地编排、组合（图 15–12），称为神经。了解神经内神经束的编排、组合，在周围神经的显微外科具有重要意义。

在中枢神经系统中，白质内散在分布有细小的灰质团块，此种灰、白相间的区域称**网状结构**。

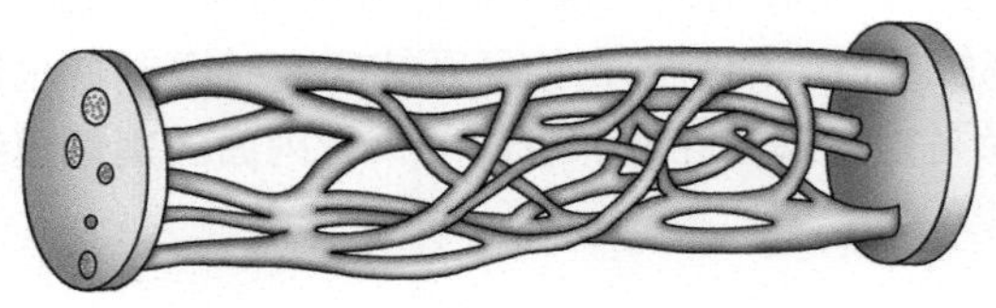

图 15–12 周围神经束丛

五、常用神经系统的观察研究方法

人们对神经系统的认识随着观察研究方法的不断发展而逐步深入。以下简要介绍部分常用的观察技术和研究方法以供参考。

（一）神经元结构及功能检测技术

神经元结构及功能检测技术包括传统的神经组织染色法（如显示神经细胞构筑的 Nissl 染色、显示细胞形态及神经原纤维的银浸染法、显示髓鞘的 Weigert 染色法等）；神经束路示踪技术（如辣根过氧化物酶轴突逆行示踪法、荧光色素逆行标记法、细胞毒植物凝集素示踪法等）；化学神经解剖学技术（如组织化学法，酶组织化学法及免疫细胞化学法等）；基因表达（如原位杂交技术）和蛋白检测分析方法（如 Western blot 法）；神经干细胞的分离鉴定和培养移植技术；记录神经元活动的各种体内外电生理技术等。

（二）周围和中枢神经损伤修复技术及组织移植技术

周围和中枢神经损伤修复技术及组织移植术包括各种损伤模型的建立技术、将源于周围神经或胚胎中枢神经系统的移植物移植入中枢神经系统技术等。

（三）脑功能成像技术

脑功能成像技术包括光学成像技术、脑电图、脑磁图、功能磁共振成像技术和正电子发射断层扫描成像技术等。

常用的显微镜观察手段包括光学显微镜、荧光显微镜、电子显微镜及近年广泛应用的共聚焦显微镜技术，其中共聚焦显微镜技术可对厚的标本进行光学切片、三维重塑、进行动态观察等，以便于更加深入地开展神经系统的科学研究。

小结

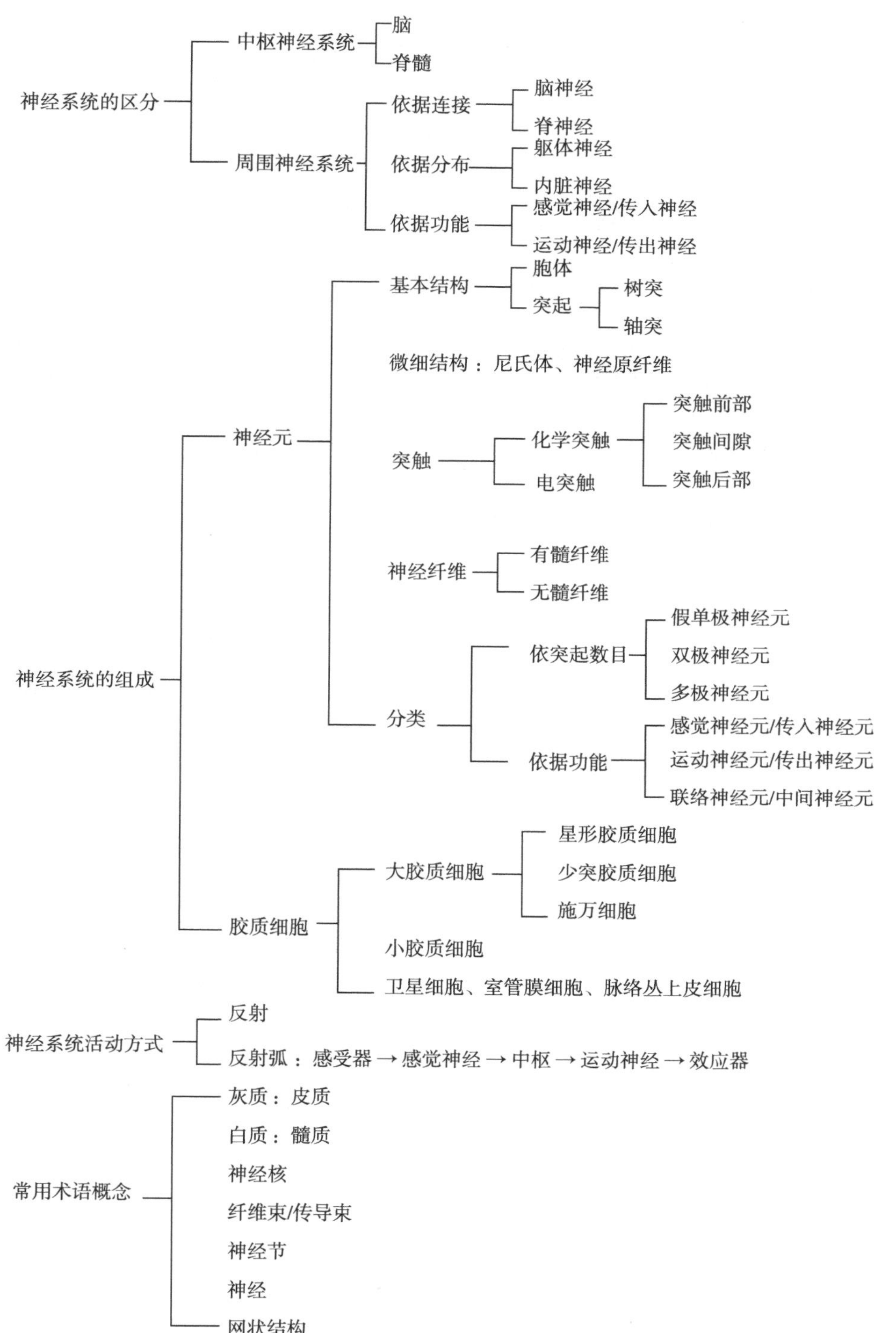
神经系统的区分
中枢神经系统
脑
脊髓
周围神经系统
依据连接
脑神经
脊神经
依据分布
躯体神经
内脏神经
依据功能
感觉神经/传入神经
运动神经/传出神经
神经系统的组成
神经元
基本结构
胞体
突起
树突
轴突
微细结构：尼氏体、神经原纤维
突触
化学突触
突触前部
突触间隙
突触后部
电突触
神经纤维
有髓纤维
无髓纤维
分类
依突起数目
假单极神经元
双极神经元
多极神经元
依据功能
感觉神经元/传入神经元
运动神经元/传出神经元
联络神经元/中间神经元
胶质细胞
大胶质细胞
星形胶质细胞
少突胶质细胞
施万细胞
小胶质细胞
卫星细胞、室管膜细胞、脉络丛上皮细胞
神经系统活动方式
反射
反射弧：感受器→感觉神经→中枢→运动神经→效应器
常用术语概念
灰质：皮质
白质：髓质
神经核
纤维束/传导束
神经节
神经
网状结构

第 16 章　周围神经系统

第一节　脊神经

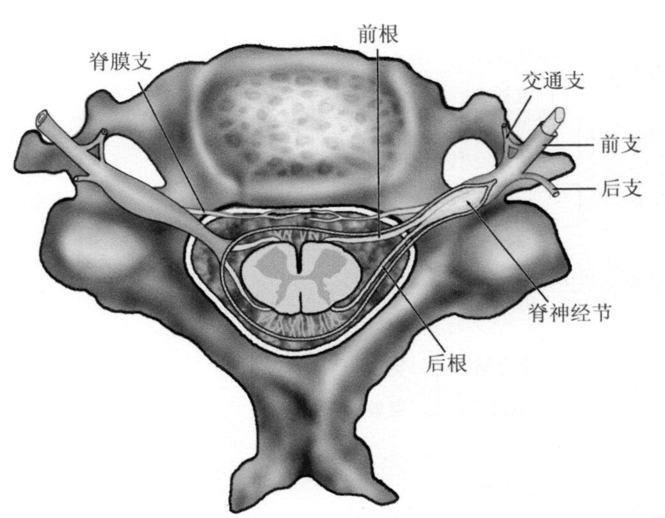

图 16-1　脊神经合成及分支

脊神经（spinal nerve）连于脊髓，共 31 对。*每一脊神经由**前根**（anterior root）和**后根**（posterior root）在椎间孔处合成，它含有感觉纤维和运动纤维。前根属运动性，后根属感觉性，后根在靠近椎间孔处有膨大的**脊神经节**（spinal ganglion）（图 16-1）。

*31 对脊神经包括 8 对**颈神经**（cervical nerves）、12 对**胸神经**（thoracic nerves），5 对**腰神经**（lumbar nerves），5 对**骶神经**（sacral nerves）和 1 对**尾神经**（coccygeal nerve）。第 1 颈神经干在枕骨与寰椎间穿出椎管，第 8 颈神经干在第 7 颈椎和第 1 胸椎间的椎间孔穿出，第 2~7 颈神经干均经同序数椎骨上方的椎间孔穿出，胸神经干和腰神经干均分别在同序数椎骨下方的椎间孔穿出。第 1~4 骶神经由相同序数的骶前、后孔穿出，第 5 骶神经和尾神经由骶管裂孔穿出。

每一脊神经都是混合性的，含有 4 种纤维成分。①躯体感觉纤维：分布于皮肤、骨骼肌和关节。②内脏感觉纤维：分布于内脏、心血管和腺体。③躯体运动纤维：支配骨骼肌的运动。④内脏运动纤维：支配平滑肌、心肌的运动，控制腺体的分泌。

*脊神经出椎间孔后，立即分为前支、后支、脊膜支和交通支。前、后支均为混合性。

***后支**（posterior branch）：细小，穿相邻椎骨横突间（骶部的出骶后孔）后行，主要分布于枕、项、背、腰、臀部的皮肤和项、背、腰骶部深层肌，呈明显的节段性分布。

***前支**（anterior branch）：粗大，支配颈、胸、腹（脊神经后支支配范围以外的）及四肢的骨骼肌，并分布至相应区域的皮肤。前支除 T_2~T_{11} 外，其余各支分别组成神经丛，即颈丛、臂丛、腰丛和骶丛（图 16-2，图 16-3）。

脊膜支（meningeal branch）：细小，经椎间孔返回椎管，分布于脊髓的被膜和脊柱的韧带等处。

交通支（communicating branch）：为连于脊神经前支与交感干之间的细支。其中由 T_1~L_3 脊神经的前支发出连于交感干的为白交通支；而来自交感干连于每条脊神经的为灰交通支。

一、颈丛

（一）颈丛的组成和位置

*颈丛（cervical plexus）由第 1~4 颈神经的前支构成（图 16-1，图 16-4），位于胸锁乳突肌上部深面，中斜角肌和肩胛提肌起始处的前方。

（二）颈丛的分支

颈丛的分支包括皮支和肌支两部分。

1. ***皮支*　约在胸锁乳突肌后缘中点处浅出颈深筋膜，由此向上分布于耳后和枕部皮肤，向前分布于颈部皮肤，向外下方分布至颈下部和肩部皮肤。颈丛皮支集中由深面浅出的部位称神经点，是颈部皮神经阻滞麻醉的部位。

*皮支的主要分支：沿胸锁乳突肌后缘向上走行的**枕小神经**（lesser occipital nerve）和沿胸锁乳突肌表面向耳垂方向上行的**耳大神经**（great auricular nerve）；横过胸锁乳突肌表面向前走行的**颈横神经**（transverse nerve of neck），又称**颈皮神经**；向外下方走行的**锁骨上神经**（supraclavicular nerve）（图 16-5）。

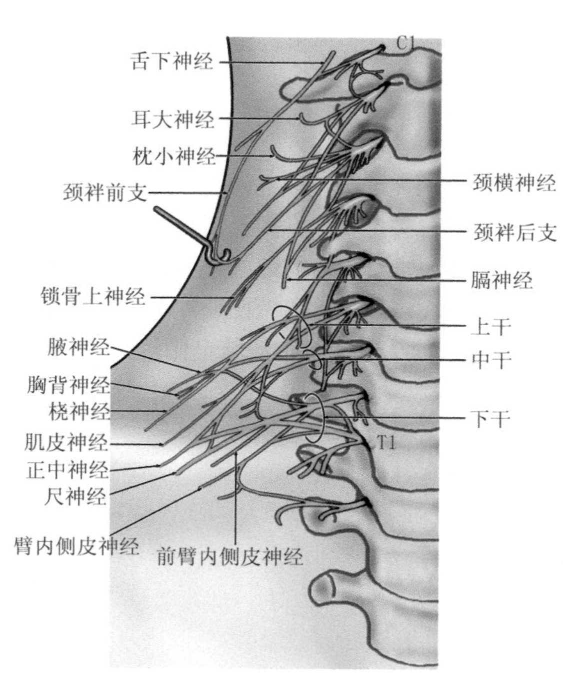

图 16-2　颈丛和臂丛及其分支

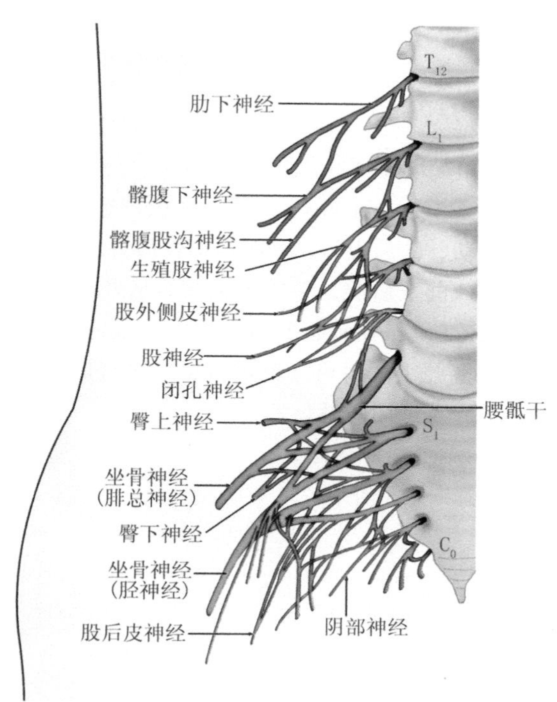

图 16-3　腰丛和骶丛及其分支

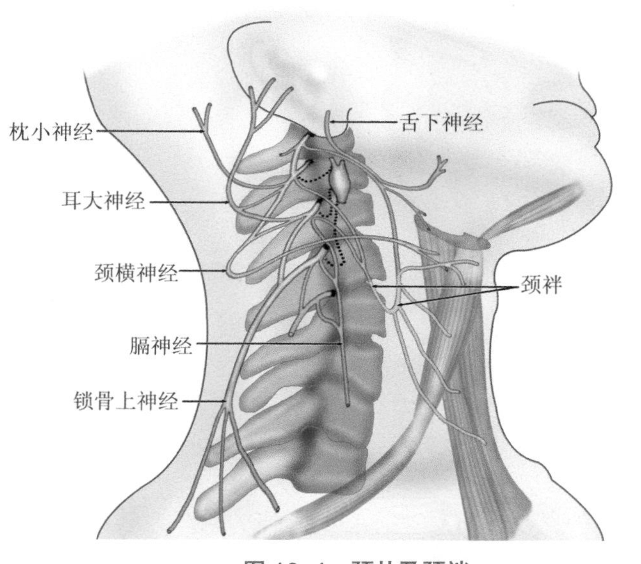

图 16-4　颈丛及颈袢

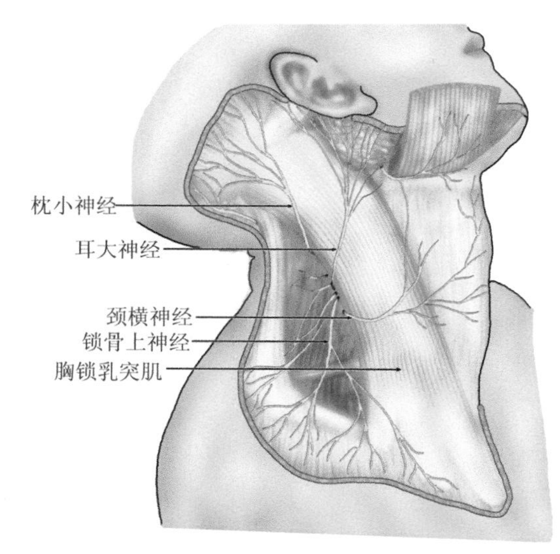

图 16-5　颈丛的皮神经

2. 肌支　主要支配颈部深层肌、舌骨下肌群、肩胛提肌和膈。重要的肌支为膈神经（图 16-6）。

（1）★**膈神经**（phrenic nerve）：由第 3~5 颈神经前支组成，沿前斜角肌的前面下行，在锁骨下动、静脉之间经胸廓上口进入胸腔。胸腔中，它与心包膈血管伴行，越过肺根的前方，在纵隔胸膜与心包间下行，于膈的中心腱附近入膈。★膈神经中的运动纤维支配膈，感觉纤维中有些传导膈的本体感觉，多数是分布于覆盖膈中央部的胸膜和膈下腹膜，其他感觉纤维分布于纵隔胸膜和心包。一般认为右膈神经的感觉纤维还分布到肝、胆囊和肝外胆道的浆膜。

（2）副膈神经（accessory phrenic nerve）：多见于一侧，起自第 4~6 颈神经的前支，在锁骨下静脉的后侧加入膈神经。

（3）颈袢（cervical ansa）：即**舌下神经袢**，为颈丛与舌下神经之间的交通联系。第 1 颈神经前支的大部分纤维加入舌下神经，并与之同行，这部分纤维除直接分支到甲状舌骨肌和颏舌骨肌外，其余的离开舌下神经，构成舌下神经降支，与第 2、3 颈神经部分纤维构成的颈神经降支合成颈袢，再由袢发出分支支配舌骨下肌群。

二、臂丛

（一）臂丛的组成和位置

★**臂丛**（brachial plexus）由第 5~8 颈神经前支和第 1 胸神经前支的大部分组成。它们自斜角肌间隙穿出时，位于锁骨下动脉的后上方，继而经锁骨后方进入腋窝。★组成臂丛的各神经根出椎间孔后在颈部先合成 3 个干，每个干再分成前、后股，各股入腋窝后从外侧、后方和内侧包绕腋动脉形成 3 个束，分别称为**外侧束**（lateral cord）、**后束**（posterior cord）和**内侧束**（medial cord）（图 16–7，图 16–8）。臂丛在锁骨中点上方比较集中，位置较浅，上肢手术时可在此进行臂丛神经阻滞麻醉。在腋窝内，臂丛包绕着腋动脉也比较集中，亦是臂丛神经阻滞麻醉常选用的部位。

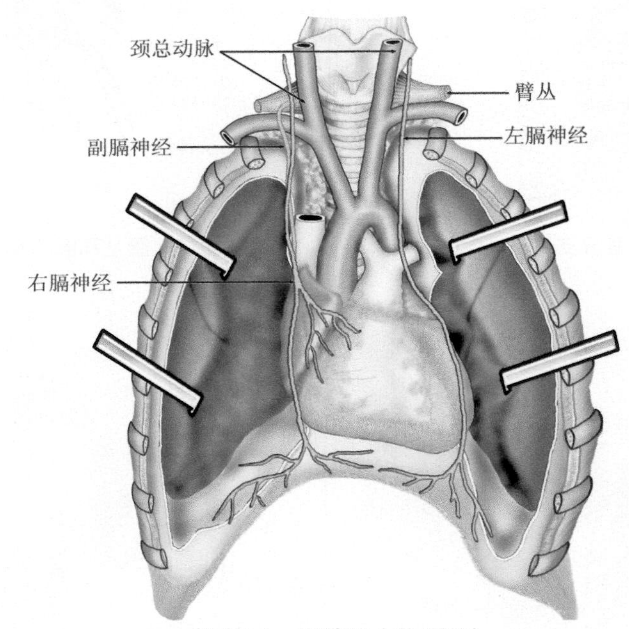

图 16–6　膈神经（前面观）

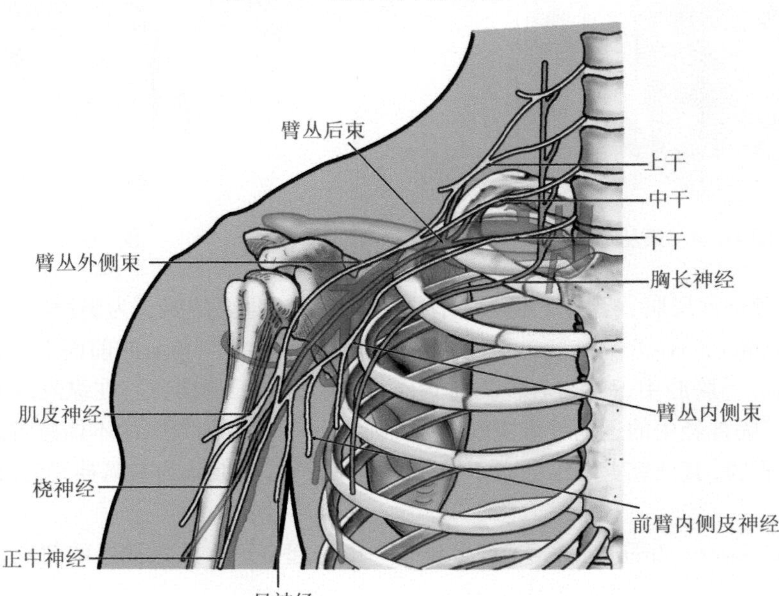

图 16–7　臂丛组成

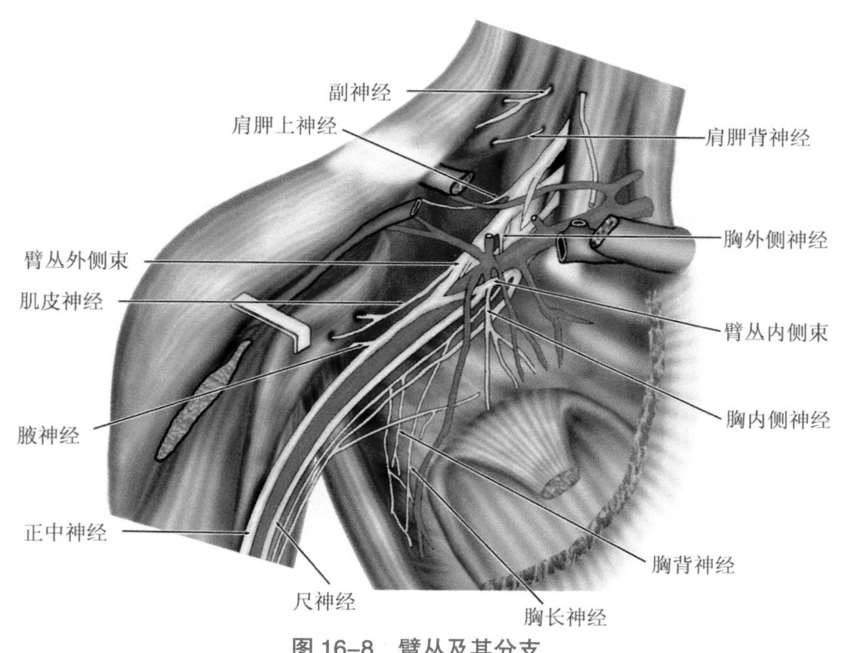

图 16–8　臂丛及其分支

（二）臂丛的分支

臂丛的分支，按发出部位可分为锁骨上部分支和锁骨下部分支。

1. 锁骨上部的分支　是较短的神经，发自臂丛的根和干，分布于颈深肌、背部浅肌（斜方肌除外）、部分胸上肢肌和上肢带肌等。其主要的分支有以下几个。

（1）**胸长神经**（long thoracic nerve）：经臂丛后方进入腋窝，沿前锯肌的表面下降，支配此肌。损伤胸长神经可致前锯肌瘫痪，上肢做前推动作时，病侧肩胛骨内侧缘和下角离开胸廓而耸起，形成“翼状肩”；上臂外展至水平位时不能再向上举。

（2）**肩胛背神经**（dorsal scapular nerve）：穿中斜角肌向后，支配菱形肌和肩胛提肌。

（3）**肩胛上神经**（suprascapular nerve）：向后经肩胛上切迹入冈上窝，再绕肩峰的前方至冈下窝，分布至冈上、下肌和肩关节（图 16–9）。

2. 锁骨下部的分支　都发自 3 个束，有短神经和长神经两类。

短神经支配腋窝前、后壁的肌，主要有以下几个。

（1）**胸内侧神经**（medial pectoral nerve）和**胸外侧神经**（lateral pectoral nerve）：支配胸大肌和胸小肌。

（2）**肩胛下神经**（subscapular nerve）：支配肩胛下肌和大圆肌。

（3）**胸背神经**（thoracodorsal nerve）：起自后束，沿肩胛骨外缘伴肩胛下血管下降，支配背阔肌。乳腺癌根治术清扫腋淋巴结时，注意勿伤胸背神经（图 16–8）。

长神经位于腋动脉周围，腋动脉外方有肌皮神经，前方有正中神经两根夹持，内侧有前臂内侧皮神经、尺神经及臂内侧皮神经，后方有腋神经和桡神经。主要的 5 大终支如下。

第16章

***肌皮神经**（musculocutaneous nerve，C_5~C_7）：自外侧束发出后，斜穿喙肱肌，在肱二头肌和肱肌之间下行，发出肌支支配这 3 块肌。终支为皮支，在肘关节稍下方，经肱二头肌肌腱外侧穿出深筋膜，沿前臂外侧下行，称**前臂外侧皮神经**（lateral antebrachial cutaneous nerve），分布于前臂外侧的皮肤（图 16–8，图 16–9）。

▲***正中神经**（median nerve，C_6~T_1）：它的内侧根和外侧根分别起自内侧束和外侧束，两根夹持腋动脉，向下合成一干，伴肱动脉沿肱二头肌内侧沟降至肘窝。从肘窝向下穿旋前圆肌，下行于指浅、深屈肌间达腕部，在桡侧腕屈肌肌腱和掌长肌肌腱间进入腕管，从掌腱膜的深面至手掌，分成终支沿手指的相对缘至指尖。正中神经在臂部无分支，在肘部、前臂和手掌均有分支。*正中神经的分支可归为两类。①**肌支**：支配前臂前群肌（肱桡肌、尺侧屈腕肌和指深屈肌的尺侧半除外）、鱼际肌（拇收肌除外）和第 1、2 蚓状肌。支配鱼际肌的为一粗短的返支，在屈肌支持带下缘的桡侧发出，行于桡动脉掌浅支的外侧进入鱼际。②**皮支**：分布于掌心、

鱼际、桡侧 3 个半指掌面及其中节和远节手指背面的皮肤（图 16–10 ~ 图 16–12）。

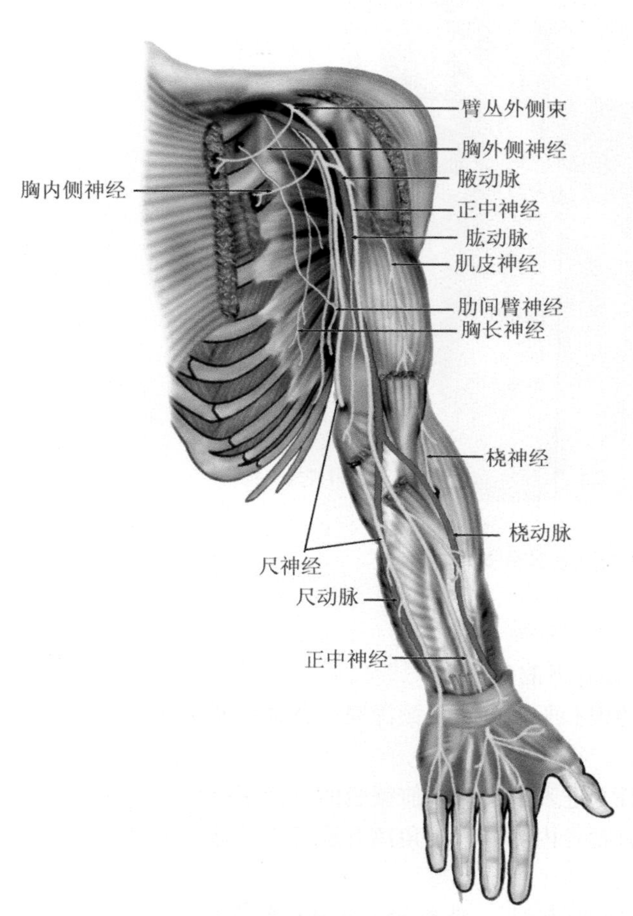

图 16–9　上肢前面的神经（左侧）

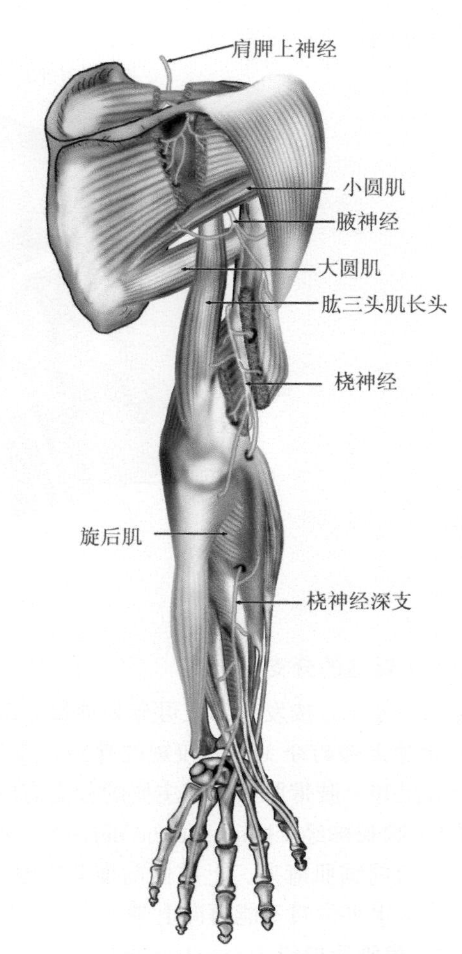

图 16–10　上肢后面的神经

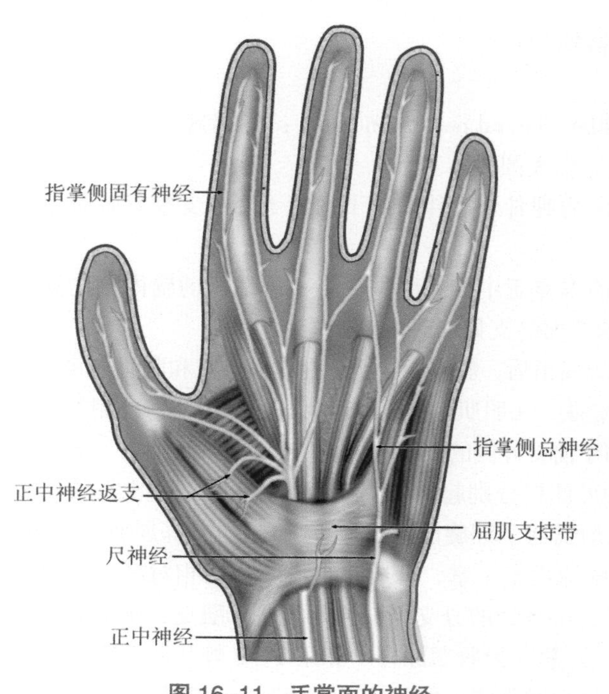

图 16–11　手掌面的神经

▲★**尺神经**（ulnar nerve，C_8~T_1）：发自内侧束，在臂部先与肱动脉及正中神经伴行，位于动脉的内侧，继而向后下，穿内侧肌间隔至臂后面，继续向下至肱骨内上髁后方的尺神经沟，此处位置表浅，隔皮肤可触摸到。自尺神经沟向下，穿尺侧腕屈肌至前臂内侧，循指深屈肌和尺侧腕屈肌间于尺动脉内侧下降，到前臂中、下 1/3 交界处分出较细的手背支后，本干经屈肌支持带的浅面入掌。★尺神经的分支：①肌支，支配尺侧腕屈肌和指深屈肌的尺侧半、小鱼际肌、拇收肌、骨间掌侧和背侧肌及第 3、4 蚓状肌。②皮支，分手掌、背两部。掌面的浅支分布于小鱼际、小指和环指尺侧半的皮肤；手背支分布于手背尺侧半和小指、环指及中指尺侧半背面的皮肤（中指和环指的分支只到近节骨背面，余部由正中神经分布）（图 16–8，图 16–12，图 16–13）。

▲★**桡神经**（radial nerve，C_5~T_1）：发自后束，在肱动脉后方下行，伴肱深动脉沿桡神经沟至肱骨外上髁上方，穿外侧肌间隔至肱桡肌和肱肌之间，分为浅、深两支。浅支在肱桡肌深面伴行于桡动脉的外侧，至前臂中、下 1/3

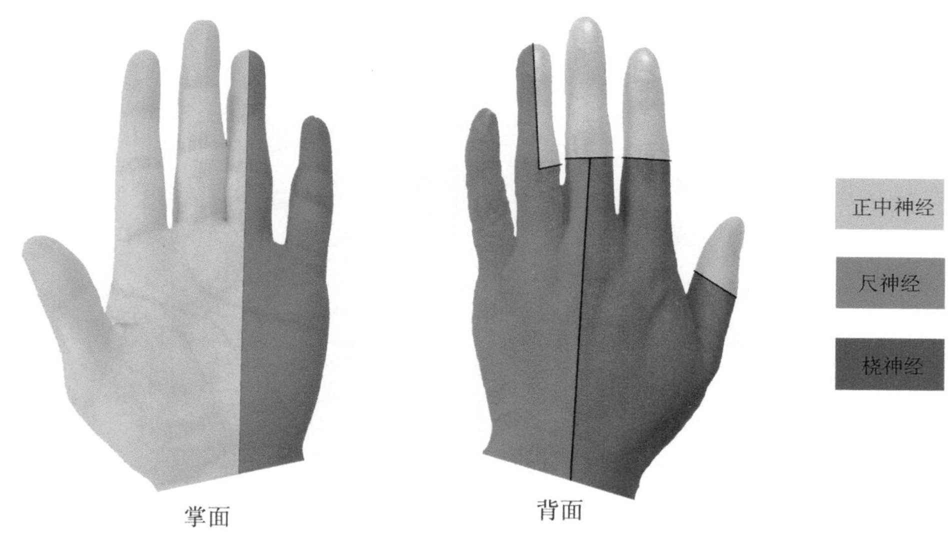

图 16-12　手部皮肤神经支配

交界处经肱桡肌肌腱深面转向背侧，下行至腕后区和手背。深支绕桡骨颈外侧，穿旋后肌至前臂背面，行于浅、深伸肌间。★桡神经的分支：①**肌支**，自桡神经本干发出分支，支配肱三头肌、肱桡肌和桡侧腕长伸肌；桡神经深支支配旋后肌及前臂其余伸肌。②**皮支**，在腋窝处发出臂后皮神经，分布至臂后面皮肤。在桡神经沟处发出前臂后皮神经，分布于前臂背面的皮肤。桡神经浅支分布于手背桡侧半和桡侧两个半指近节背面的皮肤。

★**腋神经**（axillary nerve，C_5~C_6）：发自后束，自腋窝向后，伴旋肱后血管穿四边孔向后外绕肱骨外科颈，至三角肌深面。★腋神经的分支：①**肌支**，支配三角肌和小圆肌。②**皮支**，在三角肌后缘浅出，分布于肩部、臂外侧上部的皮肤。

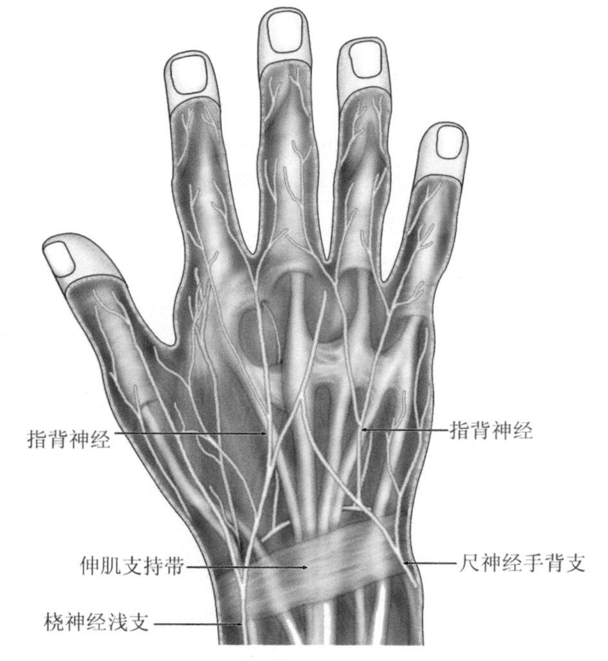

图 16-13　手背面的神经

三、胸神经前支

★**胸神经前支**（anterior branch of thoracic nerve）共12对，其中第1~11胸神经前支行于相应的肋间隙中，称**肋间神经**（intercostal nerves）（图16-14），第12胸神经前支走在第12肋下方，称**肋下神经**（subcostal nerve）。★肋间神经在肋间内肌、肋间最内肌之间，肋血管下方，沿各肋沟前行。★在腋前线附近离开肋骨下缘，行于肋间隙，并在胸、腹壁侧面发出外侧皮支，分布于胸、腹侧面的皮肤。主干继续前行，上6对肋间神经到达胸骨侧缘浅出，下5对肋间神经和肋下神经斜向下内，行于腹内斜肌和腹横肌之间，并进入腹直肌鞘，在白线附近穿腹直肌鞘浅出。★这些浅出的支称为前皮支，分布于胸腹前壁的皮肤。肋间神经的肌支支配肋间肌和腹肌的前外侧群。

★胸神经的前支，在胸、腹壁皮肤的分布有明显的节段性，按神经顺序由上向下依次排列。★大致说来，T_2相当于胸骨角平面，T_4相当于乳头平面，T_6相当于剑突平面，T_8相当于肋弓下缘平面，T_{10}相当于脐平面，T_{12}相当于脐至耻骨联合连线的中点平面。临床上实施椎管内麻醉时，多以此测定麻醉平面的位置，亦可以此作为体表标志检查感觉障碍的平面。

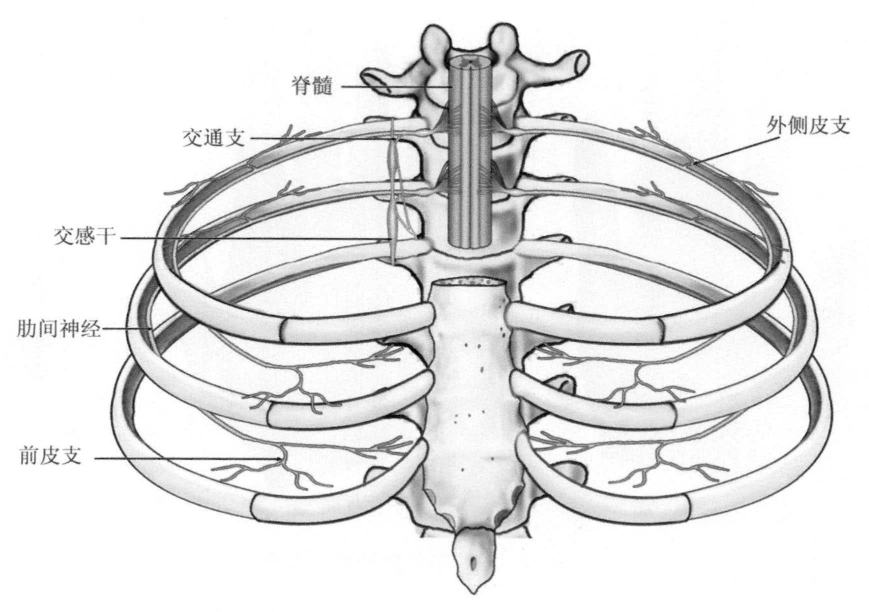

图 16-14 肋间神经

四、腰丛

（一）腰丛的组成和位置

★**腰丛**（lumbar plexus）由第 12 胸神经前支的一部分、第 1~3 腰神经前支及第 4 腰神经前支的一部分组成。★腰丛位于腰大肌深面、腰椎横突前方（图 16-15）。

（二）腰丛的分支

腰丛除发出肌支支配髂腰肌和腰方肌外，还发出下列分支至腹股沟区及大腿前部和内侧部。

1. **髂腹下神经**（iliohypogastric nerve） 自腰大肌外侧缘穿出，在腰方肌的前面行向外下，在髂嵴上方，穿入腹内斜肌和腹横肌之间前行，继而行于腹内斜肌和腹外斜肌之间，约在腹股沟管浅环上方 2cm 浅出（图 16-16）。其皮支分布于臀外侧部、腹股沟区及下腹部皮肤；肌支支配腹壁肌。

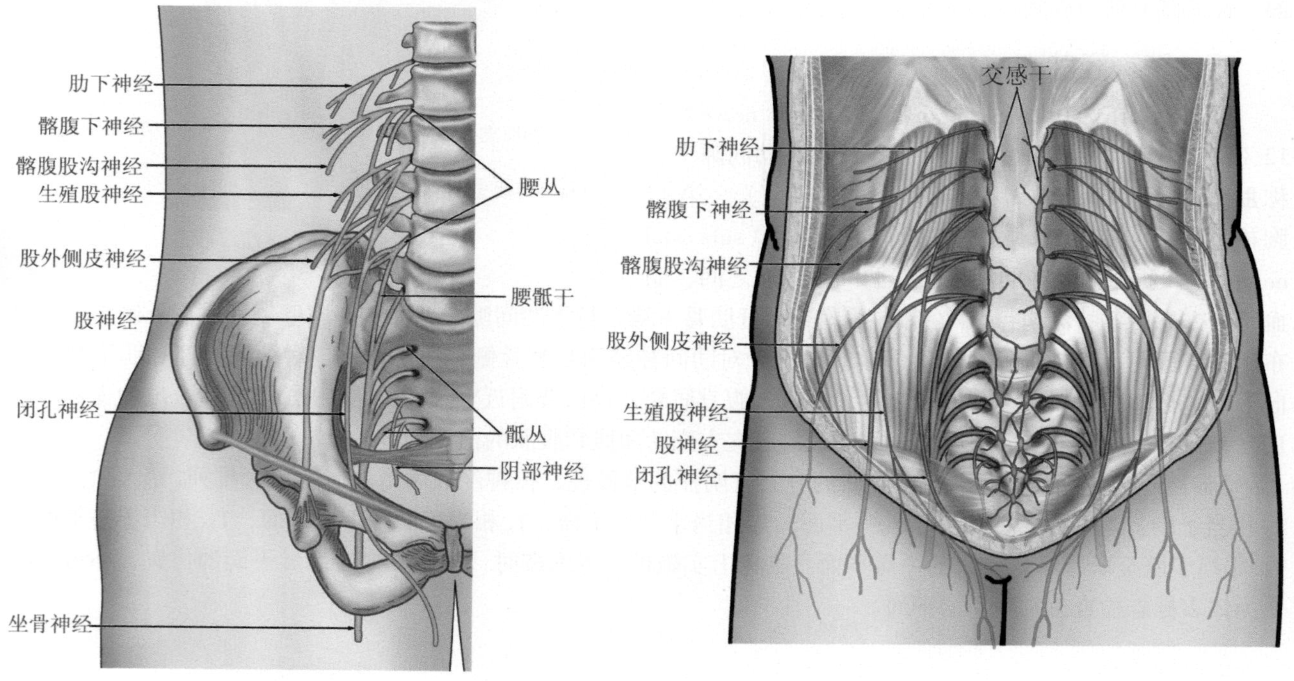

图 16-15 腰骶丛组成

图 16-16 腰骶丛及其分支

2. **髂腹股沟神经**（ilioinguinal nerve）　在髂腹下神经的下方，行走方向与它略同，于髂前上棘处穿入腹内斜肌与腹横肌之间前行，向下穿经腹股沟管，在精索（或子宫圆韧带）浅面自腹股沟管浅环穿出。其皮支分布于腹股沟部和阴囊（或大阴唇）的皮肤；肌支支配腹壁肌。

3. **生殖股神经**（genitofemoral nerve）　自腰大肌前面穿出后，在该肌前面下行，于腹股沟韧带上方分成生殖支和股支。生殖支穿经腹股沟管，分布于阴囊和提睾肌（女性随子宫圆韧带至大阴唇）。股支伴髂外动脉的外侧下降，分布于股三角的皮肤。

4. **股外侧皮神经**（lateral femoral cutaneus nerve）　自腰大肌外侧缘穿出，斜越髂肌表面，在髂前上棘的内侧经腹股沟韧带深方达股部，约在髂前上棘下方5cm处穿出深筋膜，分布于大腿前外侧部的皮肤（图16–17）。

5. ★**股神经**（femoral nerve，L_2~L_4）　为腰丛中最大的分支。★发出后先在腰大肌与髂肌之间下行，约在腹股沟中点稍外侧处，穿腹股沟韧带深方股动脉外侧达股部，随即分为下列数支：①**肌支**，支配髂肌、耻骨肌、股四头肌和缝匠肌。②**皮支**，数条股中间、股内侧皮神经，分布于大腿和膝关节前面的皮肤。★**隐神经**（saphenous nerve），为最长的皮支，伴股动脉在收肌管中下行，穿出缝匠肌和股薄肌的止腱后，伴大隐静脉下行，分布于髌下、小腿内侧面和足内侧缘的皮肤（图16–17）。

6. ★**闭孔神经**（obturator nerve，L_2~L_4）　自腰大肌内侧缘走出后，即入小骨盆，沿小骨盆侧壁至闭膜管穿出骨盆，分前、后两支。★前支行于长收肌和短收肌间，后支行于短收肌与大收肌间。★闭孔神经的皮支分布于大腿内侧面的皮肤，肌支支配大腿内收肌群和闭孔外肌。

五、骶丛

（一）骶丛的组成和位置

★**骶丛**（sacral plexus）由第4腰神经前支的一部分和第5腰神经前支合成的**腰骶干**（lumbosacral trunk）、全部骶神经和尾神经的前支组成。骶丛位于盆腔内，骶骨和梨状肌的前面，髂内血管和输尿管的后方。

（二）骶丛的分支

骶丛发出一些短的肌支支配梨状肌、闭孔内肌、股方肌等。其他主要的分支如下。

1. **臀上神经**（superior gluteal nerve）　由骶丛发出后，伴臀上血管经梨状肌上孔出骨盆，支配臀中肌、臀小肌和阔筋膜张肌（图16–18）。

2. **臀下神经**（inferior gluteal nerve）　伴臀下血管至梨状肌下孔出骨盆，支配臀大肌（图16–18）。

3. **股后皮神经**（posterior femoral cutaneous nerve）　穿梨状肌下孔出骨盆，至臀大肌下缘浅出，分布于臀区、股后区和腘窝的皮肤。

4. **阴部神经**（pudendal nerve）　伴阴部内血管经梨状肌下孔出骨盆，绕坐骨棘的后方，经坐骨小孔至坐骨直肠窝。分支：①**肛神经**（anal nerve），分布于肛门部皮肤并支配肛门外括约肌。②**会阴神经**（perineal nerve），皮支分布于阴囊（或大阴唇）的皮肤，肌支支配会阴诸肌。③**阴茎（阴蒂）背神经**[dorsal nerve of penis (clitoris)]，为会阴神经的终支，分布于阴茎（阴蒂）海绵体及皮肤（图16–19）。

5. ★**坐骨神经**（sciatic nerve，L_4~L_5, S_1~S_3）　是全身最粗大的神经，它经梨状肌下孔出骨盆至臀大肌深面，在股骨大转子与坐骨结节之间下行至股后面。★沿股二头肌长头深面下降至腘窝，在腘窝上方分为胫神经和腓总神经。★坐骨神经本干发肌支支配股二头肌、半腱肌和半膜肌。

（1）▲★**胫神经**（tibial nerve，L_4~L_5, S_1~S_3）：是坐骨神经干的直接延续，沿腘窝中线下行，在小腿伴胫后动脉下行于比目鱼肌深面，继而在内踝后方、屈肌支持带深方的踝管处分为足底内、外侧神经进入足底。★胫神经的分支：①**肌支**，支配小腿后群肌。②**关节支**，至膝关节和距小腿关节。③**腓肠内侧皮神经**（medial sural cutaneous nerve），伴小隐静脉下行，沿途分布于小腿后面下部，在小腿下部与腓肠外侧皮神经（腓总神经的分支）吻合成腓肠神经，经外踝后方沿足外侧前行，分布于足背及小趾外侧缘皮肤。④**足底内、外侧神经**[medial（lateral）plantar nerve]，为胫神经的两个终支，分别伴同名动脉行于足底内、外侧，发分支分布于足底的皮肤并支配足底诸肌（图16–20）。

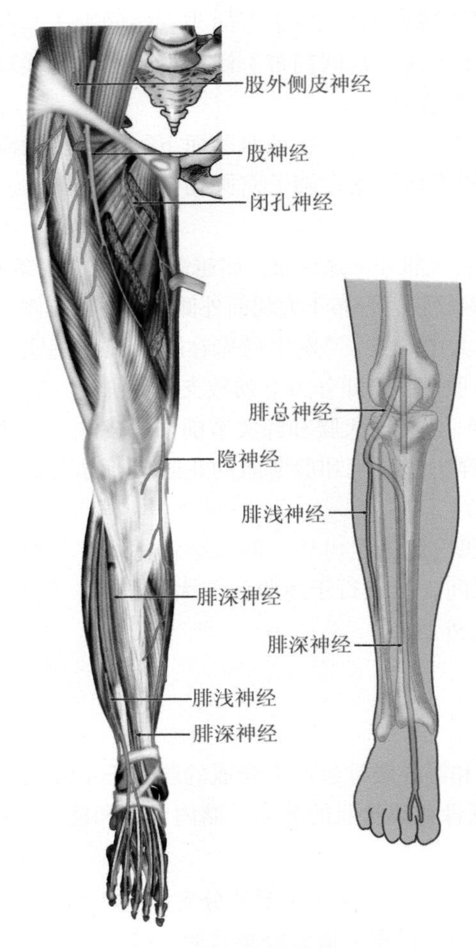

图 16-17 下肢前面的神经

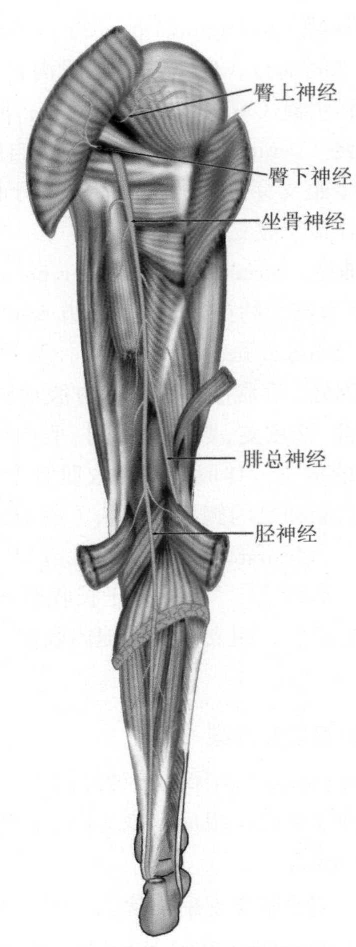

图 16-18 下肢后面的神经

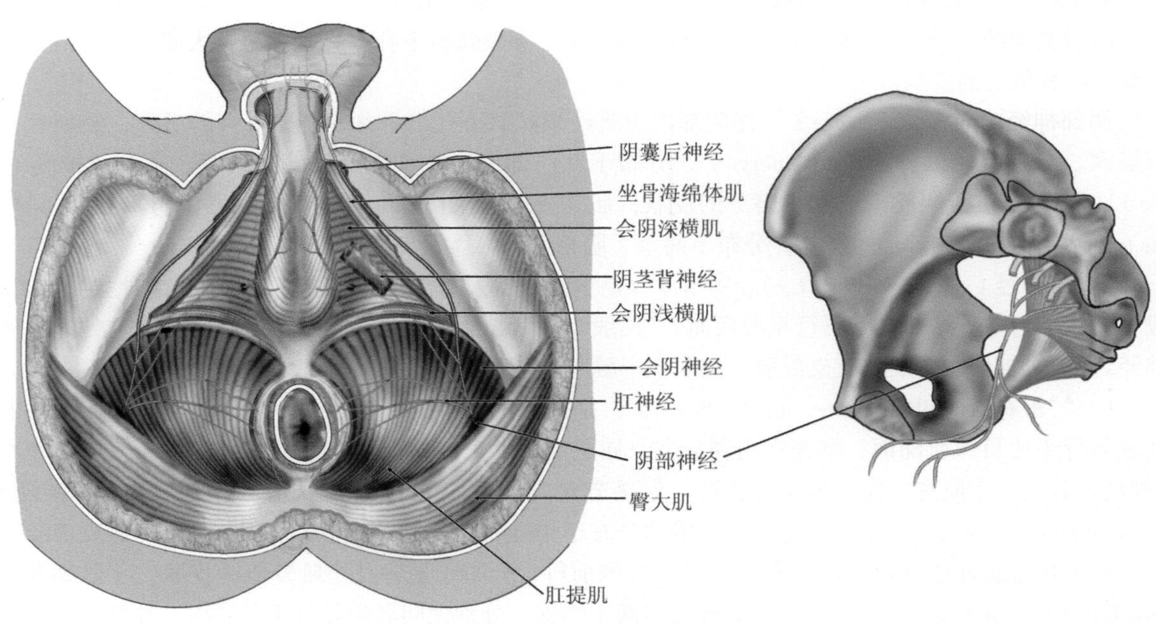

图 16-19 男性会阴部神经

（2）▲★**腓总神经**（common peroneal nerve，L_4~L_5，S_1~S_2）：与胫神经分离后，沿腘窝外侧壁至腓骨头后方，继经腓骨长肌深方并穿此肌，绕腓骨颈外侧面，分为腓浅神经和腓深神经。①★**腓浅神经**（superficial peroneal nerve），在腓骨长、短肌与趾长伸肌间下行，分出肌支支配腓骨长、短肌。主干向下，在小腿中下1/3交界处浅出为皮支，分布于小腿外侧、足背及第2~5趾背的皮肤。②★**腓深神经**（deep peroneal nerve），伴胫前动脉，在胫骨前肌与踇长伸肌间下行，支配小腿前面诸肌。主干经伸肌支持带深方至足背，伴足背动脉向前，发出肌支支配足背肌，皮支分布于第1、2趾相对缘的皮肤。

腓总神经的分支除上述外，还发出**腓肠外侧皮神经**（lateral sural cutaneous nerve）分布小腿外侧面皮肤，并与胫神经的腓肠内侧皮神经吻合成**腓肠神经**（sural nerve）。

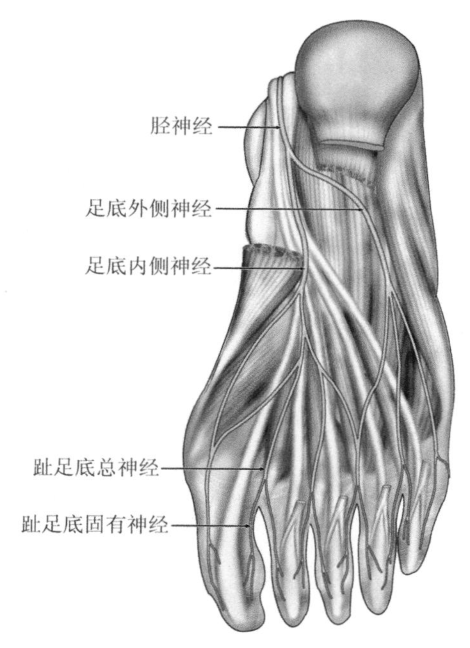

图16-20　足底的神经

六、脊神经的临床联系

脊神经的分支中因所含纤维成分不同，故当某一大神经干损伤时，其肌支所支配的骨骼肌因瘫痪而出现运动功能障碍；皮支所分布的区域因感觉障碍而表现为皮肤痛、温、触觉减退或消失。临床可依据损伤后的表现，判断某一神经干损伤的可能性，从而做出恰当的诊断。熟悉各神经的走行位置及分支分布范围，有助于临床的诊断和治疗。下面列举一些主要的神经损伤表现，以加深对各神经的解剖学基础知识的理解。

（一）膈神经损伤

一侧膈神经损伤表现为伤侧半膈肌瘫痪，腹式呼吸减弱，严重时可有窒息感。但因副膈神经的存在（国人出现率为48%），它在不同高度加入膈神经，当膈神经高位损伤，膈肌可不全瘫痪。

（二）臂丛的上干或下干损伤

臂丛损伤可分别产生上干征或下干征。上干征累及第5、6颈神经支配的三角肌、肱二头肌、肱肌、肱桡肌和旋后肌等，造成臂上举、外旋及前臂屈、旋后困难；感觉的丧失常仅限于三角肌区和臂外侧部。下干征主要累及由第8颈神经和第1胸神经支配的手部肌、掌长肌和屈指肌，主要影响指和腕的运动；感觉障碍为臂部、前臂和手部的内侧。

（三）臂丛各主要分支的损伤

1. ▲★*正中神经损伤*　若臂部主干损伤，可累及全部分支，引起前臂屈腕能力明显减弱，不能旋前，鱼际肌萎缩，不能对掌，手显平坦，拇、示、中指不能屈曲，称为“猿手”。感觉障碍以拇、示、中指的指腹最为显著（图16-21）。

2. ▲★*尺神经损伤*　若肱骨内上髁的后方损伤尺神经，运动障碍表现为屈腕能力减弱，环指、小指的末节指骨不能屈，小鱼际肌萎缩，骨间肌萎缩，各指不能互相靠拢。拇指内收能力消失。由于拮抗肌占优势，呈现“爪形手”。感觉丧失的区域以小指尺侧最为显著。

3. ▲★*桡神经损伤*　若在其全部分支的上方损伤，导致不能伸肘、伸腕和伸指，抬前臂时呈“垂腕”姿态。感觉丧失区域以手背的“虎口”最为显著。

4. *腋神经损伤*　肱骨外科颈骨折，腋神经完全被截断时，三角肌瘫痪，不能高举或外展上肢，肩部骨突耸出，失去正常的丰满轮廓。因邻近皮神经的重叠分布，感觉丧失不明显。

5. ★*肌皮神经损伤*　腋窝损伤肌皮神经可导致臂的前群肌瘫痪，屈肘和前臂旋后无力及前臂外侧皮肤的感觉缺失。

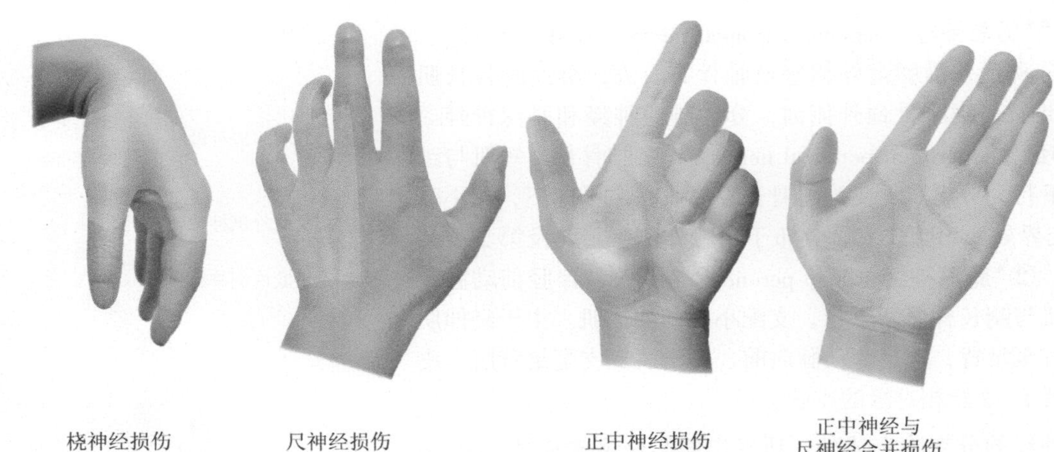

图 16-21　臂丛主要分支的损伤

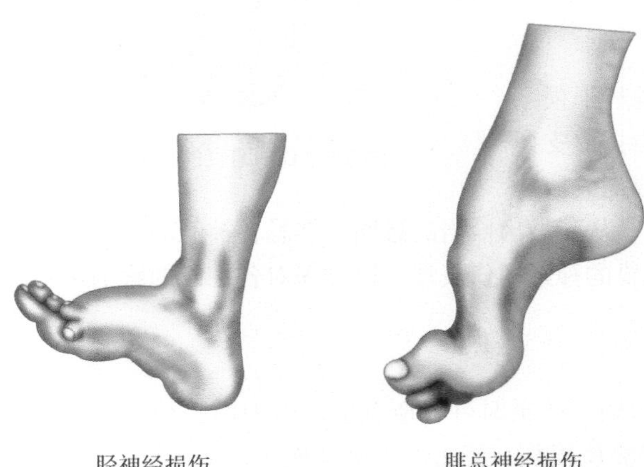

图 16-22　胫神经和腓总神经损伤

（四）腰丛的主要神经损伤

1. *闭孔神经损伤*　盆部疾病，或胎头压迫可致此神经损伤，使大腿内收力减弱，因坐骨神经亦分支至大收肌，故内收功能不完全丧失。感觉症状因相邻皮神经广泛重叠而不显著。

2. *股神经的损伤*　腰大肌脓肿可致股神经高位受损，使大腿屈曲发生严重障碍，并不能伸小腿和跳跃。感觉障碍主要为大腿前面和小腿内侧面。

（五）骶丛的主要神经损伤

1. ▲★*胫神经损伤*　腘窝创伤、膝关节后脱位、踝关节脱位或跟骨骨折时可致胫神经受损。此时足不能跖屈和内翻，由于小腿前、外侧群肌的拮抗作用，使足呈背屈外翻位，出现“钩状足”。足底肌萎缩致足弓变高（空足），感觉障碍主要在足底（图 16-22）。

2. ▲★*腓总神经损伤*　腓骨颈骨折易伤及腓总神经。运动障碍表现为足和趾不能背屈，足下垂并内翻（马蹄内翻足）。患者步行时，因足下垂而须用力提高下肢，呈“跨阈步态”。感觉障碍区主要为小腿外面和足背。

小结

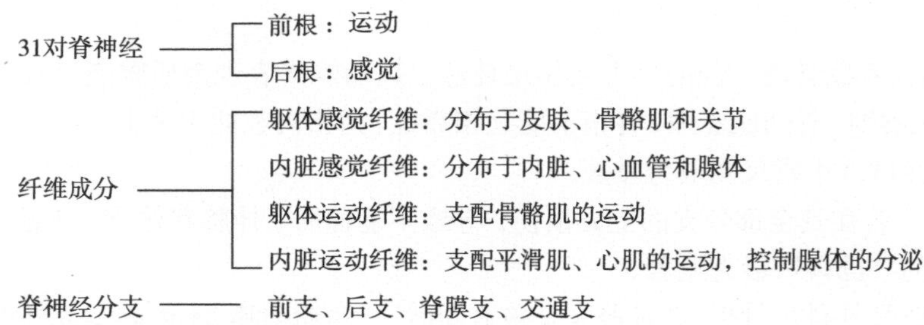

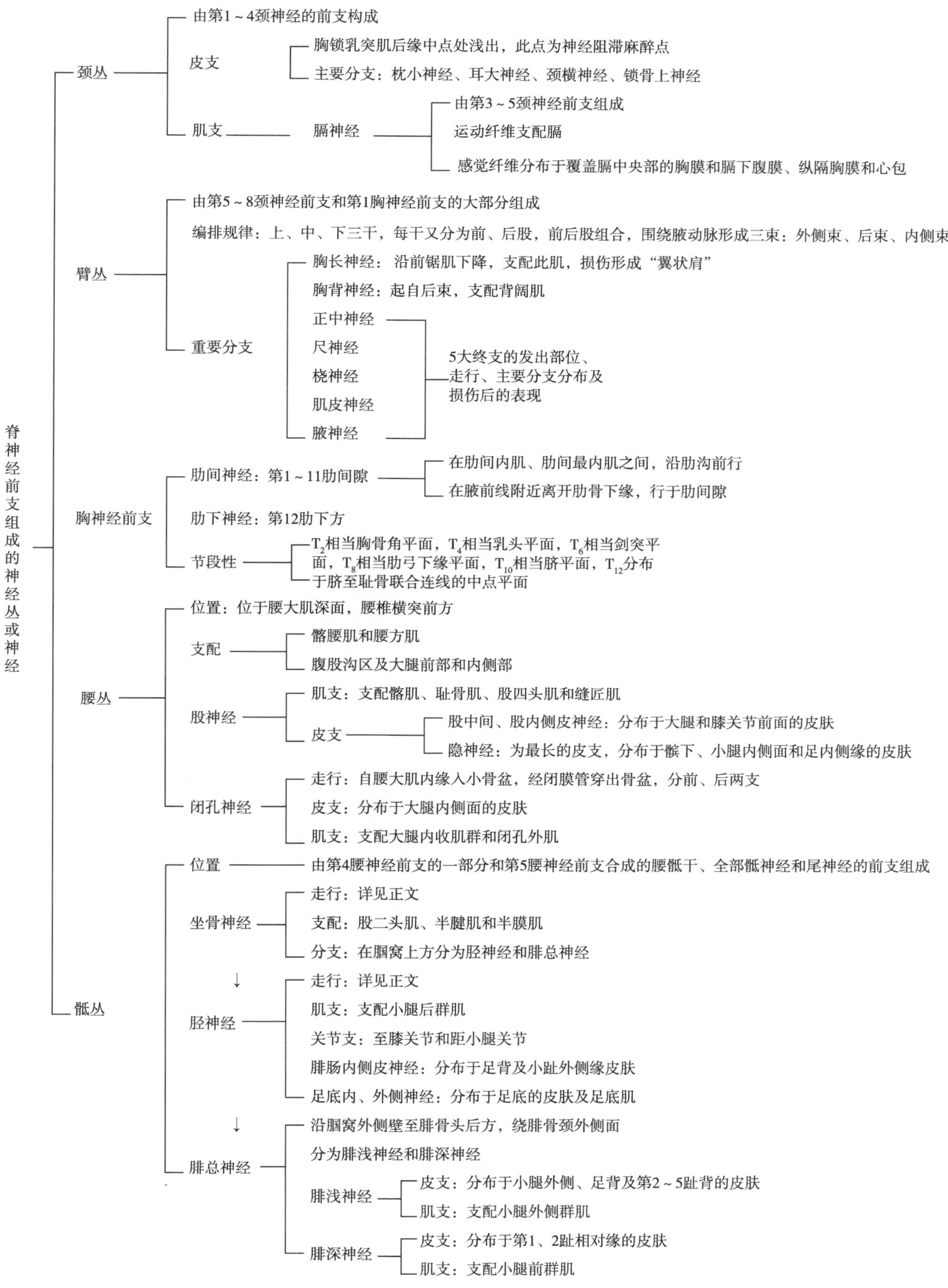
脊神经前支组成的神经丛或神经
颈丛
由第1～4颈神经的前支构成
皮支
胸锁乳突肌后缘中点处浅出，此点为神经阻滞麻醉点
主要分支：枕小神经、耳大神经、颈横神经、锁骨上神经
肌支
膈神经
由第3～5颈神经前支组成
运动纤维支配膈
感觉纤维分布于覆盖膈中央部的胸膜和膈下腹膜、纵隔胸膜和心包
臂丛
由第5～8颈神经前支和第1胸神经前支的大部分组成
编排规律：上、中、下三干，每干又分为前、后股，前后股组合，围绕腋动脉形成三束：外侧束、后束、内侧束
重要分支
胸长神经：沿前锯肌下降，支配此肌，损伤形成“翼状肩”
胸背神经：起自后束，支配背阔肌
正中神经
尺神经
桡神经
肌皮神经
腋神经
5大终支的发出部位、走行、主要分支分布及损伤后的表现
胸神经前支
肋间神经：第1～11肋间隙
在肋间内肌、肋间最内肌之间，沿肋沟前行
在腋前线附近离开肋骨下缘，行于肋间隙
肋下神经：第12肋下方
节段性
T_2相当胸骨角平面，T_4相当乳头平面，T_6相当剑突平面，T_8相当肋弓下缘平面，T_{10}相当脐平面，T_{12}分布于脐至耻骨联合连线的中点平面
腰丛
位置：位于腰大肌深面，腰椎横突前方
支配
髂腰肌和腰方肌
腹股沟区及大腿前部和内侧部
股神经
肌支：支配髂肌、耻骨肌、股四头肌和缝匠肌
皮支
股中间、股内侧皮神经：分布于大腿和膝关节前面的皮肤
隐神经：为最长的皮支，分布于髌下、小腿内侧面和足内侧缘的皮肤
闭孔神经
走行：自腰大肌内缘入小骨盆，经闭膜管穿出骨盆，分前、后两支
皮支：分布于大腿内侧面的皮肤
肌支：支配大腿内收肌群和闭孔外肌
骶丛
位置
由第4腰神经前支的一部分和第5腰神经前支合成的腰骶干、全部骶神经和尾神经的前支组成
坐骨神经
走行：详见正文
支配：股二头肌、半腱肌和半膜肌
分支：在腘窝上方分为胫神经和腓总神经
↓
胫神经
走行：详见正文
肌支：支配小腿后群肌
关节支：至膝关节和距小腿关节
腓肠内侧皮神经：分布于足背及小趾外侧缘皮肤
足底内、外侧神经：分布于足底的皮肤及足底肌
↓
腓总神经
沿腘窝外侧壁至腓骨头后方，绕腓骨颈外侧面
分为腓浅神经和腓深神经
腓浅神经
皮支：分布于小腿外侧、足背及第2～5趾背的皮肤
肌支：支配小腿外侧群肌
腓深神经
皮支：分布于第1、2趾相对缘的皮肤
肌支：支配小腿前群肌

第16章

第二节　脑神经

脑神经（cranial nerve）（图 16–23）是连于脑的周围神经，左右对称，共 12 对，国际上通常按其与脑相连的部位，自上而下用罗马数字来表示，*其排列顺序及名称依次是Ⅰ嗅神经、Ⅱ视神经、Ⅲ动眼神经、Ⅳ滑车神经、Ⅴ三叉神经、Ⅵ展神经、Ⅶ面神经、Ⅷ前庭蜗神经、Ⅸ舌咽神经、Ⅹ迷走神经、Ⅺ副神经及Ⅻ舌下神经。脑神经将位于端脑、间脑和脑干的中枢结构与分布在外周组织器官中的感受器和效应器联系在一起，形成一个功能整体。

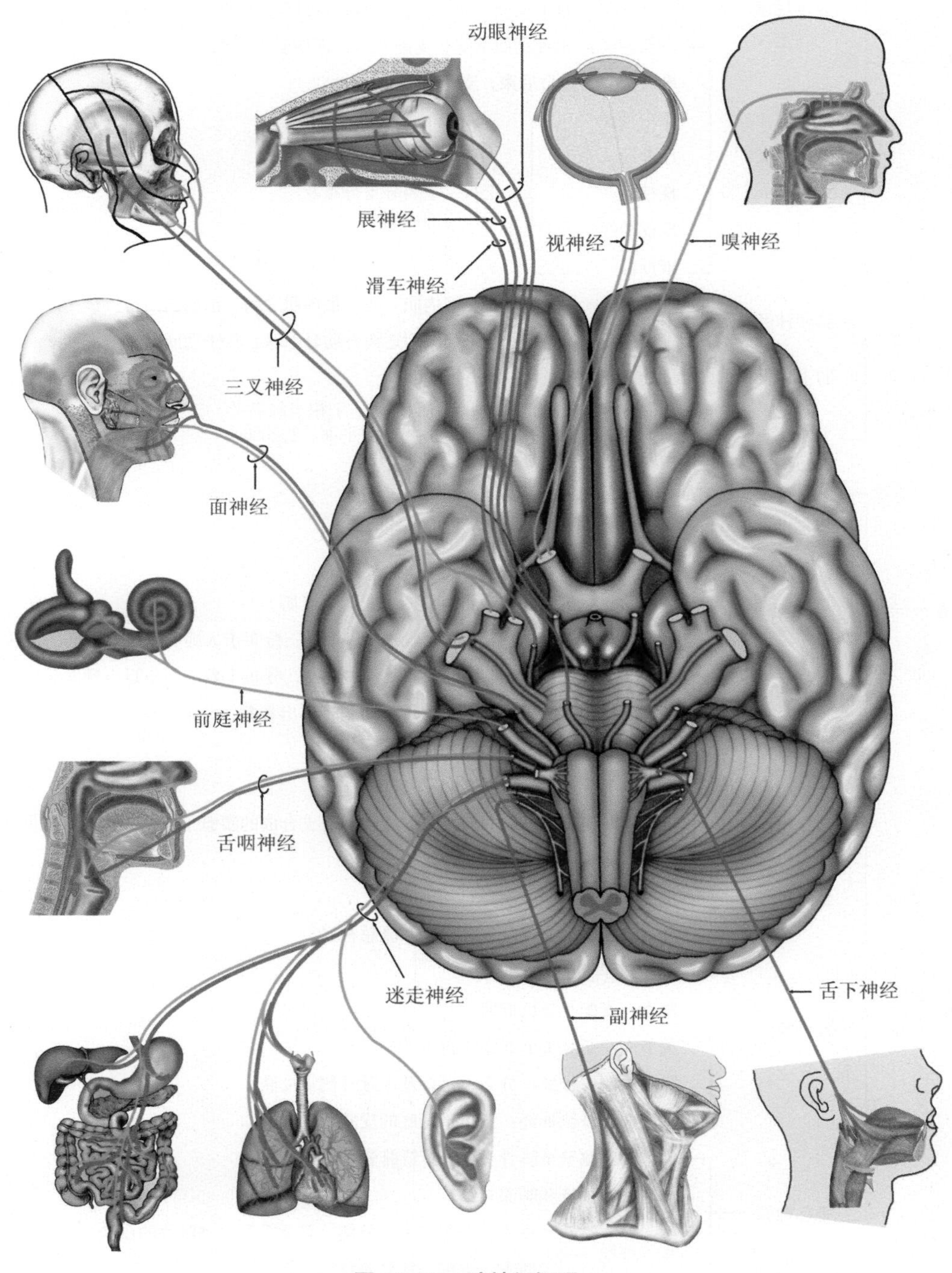

图 16–23　脑神经概观

脑神经的纤维成分较脊神经更为复杂。每对脊神经一般含有 4 种纤维成分，而每对脑神经所含纤维成分不尽相同，根据胚胎发生、功能等方面的特点，我们在 3 种脑神经特有的纤维成分前面加上“特殊”二字，以示区别。可归纳为以下 7 种：①一般躯体感觉纤维：分布于头面部皮肤、肌、肌腱及口、鼻腔大部分黏膜与眼的角膜和结膜等；②特殊躯体感觉纤维：分布于外胚层演化的视器和前庭蜗器（位听器）等特殊感受器；③一般内脏感觉纤维：分布于头、颈、胸部和腹部的脏器；④特殊内脏感觉纤维：分布于鼻的嗅黏膜和舌的味蕾；⑤一般躯体运动纤维：支配由头部肌节发生的眼外肌、舌肌等骨骼肌；⑥一般内脏运动纤维：支配心肌、平滑肌和腺体；⑦特殊内脏运动纤维：支配由鳃弓演化成的咀嚼肌、面肌和咽喉肌等骨骼肌。

脑神经与脊神经相比存在一些区别，主要如下。

（1）每对脊神经均含有 4 种纤维成分，属于混合性神经，但每对脑神经内所含神经纤维的种类不同。根据其所含纤维成分的不同，将 12 对脑神经分为 3 对感觉性神经（Ⅰ、Ⅱ、Ⅷ）、5 对运动性神经（Ⅲ、Ⅳ、Ⅵ、Ⅺ、Ⅻ）和 4 对混合性神经（Ⅴ、Ⅶ、Ⅸ、Ⅹ）。

（2）每对脊神经均含有一般内脏运动纤维，除第 2~4 对骶神经内含有副交感神经纤维外，其余均属交感神经纤维，而脑神经中只有 4 对（Ⅲ、Ⅶ、Ⅸ、Ⅹ）含有一般内脏运动纤维，且均属副交感神经纤维。

（3）由于头部分化出一些特殊感觉器，如视器、听器（前庭蜗器）、嗅器、味器等。随之出现了与其联系的特殊躯体感觉性脑神经（Ⅱ、Ⅷ）和特殊内脏感觉性脑神经（Ⅰ、Ⅶ、Ⅸ）。

（4）由于属于内脏的鳃弓等演化成为骨骼肌（随意肌），原支配鳃弓的运动纤维也演化为控制随意运动的纤维——特殊内脏运动纤维（含在Ⅴ、Ⅶ、Ⅸ、Ⅹ内）。

（5）脑神经中的躯体感觉纤维和内脏感觉纤维（除Ⅰ、Ⅱ外）的胞体大多聚集在感觉性脑神经节内，其中由假单极神经元胞体聚集而成的脑神经节有三叉神经节（Ⅴ）、膝状神经节（Ⅶ）和上、下神经节（Ⅸ、Ⅹ），由双极神经元胞体聚集而成的有前庭神经节和蜗神经节（Ⅷ）。与脊神经节相似，脑神经节内的感觉神经元胞体的周围突分布到相应的感受器，而中枢突入脑终止于脑神经感觉核（又称终核）。

（6）脑神经的运动纤维发自脑干的运动核（又称起核）。Ⅲ、Ⅶ、Ⅸ对脑神经所含的一般内脏运动纤维分别连接4对内脏运动神经节（副交感神经节），其内脏运动神经纤维由中枢发出，随之加入到相应的脑神经内，行程中先终止于所连的副交感神经节，由节内神经元再发出轴突分布在平滑肌或腺体上。第Ⅹ对脑神经所含的内脏运动纤维相连属的副交感神经节多位于其所支配的器官内（器官内节）。Ⅴ、Ⅶ、Ⅹ、Ⅺ所含的特殊内脏运动纤维支配的由鳃弓演化而来的肌群（形态属横纹肌，功能上属随意肌），亦可归属于躯体运动纤维。

一、嗅神经

★嗅神经（olfactory nerve）（图 16–24）由特殊内脏感觉性纤维构成。起自鼻腔内上鼻甲以上和鼻中隔以上嗅区黏膜的嗅细胞，嗅细胞的周围突分布于嗅区黏膜上皮，中枢突聚集成 20 多条嗅丝，合称为嗅神经。★而后分别穿过筛孔进入颅前窝，终止于嗅球，将嗅觉冲动传入端脑。在上述路径中如发生机械性损伤、病毒感染、肿瘤压迫等原因，临床上可能会造成嗅觉功能低下，甚至使嗅觉完全丧失。

二、视神经

★视神经（optic nerve）（图 16–25，图 16–26）由特殊躯体感觉性纤维构成，传导视觉冲动。视网膜内的节细胞轴突在视神经盘处汇集，再穿过视神经盘处的脉络膜和巩膜形成视神经。视神经在眶内向后内侧走行，经视神经管入颅中窝，在颅内向后内走行至垂体上方时，左侧和右侧视神经在交叉前沟处移行为视交叉，视交叉向两侧续视束，绕行大脑脚外侧至背侧丘脑后部的外侧膝状体。在视交叉处，来自双侧眼球颞侧半视网膜节细胞的神经纤维不交叉，进入同侧视束；来自双侧眼球鼻侧半的纤维则交叉到对侧，进入对侧视束。人类视神经全长 42~47mm，按其所经过的路径，一般分为球内段、眶内段、管内段和颅内段四部分。

1. 球内段　自视神经盘起至巩膜脉络膜管为止，长约 1mm，是整个视路中唯一可用肉眼看到的部分。

2. 眶内段　指眼球至视神经管的眶口部分。全长 25~35mm，在眶内呈“S”形弯曲，便于眼球转动时不受其牵制。

3. 管内段　通过骨性视神经管部分，由于该段处于骨管紧密围绕之中，如头部外伤、骨折时可导致此段视神经严重损伤，临床上称为管内段视神经损伤。

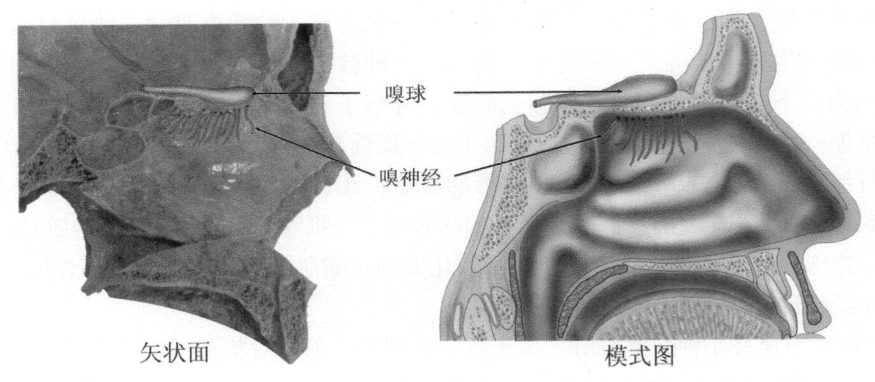

图 16-24　嗅神经

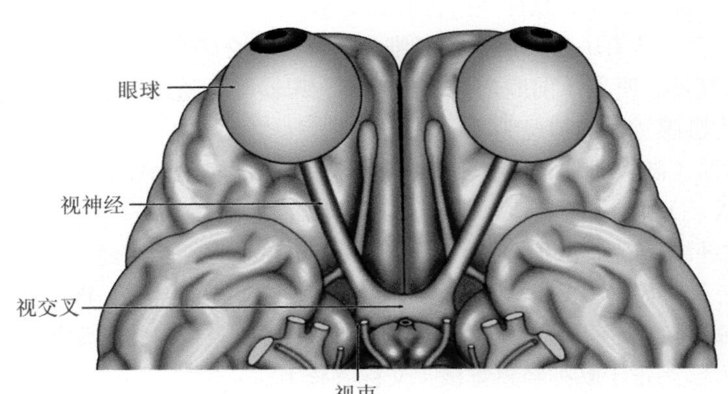

图 16-25　视神经与视交叉（模式图）

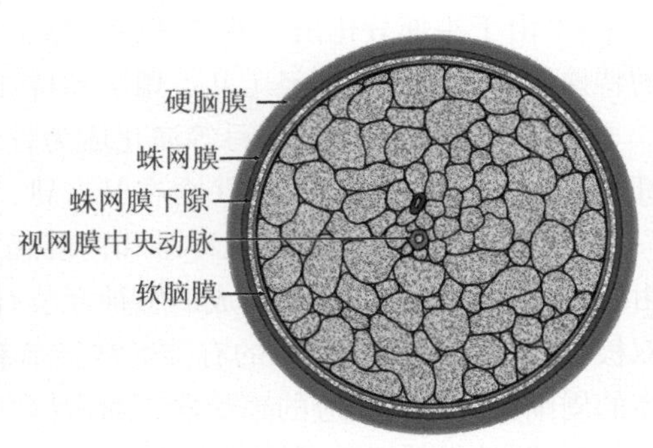

图 16-26　视神经横断面

4. *颅内段*　指颅腔入口到视交叉部分，长约 10mm。

三、动眼神经

（一）▲*动眼神经（oculomotor nerve）

控制眼球的转动，眼球内晶状体厚度的调整和瞳孔的缩放，*由一般躯体运动和一般内脏运动 2 种纤维组成：①一般躯体运动纤维，起自中脑的动眼神经核，▲支配上睑提肌、上下直肌、内直肌和下斜肌；②一般内脏运动纤维，起自中脑的动眼神经副核，进入睫状神经节内交换神经元，其节后纤维进入眼球壁，▲支配瞳孔括约肌及睫状肌。动眼神经自中脑的脚间窝出脑，经海绵窦外侧壁向前，穿眶上裂进入眶内，即分为上、下两支。上支细小，支配上直肌和上睑提肌；下支粗大，支配内直肌、下直肌和下斜肌。由下斜肌支分出的一小支称为睫状神经节短根（又称副交感根），在睫状神经节交换神经元后，其节后纤维经睫状短神经由眼球后部穿过眼球壁，分布在瞳孔括约肌和睫状肌，▲参与瞳孔对光反射、视力调节反射（图 16-27，图 16-28）。

第16章

（二）*睫状神经节

睫状神经节（ciliary ganglion）为副交感神经节，位于眶后部、视神经与外直肌之间，呈长方形、梭形或椭圆形的扁平小体，约 3mm × 2.45mm 大小，共有 3 个神经根进入此节。①副交感根：即睫状神经节短根，来自动眼神经中的一般内脏运动纤维，在此神经节内交换神经元，由神经节内神经元发出节后神经纤维加入睫状短神经进入眼球，支配瞳孔括约肌和睫状肌；②交感根：来自颈内动脉交感神经丛、海绵窦交感神经丛，穿过睫状神经节，经睫状短神经进入眼球，支配瞳孔开大肌和眼球的血管；③感觉根：又称鼻睫根，来自三叉神经眼神经的鼻睫神经，由一般躯体感觉神经纤维组成，穿经睫状神经节，随睫状短神经进入眼球，传导眼球的一般感觉。因此，也可将交感根和感觉根合称为睫状神经节的过路根。睫状短神经含有交感、副交感和躯体感觉 3 种纤维成分，由睫状神经节的前端发出 6~10 条纤维，纡曲进入眼球。睫状神经节主要为动眼神经中的副交感神经纤维交换神经元提供了场所，随动脉而来的交感神经纤维和鼻睫神经的感觉纤维也都经过此节抵达眼球。因此，临床上在此处或相邻部位的神经根处行阻滞麻醉，可阻断结膜、角膜和眼球脉络膜的感觉，使眼内血管收缩，减低眼内压。

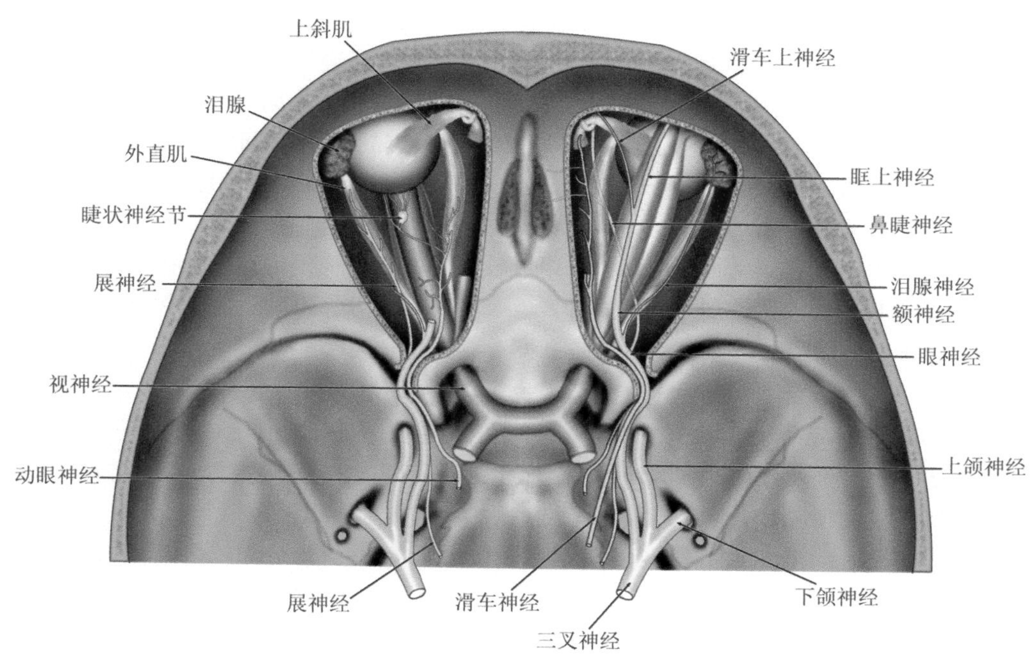

图 16-27　眶内神经（上面）

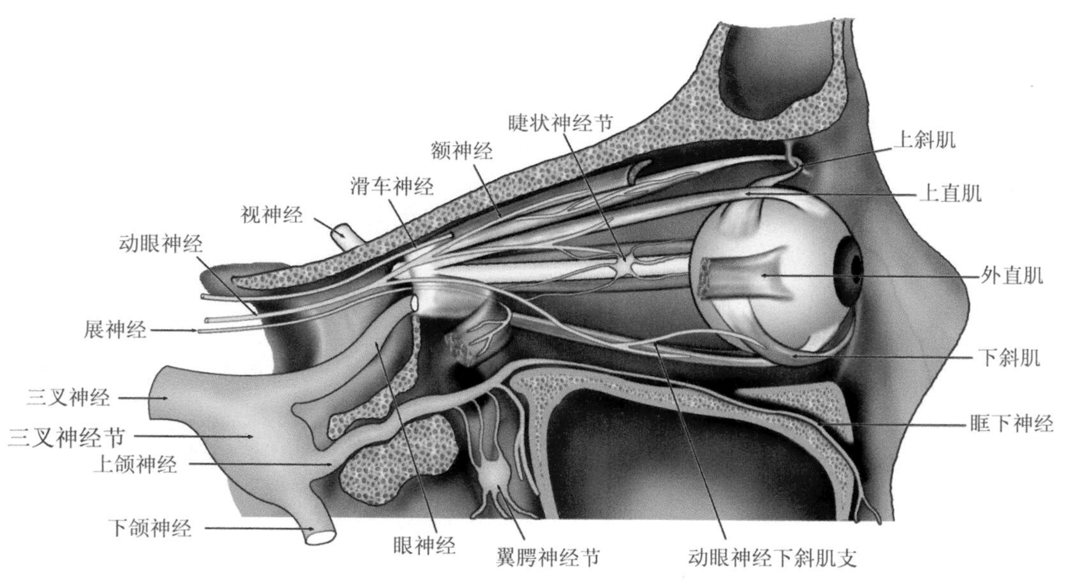

图 16-28　眶内神经（外侧右面）

四、滑车神经

***滑车神经**（trochlear nerve）由躯体运动纤维组成。起于中脑的滑车神经核，在下丘的下方出脑，是唯一从脑干背面出脑的神经，也是最细的脑神经。出脑后绕过大脑脚外侧向前，经海绵窦外侧壁，自眶上裂入眶内，越过上直肌和上睑提肌后部的上面，行向前内支配上斜肌。

五、三叉神经

▲★**三叉神经**（trigeminal nerve）（图 16–29）是脑神经中最粗大的一对混合性神经，由一般躯体感觉和特殊内脏运动两种纤维组成。

1. *一般躯体感觉纤维* 其神经元的胞体位于**三叉神经节**（trigeminal ganglion）内，★三叉神经节形似半月形，又称半月神经节，其位于颅中窝颞骨岩部前面近尖端的三叉神经压迹处，包被于硬脑膜两层之间的裂隙内，由假单极神经元组成，★神经元的周围突自节的凸缘发出三大分支，由上内向下外依次为眼神经、上颌神经和下颌神经，▲★分布于面部皮肤、眼及眶内，口腔、鼻腔、鼻旁窦的黏膜，牙和脑膜等处，在分布区传导痛、温、触压觉等一般躯体感觉冲动，其中枢突汇集成为粗大的三叉神经感觉根，在脑桥基底部和小脑中脚交界处入脑，终于三叉神经脑桥核和三叉神经脊束核。

2. *特殊内脏运动纤维* 起于三叉神经运动核，组成较细小的三叉神经运动根，在脑桥基底部与小脑中脚交界处出脑，行于感觉根的前内侧，加入到下颌神经，支配咀嚼肌等。运动根内尚含有与三叉神经中脑核联系的一般躯体感觉纤维，传导咀嚼肌等的本体感觉冲动。

（一）眼神经

眼神经（ophthalmic nerve）为感觉神经，是 3 支中较细小的一支，向前穿入海绵窦外侧壁，走行在动眼神经和滑车神经下方、展神经及颈内动脉的外侧，经眶上裂进入眶内，★其分支分布在硬脑膜、眶、眼球、泪腺、结膜、部分鼻黏膜及额顶区、上睑和鼻背的皮肤。眼神经的分支有以下几个。

1. **额神经**（frontal nerve） 较粗大，沿眶上壁骨膜与上睑提肌之间前行，分为较粗大的**眶上神经**（supraorbital nerve）和较细小的**滑车上神经**（supratrochlear nerve）等。两者分别经眶上孔（眶上切迹）和眶上缘内侧端、滑车上方出眶，分布在额顶、上睑和鼻背及内眦附近的皮肤。

2. **泪腺神经**（lacrimal nerve） 较细小，沿眶外侧壁、外直肌上缘行向前外，分布在泪腺和上睑、外眦附近的皮肤，传导泪腺和上睑的感觉。此支含有来源于面神经的副交感神经纤维，主要控制泪腺分泌。

3. **鼻睫神经**（nasociliary nerve） 经上直肌和视神经之间行向前内达眶内侧壁，分为滑车下神经和筛前、筛后神经等，分布在鼻背和眼睑的皮肤、泪囊、筛窦、鼻腔黏膜、硬脑膜。另一分支睫状长神经在眼球后方穿入眼球，分布在眼球及结膜等处。

（二）上颌神经

上颌神经（maxillary nerve）为感觉神经，自三叉神经节发出后，水平向前，穿海绵窦外侧壁，经圆孔出颅至翼腭窝上部，再经眶下裂入眶，延续为眶下神经，最后出眶下孔至眶下区。★分支分布于脑膜、睑裂与口裂之间的皮肤及上颌牙与牙龈、上颌窦与鼻腔黏膜、口腔腭部和鼻咽部的黏膜。上颌神经的主要分支如下。

1. **眶下神经**（infraorbital nerve） 为上颌神经主干的终末支，向前经眶下裂入眶，再经眶下沟、眶下管出眶下孔分为数支，分布于下睑、鼻翼及上唇皮肤和黏膜。临床上行上颌部手术时，常在眶下孔进行阻滞麻醉。眶下神经在眶下管内发出上牙槽神经前、中支，分布于上颌尖牙、切牙及其附近牙龈。

2. **上牙槽神经**（superior alveolar nerve） 分三支，后支自上颌神经主干发出，从上颌骨体的后方穿入骨质，与上牙槽中、前支在上颌骨内吻合形成上牙槽神经丛，然后由丛发出分支，分布于上颌窦、前磨牙、磨牙及其附近牙龈。

3. **翼腭神经**（pterygopalatine nerve） 一般有 2~3 条小支组成，在翼腭窝处自上颌神经主干发出后，向下连于翼腭神经节，在神经节内不交换神经元，穿出神经节后分布于鼻、腭、咽部的黏膜及腭扁桃体。

4. **颧神经**（zygomatic nerve） 分支较细小，从翼腭窝处分出，经眶下裂入眶后分为两终支，穿过眶外侧壁分布于颧、颞部皮肤。另其含有面神经的副交感神经节后纤维，与泪腺神经之间有交通支，可将其导入泪腺神经，调控泪腺分泌。

此外上颌神经出颅前还发出脑膜支，分布在颅中窝和小脑幕。

（三）下颌神经

下颌神经（mandibular nerve）为混合性神经，是三叉神经 3 大分支中最粗大的一支，含有一般躯体感觉纤维和特殊内脏运动纤维。自三叉神经节发出后，向下经卵圆孔出颅至颞下窝，在翼外肌深面分为前、后两干。

★前干细小，以运动纤维为主，发出数条肌支支配咀嚼肌、鼓膜张肌和腭帆张肌等，发出一支感觉支（颊神经）至颊区；★后干粗大，以感觉纤维为主，分支分布于硬脑膜、下颌牙及牙龈、舌前 2/3 及口腔底的黏膜、耳颞区及口裂以下的皮肤，发出细小的肌支支配下颌舌骨肌和二腹肌前腹等。下颌神经的主要分支如下。

1. **耳颞神经**（auriculotemporal nerve） 与颞浅动脉伴行，两根同起自后干，夹持脑膜中动脉，向后合成一干，经下颌关节后方折转向上，穿腮腺上行，分支分布在耳屏、外耳道及颞区的皮肤，并有分支至腮腺。此支含有来源于舌咽神经的副交感神经纤维，控制腮腺分泌。

2. **颊神经**（buccal nerve） 自下颌神经分出后，沿颊肌表面前行，贯穿此肌，分布于颊部皮肤和黏膜。

3. **舌神经**（lingual nerve） 自下颌神经分出后，在下颌支内面下行，沿舌骨舌肌外侧呈弓形转向前内，越过下颌下腺上方，至口底黏膜深面。分支分布于口底及舌前 2/3 的黏膜，传导一般躯体感觉冲动。在舌神经行程中接受来自面神经的鼓索（含有味觉纤维和副交感纤维两种成分），鼓索的味觉纤维传导舌前 2/3 的味觉冲动，副交感纤维在舌神经途经下颌下腺时，离开舌神经，向下至下颌下神经节，交换神经元后，节后纤维至下颌下腺和舌下腺，控制两腺体的分泌。

4. **下牙槽神经**（inferior alveolar nerve） 为混合性神经，在舌神经后方与其并行向下，经下颌孔入下颌管，在管内分支构成下牙槽丛，分支分布于下颌牙和牙龈，其终支自颏孔穿出，称颏神经，其分支分布于颏部及下唇的皮肤和黏膜。下牙槽神经中的运动纤维，在其入下颌孔前分出，形成下颌舌骨肌神经，行向前下支配下颌舌骨肌和二腹肌前腹。

5. **咀嚼肌神经**（nerve for muscles of mastication） 属特殊内脏运动性神经，下颌神经中的大部分运动纤维在此神经穿过卵圆孔下降至颞下窝后，即离开下颌神经干形成短的神经分支，包括咬肌神经、颞深神经、翼内肌神经和翼外肌神经，支配全部咀嚼肌（图 16–30）。

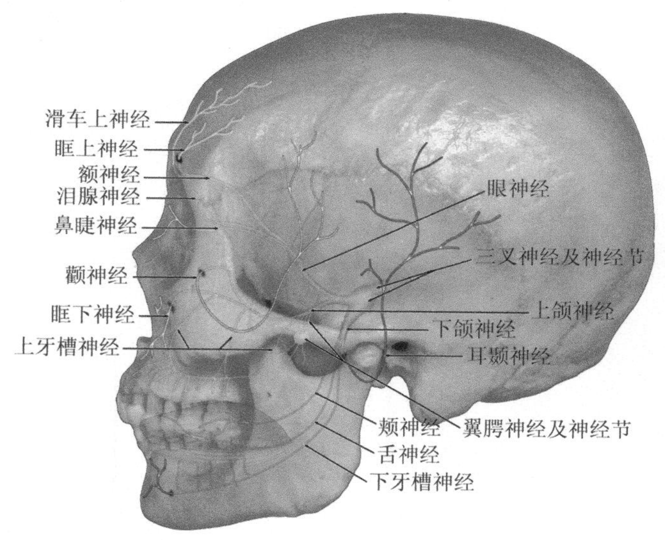

图 16–29 三叉神经及其分支

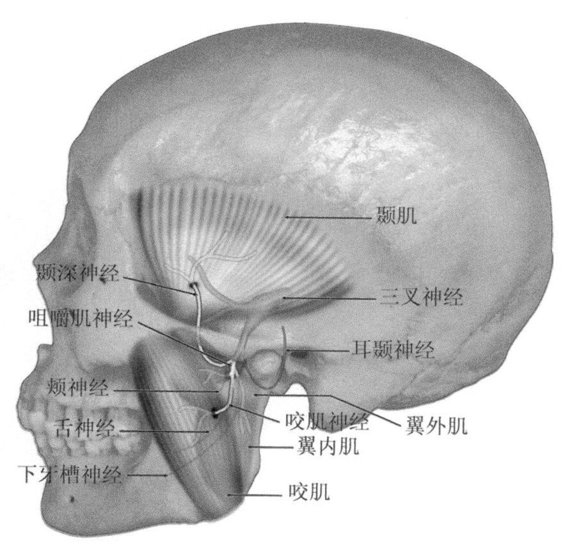

图 16–30 咀嚼肌的神经支配

▲三叉神经在头、面部皮肤的分布范围，大致以眼裂和口裂为界（图 16–31）。眼神经分布在鼻背中部、睑裂以上至矢状缝中点外侧区域的皮肤；▲上颌神经分布在鼻背外侧，睑裂与口裂之间，向后上至翼点处的狭长区域的皮肤；▲下颌神经分布在口裂与下颌底之间，向后上至耳前上方一带的皮肤。

六、展神经

★**展神经**（abducent nerve）由一般躯体运动纤维构成。起于脑桥的展神经核，自延髓脑桥沟中点的两侧出脑，前行至颞骨岩部尖端，经海绵窦及眶上裂入眶，支配外直肌。

七、面神经

★**面神经**（facial nerve）（图 16–32，图 16–33）含有 4 种纤维成分。①特殊内脏运动纤维：起于脑桥的面神经核，主要支配面肌的运动；②一般内脏运动纤维：属副交感节前神经纤维，起于脑桥的上泌涎核，终于相应副交感神经节，节后纤维分布于泪腺、下颌下腺、舌下腺及腭与鼻腔黏膜腺，控制这些腺体的分泌；③特殊内脏感觉纤维即味觉纤维：其神经元的胞体位于面神经管起始部弯曲处膨大的膝状神经节，神经元的周围突分布于舌前 2/3 味蕾，中枢突入脑终止于延髓的孤束核；④一般躯体感觉纤维：传导耳部皮肤的躯体感觉和面肌的本体感觉。

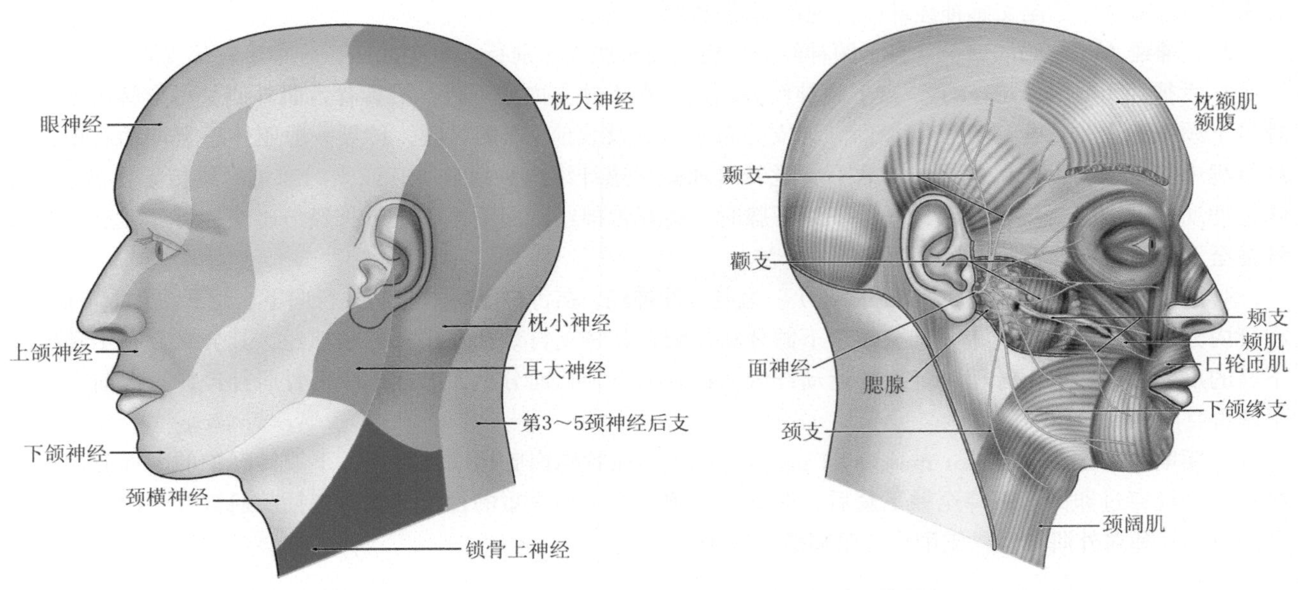

图 16-31 头面部皮神经分布

图 16-32 面神经在面部的分支

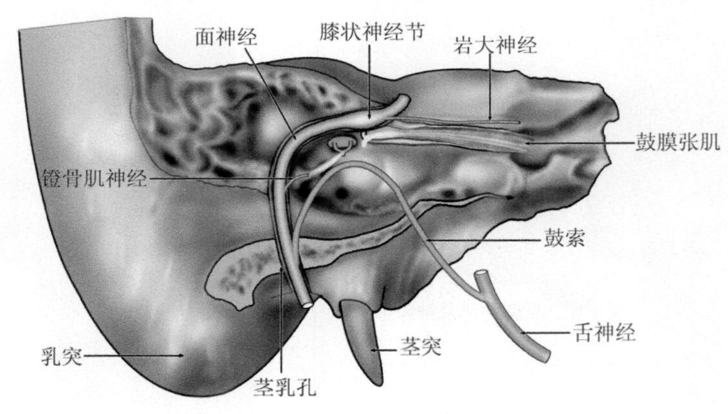

图 16-33 面神经的管内段

面神经分别由较大的运动根和较小的中间神经两个根组成。运动根由特殊内脏运动纤维构成，★**中间神经**（intermediate nerve）属混合神经，含有副交感神经纤维和味觉纤维，两个根自延髓脑桥沟外侧部出脑后入内耳门合成一干，穿过内耳道底进入面神经管，水平走行后垂直下行由茎乳孔出颅，转向前穿过腮腺至面部。面神经在管内转折处形成膨大的膝状神经节。面神经走行途中发出较多分支，主要集中部位在面神经管内和腮腺实质内，分别称为面神经管内的分支和颅外的分支。

（一）面神经管内的分支

1. ▲★**鼓索**（chorda tympani） 为面神经的重要分支，含有一般内脏运动纤维及特殊内脏感觉纤维（图 16-34）。在面神经出茎乳孔前约 6mm 处发出鼓索，经鼓室后壁入鼓室，沿鼓膜内面向前行，穿过岩鼓裂至颞下窝，在此处以锐角从后方并入舌神经，并随其走行分布。▲★其中特殊内脏感觉纤维即味觉纤维，分布于舌前2/3的味蕾，传导分布区的味觉冲动；*一般内脏运动纤维即副交感节前纤维在下颌下神经节内交换神经元，其节后纤维分布于下颌下腺和舌下腺，支配其分泌活动。

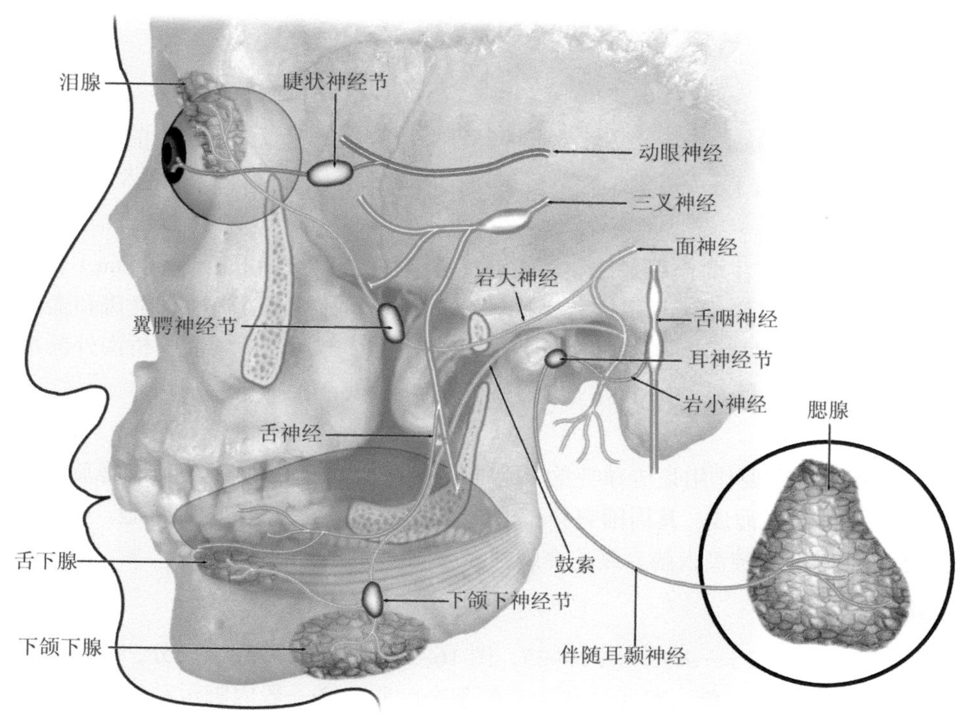

图 16–34　头面部副交感神经节

2. **岩大神经**（greater petrosal nerve）　又称**岩浅大神经**，含有一般内脏运动纤维。自膝状神经节处分出后离开面神经管，从颞骨岩部尖端穿出，经破裂孔出颅，在此处与来自颈内动脉交感神经丛的岩深神经合为翼管神经。向前进入翼腭神经节，交换神经元，其节后纤维随神经节的一些分支及三叉神经的泪腺神经分布于泪腺及鼻、腭部的黏膜及腺体，支配其分泌活动。

3. **镫骨肌神经**（stapedial nerve）　自面神经管下行段上部发出，行向前支配镫骨肌。

（二）颅外分支

*面神经出茎乳孔后，其主干前行进入腮腺实质，在腮腺内分为数支并交织成丛，该丛分出颞支、颧支、颊支、下颌缘支、颈支5组，分别由腮腺的上缘、前缘和下端穿出，呈扇形分布，支配面肌及颈阔肌等。

1. **颞支**（temporal branch）　一般为3支，自腮腺上缘发出，支配额肌和眼轮匝肌等。
2. **颧支**（zygomatic branch）　3~4支，自腮腺前缘上方发出，支配眼轮匝肌和颧肌。
3. **颊支**（buccal branch）　3~4支，自腮腺管的上下方发出，支配颊肌、口轮匝肌和其他口周围肌。
4. **下颌缘支**（marginal mandibular branch）　自腮腺前缘的下方发出，沿下颌缘向前至下唇诸肌。
5. **颈支**（cervical branch）　从腮腺下端近下颌角处穿出，行向前下，在下颌角附近至颈阔肌深面，支配颈阔肌。

（三）与面神经相关的副交感神经节

1. ***翼腭神经节**（pterygopalatine ganglion）　又称**蝶腭神经节**，位于翼腭窝内，连于上颌神经下方，此神经节为三角形或多角形的扁平小体，一般为4.19mm × 3.74mm大小。*来自面神经的内脏运动纤维在此交换神经元，其节后纤维分布于泪腺及鼻腭部的黏膜及腺体，支配其分泌活动，有3个根进入此神经节。①副交感根：来自面神经的岩大神经，在神经节内交换神经元；②交感根：来自颈内动脉交感丛发出的岩深神经，仅通过此神经节；③感觉根：来自上颌神经的分支——翼腭神经。翼腭神经节发出数支分支分布于泪腺、腭及鼻腔黏膜，控制腺体的分泌及传导一般感觉冲动。

2. ★**下颌下神经节**（submandibular ganglion） 位于下颌下腺与舌神经之间，呈椭圆形或圆形，有 3 个根进入此神经节。①★副交感根：来自面神经的鼓索，随舌神经到达此神经节交换神经元；②★交感根：来自面动脉的交感丛；③★感觉根：来自舌神经。由此神经节发出分支至下颌下腺和舌下腺，管理腺体的分泌和传导一般感觉。

八、前庭蜗神经

★**前庭蜗神经**（vestibulocochlear nerve）又称位听神经，含特殊躯体感觉纤维，由前庭神经和蜗神经组成。前庭蜗神经与面神经共同经内耳门入颅后窝，在延髓脑桥沟外侧部、紧邻面神经外侧入脑。

（一）前庭神经

前庭神经（vestibular nerve）主要作用是传导平衡觉。**前庭神经节**（vestibular ganglion）位于内耳道底部，由双极神经元胞体聚集而成，其周围突穿过内耳道底，分布于内耳的椭圆囊斑、球囊斑和壶腹嵴等平衡觉感受器的毛细胞。中枢突组成前庭神经，与蜗神经伴行，经内耳道、内耳门、延髓脑桥沟外侧端入脑。终止于前庭神经核群和小脑绒球小结叶等部。

（二）蜗神经

蜗神经（cochlear nerve）主要作用是传导听觉。**蜗神经节**（cochlear ganglion）或环螺旋神经节位于耳蜗的蜗轴内，由双极神经元胞体聚集而成，其周围突分布于内耳螺旋器（Corti 器）的毛细胞。中枢突组成蜗神经，穿内耳道底至内耳道，伴随前庭神经入脑，终止在蜗神经腹侧、背侧核。

九、舌咽神经

★**舌咽神经**（glossopharyngeal nerve）（图 16–35，图 16–36）含有 5 种纤维成分，是脑神经中纤维成分最多的一对神经。①特殊内脏运动纤维：起于疑核，支配茎突咽肌；②一般内脏运动纤维：属于副交感节前纤维，其起自延髓的下泌涎核，在耳神经节交换神经元后，节后纤维控制腮腺的分泌；③一般内脏感觉纤维：其神经元的胞体位于下神经节，神经元的周围突分布于舌后 1/3、咽、咽鼓管、鼓室等处的黏膜及颈动脉窦和颈动脉小球等处，中枢突入脑终于孤束核，传导一般内脏感觉；④特殊内脏感觉纤维，即味觉纤维：其神经元的胞体也位于下神经节，神经元的周围突分布于舌后 1/3 的味蕾，中枢突入脑终于孤束核，传导味觉冲动；⑤一般躯体感觉纤维：其神经元的胞体位于上神经节，神经元的周围突分布于耳后皮肤，中枢突入脑后终止在三叉神经脊束核。

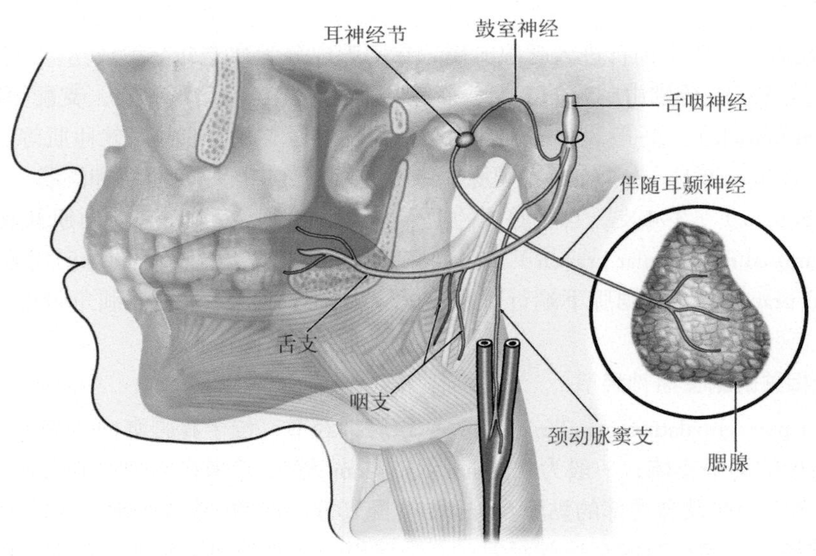

图 16–35 舌咽神经

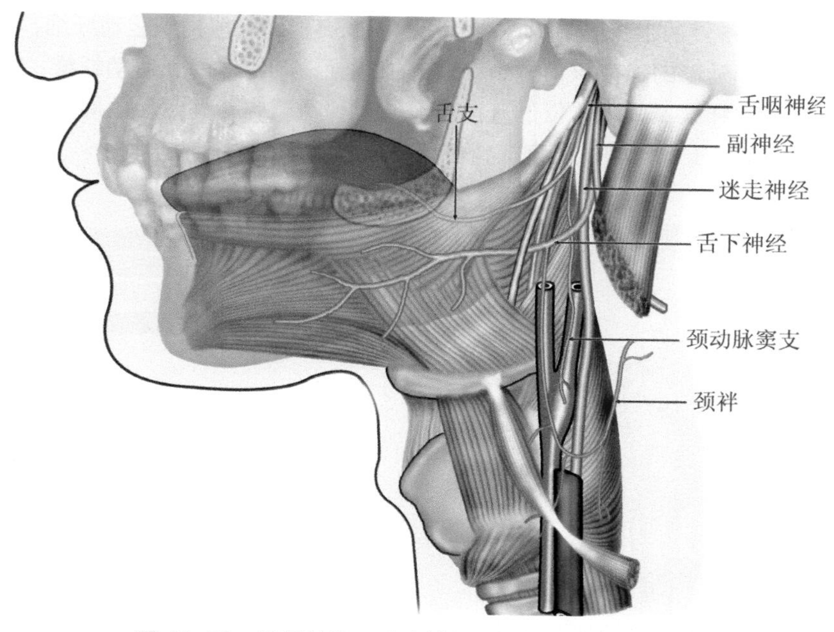

图 16-36　舌咽神经、迷走神经、副神经和舌下神经

舌咽神经的根丝在延髓橄榄后沟上部连于脑，与迷走神经和副神经三者共同穿颈静脉孔出入颅。在孔内神经干上有膨大的**上神经节**（superior ganglion），出孔时又形成一个稍大的**下神经节**（inferior ganglion）。舌咽神经出颅后，先在颈内动、静脉之间下行，然后呈弓形向前方经舌骨舌肌内侧达舌根。其主要分支如下。

（一）舌支

★舌支（lingular branch）为舌咽神经的终支，含有一般内脏感觉和特殊内脏感觉（味觉）两种纤维成分，向前下经舌骨舌肌深面，分支分布于舌后 1/3 的黏膜与味蕾，传导舌后 1/3 黏膜的一般感觉和味觉。

（二）咽支

★咽支（pharyngeal branches）一般有 3~4 条细支，在咽后侧壁外膜内与迷走神经和交感神经的咽支共同形成咽丛，分布于咽壁各层，主要传导咽壁的感觉冲动。

（三）颈动脉窦支

★颈动脉窦支（carotid sinus branch）有 1~2 支，属于感觉支，在颈静脉孔下方发出，沿颈内动脉壁前方下降，分布于颈动脉窦和颈动脉小球，可将血压和血液中的二氧化碳浓度变化信息传入中枢，反射性调节血压和呼吸。

（四）鼓室神经

1. **★鼓室神经**（tympanic nerve）　起自舌咽神经的下神经节，返向前上方，穿经颞骨岩部下面、颈静脉孔前方到鼓室内，与交感神经纤维共同形成鼓室丛，分支分布于鼓室、乳突小房、咽鼓管的黏膜，传导一般内脏感觉冲动。鼓室神经的终支为**岩小神经**（lesser petrosal nerve），含来自下泌涎核的副交感神经节前纤维，出鼓室后在耳神经节内交换神经元，节后纤维随耳颞神经分布于腮腺，控制腮腺的分泌。

2. **★耳神经节**（otic ganglion）　为副交感神经节，位于卵圆孔下方，下颌神经内侧，为扁卵圆形的小体，有 4 个根进此神经节。①★副交感根：来自岩小神经，在神经节内交换神经元，其节后纤维经耳颞神经至腮腺，支配腮腺的分泌；②★交感根：来自脑膜中动脉交感丛；③★运动根：来自下颌神经，为特殊内脏运动纤维，支配鼓膜张肌和腭帆张肌；④★感觉根：来自耳颞神经，传导腮腺的一般感觉冲动。

十、迷走神经

★迷走神经（vagus nerve）（图 16-37，图 16-38）是行程最长、分布最广的脑神经，含有 4 种纤维成分。①一般内脏运动纤维：属副交感神经节前纤维，起于延髓的迷走神经背核，至器官周围或器官内的副交感神经节交换神经元后，其节后纤维分布于颈、胸和腹腔的器官，控制平滑肌、心肌和腺体的活动；②一般内脏感觉纤维：其胞体位于迷走神经的下神经节内，神经元的周围突伴随一般内脏运动纤维，分布于颈部和胸腔、腹腔内的脏器，中枢突终于延髓的孤束核，传导一般内脏感觉；③特殊内脏运动纤维：起于延髓的疑核，支配咽喉肌；④一般躯体感觉纤维：其胞体位于迷走神经的上神经节内，神经元的周围突主要分布于耳郭和外耳道的皮肤与硬膜，中枢突终于三叉神经脊束核，传导一般感觉。

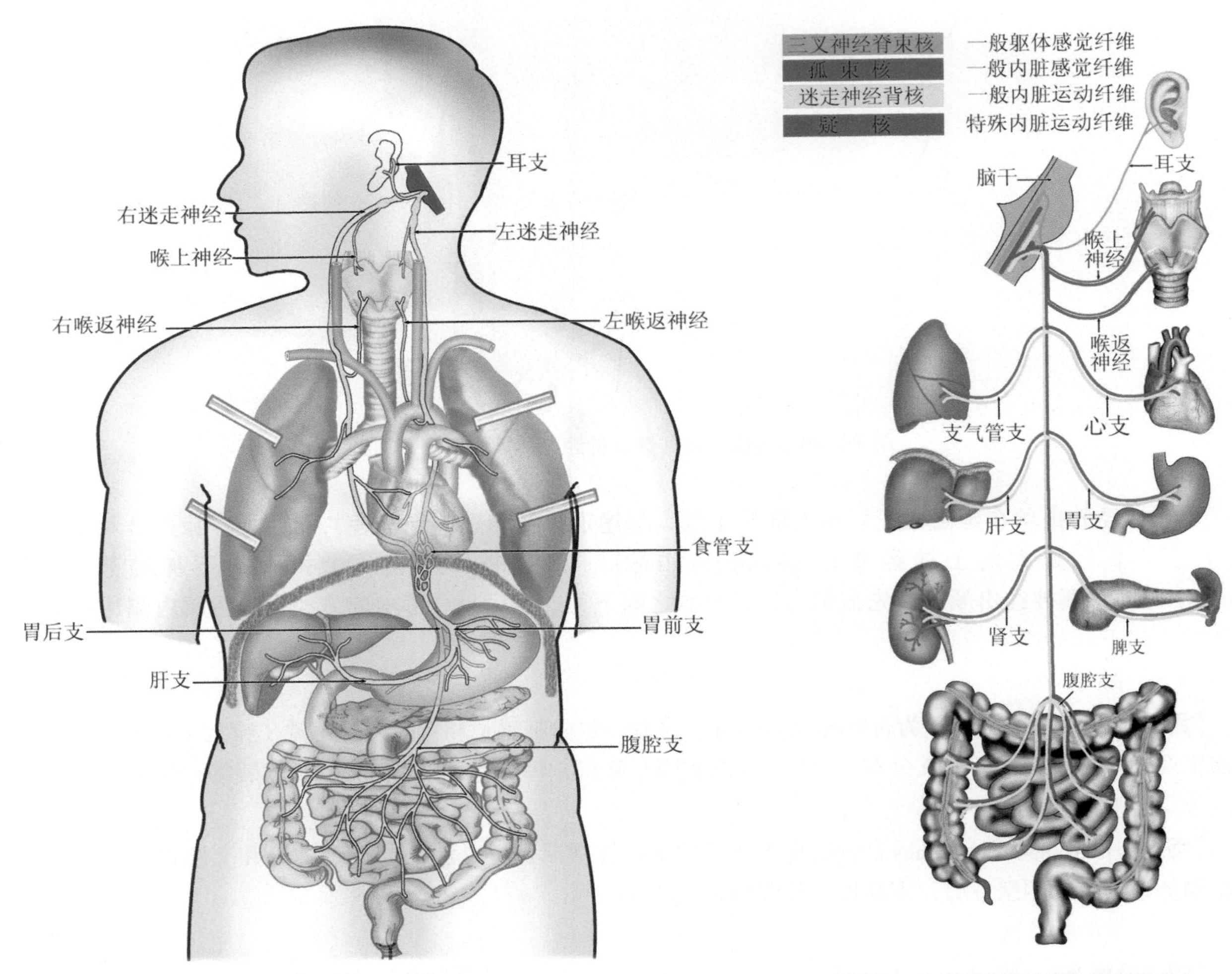

图 16-37 迷走神经

图 16-38 迷走神经纤维成分及分布

★迷走神经根丝自延髓的橄榄后沟中部出脑，经颈静脉孔出颅，在邻颈静脉孔的上方和下方各有一处膨大，分别称为上、下神经节。★迷走神经干在颈部，位于颈动脉鞘内，在颈内静脉与颈内动脉（颈动脉鞘上段）或颈总动脉（颈动脉鞘下段）之间的后方下行至颈根部，经胸廓上口入胸腔。★在胸腔中，左、右迷走神经的行程有差异。左侧迷走神经在左颈总动脉与左锁骨下动脉之间下行，越过主动脉弓前方，经左肺根后方至食管前面向下，与交感神经的分支吻合，相互交织构成左肺丛和食管前丛，再转至食管下端前面延续为迷走神经前干；★右迷走神经先经右锁骨下动、静脉之间，沿气管右侧下降，继在肺根后方转至食管后面，与交感神经的分支吻合，相互交织构成右肺丛和食管后丛，向下延续为迷走神经后干。★迷走神经前、后干再向下随食管一起穿过膈的食管裂孔进入腹腔。迷走神经在颈、胸和腹部的分支如下。

（一）颈部的分支

1. ▲★**喉上神经**（superior laryngeal nerve） 发自下神经节，沿颈内动脉内侧下行，于舌骨大角处分为喉内支、喉外支，▲喉外支支配环甲肌；▲★喉内支伴喉上动脉穿过甲状舌骨膜入喉，分布在声门裂以上的喉黏膜及会厌和舌根等处，传导分布区内的一般内脏感觉冲动。

2. **颈心支** 有上、下两支，发自下神经节下方的迷走神经干，在喉与气管两侧下行入胸腔，至主动脉弓的下方和气管杈的前面与交感神经的心支共同构成心丛。由心丛分支分布在心传导系、心肌和冠状动脉。其中心上支的一支称减压神经或主动脉神经，分布于主动脉弓壁内的压力感受器和化学感觉器。

3. 耳支　发自上神经节，向后外至耳郭后面和外耳道的皮肤，传导一般感觉。

4. 咽支　发自下神经节，至咽后壁与舌咽神经和交感神经的咽支共同构成咽丛，支配咽缩肌和软腭肌的活动以及咽黏膜的感觉。

5. 脑膜支　发自上神经节，向上返回颅内，分布于颅后窝的硬脑膜。

（二）胸部的分支

1. **喉返神经**（recurrent laryngeal nerve）　左、右喉返神经均由迷走神经在胸部发出后返回至颈部，两者绕过的结构各不相同。★左喉返神经在左迷走神经越过主动脉弓前方处发出，向下后绕主动脉弓下方，由主动脉弓后方向上返回颈部；★右喉返神经在右迷走神经跨过右锁骨下动脉前方处发出，向后下绕右锁骨下动脉，经右锁骨下动脉的下后方斜向内上返回颈部。★在颈部，两侧的喉返神经均沿气管与食管之间的沟内上行，至甲状腺侧叶的深面、环甲关节的后方进入喉内。喉返神经在环甲关节以上的部分改称**喉下神经**（inferior laryngeal nerve）。▲★喉返神经分为数支分布于喉，其运动纤维支配除环甲肌以外的所有喉肌，感觉纤维分布于声门裂以下的喉黏膜。▲★喉返神经在绕主动脉弓或右锁骨下动脉的下方时，尚发出心支、支气管支和食管支，三者分别参与心丛、肺丛和食管丛的构成。

喉返神经是喉肌的重要运动神经，在其入喉前，与甲状腺下动脉的终支关系密切，两者相互交叉。喉返神经可经动脉终支分支之间（多数）、动脉终支的后方（次之）或动脉终支的前方（较少）。临床上，在甲状腺手术结扎或钳夹甲状腺下动脉时，应注意避免损伤此神经。一侧喉返神经损伤时，患侧声带肌瘫痪，出现声音嘶哑；双侧喉返神经损伤，除环甲肌外的所有喉肌瘫痪，可导致声门关闭，引起呼吸困难，甚至窒息。

2. **支气管支**（bronchial branch）、**食管支**（esophageal branch）、**胸心支**（thoracic cardiac branch）　是迷走神经在胸部的细小分支，分别加入肺丛、食管丛和心丛。

（三）腹部的分支

1. ▲**胃前支**（anterior gastric branch）和**肝支**（hepatic branch）　为迷走神经前干的2个终支，在贲门附近分支，胃前支沿胃小弯分布在胃前壁，其终末支在胃小弯角切迹处以“鸦爪”形分布于幽门部前壁及十二指肠上部和胰头；肝支一般有1~3小支，参与肝丛的构成，随着肝固有动脉分布在肝、胆囊和胆道。

2. ▲**胃后支**（posterior gastric branch）和**腹腔支**（celiac branch）　为迷走神经后干的2个终支，胃后支在贲门附近分支后，沿胃小弯深部行走，沿途分支分布于胃后壁，其终末支亦以“鸦爪”形分布于幽门部后壁；腹腔支行向右与交感神经的分支围绕腹腔干的根部及其周围共同构成**腹腔丛**（celiac plexus），该丛随腹腔干、肠系膜上动脉和肾动脉的分支分布于肝、脾、胰、肾及结肠左曲以上的消化管。

迷走神经分支多、范围广，为副交感神经中最重要的组成部分。如主干发生损伤后，内脏功能表现为脉速、心悸、恶心、呕吐、呼吸变深且慢，甚至可以导致窒息。

十一、副神经

★**副神经**（accessory nerve）（图16–39）含有特殊内脏运动纤维，由颅根和脊髓根两根汇合而成。颅根内有起自延髓疑核的特殊内脏运动纤维，由延髓橄榄后沟下部、迷走神经根丝下方出脑；脊髓根的纤维起自脊髓颈段的副神经核，在脊神经前、后根之间出脊髓，此根向上经枕骨大孔入颅，在颈静脉孔处，★颅根和脊髓根合成副神经干，经颈静脉孔出颅，出颅后再分为2支。★来自颅根的纤维加入迷走神经，支配咽喉肌；★来自脊髓根的纤维，经颈内动、静脉之间行向后外下方，由胸锁乳突肌的上部内侧分出一支进入该肌，再经胸锁乳突肌后缘上、中1/3交点附近浅出，斜向后下方，在斜方肌前缘中、下1/3交点处至斜方肌深面，分支支配此两肌。副神经在上述位置表浅而恒定，且周围无重要结构，临床上在此处获取部分副神经与面神经吻合可用于治疗面肌瘫痪。

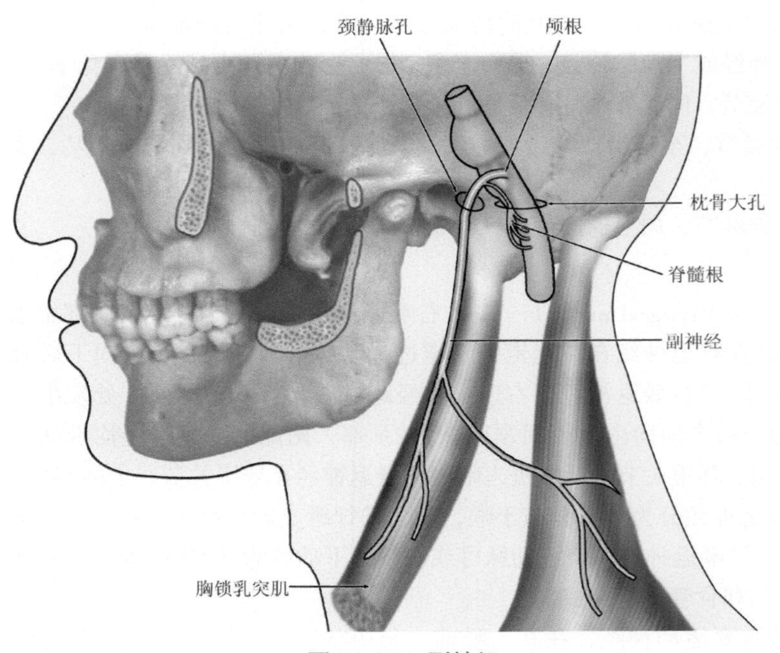

图 16-39 副神经

十二、舌下神经

舌下神经（hypoglossal nerve）（图 16-40）由一般躯体运动纤维组成。起于延髓的舌下神经核，从延髓锥体与橄榄体之间的前外侧沟出脑，经舌下神经管出颅。出颅后在颈内动、静脉之间下行至舌骨上方，呈现弓形弯向前内，沿舌骨舌肌外侧面前行，经下颌下腺上方与舌神经和下颌下腺管下方穿颏舌肌入舌，其分支支配舌内肌和舌外肌。

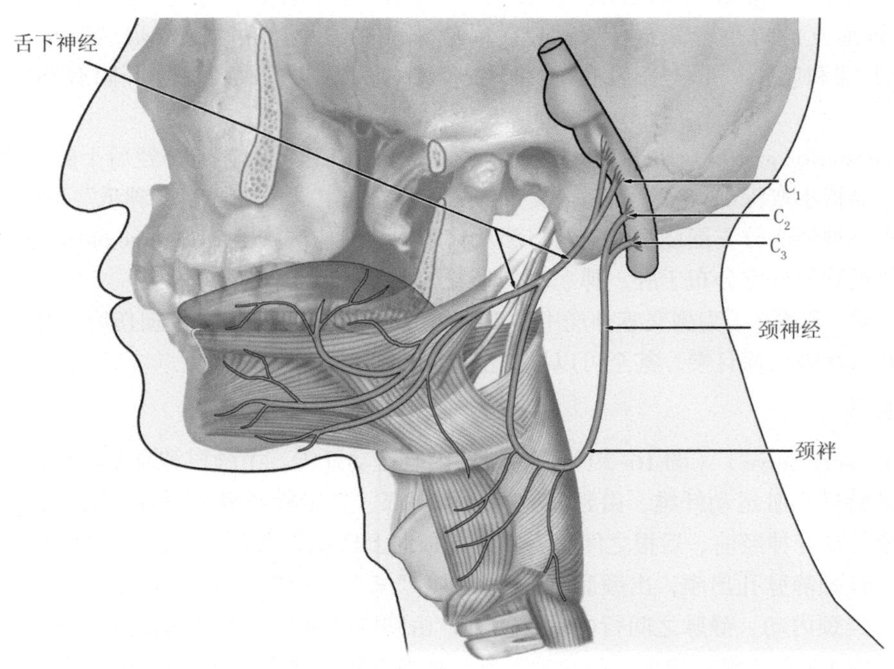

图 16-40 舌下神经

12 对脑神经相关神经核的名称和性质、出入脑及颅的部位、分布范围及损伤后的主要表现见表 16-1 和图 16-41。

表 16-1　▲*脑神经概要

顺序和名称	核的名称和性质	出入脑部位	出入颅部位	分布范围	损害后主要表现
Ⅰ嗅神经		嗅球	筛孔	鼻腔嗅黏膜	嗅觉障碍
Ⅱ视神经		外侧膝状体	视神经管	眼球视网膜	视觉障碍
Ⅲ动眼神经	动眼神经核（运） 动眼神经副核（副）	脚间窝	眶上裂	上、下、内直肌，下斜肌，上睑提肌，瞳孔括约肌，睫状肌	眼外下斜视，上睑下垂，对光反射消失
Ⅳ滑车神经	滑车神经核（运）	下丘下方	眶上裂	上斜肌	眼球不能转向外下方，轻微内斜视
Ⅴ三叉神经	三叉神经中脑核(感) 三叉神经脑桥核(感) 三叉神经脊束核(感) 三叉神经运动核(运)	脑桥基底部与小脑中脚交界处	眼神经：眶上裂 上颌神经：圆孔 下颌神经：卵圆孔	额、顶及颜面部皮肤，眼球及眶内结构，口、鼻腔黏膜，舌前 2/3 黏膜，牙与牙龈，咀嚼肌	头面部皮肤、鼻腔黏膜感觉障碍，角膜反射消失，咀嚼肌瘫痪，张口时下颌偏向患侧
Ⅵ展神经	展神经核（运）	延髓脑桥沟锥体上方	眶上裂	外直肌	眼内斜视
Ⅶ面神经	面神经核（运） 上泌涎核（副） 孤束核（感）	延髓脑桥沟展神经根外侧	内耳门→内耳道→面神经管→茎乳孔	面肌，颈阔肌，泪腺，下颌下腺，舌下腺，鼻腔及腭腺体，舌前 2/3 味蕾	面肌瘫痪，额纹消失，眼睑不能闭合，口角歪向健侧，泪腺和唾液分泌障碍，角膜干燥，舌前 2/3 味觉障碍
Ⅷ前庭蜗神经	前庭神经核（感） 蜗神经核（感）	延髓脑桥沟面神经根外侧	内耳门	壶腹嵴、球囊斑及椭圆囊斑，螺旋器	眩晕，眼球震颤，听力障碍
Ⅸ舌咽神经	疑核（运） 下泌涎核（副） 孤束核（感） 三叉神经脊束核(感)	延髓橄榄后沟上部	颈静脉孔	咽肌，腮腺，咽壁，鼓室黏膜，颈动脉窦，颈动脉小球，舌后 1/3 黏膜及味蕾，耳后皮肤	咽反射消失，唾液分泌障碍，咽、舌后 1/3 味觉障碍，一般感觉障碍
Ⅹ迷走神经	疑核（运） 迷走神经背核（副） 孤束核（感） 三叉神经脊束核(感)	延髓橄榄后沟中部	颈静脉孔	咽喉肌，胸腹腔脏器的平滑肌、腺体、心肌，胸腹腔脏器及咽、喉的黏膜，硬脑膜，耳郭及外耳道皮肤	发音困难，声音嘶哑，吞咽困难，内脏运动障碍，腺体分泌障碍，心率加快，内脏感觉障碍，耳郭及外耳道皮肤感觉障碍
Ⅺ副神经	疑核（运） 副神经脊髓核（运）	延髓橄榄后沟下部	颈静脉孔	随迷走神经至咽喉肌、胸锁乳突肌、斜方肌	面部不能转向健侧，不能提患侧肩胛骨
Ⅻ舌下神经	舌下神经核（运）	锥体外侧	舌下神经管	舌内肌和舌外肌	舌肌瘫痪，伸舌时舌尖偏患侧

注：（运）——躯体运动；（感）——感觉；（副）——副交感（内脏运动）

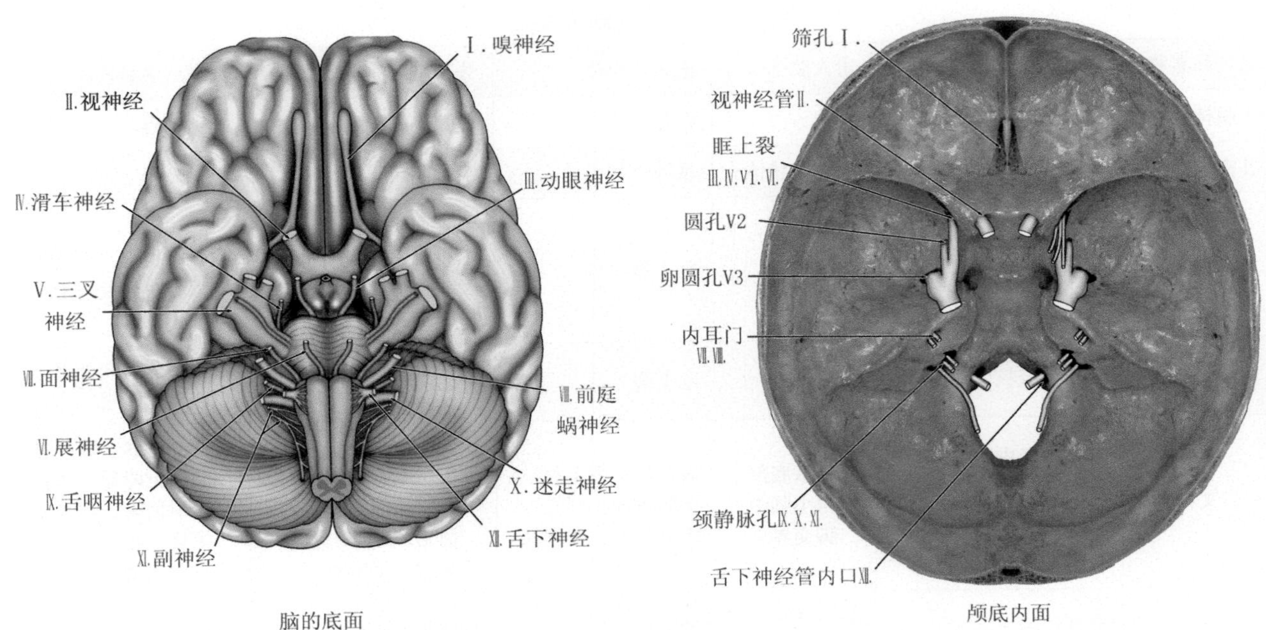

图 16-41 脑神经接脑和出颅的位置

十三、脑神经的临床联系

（一）嗅神经

当颅前窝骨折伤及筛板时，可损伤嗅丝，造成嗅觉障碍或丧失。同时颅前窝骨折，常会引起硬脑膜撕裂，脑脊液可经脑膜破损处的裂隙流入鼻腔，形成脑脊液鼻漏。鼻炎时，如炎症蔓延至鼻腔上黏膜时可造成一过性嗅觉迟钝。

（二）视神经

由于视神经是胚胎发育过程中，间脑前部向前突出形成的视器的一部分，故视神经神经外面包有与 3 层脑膜分别相延续的 3 层被膜（即视神经鞘），脑蛛网膜下隙连通至视神经周围，直至视神经盘处。因此，当颅内压升高时，由于视神经纤维通过筛板时高度拥挤，临床上容易出现视神经盘淤血、水肿。同时，眼眶深部感染也能累及视神经周围的间隙扩散到颅内。

（三）★动眼神经

一侧动眼神经完全损伤，可导致所支配的眼球外肌瘫痪，出现在患侧：①★上睑下垂；②★瞳孔固定性外斜视（斜向外下方）；③★瞳孔散大；④★瞳孔对光反射消失等。动眼神经、滑车神经和展神经支配眼内外肌和眼球运动，合称眼球运动神经，因其解剖关系十分密切，临床常同时受累。

（四）滑车神经

滑车神经损伤可因蝶骨小翼骨折或眼眶骨折累及上斜肌的滑车部引起，显著的滑车神经麻痹多为眶后出血所致。滑车神经损伤主要表现为上斜肌丧失功能，患者不能使眼球转向外下方，俯视时出现轻度内斜视和复视。其临床特点是当患者向下凝视时出现复视，虚像较实像为低，尤其是近距离注视时更为显著。

（五）▲★三叉神经

当一侧三叉神经周围性完全损伤时，出现的感觉障碍为同侧面部皮肤及口腔、鼻腔黏膜感觉丧失，角膜反射消失；▲★运动障碍为患侧咀嚼肌瘫痪，张口时下颌偏向患侧，闭口时患侧咬合无力。▲★临床常见的三叉神经痛可波及整个三叉神经或某一分支的分布范围，可以发生在三叉神经任何一支，疼痛部位和范围与受累的三叉神经或某支分布区域一致。▲★如压迫三叉神经终支的穿出口——眶上孔、眶下孔、颏孔，可以诱发患支分布区的疼痛发作。

（六）展神经

损伤后可致外直肌瘫痪，患侧眼球不能转向外侧，产生内斜视。

（七）面神经

行程长，与鼓室、鼓膜、乳突和腮腺等结构有密切的关系。*面神经的损伤易发生在脑桥小脑角处、面神经管内和腮腺区。因损害部位不同，可出现不同的临床表现。①*面神经管外损伤：主要是患侧面肌瘫痪，表现为患侧额纹消失、不能闭眼皱眉、鼻唇沟变浅、口角歪向健侧、不能鼓腮、说话时唾液自口角流出、角膜反射消失；②*面神经管内损害：除上述表现外，还可能出现听觉过敏（镫骨肌瘫痪）、角膜干燥（泪腺分泌障碍）、舌前部味觉丧失、泌涎障碍等。*若在面神经管内发出岩大神经后损伤，其临床症状有面肌瘫痪、味觉丧失和泌涎障碍，而无泌泪障碍；*若在面神经管垂直段发出鼓索后损伤，仅表现为患侧面肌瘫痪或受损支分布肌瘫痪，不伴有泌泪、泌涎障碍与听觉过敏等症状。

（八）前庭蜗神经

损伤后表现为伤侧耳聋和平衡功能障碍。在颅中窝合并内耳道骨折时，前庭蜗神经可与面神经一起发生断裂，产生永久性耳聋；如前庭神经被挫伤或血肿、炎性渗出物压迫，可产生暂时性耳聋。脑桥小脑三角处的肿瘤，可压迫前庭蜗神经及面神经。如发生轻微损伤，可刺激前庭，出现眩晕和眼球震颤等症状。

（九）舌咽神经

一侧舌咽神经损害时，可出现患侧舌后 1/3 味觉丧失和舌根与咽峡区痛觉障碍，以及患侧咽肌肌力减弱，一般不会出现咽反射和吞咽反射障碍。

（十）迷走神经

*一侧迷走神经损伤时，可因患侧喉肌瘫痪、咽喉黏膜感觉障碍，而出现患侧咽反射和咳嗽反射消失，腭垂偏向一侧。临床表现为声音嘶哑、语言困难、吞咽障碍、饮水呛咳等。*双侧迷走神经损伤时，可影响心、肺、支气管感受器及主动脉的压力和化学感受器，从而导致吞咽障碍及心悸、心动过速、心律失常、呼吸深慢、呼吸困难或窒息等。

（十一）副神经

*一侧副神经损伤，可因患侧胸锁突肌和斜方肌瘫痪，致头不能向患侧屈，面不能转向健侧，患侧不能耸肩。*颈静脉孔是舌咽神经、迷走神经与副神经穿过颅腔的共同通道，此处的病变常会累及上述神经，使其功能受损，出现“颈静脉孔综合征”。

（十二）舌下神经

*一侧舌下神经损伤时，患侧舌肌瘫痪并萎缩，伸舌时，由于健侧颏舌肌牵拉舌根向健侧，故舌尖偏向患侧。

小结

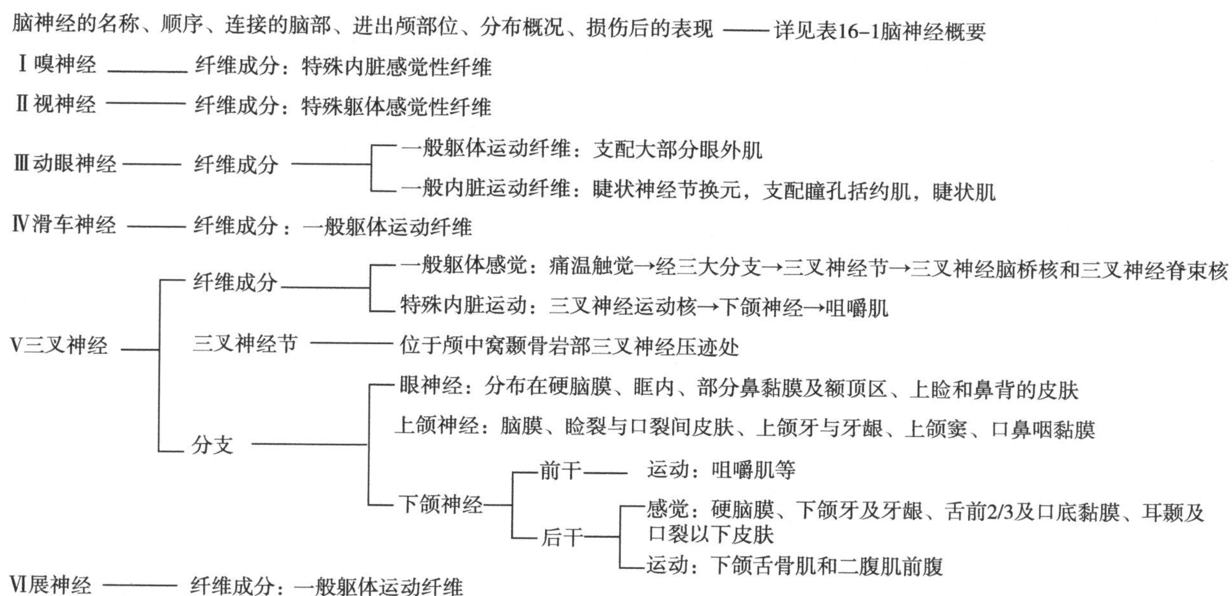

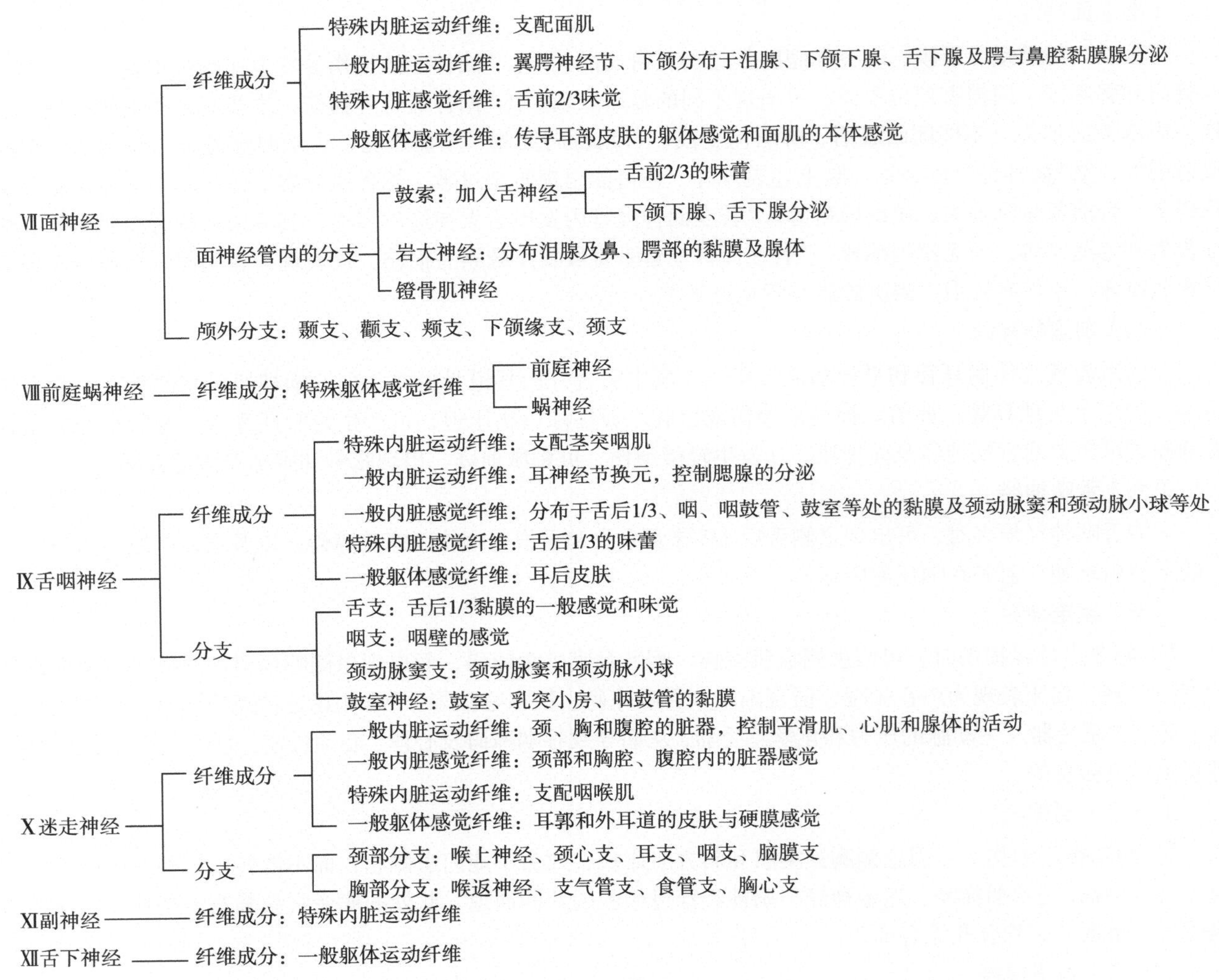

第三节　内脏神经系统

*****内脏神经系统**（visceral nervous system）是神经系统的一个组成部分，主要分布于心肌、平滑肌和腺体。内脏神经系统分可分为内脏感觉神经和内脏运动神经两类（图 16-42）。内脏运动神经调节心肌、平滑肌的运动及控制腺体的分泌，不受人的意志控制，所以又将其称为**自主神经系统**（autonomic nervous system）。又因为它主要是控制和调节动、植物都有的物质代谢活动，并不支配动物所特有的骨骼肌，因此前人将内脏运动神经称为**植物神经系统**（vegetative nervous system）。内脏感觉神经的第一级神经元胞体位于脑神经节和脊神经节内，周围突分布于内脏和心血管等处的内感受器，把感受到的刺激传递到各级中枢，内脏感觉比较弥散且定位不清。

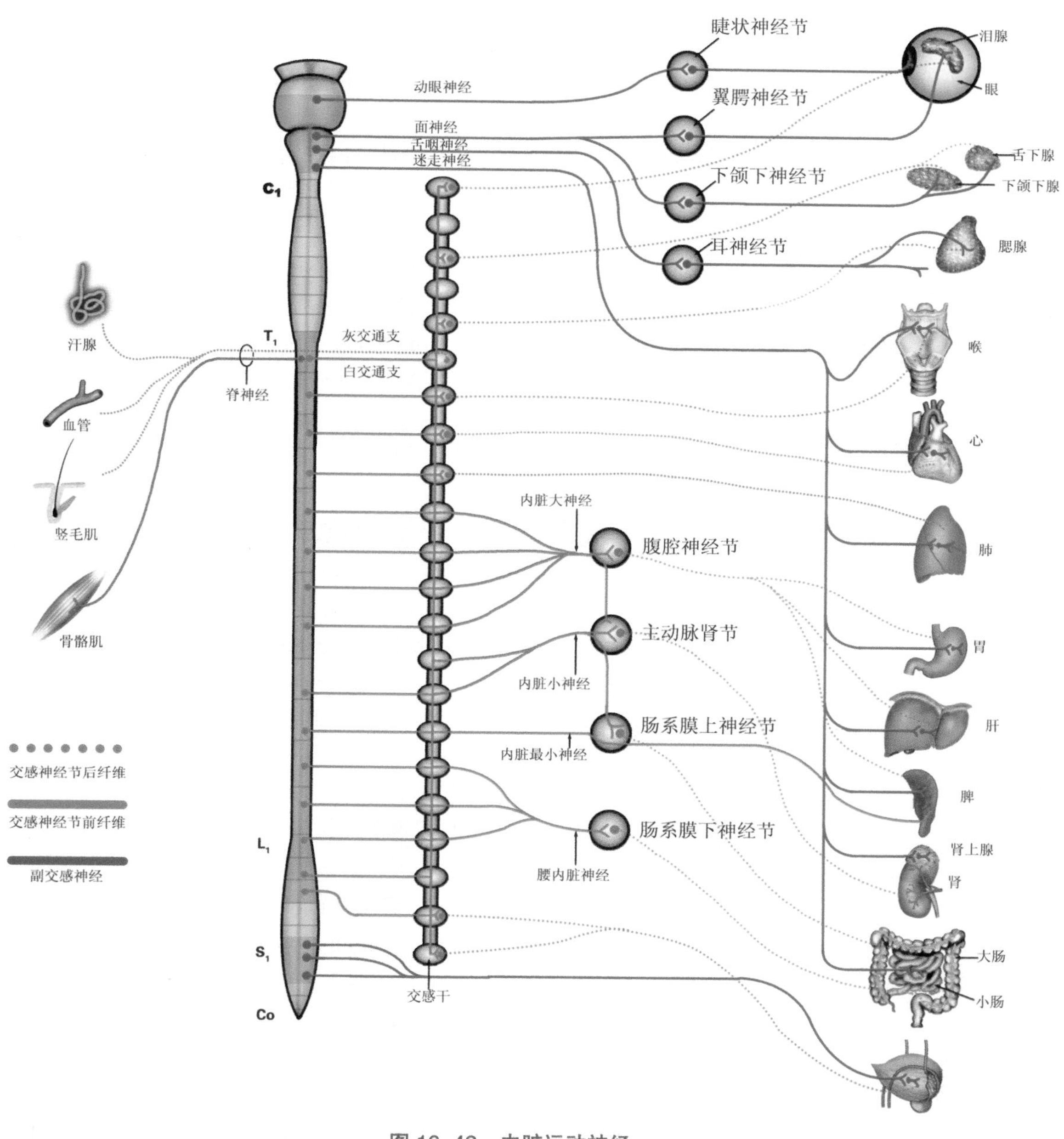

图 16–42　内脏运动神经

一、内脏运动神经

（一）功能

根据形态和功能，**内脏运动神经**（visceral motor nerve）分为交感神经和副交感神经两部分，它们分别有各自的中枢部和周围部。

内脏运动神经和躯体运动神经无论在形态结构上，还是在功能上都有较大的差别。

1. 支配的器官不同　躯体运动神经支配骨骼肌，一般都受意志的控制；★内脏运动神经支配平滑肌、心肌和腺体，一定程度上不受意志的控制。

2. 纤维成分不同　躯体运动神经只有一种纤维成分；★内脏运动神经则有交感神经和副交感神经两种纤维成分，多数内脏器官接受这两种纤维的双重支配。

3. 神经元数目不同　躯体运动神经自低级中枢至所支配的骨骼肌只有一个神经元；★内脏运动神经自低级中枢至所支配的器官需经过两个神经元（肾上腺髓质例外，只需一个神经元）。★第一个神经元称**节前神经元**（preganglionic neuron），胞体位于脑干和脊髓内，其轴突称节前纤维。★第二个神经元称**节后神经元**（postganglionic

neuron），胞体位于周围部的内脏神经节内，其轴突称节后纤维。节后神经元的数目较多，一个节前神经元可以和多个节后神经元构成突触（图 16–43）。

4. 纤维粗细不同　躯体运动神经纤维一般是比较粗的有髓纤维；*内脏运动神经纤维是薄髓（节前纤维）和无髓（节后纤维）的细纤维。

5. 神经纤维分布形式不同　躯体运动神经以神经干的形式分布；*内脏运动神经的节后纤维常攀附在脏器或血管的表面形成神经丛，再由神经丛分支至效应器（图 16–44）。

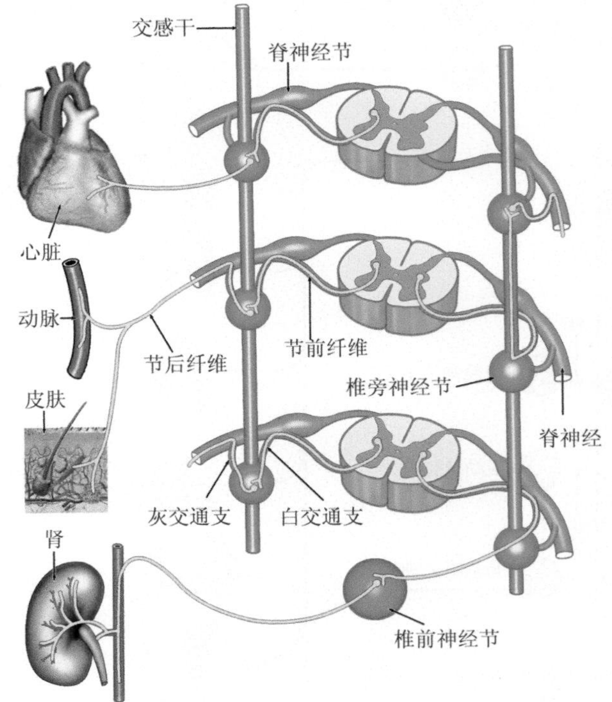

图 16–43　交感神经纤维走行

（二）交感神经

***交感神经**（sympathetic nerve）（图 16–45）的低级中枢位于脊髓 T_1~L_3 节段灰质侧角的中间外侧核，节前纤维从此核内的神经元胞体发出。交感神经的周围部包括交感神经节及由神经节发出的节后纤维。

1. 交感神经节　根据所在的位置不同，分为椎旁神经节和椎前神经节两类。

（1）***椎旁神经节**（paravertebral ganglion）：又称**交感干神经节**（ganglion of sympathetic trunk），位于脊柱两旁。*每一侧的椎旁节借**节间支**（interganglionic branches）连成一条**交感干**（sympathetic trunk）。交感干上端附于颅底外面，下端在第 3 尾椎前面，左、右交感干连于尾部的奇神经节。椎旁神经节在成人每侧为 19~24 个，其中颈部常为 3~4 个，胸部 11~12 个，腰部 3~4 个，骶部 2~3 个，尾部只有一个神经节（奇神经节）。

（2）***椎前神经节**（prevertebral ganglion）：呈不规则的结节状团块，位于脊柱前方，包括**腹腔神经节**（celiac ganglion）、**主动脉肾神经节**（aorticorenal ganglion）、**肠系膜上神经节**（superior mesenteric ganglion）和**肠系膜下神经节**（inferior mesenteric ganglion）等，各神经节均位于同名动脉根部附近。

2. 交通支　椎旁神经节借**交通支**（communicating branch）与相应的脊神经相连接，交通支分**白交通支**（white communicating branches）和**灰交通支**（gray communicating branches）。*白交通支主要由交感神经低级中枢发出的节前纤维组成，因其具有髓鞘，色泽较为白亮，故称白交通支。由于节前神经元的胞体只存在于脊髓胸 1~ 腰 3 节段的灰质侧角，故白交通支也只见于相应节段脊神经前支与对应的椎旁神经节之间。*灰交通支由椎旁神经节神经元胞体发出的节后纤维组成，因多无髓鞘，色泽灰暗而称为灰交通支。它们分别从各个椎旁神经节连于 31 对脊神经前支。

交感神经的节前纤维由交感神经低级中枢发出，经脊神经前根、脊神经、白交通支进入交感干。

*白交通支进入交感干后有 3 个去向：①终止于相应的椎旁节，在此处交换神经元。②在交感干内上升或下降，然后终止于上方或下方的椎旁神经节。一般来自上胸段（T_1~T_6）中间外侧核的节前纤维，在交感干内上升至颈部，在颈部椎旁神经节内交换神经元；中胸段者（T_6~T_{10}）在交感干内上升或下降，至其他胸部交感神经节换神经元；下胸段和腰段者（T_{11}~L_3）则在交感干内下降，至腰骶部交感神经节交换神经元。③穿过椎旁神经节，至椎前神经节交换神经元。

*交感神经的节后纤维也有 3 种去向：①经灰交通支返回脊神经，随脊神经分支分布至头颈部、躯干和四肢的血管、汗腺和竖毛肌。②攀附于动脉表面，在动脉外膜处形成神经丛（如颈内动脉丛、颈外动脉丛、腹腔丛、腹主动脉丛等），并随动脉分支分布到所支配的器官。③由交感神经节直接发分支分布到所支配的器官。

3. 交感神经的分布概况　交感神经的分支在身体各部有其固定的走行和分布范围。

（1）颈部：颈交感干位于颈血管鞘后方，颈椎横突的前方。一般每侧有 3 个交感神经节，分别称颈上、中、下神经节。

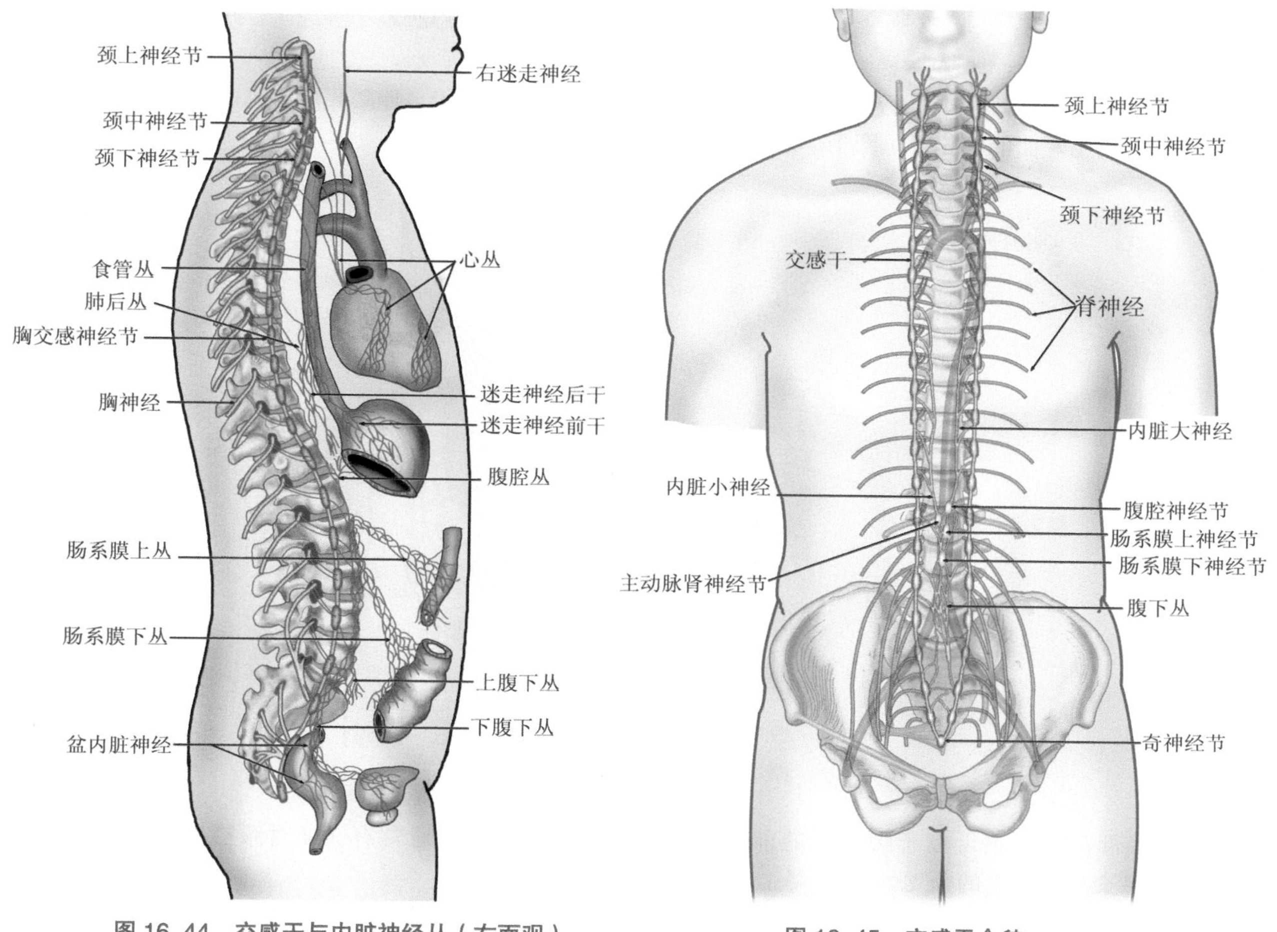

图 16-44 交感干与内脏神经丛（右面观） 图 16-45 交感干全貌

*颈上神经节（superior cervical ganglion）最大，呈梭形，位于第 2~3 颈椎横突的前方。**颈中神经节**（middle cervical ganglion）最小，出现率为 87%，通常位于第 6 颈椎横突处。**颈下神经节**（inferior cervical ganglion）位于第 7 颈椎横突根部的前方，椎动脉起始处的后方，常与第 1 胸交感神经节合并组成**颈胸神经节**（cervicothoracic ganglion），又称**星状神经节**。

颈部交感神经节发出的节后纤维概括如下。

1）经灰交通支连于 8 对颈神经，随颈神经分支分布至头颈和上肢的血管、汗腺、竖毛肌。

2）至邻近的动脉，形成颈内动脉丛、颈外动脉丛、锁骨下动脉丛和椎动脉丛，随这些动脉的分支，分布于头颈和上肢的平滑肌及腺体，如泪腺、唾液腺、口腔和鼻腔黏膜内的腺体、甲状腺、瞳孔开大肌、竖毛肌和血管平滑肌等。

3）自神经节发出咽支，直接进入咽壁，与迷走神经、舌咽神经的咽支共同组成咽丛。

4）颈上、中、下神经节分别发出心上、心中和心下神经，下行进入胸腔，加入心丛（图 16-44）。

（2）胸部：胸交感干位于肋头的前方，每侧有 10~12 个**胸交感神经节**（thoracic ganglia）（图 16-44）。胸交感干的分支如下。

1）节后纤维经灰交通支进入 12 对胸神经，并随其分布于胸、腹壁的血管、汗腺、竖毛肌。

2）上 5 对胸交感干神经节发出的节后纤维，加入心丛、肺丛、食管丛和胸主动脉丛。

3）*部分节前纤维穿过第 6~9 胸交感干神经节，在胸椎的外侧面合成**内脏大神经**（greater splanchnic nerve）。向前下方穿过膈脚，主要终止于腹腔神经节，部分止于主动脉肾节和肾上腺。

4）*部分节前纤维穿过第10~12胸交感干神经节组成**内脏小神经**（lesser splanchnic nerve），穿过膈脚进入腹腔，主要终止于主动脉肾节，部分纤维也终止于肠系膜上神经节。

5）部分节前纤维穿过第12胸交感干神经节组成内脏最下神经（或内脏最小神经），此神经不经常存在，穿膈脚入腹腔，加入肾神经丛。

由腹腔神经节、主动脉肾神经节、肠系膜上神经节等发出的节后纤维，伴随相应动脉的分支，分布至肝、脾、肾及胃至结肠左曲的消化管（图16–46）。

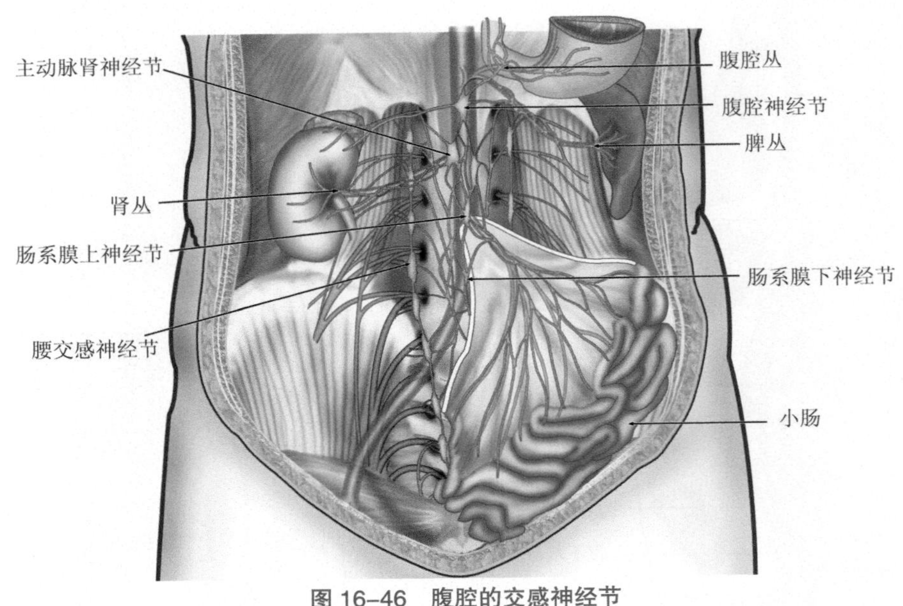

图16–46　腹腔的交感神经节

（3）腰部：腰交感干位于腰椎体的前外侧，腰大肌的内侧缘，通常有3~4对**腰交感神经节**（lumbar ganglia）。腰交感干发出的分支如下。

1）节后纤维经灰交通支进入5对腰神经，并随神经分布至下肢的血管、汗腺和竖毛肌。

2）部分节前纤维穿过腰神经节组成**腰内脏神经**（lumbar splanchnic nerve），止于肠系膜下神经节和主动脉丛内的神经节，节后纤维分布至结肠左曲以下的消化管和盆腔器官，部分纤维伴随血管分布至下肢。当下肢血管痉挛时，可手术切除腰交感干以获得缓解。

（4）骶、尾部：骶交感干位于骶骨前面，骶前孔内侧，有2~3对**骶交感神经节**（sacral ganglia）；尾部只有1个**奇神经节**（impar ganglion），两侧的交感干在此汇合。骶、尾部交感干的分支如下。

1）节后纤维经灰交通支连于骶、尾神经，分布于下肢及会阴部的血管、汗腺和竖毛肌。

2）发出分支加入盆丛，分布于盆腔器官。

（三）副交感神经

***副交感神经**（parasympathetic nerve）的低级中枢位于脑干的副交感核（一般内脏运动核）和脊髓第2~4骶节段灰质的骶副交感核。副交感的周围部：包括自副交感核发出的节前纤维、副交感神经节（又称器官旁节或器官内节）和由神经节发出的节后纤维。颅部的副交感神经节（器官旁节）共有4对，肉眼可见，它们分别是睫状神经节、翼腭神经节、耳神经节和下颌下神经节。每个器官旁节除了有副交感节前纤维在节内交换神经元外，还有感觉神经纤维和交感神经纤维穿过。此外，位于身体各部的副交感神经节很小（器官内节），只有在显微镜下才能看到。

1. *颅部副交感神经*　节前纤维分别起于动眼神经副核、上泌涎核、下泌涎核和迷走神经背核，并伴行于动眼神经、面神经、舌咽神经和迷走神经内。

（1）***随动眼神经走行的副交感神经纤维**：节前纤维由位于中脑的动眼神经副核发出，随动眼神经进入眼眶后到达睫状神经节内交换神经元，节后纤维经睫状短神经进入眼球壁，分布于瞳孔括约肌和睫状肌（图16–47）。

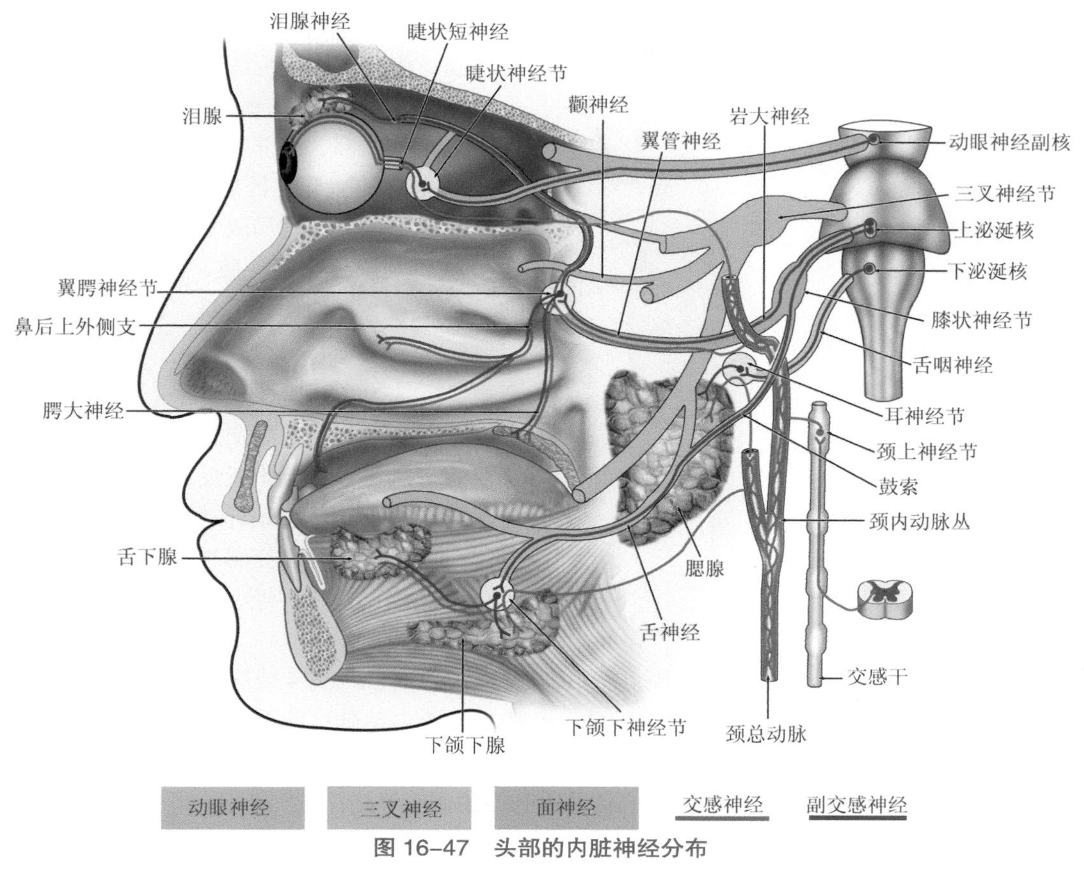

图 16–47　头部的内脏神经分布

（2）★**随面神经走行的副交感神经纤维**：节前纤维由位于脑桥的上泌涎核发出，随面神经进入内耳门至面神经管，一部分经岩大神经至翼腭窝内的翼腭神经节交换神经元，节后纤维分布于泪腺、鼻腔、口腔及腭黏膜腺体；★另一部分经鼓索加入舌神经，至下颌下神经节交换神经元，节后纤维分布于舌下腺和下颌下腺，控制腺体的分泌。

（3）★**随舌咽神经走行的副交感神经纤维**：由位于延髓的下泌涎核发出，经鼓室神经至鼓室丛，并由此丛发出岩小神经至卵圆孔下方，进入下颌神经内侧的耳神经节换元，节后纤维经耳颞神经分布于腮腺。

（4）★**随迷走神经走行的副交感神经纤维**：节前纤维由位于延髓的迷走神经背核发出，伴随迷走神经分支到胸、腹腔器官附近或器官壁内的副交感神经节交换神经元，节后纤维分布于胸、腹腔器官及结肠左曲以上的消化管。

2. 骶部副交感神经纤维　节前纤维由脊髓第 2~4 骶节段灰质的骶副交感核发出，随骶神经出骶前孔，然后从骶神经分出，组成★**盆内脏神经**（pelvic splanchnic nerve）加入盆丛，分支分布至盆腔器官，在器官旁或器官壁内的副交感神经节交换神经元，节后纤维支配结肠左曲以下的消化管、盆腔器官和外生殖器等（图 16–48）。

（四）▲交感神经与副交感神经的主要区别

交感神经和副交感神经常共同支配同一器官，但两者不但在功能上有显著差别，而且在形态上也有明显的差异。

1. ▲★低级中枢的部位不同　交感神经的低级中枢位于脊髓胸腰段灰质的中间外侧核；副交感神经的低级中枢为脑干的一般内脏运动核和脊髓骶段的骶副交感核。

2. ▲★周围部神经节的位置不同　交感神经节位于脊柱两旁（椎旁神经节）和脊柱前方（椎前神经节）；▲★副交感神经节位于所支配的器官附近（器官旁节）或器官壁内（器官内节）。▲★因此，副交感神经节前纤维长，而交感神经节前纤维则较短；副交感神经节后纤维很短，而交感神经节后纤维则较长。

3. ▲★节前神经元和节后神经元的比例不同　一个交感节前神经元的轴突可与许多节后神经元形成突触，而一个副交感节前神经元的轴突则与较少的节后神经元形成突触。▲★所以一个交感节前神经元兴奋，引起的

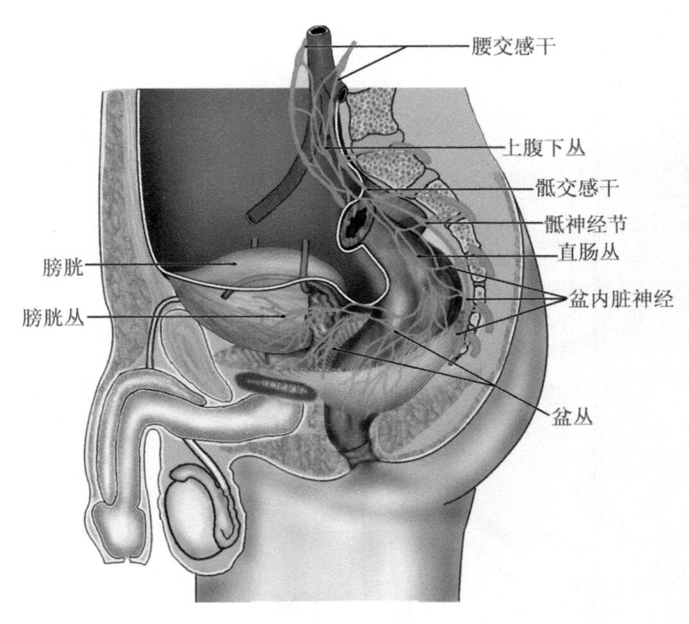

图 16-48 盆部的内脏神经丛

作用范围较为广泛，而一个副交感节前神经元兴奋，引起的作用范围则较为局限。

4. ▲★分布范围不同 交感神经的分布范围除至头颈部、胸部、腹部、盆腔脏器外，还分布到全身的血管、汗腺、竖毛肌等处；▲★而副交感神经的分布则局限于头颈部的瞳孔括约肌和睫状肌及腺体、胸、腹、盆腔的器官。▲★大部分的血管、汗腺、竖毛肌、肾上腺髓质均无副交感神经支配。

（五）内脏神经丛

交感神经、副交感神经和内脏感觉神经常在血管周围及脏器附近反复编织组成神经丛。其中除颈内动脉丛、颈外动脉丛、锁骨下动脉丛和椎动脉丛等没有副交感神经参与外，其余的内脏神经丛均由交感神经、副交感神经和内脏感觉神经共同组成。

1. **心丛**（cardiac plexus） 由交感干的颈上、中、下神经节和胸 1~ 胸 4 或胸 5 神经节发出的心支与迷走神经的心支共同组成，按其位置可分为浅、深两丛。心浅丛位于主动脉弓前下方，右肺动脉前方；心深丛位于主动脉弓后方及气管杈的前方。心丛内有心神经节，为迷走神经的副交感纤维换元处。心丛的分支又组成左、右心房丛和左、右冠状动脉丛，分布至心肌、心传导系和心的血管等处。

2. **肺丛**（pulmonary plexus） 位于肺根的前、后方，分别称肺前、后丛。肺丛由交感干胸 2~ 胸 5 神经节的分支和迷走神经的支气管支组成，并接受心丛发来的纤维。肺丛发出的细支沿支气管及肺血管入肺，其纤维可达肺表面的胸膜脏层。丛内在肺根处有神经节（器官内节），为迷走神经节前纤维交换神经元之处。

3. **腹腔丛**（celiac plexus） 是最大的内脏神经丛。交感神经节位于腹腔干、肠系膜上动脉和肾动脉根部的周围，分别是腹腔神经节、肠系膜上神经节和主动脉肾神经节等。内脏大、小神经分别在这些神经节内换元。腹腔丛由交感神经节后纤维的分支及迷走神经后干的腹腔支（节前纤维）共同组成。腹腔丛的分支伴随血管的分支到达各器官，可分为肝丛、胃丛、脾丛、肾丛及肠系膜上丛等许多副丛。

4. **腹主动脉丛**（abdominal aortic plexus） 位于腹主动脉前面及两侧，是腹腔丛向下延续的部分。该神经丛还接受第 1~2 腰交感神经节的节后纤维及腰内脏神经的节前纤维（在丛内的神经元和肠系膜下神经节交换神经元）。由此神经丛分出的肠系膜下丛，沿同名动脉分支至结肠左曲以下至直肠上段的肠管。腹主动脉丛的一部分纤维下行入盆腔，参加腹下丛的组成；另一部分纤维攀附于髂总动脉和髂外动脉的表面组成神经丛，随动脉分支分布于下肢血管、汗腺、竖毛肌。

5. **腹下丛**（hypogastric plexus） 可分为上腹下丛和下腹下丛。**上腹下丛**（superior hypogastric plexus）位于第 5 腰椎体前面，腹主动脉的末端及分叉处。此神经丛由腹主动脉丛的分支及第 3~4 腰交感神经节发出的神经组成。**下腹下丛**（inferior hypogastric plexus），即**盆丛**（pelvic plexus），位于直肠的两侧及前面。由上腹下丛的分支、骶交感干的分支和盆内脏神经的纤维组成。该丛伴随髂内动脉的分支组成直肠丛、膀胱丛、前列腺丛和输精管丛（女性为子宫阴道丛）等，并随动脉分支分布于盆腔脏器。此外盆内脏神经的副交感纤维也可经下腹下丛上升至上腹下丛，并随乙状结肠血管、左结肠血管及其分支分布，支配左侧横结肠、结肠左曲、降结肠和乙状结肠。

二、内脏感觉神经

人体内脏器官除接受内脏运动神经支配外，也有内脏感觉神经分布。内脏感觉神经通过内脏感受器接受来自内脏的刺激，将内脏感觉性冲动传到中枢，中枢可直接通过内脏运动神经或间接通过体液，调节各内脏器官的活动。

内脏感觉神经的第一级神经元胞体位于脑神经节和脊神经节内，为假单极神经元，其周围突是粗细不等的有髓或无髓纤维。传导内脏感觉的脑神经节包括膝状神经节、舌咽神经下神经节和迷走神经下神经节。假单极神经元的周围突分别随同面神经、舌咽神经和迷走神经分布于内脏器官和心血管，中枢突亦伴随上述神经进入脑干，终止于孤束核。位于脊神经节的内脏感觉神经元，周围突伴随交感神经和盆内脏神经分布于内脏器官和血管，中枢突经脊神经后根进入脊髓，终于灰质后角。在中枢内，内脏感觉神经纤维可直接或经联络神经元间接地与内脏运动神经元和躯体运动神经元形成突触联系，以完成内脏－内脏反射或内脏－躯体反射；最终内脏感觉冲动经过一系列复杂的途径传导至大脑皮质，形成内脏感觉。

▲内脏感觉神经在形态结构上虽与躯体感觉神经相似，但其仍有自身的特点。

1. ▲正常内脏活动一般不引起感觉，只有较强烈的内脏活动才引起感觉，如饥饿时胃收缩引起饥饿感觉，直肠和膀胱充盈时引起膨胀感觉等。

2. ▲痛阈较高。内脏感觉纤维的数目少，分布稀疏，且多为细纤维，小范围的刺激不引起主观感觉。例如，在外科手术切割或烧灼内脏时，患者并不感觉疼痛。只有大范围的强烈刺激使感觉信息传入的总和达到一定的阈值才引起特殊的中枢兴奋而导致痛觉的产生。如内脏器官过度膨胀、受到牵张、平滑肌痉挛及缺血和代谢产物积聚等。

3. ▲疼痛弥散，定位不准确，如腹痛患者常不能说出疼痛的明确位置。内脏感觉的传入途径比较分散，较大范围的强烈刺激才引起痛觉。因此，内脏痛弥散、定位不准确。内脏痛觉纤维一般与交感神经伴行，盆部器官的痛觉纤维与盆内脏神经（副交感神经）伴行到达脊髓。

4. ▲疼痛主要表现为慢痛。疼痛过程发生缓慢，持续时间较长，常呈渐进性增强。

5. 内脏痛常伴有不愉快的情绪活动，如恶心、呕吐和心血管及呼吸活动改变，这可能是由于传导内脏痛觉的神经通路与引起这些内脏反应的传出通路之间存在密切的关系。

三、内脏神经的临床联系

（一）牵涉性痛

★某些内脏器官病变时，常在体表的一定区域产生感觉过敏或疼痛感，这种现象称为**牵涉性痛**（referred pain）。疼痛区域内皮肤常有感觉过敏、血管运动障碍、汗腺分泌及竖毛肌运动障碍或反射性肌肉痉挛。临床上称这一体表过敏区域为**海德带**（Head’s zones），根据海德带的范围可协助内脏疾病的诊断（图 16-49）。牵涉性痛有时发生在患病器官邻近的皮肤区，有时则发生在距患病器官较远的皮肤区。例如，胃溃疡时出现腹上部皮肤疼痛；肝胆疾病时，常在右肩部感到疼痛；心绞痛时则常在胸前区及左上臂内侧皮肤感到疼痛（图 16-50）。

关于牵涉性痛发生的机制，一般认为，病变器官的感觉神经与牵涉性痛体表部位的感觉神经都进入同一脊髓节段，并在脊髓后角内密切联系，进而上传至内脏感觉中枢的同一区域，使中枢形成的感觉产生混淆，从而产生牵涉性痛。

（二）腰交感干切除术

治疗下肢的血管疾病（如动脉痉挛症、早期血栓闭塞性脉管炎等），实施腰部交感神经截除术，可获得一定疗效。支配下肢的交感神经节前纤维起自脊髓第 10 胸至第 2、3 腰节段，节后纤维发自下部腰交感神经节及上部骶交感神经节，随腰骶丛的分支分布于下肢。手术切除第 2、3 或第 2、3、4 腰交感神经节及其间的节间支，可阻断分布至下肢的交感神经，从而使血管疾病得以缓解。

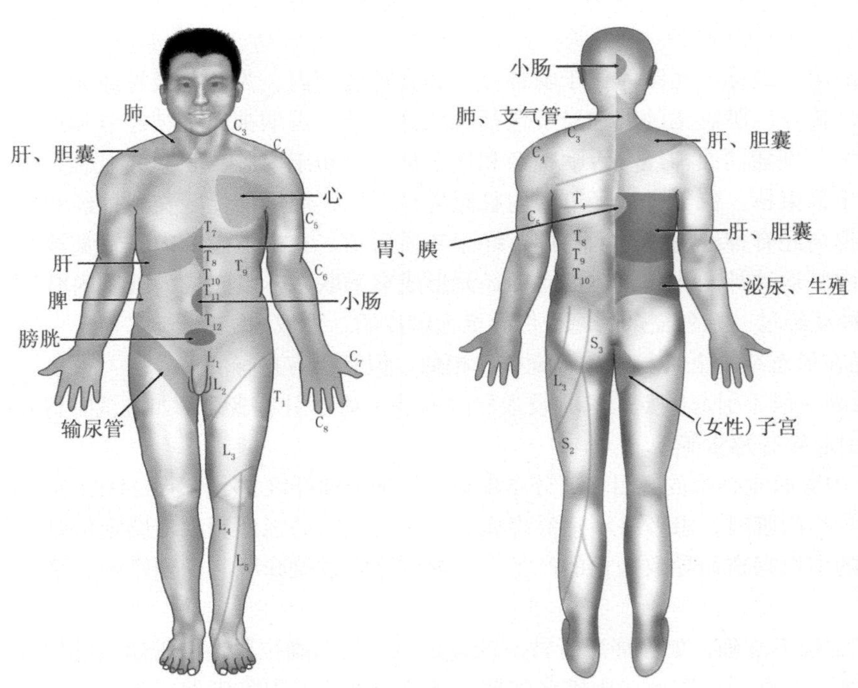

图 16-49 内脏器官疾病时的牵涉性痛区

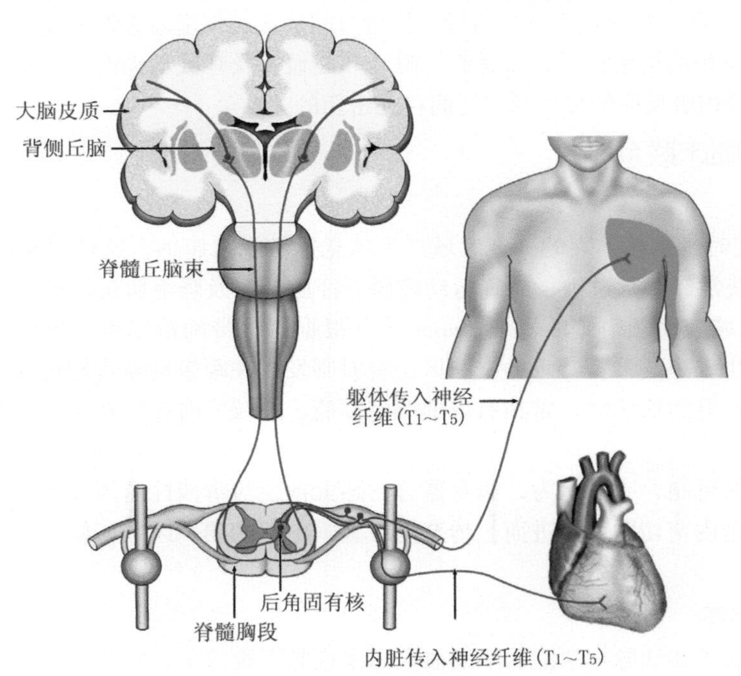

图 16-50 心传入神经与皮肤传入神经中枢投射联系

四、某些重要器官的神经支配

在系统学习神经系统的基础上，对人体一些重要器官的神经支配进行总结概括，这不仅有利于对其生理功能的领会，对临床诊断和治疗也有一定的实际意义（表 16-2）。下面以眼和心的神经支配为例加以记述。

（一）眼球

1. 感觉神经 眼球的感觉冲动沿睫状长神经、眼神经、三叉神经进入脑干。

2. 交感神经 交感神经节前纤维起自脊髓第 1~2 胸节段侧角，经胸交感干上升至颈上神经节，交换神经元后，节后纤维经颈内动脉丛、海绵丛，再穿经睫状神经节、睫状短神经分布到瞳孔开大肌和血管，另有部分交感纤维经睫状长神经到达瞳孔开大肌。

3. 副交感神经　副交感神经节前纤维起自**动眼神经副核**（E-W核），随动眼神经进入眼眶，在睫状神经节交换神经元后，节后纤维经睫状短神经分布至瞳孔括约肌和睫状肌。

刺激支配眼球的交感神经纤维，引起瞳孔开大，虹膜血管收缩，刺激眼副交感神经纤维，瞳孔缩小，睫状肌收缩。临床上损伤动眼神经，除有副交感神经损伤症状外，还出现大部分眼球外肌瘫痪症状。

（二）心脏

1. 感觉神经　传导心痛觉纤维，沿交感神经走行（颈上心神经除外），至脊髓胸第1~4胸或1~5胸节段。与心脏反射有关的感觉纤维，沿迷走神经走行，进入脑干（图16-51）。

2. 交感神经　节前纤维起自第1~5胸段的侧角，至颈上、中、下节和上胸节交换神经元，自神经节发出颈上、中、下心支及胸心支，至主动脉弓后方和下方，与来自迷走神经的副交感纤维一起构成心丛，心丛再分支分布于心。

3. 副交感神经　心脏的副交感节前纤维由迷走神经背核和疑核发出，沿迷走神经心支走行，在心神经节交换神经元后，分布于心。

刺激支配心的交感神经纤维，引起心动过速、冠状血管舒张。刺激迷走神经（副交感纤维），引起心动过缓，冠状血管收缩。

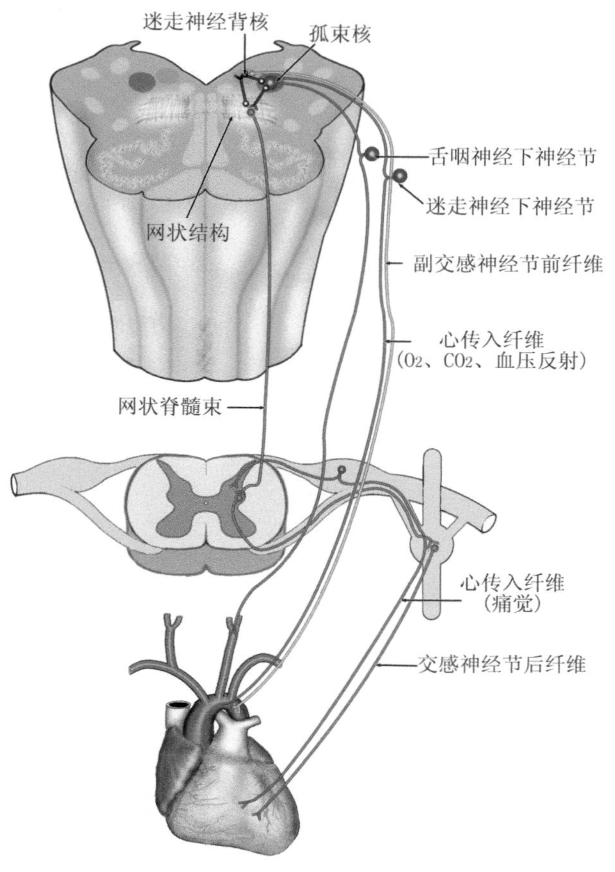

图16-51　心的神经支配

表16-2　部分内脏器官的神经支配

器官	神经	节前纤维		节后纤维		▲功能	内脏感觉神经传入纤维途径
		起源	径路	起源	径路		
眼	交感	T_1 ~ T_2脊髓侧角	经白交通支→交感干（在交感干内上升）	颈上神经节、颈内动脉丛内神经节	颈内动脉丛→眼动脉丛→睫状神经节→眼球	瞳孔开大肌收缩使瞳孔开大，血管收缩	
	副交感	动眼神经副核	动眼神经→睫状神经节的短根	睫状神经节	睫状短神经→瞳孔括约肌、睫状肌	瞳孔括约肌收缩使瞳孔缩小、睫状肌收缩	
心	交感	T_2 ~ $T_{5(6)}$脊髓侧角	经白交通支→交感干（在交感干内上升）	颈上、中、下节和T_1 ~ T_5胸交感神经节	颈上、中、下支和胸心支→心丛→冠状动脉丛→心房和心室	心跳加快、心室收缩力加强、冠状动脉扩张	经心中、心下和胸心支→T_1 ~ $T_{4(5)}$脊髓后角
	副交感	迷走神经背核、疑核	迷走神经→颈上、下心支、喉返神经心支→心丛、冠状动脉丛→心房、心室	心神经节、心房壁内的神经节	到心房、心室	心跳减慢、心室收缩力减弱、冠状动脉收缩	迷走神经→孤束核

续表

器官	神经	节前纤维		节后纤维		▲功能	内脏感觉神经传入纤维途径
		起源	径路	起源	径路		
支气管和肺	交感	T_2 ~ T_5 脊髓侧角	经白交通支→交感干	颈下神经节和 T_1 ~ T_5 交感神经节	肺支→肺前、后丛→支气管和肺（平滑肌和腺体）	支气管扩张、抑制腺体分泌、血管收缩	来自胸膜脏层的传入纤维经交感神经肺支→ T_2 ~ T_5 脊髓后角
	副交感	迷走神经背核	迷走神经支气管支→肺丛→肺	肺丛内的神经节和支气管壁内的神经节	到支气管平滑肌和腺体	支气管收缩、促进腺体分泌、	来自支气管和肺的传入纤维→迷走神经→孤束核
胃、小肠、升结肠和横结肠	交感	T_6 ~ T_{12} 脊髓侧角	经白交通支→交感干→内脏大、小神经，腰内脏神经	腹腔神经节、主动脉肾节、肠系膜上神经节	沿各部分血管周围的神经丛分布	减少胃肠蠕动、减少肠壁张力、增加括约肌张力、减少腺体分泌、血管收缩	经腹腔丛→内脏大、小神经→ T_6 ~ T_{12} 脊髓后角
	副交感	迷走神经背核	迷走神经→食管丛→胃丛→腹腔丛→肠系膜上丛→胃肠壁	胃、肠肌间丛和黏膜下丛内的神经节	到平滑肌和腺体	促进胃肠蠕动、增加肠壁张力、增加腺体分泌，减少括约肌张力、血管扩张	迷走神经→孤束核
降结肠至直肠	交感	T_{12} ~ L_3 脊髓侧角	经白交通支→交感干→腰内脏神经、骶内脏神经→腹主动脉丛→肠系膜下丛、腹下丛	肠系膜下丛和腹下丛内神经节，少量在腰交感神经节	沿各部分血管周围的神经丛分布	抑制肠蠕动、肛门内括约肌收缩	腰内脏神经和交感干骶部的分支→ L_1 ~ L_3 脊髓后角
	副交感	S_2 ~ S_4 脊髓节段副交感核	经 S_2 ~ S_4 神经→盆内脏神经→盆丛→降结肠、直肠	肠肌间丛和黏膜下丛内的神经节	到平滑肌和腺体	促进肠蠕动、肛门内括约肌松弛	经肠系膜下丛、盆丛→盆内脏神经→ S_2 ~ S_4 脊髓后角
肝、胆囊、胰	交感	T_4 ~ T_{10} 脊髓侧角	经白交通支→交感干→内脏大、小神经→腹腔丛	腹腔神经节、主动脉肾节	沿肝、胆囊、胰腺血管周围的神经丛分布	抑制腺体分泌，胆囊舒张、血管收缩	经腹腔丛→内脏大、小神经→ T_4 ~ T_{10} 脊髓后角
	副交感	迷走神经背核	迷走神经→肝支、腹腔支→肝丛、腹腔丛	器官内神经节	到腺细胞和胆道平滑肌	增加腺体分泌，胆囊收缩	迷走神经→孤束核
肾	交感	T_6 ～ T_{12} 脊髓侧角	经白交通支→交感干→内脏大、小神经和腰内脏神经→腹腔丛、主动脉肾丛	腹腔神经节、主动脉肾节	沿肾血管周围的神经丛入肾	血管收缩	经主动脉肾丛、腹腔丛→内脏大、小神经→ T_6 ～ T_{12} 脊髓后角
	副交感	迷走神经背核	迷走神经→腹腔丛、肾丛	肾神经节	到肾盂、肾盏内的平滑肌	血管舒张、肾盂收缩	迷走神经→孤束核
输尿管	交感	T_{11} ～ L_2 脊髓侧角	经白交通支→交感干→经内脏小神经和腰内脏神经→肾丛、腹主动脉丛、腹下丛	主动脉肾节、肠系膜下神经节	输尿管丛	抑制输尿管蠕动	经主动脉丛、肾丛→内脏小神经、腰内脏神经→ T_{11} ～ L_2 脊髓后角
	副交感	脊髓 S_2 ～ S_4 副交感核	经盆内脏神经→输尿管丛	输尿管神经节	至输尿管平滑肌	加强输尿管蠕动	迷走神经→孤束核 盆内脏神经→ S_2 ～ S_4 脊髓后角

续表

器官	神经	节前纤维		节后纤维		▲功能	内脏感觉神经传入纤维途径
		起源	径路	起源	径路		
膀胱	交感	L_1～L_2脊髓侧角	经白交通支→交感干→腰内脏神经、腹主动脉丛、上腹下丛→盆丛	腹下丛内的神经节，少量在腰交感神经节	经膀胱丛到膀胱	膀胱壁松弛，尿道内口括约肌收缩，对膀胱逼尿肌的作用很小或无作用	盆丛→腹下丛→腰内脏神经→L_1～L_2脊髓后角（传导来自膀胱体的痛觉）
	副交感	脊髓S_2～S_4副交感核	经S_2～S_4神经→盆内脏神经→盆丛→膀胱丛	膀胱丛和膀胱壁内的神经节	到膀胱平滑肌	膀胱壁收缩、尿道内口括约肌松弛	盆丛→盆内脏神经→S_2～S_4脊髓后角（传导膀胱的牵张感觉和膀胱颈的痛觉）
男性生殖器	交感	T_{11}～L_3脊髓侧角	经白交通支→交感干→腹腔丛→上腹下丛→盆丛，或在交感干下行至交感干骶部	骶交感神经节和肠系膜下神经节	盆丛→前列腺丛→生殖器，或从腰神经节发分支沿精索内动脉到睾丸	盆部生殖器平滑肌收缩配合射精，膀胱三角肌同时收缩，关闭尿道内口，防止精液反流，血管收缩	盆丛→交感干→T_{11}～L_3脊髓后角
	副交感	脊髓S_2～S_4副交感核	经骶神经→盆内脏神经→盆丛、前列腺丛	盆丛、前列腺丛的神经节	到前列腺和海绵体的血管	促进海绵体血管舒张、与会阴神经配合使阴茎勃起	
子宫	交感	T_{12}～L_2脊髓侧角	经白交通支→交感干→内脏最小神经和腰内脏神经→腹主动脉丛→上腹下丛丛→盆丛→子宫阴道丛，或在交感干下行至交感干骶部	腹下丛内的神经节、骶交感神经节	随子宫阴道丛至子宫壁	血管收缩、妊娠子宫收缩、非妊娠子宫舒张	来自子宫底和体的痛觉纤维→子宫阴道丛→腹下丛→腰内脏神经和内脏最下神经→T_{12}～L_3脊髓后角
	副交感	脊髓S_2～S_4副交感核	经骶神经→盆内脏神经→盆丛→子宫阴道丛	子宫阴道丛内的子宫颈神经节及沿子宫血管的神经节	到子宫壁内	舒张血管、对子宫肌作用不明显	来自子宫颈的痛觉纤维→盆内脏神经→脊髓S_2～S_4后角
肾上腺	交感	T_{10}～$L_{1(2)}$脊髓侧角	经白交通支→交感干→内脏小神经、内脏最小神经→肾上腺髓质	无节后纤维		促进肾上腺素分泌	
松果体	交感	T_1～T_6脊髓侧角	经白交通支→交感干	颈上神经节	随颈内动脉及其分支至松果体	促进5-HT转化为褪黑素，间接抑制性腺活动	
上肢的血管和皮肤	交感	T_2～T_8脊髓侧角	经白交通支→交感干	颈中、下神经节和上部胸神经节	经灰交通支→脊神经→血管和皮肤	皮肤和肌血管收缩（胆碱能纤维使血管舒张）、汗腺分泌、竖毛肌收缩	经血管周围丛和脊神经→T_2～T_8脊髓后角
下肢的血管和皮肤	交感	T_{10}～L_3脊髓侧角	经白交通支→交感干	腰神经节和骶神经节	经灰交通支→脊神经→血管和皮肤	皮肤和肌血管收缩（胆碱能纤维使血管舒张）、汗腺分泌、竖毛肌收缩	经血管周围丛和脊神经→T_{10}～L_3脊髓后角

小结

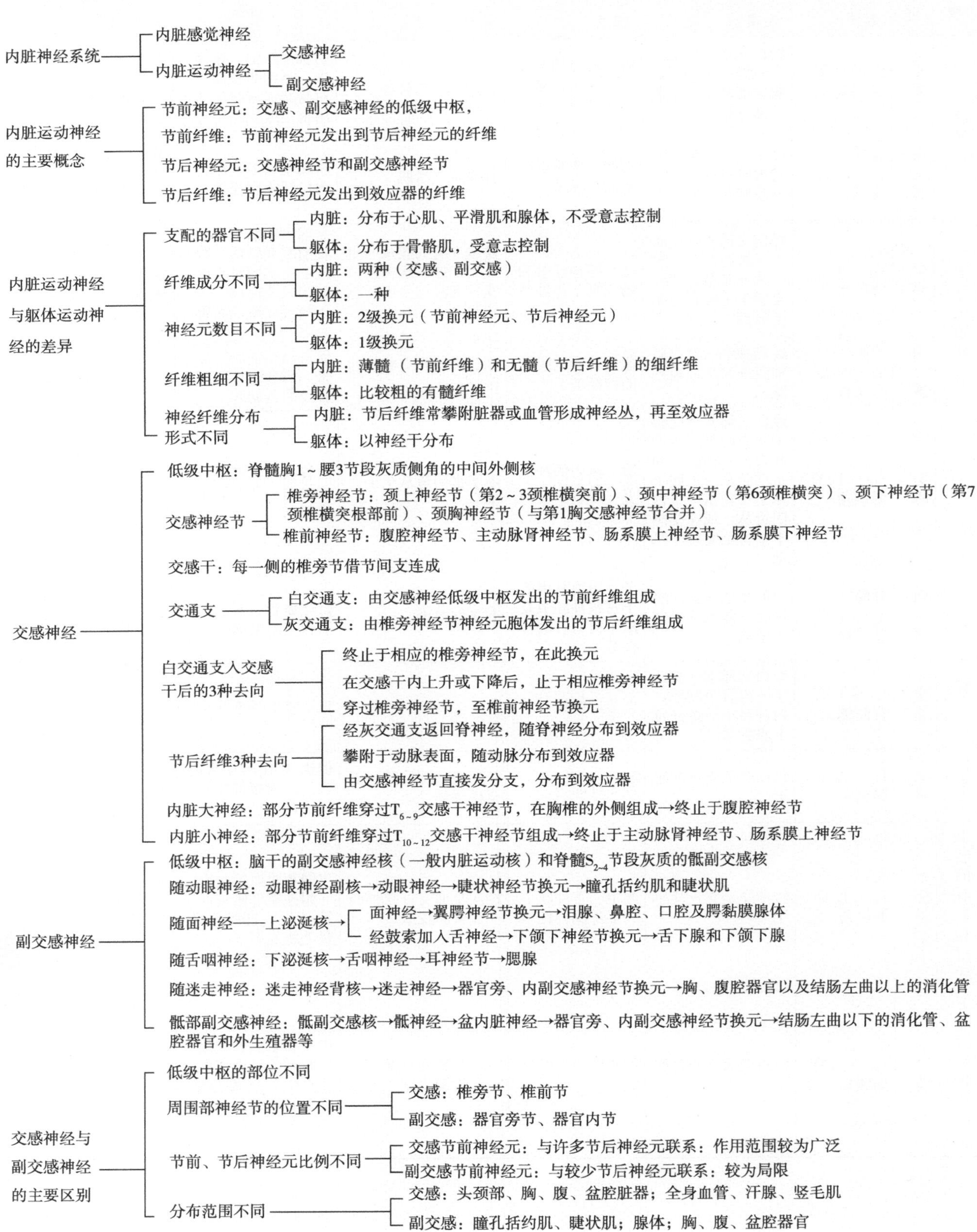
内脏神经系统
内脏感觉神经
内脏运动神经
交感神经
副交感神经
内脏运动神经的主要概念
节前神经元：交感、副交感神经的低级中枢，
节前纤维：节前神经元发出到节后神经元的纤维
节后神经元：交感神经节和副交感神经节
节后纤维：节后神经元发出到效应器的纤维
内脏运动神经与躯体运动神经的差异
支配的器官不同
内脏：分布于心肌、平滑肌和腺体，不受意志控制
躯体：分布于骨骼肌，受意志控制
纤维成分不同
内脏：两种（交感、副交感）
躯体：一种
神经元数目不同
内脏：2级换元（节前神经元、节后神经元）
躯体：1级换元
纤维粗细不同
内脏：薄髓（节前纤维）和无髓（节后纤维）的细纤维
躯体：比较粗的有髓纤维
神经纤维分布形式不同
内脏：节后纤维常攀附脏器或血管形成神经丛，再至效应器
躯体：以神经干分布
交感神经
低级中枢：脊髓胸1～腰3节段灰质侧角的中间外侧核
交感神经节
椎旁神经节：颈上神经节（第2～3颈椎横突前）、颈中神经节（第6颈椎横突）、颈下神经节（第7颈椎横突根部前）、颈胸神经节（与第1胸交感神经节合并）
椎前神经节：腹腔神经节、主动脉肾神经节、肠系膜上神经节、肠系膜下神经节
交感干：每一侧的椎旁节借节间支连成
交通支
白交通支：由交感神经低级中枢发出的节前纤维组成
灰交通支：由椎旁神经节神经元胞体发出的节后纤维组成
白交通支入交感干后的3种去向
终止于相应的椎旁神经节，在此换元
在交感干内上升或下降后，止于相应椎旁神经节
穿过椎旁神经节，至椎前神经节换元
节后纤维3种去向
经灰交通支返回脊神经，随脊神经分布到效应器
攀附于动脉表面，随动脉分布到效应器
由交感神经节直接发分支，分布到效应器
内脏大神经：部分节前纤维穿过$T_{6\sim9}$交感干神经节，在胸椎的外侧组成→终止于腹腔神经节
内脏小神经：部分节前纤维穿过$T_{10\sim12}$交感干神经节组成→终止于主动脉肾神经节、肠系膜上神经节
副交感神经
低级中枢：脑干的副交感神经核（一般内脏运动核）和脊髓$S_{2\sim4}$节段灰质的骶副交感核
随动眼神经：动眼神经副核→动眼神经→睫状神经节换元→瞳孔括约肌和睫状肌
随面神经——上泌涎核→
面神经→翼腭神经节换元→泪腺、鼻腔、口腔及腭黏膜腺体
经鼓索加入舌神经→下颌下神经节换元→舌下腺和下颌下腺
随舌咽神经：下泌涎核→舌咽神经→耳神经节→腮腺
随迷走神经：迷走神经背核→迷走神经→器官旁、内副交感神经节换元→胸、腹腔器官以及结肠左曲以上的消化管
骶部副交感神经：骶副交感核→骶神经→盆内脏神经→器官旁、内副交感神经节换元→结肠左曲以下的消化管、盆腔器官和外生殖器等
交感神经与副交感神经的主要区别
低级中枢的部位不同
周围部神经节的位置不同
交感：椎旁节、椎前节
副交感：器官旁节、器官内节
节前、节后神经元比例不同
交感节前神经元：与许多节后神经元联系：作用范围较为广泛
副交感节前神经元：与较少节后神经元联系：较为局限
分布范围不同
交感：头颈部、胸、腹、盆腔脏器；全身血管、汗腺、竖毛肌
副交感：瞳孔括约肌、睫状肌；腺体；胸、腹、盆腔器官

第 17 章　中枢神经系统

中枢神经系统包括位于颅腔内的脑和位于椎管内的脊髓。成人的脑重约为 1400g。脑由端脑、间脑、中脑、脑桥、延髓和小脑 6 部分组成（图 17–1）。通常将中脑、脑桥和延髓合称为脑干。

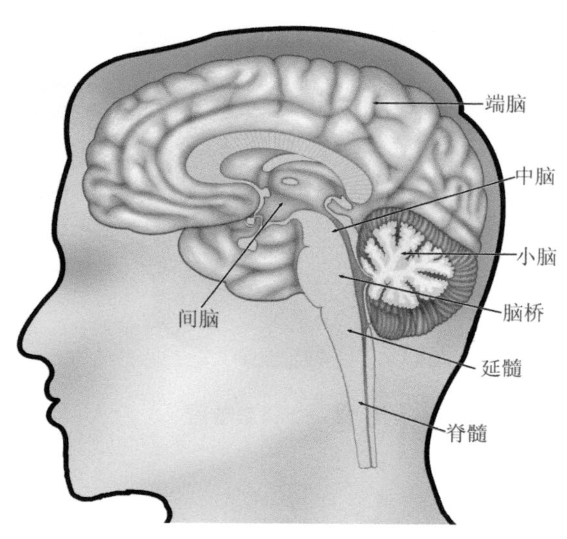

图 17–1　中枢神经系统的组成

第一节　脊　髓

脊髓（spinal cord）起源于胚胎时期神经管的尾部，与脑相比是分化较少、功能较低级的部分，结构相对简单，并保留着明显的节段性。脊髓重约 30g，仅为脑重的 2%。脊髓通过上、下行传导束与脑各部分存在广泛联系，来自周围的各种刺激通过脊髓传导至脑产生感觉，脑的许多复杂功能也需要通过脊髓实现。脊髓本身能完成一些反射活动，但更多的活动是在脑的控制下完成。

一、脊髓外形

（一）脊髓的位置与外形

★脊髓位于椎管内，上端在平枕骨大孔处与延髓相连，下端成人平第 1 腰椎下缘（新生儿平第 3 腰椎），全长 42~45cm（男性约 45cm，女性约 42cm）。脊髓呈前后稍扁的圆柱形，最宽处直径为 1~1.2cm。脊髓在外形上本身没有明显的节段性，但脊髓与 31 对脊神经相连，★通常将每对脊神经前、后根相连的一段脊髓（即每一对脊神经前、后根的最上根丝和最下根丝之间的范围）称为一个**脊髓节段**（segments of spinal cord）（图 17–2）。脊髓全长分为 31 个脊髓节段：8 个颈节、12 个胸节、5 个腰节、5 个骶节和 1 个尾节。脊髓全长粗细不等，有两个梭形膨大的部分：▲★**颈膨大**（cervical enlargement）和**腰骶膨大**（lumbosacral enlargement）。★颈膨大相当于脊髓第 4 颈至第 1 胸节段（C_4~T_1），是臂丛发出处，支配上肢；★腰骶膨大相当于脊髓第 1 腰至第 3 骶节段（L_1~S_3），是腰骶丛发出处，支配下肢。脊髓膨大的出现与种系进化中四肢的出现相关，是神经元胞体和纤维数量增加所致。腰骶膨大以下脊髓末端变细的部分称**脊髓圆锥**（conus medullaris）。脊髓圆锥以下延续为无神经组织的**终丝**（filum terminale），是软脊膜自脊髓末端至第 1 尾椎的背面形成的丝状结构，对脊髓起固定作用（图 17–3）。

★脊髓表面有数条沟、裂，前面正中有较深的**前正中裂**（anterior median fissure），内有软脊膜和脊髓前动脉。★后面正中有较浅的**后正中沟**（posterior median sulcus）。前外侧面有**前外侧沟**（anterolateral sulcus），有脊神经前根的根丝穿出。后外侧面有**后外侧沟**（posterolateral sulcus），有脊神经后根的根丝进入脊髓。在颈髓和胸髓上部，后正中沟和后外侧沟之间还有一较浅的**后中间沟**（posterior intermediate sulcus），为薄束和楔束的表面分界标志。

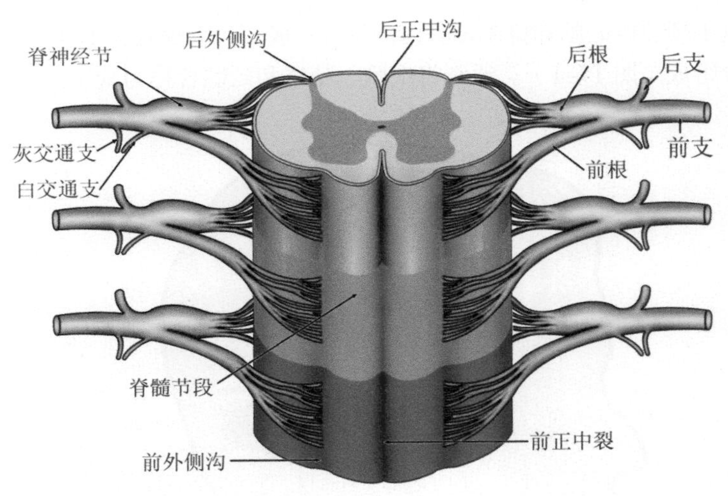

图 17-2 脊髓节段

（二）脊髓节段与椎骨的对应关系

脊髓与脊柱在胚胎 3 个月前是等长的，脊髓占据椎管全长，此时脊神经根的根丝几乎均成直角与脊髓相连并平行进入相对应的椎间孔。自胚胎第 4 个月起，脊髓的生长速度比脊柱缓慢，因此成人的脊髓和脊柱长度不等，由于脊髓上端与延髓相连，位置固定，使脊髓节段的位置由上而下逐渐高于相应的椎骨（图 17-3）。成人的上颈髓节段（C_1~C_4）大致平对同序数椎骨，下颈髓节段（C_5~C_8）和上胸髓节段（T_1~T_4）约平对同序数椎骨的上 1 块椎骨，中胸髓节段（T_5~T_8）约平对同序数椎骨的上 2 块椎骨，下胸髓节段（T_9~T_{12}）约平对同序数椎骨的上 3 块椎骨，腰髓节段约平对第 10~12 胸椎，骶髓、尾髓节段约平对第 1 腰椎。

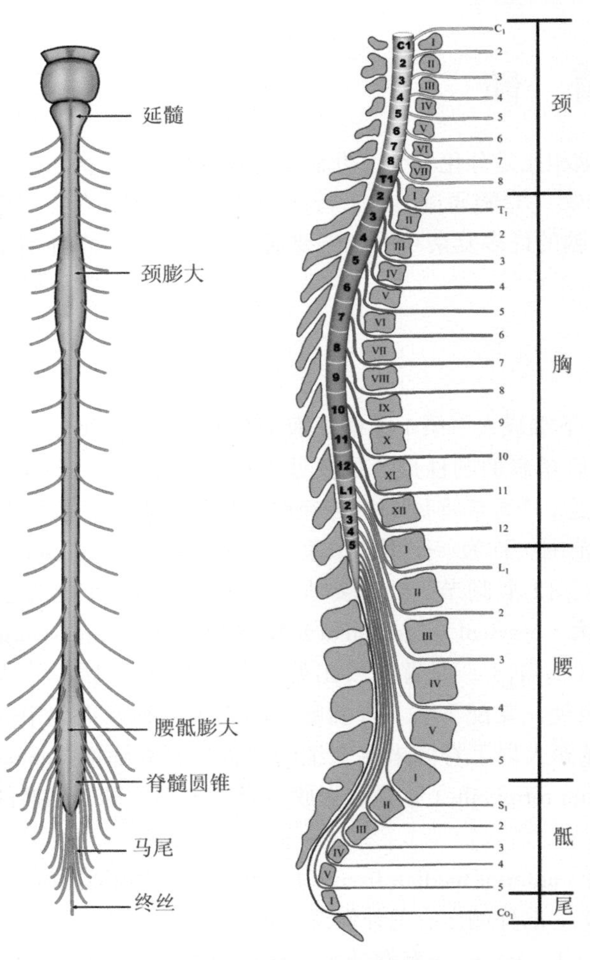

图 17-3 脊髓外形和脊髓节段

发自腰、骶、尾神经根的根丝在穿出相对应椎间孔之前，在椎管内下行于终丝周围，形成**马尾**（cauda equina）。因此，*成人第 1 腰椎以下的椎管内已无脊髓而只有马尾。在临床上常选择在第 3、4 或 4、5 腰椎间行腰椎穿刺，获取脑脊液或注射麻醉药，以避免损伤脊髓。掌握脊髓节段与椎骨的对应关系有重要的临床应用意义。

二、脊髓的内部结构

脊髓由位于中央部的灰质和位于外周的白质组成（图 17-4）。在新鲜脊髓的横切面上，可见中央有一细长的管道，纵贯脊柱全长，称**中央管**（central canal），新生儿中央管中充满脑脊液，向上通脑室，向下在脊髓圆锥内扩大成**终室**（terminal ventricle），成年人管腔不连续。围绕中央管周围的是“H”形的颜色发暗的灰质和外围颜色浅淡的白质。在脊髓的不同节段灰、白质的量是不同的，与肢体相连的平面含有较多灰质，而白质数量从尾端至头端绝对量在增多，反映上行纤维逐层增加。因此在颈膨大、腰骶膨大处灰质量多，而颈部白质量多。

（一）灰质

★脊髓灰质由神经元胞体、树突、轴突始段和神经胶质组成，血管丰富。脊髓灰质内有各种不同大小、形态和功能的神经元，其中大多数神经元的胞体集聚成群或成层，称为神经核或板层（表 17-1）。

在纵切面上，脊髓灰质纵贯呈柱状，并向前、后、侧方突出，分别称为**前柱**（anterior column）、**后柱**（posterior column）和**侧柱**（lateral column）。在横切面上，这些灰质柱呈突起状称为**角**（horn）。★脊髓横切面上，灰质向前突出形成**前角**（anterior horn），主要含运动神经元和中间神经元；★灰质向后突出的较细部分形成**后角**（posterior horn）；★主要含感觉神经元；前、后角之间的灰质区域称为**中间带**（intermediate zone），主要含内脏神经元。★脊髓节段 T_1~L_3 的中间带向外侧突出形成**侧角**（lateral horn），是交感神经节前神经元胞体所在部位。中央管前、后方连接左右两侧灰质的结构分别称**灰质前连合**（anterior gray commissure）和**灰质后连合**（posterior gray commissure）。后角颈部外侧的灰质向外侧突入白质内，与白质相互交织形成**网状结构**（reticular formation）（颈髓最为明显）。根据 20 世纪 50 年代 Rexed 对猫脊髓灰质的研究，将脊髓灰质分为 10 个板层，并从后向前用罗马数字Ⅰ～Ⅹ命名，现认为人的脊髓也有同样的分层。由于这种板层模式更能反映脊髓的联系和功能特性，已被广泛采用（图 17-5）。

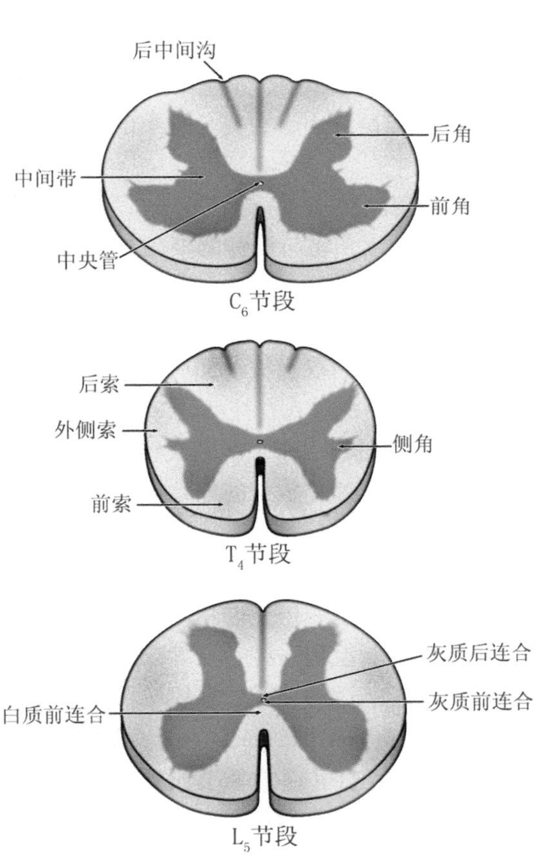

图 17-4　脊髓（横切面）

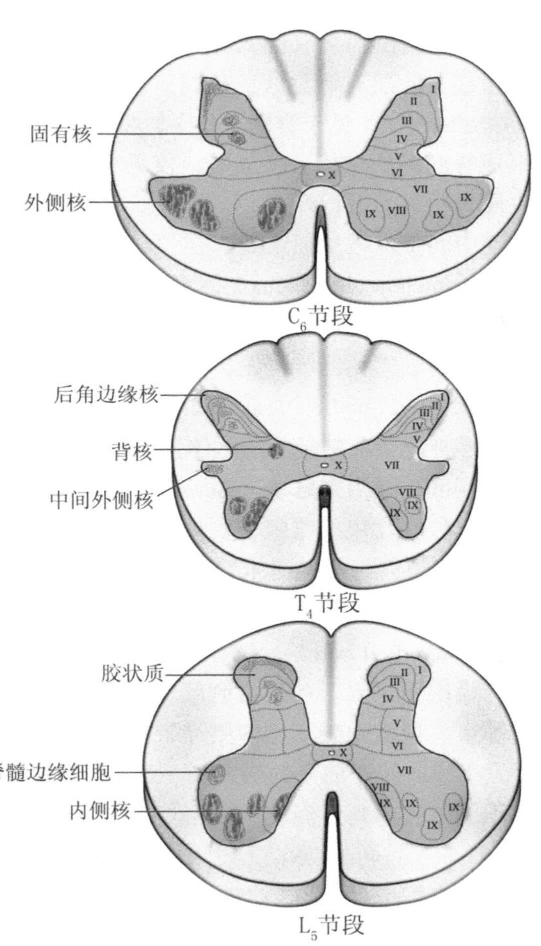

图 17-5　脊髓灰质分层及主要核团

表 17-1 脊髓灰质板层与核团的对应关系简表

板层	相关核团	位置
Ⅰ	后角边缘核	尖部
Ⅱ	胶状质	头部
Ⅲ Ⅳ	后角固有核	头部
Ⅴ	网状结构	颈部
Ⅵ		基底部
Ⅶ	背核、脊髓边缘细胞、骶副交感核 中间内侧核、中间外侧核	中间带
Ⅷ		前角
Ⅸ	前角内侧核、前角外侧核	前角
Ⅹ	中央灰质	中央管周围

脊髓后角可分为**尖部**（apex）、**头部**（caput）、**颈部**（cervix）和**基底部**（base）4 部分，由板层Ⅰ～Ⅵ组成；板层Ⅰ相当于尖部，板层Ⅱ～Ⅳ相当于头部，板层Ⅴ相当于颈部，板层Ⅵ相当于基底部。★板层Ⅰ，也称**缘层**（marginal layer），含**后角边缘核**（posteromarginal nucleus）（见于脊髓全长），边界不清楚，呈弧形，与白质相邻，有粗细不等的纤维穿过，呈海绵状。内含大、中、小型神经元，★发出纤维参与组成脊髓丘脑束。板层Ⅱ，占据后角头的大部分，习惯称**胶状质**（substantia gelatinosa）（见于脊髓全长），由大量密集的神经元组成，此层对痛觉信息起调节作用。★板层Ⅲ和板层Ⅳ，最显著的结构为**后角固有核**（nucleus proprius of posterior horn）（见于脊髓全长），发出纤维参与脊髓丘脑束。板层Ⅴ，分为内、外侧两部分，外侧部细胞参与形成脊髓网状结构。板层Ⅵ，仅见于颈、腰骶膨大部。板层Ⅴ和板层Ⅵ内含脊髓丘脑束的起始细胞，并接受皮质脊髓束的下行纤维。

脊髓中间带由板层Ⅶ组成。在颈、腰骶膨大处，板层Ⅶ还伸向前角。在 C_8~L_3 脊髓节段，★板层Ⅶ的背内侧有**胸核**（nucleus thoracicus），又称**背核**（nucleus dorsalis）或 Clarke 核，它与延髓的楔副核同源，是脊髓小脑后束的起始细胞。板层Ⅶ的腹内侧有**中间内侧核**（intermediomedial nucleus），为一般内脏传入核，接受后根传入的内脏感觉纤维，发出纤维至内脏运动神经元。★板层Ⅶ的外侧（相当于侧角）T_1~L_2 或者 L_3 节段有**中间外侧核**（intermediolateral nucleus），为一般内脏传出核，是交感神经的节前神经元所在的部位（其中支配眼的交感神经节前神经元的胞体位于 T_1~T_2 节段），发出纤维经脊神经前根进入脊神经。★在 S_2~S_4 脊髓节段，板层Ⅶ外侧部有**骶副交感核**（sacral parasympathetic nucleus），为一般内脏传出核，是副交感神经的节前神经元所在的部位，发出纤维组成盆内脏神经。另外，在板层Ⅶ还含有少量脊髓丘脑束的起始细胞，并接受大量的皮质脊髓束下行纤维的终末。

脊髓前角由板层Ⅶ（颈、腰骶膨大处）、板层Ⅷ和板层Ⅸ组成。在 L_2~S_3 脊髓节段，板层Ⅶ外侧部有**脊髓边缘细胞**（marginal cell），是脊髓小脑前束的起始细胞。在脊髓胸段，板层Ⅷ位于前角基底部。在颈、腰骶膨大处，板层Ⅷ仅限于前角内侧部。该层细胞为中间神经元，接受邻近板层和一些下行纤维（网状脊髓束、前庭脊髓束、顶盖脊髓束和内侧纵束）的终末，并发出纤维到板层Ⅸ影响运动神经元。板层Ⅸ主要由前角运动神经元组成，位于前角的最腹侧。颈、腰骶膨大处可分为★**前角内侧核**（medial nucleus）（见于脊髓全长，支配躯干肌）和**前角外侧核**（lateral nucleus）（支配四肢肌）。另外，★在 C_1~C_6 脊髓节段，板层Ⅸ有**脊髓副核**（spinal accessory nucleus）（发出副神经脊髓根，支配胸锁乳突肌和斜方肌）和**膈核**（phrenic nucleus）（C_3~C_5 脊髓节段，支配膈肌）。★前角运动神经元包括大型的 α－运动神经元（支配梭外肌纤维）和小型的 γ－运动神经元（支配梭内肌纤维）。★它们的轴突组成前根，直达骨骼肌；其中 α－运动神经元引起骨骼肌收缩，γ－运动神经元调节肌张力。前角腹内侧部还有一类小型中间神经元称为 **Renshaw 细胞**（Renshaw cell），该细胞接受 α－运动神经元轴突的侧支，其轴突与同一个或其他 α－运动神经元形成突触，对 α－运动神经元起抑制作用。位于颈膨大和腰骶膨大处的前角运动神经元存在定位排列，其中由内向外为躯干肌和上肢肌（或下肢肌），由腹侧向背侧为伸肌和屈肌。

中央管周围的灰质为板层X，包括灰质前、后连合。

（二）白质

脊髓白质围绕脊髓灰质，主要由神经纤维、神经胶质及血管组成。白质借脊髓的沟、裂分为3个索。★前正中裂与前外侧沟之间的白质为**前索**（anterior funiculus），前、后外侧沟之间的白质为**外侧索**（lateral funiculus），后正中沟与后外侧沟之间的白质为**后索**（posterior funiculus）。在灰质前连合的前方有纤维横越称**白质前连合**（anterior white commissure）。每个索都行经有不同的纤维束，它们是由起始、走行和功能相同的神经纤维聚集而成。纤维束大致可分为3类：长的上行纤维束、下行纤维束与短的**固有束**（fasciculus proprius）。上行纤维束将不同的感觉信息上传至脑，下行纤维束从脑中将神经冲动下传到脊髓，固有束紧贴脊髓灰质，起止均在脊髓，完成脊髓节段内和节段间的反射活动。事实上，在脊髓切片上界定各纤维束的精确位置很困难，一方面是一些纤维束还没有真正研究清楚；另一方面是纤维束之间相互重叠，因此图示只是纤维束的大概位置（图17-6）。

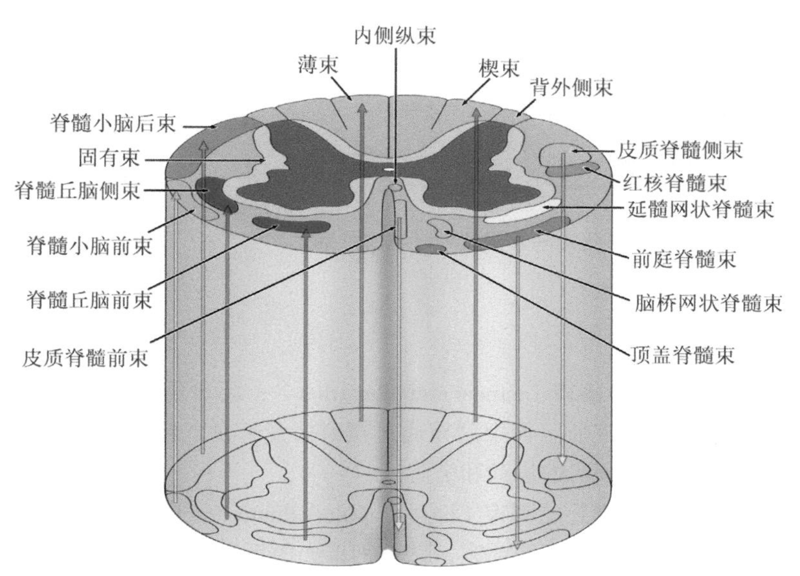

图17-6 颈髓白质上、下行纤维分布

躯干和四肢的传入冲动经脊神经后根进入脊髓，★后根进入脊髓分为内、外侧两部分。内侧部较大，由粗的有髓纤维组成，传导本体感觉和触压觉；外侧部较小，由细的无髓纤维或薄髓纤维组成，传导皮肤痛、温觉和内脏感觉。内侧部纤维沿后角的内侧进入后索或后角，外侧部纤维进入脊髓，分升支和降支，上升或下降2~3脊髓节段形成**背外侧束**（dorsolateral fasciculus），又称**Lissauer束**（Lissauer’s tract），其侧支终止于板层Ⅰ、Ⅱ、Ⅲ。进入脊髓的后根基本分为长的升支、短的降支和侧支，并直接或间接与前角、中间带或后角发生联系，完成各种信息的传递（图17-7）。

1. 上行传导束

（1）★**薄束**（fasciculus gracilis）和**楔束**（fasciculus cuneatus）：位于脊髓后索，由同侧后根内侧部脊神经节细胞中枢突上升所形成；★薄束由来自第5胸节以下的脊神经节细胞的中枢突，楔束由来自第4胸节以上的脊神经节细胞的中枢突构成。该神经节细胞的周围突分布于肌、腱和关节的本体感受器和皮肤的精细触觉感受器，★由薄束和楔束传导躯干、四肢的本体感觉（肌、腱和关节的位置觉、运动觉和振动觉）和精细触觉（皮肤的两点间距离辨别觉和物体的纹理觉），并上行至延髓分别止于薄束核和楔束核。★薄束和楔束在脊髓后索有明确的定位关系，薄束位于内侧，见于脊髓后索的全长（T_5以下占据整个后索），楔束位于外侧（仅见于T_4以上）。★在T_4以上的后索，由内向外依次由来自骶、腰、胸和颈段的纤维排列而成（图17-8）。▲脊髓后索病变，可使薄束和楔束受损，本体感觉和精细触觉信息不能传入大脑皮质，患者闭目时不能确定自己肢体的位置和运动状况，出现站立不稳，走路如踩棉花，也不能辨别物体的形状、纹理等症状。

（2）**脊髓小脑后束**（posterior spinocerebellar tract）和**脊髓小脑前束**（anterior spinocerebellar tract）：分别位于脊髓外侧索周边的后部和前部。脊髓小脑后束主要起自脊髓C_8~L_3的胸核（板层Ⅵ~Ⅶ），主要在同侧上行并经小脑下脚止于旧小脑皮质。脊髓小脑前束主要起自脊髓L_2~S_3的脊髓边缘细胞（板层Ⅴ~Ⅶ外侧部），主要交叉至对侧上行并经小脑上脚止于旧小脑皮质。这两束均传导躯干和下肢的非意识本体感觉。▲这两束损伤可引起下肢运动性共济失调、跟膝胫试验阳性，即不能准确完成足跟沿对侧胫骨表面下行运动。

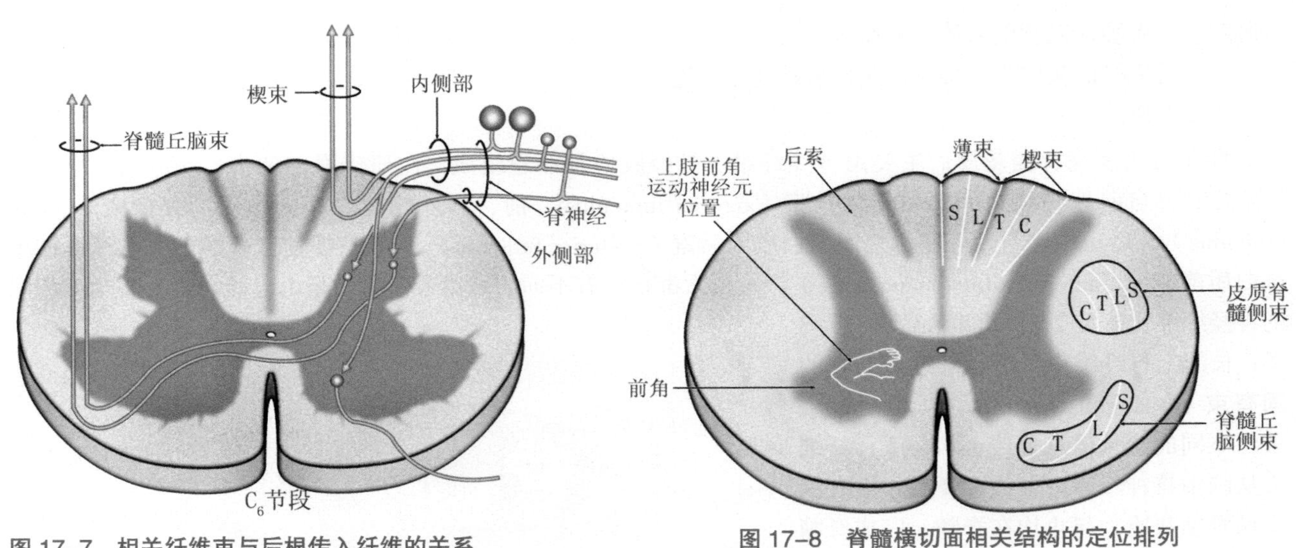

图 17-7 相关纤维束与后根传入纤维的关系

图 17-8 脊髓横切面相关结构的定位排列

C：来自颈段纤维；T：来自胸段纤维；L：来自腰段纤维；S：来自骶段纤维

（3）**楔小脑束**（cuneocerebellar tract）：起自延髓的楔束副核（与胸核同源），在同侧上行并经小脑下脚止于旧小脑皮质。楔束副核通过楔束接受来自上肢的本体感觉。楔小脑束的功能与脊髓小脑后束相当，该束调节上肢个别肌的运动和姿势。

（4）**★脊髓丘脑侧束**（lateral spinothalamic tract）和**脊髓丘脑前束**（anterior spinothalamic tract）：分别位于脊髓外侧索前半部和前索，并分别传递由后根传入的痛、温觉信息和粗触觉、压觉信息。★脊髓丘脑束主要起自后角边缘核（板层Ⅰ）和后角固有核（板层Ⅳ），少部分也起自板层Ⅴ～Ⅷ，发出纤维经白质前连合越边后上升 1~2 个脊髓节段，交叉到对侧的外侧索和前索上行（脊髓丘脑前束含有小部分不交叉纤维）。进入脑干后两束合并走行，又称脊髓丘系，止于丘脑。脊髓丘脑束在脊髓有明确的定位关系，由外向内依次由来自骶、腰、胸和颈段的纤维排列而成。▲★若一侧脊髓丘脑束损伤，可出现对侧损伤平面 1~2 脊髓节段以下分布区域的痛、温觉的减退或消失。因传导触压觉的脊髓丘脑前束为双侧投射，故不出现明显症状。

2. 下行传导束

（1）**皮质脊髓束**（corticospinal tract）：★起始于大脑皮质的躯体运动区和躯体感觉区，在锥体下端，约 90% 的下行纤维交叉至对侧形成锥体交叉，交叉后的纤维下行于对侧脊髓外侧索的后部形成**皮质脊髓侧束**（lateral corticospinal tract），直达骶髓，约 10% 的不交叉纤维下行于同侧前索的最内侧形成**皮质脊髓前束**（anterior corticospinal tract），仅存在于脊髓中胸部以上。★皮质脊髓侧束在下行过程中逐节止于板层Ⅳ～Ⅸ，支配四肢肌。皮质脊髓前束在下行过程中，大部分纤维经白质前连合逐节交叉到对侧止于板层Ⅳ～Ⅸ，一小部分不交叉纤维止于同侧。★这些纤维主要支配躯干肌。★因此，四肢肌受对侧大脑皮质的支配，而躯干肌受双侧大脑皮质支配。实际上，仅有很小部分皮质脊髓束直接终止于前角运动神经元（板层Ⅸ），绝大部分皮质脊髓束终止于板层Ⅳ～Ⅷ，并通过中间神经元的中继再与前角运动神经元联系。皮质脊髓束在外侧索有一定的定位关系，对各部的支配由外向内依次为骶、腰、胸和颈部。▲★皮质脊髓束损伤，会出现同侧肢体的痉挛性瘫痪，表现为肌张力增高、腱反射亢进、浅反射（腹壁反射、提睾反射）的减弱或消失，并出现病理反射（如 Babinski 征）。

（2）**红核脊髓束**（rubrospinal tract）：起始于中脑红核，发出纤维交叉后，下行于脊髓外侧索（在皮质脊髓侧束前面），止于灰质板层Ⅴ～Ⅶ层的中间神经元。主要调控屈肌的肌张力，与皮质脊髓束一起对肢体远侧端肌的运动调控起重要作用。

（3）**前庭脊髓束**（vestibulospinal tract）：起于前庭神经核，在同侧前索外侧部下行，包括前庭脊髓外侧束、前庭脊髓内侧束。在身体平衡的调控方面起重要作用。兴奋伸肌运动神经元，抑制屈肌运动神经元。

（4）**顶盖脊髓束**（tectospinal tract）：起始于中脑的上丘，发出纤维交叉并下行，在脊髓下行于前索（仅达颈髓），止于上颈髓灰质板层Ⅵ和Ⅷ层的中间神经元，主要调控颈肌的活动以完成视听反射，如突然的光或声音刺激而引起的转颈。

（5）**网状脊髓束**（reticulospinal tract）：起始于延髓和脑桥的网状结构，发出纤维组成**延髓网状脊髓束**（bulboreticulospinal tract），主要行于同侧外侧索（外侧索前部的深面）和**脑桥网状脊髓束**（pontoreticulospinal tract），主要行于同侧前索内侧部，止于脊髓板层Ⅶ和Ⅷ层的中间神经元。主要调控肌张力。

（6）**内侧纵束**（medial longitudinal fasciculus）：主要来自前庭神经核群，发出纤维下行于前正中裂底的两侧（仅达颈髓），止于脊髓板层Ⅶ、Ⅷ的中间神经元，完成头、颈部姿势的反射性调节。

三、脊髓的功能和临床联系

（一）脊髓功能

脊髓功能可分为两方面。一是传导功能，由上、下行传导束实现，即躯干和四肢浅、深感觉及大部分内脏感觉通过脊髓传导到脑；脑对躯干、四肢骨骼肌运动及大部分内脏活动的调控也要通过脊髓来完成。二是反射功能，包括内脏反射和躯体反射。内脏反射是指排尿反射、排便反射等。躯体反射可分为节段内反射和节段间反射，也可依刺激部位不同，分为深反射和浅反射，在病理情况下可出现病理反射。下面重点介绍躯体反射中的牵张反射和屈曲反射（图 17-9）。

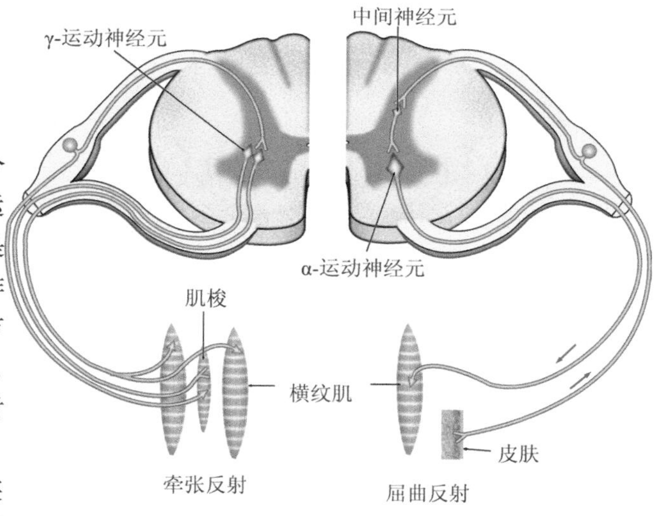

图 17-9　牵张反射和屈曲反射

1. **牵张反射**（stretch reflex）　为深反射，属单突触反射（2 个神经元完成）。当骨骼肌被拉长时，通过反射性活动，使被拉长的骨骼肌收缩。反射路径：骨骼肌的感受器——**肌梭**（muscle spindle）和 Golgi 腱器受刺激产生冲动，经脊神经及脊神经后根进入脊髓，进入脊髓的纤维通过侧支直接与前角运动神经元发生突触联系，兴奋 α－运动神经元反射性地引起被牵拉肌的收缩。临床上检查常用的深反射如膝跳反射、跟腱反射和肱二头肌反射等。牵张反射常是节段内反射，具有定位意义。人体在静止时，骨骼肌依然保持一定的持续收缩状态（即肌张力），对维持躯体的姿势和随意运动的准确完成具有重要意义。牵张反射的完成是受 γ－运动神经元反射袢的影响，即一些下行纤维束（如网状脊髓束、前庭脊髓束）可兴奋 γ－运动神经元，引起梭内肌纤维收缩，从而兴奋肌梭感受器，肌梭兴奋会通过牵张反射通路兴奋 α－运动神经元，使相应骨骼肌收缩。▲在正常情况下，大脑皮质运动区（通过锥体束）对深反射具有抑制作用，当这些结构损伤时，就会出现肌张力增高、腱反射亢进。

2. **屈曲反射**（flexion reflex）　为浅反射，属多突触反射（至少 3 个神经元完成）。当肢体某部位皮肤受到伤害性刺激时，通过反射性活动，引起受刺激肢体迅速收缩。屈曲反射是一种保护性反射，为逃避反射。反射路径：皮肤感受器受到刺激产生神经冲动，经脊神经、脊神经后根进入脊髓后角，再经中间神经元中继传递给前角的 α－运动神经元，α－运动神经元兴奋引起骨骼肌收缩。肢体收缩要涉及成群的肌肉，故兴奋的 α－运动神经元常常是节段间反射。还有一些反射如 Babinski 征阳性（以钝物划足底外侧出现 踇趾背屈和其他四趾扇形展开），在正常情况下受到高位中枢大脑皮质运动区（通过锥体束）的抑制。当大脑皮质运动区或锥体束损伤时，抑制消失，可出现 Babinski 征即病理反射阳性。▲对于临床上常检查的浅反射如腹壁反射和提睾反射，一般认为锥体束参与了反射活动，如果锥体束损伤，将会出现腹壁反射和提睾反射的消失。

（二）临床联系

1. ▲脊髓全横断　往往由外伤引起。颈膨大以上横贯性损伤引起四肢瘫，又称高位性截瘫；胸髓损伤引起双下肢瘫；瘫痪为上运动神经元性，临床表现为痉挛性瘫痪。急性脊髓全横断早期，因损害在短期内发生，瞬间脊髓失去与脑的联系，导致**脊髓休克**（spinal shock），临床表现为松弛性瘫痪。此时患者各种反射包括（病理反射）消失，感觉丧失，并常伴大、小便失禁。慢性脊髓全横断，则不出现脊髓休克，临床表现为痉挛性瘫痪，受损伤平面以下浅、深感觉障碍，深反射亢进及出现病理反射。

2. ▲脊髓半横断　可引起损伤平面以下 Brown-Sequard 综合征，即损伤节段以下同侧肢体的瘫痪、本体感觉和精细触觉的丧失及对侧躯体痛、温觉丧失。

3. ▲脊髓前角　病变常见于脊髓灰质炎，即小儿麻痹症。主要伤及前角运动细胞（属下运动神经元损伤），出现所支配的骨骼肌呈松弛性瘫痪，表现为肌张力低下、腱反射消失、浅反射消失、肌萎缩、无病理反射，感觉无异常。

4. ▲中央灰质周围病变　常见于脊髓空洞症。主要损伤白质前连合，阻断了脊髓丘脑束在此的交叉纤维，引起相应部位的痛、温觉消失，而本体感觉和精细触觉无障碍，这种现象称感觉分离。

小结

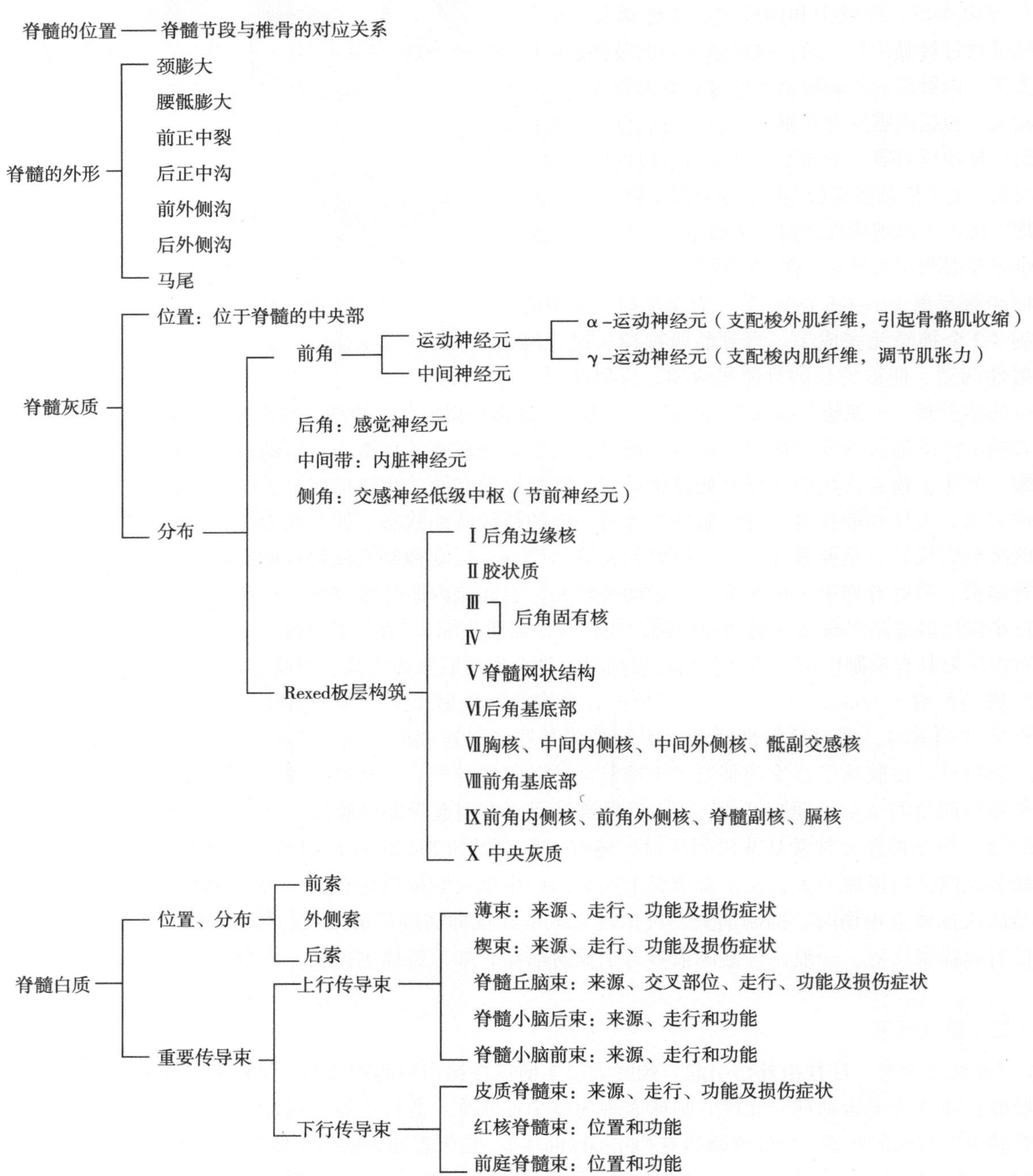

第二节　脑　干

脑干（brain stem）位于脊髓和间脑之间，从下向上由延髓、脑桥和中脑三部分组成。第Ⅲ～Ⅻ对脑神经从上向下依次连于脑干，大脑皮质、间脑与小脑、脊髓之间通过脑干相联系。另外，脑干中还有诸多重要神经中枢，如心血管运动中枢、呼吸中枢及视、听和平衡等反射中枢。

一、脑干的位置和外形

（一）延髓

★**延髓**（medulla oblongata）是脑干的最尾侧部分，形似倒置的圆锥体，下端在枕骨大孔处与颈髓相连（图 17-10 ～图 17-12），★上端与脑桥在腹侧面以横行的**延髓脑桥沟**（bulbopontine sulcus）分界，★在背侧面以第四脑室底横行的**髓纹**（striae medullares）为界，长约 3cm。脊髓的中央管向上延续到延髓下部，在延髓的上部，中央管敞开形成第四脑室下部。

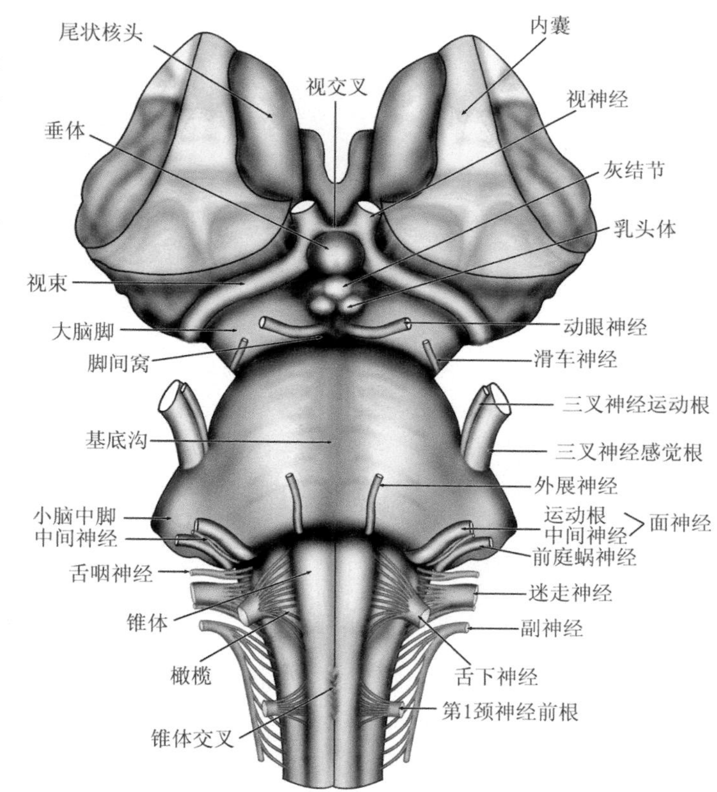

图 17-10　脑干的腹侧面

脊髓表面的众多纵行沟裂——前正中裂、后正中沟及前、后外侧沟都延伸到延髓。在延髓腹侧面，前正中裂两侧有纵行隆起的结构，称为★**锥体**（pyramid）（其内有锥体束通过）。在延髓下端，组成锥体的纤维大部分交叉到对侧形成★**锥体交叉**（decussation of pyramid）。在延髓上部，锥体背外侧的卵圆形隆起结构，称★**橄榄**（olive），内有下橄榄核。锥体和橄榄之间为前外侧沟，沟中有舌下神经根丝出脑。橄榄的背侧有联系延髓与小脑的★**小脑下脚**（inferior cerebellar peduncle）。在橄榄背外侧的沟内，自上而下排列有舌咽神经、迷走神经和副神经根丝。

在背侧面，延髓下部形似脊髓，脊髓的薄束、楔束向上延伸，在一侧分别扩展成为膨隆的★**薄束结节**（gracile tubercle）和★**楔束结节**（cuneate tubercle），其深面有薄束核和楔束核。在楔束结节外上方的隆起即小脑下脚。两侧薄束结节、楔束结节和小脑下脚构成第四脑室的外下界。延髓上部中央管敞开成为第四脑室，形成菱形窝的下部。

（二）脑桥

★**脑桥**（pons）长约 2.5cm，腹侧面膨隆为脑桥**基底部**（basilar part），下缘借延髓脑桥沟

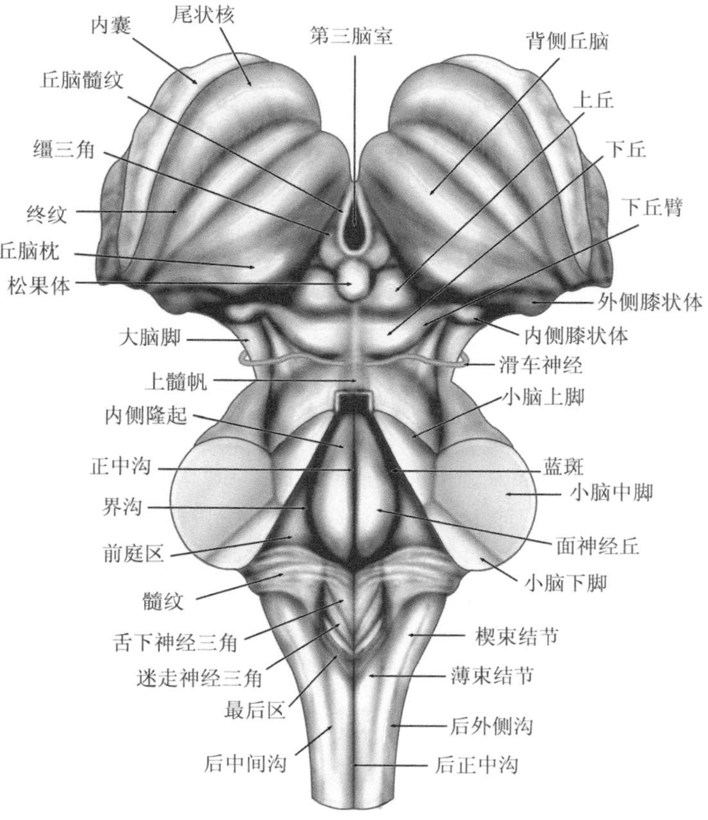

图 17-11　脑干的背侧面

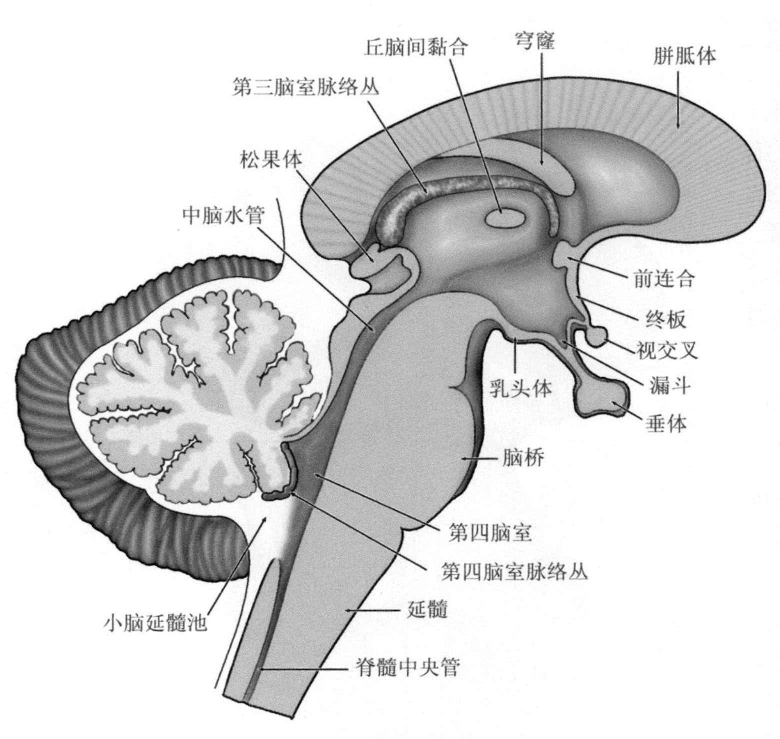

图 17-12 脑干（矢状面）

与延髓分界，沟中自内侧向外侧分别为展神经、面神经和前庭蜗神经根。脑桥上缘与中脑的大脑脚相接。基底部正中纵行的**★基底沟**（basilar sulcus），有基底动脉通过。基底部向外侧逐渐变窄，移行为**★小脑中脚**（middle cerebellar peduncle），脚内纤维向背侧进入小脑。脑桥腹侧面与小脑中脚交界处，有粗大的三叉神经根。临床上将延髓、脑桥和小脑的交界处称为**★脑桥小脑三角**（pontocerebellar trigone）。该部位的肿瘤常累及位于此处的前庭蜗神经和面神经。

脑桥的背侧面形成第四脑室底的上部，此处室底的外侧壁由左、右**★小脑上脚**（superior cerebellar peduncle）构成，两上脚间夹有薄层的白质板称**★上髓帆**（superior medullary velum），参与构成第四脑室顶。滑车神经根自中脑下丘下方与上髓帆交界处上方出脑，它是唯一自脑干背面出脑的脑神经。

（三）菱形窝

★菱形窝（rhomboid fossa）又称第四脑室底，由延髓上部和脑桥的背侧面构成。它的外下部边界为薄束结节、楔束结节和小脑下脚，外上部边界为小脑上脚，外上界与外下界的汇合处为外侧角，外侧角与其背侧的小脑之间为第四脑室的**★外侧隐窝**（lateral recess）。外侧角与中线之间浅表的横行纤维束称为延髓髓纹，它是延髓和脑桥背侧面的分界线。第四脑室底的正中有纵行的**★正中沟**（median sulcus），正中沟两侧均有一条纵行的**★界沟**（sulcus limitans），将每一半菱形窝分成内侧区和外侧区。外侧区呈三角形，称**★前庭区**（vestibular area），因其深面的前庭神经核而得名。前庭区的外侧角上有一小隆起，称为**★听结节**（acoustic tubercle），内隐蜗神经背侧核。界沟与正中沟之间称**★内侧隆起**（medial eminence）。髓纹以下的内侧隆起上有两个小三角区：靠内上方的为**★舌下神经三角**（hypoglossal triangle），内含舌下神经核；靠外下方的称**★迷走神经三角**（vagal triangle），内含迷走神经背核。靠近髓纹上方，内侧隆起上有一圆形隆凸为**★面神经丘**（facial colliculus），内含面神经膝和展神经核。在界沟上端的外侧，有一在新鲜标本呈蓝灰色的小区域称**★蓝斑**（locus ceruleus），深面为含色素的去甲肾上腺素能神经元群。

（四）第四脑室

★第四脑室（fourth ventricle）形如帐篷，顶朝向小脑，底为菱形窝，室内充满脑脊液，向上与中脑内的中脑水管相交通，向下与延髓内的中央管相连通。第四脑室顶的上部由小脑上脚内侧端和上髓帆构成，顶的下部由**★下髓帆**（inferior medullary velum）和**★第四脑室脉络组织**（tela choroidea of fourth ventricle）组成。下髓帆亦为白质薄片，伸入小脑，以锐角与上髓帆相汇合。附于下髓帆和菱形窝下角之间的室管膜，其外面为软膜和血管所覆盖，它们共同形成第四脑室脉络组织。脉络组织的部分血管反复分支成丛，夹带软膜和室管膜上皮突入室腔，形成**★第四脑室脉络丛**（choroid plexus of fourth ventricle）。

第四脑室借 3 个孔与蛛网膜下隙相通，分别为位于菱形窝下角尖部正上方的**★第四脑室正中孔**（median aperture of fourth ventricle）和位于第四脑室外侧隐窝尖端成对的**★第四脑室外侧孔**（lateral aperture of fourth ventricle），即 Luschka 孔。脑室系统诸脉络丛产生的脑脊液经以上 3 孔注入蛛网膜下隙。

（五）中脑

★中脑（midbrain）长约 2cm，其腹侧面上界是属于间脑的视束，下界为脑桥上缘。中脑腹侧面有一对粗大柱状隆起，称为**★大脑脚**（cerebral peduncle），由大量来自大脑皮质的下行纤维所组成。大脑脚之间为深陷的★**脚间窝**（interpeduncular fossa）。窝底有许多血管穿过，故又称★**后穿质**（posterior perforated substance）。大脑脚内侧有动眼神经根出脑。

中脑背侧有两对圆形隆起，即上方的一对★**上丘**（superior colliculus）和下方的一对★**下丘**（inferior colliculus），合称★**四叠体**（corpora quadrigemina）。联系下丘与间脑的内侧膝状体之间的条状隆起称为★**下丘臂**（brachium of inferior colliculus）；联系上丘与间脑的外侧膝状体的条状隆起称为★**上丘臂**（brachium of superior colliculus）。胚胎时期的神经管腔在中脑发育为中脑水管，向下与第四脑室相通。

二、脑干的内部结构

脑干内部结构主要包括脑神经核，非脑神经核，长的上、下行纤维束和网状结构。

（一）脑神经核

除第Ⅰ、Ⅱ对脑神经外，第Ⅲ～Ⅻ对脑神经均出入脑干，并有相应核团与其相连。脑神经核可分为两大类：接受脑神经中传入纤维的脑神经感觉核，发出脑神经中传出纤维的脑神经运动核。由于脑神经含有7种纤维成分，与此相对应，脑神经感觉核和运动核可进一步区分为7种性质的核团。

功能相同的脑神经核在脑干内有规律地排列成纵行的脑神经核功能柱。同一功能柱内的脑神经核多数是不连续的。这些功能柱包括：①▲★**躯体运动柱**（somatic motor column，SM），支配自肌节演化的骨骼肌，包括舌肌和眼球外肌。相当于脊髓中的前角运动细胞。②▲★**一般内脏运动柱**（general visceral motor column，GVM），支配头、颈、胸、腹部器官的平滑肌、心肌和腺体，相当于脊髓骶副交感核和中间外侧核。③▲★**特殊内脏运动柱**（special visceral motor column，SVM），支配由鳃弓演化的骨骼肌，包括咀嚼肌、面部表情肌、软腭和咽喉肌等。④▲★**一般内脏感觉柱**（general visceral afferent column，GVA），接受内脏器官和心血管的初级感觉纤维，相当于脊髓的中间内侧核。⑤▲★**特殊内脏感觉柱**（special visceral afferent column，SVA）：接受味觉的初级感觉纤维。⑥▲★**一般躯体感觉柱**（general somatic afferent column，GSA）：接受来自于头面部皮肤与口、鼻腔黏膜的初级感觉纤维。相当于脊髓后角的Ⅰ～Ⅳ层灰质。⑦▲★**特殊躯体感觉柱**（special somatic afferent column，SSA），接受内耳听觉和平衡觉初级纤维。

在这7类脑神经核柱中，所谓“一般”是指在性质上脊髓和脑干中共有的核团；“特殊”是指与特殊感觉器及与鳃弓演化物有关的核团，仅见于脑干，而在脊髓中不存在类似功能的核团。

一般内脏感觉和特殊内脏感觉两个柱合为一个孤束核。此核上端接受味觉纤维，为特殊内脏感觉核，下部接受一般内脏感觉纤维，为一般内脏感觉核。因此，每侧脑干实际上只有6个脑神经核功能柱（图17–13，图17–14）。它们在脑干内存在一定排列关系，一般来说，感觉柱位于界沟的外侧，运动柱位于界沟的内侧；无论是感觉柱还是运动柱，凡是与内脏相关的均靠近界沟，凡是与躯体相关的则离界沟较远。

1. 躯体运动柱　此柱位于最内侧，邻近正中线，★由4个核团组成，自上而下依次为：**动眼神经核**（nucleus of oculomotor nerve）、**滑车神经核**（nucleus of trochlear nerve）、**展神经核**（abducens nucleus）和**舌下神经核**（nucleus of hypoglossal nerve）。

（1）动眼神经核：位于中脑上丘平面，中脑水管的腹侧，可分为成对的外侧核和位于中线上单个的正中核。核团发出的纤维向腹侧穿经红核，行至大脑脚底的内侧出脑，组成动眼神经（Ⅲ），支配大部分眼球外肌（除外直肌和上斜肌）和上睑提肌。

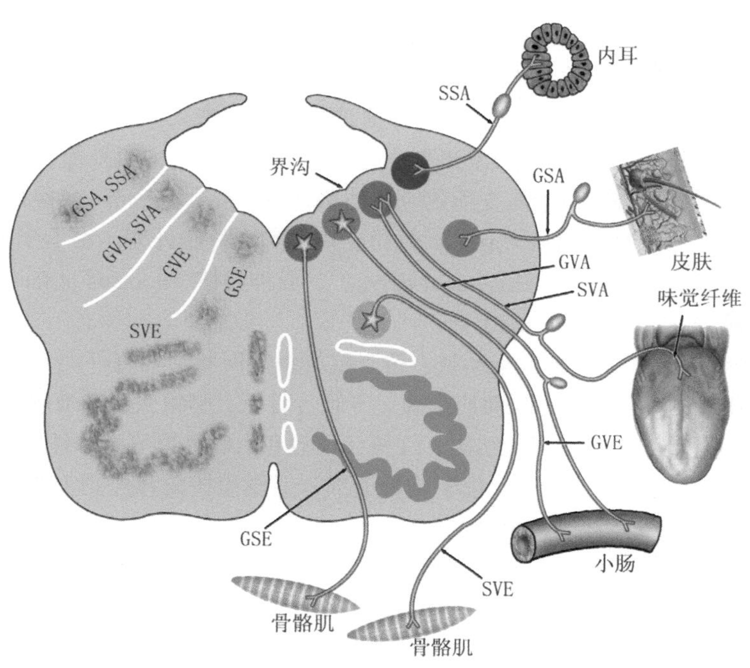

图17–13　延髓橄榄中部切面（示脑神经核的6个功能柱）

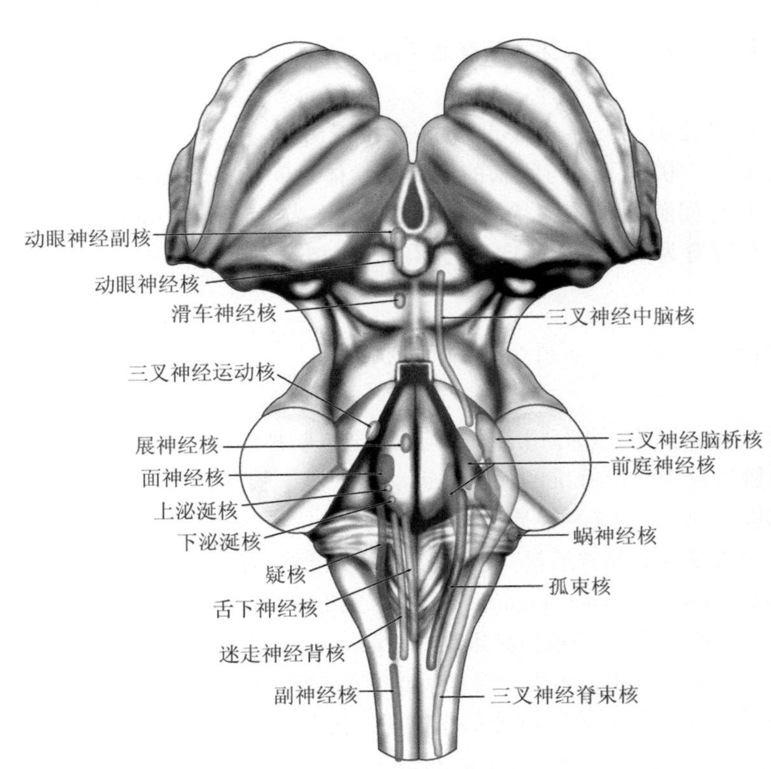

图 17–14　脑神经核在脑干背面的投影

（2）滑车神经核：位于中脑下部，相当于下丘平面，中脑水管的腹侧。该核发出纤维向后绕导水管周围灰质于上髓帆中左右交叉，在脑干背面出脑，构成滑车神经（Ⅳ），支配上斜肌。

（3）展神经核：位于脑桥中下部，面神经丘深面。它发出纤维行向腹侧，在脑桥下缘即基底部与锥体上端交界处出脑，构成展神经（Ⅵ），支配外直肌。

动眼神经、滑车神经、展神经核均受双侧皮质核束支配；同时，还接受内侧纵束调控，完成眼球肌的协调和眼球肌 – 颈肌的联合运动。

（4）舌下神经核：位于延髓，舌下神经三角深面。由此核发出纤维组成舌下神经（Ⅻ）根丝，在锥体和橄榄之间出脑（图 17–14，图 17–17），支配全部舌内肌和舌外肌。舌下神经核仅接受对侧大脑皮质发出的皮质核束支配。

2. *一般内脏运动柱*　位于躯体运动柱的外侧，界沟内侧。此柱由 4 个核团组成，★自上而下分别为：**动眼神经副核**（accessory nucleus of oculomotor nerve）、**上泌涎核**（superior salivatory nucleus）、**下泌涎核**（inferior salivatory nucleus）和**迷走神经背核**（dorsal nucleus of vagus nerve）。此 4 核与脊髓骶副交感核共同组成内脏运动的副交感低级中枢。

（1）动眼神经副核：又称 Edinger–Westphal（E–W）核，位于上丘平面动眼神经核的背内侧。此核发出纤维行于动眼神经（Ⅲ）内，止于睫状神经节。由该节发出的副交感神经节后纤维支配瞳孔括约肌和睫状肌。

（2）上泌涎核：位于脑桥网状结构内。该核团界线不清，神经元定位比较分散。发出副交感神经节前纤维加入面神经（Ⅶ）。经翼腭神经节或下颌下神经节交换神经元后分别支配泪腺、舌下腺和下颌下腺的分泌。

（3）下泌涎核：位于延髓橄榄上部的网状结构中。该核神经元定位也比较分散，核团界线不明显。发出副交感神经节前纤维进入舌咽神经（Ⅸ）至耳神经节，交换神经元后支配腮腺的分泌。

（4）迷走神经背核：位于延髓内侧丘系交叉至橄榄中部平面，在迷走神经三角深面的室底灰质内，舌下神经核的背外侧。该核发出副交感神经节前纤维走向腹外侧，自橄榄和小脑下脚之间出延髓加入迷走神经（Ⅹ），经其分支到达位于所支配效应器的器官内节或器官旁节，交换神经元后支配颈部和胸、腹腔大部分脏器的活动。

3. *特殊内脏运动柱*　此柱位于躯体运动柱腹外侧，由 4 个核团组成，★自上而下分别为：**三叉神经运动核**（motor nucleus of trigeminal nerve）、**面神经核**（nucleus of facial nerve）、**疑核**（nucleus ambiguus）和**副神经核**（accessory nucleus）。

（1）三叉神经运动核：位于脑桥中部网状结构背外侧，发出纤维行向腹外侧，出脑后构成三叉神经运动根，支配咀嚼肌、二腹肌前腹、下颌舌骨肌、腭帆张肌和鼓膜张肌。三叉神经运动核接受双侧皮质核束支配，同时接受来自于网状结构、红核、顶盖和内侧纵束等处的纤维（图 17–20）。

（2）面神经核：位于脑桥下部，上橄榄核的背外侧（图 17–19）。面神经核发出的纤维先行向背内侧，从内侧绕展神经核上部的背侧（在此处为面神经膝）行向腹外侧；再经面神经核外侧自延髓脑桥沟出脑，支配面肌、颈阔肌、二腹肌后腹、茎突舌骨肌和镫骨肌。面神经核中支配眼裂以上面肌的核团接受双侧皮质核束的纤维，而支配眼裂以下面肌的面神经核则接受对侧皮质核束的纤维。

（3）▲疑核：位于延髓上部三叉神经脊束核和下橄榄核之间的网状结构中，发出纤维先向背内侧走行，然后折向腹外侧出脑。疑核是个细长的细胞柱，发出纤维加入 3 对脑神经。疑核上端的神经元发出纤维加入舌咽神经（Ⅸ），▲支配茎突咽肌；疑核下端的神经元发出纤维形成副神经（Ⅺ）颅根；疑核中间部神经元发出纤维加入迷走神经（Ⅹ），▲支配软腭、咽、喉和食管上部的骨骼肌。疑核接受双侧皮质核束纤维支配（图17-18）。

（4）副神经核：位于锥体交叉至第4~5颈髓节段的前角背外侧。发出纤维从外侧索走出，于前、后根之间以数条根丝在椎管内上行，逐渐汇合成单一的副神经脊髓根（Ⅺ），支配胸锁乳突肌和斜方肌上部。副神经核接受双侧皮质核束纤维支配。

4. 内脏感觉柱　★此柱由单一的**孤束核**（nucleus of solitary tract）组成，位于界沟外侧，内侧毗邻一般内脏运动柱。该核上端达脑桥下部，下端达内侧丘系交叉平面。在内侧丘系交叉平面，两侧孤束核下端在中央管背侧会合。孤束核的神经元分布于★**孤束**（solitary tract）周围，包括一般内脏和特殊内脏感觉核，其头端的味觉核接受初级味觉纤维，尾侧部的一般内脏感觉核接受初级一般内脏感觉纤维。孤束为舌咽神经和迷走神经的下神经节中枢突入脑后，形成的浑圆下行束（图17-16，图17-17）。

5. 一般躯体感觉柱　位于内脏感觉柱的腹外侧，由3个与三叉神经(Ⅴ)有关的核团构成。★自上而下分别为：**三叉神经中脑核**（mesencephalic nucleus of trigeminal nerve）、**三叉神经脑桥核**（pontine nucleus of trigeminal nerve）和**三叉神经脊束核**（spinal tract nucleus of trigeminal nerve）。

（1）三叉神经中脑核：从三叉神经脑桥核上端延至上丘平面，位于室周灰质和导水管周围灰质外缘。三叉神经中脑核神经元周围突将来自咀嚼肌的本体感觉冲动，经中枢突侧支传递至三叉神经脑桥核和三叉神经脊束核，完成咀嚼反射。三叉神经中脑核还可能与眼球外肌的本体感觉有关。

（2）三叉神经脑桥核：位于脑桥中部，三叉神经运动核的外侧。此核向尾侧与三叉神经脊束核相续（图17-20）。三叉神经感觉根含粗、细不等的传入纤维，入脑后，部分纤维分叉，成为上行支和下行支，部分纤维不分叉，分别上行或下行。一侧三叉神经脑桥核接受同侧上行支中大量传递触觉冲动的粗纤维。

（3）三叉神经脊束核：颅侧端与三叉神经脑桥核相续，尾侧端在第1、2颈髓节段与后角第Ⅱ层相续。该核外侧始终与三叉神经脊束贴邻，并接受此束的纤维。两者在延髓下部，位于延髓背外侧部浅表；在延髓上部，位于内脏感觉柱的腹外侧；在脑桥中下部，两者位于前庭神经核的腹外侧（图17-16，图17-17）。

★**三叉神经脊束**（spinal tract of trigeminal nerve）由三叉神经感觉根下行纤维汇聚而成，大部分为传递痛、温觉的细纤维，亦含部分传递触觉冲动的粗纤维。来自面神经（Ⅶ）、舌咽神经（Ⅸ）和迷走神经（Ⅹ）的一般躯体感觉纤维，在三叉神经脊束的背侧缘加入此束。三叉神经脊束向下与脊髓的背外侧束相续（图17-15 ~图17-19）。

6. 特殊躯体感觉柱　位于内脏感觉柱外侧，延髓上部至脑桥下部平面，第四脑室底前庭区的深面（图17-14）。★其包括两个核群：**蜗神经核**（cochlear nucleus）和**前庭神经核**（vestibular nucleus）。

（1）蜗神经核：★由**蜗背侧核**（dorsal cochlear nucleus）和**蜗腹侧核**（ventral cochlear nucleus）组成，分别位于小脑下脚的背外侧和腹外侧。蜗神经核接受蜗神经初级听觉纤维。蜗神经核发出的第二级听觉纤维，一部分交叉在对侧的外侧丘系中上行；另一部分经听觉通路其他中继核（如上橄榄核和外侧丘系核）发出第三、四级听觉纤维，在双侧的外侧丘系上行，从而将每一侧耳的听觉冲动传递至双侧下丘及听觉中枢。

（2）前庭神经核：是一个核群，自橄榄中部延至脑桥下部。所有前庭神经核均接受前庭神经节传导的初级平衡觉纤维。前庭神经核发出的纤维：①与小脑存在往返联系。②前庭神经核发出纤维加入内侧纵束，在此束内上行或下行，止于支配眼球外肌的诸运动神经核及颈髓的运动神经元，协调眼球运动和头部姿势。前庭神经核的纤维经内侧纵束下达脊髓，协调抗重力肌张力。③前庭神经核发出上行纤维投射至背侧丘脑，继而至大脑皮质。④前庭神经外侧核发出前庭脊髓束，在脊髓前索下行，止于脊髓灰质Ⅶ、Ⅷ层，此束可易化伸肌反射，保持全身肌张力，维持身体平衡。

（二）非脑神经核

除脑神经核外，脑干灰质中还有许多功能各异的重要核团。这些核团存在广泛传入、传出纤维联系，但一般不与脑神经直接相关。作为脑干内的“中枢”，它们之中有的核团可以加工某种特定的感觉信息并将之输送给高级脑部，有的则可向下为脑部或脊髓中的各级神经核团发送下行控制指令。同时，脑干内的这些核团也受来自各级脑部传入纤维的支配。

1. 延髓的非脑神经核

（1）*** 薄束核**（gracilis nucleus）和**楔束核**（cuneatus nucleus）：分别位于延髓下部，薄束结节和楔束结节深面，来自薄束和楔束的纤维终止于此。该二核发出的纤维由背侧向腹侧呈弓形绕中央灰质，形成内*** 弓状纤维**（arcuate fiber），在中央管腹侧的中线上左右交叉，即内侧丘系交叉。交叉后的纤维在中线两侧折向上行，形成*** 内侧丘系**（medial lemniscus）。传递躯干和四肢意识性本体觉和精细触觉冲动至背侧丘脑腹后外侧核（图 17–15）。

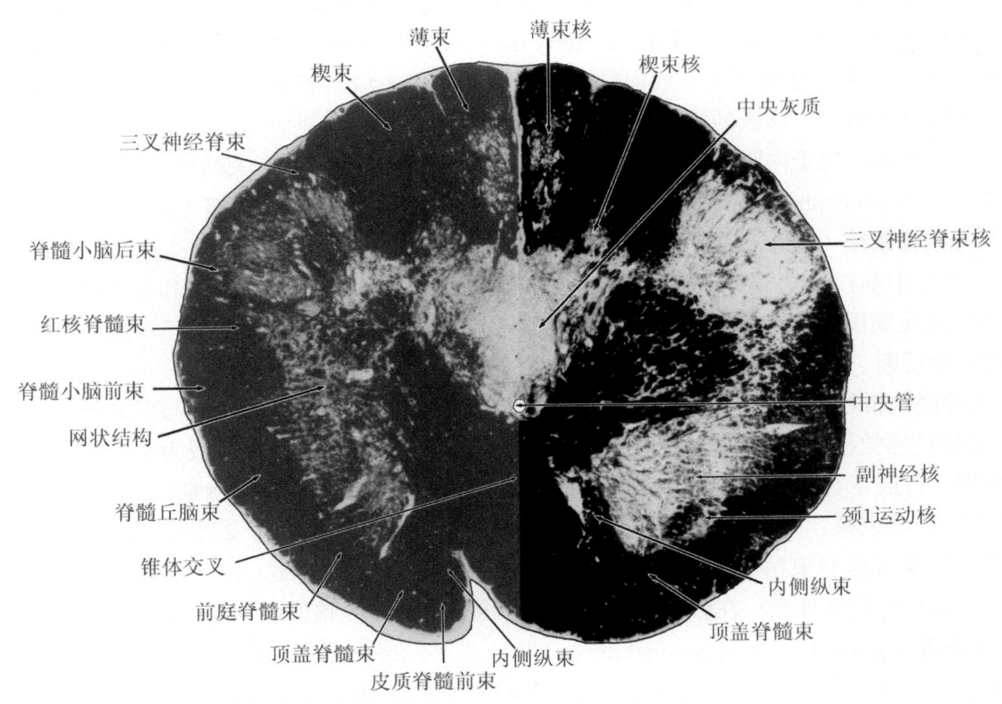

图 17–15 延髓平锥体交叉切面

深色示染色的有髓神经纤维，浅色示神经细胞和无髓神经纤维

（2）*** 下橄榄核**（inferior olivary nucleus）：位于延髓橄榄深面，在水平切面上呈袋口向内的囊状灰质团块，由主核和背侧副核、内侧副核组成下橄榄核群。下橄榄核接受来自脊髓全长的上行投射和脑干感觉柱中继的传入联系，并接受来自大脑皮质、背侧丘脑、基底核、红核和导水管周围灰质的下行投射纤维。下橄榄核发出*** 橄榄小脑束**（olivocerebellar tract），越过中线后，与对侧脊髓小脑后束和小部分未越边的下橄榄核传出纤维共同组成小脑下脚。下橄榄核参与修饰小脑对运动的调控，并参与小脑对运动的学习记忆和对反射的修饰（图 17–17，图 17–18）。

（3）*** 楔束副核**（accessory cuneate nucleus）：位于内侧丘系交叉至橄榄中部平面，延髓背外侧部，楔束核的背外侧，埋于楔束内或在小脑下脚的内侧。此核接受来自同侧颈髓和上部胸髓节段后根粗纤维的终止，发出纤维共同组成*** 楔小脑束**（cuneocerebellar tract），参与组成小脑下脚，终止于同侧小脑皮质。其功能与脊髓胸核相当，将同侧躯干上部和上肢肌梭的本体感觉及皮肤触压觉冲动向小脑传递（图 17–16）。

2. 脑桥的非脑神经核

（1）*** 上橄榄核**（superior olivary nucleus）：位于脑桥中、下部被盖内。上橄榄核主要接受来自双侧蜗神经腹侧核纤维，发出上行纤维加入两侧外侧丘系。此核群与蜗神经腹侧核一起，根据双耳传导声波的时间差和强度差，共同参与对声响的空间定位。

（2）*** 脑桥核**（pontine nucleus）（图 17–20，图 17–21）：由大量散在分布于脑桥基底部纤维之间大、小不等的神经元群组成。它们接受来自同侧大脑皮质广泛区域的*** 皮质脑桥纤维**（corticopontine fibers），发出

★**脑桥小脑纤维**（pontocerebellar fibers）越过中线，形成粗大的小脑中脚进入对侧小脑。脑桥核是大脑皮质向小脑传递信息的主要中继站。

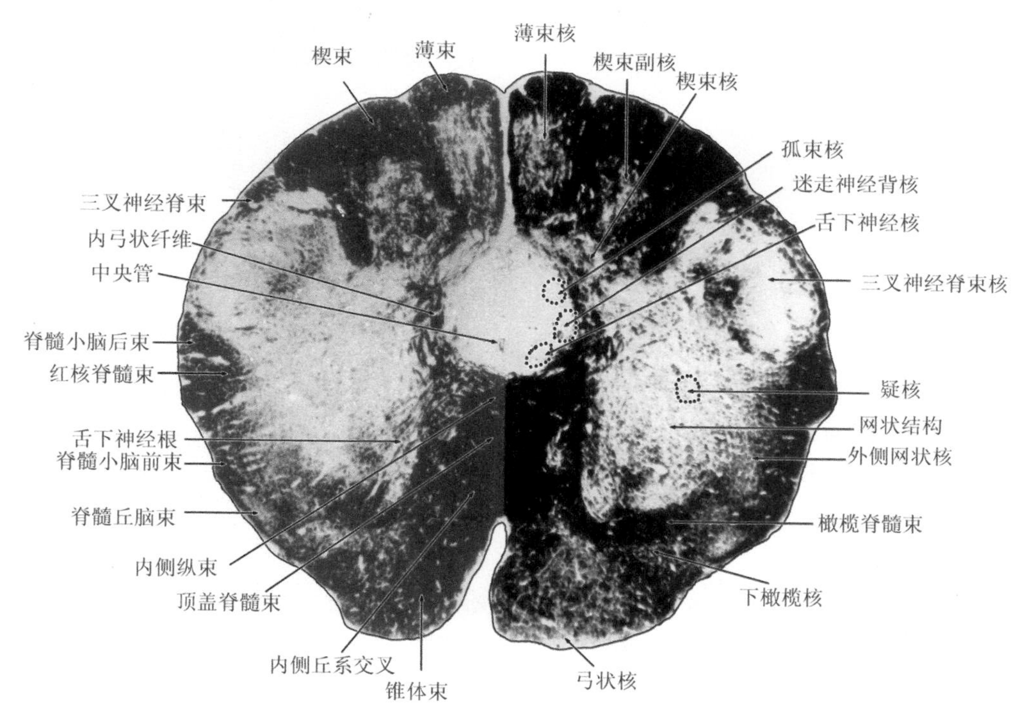

图 17-16　延髓平内侧丘系交叉切面

深色示染色的有髓神经纤维，浅色示神经细胞和无髓神经纤维

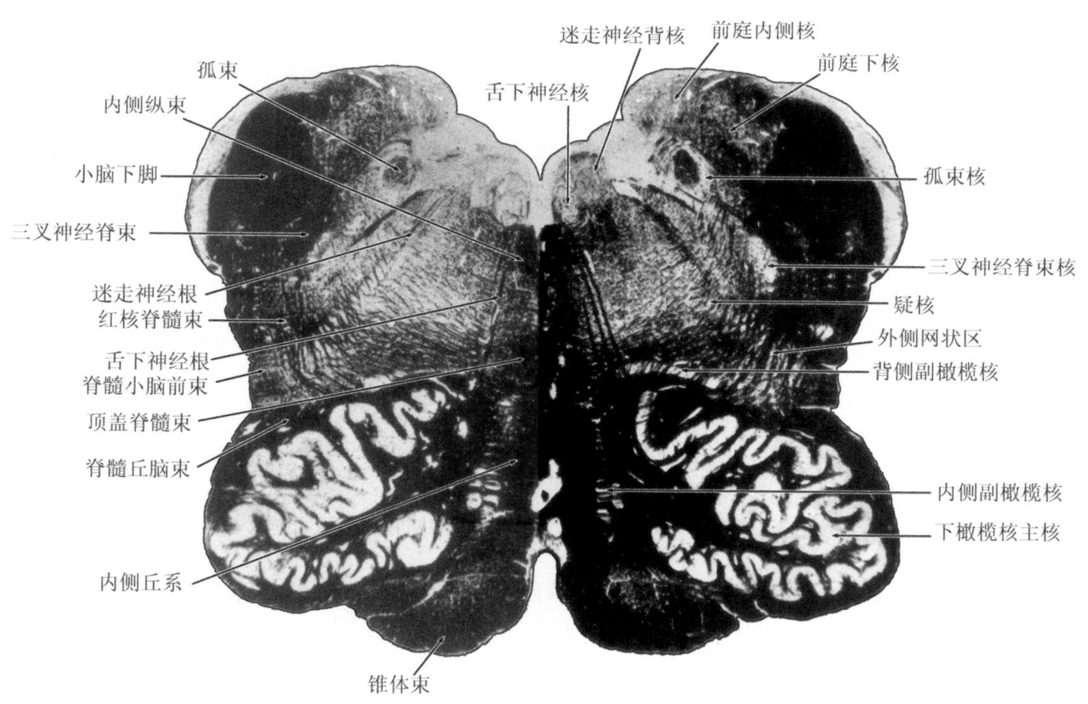

图 17-17　延髓平下橄榄核中部切面

深色示染色的有髓神经纤维，浅色示神经细胞和无髓神经纤维

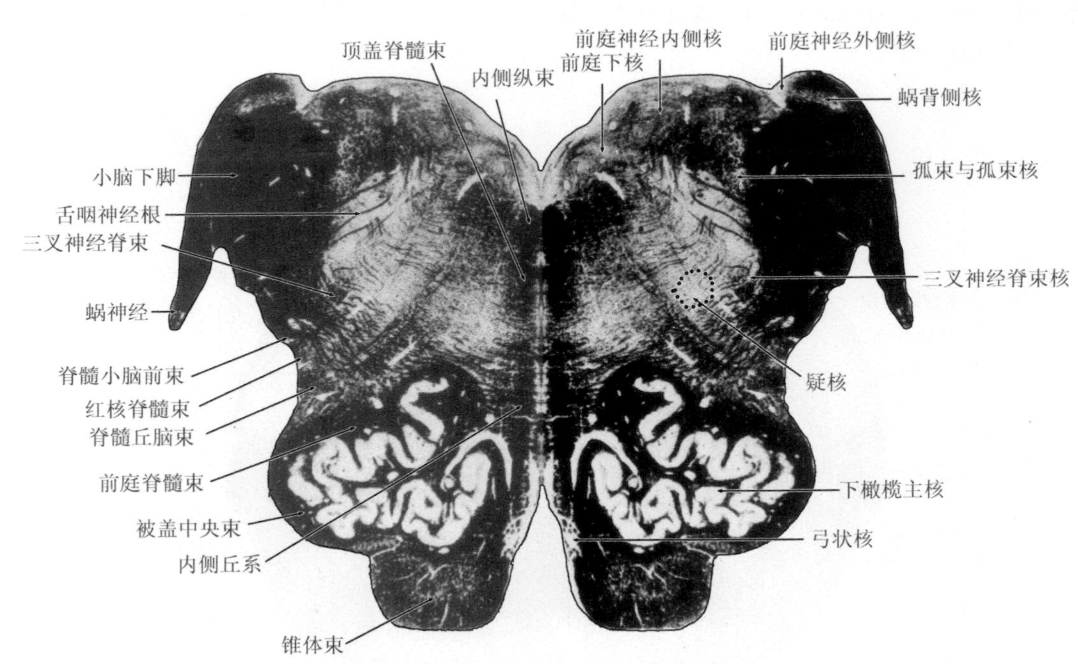

图 17-18 延髓平下橄榄核上部切面

深色示染色的有髓神经纤维，浅色示神经细胞和无髓神经纤维

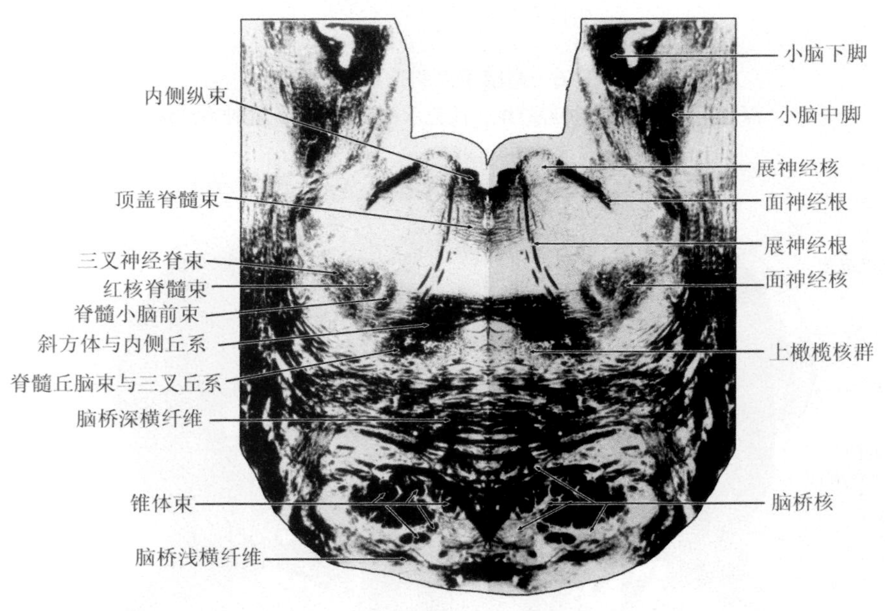

图 17-19 脑桥中下部切面

深色示染色有髓神经纤维，浅色示神经细胞和无髓神经纤维

（3）*★蓝斑*（locus ceruleus）：位于脑桥被盖邻第四脑室外侧角腹侧，内含蓝斑核。主要由去甲肾上腺素能神经元构成。蓝斑接受来自脑干网状结构、中脑水管周围灰质、臂旁核、下丘脑纤维终止；发出上行纤维广泛投射到背侧丘脑、海马、杏仁体、大脑皮质及小脑，发出下行纤维主要投射到脑干的感觉性核团及脊髓的前、后角。其功能与觉醒、注意及成瘾行为有关（图 17-21）。

3. 中脑的非脑神经核

（1）下丘（图 17-22）：位于中脑下部背侧，主要由居下丘中央大部分区域的**★中央核**（central nucleus）及周边薄层灰质构成。中央核接受外侧丘系的传入纤维，其传出纤维组成下丘臂到达间脑的内侧膝状体。中央核是听觉通路的重要中继站，其分层结构具有对音频定位的功能。下丘到脑干与脊髓的投射首先通过上丘，与上丘发出的纤维共同组成*****顶盖脊髓束**（tectospinal tract）和**顶盖被盖束**（tectotegmental tract），介导由声音引起的反射活动。

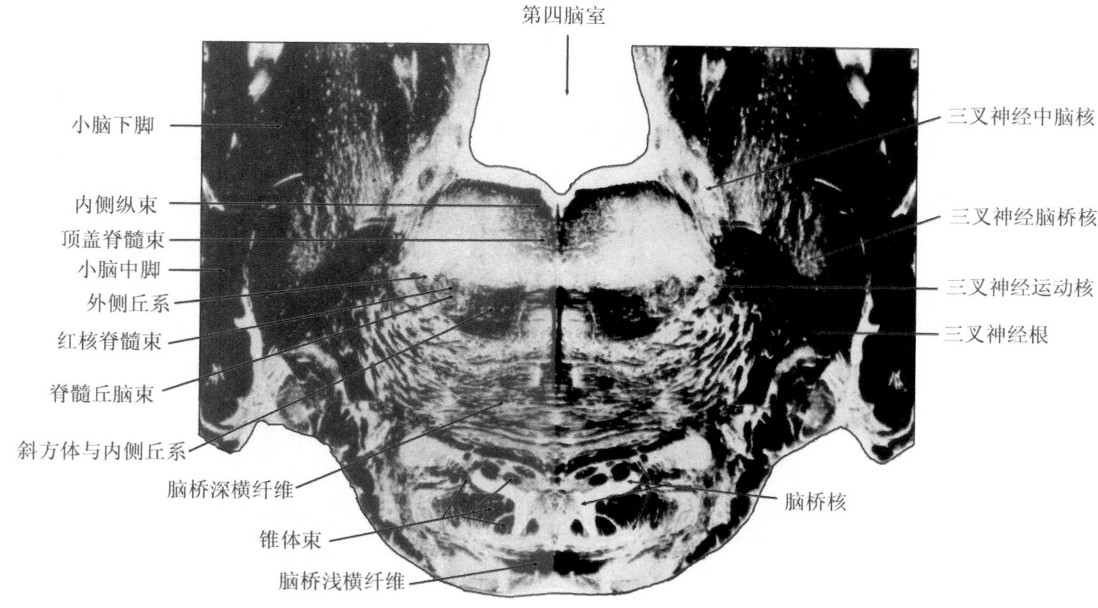

图 17-20　脑桥中部切面

深色示染色的有髓神经纤维，浅色示神经细胞和无髓神经纤维

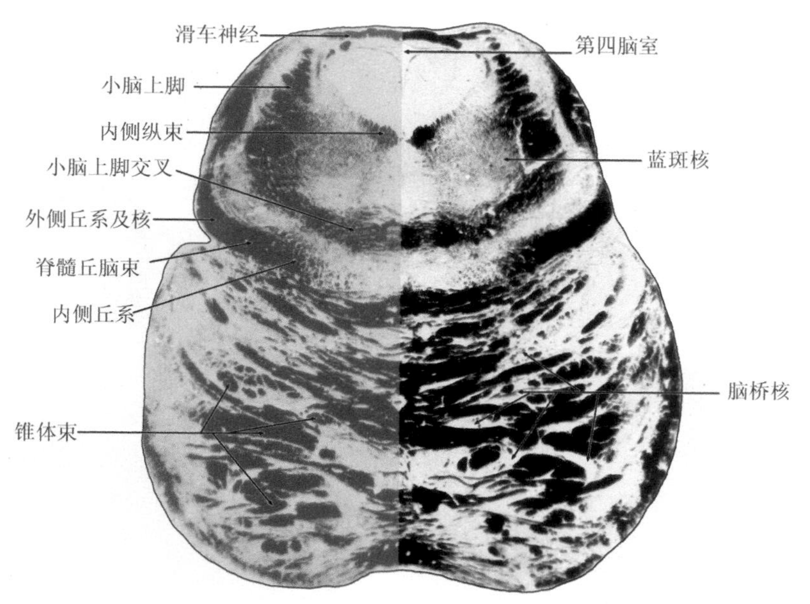

图 17-21　脑桥上部切面

深色示染色的有髓神经纤维，浅色示神经细胞和无髓神经纤维

（2）上丘（图 17-23）：位于中脑上部背侧，具有复杂的灰、白质交替排列的分层结构。上丘的浅层结构接受来自视网膜、经视束和上丘臂的直接投射，并接受大脑皮质视区的投射；深层结构接受下丘、大脑皮质听觉中枢、三叉神经脊束核和脊髓等处的投射。上丘的传出联系包括 3 类，分别投向背侧丘脑、脊髓和脑干：向背侧丘脑投射的纤维，中继后向大脑皮质传递有关眼球转动速度与方向等信息；向脊髓的投射纤维，绕导水管周围灰质，至导水管腹侧的中线上交叉，即*****被盖背侧交叉**（dorsal tegmental decussation），交叉后纤维下行，

形成顶盖脊髓束，至颈髓节段中间带和前角的内侧部；向脑干的投射纤维，止于与眼球垂直运动和水平运动的眼球外肌运动核。通常认为上丘是一反射中枢。上丘浅、深层结构能对不同模式的传入信息进行整合，通过其上、下行投射，参与大脑皮质对眼球运动的控制，并完成头部、眼对声、光等刺激的定向反射活动。

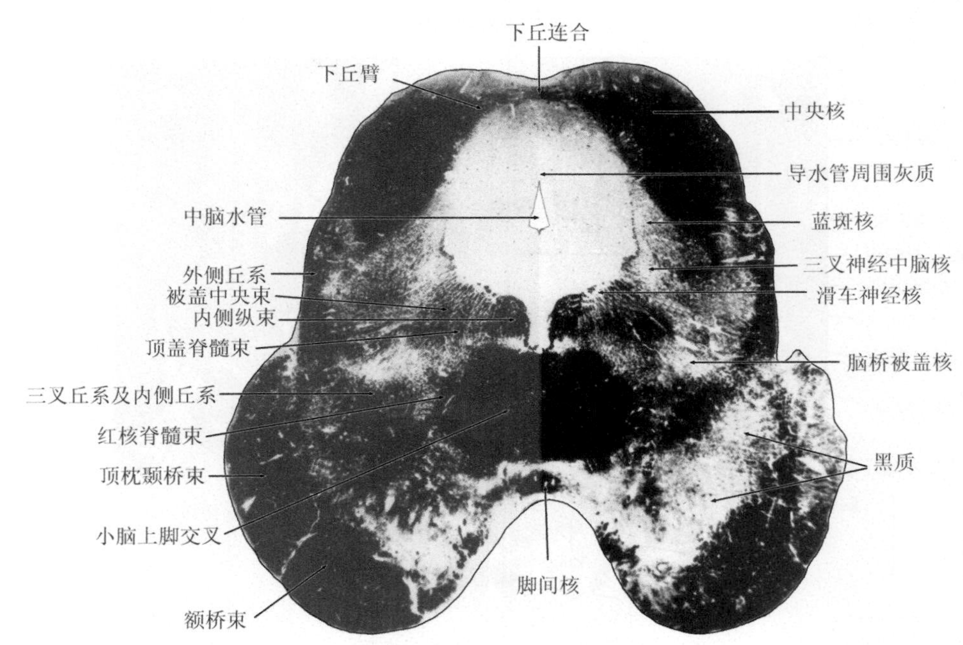

图 17-22　中脑平下丘切面

深色示染色的有髓神经纤维，浅色示神经细胞和无髓神经纤维

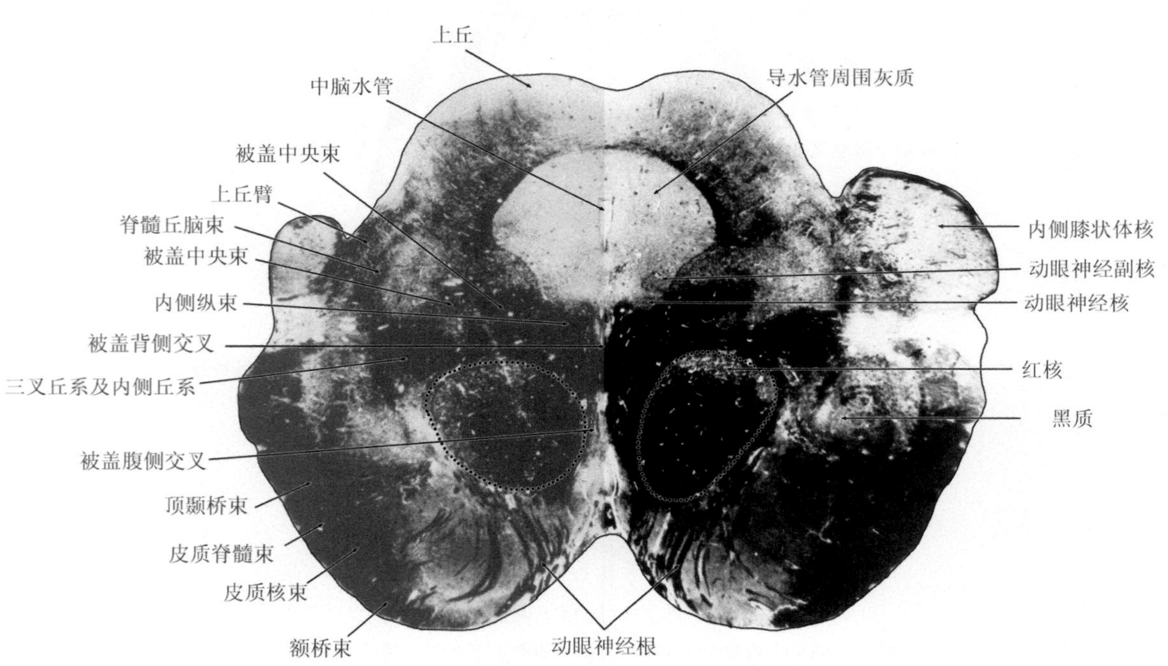

图 17-23　中脑平上丘切面

深色示染色的有髓神经纤维，浅色示神经细胞和无髓神经纤维

（3）*顶盖前区（pretectal area）：位于中脑和间脑之间，导水管周围灰质的背外侧。该区直接接受经视束、上丘臂传入的来自视网膜的视觉纤维，并接受视觉皮层和上丘的投射。其传出纤维有部分经过中脑水管腹侧交叉，或经后连合交叉，止于双侧动眼神经副核。因此，*当光照一侧瞳孔时，两眼瞳孔同时缩小。

（4）★**红核**（red nucleus）：位于中脑上丘并延至间脑尾侧，黑质的背内侧，为一对直径约为5mm的卵圆形核团，在新鲜标本上观察其呈浅粉红色（图17–23）。红核包括小细胞部（新红核）和大细胞部（旧红核）。后者在种系发生上较古老。人类红核大部分为小细胞部。红核传入纤维主要包括：①来自小脑的投射，由小脑齿状核发出，经小脑上脚在脑桥上部交叉后，少部分止于红核，大部分穿越或环绕红核，至背侧丘脑中继后到达大脑额叶的运动皮质。②来自大脑皮质的投射，主要由初级躯体运动区和初级躯体感觉区发出。红核传出纤维主要包括：①至脊髓的下行投射，由红核大细胞发出，在上丘被盖腹侧的中线上交叉称★**被盖腹侧交叉**（ventral tegmental decussation），越边后至对侧下行，组成红核脊髓束，主要终止于颈髓节段中间带和前角的外侧部。当皮质脊髓侧束受损后，红核脊髓束可能部分保留皮质脊髓侧束行使的运动功能。②至下橄榄核的下行投射，纤维自红核小细胞部发出，经★**被盖中央束**（central tegmental tract）至同侧下橄榄核。红核参与对躯体运动的调控，其小细胞部是大脑与小脑之间多突触联系的重要环节。

（5）▲★**黑质**（substantia nigra）：位于中脑脚底和被盖之间，向上延伸至间脑尾侧，可分为网状部和致密部。▲黑质网状部靠近大脑脚底，其形态和功能与端脑的苍白球内段相似；▲黑质致密部靠近被盖，主要由多巴胺能神经元组成，其胞质含黑色素颗粒。▲致密部多巴胺能神经元的轴突投射至端脑的新纹状体。▲Parkinson病是由于某种原因造成该类神经元变性，使新纹状体内多巴胺水平下降所致。患者表现为肌强直，运动受限并出现震颤。▲黑质致密部还参与中脑对边缘系统的多巴胺能投射。黑质也发出纤维至间脑（图17–23）。

（6）★**腹侧被盖区**（ventral tegmental area）：位于中脑黑质背内侧，脚间窝深面，富含多巴胺能神经元。此区亦投射至端脑的新纹状体，参与基底核对随意运动的调节。该区与边缘系统（如前额叶、海马结构、杏仁体和伏隔核等）有广泛联系，参与构成中脑边缘系统多巴胺能投射，★是脑内**奖赏系统**（reward system）的主要组成部分，与边缘系统的功能，如学习、记忆、情绪和动机性行为的调节及成瘾行为关系密切。不少精神抑制剂为多巴胺能受体阻断剂。

（三）长的上、下行纤维束

1. 长的上行纤维束

（1）★**内侧丘系**（medial lemniscus）：传递来自于对侧躯干和四肢的意识性本体感觉和精细触觉冲动。由薄束核和楔束核发出的，经内侧丘系交叉后的上行纤维构成。在延髓，位于中线和下橄榄核之间，锥体背侧；至脑桥后，略转向腹外侧，位于被盖腹侧边缘，与基底部相邻；到中脑，则移向被盖腹外侧边缘，红核外侧；最后终止于背侧丘脑的腹后外侧核。该系下肢代表区的纤维由薄束核发出，在延髓行于该系腹侧部，在脑桥和中脑则行于该系内侧部；而该系上肢代表区的纤维由楔束核发出，在延髓行于该系背侧部，在脑桥以上则行于该系外侧部。

（2）脊髓丘脑束：为来自于脊髓的传导对侧躯干及上、下肢痛、温、粗触觉的纤维束，此束进入脑干后，在延髓位于外侧区，下橄榄核的背外侧；在脑桥和中脑位于内侧丘系的背外侧；脊髓丘脑束的大部分纤维终止于背侧丘脑腹后外侧核。

（3）脊髓小脑前束和脊髓小脑后束：此二束从脊髓上行，位于延髓外侧周边部。脊髓小脑后束在延髓上部经小脑下脚进入小脑；脊髓小脑前束继续上行至脑桥上部，经小脑上脚进入小脑。

（4）★**外侧丘系**（lateral lemniscus）：起于双侧上橄榄核及对侧蜗神经背侧核和蜗神经腹侧核的听觉纤维，在脑桥中、上部，上橄榄核的外侧，转折向上形成外侧丘系。在脑桥，该系行于被盖腹外侧边缘部；在中脑尾侧端止于下丘，转而投射到间脑的内侧膝状体，传导听觉信息。上橄榄核和蜗腹侧核的听觉纤维在脑桥中、下部被盖腹侧部横行，并在中线上交叉，构成★**斜方体**（trapezoid body），其外侧部有上行的内侧丘系穿过。部分斜方体纤维转折向上，参与外侧丘系组成。

（5）★**三叉丘系**（trigeminal lemniscus）：三叉神经脊束核及大部分三叉神经脑桥核发出的纤维，交叉越边至对侧上行，构成三叉丘系。该系与内侧丘系伴行，止于背侧丘脑的腹后内侧核。

（6）★**内侧纵束**（medial longitudinal fasciculus）：大部分纤维由前庭神经核发出，部分越边至对侧，沿中线两侧行于第四脑室底浅层。其上行纤维至诸眼球外肌运动核；其下行纤维至颈髓节段中间带和前角内侧部。

2. 长的下行纤维束

（1）★**锥体束**（pyramidal tract）：起自大脑半球的额、顶叶，躯体运动区和感觉区及附近的顶叶后部皮质，经端脑内囊下行至脑干。此束在中脑位于大脑脚底中 3/5，穿经脑桥基底部时，被脑桥横纤维分隔成若干小束，在脑桥下端再重新汇合，占据延髓锥体。锥体束由至脊髓的*****皮质脊髓束**（corticospinal tract）和至脑干脑神经运动核的*****皮质核束**（corticonuclear tract）或称**皮质延髓束**（corticobulbar tract）构成。锥体束主要参与随意运动的控制，也与上行感觉信息的整合有关。

（2）**红核脊髓束和顶盖脊髓束：**此二束分别起自于对侧红核和上丘。前者在中脑和脑桥，位于被盖腹侧及腹外侧边缘，在延髓位于外侧区。后者始终位于中线两侧，居内侧纵束的腹侧。

（3）**前庭脊髓束和网状脊髓束：**由前庭神经外侧核发出的前庭脊髓外侧束在延髓下部位于锥体束的背外侧，主要由前庭神经内侧核发出的前庭脊髓内侧束组成内侧纵束的降部。脑桥和延髓网状脊髓束在脑干不易定位，分别在脊髓前索和侧索下行。

三、脑干网状结构

在脑干内，除脑神经核、界线明确的一些非脑神经核团（如薄束核、楔束核、红核、黑质等）和长的上、下行纤维束外，还有一些界线不清晰、纤维交错排列、神经元散在分布的区域，称为网状结构。网状结构在进化上较古老。在原始脊椎动物的脑中，有大量的神经组织未组成明确的神经核和纤维束，而是弥散地排列成网状。在动物进化过程中，随着前脑和新皮质的发展，产生了脊髓与大脑皮质间互相联系的传导束，在脑干中也出现了一些大的核团（如下橄榄核、黑质和红核等），而且它们在哺乳动物中形体逐渐增大。但在高级脊椎动物中，原始网状结构并未消失，反而进一步发展成为脑内一个具有重要功能的组成部分。在解剖结构上，网状结构仍保持着多神经元或多突触的形态特征；在联系上，网状结构接受各种感觉信息，其传出纤维直接或间接联系中枢神经系统的各级水平；功能上，网状结构不但参与躯体运动、躯体感觉及内脏调节功能，并且在调控睡眠觉醒活动中也发挥重要作用。

（一）脑干网状结构的主要核团

1. *向小脑投射的核群*　这些神经核中继脊髓、大脑皮质运动和感觉皮质、前庭神经核等对小脑的传入联系（图 17-24）。

2. *****中缝核群**（rapheal nuclear group）　位于脑干的中缝两侧，主要由 5- 羟色胺能神经元构成。中缝核传入纤维可来自脊髓、小脑和大脑皮质等处。中缝核传出纤维分布广泛，包括中脑中央灰质、下丘脑、背侧丘脑板内核，杏仁体、海马、新纹状体和大脑皮质等，还有少量传出纤维到脊髓和小脑。

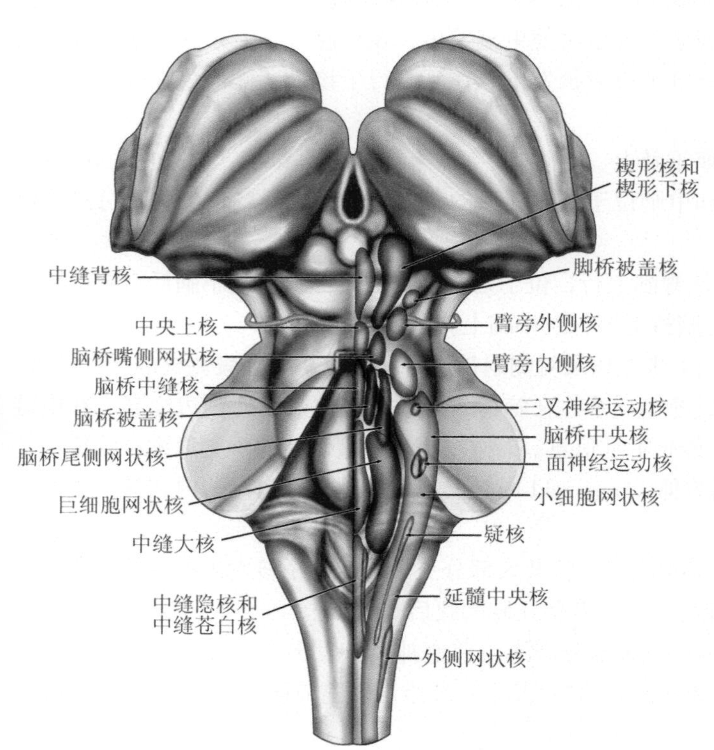

图 17-24　脑干网状结构核团在脑干背面投影

3. *****内侧核群**（medial nuclear group）　靠近中线，具有较多的大型神经元，主要有巨细胞网状核、脑桥尾侧网状核、脑桥颅侧网状核等。内侧核群发出长的上、下行传出投射，是脑干网状结构的“效应区”，其传入纤维主要来自于外侧核群。此外，脊髓和所有脑神经感觉核的一般感觉信息，中脑顶盖的视、听觉信息和嗅脑的嗅觉冲动亦传至该核群。

4. *****外侧核群**（lateral nuclear group）　位于内侧核群外侧，多数是中、小型神经元，轴突短，较少发出长距离纤维，主要包括楔形核、楔形下核、脚桥被盖核和臂旁内、外侧核等。外侧核群接受广泛的传入投射，包括大部分感觉通路侧支，是脑干网状结构的“感受区”。传入信息经外侧核群中继后，传递到内侧核群。

（二）脑干网状结构的功能

1. ▲*****上行网状激动系统**（ascending reticular

第17章

activating system，ARAS）　其结构基础包括外周向脑干网状结构的感觉传入，自脑干网状结构向间脑的上行投射，以及从间脑向大脑皮质的广泛投射。背侧丘脑板内核和下丘脑是间脑接受脑干网状结构投射的主要部位。与各种特异性感觉通路（如视、听和痛、温觉传导通路）不同，ARAS 携带的上行冲动是“非特异性”的，对于维持睡眠－觉醒状态发挥决定性作用。该系统使大脑皮质兴奋，保持意识和清醒，对各种传入信息有良好的感知能力。一些麻醉药物就是通过阻滞该系统的某个环节而发挥作用。ARAS 受损可能导致不同程度的意识障碍，甚至深度昏迷。

2. *参与躯体和内脏运动调节*　躯体运动调节经脑桥和延髓内侧核群分别发出的脑桥和延髓*****网状脊髓束**（reticulospinal tract），至同侧脊髓各节段中间带和前角内侧部，参与调控自主运动，如保持姿势和在平地上行走。该束的起始神经元接受与躯干、四肢运动控制有关的高级中枢（如大脑运动皮质、小脑和基底核）的传入支配。内脏运动的调节，是由于在脑桥尾侧部和延髓的网状结构外侧核群内，存在吸气、呼气、加压和减压等呼吸和心血管运动中枢。故脑干损伤会导致呼吸、循环障碍，甚至危及生命。此外，外侧核群还参与下丘脑和杏仁体对自主神经系和内分泌功能的调节，参与基底核对运动的控制及参与躯体和内脏的防卫反应等。

3. *参与内分泌活动和生物节律的调节*　脑干网状结构向下丘脑发出的投射纤维直接或间接终止于下丘脑神经内分泌细胞，影响后者神经激素（释放激素或抑制释放激素）的合成、运输及释放，从而影响垂体的分泌活动。网状脊髓束部分纤维终止于胸髓节前神经元，节前纤维上至颈上交感神经节，其节后纤维（松果体神经）支配松果体，从而调控松果体的内分泌活动。

4. *脑干网状结构与高级神经活动*　脑干网状结构向下丘脑－边缘系统的投射，可能参与时空性分辨、认知性映射、探究、学习与记忆及情感变化等高级神经活动。在这些复杂的神经活动中，涉及许多神经递质交互作用的机制。

四、脑干各部代表性横切面

（一）锥体交叉横切面

此平面经延髓下端，与颈髓相比，最明显的变化是：在延髓腹侧部，左、右锥体束纤维经中央管腹侧，越边至对侧中部，形成锥体交叉，致使前正中裂倾斜，前角被交叉纤维分割。前角的外侧部，有自颈髓上延的副神经核。在后正中沟两侧的薄束和楔束深面，薄束核和楔束核先后依次出现。楔束外侧为三叉神经脊束，其内侧紧邻三叉神经脊束核。中央管周围为中央灰质。前角背外侧为网状结构。脊髓丘脑束、脊髓小脑前、后束和红核脊髓束仍位于相当于脊髓外侧索的位置（图 17–15）。

（二）内侧丘系交叉横切面

此平面在锥体交叉平面的稍偏颅侧，最显著的变化是：薄束、楔束纤维减少，两束深部的薄束核、楔束核增大，并发出内弓状纤维，绕向中央管腹侧，在中线上越边，形成内侧丘系交叉。交叉后的纤维在中线两侧上行，构成内侧丘系。锥体束在其腹侧聚为锥体。在中央灰质内，自腹内侧向腹外侧有：舌下神经核、迷走神经背核和孤束核。网状结构位于中央灰质的腹外侧，其他上、下行纤维束基本保持原位（图 17–16）。

（三）橄榄中部横切面

此平面最显著的变化：锥体束的背外侧出现下橄榄核，它发出橄榄小脑束越边，组成对侧的小脑下脚（位于切面的背外侧）。中央管向背侧敞开，形成第四脑室。在脑室底灰质内，从内侧向外侧依次为：舌下神经核、迷走神经背核、孤束核和被其围绕的孤束及位于界沟外侧的前庭区深方的前庭神经核。疑核位于室底灰质与下橄榄核之间的网状结构内。前庭神经核的腹外侧为三叉神经脊束及其内侧的三叉神经脊束核。沿外侧部边缘向腹侧观察，在三叉神经脊束腹侧与下橄榄核背外侧之间，脊髓小脑前束和脊髓丘脑束位于浅层，两者深面为红核脊髓束。脊髓小脑后束在此节段已加入小脑下脚。在中线两旁，由腹侧向背侧，可见锥体束、内侧丘系、顶盖脊髓束和内侧纵束。在锥体束和下橄榄核之间，有舌下神经核发出的根丝出脑。迷走神经根丝在下橄榄核背侧出脑（图 17–17）。

（四）橄榄上部横切面

平对第四脑室外侧隐窝，下橄榄核已变小。小脑下脚的腹外侧有前庭蜗神经的蜗根入脑，止于蜗神经背侧核和蜗神经腹侧核。蜗神经背侧核和蜗神经腹侧核分别位于小脑下脚的背外侧和腹外侧缘。小脑下脚的腹侧有舌咽神经根丝出脑。孤束核及孤束移位至前庭神经核和三叉神经脊束核之间。其他在中线旁及外侧部上、下行纤维束的位置与上一切面基本相同（图 17–18）。

（五）脑桥中下部横切面

腹侧膨大的为脑桥基底部，背侧较小的为★**被盖**（tegmentum）部（经面神经丘）。被盖部位于室腔与脑干基底部之间。在被盖和基底部之间，构成斜方体的纤维在中线上交叉，横向穿过内侧丘系，在被盖腹外侧部上橄榄核的外侧折向上行，构成外侧丘系。脑桥基底部含纵、横行纤维及散在于纤维之间的脑桥核。横行纤维为脑桥核发出的脑桥小脑纤维，越过中线，构成粗大的小脑中脚进入对侧小脑。纵行纤维包括锥体束和皮质脑桥纤维，前者为若干小束向下延续聚为延髓的锥体，后者分散止于脑桥核。被盖部背侧是第四脑室，室底灰质的内侧部有面神经丘，内含面神经膝和展神经核，外侧部有前庭神经核。面神经核位于上橄榄核的背侧，发出纤维绕展神经核，形成面神经膝，再折向腹外侧，经过面神经核外侧出脑。面神经核的背外方有三叉神经脊束和三叉神经脊束核。在内侧丘系与三叉神经脊束之间的被盖腹外侧边缘，有红核脊髓束、脊髓丘脑束和脊髓小脑前束。三叉丘系贴邻内侧丘系的背侧边缘。内侧纵束和顶盖脊髓束仍居中线原位。网状结构占据被盖中央（图 17–19）。

（六）脑桥中部横切面

脑桥基底部宽大，在脑桥被盖部，背侧的第四脑室已缩小。脑室侧壁自内侧向外侧有小脑上脚、小脑下脚和小脑中脚。在被盖背外侧部，三叉神经根斜穿小脑中脚，三叉神经脑桥核和三叉神经运动核分别位于三叉神经根的外、内侧。在此平面上脊髓小脑前束已加入小脑上脚。其余的上、下行纤维束仍居原位。位于斜方体外侧的上橄榄核已很小（图 17–20）。

（七）脑桥上部横切面

脑桥基底部缩小，纵行纤维居于基底部的两侧（经滑车神经交叉）。第四脑室变得更小，室顶为薄层的上髓帆。滑车神经纤维在上髓帆内交叉后出脑。室底灰质的外侧部有三叉神经中脑核，其腹内侧有含色素细胞的蓝斑。内侧纵束和顶盖脊髓束仍居中线旁。小脑上脚从室底灰质两侧进入被盖腹侧部，有少量纤维在中线越边，开始形成小脑上脚交叉。在被盖的外侧浅表部有外侧丘系，其腹内侧有脊髓丘系、内侧丘系和三叉丘系（图 17–21）。

（八）下丘的横切面

切面背侧有隆起的下丘，属于★**顶盖**（tectum）。中脑室腔为中脑水管，四周围以导水管周围灰质。切面其余部分称为大脑脚，大脑脚的最腹侧部分称大脑脚底，自内侧向外侧依次为：★**额桥束**（frontopontile tract）、锥体束和★**顶、枕、颞桥束**（parietal，occipital，temporal pontile tracts）。大脑脚底的背侧有黑质，黑质背侧与导水管周围灰质腹外侧之间部分为中脑被盖。在被盖部中线两旁、导水管周围灰质腹侧有内侧纵束，滑车神经核嵌于此束背侧的凹槽内。在被盖腹内侧部有小脑上脚交叉，其腹侧有红核脊髓束。在被盖的腹外侧边缘，内侧丘系的背外侧有脊髓丘脑束，背内侧邻三叉丘系。三叉丘系的背方靠近被盖外缘处有外侧丘系（图 17–22）。

（九）上丘的横切面

切面背侧有隆起的上丘，导水管周围灰质的腹侧有动眼神经核和动眼神经副核。此二核发出动眼神经纤维走向腹侧，经大脑脚底内侧出脑。内侧纵束在动眼神经核腹侧，仍居中线两旁。在被盖腹内侧部，有大而圆的红核。左、右红核之间，中线上有交叉纤维，背侧是发自上、下丘的顶盖脊髓束交叉纤维（被盖背侧交叉），腹侧是发自红核的红核脊髓束交叉纤维（被盖腹侧交叉）。红核外侧有内侧丘系、三叉丘系和脊髓丘脑束移向背侧，它们的外侧有下丘臂。大脑脚底和黑质结构同下丘横切面（图 17–23）。

五、脑干的临床联系

脑干因其内部结构排列紧密、功能复杂，因此在临床上非常重要。即使单个的、较小的损伤也往往会破坏一些核团、反射中枢、传导束或传导路，出现明显的临床症状。脑干损伤往往由血管方面的病变所引起，脑干肿瘤、创伤、退行性变或脱髓鞘化也可引起脑干内明显的结构破坏和功能损伤。

（一）延髓内侧综合征

★**延髓内侧综合征**（medial medullary syndrome）多由脊髓前动脉或椎动脉旁正中支阻塞引起，如为单侧损伤，亦称**舌下神经交叉性偏瘫**（alternating hypoglossal hemiplegia），又称 Dejerine 综合征（图 17–25）。患者可表现为对侧肢体痉挛性瘫痪（锥体束受损）；对侧上、下肢及躯干意识性本体感觉和精细触觉障碍（内侧丘系损伤）；同侧半舌肌瘫痪，伸舌时偏向患侧（舌下神经根受累）。

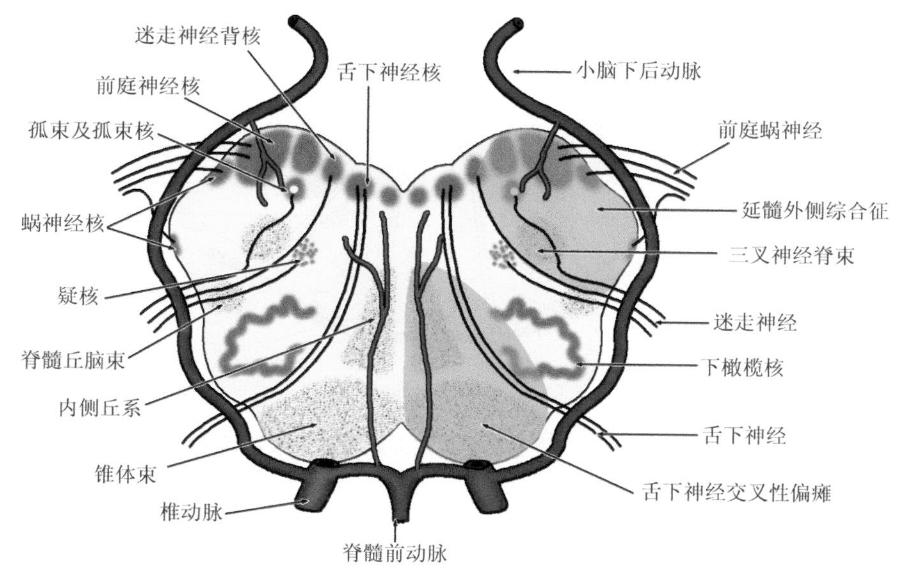

图 17-25 延髓橄榄中部损伤及相关临床综合征（绿色区域示损伤部位）

（二）延髓外侧综合征

★**延髓外侧综合征**（lateral medullary syndrome）又称 Wallenberg 综合征。多因小脑下后动脉延髓支供血障碍引起，患者表现为伤侧头面部痛、温觉障碍（一侧三叉神经脊束及脊束核受损）；对侧躯干及上、下肢痛，温觉障碍（一侧脊髓丘脑束受损）；伤侧软腭及咽喉肌麻痹，造成吞咽困难和声音嘶哑（累及一侧疑核）；伤侧上、下肢出现共济失调（损伤小脑下脚）。若损伤范围扩大，还可出现眩晕、眼球震颤（伤及前庭神经核），同侧上睑轻度下垂，瞳孔缩小，面部皮肤干燥及潮红（损伤间脑投射到脊髓中间外侧核的下行通路，引起 Horner 综合征）。

（三）脑桥基底部综合征

★**脑桥基底部综合征**（basal pontine syndrome）多因缺血性梗死引起，如是单侧损害，亦称展神经交叉性偏瘫（图 17-26）。患者表现为对侧上、下肢痉挛性瘫痪（锥体束损害）；同侧眼球内斜视（展神经根受损，同侧眼球外直肌出现麻痹）。

（四）脑桥背侧部综合征

★**脑桥背侧部综合征**（dorsal pontine syndrome）通常由小脑下前动脉或小脑上动脉背外支阻塞引起一侧脑桥尾侧或颅侧部被盖梗死所致。若脑桥尾侧被盖损伤，患者表现为双眼患侧凝视麻痹（展神经核受损）；同侧面肌麻痹（面神经核受损）；眩晕、眼球震颤（前庭神经核受损）；同侧面部痛、温觉障碍（三叉神经脊束受损）；对侧上、下肢及躯干痛、温觉及意识性本体感觉、精细触觉障碍（脊髓丘脑束及内侧丘系受损）；同侧 Horner 综合征（下丘脑至脊髓中间外侧核的下行通路受损）；同侧上下肢共济失调（小脑下脚及脊髓小脑前束受损）。

（五）大脑脚底综合征

★**大脑脚底综合征**（peduncular syndrome）常见于后中央动脉或脉络丛后动脉阻塞引起，如为单侧损害，亦称**动眼神经交叉性偏瘫**（alternating oculomotor hemiplegia），又称 Weber 综合征（图 17-27）。患者表现为对侧上、下肢痉挛性瘫痪（锥体束损伤）；同侧除外直肌和上斜肌外的所有眼球外肌麻痹（动眼神经根损伤），还可出现瞳孔散大。

（六）贝内迪克特综合征

★**贝内迪克特综合征**（Benedikt syndrome）累及一侧中脑被盖腹侧部，患者表现为患侧眼睑下垂、眼外斜视、瞳孔开大、瞳孔对光反射消失（动眼神经根受损）；对侧上、下肢意向性震颤、共济失调（小脑丘脑纤维及红核受损）；对侧上、下肢及躯干意识性本体感觉和精细触觉障碍（内侧丘系受损）。

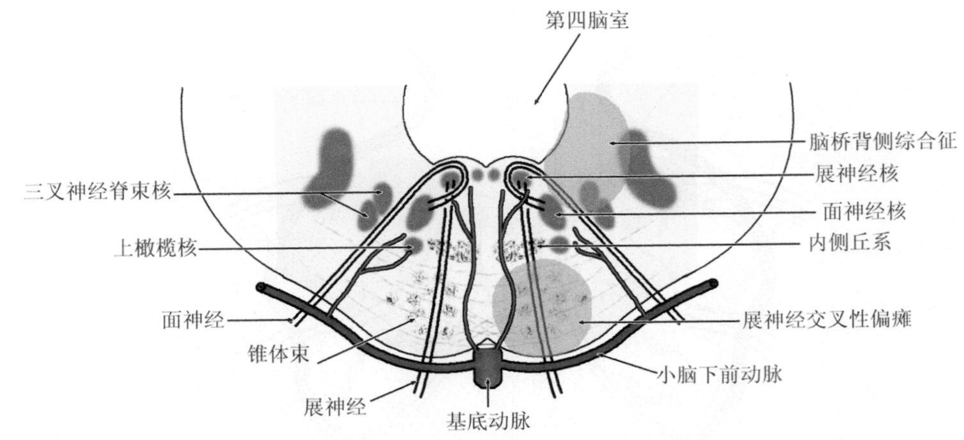

图 17-26　脑桥中下部损伤及相关临床综合征（绿色区域示损伤部位）

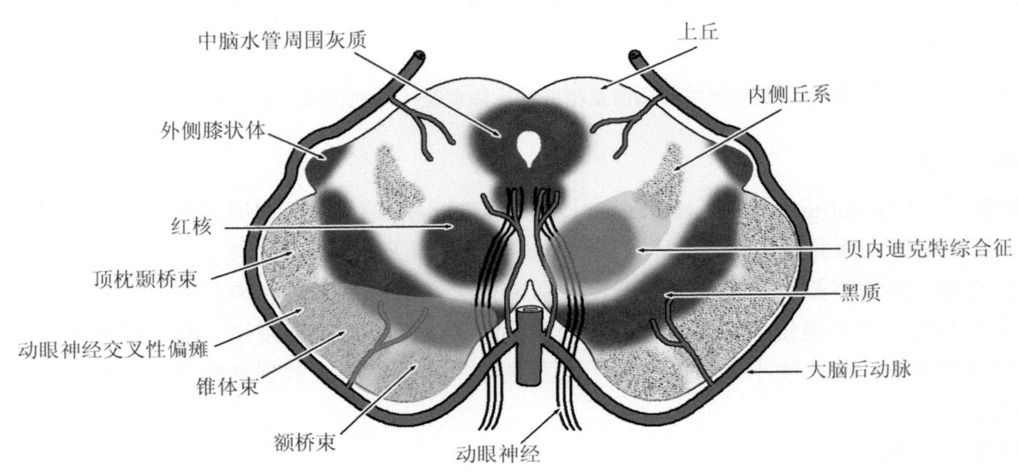

图 17-27　中脑上丘部损伤及相关临床综合征（绿色区域示损伤部位）

小结

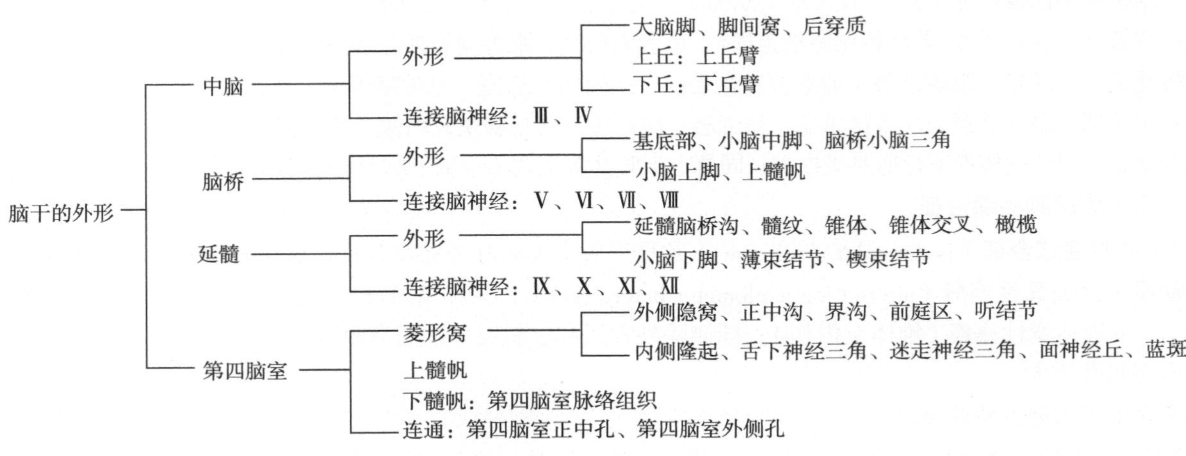

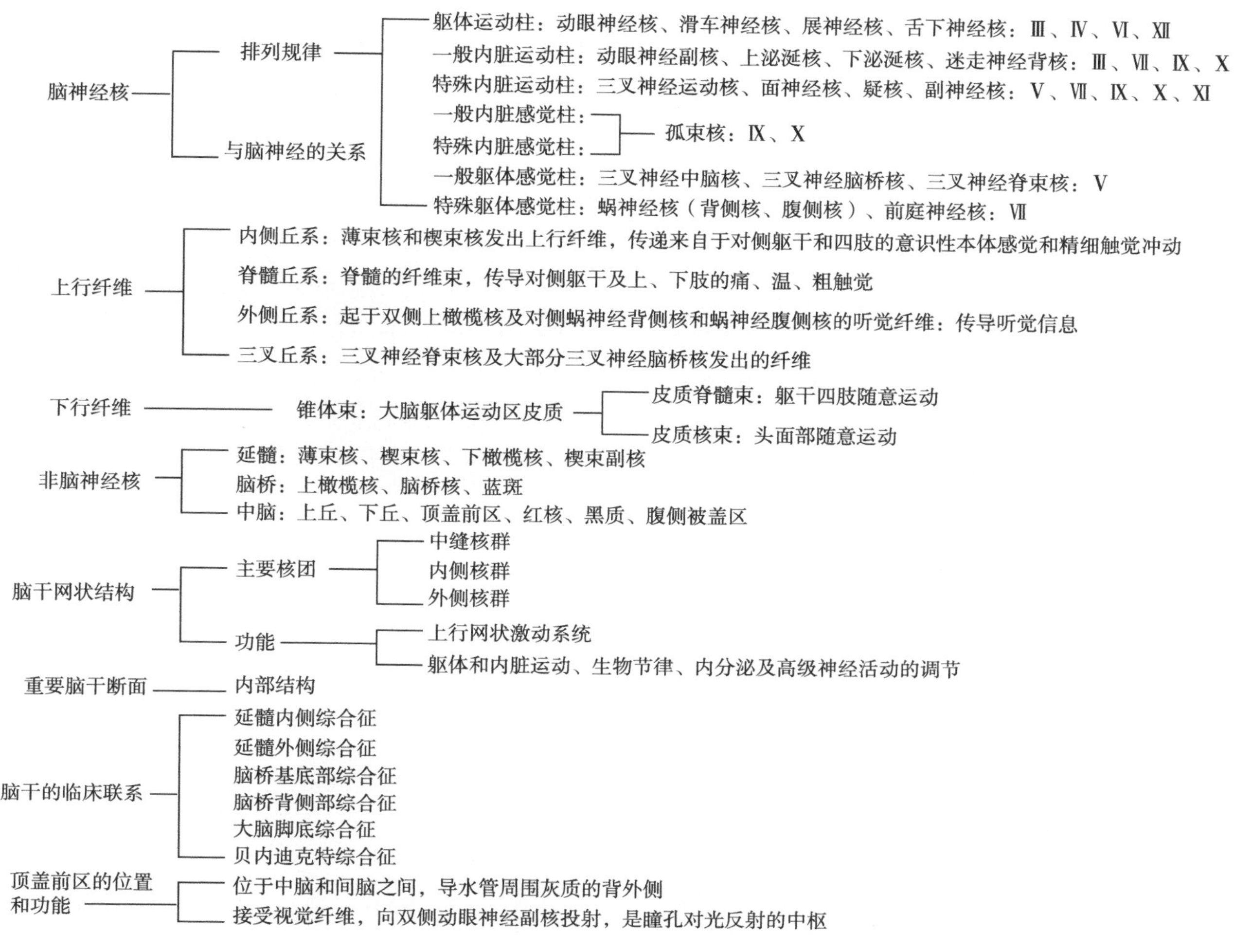

第三节　小　脑

★**小脑**（cerebellum）位于颅后窝，在延髓、脑桥及第四脑室的背侧，在胚胎发生上与脑桥共同起源于菱脑前部。小脑下面中间部凹陷，其上面平坦，隔硬脑膜形成的小脑幕与端脑枕叶相邻。成人小脑重约 150g，大约占脑总重量的 10%，而其所含的神经元数量却超过全脑神经元总数一半以上。小脑是重要的皮质下运动调节中枢，其主要作用为维持躯体平衡、调节肌张力及协调随意运动，并与运动学习、运动记忆等关系密切。

一、小脑的外形和分区

（一）小脑的外形

★小脑两侧膨隆的部分为**小脑半球**(cerebellar hemisphere)，中间的缩窄部分为**小脑蚓**(cerebellar vermis)(图 17-28，图 17-29）。小脑上面稍平坦，其前、后缘凹陷，称**小脑前、后切迹**（anterior and posterior cerebellar notche）；下面膨隆，在两小脑半球下面前内侧，各有一膨出部分，称**小脑扁桃体**（tonsil of cerebellum）。小脑扁桃体下方紧邻枕骨大孔，当颅内压增高时（如由颅内血肿或肿瘤等引起），小脑扁桃体受压下降嵌入枕骨大孔内，形成**小脑扁桃体疝**(或**枕骨大孔疝**)，压迫延髓致使生命中枢受累，造成呼吸、循环衰竭而危及生命。小脑蚓下面由前向后依次为**小结**（nodule，紧靠下髓帆）、**蚓垂**（uvula of vermis，紧靠小脑扁桃体）和**蚓锥体**（pyramid of vermis）、**蚓结节**（tuber of vermis）。小结向两侧借极薄的**绒球脚**（peduncle of flocculus）与小脑中脚后外侧的**绒球**（flocculus）相连。

小脑表面有许多近似呈横向走行的浅沟，将小脑分成众多横行的**小脑叶片**(cerebellar folia)。★在小脑上面，

"V"形（尖端向后）的**原裂**（primary fissure）分界了小脑的**前叶**（anterior lobe）和**后叶**（posterior lobe）。在小脑半球的外侧缘和后缘，**水平裂**（horizontal fissure）分界了小脑的上面和下面。在小脑下面的前部，★**后外侧裂**（posterolateral fissure）分界了后叶和**绒球小结叶**（flocculonodular lobe）。前叶和后叶构成了小脑的主体，又合称**小脑体**（corpus of cerebellum）（图 17–28，图 17–29）。

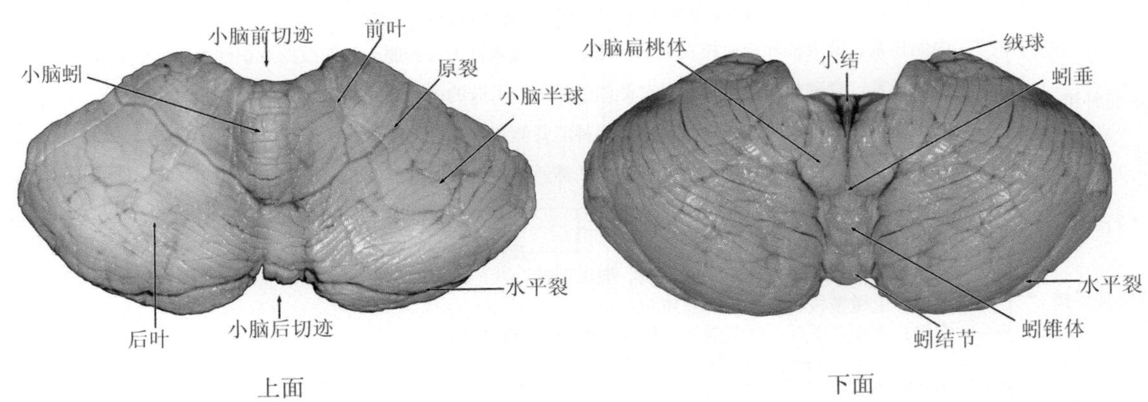

图 17–28 小脑外形（一）

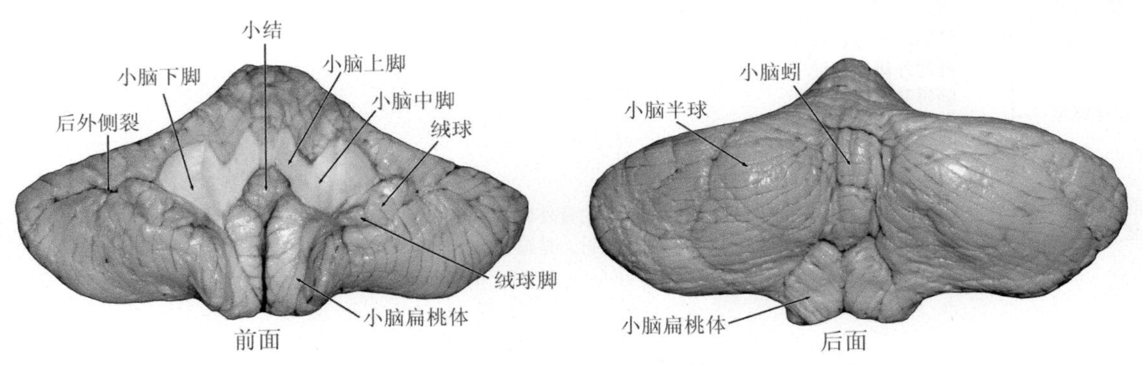

图 17–29 小脑外形（二）

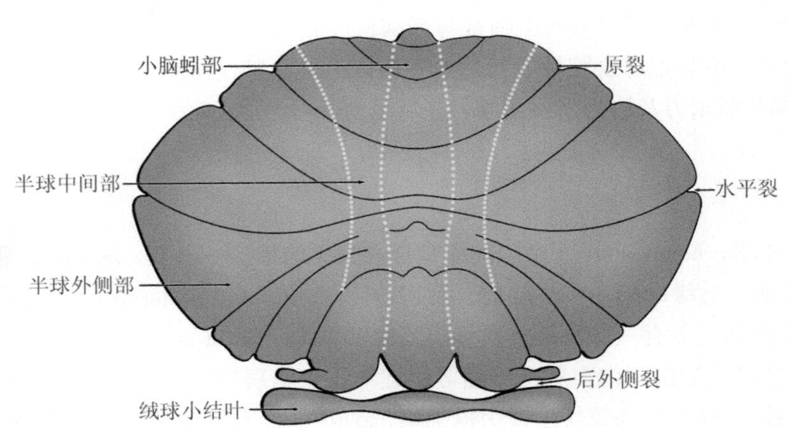

图 17–30 小脑皮质纵向平面展开（示小脑分区）

（二）小脑的分区

★小脑由内侧向外侧可分为 3 个纵区，即**内侧部**（**蚓部**，vermis）、**小脑半球中间部**（middle part of hemisphere）和**小脑半球外侧部**（lateral part of hemisphere）（图 17–30、表 17–2）。小脑的分区（解剖分区和功能分区）与小脑的种系发生密切相关。★绒球小结叶在进化上出现最早，构成**原（古）小脑**（archicerebellum），因其纤维联系及功能与前庭关系密切，又称**前庭小脑**（vestibulocerebellum）。★小脑蚓部和半球中间部在进化上出现较晚，共同组成**旧小脑**（paleocerebellum），因主要接受来自脊髓的信息，又称**脊髓小脑**（spinocerebellum）。★小脑半球外侧部在进化上出现最晚，构成**新小脑**（neocerebellum），因其与大脑皮质同步发展，又称**大脑小脑**（cerebrocerebellum）。

表 17-2　小脑分区及相关联系简表

发生分区	功能分区	解剖分区	传入	相关核团	传出
原小脑	前庭小脑	绒球小结叶	前庭	前庭神经核	前庭神经核
旧小脑	脊髓小脑	小脑蚓	脊髓	顶核	前庭神经核和网状核
		小脑半球中间部	脊髓	中间核	红核和腹外侧核
新小脑	大脑小脑	小脑半球外侧部	大脑皮质	齿状核	腹外侧核

二、小脑的内部结构

小脑的灰质覆盖于小脑表面，形成薄层的**小脑皮质**（cerebellar cortex）；皮质深方的小脑白质称**髓质**（medulla)。在切面上看，髓体呈树枝状分布，故又可称为**小脑活树**（arbor vitae）；髓体内埋有灰质核团，称**小脑核**（cerebellar nuclei）。

（一）小脑皮质的分层

小脑皮质由内向外均分为 3 层（图 17-31），分别是**颗粒层**（granular layer）、**梨状细胞层**（piriform cell layer，又称 Purkinje 细胞层）和**分子层**（molecular layer）。小脑皮质的神经元主要有 5 种，分别为位于颗粒细胞层的**颗粒细胞**（granular cell）和 Golgi 细胞、梨状细胞层的**梨状细胞**（piriform cell）、分子层的**星形细胞**（stellate cell）和**篮细胞**（basket cell）。

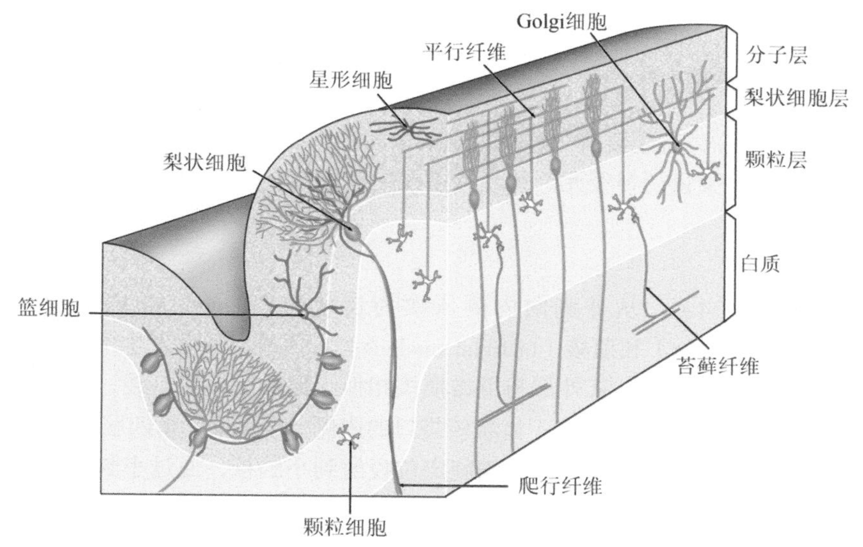

图 17-31　小脑皮质分层

1. **颗粒层**（granular layer）　主要由大量的兴奋性中间神经元颗粒细胞构成（图 17-31），其次含有抑制性的中间神经元Golgi 细胞。该层的传入纤维为来自脊髓、脑桥核和脑干网状结构等处的兴奋性**苔藓纤维**（mossy fiber），苔藓纤维终末形成花结样膨大，称**玫瑰结**（rosette），其与颗粒细胞的树突和 Golgi 细胞的轴突终末共同构成**小脑小球**（cerebellar glomerulus）（图 17-32）。颗粒细胞为小脑皮质内唯一的兴奋性神经元，其轴突形成“T”形分支，进入分子层，沿小脑叶片长轴分布，形成**平行纤维**（parallel fiber）。

2. **梨状细胞层**（piriform cell layer）　该层由单层整齐排列的梨状细胞（又称 Purkinje 细胞）胞体构成（图 17-33）。梨状细胞为小脑皮质中最大的神经元，该细胞的树突垂直伸向表层，在分子层内树突分支扇形展开成侧柏状，与颗粒细胞轴突形成的平行纤维垂直，并与之形成大量的突触，接受来自颗粒细胞的兴奋性信息传入。梨状细胞的树突分支还与来自延髓下橄榄核的另一种兴奋性纤维——**攀缘纤维**（climbing fiber）和小脑分子层的篮细胞、星形细胞（两者均为抑制性神经元）的轴突终末形成突触联系。而梨状细胞的轴突则是小脑皮质的唯一传出纤维，其向深部穿过颗粒层进入小脑髓质，大部分止于小脑核，少数直接出小脑止于前庭神经核，发挥抑制功能。

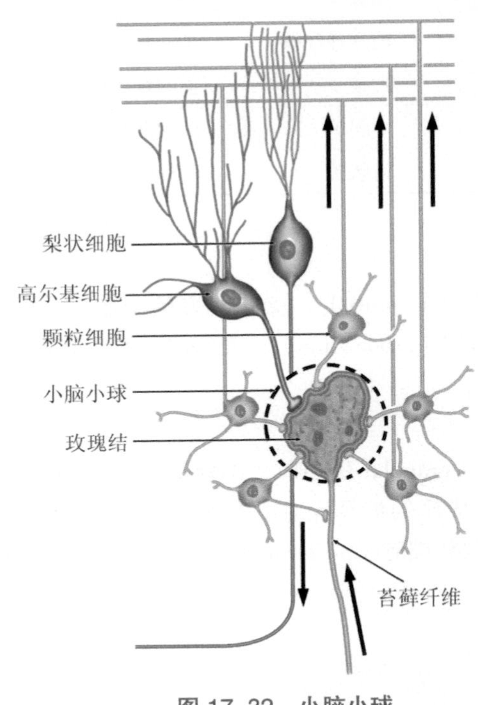

图 17-32　小脑小球

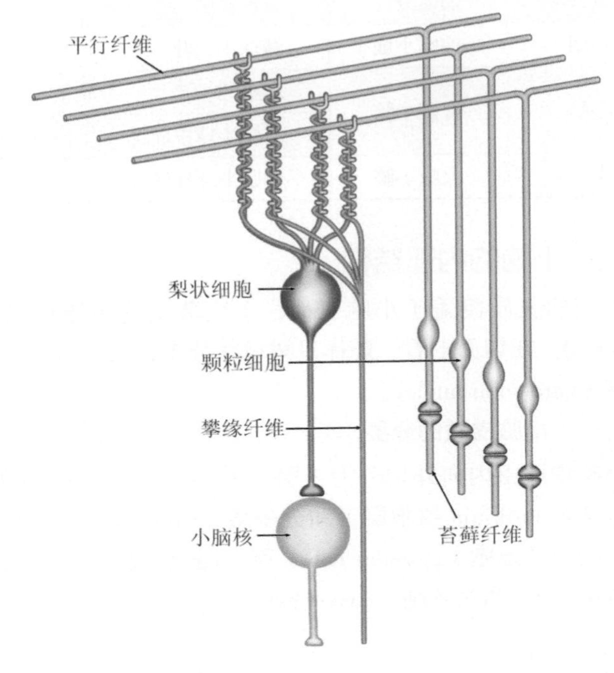

图 17-33　小脑皮质的神经元环路

3. **分子层**（molecular layer）　其主要成分包括大量的梨状细胞的树突、平行纤维（颗粒细胞的轴突形成）、攀缘纤维（来自下橄榄核）及少量的神经元。神经元主要是篮细胞和星形细胞，该两种细胞的轴突与梨状细胞的树突形成抑制性突触。

（二）小脑核

*小脑核共 4 对（图 17-34），从外侧向内侧依次为**齿状核**（dentate nucleus）、**栓状核**（emboliform nucleus）、**球状核**（globus nucleus）和**顶核**（fastigial nucleus），顶核在种系发生中最早出现。齿状核最大，且仅见于哺乳动物，在人类最为发达。其外形与下橄榄核相似，形如皱缩的口袋，袋口朝向内侧。球状核和栓状核合称为**中间核**（interposed nuclei），位于齿状核袋口的内侧。顶核位于第四脑室顶上方，蚓部的白质内。小脑核是小脑的传出神经元，小脑体皮质的梨状细胞定位投射到小脑核，通过小脑核的中继再发出传出纤维离开小脑。小脑体的纵向分区与小脑核有特定的对应投射关系，即蚓部皮质投射到顶核、小脑半球中间部皮质投射到中间核、小脑半球外侧部皮质投射到齿状核。小脑核为兴奋性神经元。

（三）小脑髓质（白质）

小脑的白质由 3 类纤维构成。

1. 小脑皮质梨状细胞发出终止于小脑核的纤维及小脑核投射至小脑皮质的纤维。

2. 相邻小脑叶片间或小脑各叶之间的联络纤维。

3. 联系小脑和小脑以外其他脑区的传入、传出纤维。

主要组成包括小脑的 3 对脚：小脑上、中、下脚。小脑中脚（最大）位于外侧与脑桥相连，小脑下脚位于中脚下内侧（两者边界不易区分）与延髓相连，

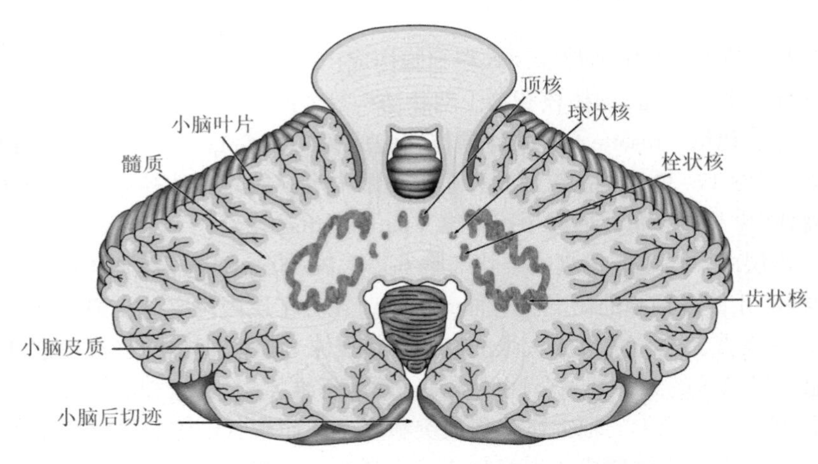

图 17-34　小脑的内部结构（水平面）

小脑上脚（薄板状）位于中脚上内侧与中脑相连。

（1）**小脑下脚**（inferior cerebellar peduncle）：又称**绳状体**（restiform body），连于小脑和延髓、脊髓之间，包含小脑的传入纤维和传出纤维。传入纤维：起于前庭神经或前庭神经核的前庭小脑纤维、起于延髓下橄榄核的橄榄小脑束、延髓网状结构发出的网状小脑束；楔束副核发出的楔小脑束、起于脊髓的脊髓小脑后束。传出纤维：发自绒球和部分小脑蚓部皮质，止于前庭神经核的小脑前庭纤维；起于顶核，止于延髓的顶核延髓束纤维（包括顶核前庭纤维和顶核网状纤维）（表 17–3）。

（2）**小脑中脚**（middle cerebellar peduncle）：又称**脑桥臂**（brachium pontis），为 3 个脚中最粗大者，位于最外侧，连于小脑和脑桥之间。其主要成分为进入小脑的纤维，且几乎全部由对侧脑桥核发出的脑桥小脑纤维构成（表 17–3），只有少许脑桥网状核进入小脑皮质的纤维；小脑传出纤维非常稀少，为小脑至脑桥的纤维。

（3）**小脑上脚**（superior cerebellar peduncle）：又称**结合臂**（brachium conjunctivum），连于小脑和中脑、间脑之间。其主要由起自小脑核，止于对侧红核和背侧丘脑的小脑传出纤维组成；其小脑传入纤维主要有脊髓小脑前束、三叉小脑束及起自顶盖和红核的顶盖小脑束、红核小脑束等（表 17–3）。

三、小脑的纤维联系和功能

（一）▲*前庭小脑（原小脑）

前庭小脑主要接受来自同侧前庭神经核和前庭神经节发出的纤维（图 17–35，表 17–3），经小脑下脚到达绒球小结叶皮质，由该皮质发出的传出纤维直接经小脑下脚投射到同侧的前庭神经核。通过前庭脊髓束和内侧纵束，▲调控躯干肌和眼球外肌的运动神经元，以应答前庭刺激后的肌紧张变化，维持身体平衡，协调眼球运动。

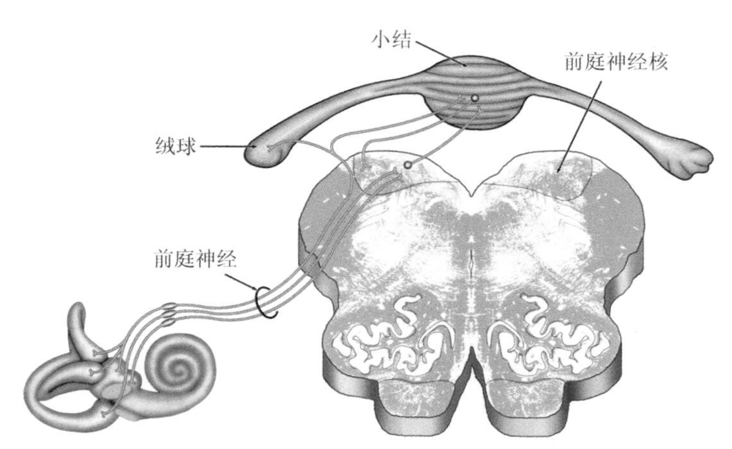

图 17–35　前庭小脑纤维联系

（二）*脊髓小脑（旧小脑）

脊髓小脑主要接受脊髓小脑束（包括脊髓小脑前、后束和楔小脑束）的纤维（图 17–36，表 17–3），经小脑上、下脚到达旧小脑皮质。由蚓部皮质发出的纤维投射至顶核，中继后由顶核发出纤维经小脑下脚投射至同侧前庭神经核和脑干网状结构，通过前庭脊髓束和网状脊髓束调控躯干肌和肢体近端肌肉的肌张力和肌协调。由半球中间部皮质发出的纤维投射至小脑中间核，中间核发出的纤维经小脑上脚投射到对侧红核大细胞部和丘脑腹外侧核，由腹外侧核再投射到大脑皮质运动区，▲通过红核脊髓束和皮质脊髓束调控肢体远端肌肉的肌张力和肌协调。

表 17–3　小脑脚和通过的主要纤维束简表

小脑脚	传入纤维束	传出纤维束
小脑下脚	脊髓小脑后束	绒球小结叶→前庭神经核
	楔小脑束	
	前庭小脑束	顶核→前庭神经核和脑干网状核
	橄榄小脑束	
小脑中脚	脑桥小脑束	
小脑上脚	脊髓小脑前束	中间核、齿状核→红核和丘脑腹外侧核

（三）*大脑小脑（新小脑）

大脑小脑主要接受对侧脑桥核发出的脑桥小脑纤维（图 17–37），该纤维经小脑中脚到达新小脑皮质，由小脑半球外侧部皮质发出的纤维投射至齿状核，齿状核发出纤维经小脑上脚投射至对侧红核小细胞部（再投射到下橄榄核）和丘脑腹外侧核，由腹外侧核再投射到大脑皮质运动区，▲修正大脑皮质运动区起始神经元的活动。▲后经皮质脊髓束调控上、下肢精确运动的计划和协调。

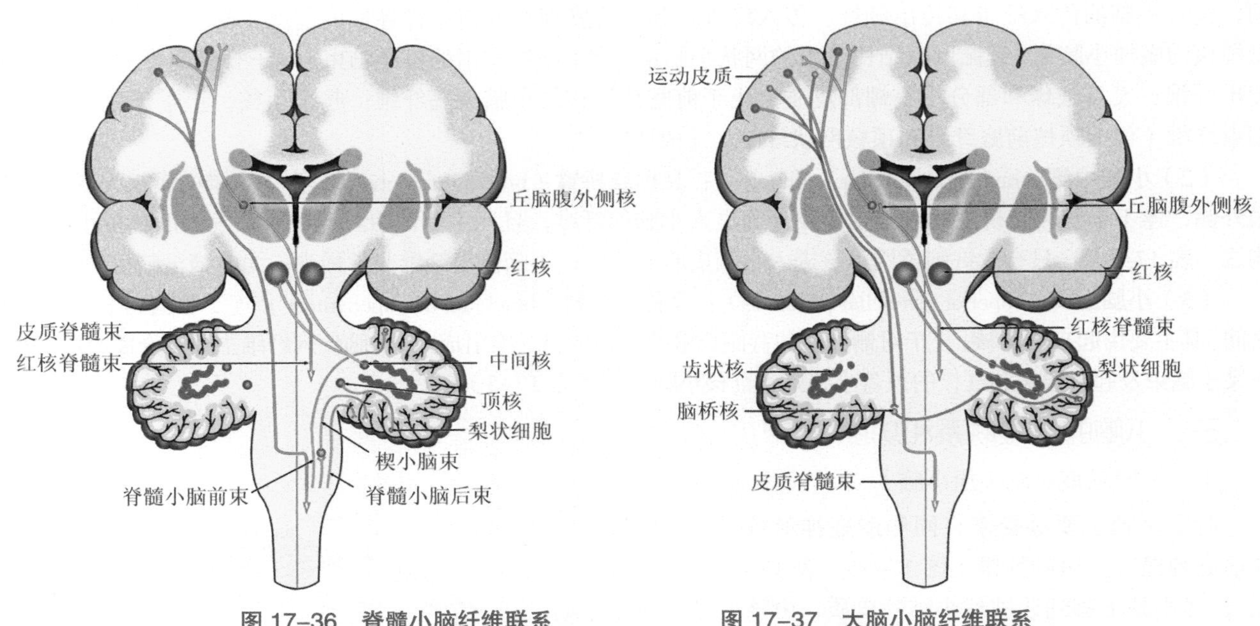

图 17-36 脊髓小脑纤维联系　　图 17-37 大脑小脑纤维联系

四、▲小脑病变的临床联系

（一）原小脑综合征

原小脑综合征主要由于绒球小结叶的病变导致，主要体征为平衡失调（步态不稳）和眼球震颤。因主要影响了与前庭平衡功能有关的中轴肌，患者出现站立时的摇摆、不稳及步距加宽等。常见于儿童绒球小结叶肿瘤。

（二）新小脑综合征

新小脑综合征实际是指小脑半球的病变。因涉及新、旧小脑，患者主要体征为肌张力低下和运动性共济失调。后者可出现辨距不良、意向性震颤、轮替运动障碍和构音障碍（发音不清）等。

小结

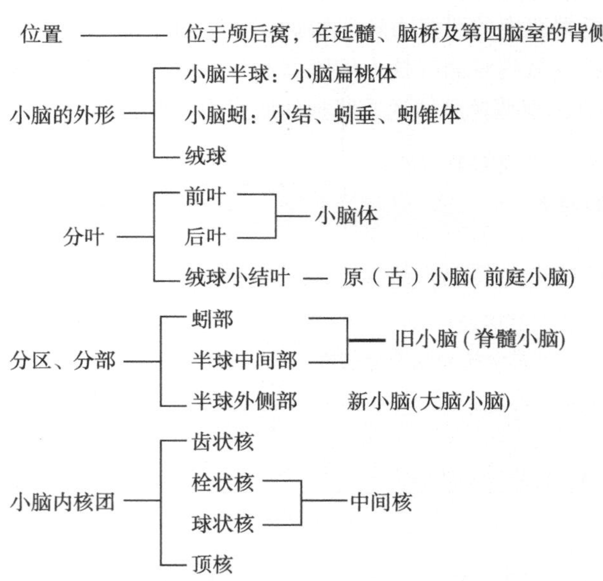

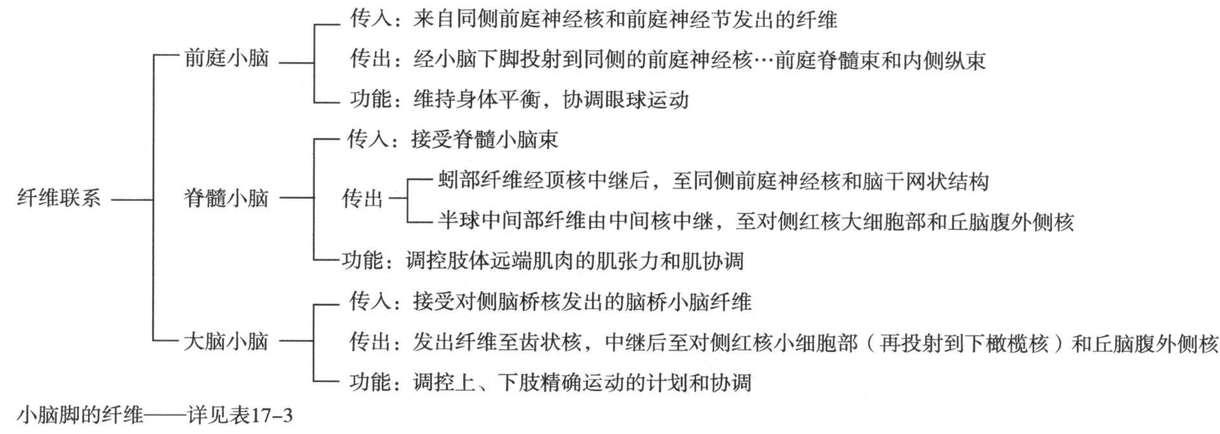

小脑脚的纤维——详见表17-3

第四节　间　脑

★**间脑**（diencephalon）位于中脑和端脑之间，与端脑共同起源于前脑泡。间脑的背侧面和两侧面由高度发展的大脑半球所掩盖，仅部分腹侧面露于脑底。间脑的内腔为一正中矢状面的窄隙，称第三脑室。★间脑可分为背侧丘脑、后丘脑、上丘脑、底丘脑和下丘脑 5 个部分。

一、背侧丘脑

（一）背侧丘脑的位置和外形

背侧丘脑（dorsal thalamus）又称**丘脑**（thalamus），位于间脑的背侧部，是间脑的最大结构（图 17-38）。背侧丘脑的外侧与内囊的后肢紧邻，内侧为第三脑室侧壁，腹侧以**下丘脑沟**（hypothalamic sulcus，连于室间孔和中脑水管上端的浅沟）与下丘脑分界，背外侧与尾状核体、尾相接壤，其间行有白色的纤维束**终纹**（terminal stria），背内侧构成侧脑室前角的底，其内侧缘行有丘脑髓纹。

背侧丘脑为一对卵圆形的灰质团块，前端的突出部分为**丘脑前结节**（anterior thalamic tubercle），后端膨大称**丘脑枕**（pulvinar）。两侧背侧丘脑之间借**丘脑间黏合**（interthalamic adhesion），又称**中间块**（massa intermedia）相连接。

（二）背侧丘脑的内部结构

★在背侧丘脑的水平切面上，“Y”形的白质**内髓板**（internal medullary lamina，含连接两侧背侧丘脑核团的纤维）将丘脑分为三大核群，即在内髓板前方分叉区的**前核群**（anterior nuclear group）、内髓板内侧的**内侧核群**（medial nuclear group）和内髓板外侧的**外侧核群**（lateral nuclear group）（图 17-39，图 17-40）。外侧核群又可分为**背侧组**（dorsal subgroup）和**腹侧组**（ventral subgroup），背侧组由前向后分为背外侧核、后外侧核和枕，★腹侧组由前向后分为**腹前核**（ventral anterior nucleus）、**腹外侧核**（ventral lateral nucleus，又称**腹中间核**）和**腹后核**（ventral posterior nucleus），腹后核又可分为**腹后内侧核**（ventral posteromedial nucleus）和**腹后外侧核**（ventral posterolateral nucleus）。在内髓板内有**板内核群**（intralaminar nuclear group），在第三脑室侧壁的薄层灰质和中间块内有**中线核群**（midline nuclear group），在外侧核群与内囊间有薄层灰质称**丘脑网状核**（thalamic reticular nucleus）。丘脑网状核与外侧核群之间以薄层白质 - 外髓板相分隔。背侧丘脑为皮质下的重要结构，丘脑的大部分核团均与大脑皮质有往返的纤维联系，即丘脑皮质投射和皮质丘脑投射。根据进化和纤维联系，丘脑核团可分为 3 类。

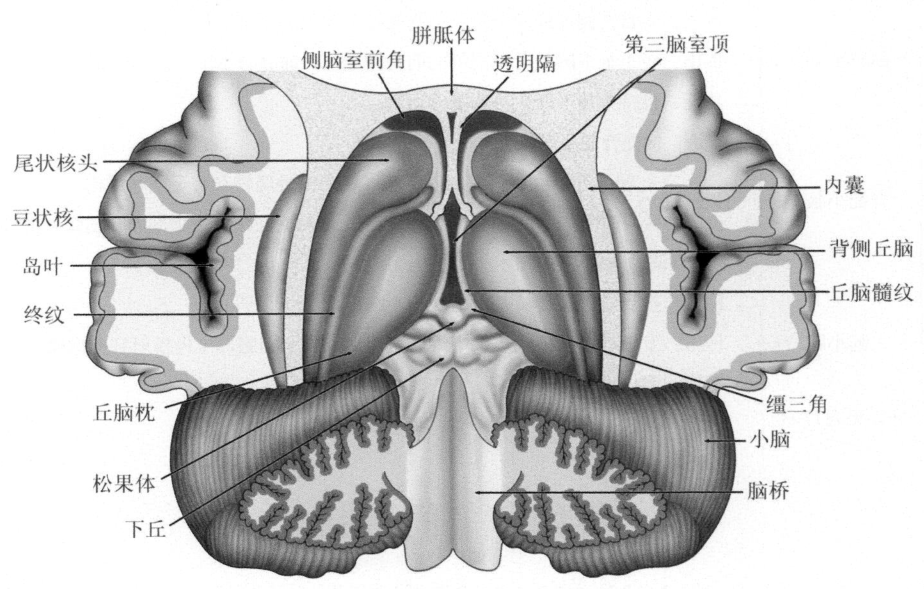

图 17-38 间脑的背侧面

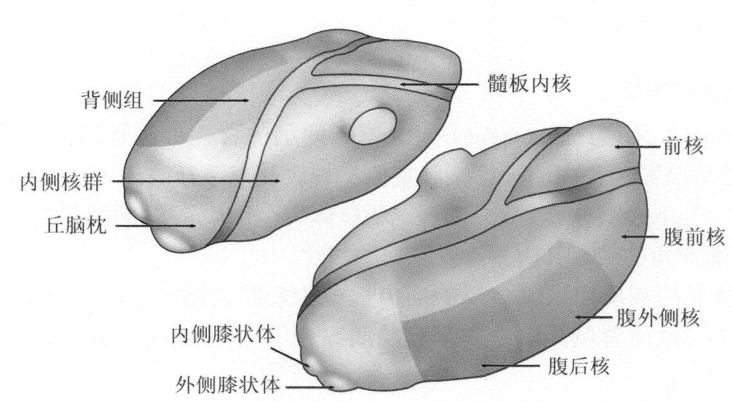

图 17-39 背侧丘脑核群

1. ▲非特异性核团　包括板内核群和中线核群，这些核团进化比较古老，主要接受脑干网状结构的传入，构成上行网状激动系统，与大脑皮质的广泛区域有往返联系，维持机体的清醒状态。

2. ▲★特异性核团　包括腹前核、腹外侧核和腹后核，这些核团进化比较新，主要接受特异性上行传导系统，与大脑皮质的特定区域有往返联系。▲腹前核主要接受苍白球和黑质的传入纤维，腹外侧核主要接受齿状核、苍白球和黑质的传入纤维，经二核的中继后投射至大脑皮质躯体运动区，其中来自腹前核的纤维主要投射至 Brodman 6 区，来自腹外侧核的纤维主要投射至 Brodman 4 区。▲腹前核和腹外侧核作为大脑皮质与小脑、纹状体和黑质之间的主要中继性核团，在躯体运动调控中起重要作用，两者共同组成**运动丘脑**（motor thalamus）。▲腹后内侧核接受三叉丘系和孤束核发出的味觉纤维的传入。▲腹后外侧核接受内侧丘系和脊髓丘系的纤维，定位投射至大脑皮质躯体感觉区（图 17-40）。▲背侧丘脑是仅次于大脑皮质的皮质下感觉中枢，已能感知粗略的痛觉，但确切的定位仍在大脑皮质。▲当背侧丘脑受损时，可引起痛觉过敏、自发性疼痛等表现，并伴有不同的情绪反应。

3. 联络性核团　包括前核群、内侧核群和外侧核群的背侧组，这些核团进化最新，其并不直接接受长上行传导束的传入，但与大脑的联络皮质有丰富的往返联系。丘脑前核与乳头体（通过乳头丘脑束）、海马（通过穹窿）和扣带回有往返联系，内侧核群与前额叶皮质有往返联系，外侧核群背侧组（主要为枕核）与顶、枕、颞叶联络皮质有往返联系。联络性核团与情感、记忆、内脏运动和感觉的整合密切相关。

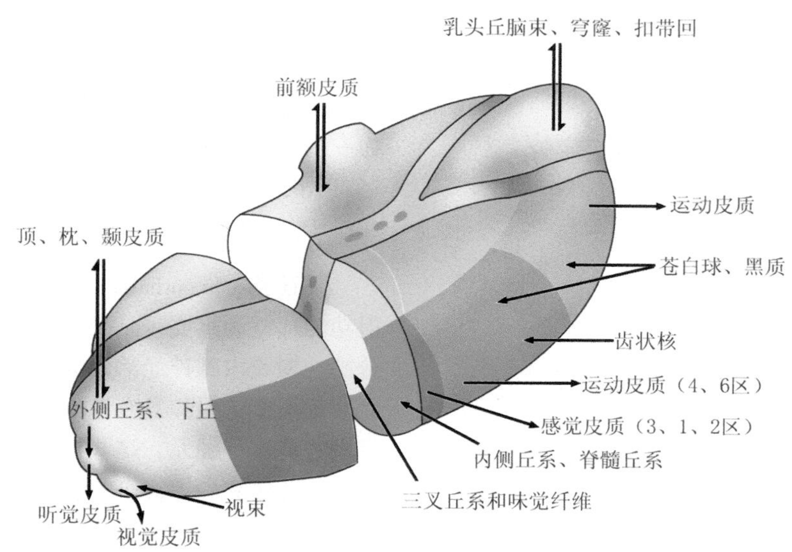

图 17–40　背侧丘脑的纤维联系

二、后丘脑

（一）后丘脑的位置和外形

后丘脑（metathalamus）位于丘脑枕的后下方，★包括 2 个圆丘形结构，位于内侧的称**内侧膝状体**（medial geniculate body），经下丘臂与下丘相连；★位于外侧的称**外侧膝状体**（lateral geniculate body），通过上丘臂连于上丘。

（二）后丘脑的内部结构

内、外侧膝状体均含特异性核团，其中内侧膝状体接受来自下丘臂的听觉传入纤维，投射到颞叶的听觉中枢；外侧膝状体接受来自视束的视觉传入纤维，投射到枕叶的视觉中枢。

三、上丘脑

（一）上丘脑的位置和外形

上丘脑（epithalamus）位于第三脑室顶部的周围，即丘脑背侧面与中脑顶盖前区移行处，从前向后依次为**丘脑髓纹**（thalamic medullary stria）、**缰三角**（habenular trigone）、**缰连合**（habenular commissure）、**松果体**（pineal body）和**后连合**（posterior commissure）。

（二）上丘脑的内部结构

丘脑髓纹为丘脑背侧面和内侧面交界处的纤维束，连接隔核和缰核。**缰核**（habenular nucleus），位于缰三角内，接受来自丘脑髓纹的信息，继而发出**缰核脚间束**（habenulointerpeduncular tract），又称**后屈束**（fasciculus retroflexus）投射到中脑脚间核。缰核为边缘系统与中脑的中继站，与行为和情感相关。缰连合可使两侧缰核相关联。

松果体（pineal body），属内分泌腺，可分泌 5– 羟色胺、去甲肾上腺素和**褪黑激素**（melatonin），在抑制生殖腺成熟、调节生物钟方面起重要作用。一般 16 岁后，松果体钙化，因此可作为 X 线诊断颅内占位病变的一个定位标志。

四、底丘脑

（一）底丘脑的位置和外形

底丘脑（subthalamus），又称腹侧丘脑，位于背侧丘脑的下方，内囊和下丘脑之间，是背侧丘脑和中脑被盖之间的过渡区，外形只能在脑切片上辨认其范围。

（二）底丘脑的内部结构

底丘脑主要由底丘脑核和未定带（图 17–41）组成。**底丘脑核**（subthalamic nucleus）又称 Luys 核，位于黑质内侧部的上方，紧邻内囊的内侧。底丘脑核与内囊外侧面的苍白球之间往返的纤维称**底丘脑束**（subthalamic

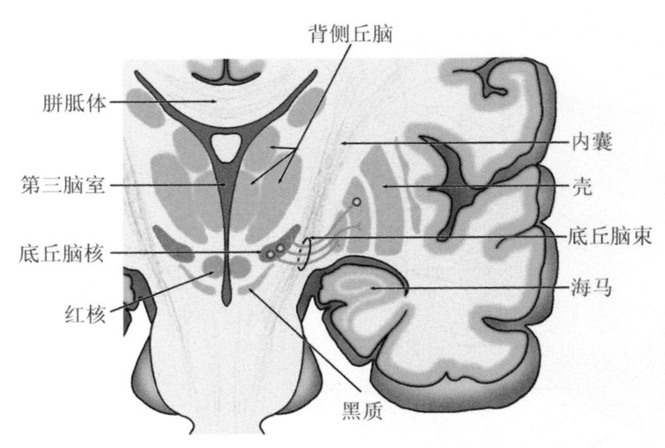

图 17-41 底丘脑核的结构（冠状位）和纤维联系

fasciculus），该纤维束行经内囊。底丘脑核与苍白球同源，是锥体外系的重要结构。其主要功能是抑制苍白球的作用，一侧病变可出现半身颤搐。**未定带**（zona incerta）为一位于底丘脑核背内侧的灰质带，是中脑网状结构头端向上的延续，其向外侧过渡到背侧丘脑网状核。

五、下丘脑

下丘脑（hypothalamus）约占全脑重量的 0.5%，但功能却极为重要，是维持机体内环境稳定、调控内分泌功能及内脏神经活动的关键部位。下丘脑的神经元数量不多，但却具有广泛而复杂的联系，下丘脑具有一些特殊神经元，这些神经元既具有一般神经元的特点（有树突和轴突，神经元之间的突触联系依靠神经递质），同时还具有内分泌细胞的特点（能合成和分泌激素），故称为神经内分泌细胞。

（一）下丘脑的位置和外形

★下丘脑位于下丘脑沟腹侧，构成第三脑室侧壁的下份和底壁。从脑的底面看，下丘脑从前向后包括**视交叉**（optic chiasma）、**灰结节**（tuber cinereum）和**乳头体**（mamillary body）。视交叉向后延伸为**视束**（optic tract），灰结节向前下方形成中空的圆锥状部分称**漏斗**（infundibulum），灰结节与漏斗移行部的上端膨大处称**正中隆起**（median eminence）；漏斗下端与垂体相连。

（二）下丘脑的分区及主要核团

▲★下丘脑从前向后横向分为 4 区，分别为**视前区**（preoptic region），位于视交叉前缘与前连合连线以前的部分）、**视上区**（supraoptic region，位于视交叉上方）、**结节区**（tuberal region，位于灰结节内及其上方）和**乳头体区**（mamillary region，位于乳头体内及其上方）。★由内侧向外侧纵向分为 3 带，**室周带**（periventricular zone，位于第三脑室室管膜下的薄层灰质）、**内侧带**（medial zone）和**外侧带**（lateral zone），后两者分别位于穹窿柱和乳头丘脑束的内侧和外侧。

★下丘脑的主要核团（图 17-42）：位于视上区的**视交叉上核**（suprachiasmatic nucleus）、**室旁核**（paraventricular nucleus）、**视上核**（supraoptic nucleus）和**前核**（anterior nucleus），位于结节区的**漏斗核**（infundibular nucleus，哺乳动物又称弓状核）、**背内侧核**（dorsomedial nucleus）和**腹内侧核**（ventromedial nucleus），位于乳头体区的**乳头体核**（mamillary nucleus）和**后核**（posterior nucleus）。

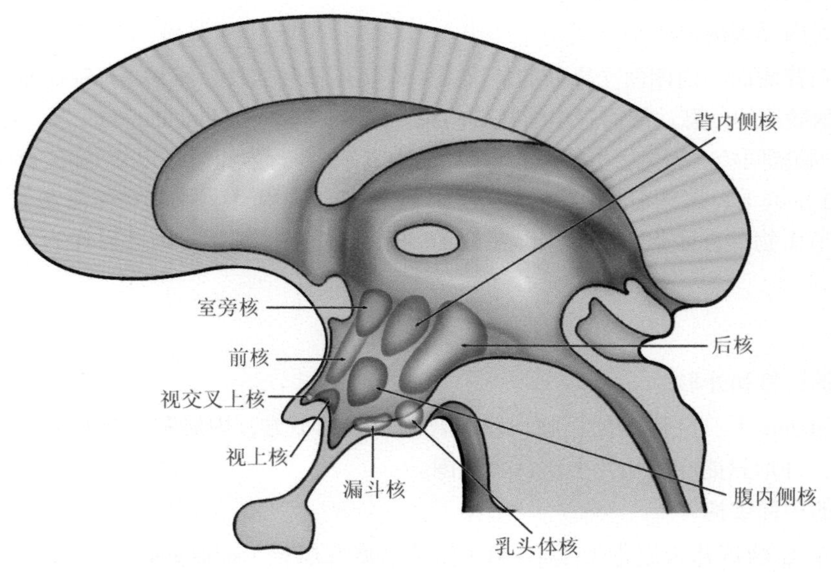

图 17-42 下丘脑的主要核团（矢状位）

（三）下丘脑的主要纤维联系

下丘脑具有广泛而复杂的纤维联系（图 17–43，图 17–44）。

1. ▲★与垂体的联系，由视上核和室旁核合成分泌的抗利尿激素（ADH）与催产素经**视上垂体束**（supraopticohypophyseal tract）投射到神经垂体，在此储存并在需要时释放入血液；由漏斗核及邻近室周区合成分泌的多种激素释放因子或抑制因子经**结节漏斗束**（tuberohypophyseal tract）投射到垂体门脉系统，调控腺垂体的内分泌功能。

2. ▲与边缘系统的联系，借穹窿将海马结构和乳头体核相联系；借**前脑内侧束**（medial forebrain bundle）将隔区、下丘脑（横贯下丘脑外侧区）和中脑被盖相联系；借终纹将隔区、下丘脑和杏仁体相联系。

3. ▲与背侧丘脑、脑干和脊髓的联系，乳头体和丘脑前核通过**乳头丘脑束**（mamillothalamic tract）相联系；乳头体和中脑被盖通过**乳头被盖束**（mamillotegmental tract）相联系；**背侧纵束**（dorsal longitudinal fasciculus）联系下丘脑和脑干的副交感节前神经元；**下丘脑脊髓束**（hypothalamospinal tract）联系下丘脑和脊髓的交感节前神经元、骶髓的副交感节前神经元。

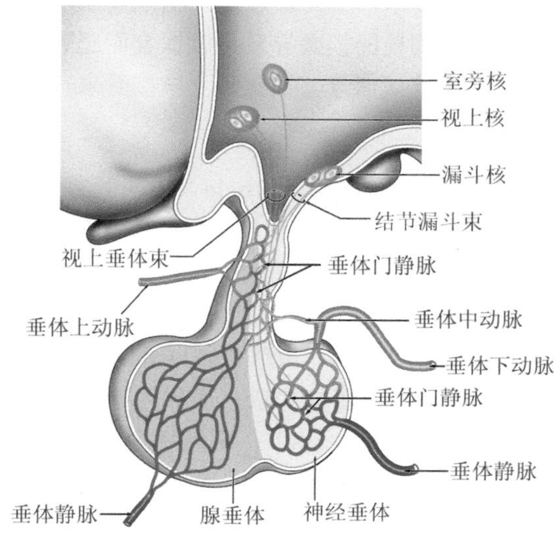

图 17–43 下丘脑与腺垂体和神经垂体的联系

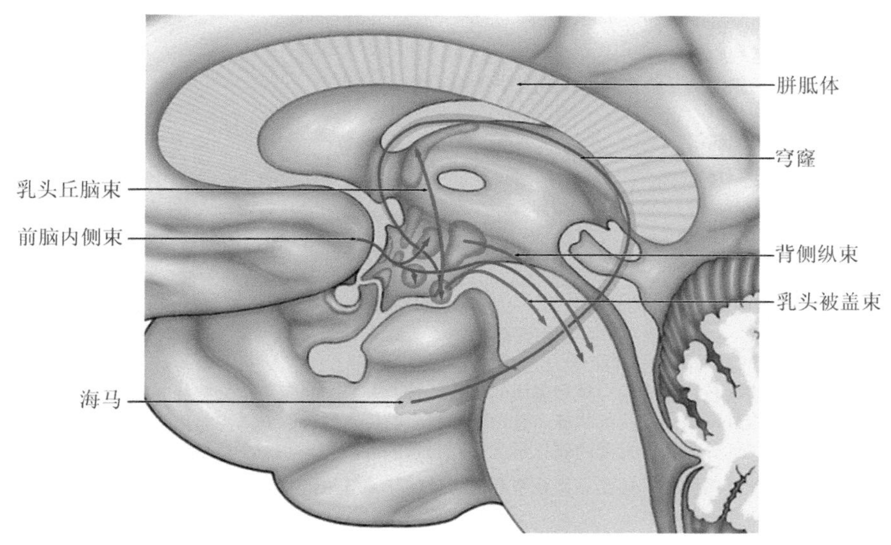

图 17–44 下丘脑的纤维联系

（四）下丘脑的功能与临床联系

1. *神经内分泌中心* 下丘脑是脑控制内分泌的重要结构。通过与垂体的密切联系，将神经调节与激素调节融为一体。下丘脑通过功能性轴系全面调控内分泌。主要轴系为下丘脑－垂体－甲状腺轴系、下丘脑－垂体－性腺轴系和下丘脑－垂体－肾上腺轴系。轴系的概念拓展了与临床联系的思路：如突眼的患者是下丘脑－垂体－甲状腺轴系病变，可按此轴系考虑是甲状腺、垂体的病变，还是下丘脑某个地方的病变造成。

2. *自主神经的调节* 下丘脑是调节交感与副交感活动的主要皮质下中枢。下丘脑前区内侧使副交感神经系统兴奋，下丘脑后区外侧使交感神经系统兴奋，通过背侧纵束和下丘脑脊髓束调控脑干和脊髓的自主神经。

3. *体温调节* 下丘脑前区（含前核）对体温升高敏感，启动散热机制，包括排汗及扩张表皮血管；损毁此区导致高热。下丘脑后区（含后核）对体温降低敏感，启动产热机制，损毁此区导致变温症（体温随环境改变）。

4. 食物摄入调节　通过下丘脑饱食中枢（下丘脑腹内侧核）和摄食中枢（下丘脑外侧部）调节摄食行为，下丘脑腹内侧核的损毁导致过度饮食而肥胖，下丘脑外侧区损毁导致禁食而消瘦。

5. 昼夜节律调节　视交叉上核接受来自视网膜的传入而调节昼夜节律。

六、第三脑室

★**第三脑室**（third ventricle）是两侧背侧丘脑和下丘脑之间的狭窄腔隙。★其前部通过室间孔与左右侧脑室相通，向后经中脑水管与第四脑室相通。第三脑室的顶为两侧丘脑髓纹之间的薄层脉络组织，此处脉络组织的内面有两条前后纵行的血管丛，顶着室管膜突入第三脑室，形成第三脑室脉络丛，并在室间孔处与侧脑室脉络丛相连续；底由视交叉、灰结节、漏斗和乳头体构成，其中室腔延入漏斗称**漏斗隐窝**（infundibular recess）；前界的下部由**终板**（lamina terminalis，视交叉前上方的薄白质板）构成，上部由**前连合**（anterior commissure）和穹窿柱构成；后界为松果体和**后连合**（posterior commissure），其中室腔突入松果体柄内称**松果体隐窝**（pineal recess）；两侧壁为背侧丘脑和下丘脑。

小结

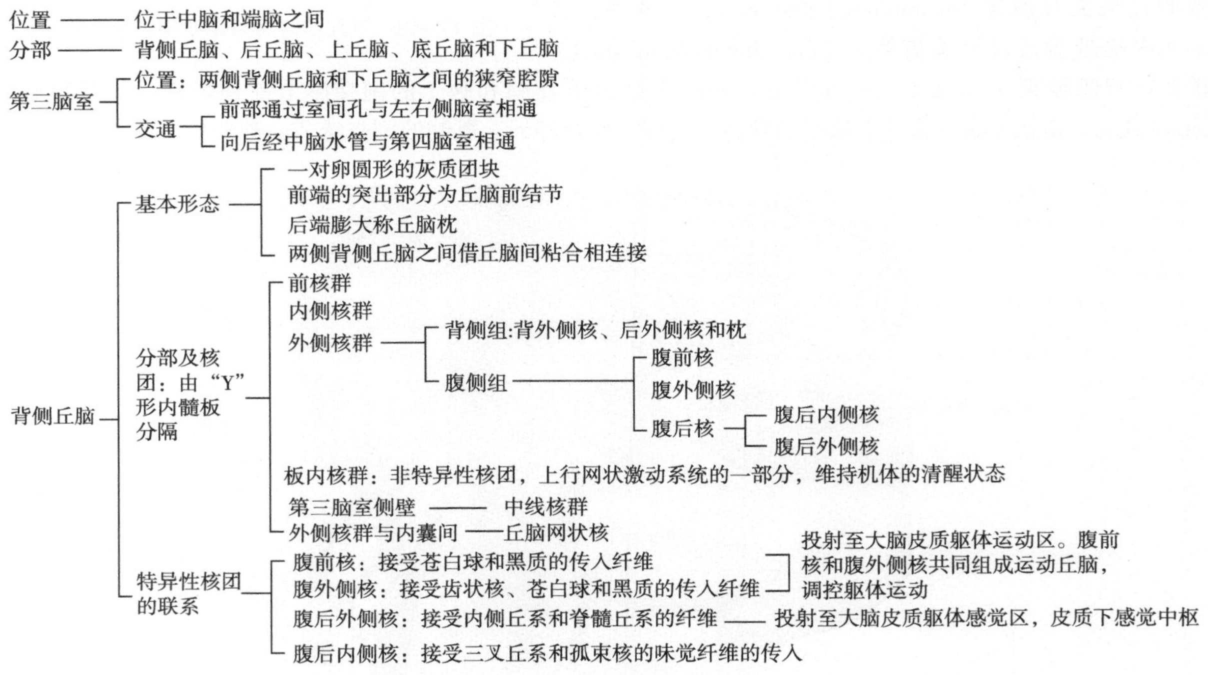

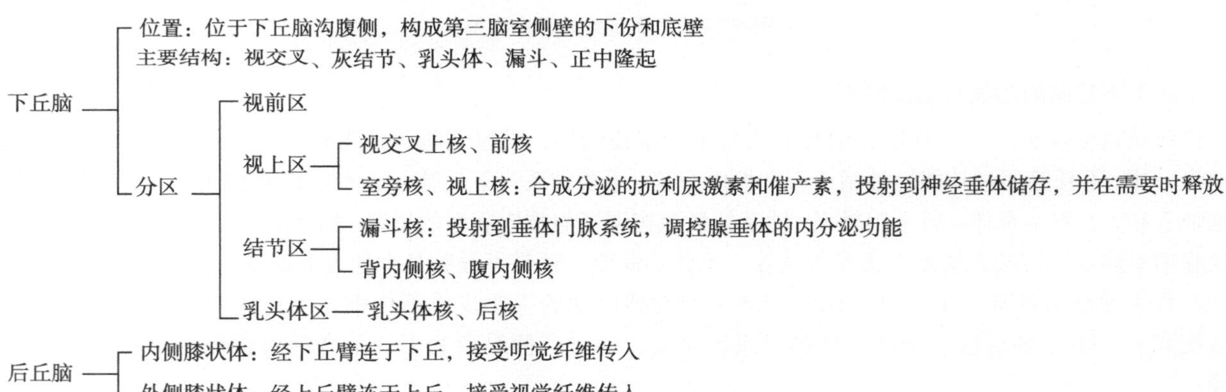

第五节　端　脑

端脑（telencephalon），即大脑，由前脑泡演化而来，两侧高度发育，向外膨出形成左、右大脑半球。端脑表面成层分布的灰质，称大脑皮质；皮质深方的白质，为大脑髓质；包埋在白质当中，靠近脑底面的灰质核团，称基底核。大脑半球内的腔隙为侧脑室。

一、端脑的外形和分叶

端脑在颅内发育时，由于大脑半球的表面积迅速增大，且其增大速度较颅骨快，加之大脑半球内各部发育速度不均，发育快的部分则隆起，发育慢的部分则陷入，因而形成端脑凹凸不平的外表，凹陷处为**大脑沟**（cerebral sulci），沟间的隆起为**大脑回**（cerebral gyrus）。左、右大脑半球间为**大脑纵裂**（cerebral longitudinal fissure），纵裂的底为**胼胝体**（corpus callosum），端脑和小脑间为**大脑横裂**（cerebral transverse fissure）。大脑半球分为外侧面、内侧面和底面，外侧面与内侧面和底面分别以上缘和下缘为界。

（一）大脑半球外侧面

★大脑半球外侧面由外侧沟、中央沟和两条假想的连线分为额叶、顶叶、枕叶、颞叶和岛叶（图17-45）。★**外侧沟**（lateral sulcus）起于大脑半球下面，行向后上方。★**中央沟**（central sulcus）起于大脑半球中点稍后方，斜向前下方，下端与外侧沟隔一脑回，上端延伸至大脑半球内侧面。★两条假想的连线：**顶枕沟**（parietooccipital sulcus，顶枕沟与上缘的交界处）和**枕前切迹**（preoccipital incisure，枕极前下缘约4cm处）的连线及此线中点与外侧沟末端的连线。★中央沟分界了**额叶**（frontal lobe）和**顶叶**（parietal lobe），外侧沟分界了**颞叶**（temporal lobe）和额叶及部分顶叶，假想连线分界了**枕叶**（occipital lobe）和顶叶及颞叶。★**岛叶**（insular lobe）位于外侧沟的底。

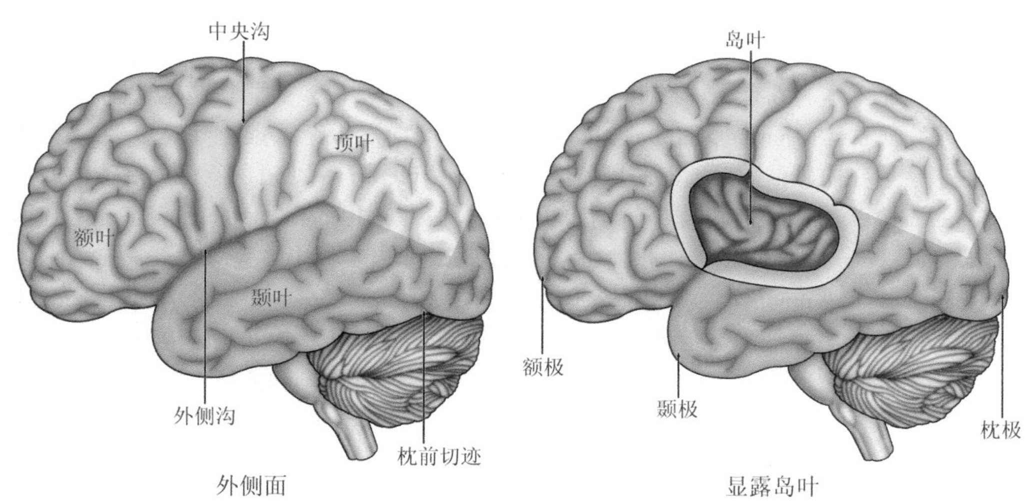

图17-45　端脑的分叶

额叶的前端称**额极**（frontal pole）。额叶由中央前沟（位于中央沟前方并与之伴行）、额上沟和额下沟（与大脑半球上缘平行）分为★**中央前回**（precentral gyrus，中央沟和中央前沟之间）、**额上回**（superior frontal gyrus，额上沟上方）、**额中回**（middle frontal gyrus，额上、下沟之间）和**额下回**（inferior frontal gyrus，额下沟和外侧沟之间）。**顶叶**由中央后沟（位于中央沟后方并与之伴行）和顶内沟（与大脑半球上缘平行）分为★**中央后回**（postcentral gyrus，中央沟和中央后沟之间）、**顶上小叶**（superior parietal lobule，顶内沟上方）和**顶下小叶**（inferior parietal lobule，顶内沟下方），顶下小叶又分为**缘上回**（supramarginal gyrus，包绕外侧沟末端）和★**角回**（angular gyrus，包绕颞上沟末端）。大脑半球侧面观形似拳击手套，指向下方的拇指相当于颞叶。

颞叶的前端称**颞极**（temporal pole），由颞上沟和颞下沟（平行于外侧沟）分为**颞上回**（superior temporal gyrus，颞上沟上方）、**★颞横回**（transverse temporal gyrus，颞上回转入外侧沟的横行小回）、**颞中回**（middle temporal gyrus，颞上、下沟之间）和**颞下回**（inferior temporal gyrus，颞下沟下方）。**枕叶**（occipital lobe）相对较小，位于半球后部，形似三角形，枕叶后端称**枕极**（occipital pole）。岛叶呈三角形岛状，被岛盖（为额叶、顶叶和颞叶覆盖岛叶的部分）所掩盖（图 17–46）。

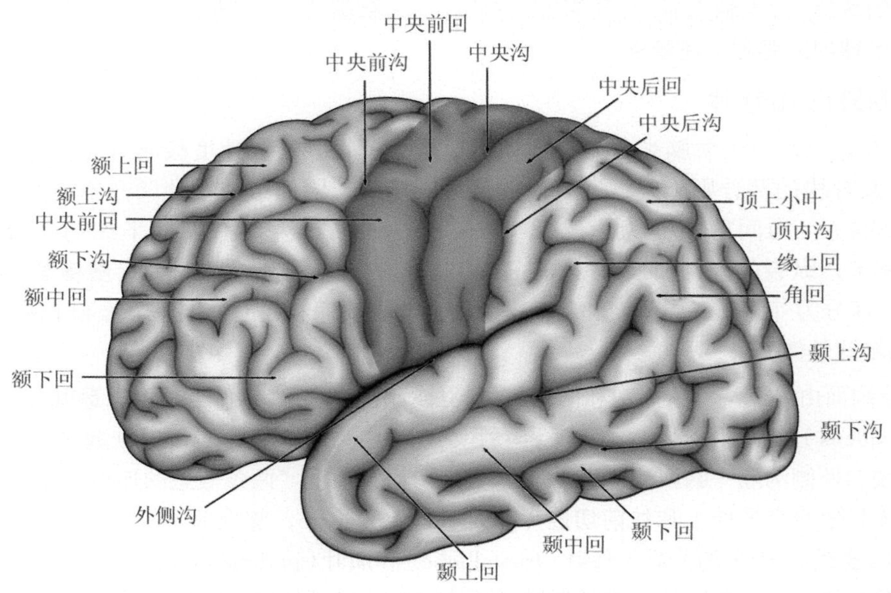

图 17–46 端脑的外形（外侧面）

（二）大脑半球内侧面和底面

额、顶、枕和颞叶均延伸到大脑半球的内侧面（图 17–47）。位于大脑半球内侧面中部的为前后方向略呈弓形的胼胝体，胼胝体下方有一弓形走行的粗大纤维束，称穹窿。胼胝体与穹窿间的薄层组织为透明隔。在胼胝体后方有**顶枕沟**（parietooccipital sulcus）（自前下向后上至枕前上切迹）和**★距状沟**（calcarine sulcus，向后至枕极）。在胼胝体的背面有**胼胝体沟**（callosal sulcus），绕过胼胝体的后方向前下移行为**海马沟**（hippocampal sulcus）。在距状沟的前方有与海马沟平行的**侧副沟**（collateral sulcus）。在胼胝体沟的上方，有与之平行的**扣带沟**（cingulate sulcus），此沟在额叶后部发出短升支称**中央旁沟**（paracentral sulcus），末端转向背侧称**边缘支**（marginal ramus）。中央前、后回移行至内侧面的部分（中央旁沟和边缘支之间）为**★中央旁小叶**（paracentral lobule）。顶枕沟与距状沟之间为**楔叶**（cuneus），距状沟和侧副沟后部之间为**舌回**（lingual gyrus）。胼胝体沟和扣带沟之间为**扣带回**（cingulate gyrus），海马沟和侧副沟之间为**海马旁回**（parahippocampal gyrus），海马旁回前端弯曲称**★钩**（uncus，又称海马旁回钩），海马沟突入侧脑室下角底壁形成的弓形隆起，称**海马**（hippocampus）。

额叶底面又称额叶眶部（图 17–48），内有纵行的沟，称**嗅沟**（olfactory sulcus），沟内侧部称为**直回**（gyrus rectus），外侧部总称为**眶回**（orbital gyrus）。嗅沟内容纳**嗅束**（olfactory tract），嗅束前端膨大为**嗅球**（olfactory bulb，与嗅神经相连），嗅束向后扩大为**嗅三角**（olfactory trigone），由此分出**内侧嗅纹**（medial olfactory stria）和**外侧嗅纹**（lateral olfactory stria），外侧嗅纹将嗅觉传至海马旁回前部和钩等嗅觉高级中枢。嗅三角与视束之间为**前穿质**（anterior perforated substance），内有许多血管穿入脑实质。

二、大脑皮质

大脑皮质（cerebral cortex）是大脑半球表面的一层灰质（面积约 0.2m^2），平均厚度约 2.5mm，最厚的为中央前回运动区（4.5mm），最薄的为视觉区（1.5mm）。大脑皮质为人类高级神经活动的基础，是各种功能活动的最高级调节者。

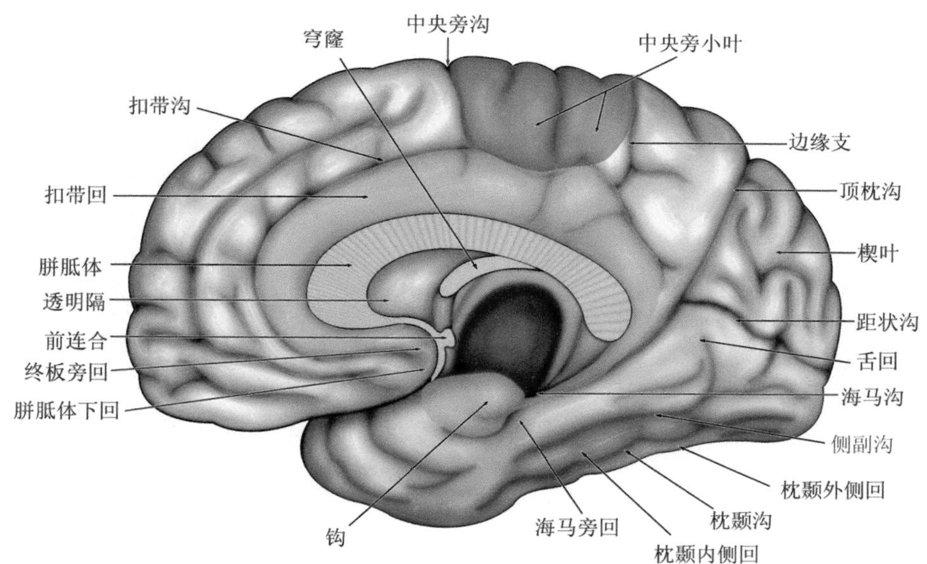

图 17-47　端脑的外形（内侧面）

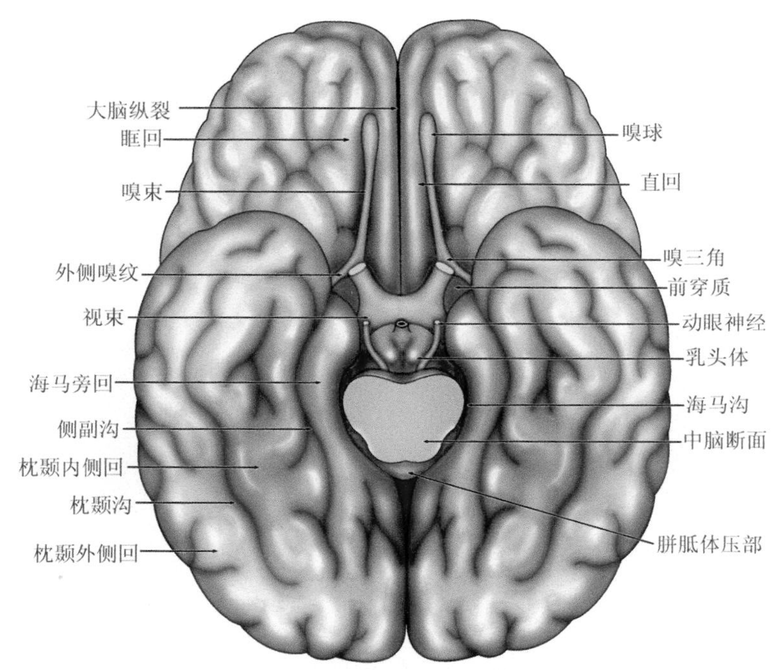

图 17-48　端脑外形（底面）

（一）大脑皮质的细胞构筑

1. *大脑皮质神经元*　大脑皮质的神经元为多极神经元，主要可分为 5 类：**锥体细胞**（pyramidal cell）、**颗粒细胞或星形细胞**（granular cell 或 stellate cell）、**梭形细胞**（fusiform cell）、**水平细胞**（horizontal cell）和 Martinotti 细胞。其中锥体细胞和梭形细胞属投射神经元（数量占皮质神经元半数以上），而颗粒细胞、水平细胞和 Martinotti 细胞属中间神经元。

依据进化，大脑皮质可分为**原皮质**（archicortex，海马和齿状回）、**旧皮质**（paleocortex，嗅脑）和**新皮质**（neocortex，占大脑皮质的 96% 以上）。而原、旧皮质和新皮质过渡区称为**中间皮质**（mesocortex，扣带回、海马旁回）。大脑皮质神经元是以分层方式排列，原皮质和旧皮质分为 3 层，新皮质分为 6 层，而过渡区的中间皮质可分为 4~6 层。

2. *新皮质分层*（图 17-49）　新皮质由浅入深的 6 层结构是：**Ⅰ分子层**（molecular layer），主要是水平细胞；**Ⅱ外颗粒层**（external granular layer，主要是颗粒细胞）；**Ⅲ外锥体细胞层**（external pyramidal layer，主要是中、

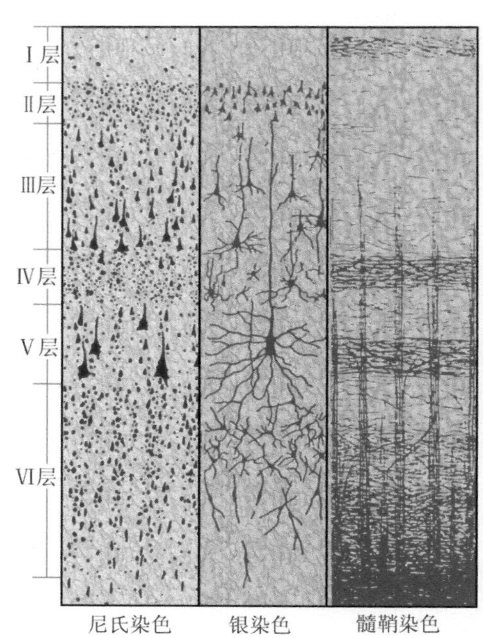

图 17-49　大脑新皮质的分层

小型锥体细胞）；**Ⅳ内颗粒层**（internal granular layer，主要是星形细胞）；**Ⅴ内锥体细胞层**（internal pyramidal layer），主要是大、中型锥体细胞，中央前回有巨型锥体细胞，即 Betz 细胞；**Ⅵ多形细胞层**（polymorphic layer），主要是梭形细胞和 Martinotti 细胞。以内颗粒层为界，新皮质又可分为颗粒上层（Ⅰ～Ⅲ层）和颗粒下层（Ⅴ、Ⅵ层）。颗粒上层发育最晚，是新皮质的特征（原皮质和旧皮质无此层），该层接受和发出大量的联络纤维，实现皮质内的联系，该层发育不好，往往患有白痴。内颗粒层主要接受来自间脑的特异性传入纤维。颗粒下层主要发出投射纤维（包括发自Ⅴ层的皮质核束、皮质脊髓束、皮质纹体束和发自Ⅵ层的皮质丘脑束）联系皮质下结构，调控躯体和内脏的活动。

3. **垂直柱**（vertical column）　是指与软膜面垂直并贯穿大脑皮质全层，直径约为 300μm（可占数个神经元的宽度）的柱状结构，柱内包括传入纤维、传出纤维、联络纤维和投射神经元、中间神经元，以构成柱内回路，可认为是大脑皮质的基本功能单位。

4. **大脑皮质的分区**　虽然 6 层型的新皮质是大脑皮质的基本构筑形式，但不同区域皮质厚薄及纤维疏密均有不同，学者们依据大脑皮质的细胞构筑将全部皮质分为若干区，现广为采用的是 1909 年 Brodmann 命名的 52 区（图 17-50）。

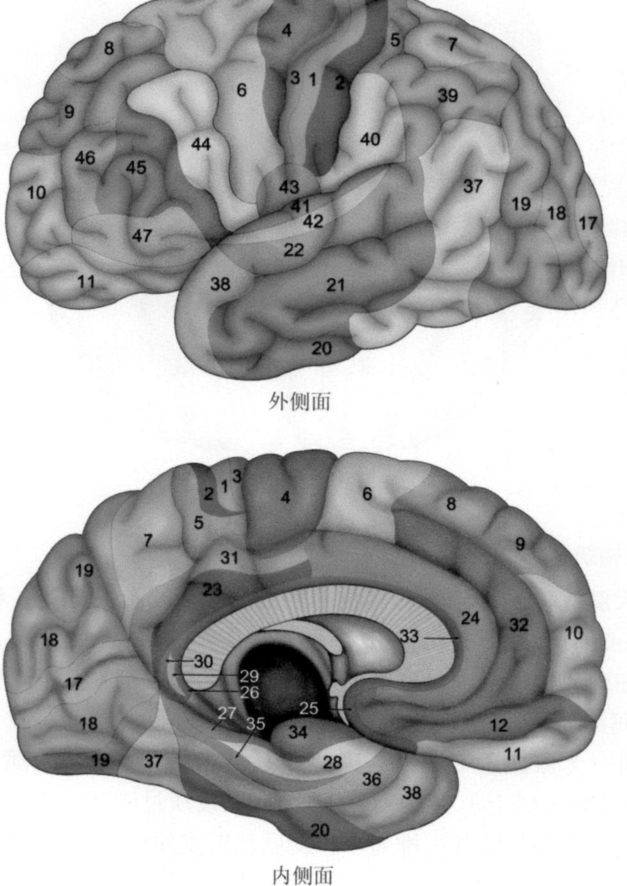

图 17-50　大脑皮质的分区（Brodmann 分区）

（二）▲大脑皮质的功能定位

随着动物的不断进化，人类的大脑皮质得到高度发展，并特化出具有定位关系的皮质功能区（即中枢）。这些皮质区为执行某种功能的核心部分，但其他皮质也有类似功能。当某一中枢损伤后，其余相关皮质区也可在一定程度上代偿其功能。因此，皮质的功能定位是相对的。

1. ★**第 1 躯体运动区**（primary somatomotor area，4、6 区）　位于中央前回和中央旁小叶前部（图 17–51）。该区接受中央后回和丘脑腹前核、腹外侧核和腹后核的纤维传入，此区神经元发出纤维组成锥体束，调控躯体随意运动。特点：①第Ⅴ层有巨大的锥体细胞（Betz 细胞），由其发出的皮质脊髓束与脊髓前角细胞有直接的突触联系；②定位关系为倒置人体，头部正位，中央前回最上部和中央旁小叶前部与会阴及下肢运动相关，中部与躯干及上肢运动相关，下部与面、舌、咽、喉运动相关；③身体各部投影区大小取决于运动功能的复杂性和精细程度，运动越复杂越精细的部位，其在躯体运动区的投影范围越大，而与形体大小无关，如手（尤其拇指）和口的形体比下肢小，但因其功能的复杂性而在中央前回的投影区明显较下肢为大；④左右交叉，一侧皮质运动区支配对侧肢体运动，该区一侧损伤可致对侧偏瘫。但一些与联合运动有关的肌受双侧大脑皮质运动区支配，如眼球外肌、咽喉肌、咀嚼肌和躯干肌。

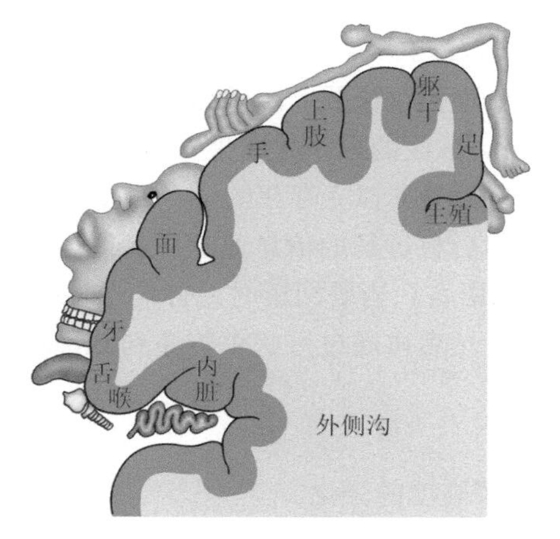

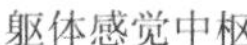
躯体感觉中枢

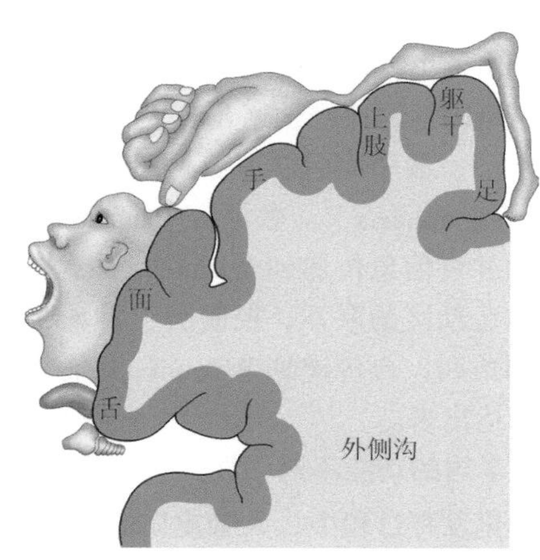

躯体运动中枢

图 17–51　大脑皮质的功能定位

此外，还有**运动前区**（premotor area，6 区）和**补充运动区**（supplimentary motor area，6 区）。运动前区位于中央前回前方，主要调控躯干肌的相关运动。补充运动区位于中央旁小叶前方，主要计划复杂运动的完成序列和协调两侧的运动。这两区损伤并不引起瘫痪。

2. ★**第 1 躯体感觉区**（primary somatosensory area，3、1、2 区）　位于中央后回和中央旁小叶后部（图 17–51）。该区接受背侧丘脑腹后核的纤维，精确感受对侧半身痛、温、触压觉及位置觉、运动觉。也发出纤维组成锥体束。该区特点与躯体运动区相似：①倒置人体，头部正位；②左右交叉；③身体各部投影区大小取决于感觉敏感程度，如手指和唇感觉最为敏锐，因此其在躯体感觉区的投影范围也最大。

另外，还有**次级躯体感觉区**（second somatosensory area），该区位于中央前回和中央后回下面的岛盖皮质，该区损伤可致对侧偏身感觉障碍（43 区）。

3. ★**视觉区**（visual area，17 区）　位于枕叶距状沟两侧的皮质（楔叶下部和舌回上部）。该区接受来自外侧膝状体的纤维传入，距状沟上方的视皮质接受下部视野的冲动，距状沟下方接受上部视野的冲动。一侧视觉区接受同侧视网膜颞侧半和对侧视网膜鼻侧半的视觉冲动。一侧视觉区的损伤可引起双眼对侧半视野同向性偏盲，但不影响黄斑区视觉（黄斑回避），瞳孔对光反射不消失。

4. ★**听觉区**（auditory area，41、42 区）　位于颞叶的颞横回。该区接受来自内侧膝状体的纤维传入。一侧听觉区接受双侧耳的听觉冲动。一侧听觉区的损伤会出现声音方向感障碍，但听力减弱甚微（不致引起全聋）。

5. **嗅觉区**（olfactory area，34 区）　通常认为其位于海马旁回钩的内侧部及邻近皮质。

6. **味觉区**（gustatory area，43 区）　目前尚未完全确定，通常认为其位于顶叶岛盖及岛周皮质。接受来自背侧丘脑腹后内侧核的味觉冲动。

7. **平衡觉区**（vestibular area，2 区） 其确切位置目前尚难以确定，有研究者认为此区位于中央后回的下部头面投影区，接受来自背侧丘脑腹后外侧核的平衡觉冲动。

人类大脑皮质与动物的本质区别在于能进行思维和意识等高级神经活动，并通过语言进行表达。由此人类的大脑皮质特化了相应的语言中枢，主要包括说话、听话、阅读和书写四个语言区。

8. **★运动性语言中枢**（motor speech area，44、45 区） 又称说话中枢，位于额下回后部，靠近中央前回的口部代表区，又称 Broca 区。其主要功能是对语言的表述。该区损伤，患者虽能发音但不能说出完整且有意义的句子，称★**运动性失语**。

9. **★听觉性语言中枢**（auditory speech area，22 区） 又称听话中枢，位于颞上回后部，靠近听觉区。其主要功能是对语言的理解。该区损伤，患者虽能听到声音，但不能理解别人和自己讲话的意思，即所答非所问，称★**感觉性失语**。

10. **★视觉性语言中枢**（visual speech area，39 区） 又称阅读中枢，位于角回，靠近视觉区。其主要功能是对字义的理解。该区损伤，患者视觉无障碍，但读不懂字义和句义，称★失读症。

11. **▲★书写中枢**（writing area，8 区） 位于额中回后部，靠近中央前回手部代表区。其主要功能是书写与绘画。该区损伤，患者手的运动虽很正常，但书写、绘图出现障碍，称★失写症。

Wernicke 区是以德国神经学家 Karl Wernicke 的名字命名的，最初仅指颞上回后部（22 区），现扩展为顶、枕、颞交界区的颞上回、颞中回后部、缘上回和角回（图 17-52）。该区的损伤将产生感觉性失语或称 **Wernicke 失语**（Wernicke’s aphasia）。各语言中枢间有着密切的联系，而并非孤立存在的。当回答问话时，首先听觉区接受听觉冲动并将信息传递到 Wernicke 区，信息被理解，然后将理解的信息通过弓状束传递到 Broca 区，在此通过与躯体运动区的联系，控制唇、舌、喉肌的运动形成语言。当要阅读时，首先视觉区接受文字或图像信息并传递到角回，再传递到 Wernicke 区，使信息被理解，然后再通过弓状束传递到 Broca 区，进而可以顺畅地用语言表达出来。

（三）大脑半球的功能不对称性

在长期的进化发育过程中，大脑皮质的结构和功能都得到了高度的分化。

所谓的优势半球（有语言中枢的半球）已被大脑半球特化区的概念所替代。左侧大脑半球与语言的理解和表达、数字的计算分析密切相关，右侧大脑半球感知非语言信息、音乐图形和视觉的空间性。因此，左、右大脑半球的功能不对称且各有优势（图 17-53）。

三、侧脑室和基底核

（一）侧脑室

侧脑室（lateral ventricle）位于大脑半球内（图 17-54），左、右各一（又称第一、第二脑室），内充满脑脊液。★侧脑室可分为 4 部，位于顶叶内的水平裂隙称中央部，并由此发出 3 个角；前角自室间孔（位于穹窿与丘脑前结节之间）水平伸入额叶；后角伸入枕叶，距状沟在后角内侧壁产生一个压迹称禽距；★下角伸入颞叶（达海马旁回钩处），其底壁有海马。侧脑室脉络丛位于中央部和下角，并通过室间孔与第三脑室脉络丛相连。

1. *第五脑室* 即**透明隔腔**（cavum septi pellucidi），为位于左右侧透明隔之间的狭窄间隙，此间隙通常闭合，不与其他脑室相通。此腔在胚胎期存在，但 85% 以上的人，在生后 3~6 个月闭合，只有约不到 20% 的成人脑内仍然存在此腔。

2. *第六脑室* 即 **Vergae 腔**（cavum Vergae）或**穹窿腔**（cavum fornicis），为透明隔腔向后的延伸，位于穹窿连合与胼胝体后部之间，Vergae 腔与透明隔腔以穹窿柱相分界。此结构可存在于 30% 左右的新生儿及不到 1% 的成人脑内。

尽管透明隔腔和 Vergae 腔分别称为第五和第六脑室，但因均不含有脉络丛，所以并不属于真正的脑室。

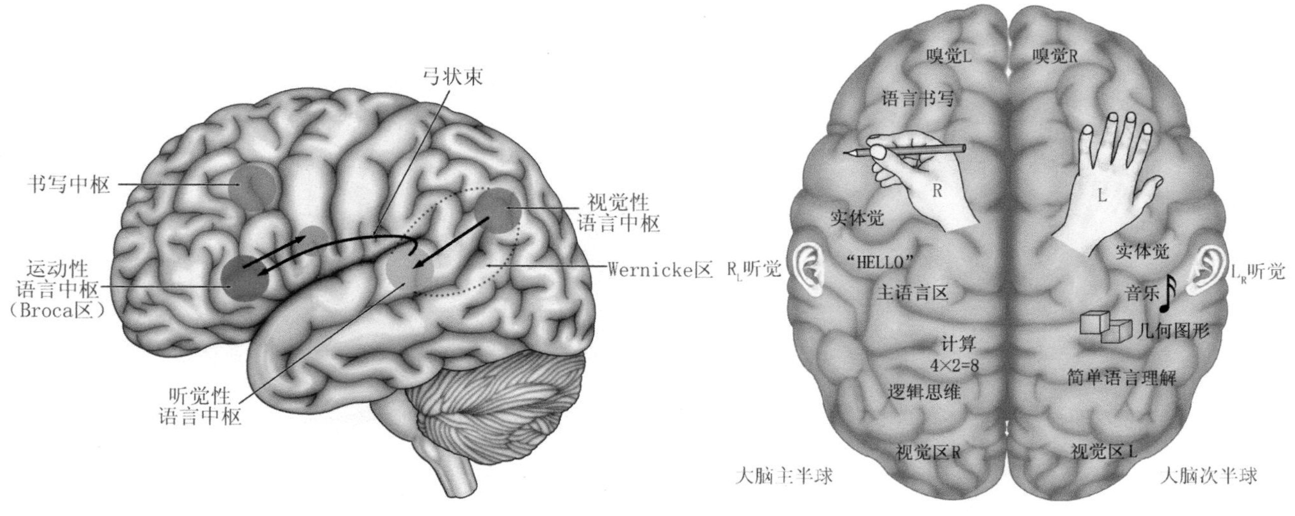

图 17-52　左侧大脑半球的语言中枢

图 17-53　大脑左右半球功能不对称

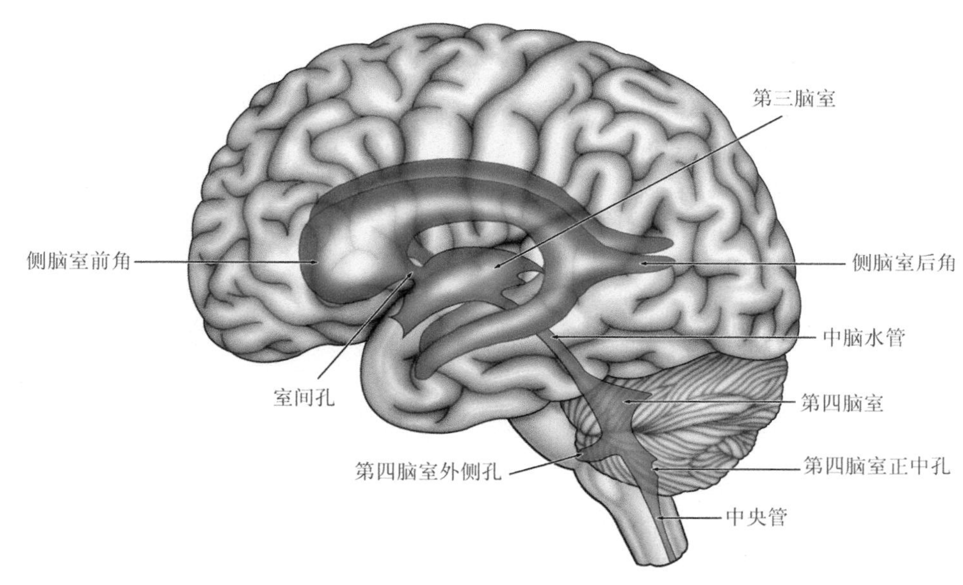

图 17-54　脑室投影

（二）基底核

基底核（basal nuclei）包埋于两侧大脑半球白质内的脑神经核，因靠近脑底而得名，*包括尾状核、豆状核、屏状核和杏仁体（图 17-55，图 17-56）。

1. **尾状核**（caudate nucleus）　位于背侧丘脑背外侧，呈“C”形，全长伴随侧脑室，分为尾状核头、体、尾 3 部分。头部突向侧脑室前角，体部绕背侧丘脑背外侧缘弓形向后，两者间以终纹为界，变细的尾部行经侧脑室的顶，并在下角的末端连接杏仁体。

2. **豆状核**（lentiform nucleus）　位于岛叶深部，在水平切面和额状切面上均呈尖向内侧的楔形。并被外侧白质板分为外部的**壳**（putamen）和内部的**苍白球**（globus pallidus），后者因有许多有髓纤维颜色较淡而得名，苍白球又被内侧白质板分为内侧部和外侧部。

*尾状核头部与豆状核前部相连，并有纤维穿过，在水平切面上呈灰白相间的纹理，故二核合称为**纹状体**（corpus striatum）。在种系发生上，苍白球因出现较早（在鱼类），又称**旧纹状体**（paleostriatum）；*而尾状核和壳出现较晚（在爬行类），又称**新纹状体**（neostriatum）。纹状体较锥体系出现早，是锥体外系的重要组成部分。在哺乳类以下动物，纹状体是调控运动的高级中枢；在人类，由于大脑皮质的高度发展，纹状体退居从属地位。

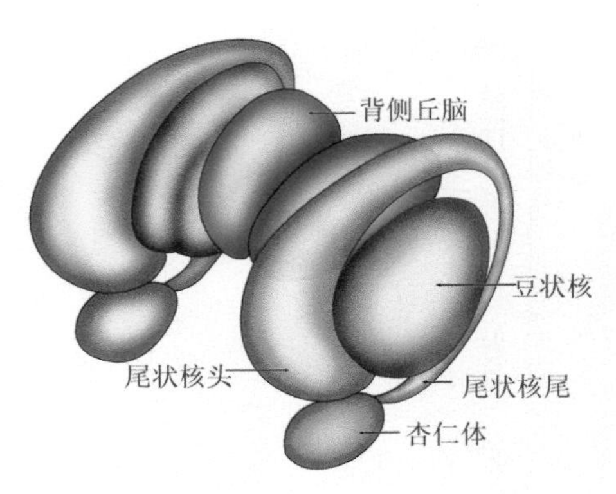

图 17–55 基底核

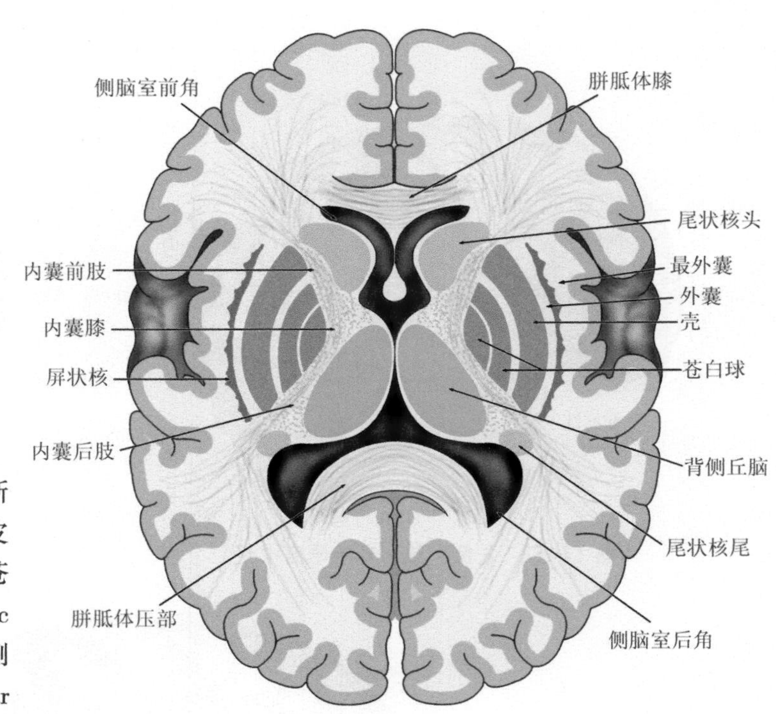

图 17–56 端脑的水平面（基底核）

纹状体的纤维联系（图 17–57）：新纹状体接受大脑皮质（主要指额、顶叶皮质）的传入纤维，继而投射到旧纹状体（苍白球内侧部），再通过**背侧丘脑束**（thalamic fasciculus）投射到丘脑的腹前核和腹外侧核；其中背侧丘脑束由**豆核袢**（lenticular ansa，绕行内囊腹侧并行向背内侧）和**豆核束**（lenticular fasciculus，穿行内囊并行经底丘脑核和未定带间）组成。同时新纹状体与黑质、旧纹状体与底丘脑核间均有往返纤维联系。

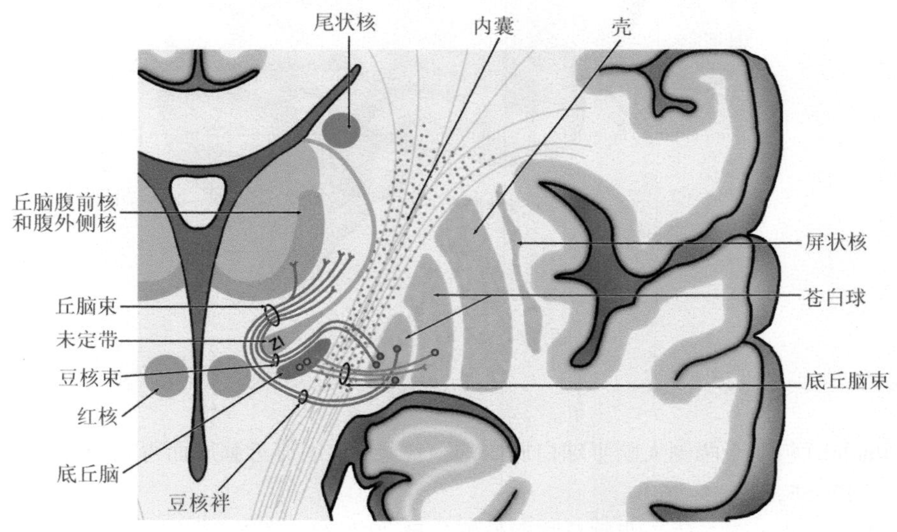

图 17–57 纹状体的纤维联系

纹状体的功能和作用：与随意运动的稳定、肌紧张的调节密切相关，并有认知功能。旧纹状体病变称**帕金森病**（parkinson’s disease），其特征是运动过少而肌张力过强。表现为全身肌张力增强，肌强直，随意运动减少，动作缓慢，面部表情呆板，伴静止性震颤。新纹状体病变称**舞蹈症**（chorea，主要指 Huntington 病），其特征是运动过多而肌张力低下，表现为上肢和头部不自主的舞蹈样动作。

3. **屏状核**（claustrum） 位于岛叶和豆状核之间，该核与豆状核之间为外囊（行经岛叶皮质与中脑被盖的联系纤维），与岛叶皮质之间为最外囊（行经弓形束），屏状核的功能作用尚不清楚。

4. **杏仁体**（amygdaloid body） 位于海马旁回钩深面，侧脑室下角的前端，与尾状核尾相连，属边缘系统。其接受来自嗅脑、新皮质、隔核、背侧丘脑和下丘脑的传入纤维，传出纤维经终纹和腹侧杏仁体通路到隔区和下丘脑。杏仁核主要参与内脏及内分泌活动的调节和情绪活动。

四、大脑半球的髓质

大脑半球的髓质由大量神经纤维组成，*主要包括连合纤维、联络纤维和投射纤维。

（一）连合纤维

连合纤维（commissural fiber）是连接左、右大脑半球的纤维，包括胼胝体、前连合和穹窿连合（图 17–58）。

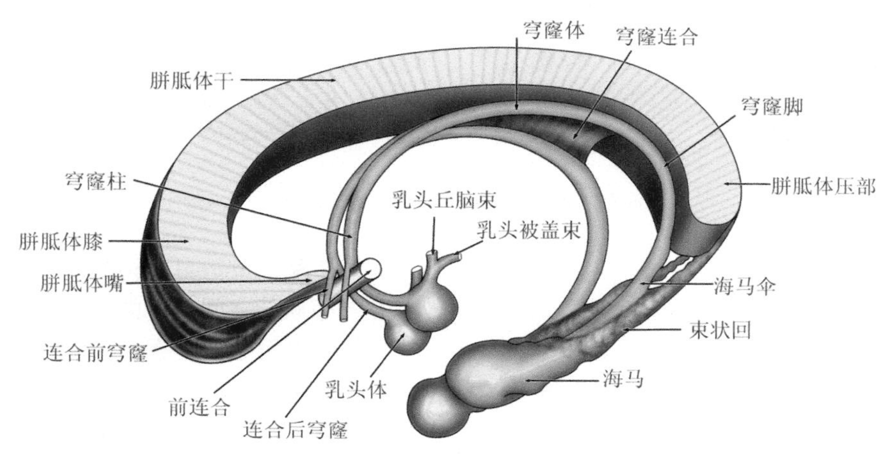

图 17–58　大脑半球髓质的连合纤维

1. **胼胝体**（corpus callosum）　位于大脑纵裂底，构成侧脑室的顶，由连接左、右大脑半球新皮质的纤维构成。在正中矢状面上，胼胝体呈弓形，由前向后分为 4 部分。前端连终板处称**嘴**（rostrum），弯曲部称**膝**（genu），中部称**干**（trunk），后部称**压**（splenium）。在经胼胝体的水平切面上，可见胼胝体纤维在两半球内向前、后、左、右放射，连接左右额叶、顶叶、颞叶和枕叶。

2. **前连合**（anterior commissure）　位于终板上方，由前、后两个弓状纤维束组成，分别连接两侧嗅球和颞叶。

3. **穹窿连合**（commissure of fornix）　又称**海马连合**（hippocampal commissure）。**穹窿**（fornix）是由海马至下丘脑乳头体的弓形纤维束。海马发出的纤维在海马内侧形成海马伞，行向背后方逐渐与海马分离形成穹窿脚，然后弓形向上，两侧穹窿经胼胝体下方前行并互相靠近，其中部分纤维越边至对侧，连接对侧海马称穹窿连合。过了连合以后两束再分开形成穹窿柱，越过室间孔止于乳头体。

（二）联络纤维

联络纤维（association fiber）是指联络同侧大脑半球各部分皮质的纤维，包括弓状纤维、上纵束、下纵束、钩束、弓形束和扣带（图 17–59）。

1. **弓状纤维**（arcuate fiber）　连接相邻脑回。

2. **上纵束**（superior longitudinal fasciculus）　位于豆状核和岛叶上方，连接同侧额、顶、枕和颞 4 叶。其中位于岛叶周围，连接 Broca 区和 Wernicke 区的又称**弓形束**（arcuate fasciculus）。

3. **下纵束**（inferior longitudinal fasciculus）　沿侧脑室下角和后角外侧壁直行，连接同侧枕叶和颞叶。

4. **扣带**（cingulum）　位于扣带回和海马旁回深部，连接边缘叶。

5. **钩束**（uncinate fasciculus）　绕外侧沟，连接额、颞叶。

（三）投射纤维

投射纤维（projection fiber）联系大脑皮质和皮质下结构（基底核、间脑、脑干、脊髓）的上、下行纤维，这些投射纤维大部分经过内囊（图 17–60）。

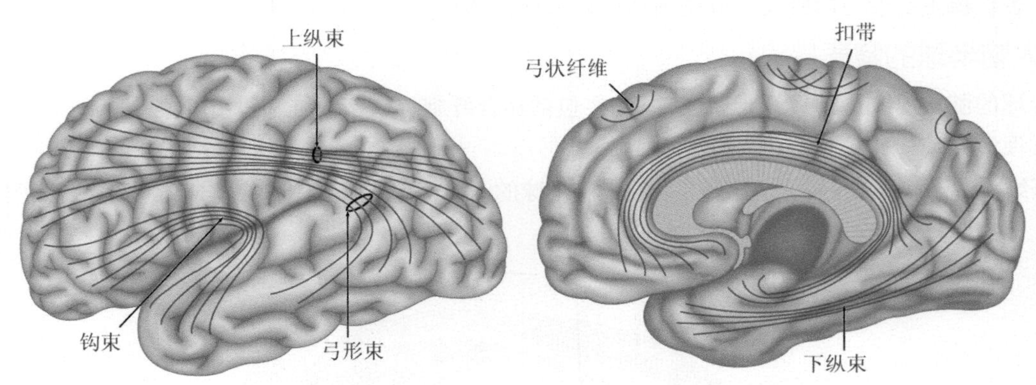

图 17-59 大脑半球髓质的联络纤维

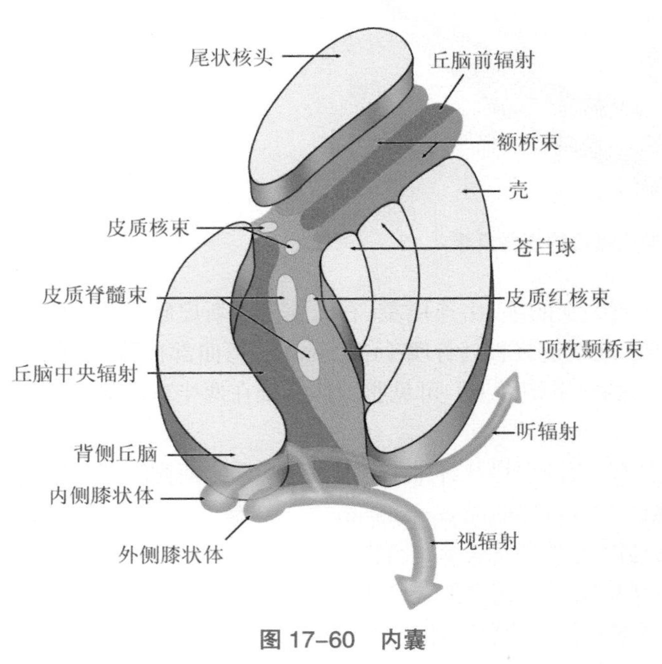

图 17-60 内囊

★**内囊**（internal capsule）位于背侧丘脑、尾状核与豆状核之间，是由投射纤维构成的白质板。★在水平切面上，内囊呈尖端向内侧的“V”形，可分为**前肢**（anterior limb）、**膝**（genu）和**后肢**（posterior limb）。内囊前肢位于豆状核和尾状核头之间，内囊后肢位于豆状核和背侧丘脑之间，又分为豆丘部、豆状核后部和豆状核下部，内囊膝位于前后肢汇合处。★内囊前肢主要走行**额桥束**（frontopontile tract）和**丘脑前辐射**（anterior thalamic radiation，丘脑背内侧核投射到额叶前部的纤维束）；★内囊膝走行皮质核束；★内囊后肢的豆丘部主要走行皮质脊髓束、皮质红核束、**丘脑中央辐射**（central thalamic radiation，丘脑腹后核投射到中央后回的纤维束）和**顶枕颞桥束**（parietooccipitotemporal tract），经豆状核后部的为**视辐射**（optic radiation），经豆状核下部的是**听辐射**（auditory radiation）。▲内囊损伤可出现“三偏征”，即偏身感觉障碍（丘脑中央辐射损伤）、偏瘫（皮质脊髓束、皮质核束损伤）和偏盲（视辐射损伤）。

五、嗅脑和边缘系统

（一）嗅脑

嗅脑（rhinencephalon）是指与嗅觉有关的结构，为大脑皮质中古老的部分，在人类并不发达。嗅脑包括嗅球、嗅束、内外侧嗅纹（表面覆盖薄层灰质称嗅回，即内外侧嗅回）和嗅皮质。其中外侧嗅纹主要投射到嗅皮质感知嗅觉，部分投射到杏仁体和海马（属边缘系统），而内侧嗅纹投射到隔区，参与边缘系统的活动。

（二）边缘系统

1. 结构　**边缘系统**（limbic system）是由边缘叶和相关的皮质及皮质下结构构成。**边缘叶**（limbic lobe）是指在大脑半球内侧面，胼胝体周围和侧脑室下角底壁的一圈弧形结构，有隔区、扣带回、海马旁回和海马结构（图17-47）。相关皮质是指额叶眶部、岛叶及颞极。相关皮质下结构是指杏仁体、下丘脑、上丘脑、丘脑前核、中脑被盖等。

（1）**隔区**（septal area）位于胼胝体嘴的下方，由**终板旁回**（paraterminal gyrus，位于终板前方）和**胼胝体下回**（subcallosal gyrus，位于胼胝体嘴下方）组成（图 17-47）。**隔核**（septal nuclei）是隔区的皮质下核团，为边缘系统重要核团之一。它接受穹窿、终纹、前穿质、扣带回及中脑网状结构上行纤维。发出纤维投射到边缘系统各部皮质，也投射到脑干网状结构。当刺激或损毁隔核时，可见动物愤怒反应、进食、性与生殖行为的改变。

（2）**海马**（hippocampus）为颞叶海马沟处，部分皮质卷入侧脑室下角形成的弓形隆起，又称**阿蒙角**（cornu Ammonis, CA）。海马的内侧有锯齿状窄条灰质称**齿状回**（dentate gyrus），海马和齿状回合称**海马结构**（hippocampal formation）（图 17–61）。海马与海马旁回之间的过渡区称**下托**（subiculum）。在冠状切面上（图 17–62），海马呈“C”形突入侧脑室下角，海马与齿状回紧密相连，共同形成“S”形结构。海马由浅入深分为 3 层，分别为**多形层**（polymorphic layer）、**锥体层**（pyramidal layer，锥体细胞轴突构成海马的传出纤维）和**分子层**（molecular layer）。人的海马可分为 4 区（CA1、CA2、CA3、CA4），CA1 位于海马和下托交界面上区，对缺氧和缺血最敏感；CA2 和 CA3 位于海马下区；CA4 位于海马和齿状回的过渡带。在海马结构的传入纤维中，一个重要的传入来源是海马旁回。海马结构的主要传出纤维是穹窿，主要止于乳头体，也有到隔区的纤维。

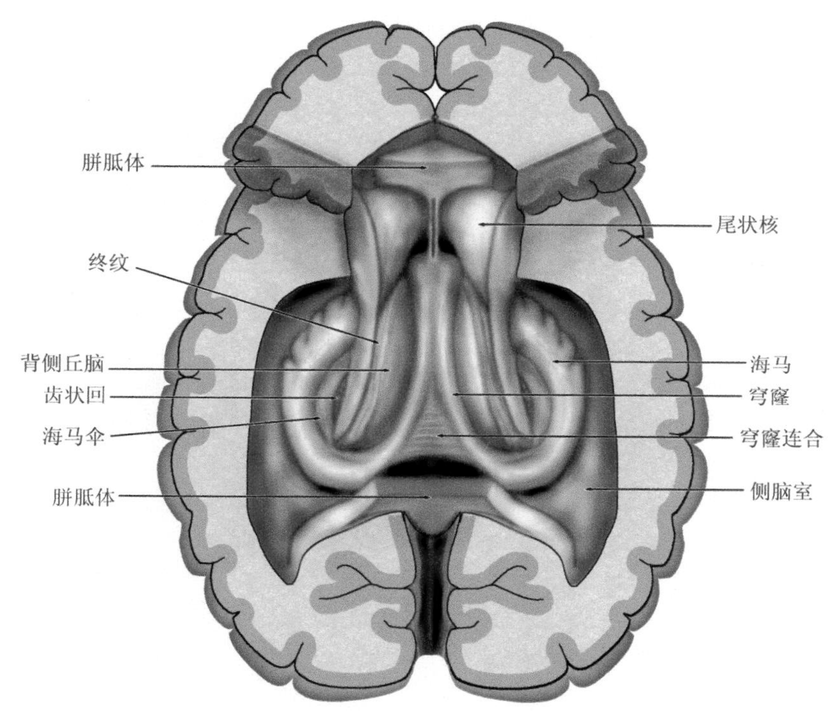

图 17–61　海马的位置（上面观）

2. 纤维联系　1937 年 James Papez 所描述的起始于海马、最后又终止于海马的闭合回路是边缘系统的基础，即海马旁回→海马结构→乳头体→丘脑前核→扣带回→海马旁回（图 17–63）。

重要的纤维：前脑内侧束（隔区→丘脑下部外侧区→中脑）、穹窿（海马→乳头体）、乳头丘脑束（乳头体→丘脑前核）、终纹（杏仁体→隔区）、丘脑髓纹（隔区→缰核）。

3. 功能　边缘系统在进化上是脑的古老部分，其主要功能包括：①保持人体生存的平衡机制，如争斗与逃避、饮食与饮水。②保持物种繁衍的平衡机制，如交配行为，其功能区主要在杏仁体。③情感行为，如恐惧、愤怒、喜悦与沮丧。④学习记忆与认知，其功能区主要在海马结构。

六、基底前脑

基底前脑（basal forebrain）位于大脑半球前内侧面和下面、间脑腹侧、前连合下方的若干脑区和核团，包括下丘脑视前区，隔核、斜角带核、Meynert 基底核、伏隔核和杏仁核等。斜角带核位于前穿质后部邻近视束处，外观光滑，呈斜带状。Meynert 基底核在豆状核下方，位于前穿质与大脑脚间窝之间。隔核、斜角带和 Meynert 基底核内含有大量的大中型胆碱能神经元，广泛投射到大脑新皮质、海马等处，与大脑学习、记忆功能关系密切。**伏隔核**（nucleus accumbens）位于隔区与尾状核头之间偏下方的一较大核团，含有多巴胺能神经元，与边缘系统有密切的纤维联系；功能上与躯体运动和内脏活动的整合及镇痛、吸毒成瘾等机制有关。

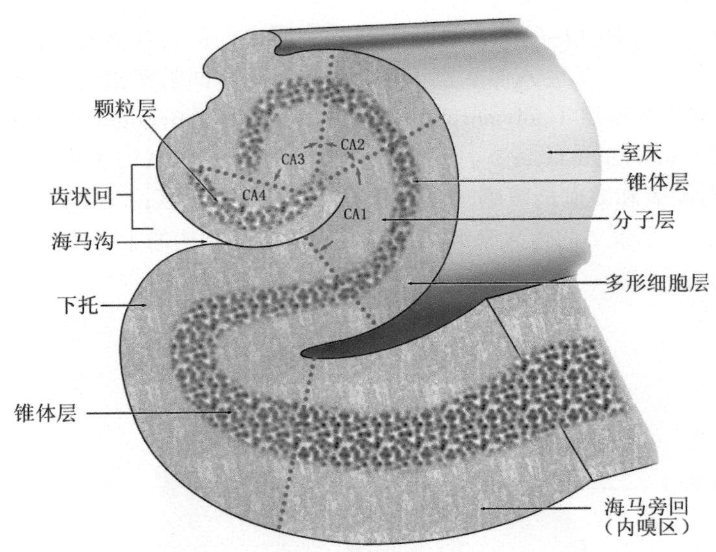

图 17-62 海马的分层与分区（冠状切面）

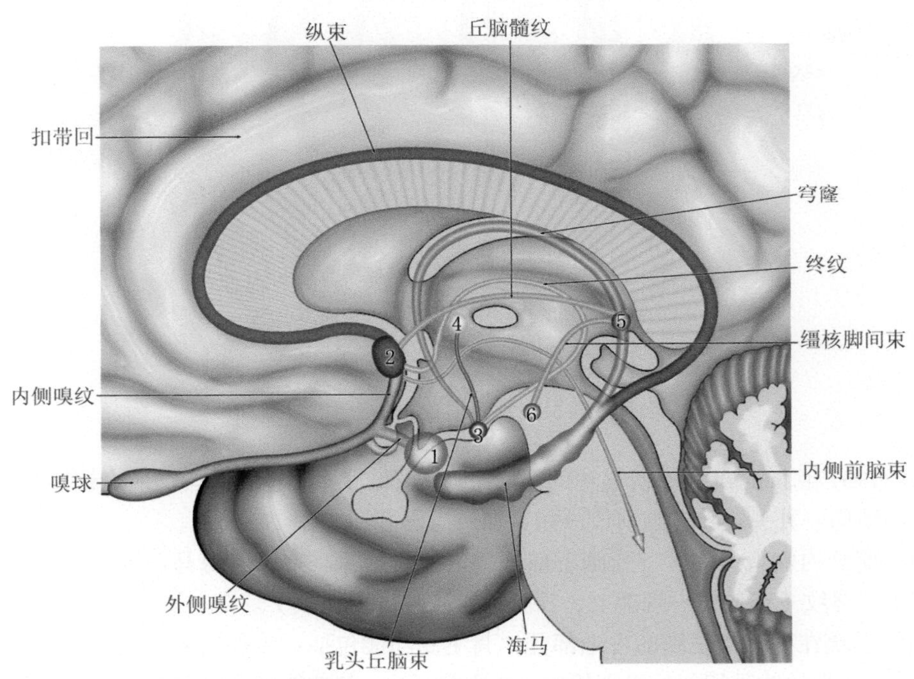

图 17-63 嗅脑和边缘系统的纤维联系（矢状切面）

1. 杏仁体；2. 隔区；3. 乳头体；4. 丘脑前核；5. 缰核；6. 脚间核

小结

大脑半球分叶 — 额叶、顶叶、枕叶、颞叶和岛叶

- 主要沟回
  - 外侧沟、中央沟、顶枕沟、距状沟
  - 中央前回、中央后回、角回、颞横回、中央旁小叶、钩
- 大脑皮质功能定位以及损伤后症状
  - 第Ⅰ躯体运动区（4、6区）：一侧损伤可致对侧偏瘫
  - 第Ⅰ躯体感觉区（3、1、2区）：该区损伤可致对侧偏身感觉障碍
  - 视觉区（17区）
    - 一侧视觉区的损伤可引起双眼对侧半视野同向性偏盲
    - 瞳孔对光反射不消失
  - 听觉区（41、42区）：一侧听觉区的损伤会出现声音方向感障碍，不引起全聋
  - 运动性语言中枢(44、45区)：损伤后患者虽能发音但不能说出完整且有意义的句子，称运动性失语
  - 听觉性语言中枢（22区）：损伤后不能理解讲话的意思，称感觉性失语
  - 视觉性语言中枢（39区）：损伤后患者视觉无障碍，但读不懂字义和句义，称失读症
  - 书写中枢（8区）：该区损伤，运动正常，但书写、绘图出现障碍，称失写症
- 侧脑室
  - 左右各一
  - 中央部：位于顶叶内的水平裂隙
  - 前角：自室间孔水平伸入额叶
  - 后角：伸入枕叶
  - 下角：伸入颞叶
  - 脉络从：位于中央部和下角，并通过室间孔与第三脑室脉络丛相连
- 基底核
  - 尾状核：位于背侧丘脑背外侧
  - 豆状核：位于岛叶深部
    - 壳
    - 苍白球 — 旧纹状体
    - （尾状核、壳 — 新纹状体；新纹状体、旧纹状体 — 纹状体）
  - 屏状核：位于岛叶和豆状核之间
  - 杏仁体：位于海马旁回钩深面，侧脑室下角的前端
  - 纹状体功能：与随意运动的稳定、肌紧张的调节密切相关，并有认知功能
- 大脑半球髓质的组成
  - 连合纤维：胼胝体、前连合和穹窿连合
  - 联络纤维：弓状纤维、上纵束、下纵束、钩束、弓形束和扣带
  - 投射纤维：纤维大部分通过内囊
- 内囊
  - 位置：位于背侧丘脑、尾状核与豆状核之间
  - 分部
    - 前肢：额桥束、丘脑前辐射
    - 膝：皮质核束
    - 后肢：皮质脊髓束、皮质红核束、丘脑中央辐射、顶枕颞桥束、视辐射、听辐射

第 18 章　神经系统的传导通路

人类具有发达的大脑。感受器接受内外环境的刺激后，将其转变成神经冲动，沿着传入神经元进行传递，最后到达大脑皮质及其他相应中枢，经过分析和处理，产生感知和意识；另一方面，大脑皮质不断地将这些信息整合，发出指令性的神经冲动，再通过传出纤维，经脑干和脊髓的运动神经元，最后到达相应的效应器，引起反应。因此，根据神经传递的方向，神经系统的传导通路可分为两类：**感觉传导通路**（sensory pathway，又称**上行传导通路**（ascending pathway）；**运动传导通路**（motor pathway），又称**下行传导通路**（descending pathway）。

第一节　感觉传导通路

感受器接受外界刺激后，将其转变为神经冲动，并将这些神经冲动传递至相应感觉中枢的途径称为感觉传导通路。该通路一般由三级神经元构成，第一级神经元一般位于脊神经节或者脑神经节，第二级神经元一般位于脊髓和脑干，第三级神经元一般位于间脑。

一、本体感觉传导通路

本体感觉又称深感觉，是指肌、腱和关节等运动器官本身在运动或静止时产生的位置觉、运动觉和振动觉，如闭眼时可感知身体各部的位置及运动状况。由于头面部的本体感觉传导途径目前尚不清楚，故主要介绍躯干和四肢的本体感觉传导通路。躯干和四肢的本体感觉传导通路可分为两条，一条是传向大脑皮质，可以产生意识性感觉，称**意识性本体感觉传导通路**（pathways for conscious proprioception），该通路还传导皮肤的精细触觉（如两点距离辨别觉和物体的纹理粗细觉）；另一条是传向小脑，不产生意识性感觉，称**非意识性本体感觉传导通路**（pathways for unconscious proprioception），该通路反射性地调节肌张力和协调肌运动，以维持身体的平衡和姿势。

（一）▲躯干和四肢意识性本体感觉传导通路

由三级神经元组成（图 18-1）。第一级神经元的胞体位于脊神经节内，其周围突经脊神经分布于躯干及四肢的肌、腱和关节等处的本体感受器和皮肤的精细触觉感受器，中枢突经脊神经后根内侧部（粗纤维）进入脊髓后索，分为长的升支和短的降支。其中来自第 5 胸节以下的升支在后索的内侧部形成薄束，来自第 4 胸节以上的升支在后索的外侧部形成楔束。两束上行至延髓分别止于薄束结节和楔束结节深方的薄束核和楔束核。短的降支到达脊髓后角或前角，完成牵张反射。第二级神经元的胞体位于薄束核和楔束核内，由二核发出的弓状纤维向前绕过中央灰质的腹侧，在中线处左右交叉形成内侧丘系交叉，交叉后纤维行于延髓中线两侧，锥体后方，呈前后方向排列上行，称内侧丘系。内侧丘系在脑桥呈横位，位于被盖前缘，在中脑被盖位于红核的后外侧，向上止于背侧丘脑的腹后外侧核。第三级神经元的胞体位于背侧丘脑腹后外侧核，其发出的纤维组成丘脑中央辐射，经内囊后肢投射至中央后回的中、上部和中央旁小叶后部，部分纤维投射至中央前回。

★该通路不同部位损伤，产生的症状位置不同。★内侧丘系交叉以上损伤，症状表现在损伤对侧，患者在闭眼时不能确定对侧关节的位置、运动方向及两点间的距离。★内侧丘系交叉以下损伤，症状表现在损伤同侧。

（二）▲躯干和四肢非意识性本体感觉传导通路

由两级神经元组成（图 18-2）。第一级神经元的胞体位于脊神经节内，其周围突经脊神经分布于肌、腱和关节等处的本体感受器，中枢突经脊神经后根内侧部进入脊髓。第二级神经元的胞体位于脊髓 C_8~L_2 的胸核、L_2~S_3 的脊髓边缘细胞和延髓的楔束副核。由胸核发出的纤维在同侧外侧索形成脊髓小脑后束，经小脑下脚进入旧小脑皮质，由脊髓边缘细胞发出的纤维大部分经白质前连合交叉到对侧外侧索形成脊髓小脑前束，经小脑上脚进入旧小脑皮质。这两束传导下肢的非意识性本体感觉。由延髓楔束副核发出的纤维经小脑下脚进入旧小脑皮质，传导上肢和颈部的非意识性本体感觉。

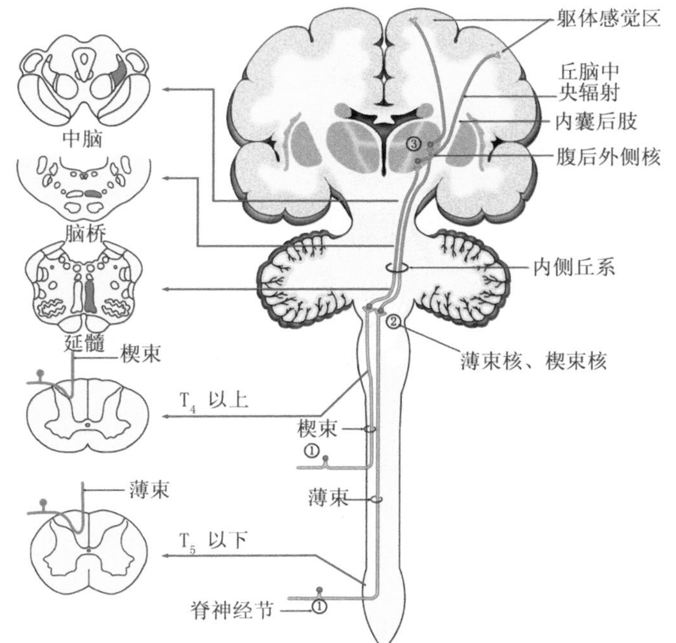

图 18-1　躯干和四肢的意识性本体感觉传导通路

①②③分别示第一、二、三级神经元

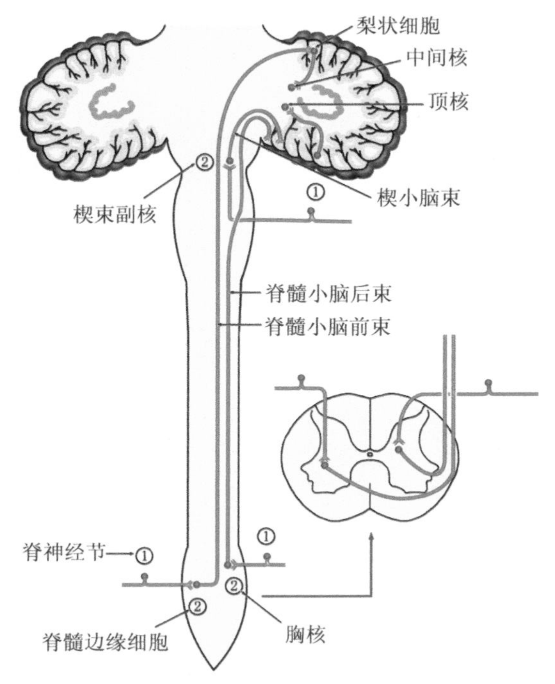

图 18-2　非意识性本体感觉传导通路

①②分别示第一、二级神经元

二、痛、温觉和粗触觉传导通路

该通路又称浅感觉传导通路，由三级神经元组成。躯干四肢和头面部的浅感觉传导通路不尽相同，故分别介绍如下。

（一）▲躯干和四肢的浅感觉传导通路

第一级神经元的胞体位于脊神经节内（图 18-3），其周围突经脊神经分布于躯干、四肢皮肤内的感受器，中枢突经脊神经后根外侧部（细纤维，传导痛、温觉）和内侧部（粗纤维，传导粗触觉和压觉）进入脊髓。第二级神经元的胞体主要位于脊髓灰质后角（Ⅰ、Ⅳ到Ⅶ或Ⅷ层），发出纤维经白质前连合斜越上升 1~2 个脊髓节段，交叉到对侧的外侧索和前索上行，形成脊髓丘脑侧束（传导痛、温觉）和脊髓丘脑前束（也含有少部分不交叉纤维，传导粗触觉和压觉），两束在脊髓合称脊髓丘脑束。进入脑干后合并上行，又称脊髓丘系。该束行经延髓下橄榄核的背外侧、脑桥和中脑内侧丘系的外侧，向上止于背侧丘脑腹后外侧核。第三级神经元的胞体位于背侧丘脑腹后外侧核，发出的纤维组成丘脑中央辐射，经内囊后肢投射至中央后回中、上部和中央旁小叶后部。

★交叉以后，即脊髓丘脑束或脊髓丘系以上损伤，症状表现在损伤的对侧。由于在脊髓内，脊髓丘脑束的纤维由外侧向内侧，由浅入深分别是来自于骶、腰、胸、颈部的纤维。因此在临床上，脊髓内部肿瘤压迫一侧脊髓丘脑束时，身体浅感觉障碍首先出现在对侧上半身（内部肿瘤首先压迫来自颈、胸部的纤维），然后才会逐渐扩大到下半身。如果脊髓受到外部肿瘤的压迫，发生浅感觉障碍的顺序则是从对侧下半身逐渐波及上半身。

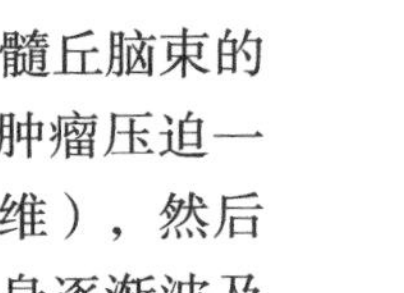

（二）头面部的浅感觉传导通路

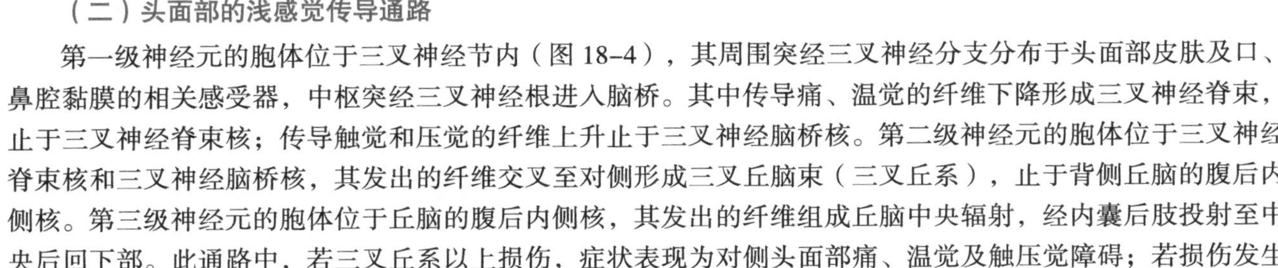
第一级神经元的胞体位于三叉神经节内（图 18-4），其周围突经三叉神经分支分布于头面部皮肤及口、鼻腔黏膜的相关感受器，中枢突经三叉神经根进入脑桥。其中传导痛、温觉的纤维下降形成三叉神经脊束，止于三叉神经脊束核；传导触觉和压觉的纤维上升止于三叉神经脑桥核。第二级神经元的胞体位于三叉神经脊束核和三叉神经脑桥核，其发出的纤维交叉至对侧形成三叉丘脑束（三叉丘系），止于背侧丘脑的腹后内侧核。第三级神经元的胞体位于丘脑的腹后内侧核，其发出的纤维组成丘脑中央辐射，经内囊后肢投射至中央后回下部。此通路中，若三叉丘系以上损伤，症状表现为对侧头面部痛、温觉及触压觉障碍；若损伤发生

在三叉丘系以下，感觉障碍出现在同侧。

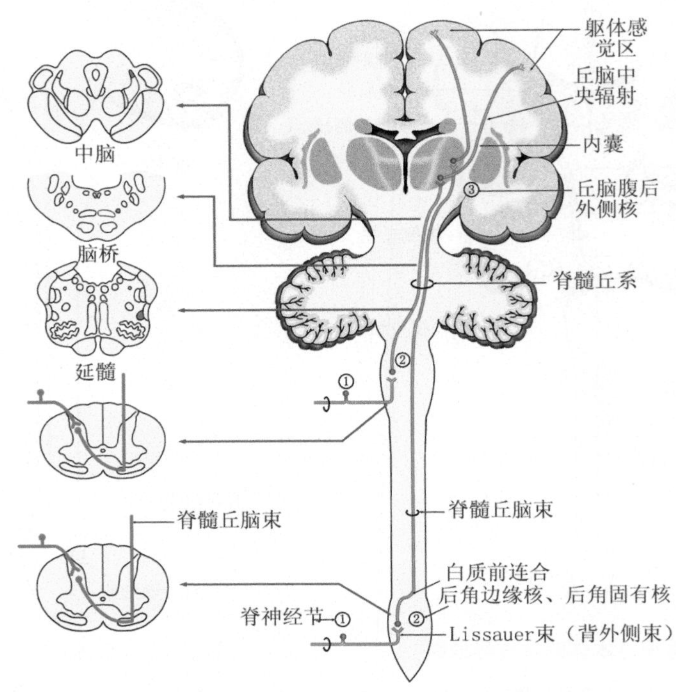

图 18-3 躯干和四肢的浅感觉传导通路

①②③分别示第一、二、三级神经元

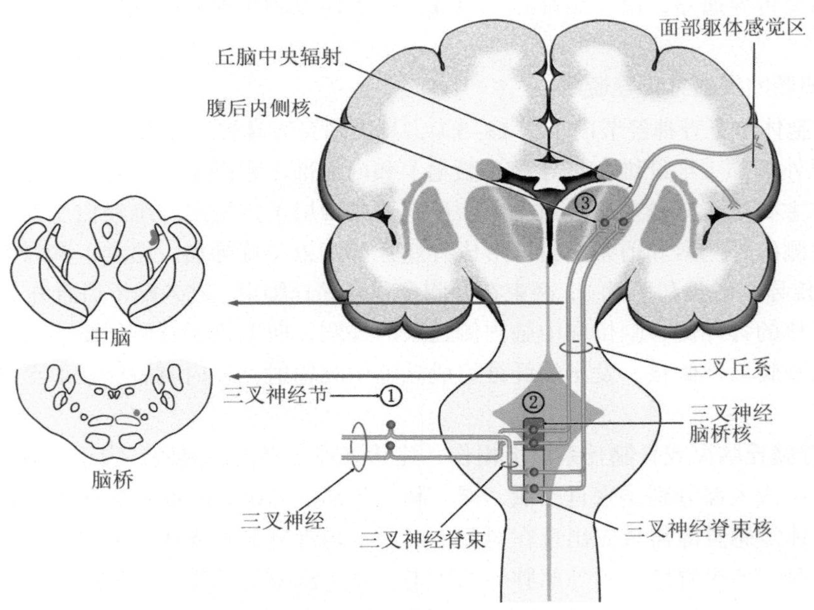

图 18-4 头面部浅感觉传导通路

①②③分别示第一、二、三级神经元

三、视觉传导通路

眼球固定、向前平视时所能看到的空间范围称**视野**（visual field）。视野可分为颞侧半视野和鼻侧半视野。★光线经瞳孔和眼球屈光装置后，鼻侧半视野物像投射到颞侧半视网膜，颞侧半视野物像投射到鼻侧半视网膜，上半视野物像投射到下半视网膜，下半视野物像投射到上半视网膜。

（一）视觉传导通路

视觉传导通路由三级神经元组成（图 18–5）。第一级神经元是位于视网膜中层的双极细胞，其周围突连接至视网膜最外层的感光细胞（视锥细胞和视杆细胞），其中枢突至视网膜最内层的节细胞。第二级神经元是节细胞，其轴突在视神经盘处汇合形成视神经，经视神经管入颅腔后，两侧视神经交互形成视交叉并延续为视束。在视交叉中，来自两眼视网膜鼻侧半的纤维交叉，而颞侧半的纤维不交叉。因此，左侧视束含有来自两眼视网膜左侧半的纤维，右侧视束含有来自两眼视网膜右侧半的纤维。视束向后绕过大脑脚，主要终止于后丘脑的外侧膝状体。第三级神经元的胞体位于外侧膝状体内，由外侧膝状体核发出的纤维形成视辐射，经内囊后肢投射到距状沟上下方的枕叶皮质（视觉区）。视束中有少数纤维经上丘臂终止于上丘和顶盖前区，上丘发出纤维组成顶盖脊髓束完成视觉反射。▲顶盖前区发出纤维到中脑动眼神经副核，是瞳孔对光反射通路的一部分，也是对光反射的中枢。

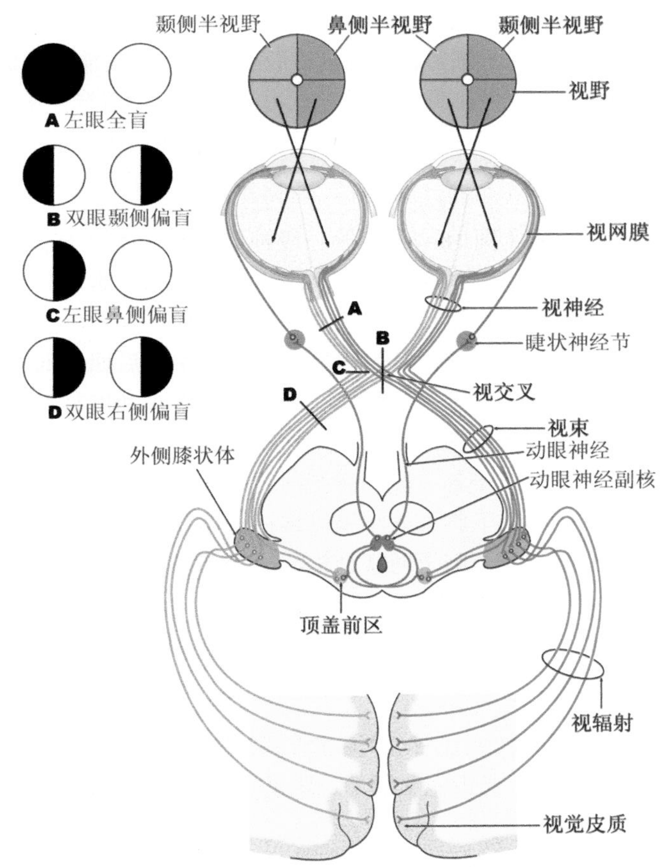

图 18–5　视觉传导通路和瞳孔对光反射通路

★视觉传导通路不同部位损伤可致不同的视野缺损：①视网膜损伤引起的视野缺损与病变的范围和部位有关：若视神经盘受损，则同侧视野中出现较大暗点；若黄斑区受损则同侧中央视野有暗点；其他部位损伤会导致相应部位的暗点出现。②一侧视神经损伤可致患侧视野全盲。③视交叉中央部（交叉纤维）损伤（如垂体瘤压迫）可致双眼视野颞侧半偏盲。④视交叉外侧部（不交叉纤维）损伤（如颈内动脉瘤压迫）可致患侧视野鼻侧半偏盲。⑤一侧视束、视辐射或视觉区的损伤可致双眼对侧视野同向性偏盲，如右侧损伤可致右眼视野鼻侧半和左眼视野颞侧半偏盲。

（二）瞳孔对光反射通路

★瞳孔对光反射是指光照一侧瞳孔引起两眼瞳孔缩小。★其中受照侧的瞳孔缩小称直接对光反射，受照对侧的瞳孔缩小称间接对光反射。反射通路：视网膜→视神经→视交叉→视束→上丘臂→顶盖前区→两侧动眼神经副核→动眼神经→睫状神经节→节后纤维→瞳孔括约肌收缩→两侧瞳孔缩小。

瞳孔对光反射在临床上有重要意义，反射消失，可能预示着患者处于昏迷状态。但该传导通路不同部位损伤，也会出现对光反射障碍。一侧视神经损伤，由于传入信息中断，光照患侧瞳孔，两眼瞳孔对光反射消失，但光照健侧瞳孔，两眼瞳孔对光反射均存在。临床表现为患侧直接瞳孔对光反射消失，间接对光反射存在的现象。一侧动眼神经损伤，由于传出信息中断，无论光照哪一侧瞳孔，患侧对光反射都消失，但健侧对光反射均存在（直接和间接对光反射）。

四、听觉传导通路

听觉传导通路由四级神经元组成（图 18–6）。第一级神经元为蜗神经节内的双极细胞，其周围突分部于内耳的**螺旋器**（Corti 器），中枢突组成蜗神经，与前庭神经一起经内耳道入颅，在延髓和脑桥交界处入脑，止于第二级神经元蜗腹侧核和蜗背侧核，其发出纤维大部分横穿内侧丘系形成斜方体，越过中线至上橄榄核外侧折向上行形成外侧丘系，而少部分不交叉纤维进入同侧外侧丘系。外侧丘系在脑桥被盖部的背外侧上行，大部分止于下丘，少部分直接止于内侧膝状体。第三级神经元的胞体位于下丘，其发出纤维经下丘臂止于第四级神经元内侧膝状体，其发出纤维组成听辐射，经内囊后肢投射到大脑皮质的颞横回（听觉区）。

下丘是听觉的反射中枢。下丘神经元发出纤维到上丘，由上丘发出顶盖脊髓束完成听觉反射。*由于外侧丘系含有来自两侧的听觉纤维，故单侧外侧丘系、听辐射及听觉区损伤不致产生听觉明显障碍。

五、平衡觉传导通路

平衡觉传导通路由三级神经元组成（图 18–7）。第一级神经元的胞体位于前庭神经节内，其周围突分布于内耳膜半规管的壶腹嵴和椭圆囊及球囊内的椭圆囊斑和球囊斑，中枢突组成前庭神经，和蜗神经一起经内耳门进入颅腔，在脑桥小脑角处入脑，止于第二级神经元前庭神经核，其发出纤维可能止于双侧的背侧丘脑腹后核。第三级神经元的胞体位于腹后外侧核，其发出纤维投射至中央后回下部的头面部投影区。另外，由前庭神经核发出的纤维还有：①内侧纵束，上升的纤维止于动眼、滑车和展神经核，完成眼肌前庭反射（如眼球震颤）。下降的纤维止于副神经核和上颈髓前角细胞，完成转眼、转头的协调运动及眼球注视与头颈姿势的反射性调节。②前庭脊髓束，下行止于各节段的脊髓前角细胞，完成躯干、四肢姿势的反射性调节，以维持身体的直立。③前庭小脑束，经小脑下脚进入小脑以维持身体平衡。前庭脊髓束和前庭小脑束共同完成眼注视与躯干、四肢姿势反射和平衡。④至脑干网状结构，迷走神经背核和疑核等，所以当平衡觉传导通路或前庭器受到刺激时可引起眩晕、恶心和呕吐等反应。

眼球震颤（nystagmus）为眼球不自主和有规律地来回摆动，为平衡觉传导通路受到损害的特征性症状。

六、内脏感觉传导通路

内脏感觉传导通路包括一般内脏感觉（心血管、腺体和脏器的感觉）传导通路和特殊内脏感觉（嗅觉和味觉）传导通路，由于前者传入路径复杂，至今尚不完全清楚，这里主要介绍嗅觉和味觉传导通路。

（一）嗅觉传导通路

嗅觉传导通路由两级神经元组成（图 18–8）。第一级神经元是位于鼻腔上部嗅黏膜的嗅细胞，兼有感受嗅刺激和传导冲动的双重作用。其周围突分布于嗅黏膜，中枢突组成嗅丝（即嗅神经，约 20 余条）穿过筛板，止于嗅球，与嗅球内细胞构成突触联系。第二级神经元为嗅球内细胞，其发出二级纤维形成嗅束，经嗅三角和外侧嗅纹投射至梨状前区、杏仁周区、杏仁体皮质内侧核。由于两侧之间有较多纤维联系，中枢病变极少出现嗅觉丧失，但可出现幻嗅。

（二）味觉传导通路

味觉传导通路由三级神经元组成（图 18–9）。第一级神经元为位于膝状神经节和舌咽神经、迷走神经下神经节的神经节细胞，其周围突分布于舌和会厌的味蕾，中枢突止于孤束核上半部分。第二级神经元为位于脑干的孤束核，其发出纤维通过中央被盖束投射到同侧的丘脑腹后内侧核。第三级神经元为丘脑腹后内侧核，其发出的味觉纤维投射到额叶岛盖和岛叶皮质。

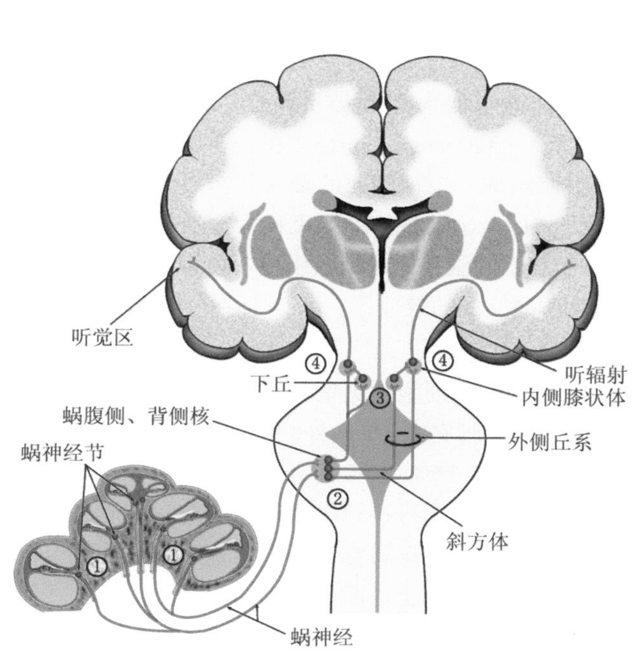

图 18-6　听觉传导通路

①②③④分别示第一、二、三、四级神经元

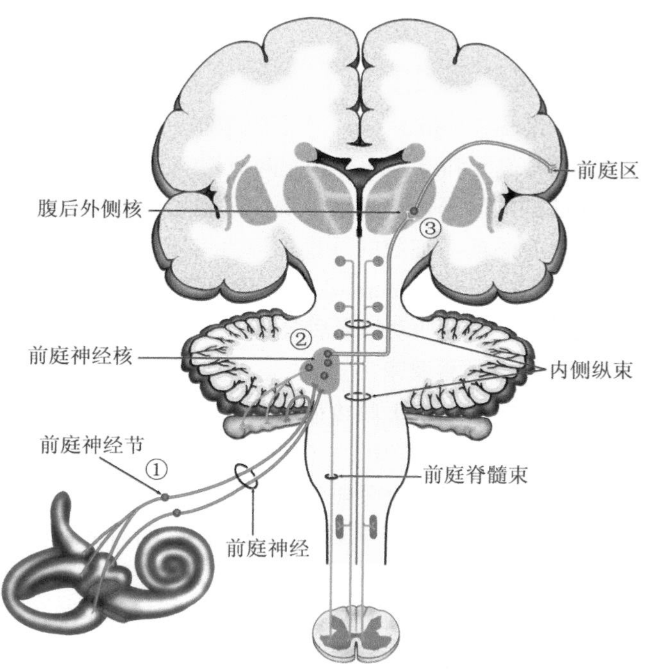

图 18-7　平衡觉传导通路

①②③分别示第一、二、三级神经元

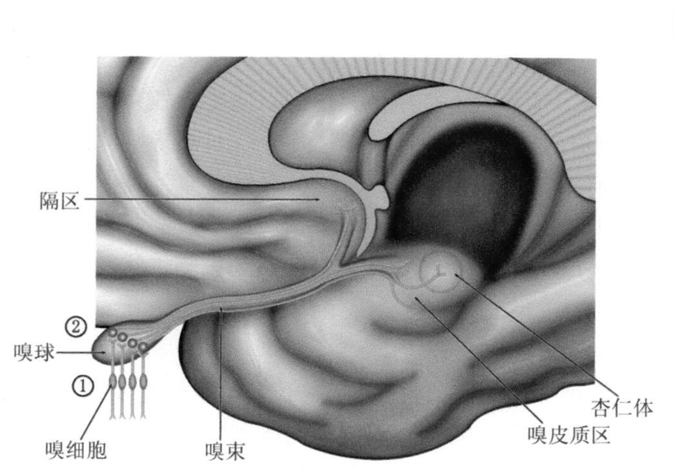

图 18-8　嗅觉传导通路

①②分别示第一、二级神经元

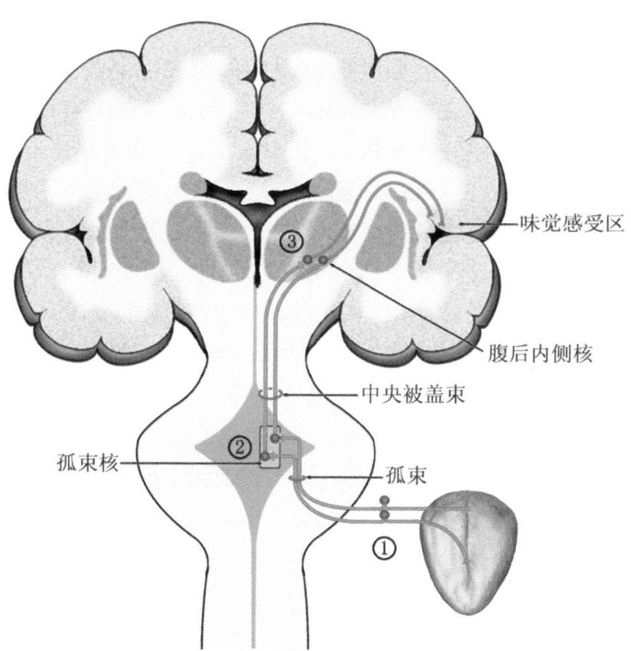

图 18-9　味觉传导通路

①②③分别示第一、二、三、级神经元

第二节　运动传导通路

运动是动物行为的基础，随着动物的进化，人的运动能力已达到很高的水平（如钢琴家和微雕家对手运动的精确控制）。运动可分为躯体运动、特殊内脏运动和一般内脏运动。运动传导通路常是指从大脑皮质至躯体运动和内脏活动效应器的神经联系，由上运动神经元和下运动神经元组成。躯体运动传导通路主要为锥体系和锥体外系。

一、锥体系

锥体系（pyramidal system）是习惯称法，因皮质脊髓束行经延髓锥体而得名。锥体系调控骨骼肌的随意运动，由上运动神经元和下运动神经元两级神经元组成。**上运动神经元**（upper motor neuron）由位于中央前回和中央旁小叶前部的巨形锥体细胞（Betz 细胞）和其他类型的锥体细胞组成。该神经元的轴突共同组成锥体束，其中下行至脊髓前角细胞的纤维束称为皮质脊髓束，下行至脑干脑神经运动核的纤维束称为皮质核束。**下运动神经元**（lower motor neuron）由位于脊髓灰质的前角细胞和位于脑干的脑神经运动核组成。该神经元的胞体和轴突构成传导运动冲动的**最后公路**（final common path），到达所要支配的效应器。

（一）皮质脊髓束

皮质脊髓束是由大脑皮质中央前回中上部和中央旁小叶前部的锥体细胞轴突集合而成，是哺乳动物最大的下行传导束（图 18–10）。该束下行经内囊后肢的前部、中脑的大脑脚底中 3/5 的外侧部、脑桥的基底部（在此被横行的脑桥小脑束分隔为众多小束）和延髓的锥体。在锥体下端，75%~90% 的纤维交叉至对侧形成锥体交叉，交叉后的纤维行于对侧脊髓外侧索的后部形成皮质脊髓侧束，在下行过程中逐节止于前角细胞（可达骶节），主要支配四肢肌。小部分不交叉纤维行于脊髓前索的最内侧形成皮质脊髓前束，该束仅达上胸节。皮质脊髓前束在下行过程中，大部分纤维经白质前连合逐节交叉至对侧，止于前角细胞，少部分不交叉纤维止于同侧前角细胞，这些纤维主要支配躯干肌。从中可知，四肢肌受对侧大脑皮质的支配，躯干肌受两侧大脑皮质的支配。所以，▲★一侧皮质脊髓束在锥体交叉以上受损，主要引起对侧肢体的瘫痪，而对躯干肌的运动没有明显的影响。研究表明，只有起始于第 1 躯体运动区（主要是巨形锥体细胞）的皮质脊髓束（约 10 万根）直接终止于前角细胞，而起始于其他皮质区的皮质脊髓束基本经中间神经元的中继再与前角细胞联系。

（二）皮质核束

皮质核束主要由大脑皮质中央前回下部的锥体细胞轴突集合而成（图 18–11）。该束下行经内囊膝、中脑大脑脚底中 3/5 的内侧部，此后与皮质脊髓束伴行至脑桥和延髓。该束在脑干的下行过程中陆续发出纤维至相应的脑神经运动核，▲其中大部分纤维终止于双侧脑神经运动核，包括动眼神经核、滑车神经核、展神经核、三叉神经运动核、面神经核上部（支配额肌和眼轮匝肌）、疑核和副神经脊髓核，分别支配眼外肌、咀嚼肌、面上部表情肌、咽喉肌、胸锁乳突肌和斜方肌。▲小部分纤维交叉到对侧，止于面神经核下部和舌下神经核，分别支配面下部表情肌和舌肌。从中可知，★面神经核下部和舌下神经核只接受对侧皮质核束的支配，而其他脑神经运动核均接受双侧皮质核束的支配。故当一侧皮质核束受损时（▲核上瘫），只出现对侧面下部肌和对侧舌肌的瘫痪，表现为口角偏向患侧（健侧鼻唇沟消失），流涎，不能鼓腮、露齿，伸舌时舌尖偏向健侧。而当一侧面神经（包括面神经核）受损时（▲核下瘫），会出现患侧所有面肌的瘫痪，表现为额纹消失，不能闭眼，口角偏向健侧（图 18–12）。一侧舌下神经（包括舌下神经核）受损时，会出现患侧舌肌的瘫痪，表现为患侧舌肌萎缩，伸舌时舌尖偏向患侧。

（三）▲上运动神经元和下运动神经元损伤

锥体系对随意运动的调控是通过上运动神经元和下运动神经元的完整性实现的，若其完整性受到损伤（上运动神经元和锥体束的损伤或下运动神经元的损伤）就会导致瘫痪，但不同部位损伤所产生的症状有所不同（表 18–1）。▲上运动神经元损伤表现为①随意运动障碍；②肌张力增高，出现痉挛性瘫痪（硬瘫）；③深反射亢进，浅反射（腹壁反射和提睾反射）减弱或消失；④出现病理反射（如 Babinski 征）；⑤短期无肌萎缩。这些症状大多为上运动神经元对下运动神经元抑制作用丧失所致。

▲下运动神经元损伤后所有的反射弧中断，效应器失去神经的直接支配和营养，出现较为严重的运动障碍，表现为①随意运动障碍；②肌张力降低，出现迟缓性瘫痪（软瘫）；③深反射和浅反射均消失；④无病理反射；⑤出现肌萎缩。这些症状均为失去神经直接支配所致。

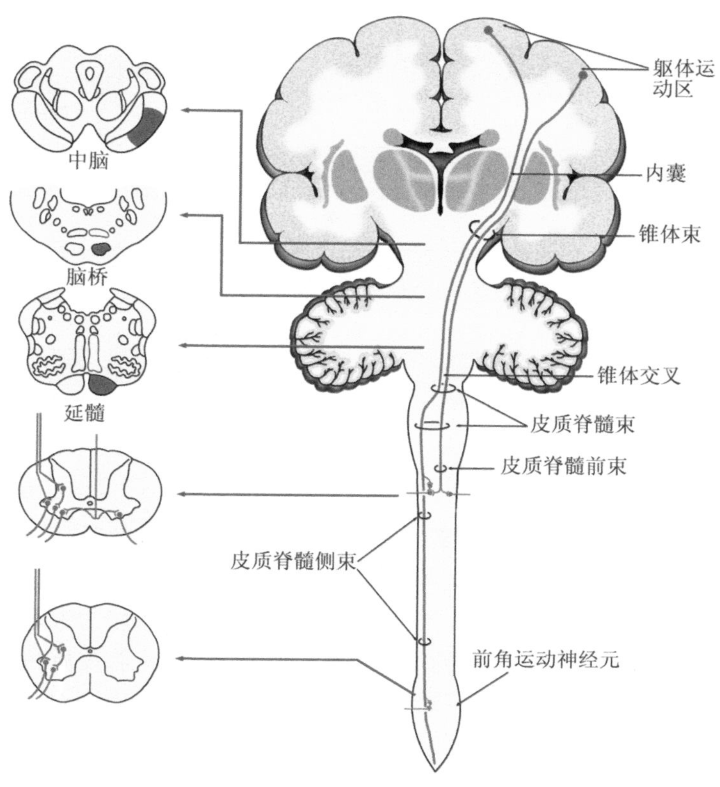

图 18-10　皮质脊髓束

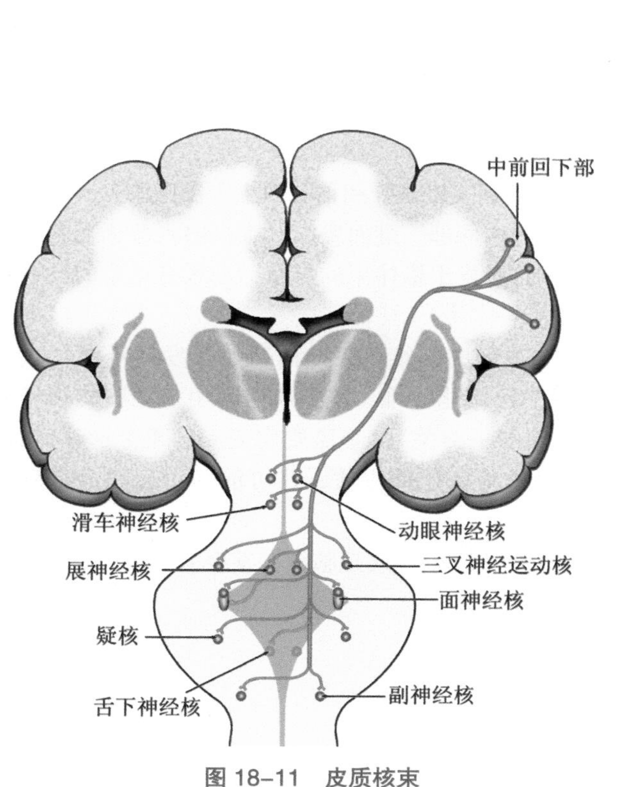

图 18-11　皮质核束

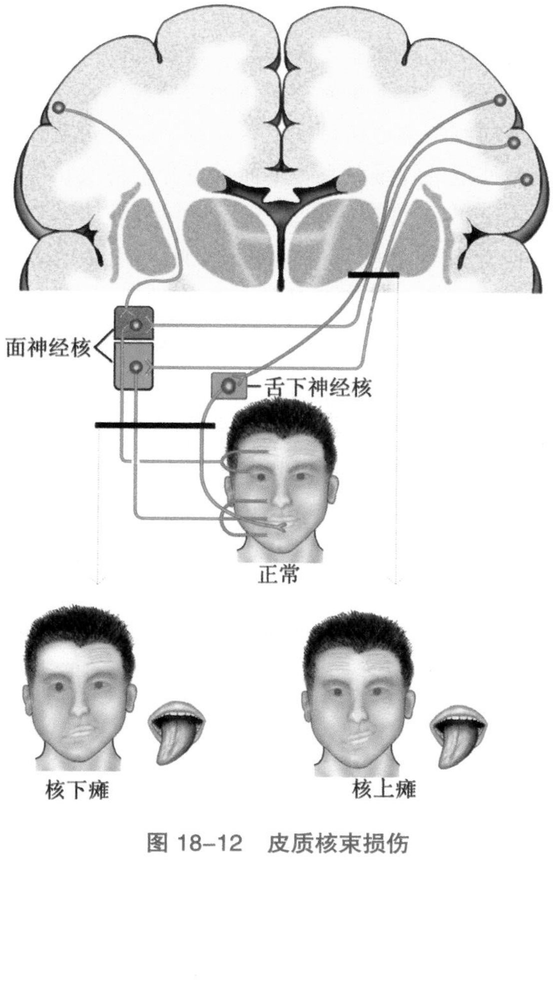

面神经核

舌下神经核

正常

核下瘫

核上瘫

图 18-12　皮质核束损伤

表 18-1 ▲上、下运动神经元损伤表现比较

临床表现	上运动神经元	下运动神经元
肌张力	增高	降低
深反射	亢进	消失
浅反射	消失	消失
肌萎缩	不明显	明显
病理反射	有	无
瘫痪类型	痉挛性（硬瘫）	弛缓性（软瘫）

二、锥体外系

锥体外系（extrapyramidal system）是指锥体系以外影响和控制躯体运动的所有传导通路，其结构十分复杂，主要中枢结构包括大脑皮质（主要是躯体运动区和躯体感觉区）、纹状体、小脑、背侧丘脑、底丘脑、红核、黑质、脑桥核、前庭神经核和脑干网状结构等。在种系发生上，锥体外系较为古老，从鱼类开始出现，在鸟类则是控制全身运动的主要系统。而到了哺乳类（特别是人类），由于大脑皮质和锥体系的高度发达，锥体外系逐渐退居从属地位。人类锥体外系的主要功能是调节肌张力、协调肌肉运动、维持体态姿势、完成习惯性和节律性的动作等，如走路时的双臂自然摆动和某些防御性反应等。损伤后不出现瘫痪，而出现肌张力、肌协调和姿势障碍。

锥体系和锥体外系在运动功能上是一个不可分割的整体。锥体外系是在锥体系的主导下进行的，锥体系是运动的发起者，而锥体外系为锥体系的活动提供了最适宜的背景条件。同时只有在锥体外系保持肌张力稳定协调的前提下，锥体系才能完成一些精确的随意运动。例如，锥体系发动如书法或刺绣这一精细运动时，必须在锥体外系的参与下来保持肢体的协调与稳定才能完成。大脑皮质通过发出大量的下行传导束调控锥体外系，如通过皮质红核束直接调控红核脊髓束，通过皮质网状束直接调控网状脊髓束，通过皮质丘脑束及丘脑皮质束和丘脑有往返的纤维联系。下面重点介绍与纹状体和小脑密切相关的环路（图 18-13）。

（一）纹状体环路

1. *皮质－新纹状体－背侧丘脑－皮质环路* 从大脑皮质运动区（以额叶和顶叶为主）发出的皮质纹状体纤维行经内囊止于新纹状体，交换神经元后发出纤维至苍白球的内侧部，继而发出纤维投射到背侧丘脑腹前核和腹外侧核，再通过丘脑皮质束返回大脑皮质运动区。此环路对发出锥体束的皮质运动区有重要的反馈调节作用。

2. *新纹状体－黑质环路* 新纹状体与黑质致密部之间有往返的纤维联系，由新纹状发出纤维，止于黑质，再由黑质发出纤维返回新纹状体。黑质纹状体纤维属多巴胺能纤维（因黑质主要由多巴胺能神经元组成），该神经递质参与调节纹状体、丘脑和大脑运动皮质之间的平衡关系，当黑质病变多巴胺含量降低时，平衡破坏，使丘脑腹前核和腹外侧核处于释放状态，从而异常兴奋运动皮质，这可能是引起帕金森病的主要原因。

3. *苍白球－底丘脑核环路* 苍白球与底丘脑核之间有往返的纤维联系。底丘脑核在发生上与苍白球同源，

主要功能是对苍白球的抑制性反馈作用。一侧底丘脑受损，丧失对同侧苍白球的抑制，对侧肢体将出现大幅度震颤和抽搐。

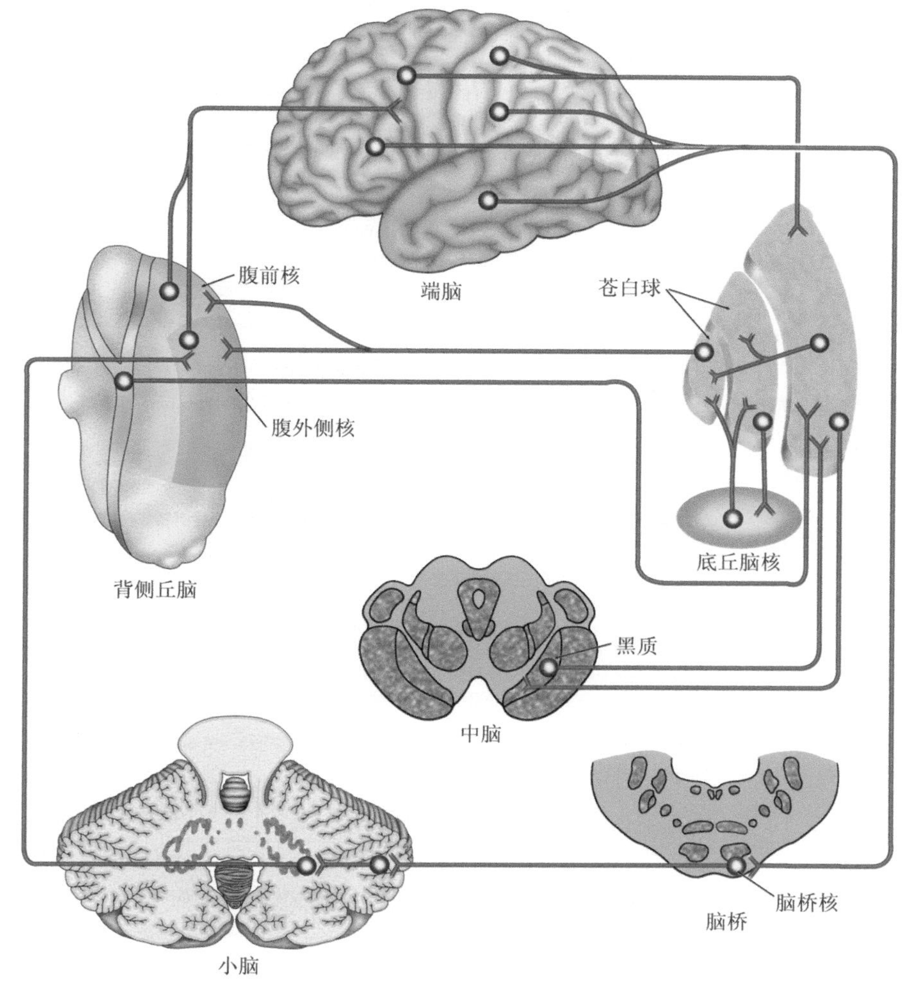

图 18-13　锥体外系的神经环路

（二）小脑环路

皮质－脑桥－小脑－皮质环路：从大脑皮质的额、顶、颞、枕叶等广泛皮质发出的额桥束和顶枕颞桥束，行经内囊下行止于脑桥核，交换神经元后交叉至对侧组成小脑中脚进入新小脑皮质，由皮质发出纤维至齿状核，中继后发出纤维经小脑上脚投射到对侧背侧丘脑腹外侧核和腹前核，由此再投射到大脑皮质运动区。此环路将小脑与端脑往返联系起来，在人类最为发达。小脑整合了大脑皮质及脊髓的传入信息，对肌肉的共济运动起了重要作用。该环路的任何部位损伤，都会导致共济失调，出现蹒跚步态和醉酒步态等。

小结

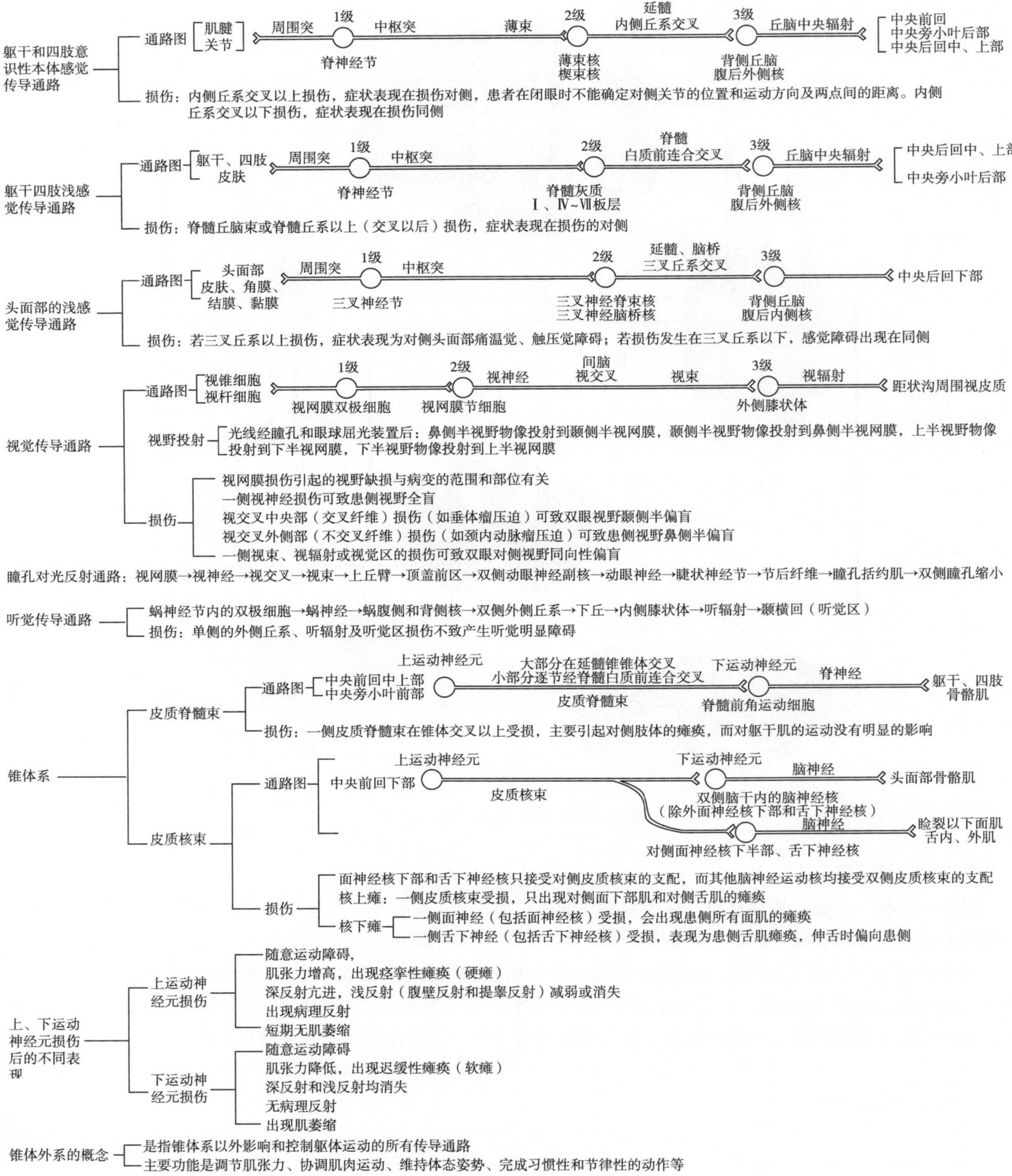
躯干和四肢意识性本体感觉传导通路
通路图
肌腱
关节
周围突
1级
中枢突
脊神经节
薄束
2级
薄束核
楔束核
延髓
内侧丘系交叉
3级
背侧丘脑
腹后外侧核
丘脑中央辐射
中央前回
中央旁小叶后部
中央后回中、上部
损伤：内侧丘系交叉以上损伤，症状表现在损伤对侧，患者在闭眼时不能确定对侧关节的位置和运动方向及两点间的距离。内侧丘系交叉以下损伤，症状表现在损伤同侧
躯干四肢浅感觉传导通路
通路图
躯干、四肢皮肤
周围突
1级
中枢突
脊神经节
2级
脊髓灰质
Ⅰ、Ⅳ~Ⅶ板层
脊髓
白质前连合交叉
3级
背侧丘脑
腹后外侧核
丘脑中央辐射
中央后回中、上部
中央旁小叶后部
损伤：脊髓丘脑束或脊髓丘系以上（交叉以后）损伤，症状表现在损伤的对侧
头面部的浅感觉传导通路
通路图
头面部
皮肤、角膜、
结膜、黏膜
周围突
1级
中枢突
三叉神经节
2级
三叉神经脊束核
三叉神经脑桥核
延髓、脑桥
三叉丘系交叉
3级
背侧丘脑
腹后内侧核
中央后回下部
损伤：若三叉丘系以上损伤，症状表现为对侧头面部痛温觉、触压觉障碍；若损伤发生在三叉丘系以下，感觉障碍出现在同侧
视觉传导通路
通路图
视锥细胞
视杆细胞
1级
视网膜双极细胞
2级
视网膜节细胞
视神经
间脑
视交叉
视束
3级
外侧膝状体
视辐射
距状沟周围视皮质
视野投射
光线经瞳孔和眼球屈光装置后：鼻侧半视野物像投射到颞侧半视网膜，颞侧半视野物像投射到鼻侧半视网膜，上半视野物像投射到下半视网膜，下半视野物像投射到上半视网膜
损伤
视网膜损伤引起的视野缺损与病变的范围和部位有关
一侧视神经损伤可致患侧视野全盲
视交叉中央部（交叉纤维）损伤（如垂体瘤压迫）可致双眼视野颞侧半偏盲
视交叉外侧部（不交叉纤维）损伤（如颈内动脉瘤压迫）可致患侧视野鼻侧半偏盲
一侧视束、视辐射或视觉区的损伤可致双眼对侧视野同向性偏盲
瞳孔对光反射通路：视网膜→视神经→视交叉→视束→上丘臂→顶盖前区→双侧动眼神经副核→动眼神经→睫状神经节→节后纤维→瞳孔括约肌→双侧瞳孔缩小
听觉传导通路
蜗神经节内的双极细胞→蜗神经→蜗腹侧和背侧核→双侧外侧丘系→下丘→内侧膝状体→听辐射→颞横回（听觉区）
损伤：单侧的外侧丘系、听辐射及听觉区损伤不致产生听觉明显障碍
锥体系
皮质脊髓束
通路图
中央前回中上部
中央旁小叶前部
上运动神经元
大部分在延髓锥体交叉
小部分逐节经脊髓白质前连合交叉
皮质脊髓束
下运动神经元
脊髓前角运动细胞
脊神经
躯干、四肢
骨骼肌
损伤：一侧皮质脊髓束在锥体交叉以上受损，主要引起对侧肢体的瘫痪，而对躯干肌的运动没有明显的影响
皮质核束
通路图
中央前回下部
上运动神经元
皮质核束
下运动神经元
双侧脑干内的脑神经核
（除外面神经核下部和舌下神经核）
脑神经
头面部骨骼肌
对侧面神经核下半部、舌下神经核
脑神经
睑裂以下面肌
舌内、外肌
损伤
面神经核下部和舌下神经核只接受对侧皮质核束的支配，而其他脑神经运动核均接受双侧皮质核束的支配
核上瘫：一侧皮质核束受损，只出现对侧面下部肌和对侧舌肌的瘫痪
核下瘫
一侧面神经（包括面神经核）受损，会出现患侧所有面肌的瘫痪
一侧舌下神经（包括舌下神经核）受损，表现为患侧舌肌瘫痪，伸舌时偏向患侧
上、下运动神经元损伤后的不同表现
上运动神经元损伤
随意运动障碍，
肌张力增高，出现痉挛性瘫痪（硬瘫）
深反射亢进，浅反射（腹壁反射和提睾反射）减弱或消失
出现病理反射
短期无肌萎缩
下运动神经元损伤
随意运动障碍
肌张力降低，出现迟缓性瘫痪（软瘫）
深反射和浅反射均消失
无病理反射
出现肌萎缩
锥体外系的概念
是指锥体系以外影响和控制躯体运动的所有传导通路
主要功能是调节肌张力、协调肌肉运动、维持体态姿势、完成习惯性和节律性的动作等

第 19 章　脑和脊髓的被膜、血管和脑脊液

第一节　脑和脊髓的被膜

脑和脊髓的表面都由 3 层被膜包裹，从外向内依次为硬膜、蛛网膜和软膜。这些被膜对脑和脊髓具有保护和支持作用，并通过被膜的血管使脑和脊髓得到营养。

一、脊髓的被膜

（一）硬脊膜

硬脊膜（spinal dura mater）是由致密结缔组织构成的厚而坚韧的纤维膜（图 19–1），呈管状包裹脊髓与脊神经根丝。上端附着于枕骨大孔边缘，并与硬脑膜续连，下部从第 2 骶椎平面变细，包裹终丝，附于尾骨，两侧在椎间孔处与脊神经外膜相续。*硬脊膜与椎管内面的骨膜之间为狭窄的**硬膜外隙**（extradural space），内含疏松结缔组织、脂肪、淋巴管和椎内静脉丛。由于硬脊膜在枕骨大孔边缘与骨膜紧密附着，故此隙仅存在于椎管，不与颅腔内相通。硬膜外隙内为负压，并有脊神经根经过。临床上进行硬膜外麻醉时，即将药物注入此间隙，阻滞脊神经根内的神经传导。硬脊膜与其深面的脊髓蛛网膜之间为潜在的硬膜下隙。

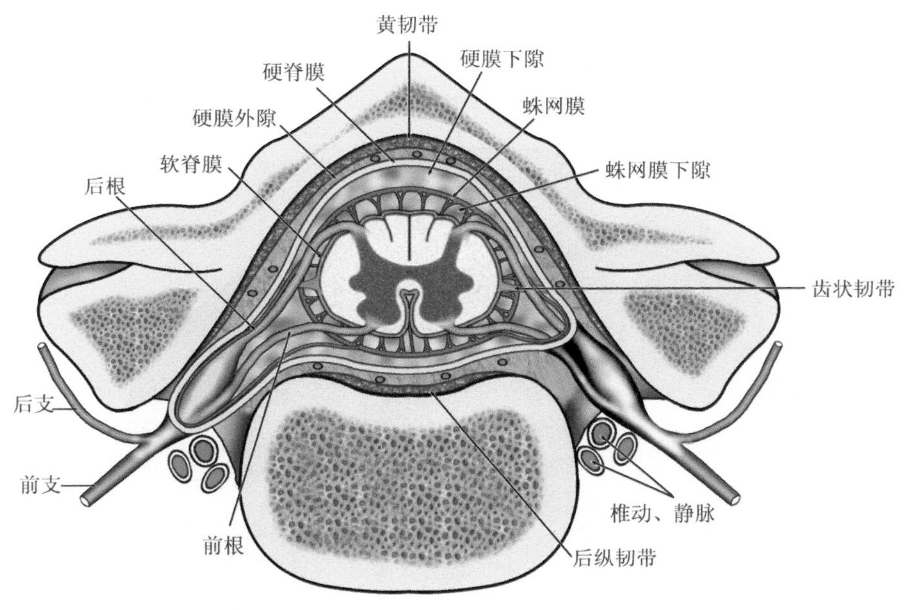

图 19–1　脊髓的被膜

（二）脊髓蛛网膜

脊髓蛛网膜（spinal arachnoid mater）为半透明、无血管的薄膜，与脑蛛网膜相延续，衬于硬脊膜的内面，也包裹脊神经根和脊神经节，并与脊神经外膜融合。*脊髓蛛网膜与硬脊膜之间有潜在的硬膜下隙，与软脊膜之间有较宽阔的**蛛网膜下隙**（subarachnoid space），两层间由许多纤细的结缔组织小梁相连，内充满脑脊液。该隙向上与脑蛛网膜下隙相通，其下部*自脊髓下端至第 2 骶椎平面扩大为**终池**（terminal cistern），内有马尾和终丝。*因此，临床上一般在第 3、4 腰椎之间进行穿刺，抽取脑脊液或注入药物而不会伤及脊髓。

（三）软脊膜

软脊膜（spinal pia mater）为薄而富有血管的透明结缔组织膜，紧贴于脊髓表面，并延伸入脊髓的沟裂中，在脊髓下端延续为终丝，向下附着于尾骨。软脊膜在脊髓两侧脊神经前、后根之间形成锯齿状的**齿状韧带**（denticulate ligament），其尖端附于硬脊膜，从枕骨大孔至第 1 腰脊神经根间共约 21 对（图 19–2）。齿状韧带、

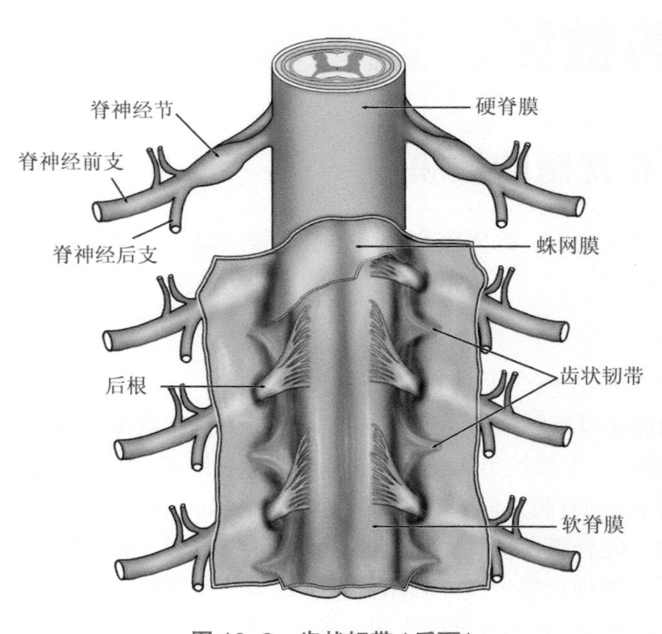

图 19-2 齿状韧带（后面）

终丝和脊神经根将脊髓固定于椎管内并浸泡在脑脊液中，加之硬膜外隙内的脂肪组织和椎内静脉丛的弹性垫作用，使脊髓不易受到外界震荡的损伤。齿状韧带也可作为椎管内手术的标志。

二、脑的被膜

（一）硬脑膜

硬脑膜（cerebral dura mater）为厚而坚韧的双层膜，有丰富的神经和血管行经其间。外层为颅骨内面的骨膜，其与颅盖骨结合疏松，当颅盖骨发生骨折或此处硬脑膜血管损伤时，在硬脑膜与颅骨之间易形成硬膜外血肿。但其与颅底骨结合紧密，如果发生颅底骨折，易将硬脑膜和蛛网膜同时撕裂而发生脑脊液外漏；若发生颅前窝骨折，脑脊液可流入鼻腔，形成鼻漏。硬脑膜在脑神经出颅处移行为神经外膜。内层在枕骨大孔周围与硬脊膜相续，并在某些部位形成一些板状隔，分隔颅腔，伸入各脑部之间，对脑起着保护作用（图 19-3）。由硬脑膜形成的这些特殊结构如下。

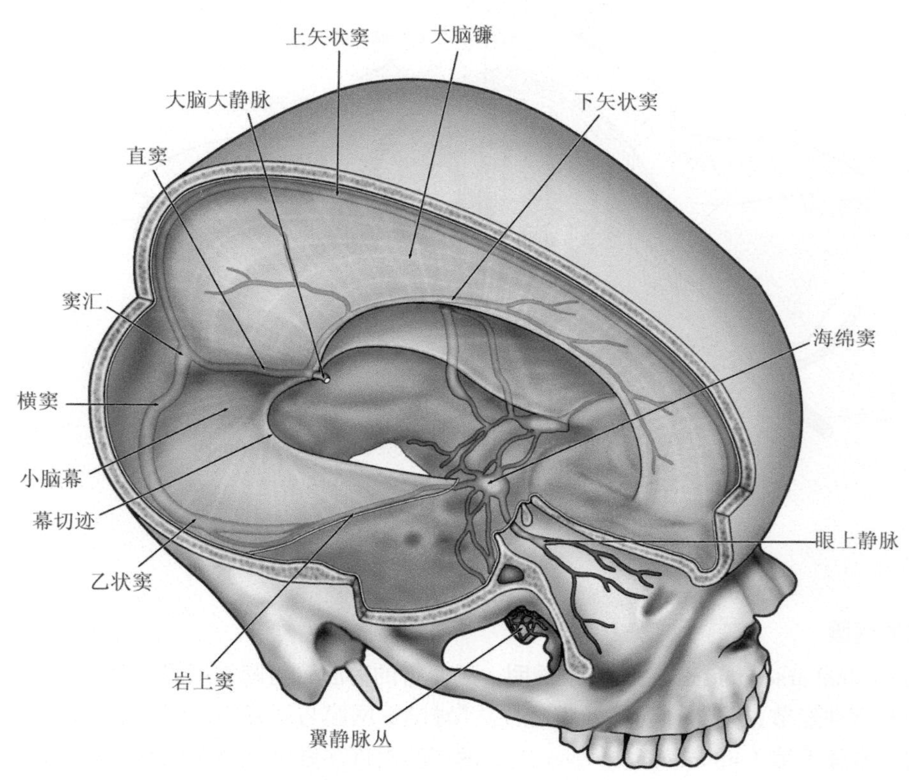

图 19-3 硬脑膜及硬脑膜窦

1. **大脑镰**（cerebral falx） 形似镰刀，伸入大脑纵裂，分隔两侧大脑半球。其前端附于鸡冠，后部连于小脑幕上面的正中线上，下缘游离于胼胝体上方。

2. **小脑幕**（tentorium of cerebellum） 呈半月形，伸入大脑横裂，分隔大脑半球与小脑。它附着于枕骨横窦沟和颞骨岩部的上缘。小脑幕前缘游离，称**幕切迹**（tentorial incisure），与蝶骨鞍背围成一环形的孔，称小脑幕孔，中脑从中通过。小脑幕将颅腔后部不完全地分隔成上、下两部。当小脑幕上部因颅脑病变而引起颅内压增高时，位于幕切迹上方的海马旁回和钩可被挤压入小脑幕孔，形成小脑幕切迹疝而压迫相邻的大脑脚和动眼神经。

3. **小脑镰**（cerebellar falx）　位于颅后窝后份，自小脑幕下方伸入两侧小脑半球之间。

4. **鞍膈**（diaphragma sellae）　位于蝶鞍上方，张于鞍结节和鞍背上缘之间，形成垂体窝的顶，鞍膈的中央有一小孔，有漏斗通过。

5. **硬脑膜窦**（sinus of dura mater）　由硬脑膜两层在一些部位彼此分开，并衬以内皮细胞构成。脑的静脉血先注入窦内，最终引流至颈内静脉。窦壁无平滑肌，不能收缩，若受到损伤则出血难止，容易形成颅内血肿。主要的硬脑膜窦有以下几个（图 19-3，图 19-4）。

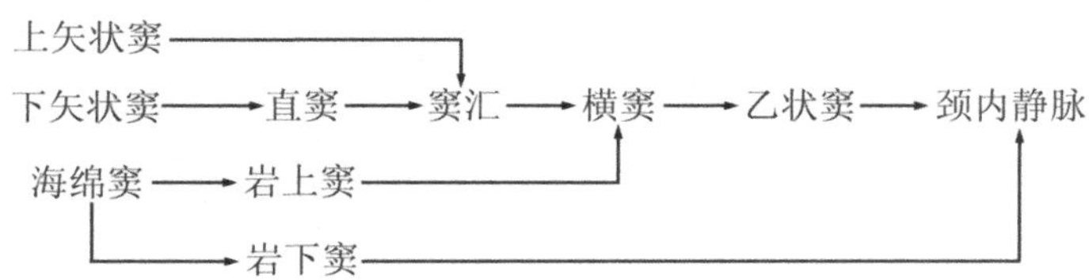

图 19-4　硬脑膜窦内的血液流向

（1）★**上矢状窦**（superior sagittal sinus）：位于大脑镰上缘内，前端起自盲孔，向后逐渐增粗汇入窦汇。

（2）★**下矢状窦**（inferior sagittal sinus）：位于大脑镰的游离下缘内，向后注入直窦。

（3）**直窦**（straight sinus）：位于大脑镰与小脑幕连接处，由大脑大静脉与下矢状窦汇合而成，向后通入窦汇。

（4）**窦汇**（confluence of sinus）：由上矢状窦与直窦在枕内隆凸处汇合扩大而成，向两侧移行为左、右横窦。

（5）**横窦**（transverse sinus）：成对，位于小脑幕附着处的枕骨横窦沟内，行向外侧续为乙状窦。

（6）**乙状窦**（sigmoid sinus）：成对，位于乙状窦沟内，向前内侧在颈静脉孔处移行为颈内静脉。

（7）★**海绵窦**（cavernous sinus）：位于蝶鞍两侧，前至眶上裂，后达颞骨岩部尖端，是硬脑膜两层之间不规则的腔隙，因其内有许多纤维束分隔，形似海绵而得名（图 19-5，图 19-6）。★海绵窦内有颈内动脉和展神经通过，在窦的外侧壁内，自上而下有动眼神经、滑车神经、三叉神经的眼神经（Ⅴ1）和上颌神经（Ⅴ2）通过。★海绵窦与周围的静脉有广泛的交通。★它收纳眼静脉和大脑中浅静脉的血液，并由岩上窦和岩下窦引流至横窦、乙状窦和颈内静脉。★左、右两侧的海绵窦借横支相连。海绵窦向前借眼静脉与面部的浅静脉交通，向下经卵圆孔，借导血管与翼静脉丛相通，因而面部的感染可蔓延至海绵窦。★海绵窦向后与斜坡上的基底静脉丛相通，而基底静脉丛向下通过椎内静脉丛又与腔静脉系交通，因而腹、盆部的感染可经此途径蔓延至海绵窦内，造成颅内感染。★海绵窦与位于其下方的蝶窦之间，仅隔以薄层骨板，蝶窦炎可导致海绵窦炎或血栓形成。若通过海绵窦的神经受到损伤，则会出现相应的症状。

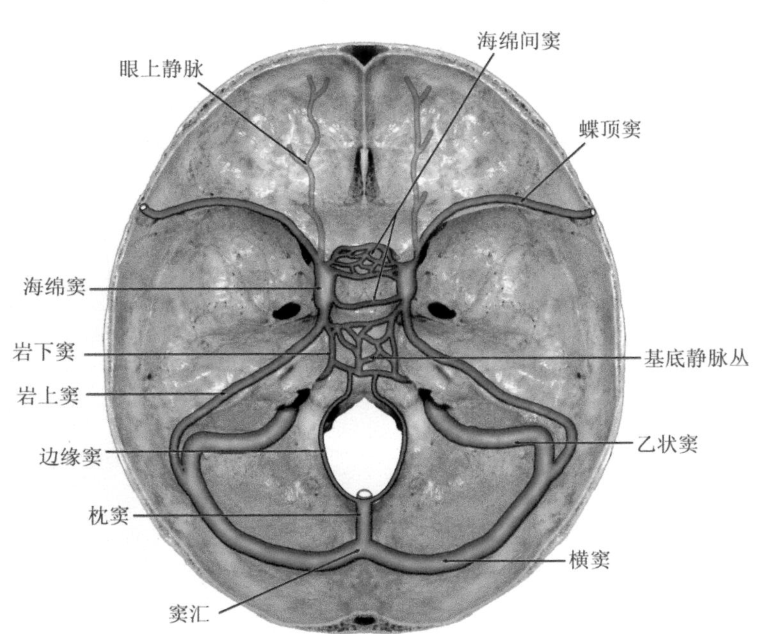

图 19-5　颅底的硬脑膜窦

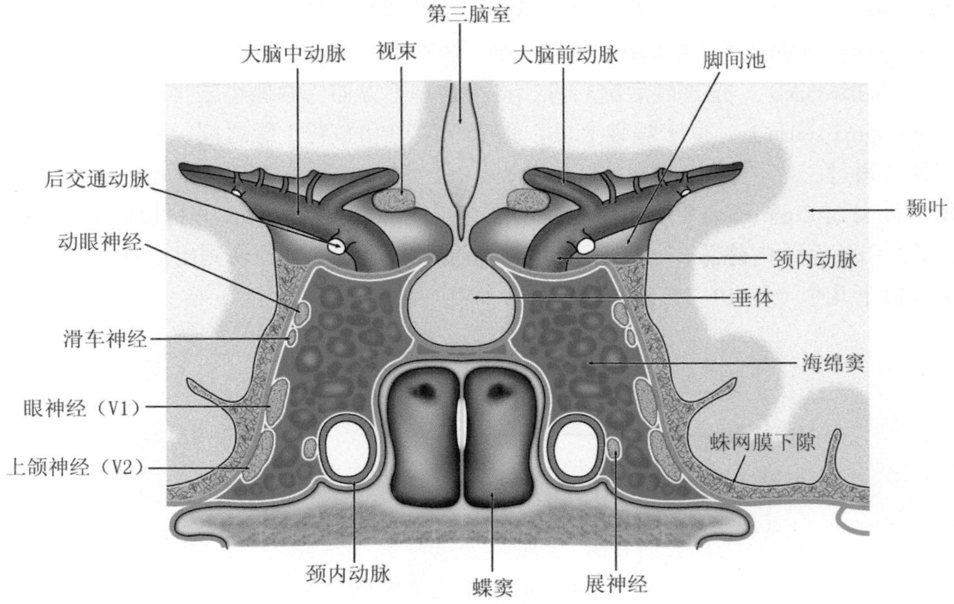

图 19-6 海绵窦

（8）**岩上窦和岩下窦**（superior and inferior petrosal sinus）：分别位于颞骨岩部的上缘和后缘处，分别把海绵窦的血液引流至横窦和颈内静脉。

（二）脑蛛网膜

脑蛛网膜（cerebral arachnoid mater）与脊髓蛛网膜相连，衬于硬脑膜内面，也有硬膜下隙和蛛网膜下隙，并与脊髓蛛网膜下隙相通。脑蛛网膜除随大脑镰和小脑幕分别伸入大脑纵裂和大脑横裂外，均跨过脑的其他沟裂而不伸入其中，致使脑蛛网膜下隙在某些部位扩大成为**蛛网膜下池**（subarachnoid cistern）。其中最大的是在小脑与延髓背面之间的**小脑延髓池**（cerebellomedullary cistern），第四脑室内的脑脊液借正中孔和外侧孔流入此池，临床上可在此进行蛛网膜下隙穿刺。另外，在脚间窝处有脚间池，视交叉周围有交叉池，脑桥腹侧有桥池。脑的血管走行于蛛网膜下池内。

★脑蛛网膜在上矢状窦的两侧形成许多绒毛状突起，突入上矢状窦内称**蛛网膜颗粒**（arachnoid granulations），脑脊液即通过这些颗粒渗入硬脑膜窦内，回流入静脉（图 19-7）。

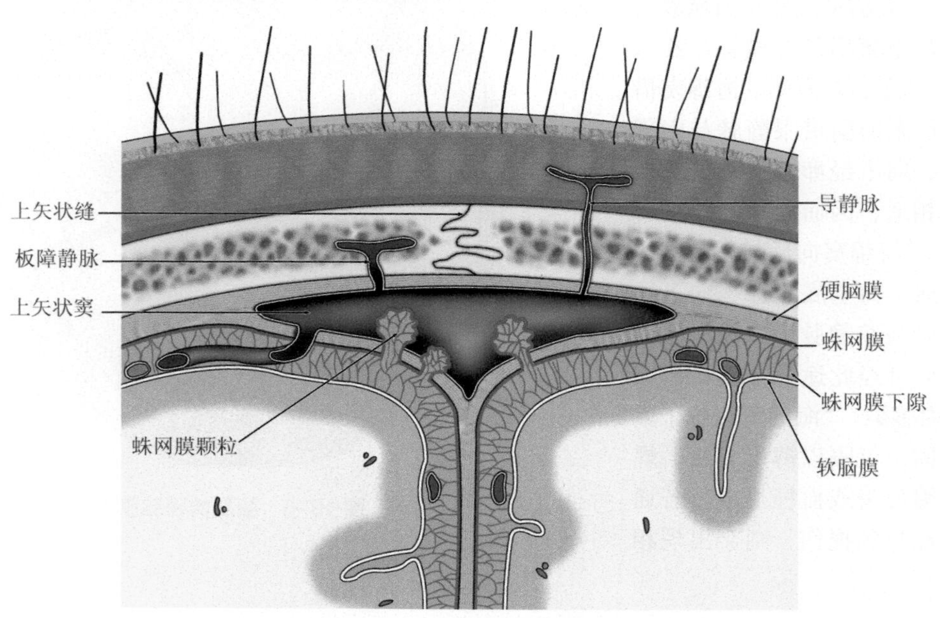

图 19-7 蛛网膜颗粒和导静脉

（三）软脑膜

软脑膜（cerebral pia mater）薄而富有血管，紧贴脑的表面并深入脑的沟裂之中，对脑起着重要的营养作用。脑室壁特定部位的室管膜上皮与软脑膜及其血管共同构成脉络组织。有些部位的脉络组织中的血管反复分支形成丛，血管丛连同其表面的软脑膜和室管膜上皮一起突入脑室内，形成脉络丛，产生脑脊液。

第二节　脑和脊髓的血管

脑是人体内新陈代谢最旺盛的结构，故其血液供应非常丰富。尽管人脑的重量仅占体重的2%，但其耗氧量却占全身总耗氧量的20%，脑的血流量约占心输出量的1/6。各种因素引起的脑供血不足或中断超过一定的时间，就可导致脑神经细胞缺氧甚至坏死，造成严重的神经精神障碍直至死亡。

一、脑的血管

与身体其他部位的血管相比，脑的血管有以下特点：①动脉壁很薄，其中膜内只有一些弹性纤维，平滑肌也稀少；动脉走行弯曲，无搏动；②动脉分支在脑表面有丰富的吻合，而进入脑内的穿支则是终动脉；③动、静脉不伴行；④静脉壁也很薄，缺乏平滑肌；⑤硬脑膜窦是独特的结构；⑥静脉和硬脑膜窦内无瓣膜；⑦血液与神经元间的物质交换要经过脑屏障。

（一）脑的动脉

★脑的动脉来源于颈内动脉和椎动脉（图19-8）。★前者供应大脑半球的前2/3和间脑前部；★后者供应大脑半球后1/3、间脑后部、小脑和脑干。★两者供应范围大致以顶枕沟为界，分别称颈内动脉系和椎－基底动脉系的分布区。两系动脉的分支可分为**皮质支**（cortical branch）和**中央支**（central branch），皮质支供应大脑皮质及其深面的髓质；中央支供应基底核、内囊和间脑等。

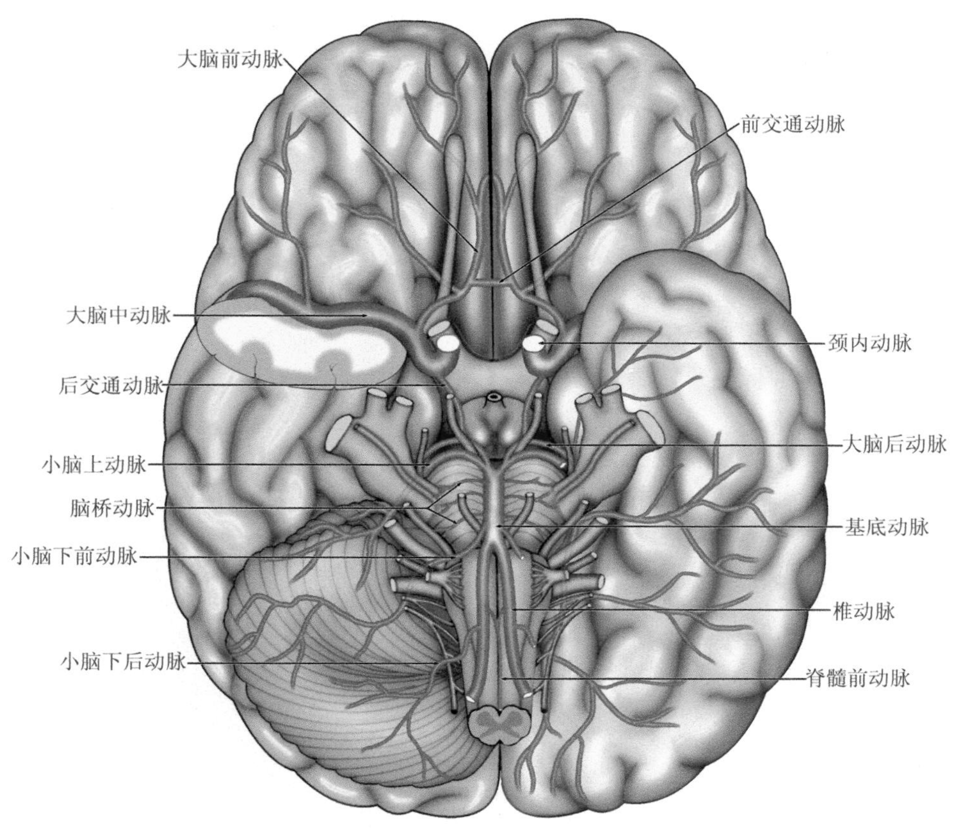

图19-8　大脑底面的动脉及分支

1. **颈内动脉**（internal carotid artery） 起自颈总动脉，从颈部向上行至颅底，经颈动脉管进入颅腔，在破裂孔上方弯行向上至后床突处转行向前穿入海绵窦，紧贴窦内侧壁水平向前，在前床突内侧弯行向上，穿出硬脑膜并转向后行，依次发出眼动脉、后交通动脉和脉络丛前动脉，最后在外侧沟起始处的内侧，分为大脑前动脉和大脑中动脉两终支。根据颈内动脉的行程，可将其分为颈部、岩部、海绵窦部和脑部。临床上把海绵窦部和脑部合称为"虹吸部"，其呈"U"或"V"形弯曲，在脑血管造影诊断时有重要意义，也是动脉硬化的好发部位。颈内动脉的主要分支如下。

（1）**眼动脉**（ophthalmic artery）：在颈内动脉行至前床突内侧，进入蛛网膜下隙时发出，沿视神经外侧经视神经管入眶，分支分布到眶内结构。

（2）**后交通动脉**（posterior communicating artery）：自颈内动脉发出后，经动眼神经上方，视束下方向后行，与基底动脉的大脑后动脉吻合，是颈内动脉系和椎－基底动脉系的吻合支。两侧后交通动脉的管径常不一致，往往一侧较粗大。

（3）**脉络丛前动脉**（anterior choroidal artery）：从后交通动脉发起处附近发自颈内动脉，沿视束下面行向后，经大脑脚与海马旁回钩之间潜入侧脑室下角的脉络丛内。沿途分支供应内囊后肢后下部、外侧膝状体、大脑脚底的中 1/3 及苍白球等。此支细小而变异多，行程又较长，易被血栓阻塞。

（4）**大脑前动脉**（anterior cerebral artery）：是颈内动脉较小的终支，发出后经视交叉上方行向前内，进入大脑纵裂，沿胼胝体上面行向后，在顶枕沟附近与大脑后动脉吻合。大脑前动脉在进入大脑纵裂处，与对侧同名动脉借短而横行的**前交通动脉**（anterior communicating artery）相连。大脑前动脉的皮质支分布于顶枕沟以前的半球内侧面和额叶底面的一部分及额、顶叶外侧面的上部（图 19-9，图 19-10）；中央支从大脑前动脉的近侧段发出，经前穿质进入脑实质，供应尾状核、豆状核前部和内囊前肢。

（5）▲***大脑中动脉**（middle cerebral artery）：是颈内动脉的直接延续，供血范围最广，沿外侧沟走行。▲皮质支分布到岛叶和大脑半球上外侧面顶枕沟以前的大部分，包括躯体运动区、躯体感觉区和语言中枢（图 19-11）。▲该动脉一旦发生栓塞，将对机体的运动、感觉和语言功能产生严重的影响；▲*中央支（又称豆纹动脉）多数为小支，从大脑中动脉起始部发出后进入前穿质，分布于豆状核、尾状核和内囊。▲*豆纹动脉可分为靠近起始部的内侧豆纹动脉及远侧的外侧豆纹动脉，外侧豆纹动脉在动脉硬化和高血压时容易破裂而导致脑出血（即脑卒中）的严重后果，故又名为"出血动脉"。

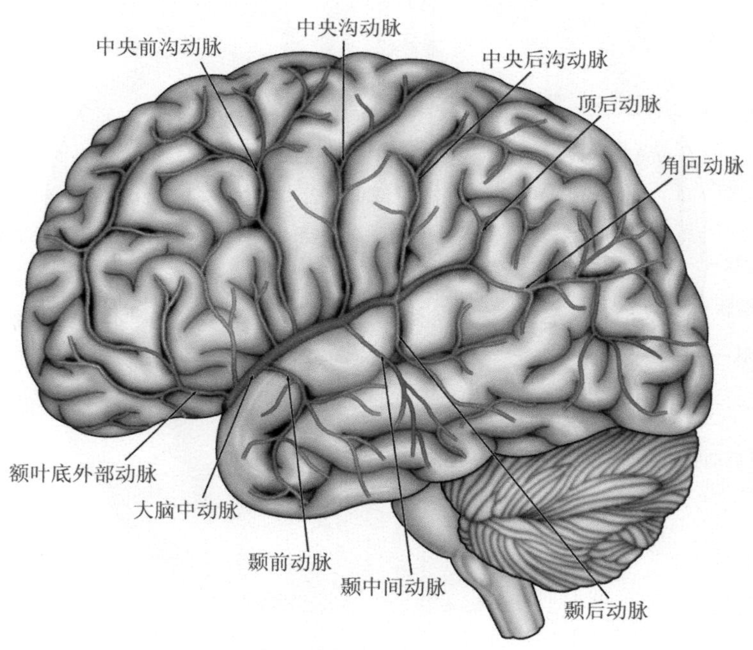

图 19-9 大脑半球外侧面的动脉

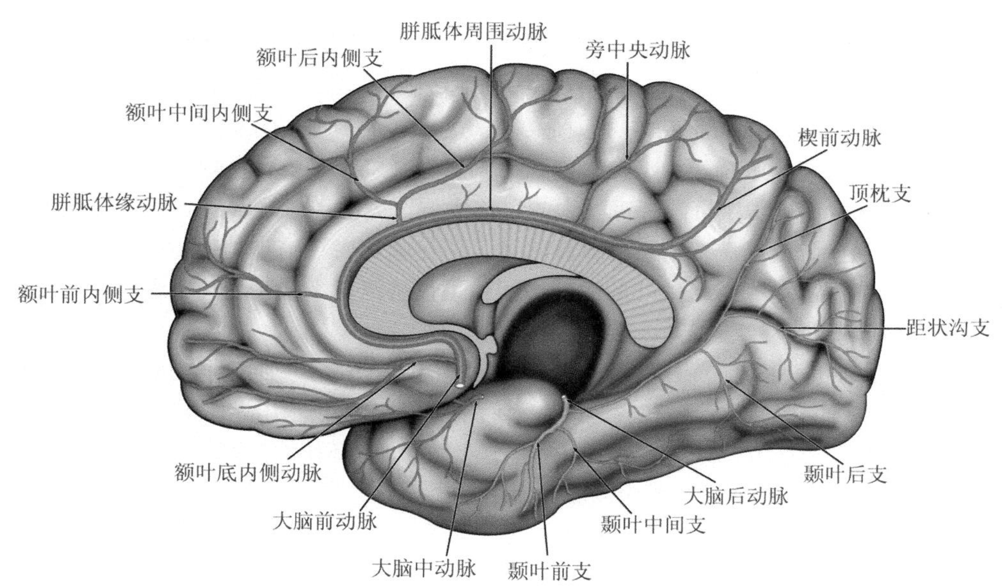

图 19-10　大脑半球内侧面的动脉

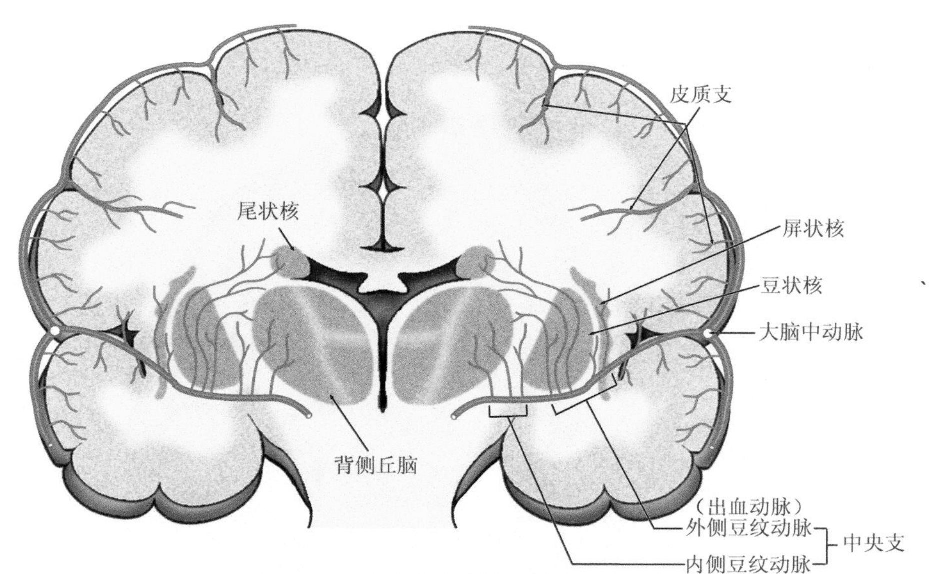

图 19-11　大脑中动脉的皮质支和中央支

2. **椎动脉**（vertebral artery）　起自锁骨下动脉，向上穿经第 6 至第 1 颈椎横突孔，在寰椎侧块后方向内侧弯曲，经枕骨大孔入颅腔，在脑桥与延髓交界处腹侧，左、右椎动脉汇合为一条**基底动脉**（basilar artery）。基底动脉沿脑桥腹侧面的基底沟上行，至脑桥上缘分为左、右大脑后动脉两大终支（图 19-8）。

（1）椎动脉的主要分支

1）脊髓前、后动脉（见后文）。

2）**小脑下后动脉**（posterior inferior cerebellar artery）：是椎动脉的最大分支，在橄榄下端发出后，绕过橄榄行向背侧，继而在舌咽神经和迷走神经根后面上升到脑桥下缘，最后转向下外进入小脑，分布于小脑下面后部和延髓后外侧部。该动脉还发出延髓支，分布于橄榄后区（包括脊髓丘脑束和三叉神经脊束等）。小脑下后动脉行程弯曲，较易发生栓塞，可导致同侧面部浅感觉障碍、对侧躯体浅感觉障碍（交叉性感觉麻痹）和小脑共济失调等。

（2）基底动脉的主要分支

1）**小脑下前动脉**（anterior inferior cerebellar artery）：发自基底动脉起始段，供应小脑下面的前部。

2）**迷路动脉**（labyrinth artery）：又称内听动脉，细长，伴随面神经和前庭蜗神经进入内耳，供应内耳迷路。

3）**脑桥动脉**（pontine artery）：为一些细小分支，行向外侧，供应脑桥基底部。

4）**小脑上动脉**（superior cerebellar artery）：发自基底动脉末段，行向外侧，绕过大脑脚转向后，供应小脑上面。

5）▲**大脑后动脉**（posterior cerebral artery）：是基底动脉的一对终支，在脑桥上缘附近发出，与小脑上动脉并行向外侧，两者之间夹有动眼神经和滑车神经。大脑后动脉绕大脑脚行向后，沿海马旁回钩转至颞叶和枕叶内侧面。▲皮质支分布于颞叶内侧面和底面及枕叶，终支绕至大脑半球外侧面；▲中央支由其起始部发出，经脚间窝穿入脑实质，供应背侧丘脑，内、外侧膝状体，下丘脑和底丘脑等。大脑后动脉借后交通动脉与颈内动脉末端相交通。当颅内压增高时，颞叶的海马旁回钩可被挤压至小脑幕切迹下方，使大脑后动脉移位，压迫、牵拉动眼神经，导致动眼神经麻痹。

3. ★**大脑动脉环**（cerebral arterial circle） 又称Willis环，由不成对的前交通动脉、成对的大脑前动脉起始段、成对的颈内动脉末段、成对的后交通动脉和成对的大脑后动脉起始段共同构成（图19–8）。★它位于脑底部，蝶鞍的上方，环绕视交叉、灰结节、漏斗、乳头体周围。★大脑动脉环使两侧颈内动脉系和椎–基底动脉系相互吻合。★在正常情况下，两侧椎动脉和颈内动脉的血液很少混合，各有其供应区；★但当构成此动脉环的某一主支发生阻塞时，可在一定程度上通过此动脉环使血液重新分配而起代偿作用。

（二）脑的静脉

脑的静脉不与动脉伴行，可分为浅、深两组，两组之间有吻合，但最终都是通过硬脑膜窦汇入颈内静脉。

1. 浅组 位于大脑半球表面，收集皮质和皮质下髓质的静脉血，并直接注入邻近的硬脑膜窦（图19–12）。根据浅静脉所在的位置可将其分为以下几个。

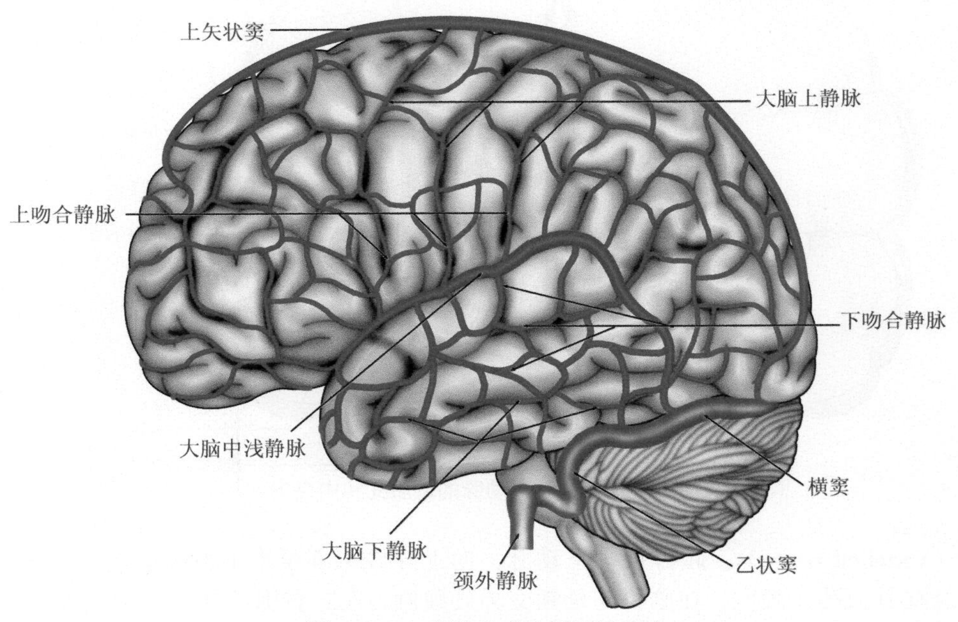

图19–12 大脑半球外侧面的静脉

（1）**大脑上静脉**（superior cerebral vein）：每侧大脑半球有8~12支，引流大脑半球内面和外侧面上部的静脉血，向上汇入上矢状窦。

（2）**大脑中浅静脉**（superficial middle cerebral vein）：位于外侧沟前段内，通过一系列属支引流大脑半球外侧面的静脉血，向下汇入海绵窦或向后汇入岩上窦。此静脉经上吻合静脉与上矢状窦相交通，经下吻合静脉与横窦相交通。

（3）**大脑下静脉**（inferior cerebral vein）：引流大脑半球外侧面下部和下面的静脉血，汇入横窦。

2. 深组 收集大脑深部的髓质、基底核、间脑、脑室脉络丛等处的静脉血（图19–13）。其中，成对的大脑内静脉位于背侧丘脑背侧面，从室间孔向后汇入大脑大静脉，沿途收纳侧脑室周围大脑半球深部的静脉血。

大脑大静脉（great cerebral vein），又称 **Galen 静脉**，是一条很短的静脉，长约 1cm，管壁极薄，它引流两侧大脑内静脉的血，经胼胝体压部的后下方向后汇入直窦。

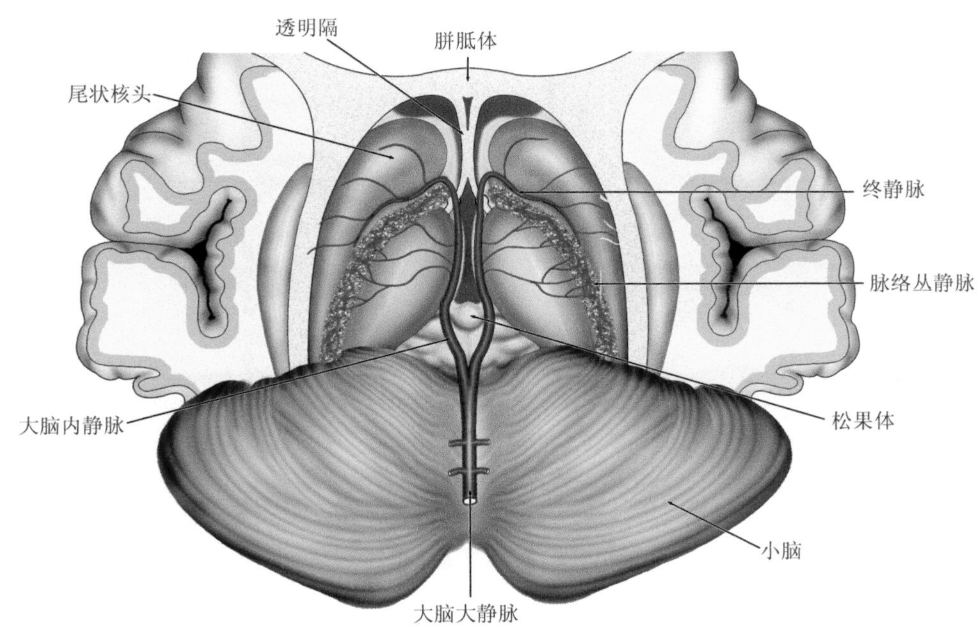

图 19-13　大脑大静脉及其属支

二、脊髓的血管

（一）脊髓的动脉

1. **脊髓前动脉**（anterior spinal artery）　由椎动脉末段发出，左、右脊髓前动脉沿延髓前面下降并向中线靠拢，在枕骨大孔上方合并为一支进入椎管，沿脊髓前正中裂下降至脊髓颈膨大，在后者下方有节段性动脉与脊髓前动脉吻合形成**脊髓前正中动脉**（anteromedian spinal artery）。分支分布于脊髓前角、侧角、灰质连合、后角基部、前索和侧索（图 19-14）。

2. **脊髓后动脉**（posterior spinal artery）　由椎动脉发出向后走行，经枕骨大孔出颅后在脊神经后根内侧，沿脊髓后外侧沟下行，直至脊髓末端，分支分布于脊髓后角基部之后的部分和后索。

3. **根动脉**（radicular artery）　为来自颈升动脉、肋间后动脉、腰动脉和骶外侧动脉等发出的节段性动脉。根髓动脉经椎间孔进入椎管，沿脊神经前、后根至脊髓，并与脊髓前、后动脉吻合（图 19-15）。

由于脊髓的动脉有椎动脉和节段性动脉两个来源，两者的移行部位因吻合薄弱而称危险区。在此处，当某一个来源的血液供应不足时，就易使脊髓受到缺血性损伤，如第 1~4 胸脊髓节段（特别是第 4 胸节）及第 1 腰脊髓节段的腹侧面。

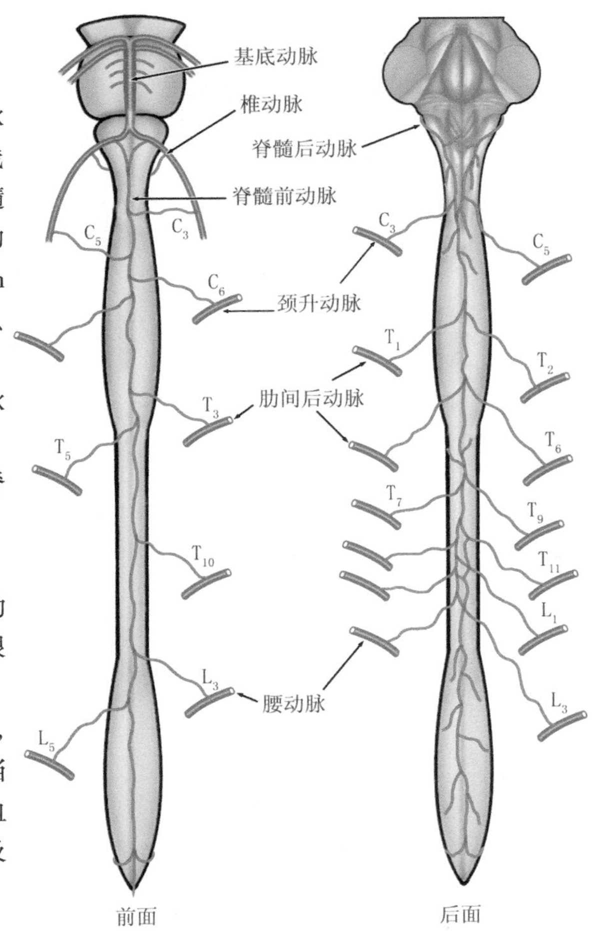

图 19-14　脊髓的动脉

（二）脊髓的静脉

脊髓的静脉较动脉多而粗，表面共有 6 条静脉，即行于脊髓前正中裂和后正中沟内的脊髓前、后静脉；行于两侧脊髓前、后外侧沟内的脊髓前外侧和后外侧静脉。这 6 条静脉彼此借交通支相连，它们收集脊髓内的小静脉，汇入椎内静脉丛。

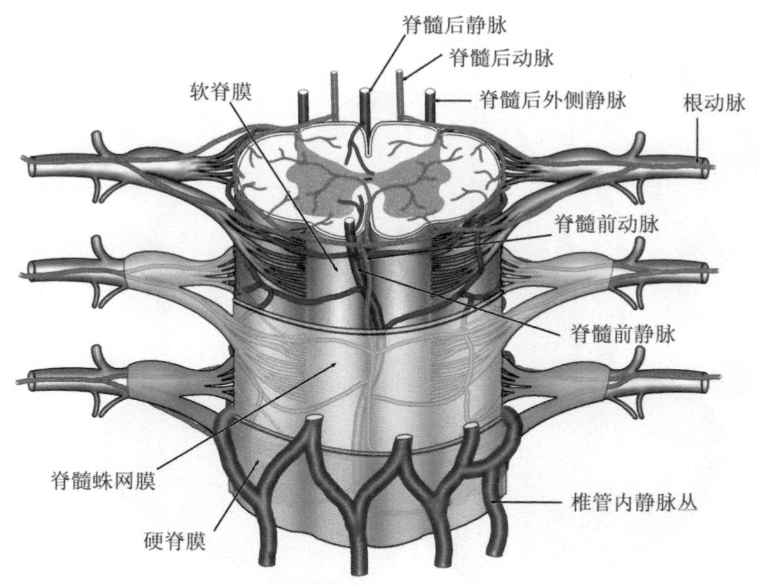

图 19-15 脊髓的血管

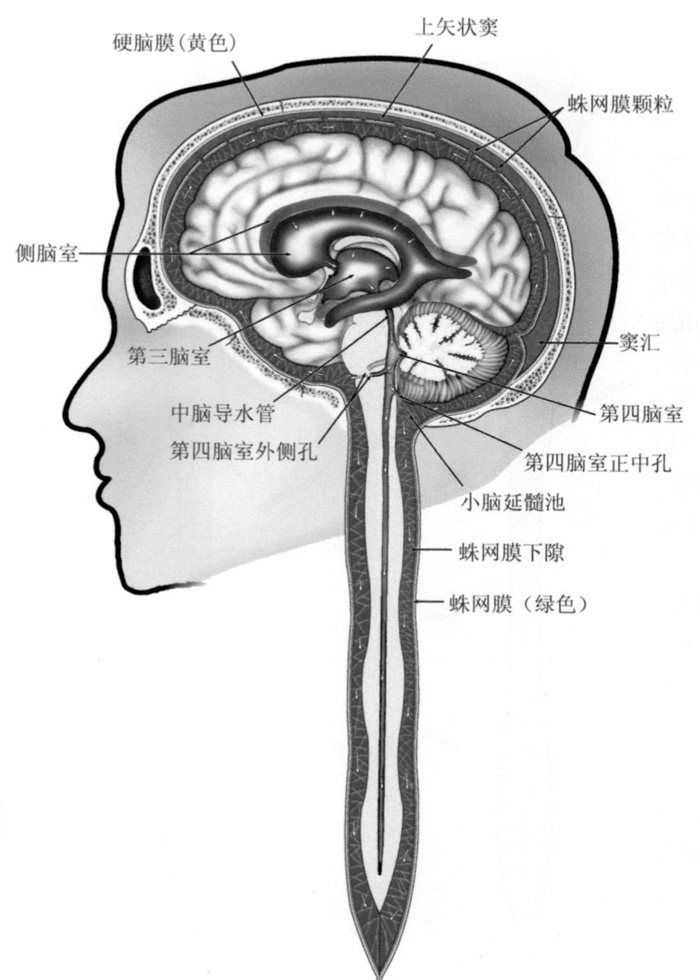

图 19-16 脑脊液循环

第三节 脑脊液及其循环

中枢神经系统内无淋巴液，而代之以**脑脊液**（cerebrospinal fluid，CSF）。脑脊液是充满脑室系统、脊髓中央管和蛛网膜下隙内的无色透明液体，比重 1. 003~1. 008。它含有无机离子、葡萄糖和少量蛋白质及很少的细胞，主要为单核细胞和淋巴细胞。正常成人总量平均为 150ml。脑脊液的功能主要是在脑和脊髓周围形成水垫，起着缓冲和保护作用。同时又相当于外周组织的淋巴，对脑和脊髓起着营养、运输代谢产物及维持正常颅内压的作用。

★脑脊液主要由各脑室脉络丛产生。★由侧脑室脉络丛产生的脑脊液经室间孔流入第三脑室，与第三脑室脉络丛产生的脑脊液一起，经中脑导水管流至第四脑室，再与第四脑室脉络丛产生的脑脊液汇合后，经第四脑室正中孔和外侧孔流入蛛网膜下隙。★最后脑脊液流至大脑半球背侧蛛网膜下隙，通过蛛网膜颗粒渗透入上矢状窦回流入血液中（图 19-16）。★经由动脉来的脑脊液再回到静脉，形成脑脊液循环。★该循环中脑脊液的产生和吸收保持动态平衡。★脑脊液循环途中若发生阻塞，可导致脑积水和颅内压增高，使脑组织受压、移位，甚至形成脑疝。此外，实验动物的研究发现，血液与脑脊液之间在室管膜及软脑膜毛细血管也有少量的双向物质转运。

在中枢神经系统存在着**接触脑脊液的神经元系统**（CSF-contacting neuronal system），即胞体位于脑室腔内、室管膜内或脑实质中，借胞体或突起直接与脑脊液接触的神经元。它们能接受脑脊液的化学和物理因素的刺激，并释放神经活性物质至脑脊液中，以执行感受、分泌和调节的功能。所以，在脑脊液与神经组织之间存在着交流信息的神经-体液回路。在神经系统发生病变时，既可抽取脑脊液进行检测，也可经脑室给药进行有效的治疗。

第四节　脑屏障

中枢神经系统内神经元的正常活动，需要保持稳定的微环境，这个环境（如氧、有机物及无机离子浓度）的轻微变化，都会影响神经元的活动。中枢神经系统内有相应的结构对物质在毛细血管或脑脊液与脑组织间转运过程中进行一定的限制或选择，该结构即脑屏障（图 19-17）。脑屏障由 3 个部分组成。

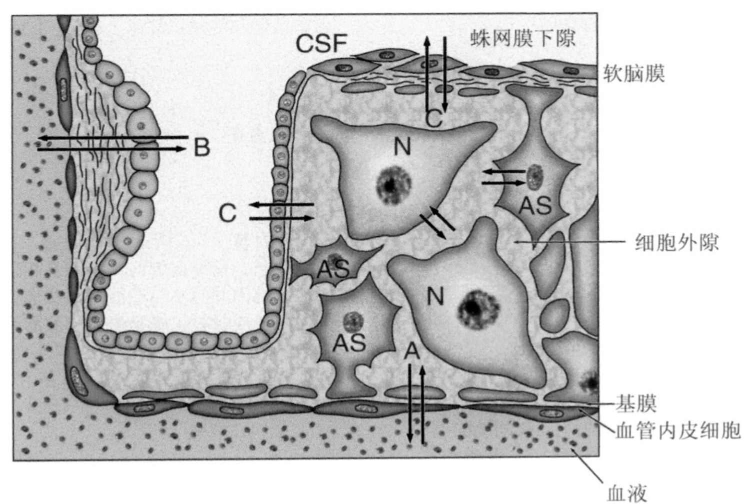

图 19-17　脑屏障的结构和位置关系

A. 血-脑屏障；B. 血-脑脊液屏障；C. 脑脊液-脑屏障；
AS. 星形胶质细胞；N. 神经元；CSF. 脑脊液

一、血-脑屏障

血-脑屏障（blood-brain barrier，BBB）位于血液与脑、脊髓的神经细胞之间。结构基础：①脑和脊髓内的毛细血管为连续型，内皮细胞无窗孔，内皮细胞之间有紧密连接封闭，使大分子物质不能通过，但水和某些离子却能通过；②完整而连续的毛细血管基膜；③毛细血管基膜外有星形胶质细胞突起形成的胶质膜。

二、血-脑脊液屏障

血-脑脊液屏障（blood-CSF barrier）位于脑室脉络丛的血液与脑脊液之间，其结构基础主要是脉络丛上皮细胞之间有闭锁小带（属于紧密连接）相连。但脉络丛的毛细血管内皮细胞有窗孔，因而具有一定的通透性。

三、脑脊液-脑屏障

脑脊液-脑屏障（CSF-brain barrier）位于脑室和蛛网膜下隙的脑脊液与脑、脊髓的神经细胞之间，其结构基础是室管膜上皮、软脑膜和软膜下胶质膜。但脉络膜上皮之间主要为缝隙连接，不能有效地限制大分子通过，软脑膜的屏障作用也很低。因此，脑脊液的化学成分与脑组织细胞外液的成分大致相同。

脑屏障的存在保证了中枢神经系统的神经细胞周围有一个相对稳定的微环境，使脑和脊髓不致受到内、外环境各种化学和物理因素变化的影响，以保障神经细胞的功能得以正常进行。若脑屏障受到损害（如脑或脊髓的外伤、炎症或血管疾病）时，脑屏障的通透性增高或减低，脑或脊髓的神经细胞则会直接受到各种致病因素的刺激，将导致脑水肿、脑出血、免疫异常等严重后果。

脑屏障的作用也是相对的。脑的某些部位缺乏血－脑屏障（如松果体、神经垂体等），这些部位的毛细血管内皮细胞上有窗孔，因而具有一定的通透性；脑－脑脊液屏障也不完善，脑脊液和脑内神经元的细胞外液能相互交通。脑屏障的相对性使人体内的三大调节系统（免疫、神经和内分泌系统）物质之间的交流，在中枢神经系统内也同样存在，即**免疫－神经－内分泌网络**（immuno-neuro-endocrine network），它在全面调节人体的各种功能活动中起着重要作用。

小结

- 脊髓被膜
  - 硬脊膜
    - 硬膜外隙：硬脊膜与椎管内面的骨膜之间的腔隙，不与颅腔内相通，有脊神经根经过。临床上在此进行硬膜外麻醉
    - 硬膜下隙：硬脊膜与其深面的脊髓蛛网膜之间的潜在腔隙
    - 硬脊膜的附着
      - 上端附着于枕骨大孔边缘，并与硬脑膜续连
      - 下部从第2骶椎平面变细，包裹终丝，附于尾骨
      - 两侧在椎间孔处与脊神经外膜相续
  - 脊髓蛛网膜
    - 蛛网膜下隙
      - 内充满脑脊液
      - 自脊髓下端至S_2扩大为终池，内有马尾和终丝；临床上在L_3、L_4或L_4、L_5间穿刺可不伤脊髓
  - 软脊膜——齿状韧带
- 脑被膜
  - 硬脑膜
    - 大脑镰、小脑幕
    - 硬脑膜窦
      - 上矢状窦：大脑镰上缘内，向后汇入窦汇
      - 下矢状窦：大脑镰的游离下缘内，向后注入直窦
      - 直窦、窦汇、横窦、乙状窦
      - 海绵窦
        - 位置：位于蝶鞍两侧
        - 内容
          - 窦内有颈内动脉和Ⅵ通过
          - 窦外侧壁内，自上而下有Ⅲ、Ⅳ、Ⅴ1、Ⅴ2通过
        - 交通
          - 借眼静脉与面部静脉交通，借导血管与翼静脉丛相通，故面部感染可蔓延至海绵窦
          - 借基底静脉丛继而通过椎内静脉丛与腔静脉系交通，故腹、盆部感染可蔓延至海绵窦
          - 海绵窦与蝶窦间仅隔以薄层骨板，蝶窦炎可导致海绵窦炎或血栓形成
  - 脑蛛网膜
    - 蛛网膜下池：小脑延髓池
    - 蛛网膜颗粒：脑脊液即通过这些颗粒渗入硬脑膜窦内，回流入静脉
  - 软脑膜
- 脑血供
  - 颈内动脉系：供应大脑半球的前2/3和间脑前部
  - 椎-基底动脉系：供应大脑半球后1/3、间脑后部、小脑和脑干
- 颈内动脉
  - 眼动脉
  - 后交通动脉
  - 脉络丛前动脉
  - 大脑前动脉
  - 大脑中动脉
    - 皮质支：岛叶和大脑半球上外侧面顶枕沟以前的大部分
    - 中央支：分布于豆状核、尾状核和内囊，其中最大的一支为豆状核纹状体动脉，又名为“出血动脉”
- 椎动脉
  - 左、右椎动脉汇合为一条基底动脉
  - 椎动脉分支
    - 脊髓前、后动脉
    - 小脑下后动脉
  - 基底动脉分支
    - 小脑下前动脉
    - 迷路动脉
    - 脑桥动脉
    - 小脑上动脉
    - 大脑后动脉
- 大脑动脉环（Willis环）
  - 组成
    - 不成对的前交通动脉
    - 成对的大脑前动脉起始段
    - 成对的颈内动脉末段
    - 成对的后交通动脉
    - 成对的大脑后动脉起始段
  - 位置：脑底部，蝶鞍的上方，环绕视交叉、灰结节、漏斗、乳头体周围
  - 意义
    - 使两侧颈内动脉系和椎-基底动脉系相互吻合
    - 当某一主支阻塞时，可一定程度起代偿作用
- 脑室系统及脑脊液循环途径
  - 侧脑室脉络丛产生的脑脊液 → 侧脑室 →（经室间孔）→ 第三脑室（+第三脑室脉络丛产生的脑脊液）→（经中脑导水管）→ 第四脑室（+第四脑室脉络丛产生的脑脊液）→（经第四脑室正中孔和外侧孔）→ 蛛网膜下隙 →（经蛛网膜颗粒）→ 上矢状窦 → 循环系统 → 侧脑室脉络丛、第三脑室脉络丛、第四脑室脉络丛产生的脑脊液

第六篇

内分泌系统

人体内每时每刻都在进行着千变万化、错综复杂的生理活动，如人体的新陈代谢，生长发育过程，青春期的形态、生理变化及生儿育女等。这些活动被安排得有条不紊、次序分明，究竟是谁在为我们进行如此巧妙的安排呢？内分泌系统是神经系统以外的另一重要调节系统。▲★内分泌系统由内分泌腺和内分泌组织组成，内分泌腺为无管腺，其分泌的物质称**激素**（hormone），直接进入血液，随血液循环运送至全身，作用于特定的靶器官。内分泌腺的体积和重量都很小，而内分泌组织仅为一些细胞团，分散存在于其他器官之内。内分泌腺血供丰富，其结构和功能活动有显著的年龄变化。

内分泌系统与神经系统关系密切：一方面内分泌系统可影响神经系统的功能，如甲状腺分泌的甲状腺素可影响脑的发育。另一方面内分泌系统受神经系统的控制和调节，神经系统通过对内分泌腺的作用，间接地调节人体各器官的功能，这种调节称为神经－体液调节。

▲★人体的内分泌腺有垂体、甲状腺、甲状旁腺、肾上腺和松果体等。▲★内分泌组织有胰内的胰岛、睾丸内的间质细胞、卵巢内的卵泡和黄体等。

第 20 章　内分泌系统

第一节　垂　体

★垂体又称**脑垂体**（hypophysis），是促进生长和物质代谢的重要内分泌腺。它能分泌多种激素，并作用于体内其他内分泌腺（如甲状腺、肾上腺和性腺等），影响它们的生理活动（图 20–1）。

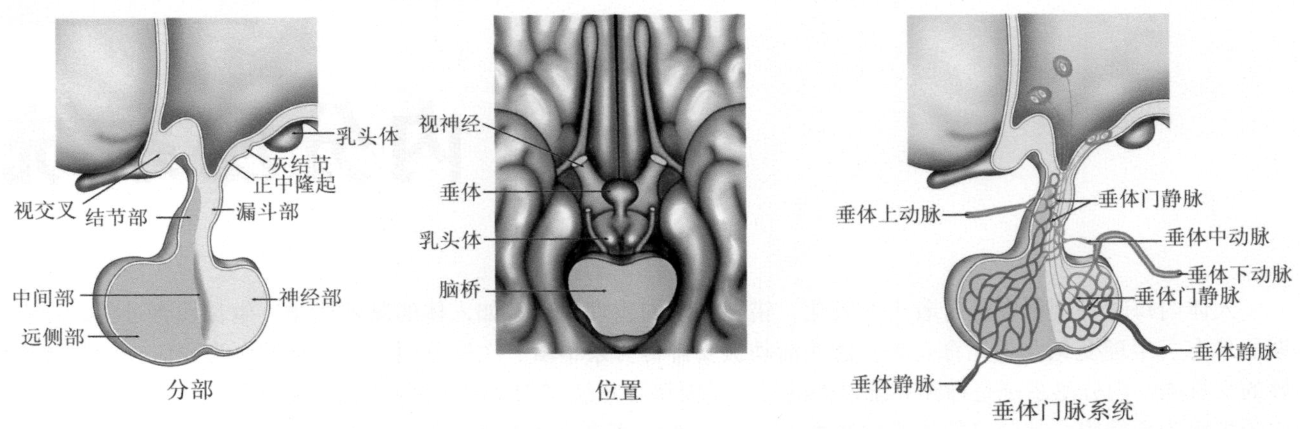

图 20–1　垂体的位置、分部及血供

一、位置和形态

垂体位于颅中窝蝶鞍的垂体窝内。其前下方为蝶窦，两侧为海绵窦，被硬脑膜形成的环行鞍膈覆盖，鞍膈中央有漏斗穿过，借漏斗（垂体柄）与下丘脑相连。垂体呈扁椭圆形，淡红色，前后径约 1.0cm，横径 1.0~1.5cm，高约 0.5cm。成年人垂体的重量为 0.5~0.6g，女性略大，妇女在妊娠时可达 1g，经产妇可高达 1.5g，新生儿垂体的重量约 0.1g。

二、分部、组成和分叶

★垂体分为**腺垂体**（adenohypophysis）和**神经垂体**（neurohypophysis）两部分（图 20–1）。腺垂体可分为**远侧部**（pars distalis）、**结节部**（pars tuberalis）和**中间部**（pars intermedia）；神经垂体分为**神经部**（pars nervosa）、**漏斗部**（infundibulum）和**正中隆起**（median eminence）。★远侧部和结节部称**垂体前叶**（anterior pituitary），约占垂体体积的 75%；★中间部和神经部称**垂体后叶**（posterior lobe of hypophysis）（表 20–1）。

表 20–1　垂体的组成、分部及分叶

<table>
<tr><th></th><th>组成</th><th>分部</th><th>分叶</th></tr>
<tr><td rowspan="6">垂体</td><td rowspan="3">腺垂体</td><td>远侧部</td><td rowspan="2">垂体前叶</td></tr>
<tr><td>结节部</td></tr>
<tr><td>中间部</td><td rowspan="2">垂体后叶</td></tr>
<tr><td rowspan="3">神经垂体</td><td>神经部</td></tr>
<tr><td>漏斗部</td><td rowspan="2">漏斗</td></tr>
<tr><td>正中隆起</td></tr>
</table>

三、垂体的血管

（一）动脉

1. **垂体上动脉**（superior hypophysial artery）　来自颈内动脉前床突上部和大脑前、后动脉，分为前、后 2 支，供应正中隆起、漏斗上部，前支发出 1 支小梁动脉下行至远部。

2. **垂体中动脉**（middle hypophysial artery）　来自于垂体上动脉或直接发自垂体下动脉，到达神经部后与垂体下动脉的分支吻合。

3. **垂体下动脉**（inferior hypophysial artery）　来自颈内动脉海绵窦部，分为内、外 2 支，分支至后叶和漏斗下部，主要供应垂体神经部。垂体上动脉和垂体下动脉在中间部和正中隆起处有毛细血管间的吻合。

（二）垂体门脉系统

★**垂体门脉系统**（hypophyseal portal system）是下丘脑及高级中枢与腺垂体之间体液联系的途径。垂体上动脉到达正中隆起后，经过反复分支形成初级毛细血管网，并汇集成若干条垂体门静脉至垂体前叶，垂体门静脉在前叶再反复分支形成次级毛细血管网，最后汇集成静脉。垂体门静脉系统的初级毛细血管网可将下丘脑的神经分泌物质输送到垂体前叶，再经次级毛细血管网作用于垂体前叶的腺细胞，调节其激素分泌（图 20-1）。

（三）静脉

垂体前叶的次级毛细血管汇集成小静脉，并最终汇成垂体下静脉，随后注入海绵窦；神经部和中间部的静脉最终也汇入海绵窦。故垂体前、后叶分泌的激素皆被汇总入颈静脉血液中。

四、功能

★垂体前叶能分泌生长激素、促甲状腺激素、促肾上腺皮质激素、催乳素、黑色素细胞刺激素、促性腺激素等，促进机体的生长发育和影响其他内分泌腺（如甲状腺、肾上腺和性腺等）的活动。生长激素可刺激骨骼生长和促进代谢。幼年时，生长激素分泌不足可导致侏儒症，表现为身材矮小，但智力正常；反之则会引起巨人症。成年后若生长激素分泌过多，可引起肢端肥大症，表现为肢端的短骨和颅骨增生。

神经垂体与下丘脑直接相连，因此两者是结构和功能的统一体。★神经垂体不具有内分泌功能，但能储存和释放由下丘脑神经细胞所分泌的抗利尿激素（ADH）和催产素（OT），它们分别由下丘脑的视上核和室旁核分泌产生，经视上核－垂体束和室旁核－垂体束（见下丘脑部分），沿漏斗到达神经垂体（垂体后叶）并储存起来，当机体需要时就由此释放入血。抗利尿激素作用于肾，增加对水的重吸收，减少尿液中的水分；该激素的缺失可造成尿崩症，表现为严重的尿多。催产素能够促进子宫收缩，刺激乳腺分泌。

漏斗核（哺乳动物又称弓状核）位于结节区，第三脑室侧壁最下部，它与邻近室周区能够合成分泌多种激素释放因子或抑制因子，并通过结节漏斗束（见下丘脑部分）输送到漏斗上端周围正中隆起处的毛细血管网，再通过血液输送到腺垂体（垂体前叶），影响垂体前叶细胞的内分泌活动。此通路的血管部分即垂体门脉系统。

第二节　甲状腺

一、位置和形态

甲状腺（thyroid gland）位于颈前部，舌骨下肌群深面（图 20-2，图 20-3）。★人的甲状腺呈“H”形，分左右两侧叶和中间的**甲状腺峡**（isthmus of thyroid gland）。侧叶覆盖并黏附在喉下部与气管上部的两侧，一般分为前、后缘，上、下端及前外侧面与内侧面。上端可达甲状软骨中部，下端至第 6 气管软骨，后方平对第 5~7 颈椎。甲状腺峡多位于第 2~4 气管软骨环前方，★峡部常有一垂直向上的**锥状叶**（pyramidal lobe）（出现率为 50%），伸至环状软骨和甲状软骨的前方，长短不一，长者可达舌骨水平。少数人甲状腺峡可缺失。

甲状腺柔软且易触及，呈棕红色，富含血管，其大小依年龄、性别和功能状态而不同，青春期和妊娠期略有增大。

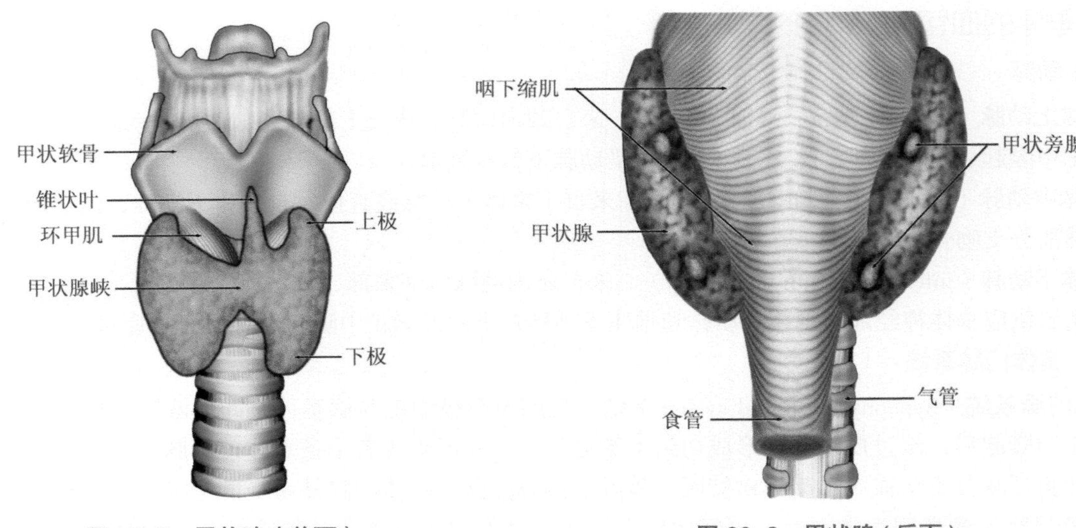

图 20-2 甲状腺（前面） 图 20-3 甲状腺（后面）

二、被膜

*甲状腺表面覆有 2 层结缔组织被膜，内层称**纤维囊**（fibrous capsule，临床称真被膜），包裹腺组织并随血管、神经伸入腺实质，将腺组织分隔成许多大小不等的小叶。外层称甲状腺鞘或假被膜（临床称外科囊），由颈深筋膜中层的气管前筋膜形成。*两者之间形成的间隙为**囊鞘间隙**（space between capsule and sheath），内含静脉丛、神经、甲状旁腺和丰富的血管吻合。*甲状腺两个侧叶内侧有增厚的纤维，连于环状软骨及第 1、2 气管软骨环，称**甲状腺侧韧带**（side ligament of thyroid gland），又名**甲状腺蒂**（stalk of thyroid gland）或脚，有喉返神经及甲状腺下动脉穿过。故吞咽时，甲状腺可随喉上、下移动。

三、毗邻

甲状腺的前面，由浅入深依次有皮肤、浅筋膜、颈深筋膜浅层（封套筋膜）、舌骨下肌群及气管前筋膜遮盖。左、右两侧叶的后内侧紧邻喉与气管、咽与食管及喉返神经。另外，甲状腺两侧叶的后缘与甲状旁腺相贴；2 个侧叶的后外侧与颈动脉鞘及颈交感干相邻。颈动脉鞘内包裹有颈总动脉、颈内静脉和迷走神经，鞘后方有颈部交感干。*当甲状腺肿大时，如向后内侧压迫喉与气管，可出现呼吸与吞咽困难及声音嘶哑；*如向后外侧压迫颈交感干时，可出现 Horner 综合征，即瞳孔缩小、上睑下垂、眼裂变窄及眼球内陷等。

四、甲状腺的血管

（一）动脉

甲状腺的动脉有两个来源：①由颈外动脉发出的甲状腺上动脉。②由甲状颈干发出的甲状腺下动脉。有时还有甲状腺最下动脉（10%），多发自头臂干。上述各动脉的分支彼此形成吻合，以保证腺体有充足的血液供应。

（二）静脉

在甲状腺的表面和器官的前方形成静脉丛，由该丛发出甲状腺上、中、下静脉。甲状腺上静脉和中静脉汇入颈内静脉，甲状腺下静脉汇入头臂静脉。

五、功能

*甲状腺可分泌甲状腺素和降钙素。甲状腺素可调节机体基础代谢并影响生长和发育，降钙素有降低血钙作用，参与机体钙平衡调节。若甲状腺分泌旺盛（功能亢进），表现为基础代谢率升高（表现为心动过速、多汗、消瘦等症状）和突眼性甲状腺肿（甲状腺不同程度的肿大、眼球突出）；若分泌不足，成人患黏液性水肿（皮肤变厚、毛发脱落、性功能减退），婴儿患呆小症（又称克汀病，表现为身材异常矮小、智力减退）。

第三节　甲状旁腺

一、位置和形态

★**甲状旁腺**（parathyroid gland）位于甲状腺侧叶背面，有时也可埋藏于甲状腺组织中，呈现扁椭圆形（图20–3），棕黄色，大小如黄豆，其数目和位置不恒定，通常每侧有上、下各1个，两侧共4个。根据其位置可分为上甲状旁腺和下甲状旁腺。★**上甲状旁腺**（superior parathyroid gland）位置比较恒定，一般位于囊鞘间隙中，甲状腺侧叶后缘的中部（或稍高一些）；★**下甲状旁腺**（inferior parathyroid gland）位置变异较大，多位于囊鞘间隙中甲状腺侧叶后缘近下端甲状腺下动脉处，甲状旁腺也可在囊鞘间隙外或埋入腺实质中。甲状腺上、下动脉的吻合支与甲状旁腺的位置关系很密切，因此吻合支可作为寻找甲状旁腺的标志。甲状旁腺的供血源自甲状腺下动脉或甲状腺上、下动脉之间的吻合支，静脉血则回流入甲状腺静脉。甲状旁腺中分布的神经系统为交感神经系统。

二、功能

★甲状旁腺分泌**甲状旁腺激素**（parathyroid hormone），它与甲状腺分泌的降钙素之间保持着相互联系。★甲状旁腺激素能升高血钙，调节钙磷代谢，与降钙素共同调节和维持血钙平衡。若甲状旁腺功能低下，则会造成低血钙症，患者表现为肢体肌肉出现搐搦性痉挛（手足搐搦症）等；若甲状旁腺功能亢进，则可引起钙离子从骨游离出来进入血液，从而导致骨质疏松、甚至发生骨折。

第四节　肾上腺

一、位置和形态

★**肾上腺**（suprarenal gland）是人体相当重要的内分泌腺，位于两侧肾脏的上内方，左、右各一，前后扁平，呈黄色。成人肾上腺约长5cm，宽3cm，前后径1cm，重约5g。左肾上腺近似半月形，右肾上腺为三角形（图20–4）。它们分别包裹在肾前、后筋膜围成的肾旁间隙内。但肾上腺有独立的纤维囊和脂肪囊，故肾下垂时肾上腺不随之下降。肾上腺的前面有不太明显的肾上腺门，是血管、神经和淋巴管进出之处。从切面观察，肾上腺分皮质和髓质两部分，周围浅部是皮质，内侧深部为髓质。两者在发生、结构与功能上均不相同，实际上是两种内分泌腺。

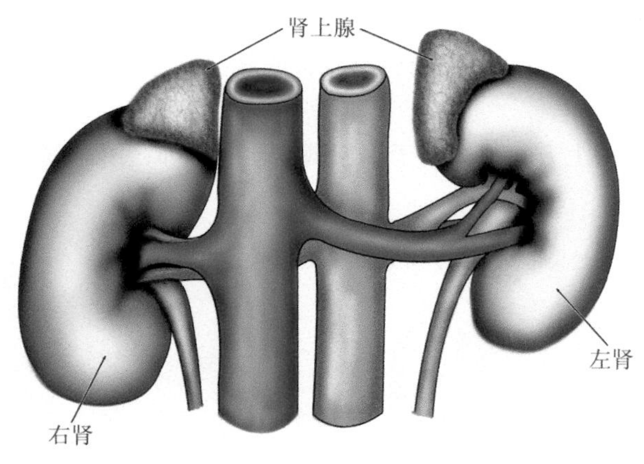

图20–4　肾上腺

二、毗邻

肾上腺的毗邻左、右侧不同。左肾上腺内侧为左膈肌脚，后外侧为左肾上极，前方的毗邻较为复杂，80% 的左肾上腺前方为胰、脾动脉、脾静脉，其余 20% 为胃、网膜囊、脾。右肾上腺内侧为右膈肌脚，外侧为肝右叶后部，前方为下腔静脉，后上方为右肾上极。两肾上腺之间有腹腔丛。

三、肾上腺的血管

（一）动脉

肾上腺的动脉有上、中、下三支，分布于肾上腺的上、中、下三部。*肾上腺上动脉起自膈下动脉；肾上腺中动脉起自腹主动脉；肾上腺下动脉起自肾动脉。

（二）静脉

*左肾上腺静脉汇入左肾静脉；右肾上腺静脉多汇入下腔静脉。

四、功能

（一）肾上腺皮质

肾上腺皮质**（adrenal cortex）由三层构成，最外层为**球状带**（zona glomerulosa），内侧为占大部分的**束状带**（zona fasciculata），最内层为**网状带**（zona reticularis）。球状带细胞分泌盐皮质激素（醛固酮），调节体内水盐代谢；束状带分泌糖皮质激素（皮质醇），调节糖、蛋白质的代谢；网状带分泌性激素（黄体酮、雌激素和雄激素），影响性行为和副性特征。肾上腺皮质功能亢进，分泌过多的糖皮质激素（皮质醇），会导致四肢脂肪分解增多，而脸部和躯干的脂肪合成增多，出现向心性肥胖，临床上称为库欣综合征**（Cushing 综合征）。而肾上腺皮质功能减退，则会出现皮肤色素沉着、记忆力下降、血糖偏低等现象。

（二）肾上腺髓质

***肾上腺髓质**（adrenal medulla）分泌肾上腺素和去甲肾上腺素，其作用与交感神经兴奋一致。

第五节　松果体

一、位置和形态

***松果体**（pineal body）（图 20-5）又称**松果腺**（pineal gland），是一椭圆形小体，色淡红，长约 0.8cm，宽约 0.5cm，重约 0.2g。一般认为松果体随年龄而萎缩，在儿童期比较发达，通常于 7 岁左右逐渐退化，松果体内结缔组织增生；青春期后可有钙盐沉积，甚至钙化形成**脑砂**，可作为 X 线诊断颅内占位病变、口腔牙齿正畸的定位标志。松果体的血液供应来自于大脑后动脉，静脉血则注入大脑内静脉和大脑大静脉。交感神经的颈上神经节节后纤维分布于松果体。

松果体位于上丘脑的缰连合后上方，以柄附于第三脑室顶的后部，第三脑室凸向柄内形成松果体隐窝。

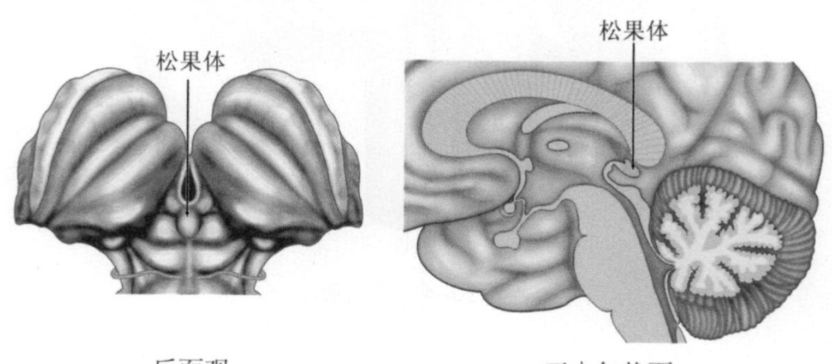

图 20-5　松果体

二、功能

*松果体的功能与机体代谢有一定的关系，其主要是起抑制作用。松果体可以直接抑制腺垂体分泌细胞的分泌，也可通过抑制下丘脑释放因子，间接抑制垂体前叶激素的合成与分泌。松果体分泌的某些吲哚胺，如**褪黑激素**（melatonin），能抑制人体性激素的释放，有防止儿童性早熟和生殖器官过早发育的作用。*若松果体分泌不足，可导致性早熟；若分泌过盛，则可导致青春期延迟。此外，松果体内还含有大量的去甲肾上腺素和5-羟色胺等多种活性物质，它们都呈现出明显的昼夜节律改变。

第六节　胰　岛

***胰岛**（pancreatic islets）（图20-6）位于胰脏，是胰的内分泌部分，由一群大小不等和形状不定的具有分泌激素功能的细胞团组成，约有100万个。散在于胰腺实质内，胰尾最多，胰体、胰头较少。人的胰岛主要有A、B、D、PP四种细胞，其中B细胞占的比例最大。这四种细胞分别分泌胰高血糖素、胰岛素、生长抑素和胰多肽，它们在调节糖代谢中起着重要作用。*若胰岛B细胞分泌胰岛素不足，则患糖尿病。

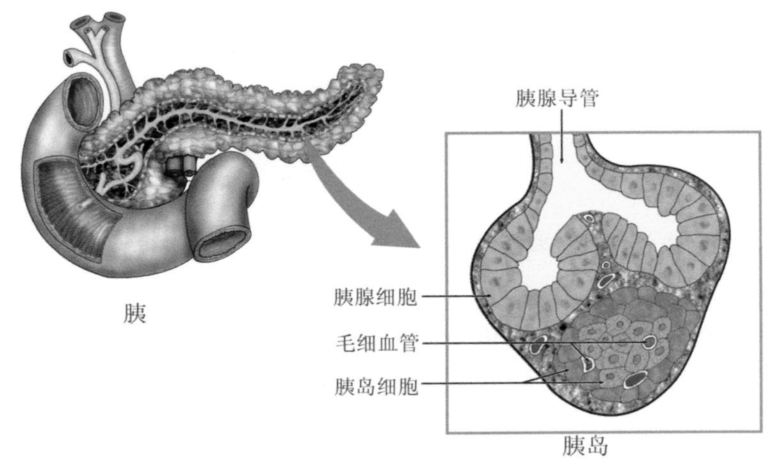

图20-6　胰和胰岛

第七节　胸　腺

***胸腺**（thymus）（图20-7）为机体重要的淋巴器官，位于胸骨柄后方和上纵隔前部。上端可突入颈根部，尤其是幼儿的胸腺。下端伸入前纵隔，贴于心包的前方。胸腺分为左、右两叶，两叶借结缔组织相连，每叶呈扁条状或锥体形。新生儿和幼儿的胸腺重量为10~15g，是一生中重量相对最大的时期，性成熟后可达25~40g，此后逐渐退化萎缩，因淋巴细胞减少，脂肪组织增多，至老年仅15g。

★胸腺分泌胸腺素和促胸腺生成素等活性物质。胸腺素可将来自脾脏、骨髓等处的原始淋巴细胞转化为具有免疫能力的T淋巴细胞，来激活细胞免疫反应。促胸腺生成素可使淋巴细胞分化成参与免疫反应的各种细胞成分（见淋巴系统）。

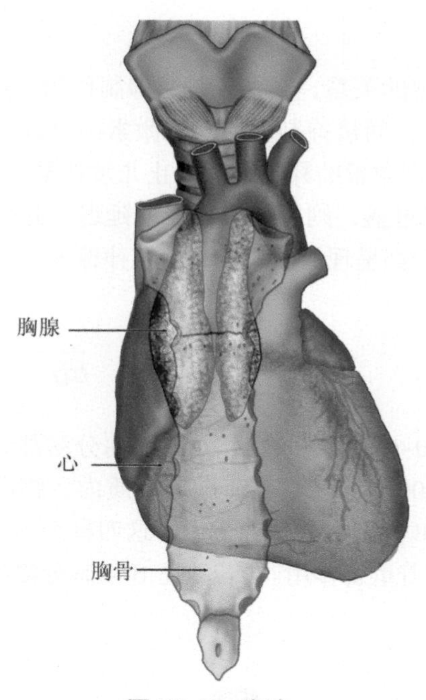

图 20-7 胸腺

第八节 生殖腺

生殖腺（gonad）（图 20-8）的内分泌组织男女有别。

一、睾丸

★**睾丸**（testis）是男性生殖腺，位于阴囊内，左、右各一，呈微扁的椭圆形，产生精子和雄性激素。精子由精曲小管的上皮产生，经输精管道排出体外。雄性激素由精曲小管之间的**间质细胞**（interstitial cell）产生，经毛细血管进入血液循环。雄性激素可刺激男性附属腺体的生长，激发男性第二性征的出现，并用来维持正常性功能。

二、卵巢

★**卵巢**（ovary）为女性生殖腺，位于子宫底的后外侧，呈葡萄状，产生卵泡和雌性激素。卵泡壁的细胞主要产生雌激素和孕激素。卵泡排卵后，残留在卵巢内的卵泡壁转变成黄体，黄体的作用主要是分泌孕激素和雌激素。★雌激素可刺激乳腺、阴道和子宫的生长发育，使第二性征出现并维持。孕激素能使子宫内膜增厚，以备受精卵着床，同时还能使乳腺发育，以备授乳。

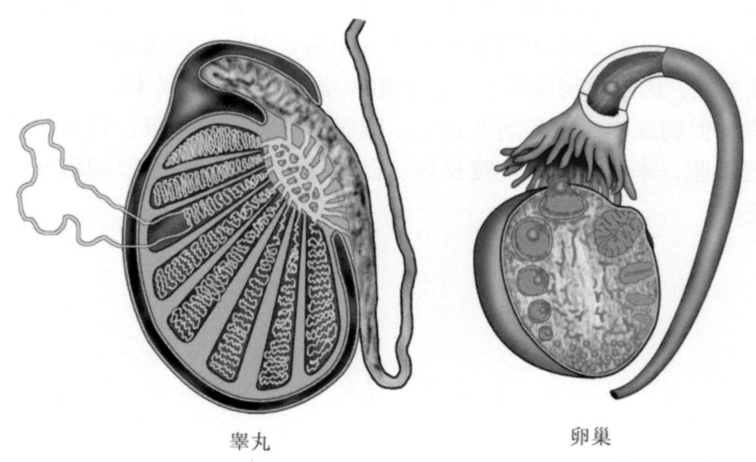

图 20-8 生殖腺体

小结

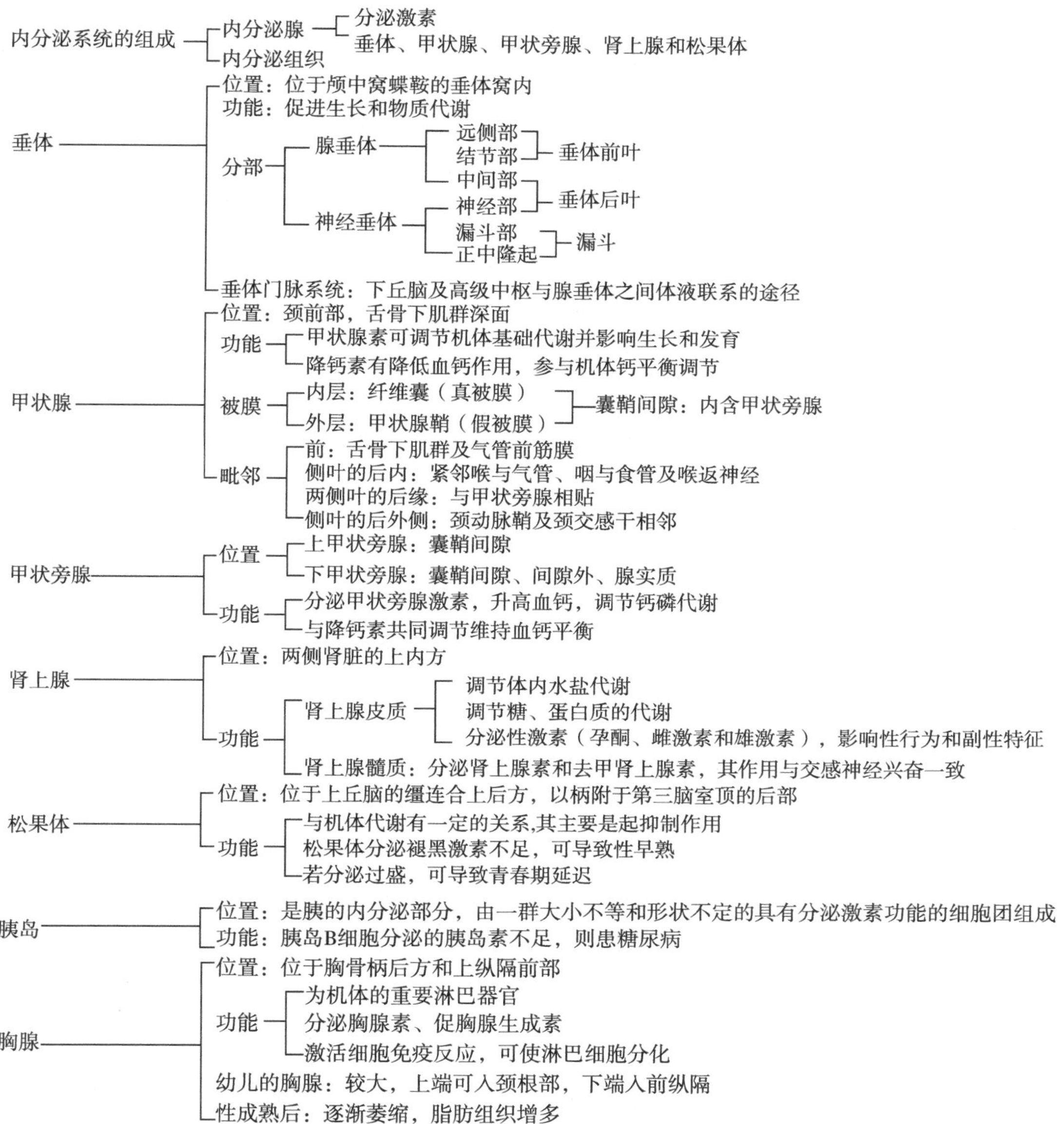
内分泌系统的组成
内分泌腺
分泌激素
垂体、甲状腺、甲状旁腺、肾上腺和松果体
内分泌组织
垂体
位置：位于颅中窝蝶鞍的垂体窝内
功能：促进生长和物质代谢
分部
腺垂体
远侧部
结节部
垂体前叶
中间部
神经垂体
神经部
垂体后叶
漏斗部
正中隆起
漏斗
垂体门脉系统：下丘脑及高级中枢与腺垂体之间体液联系的途径
甲状腺
位置：颈前部，舌骨下肌群深面
功能
甲状腺素可调节机体基础代谢并影响生长和发育
降钙素有降低血钙作用，参与机体钙平衡调节
被膜
内层：纤维囊（真被膜）
外层：甲状腺鞘（假被膜）
囊鞘间隙：内含甲状旁腺
毗邻
前：舌骨下肌群及气管前筋膜
侧叶的后内：紧邻喉与气管、咽与食管及喉返神经
两侧叶的后缘：与甲状旁腺相贴
侧叶的后外侧：颈动脉鞘及颈交感干相邻
甲状旁腺
位置
上甲状旁腺：囊鞘间隙
下甲状旁腺：囊鞘间隙、间隙外、腺实质
功能
分泌甲状旁腺激素，升高血钙，调节钙磷代谢
与降钙素共同调节维持血钙平衡
肾上腺
位置：两侧肾脏的上内方
功能
肾上腺皮质
调节体内水盐代谢
调节糖、蛋白质的代谢
分泌性激素（孕酮、雌激素和雄激素），影响性行为和副性特征
肾上腺髓质：分泌肾上腺素和去甲肾上腺素，其作用与交感神经兴奋一致
松果体
位置：位于上丘脑的缰连合上后方，以柄附于第三脑室顶的后部
功能
与机体代谢有一定的关系,其主要是起抑制作用
松果体分泌褪黑激素不足，可导致性早熟
若分泌过盛，可导致青春期延迟
胰岛
位置：是胰的内分泌部分，由一群大小不等和形状不定的具有分泌激素功能的细胞团组成
功能：胰岛B细胞分泌的胰岛素不足，则患糖尿病
胸腺
位置：位于胸骨柄后方和上纵隔前部
功能
为机体的重要淋巴器官
分泌胸腺素、促胸腺生成素
激活细胞免疫反应，可使淋巴细胞分化
幼儿的胸腺：较大，上端可入颈根部，下端入前纵隔
性成熟后：逐渐萎缩，脂肪组织增多

习　题

第 1 章例题

1. 对人体器官或结构的描述，为标准的姿势是
   A. 立正姿势
   B. 侧卧姿势
   C. 仰卧姿势
   D. 解剖学姿势
2. 按解剖学姿势人体互相垂直的 3 个轴是
   A. 垂直轴、冠状轴、额状轴
   B. 矢状轴、垂直轴、冠状轴
   C. 冠状轴、水平轴、垂直轴
   D. 矢状轴、额状轴、水平轴
3. 按前后方向将人体纵切为左、右两部分的断面是
   A. 冠状面
   B. 水平面
   C. 矢状面
   D. 横切面
4. 下列器官位于脐区的是
   A. 升结肠
   B. 横结肠
   C. 降结肠
   D. 盲肠
5. 近体表和远体表描述为
   A. 上和下
   B. 前和后
   C. 近侧和远侧
   D. 浅和深
6. 按人体器官功能系统阐述人体器官的形态结构的科学是
   A. 断层解剖学
   B. 临床解剖学
   C. 局部解剖学
   D. 系统解剖学

答案

1.D　2.B　3.C　4.B　5.D　6.D

第 2 章例题

（一）A_1 型选择题

1. 关于骨髓的叙述正确的是
   A. 仅存在于长骨骨干的骨髓腔内
   B. 胎儿和幼儿骨内只有红骨髓
   C. 长骨内只有黄骨髓
   D. 黄骨髓也有造血功能
2. 下列哪些结构是所有颈椎都有的
   A. 椎体钩
   B. 横突孔
   C. 棘突
   D. 椎体
3. 下列哪些是胸骨特点的正确描述
   A. 分为胸骨柄和胸骨体两部分
   B. 与上 7 对肋骨直接相关节
   C. 上缘两侧借锁切迹与锁骨相连接
   D. 胸骨内为黄骨髓
4. 关于颅骨的叙述，正确的是
   A. 属于扁骨
   B. 上鼻甲属于脑颅骨
   C. 脑颅骨只参与构成颅腔
   D. 颅骨内的含气腔称鼻旁窦
5. 下列构成翼点结构的颅骨是
   A. 额骨、蝶骨大翼、顶骨和颞骨
   B. 额骨、蝶骨小翼、顶骨和颞骨
   C. 额骨、枕骨、顶骨和颞骨
   D. 颧骨、蝶骨、顶骨和颞骨
6. 小儿颅骨前囟的闭合时间大约是
   A. 出生前
   B. 出生后 6 个月
   C. 出生后 1~2 岁
   D. 出生后 3~4 岁
7. 下列哪些是肩胛骨形态结构的正确描述
   A. 属于自由上肢骨
   B. 下角平对第 7 肋
   C. 上角平对第 1 肋
   D. 肩胛下窝位于肩胛冈下方
8. 下列关于骶管裂孔的叙述正确的是
   A. 骶管下端的开口
   B. 为第 4、5 骶椎椎体缺如形成
   C. 由尾椎构成
   D. 为临床腰麻的常选部位
9. 参与构成髋骨髋臼的是
   A. 髂骨、坐骨、耻骨的体
   B. 坐骨支和耻骨上下支
   C. 坐骨体、坐骨支和髂骨体
   D. 髂骨翼、坐骨支和耻骨支
10. 下列参与构成踝关节的足骨是
   A. 跟骨
   B. 骰骨
   C. 足舟骨
   D. 距骨

（二）A_2 型选择题

1. 患者，男性，52 岁，车祸中受暴力撞击，右肩部肿胀、疼痛及活动受限，右臂外展成角畸形，骨擦征阳性。检测肩部外侧皮肤感觉障碍，肌电检测三角肌收缩不能，诊断为肱骨骨折，其发生部位可能是
   A. 肱骨外科颈
   B. 肱骨解剖颈
   C. 肱骨骨干
   D. 肱骨内上髁
2. 患者，女性，58 岁，患慢性鼻窦炎多年，近日因感冒加重，出现脓涕、鼻塞和头面痛症状，常规消炎治疗后未好转，X 线片检查发现鼻窦内黏膜肿胀，脓液积存不能自行排出，拟行鼻内镜下鼻窦开窗引流术。患者脓液最可能积存的鼻旁窦是
   A. 额窦
   B. 蝶窦
   C. 上颌窦
   D. 筛窦

答案

（一）A_1 型选择题

1.B　2.B　3.C　4.B　5.A　6.C　7.B　8.A　9.A　10.D

（二）A_2 型选择题

1.A　2.C

第 3 章例题

1. 属于关节基本结构的是
   A. 纤维连结、软骨连结、骨性结合
   B. 韧带、关节盘、关节唇、滑膜襞、滑膜囊
   C. 关节面、关节囊、关节腔
   D. 直接连结和间接连结
2. 属于关节的辅助结构是
   A. 纤维连结、软骨连结
   B. 韧带、关节盘、滑膜襞、滑膜囊
   C. 关节面、关节囊
   D. 关节唇、关节腔
3. 属于囊内韧带的是
   A. 胫侧副韧带
   B. 髂股韧带
   C. 股骨头韧带

D. 三角韧带

4. 有关节盘的关节是

A. 肩关节

B. 踝关节

C. 骶髂关节

D. 颞下颌关节

5. 关节沿冠状轴可做

A. 屈和伸

B. 收和展

C. 旋转

D. 环转

6. 属于联动关节的是

A. 胸锁关节

B. 骶髂关节

C. 肘关节

D. 颞下颌关节

7. 黄韧带连于两个相邻的

A. 椎弓板之间

B. 椎弓根之间

C. 关节突之间

D. 椎体之间

8. 对肩关节的说法正确的是

A. 关节囊厚而紧张

B. 关节腔内有关节盘

C. 关节盂深而大

D. 关节囊内有肱二头肌长头腱通过

9. 属于上肢带骨连结的是

A. 肩关节

B. 肘关节

C. 肩锁关节

D. 腕关节

10. 喙肩弓的组成包括

A. 喙突、喙肩韧带

B. 喙突、肩峰、喙肩韧带

C. 喙突、肩峰、喙肱韧带

D. 肩峰、喙肩韧带

11. 有关桡腕关节的描述正确的是

A. 前、后和两侧均有韧带加强

B. 可做屈、伸、收、展和旋转运动

C. 包括桡尺远侧关节

D. 关节囊紧张

12. 有关拇指腕掌关节的描述正确的是

A. 由大多角骨和第 1 掌骨头构成

B. 是典型的球窝关节

C. 关节囊厚而松弛，可做对掌运动

D. 由第 1 掌骨头和拇指近节指骨底构成

13. 耻骨联合属于

A. 韧带连结

B. 软骨结合

C. 骨性结合

D. 间接连结

14. 属于骶髂关节的韧带是

A. 骶髂骨间韧带

B. 髂腰韧带

C. 骶结节韧带

D. 骶棘韧带

15. 与股骨头韧带相连的韧带是

A. 髋臼横韧带

B. 耻股韧带

C. 髂股韧带

D. 坐股韧带

16. 有关节唇的关节是

A. 腕关节

B. 肘关节

C. 髋关节

D. 膝关节

17. 防止胫骨前移的韧带是

A. 腓侧副韧带

B. 胫侧副韧带

C. 后交叉韧带

D. 前交叉韧带

18. 有关膝关节的描述中正确的是

A. 由股骨下端、胫骨和腓骨上端组成

B. 交叉韧带在伸膝时最紧张

C. 由股骨下端、胫骨上端和髌骨组成

D. 腓侧副韧带与外侧半月板紧密结合

19. 踝关节最不稳定的位置是

A. 足跖屈

B. 足背屈

C. 足外翻

D. 足内翻

20. 关于足弓的描述正确的是

A. 有内、外侧纵弓和横弓

B. 内侧纵弓最高点为足舟骨

C. 外侧纵弓最高点为跟骨

D. 内侧纵弓较外侧纵弓低

答案

1.C 2.B 3.C 4.D 5.A 6.D 7.A 8.D 9.C 10.B 11.A 12.C 13.B 14.A 15.A 16.C 17.D 18.C 19.A 20.A

第 4 章例题

1. 属于面部表情肌的是

A. 咬肌

B. 颞肌

C. 颈阔肌

D. 翼内肌

2. 胸锁乳突肌的作用为

A. 两侧收缩可使头前倾

B. 一侧收缩使头向同侧倾斜，面部转向对侧

C. 一侧收缩使头向对侧倾斜，面部转向同侧

D. 一侧收缩使头向对侧倾斜，面部转向对侧

3. 降肋以助呼气的肌是

A. 肋间内肌

B. 肋间外肌

C. 胸大肌

D. 前锯肌

4. 关于膈裂孔的位置和通行结构，正确的是

A. 最前方的裂孔是主动脉裂孔

B. 食管裂孔位于第 8 胸椎水平

C. 腔静脉裂孔有胸导管通过

D. 食管裂孔有食管和迷走神经通过

5. 使肩关节外展的肌是

A. 三角肌

B. 大圆肌

C. 肩胛下肌

D. 肱二头肌

6. 使臂内收的肌是

A. 前锯肌

B. 胸小肌

C. 背阔肌

D. 三角肌

7. 伸肘关节的肌是

A. 肱二头肌

B. 喙肱肌

C. 肱肌

D. 肱三头肌

8. 内收腕关节的肌有

A. 拇长屈肌和拇长伸肌

B. 桡侧腕屈肌和肱桡肌

C. 尺侧腕伸肌和尺侧腕屈肌

D. 桡侧腕长、短伸肌

9. 臀大肌对髋关节的作用是

A. 外展

B. 前屈

C. 后伸

D. 旋内

10. 既能屈膝关节又能屈髋关节的肌是

A. 股直肌

B. 缝匠肌
C. 半腱肌
D. 股二头肌

答案

1.C 2.B 3.A 4.D 5.A 6.C 7.D 8.C 9.C 10.B

第 5 章例题

（一）A_1 型选择题

1. 腮腺导管的开口部位是
A. 舌下阜
B. 舌下襞
C. 咽峡
D. 上颌第二磨牙相对的颊黏膜处
2. 食管第 3 个狭窄与中切牙的距离是
A. 15cm
B. 25cm
C. 40cm
D. 50cm
3. 识别空肠起始部的标志是
A. 十二指肠大乳头
B. 十二指肠上部
C. 十二指肠小乳头
D. 十二指肠悬韧带
4. 阑尾根部的体表投影点（McBurney 点）是
A. 脐与右髂前上棘连线的中、外 1/3 交界
B. 脐与右髂前下棘连线的中、外 1/3 交界
C. 腹股沟韧带中点上方 2~3cm
D. 两侧髂前下棘连线的中、右 1/3 交界
5. 存在有结肠带、结肠袋和肠脂垂的器官是
A. 肛管
B. 直肠
C. 阑尾
D. 盲肠
6. 阑尾末端的最常见位置是
A. 盲肠下位
B. 盆位和盲肠后位
C. 回肠前位
D. 回肠后位
7. 区分内、外痔的标志结构是
A. 肛梳
B. 痔环
C. 白线
D. 齿状线
8. 参与围成胆囊三角（Calot 三角）的结构是
A. 肝总管、肝右管和肝脏面
B. 胆囊管、肝总管和肝脏面
C. 肝右管、胆囊管和尾状叶
D. 胆总管、肝固有动脉和肝脏面
9. 胃与十二指肠的表面分界标志是
A. 角切迹
B. 中间沟
C. 胃右静脉
D. 幽门前静脉
10. 闭锁后形成肝圆韧带的结构是
A. 脐动脉
B. 脐静脉
C. 动脉导管
D. 静脉韧带

（二）A_2 型选择题

1. 某患儿，4 岁，全口牙已经全部萌出。因喜欢吃甜食，经常出现牙痛，经牙科医生检查发现右侧下颌倒数第 1 个牙齿出现龋齿。出现龋齿的牙是
A. 乳中切牙
B. 乳侧切
C. 乳尖牙
D. 第二乳磨牙
2. 某患儿，2 岁，上腹部膨隆，经常出现呕吐，检查发现肠系膜上动、静脉与腹主动脉、下腔静脉之间的角度过小，十二指肠受压导致梗阻。十二指肠受压发生梗阻的部位是
A. 上部
B. 球部
C. 降部
D. 水平部
3. 某患儿，粪便中经常有蛔虫排出。突然出现腹痛，检查诊断为蛔虫阻塞胰管引起的急性坏死性胰腺炎。蛔虫进入胰管的途径是
A. 十二指肠小乳头
B. 十二指肠大乳头
C. 副胰管
D. 肝胰壶腹括约肌
4. 某患者，有胃溃疡病史 10 年，突然出现腹部剧烈疼痛，检查发现是胃溃疡穿孔，需要急诊施行胃大部切除及胃 – 空肠吻合术。手术中寻找空肠的标志结构是
A. 十二指肠悬肌
B. 十二指肠悬韧带
C. 肠系膜
D. 十二指肠纵襞
5. 某患者，出现慢性黄疸 1 年，伴有腹痛，检查发现为胰头肿瘤。胰头肿瘤压迫肝外胆道引起黄疸的结构是
A. 肝左管
B. 肝右管
C. 肝总管
D. 胆总管

答案

（一）A_1 型选择题

1.D 2.C 3.D 4.A 5.D 6.B 7.D 8.B 9.D 10.B

（二）A_2 型选择题

1.D 2.D 3.B 4.B 5.D

第 6 章例题

（一）A_1 型选择题

1. 呼吸系统由呼吸道和肺两部分组成，上呼吸道包括
A. 口腔、咽
B. 口腔、咽、喉
C. 口腔、鼻、喉、气管和各级支气管
D. 鼻、咽、喉
2. 呼吸道中最狭窄的部位是
A. 喉前庭
B. 喉中间腔
C. 声门裂
D. 前庭裂
3. 鼻的分部为
A. 鼻根、鼻腔和鼻旁窦
B. 外鼻、鼻翼和鼻腔
C. 鼻根、鼻翼和鼻旁窦
D. 外鼻、鼻腔和鼻旁窦
4. 关于上颌窦的叙述正确的是
A. 位于颧骨内，呈三棱锥形
B. 鼻旁窦中最大的一对
C. 底壁是上腭
D. 上颌窦口位置低，分泌物易引流
5. 开口于下鼻道的是
A. 上颌窦
B. 额窦
C. 鼻泪管
D. 蝶窦
6. 有关甲状软骨的说法哪项正确
A. 是喉软骨中唯一成完整环形的软

骨

B. 借方形膜连于舌骨

C. 两侧甲状软骨板前缘相交形成喉结

D. 下角与杓状软骨形成关节

7. 左、右肺根在肺门处主要结构自前向后为

A. 肺静脉、肺动脉和主支气管

B. 肺静脉、主支气管和肺动脉

C. 主支气管、肺静脉和肺动脉

D. 肺动脉、肺静脉和主支气管

8. 肺的体表投影

A. 肺尖低于胸膜顶 1cm

B. 前界左肺在第 6 肋间隙转向外侧

C. 肺下界在锁骨中线与第 6 肋相交

D. 肺后方下界终于第 12 胸椎棘突

9. 肋膈隐窝由下列哪些结构折返形成

A. 肋胸膜与纵隔胸膜

B. 肋胸膜与膈胸膜

C. 纵隔胸膜与脏胸膜

D. 肋胸膜与胸膜顶

10. 既经过上纵隔又通过后纵隔的器官是

A. 气管

B. 上腔静脉

C. 主动脉弓

D. 食管

（二）A_2 型选择题

1. 鼻出血由于原因不同表现各异，多数鼻出血为单侧，亦可为双侧；可间歇反复出血，亦可呈持续性出血，出血量多少不一。出血部位多发生于

A. 鼻中隔前下部

B. 鼻腔顶

C. 上鼻甲

D. 下鼻甲

2. 小儿患急性喉炎时极易发生喉黏膜水肿并阻塞喉腔，容易水肿的部位为

A. 喉口黏膜

B. 声门裂黏膜

C. 前庭裂黏膜

D. 声门下腔黏膜

3. 一名成年女性，遭遇车祸头部受到撞击，鼻腔有血液与脑脊液流出，请问最有可能受到损伤的部位是

A. 筛窦

B. 上颌窦

C. 蝶窦

D. 额窦

4. 一位 52 岁男性患者，长期吸烟，自述声音嘶哑，持续咳嗽与咳血痰，并且近来体重下降，支气管镜检查发现气管隆凸倾斜，胸部 X 线检查和活检发现该患者左肺上叶支气管发生癌变，请问其声音嘶哑可能是由于哪一淋巴结压迫喉返神经所致

A. 气管旁淋巴结

B. 气管支气管淋巴结

C. 肺门淋巴结

D. 锁骨上淋巴结

5. 8 岁男童，因贪吃花生米导致窒息，并出现咳嗽和呼吸困难等症状，急诊入院。诊断为异物导致支气管阻塞，请问异物常存留于

A. 左主支气管

B. 右下叶支气管

C. 左右支气管分叉处

D. 右主支气管

6. 行胸腔穿刺术用于抽取胸腔积液，穿刺点的选择非常重要，请问胸膜下界在肩胛线处相交于

A. 第 9 肋

B. 第 10 肋

C. 第 11 肋

D. 第 12 肋

答案

（一）A_1 型选择题

1.D　2.C　3.D　4.B　5.C　6.C　7.A　8.C　9.B　10.D

（二）A_2 型选择题

1.A　2.D　3.A　4.A　5.D　6.B

第 7 章例题

（一）A_1 型选择题

1. 肾蒂内各结构的排列关系，由上向下依次为

A. 肾静脉、肾动脉、肾盂

B. 肾动脉、肾静脉、肾盂

C. 肾静脉、肾盂、肾动脉

D. 肾动脉、肾盂、肾静脉

2. 左肾上端平对

A. 第 11 胸椎体下缘

B. 第 11 胸椎体上缘

C. 第 12 胸椎体下缘

D. 第 12 胸椎体上缘

3. 与左肾前面中部相毗邻的器官为

A. 十二指肠

B. 胰尾

C. 胃底

D. 结肠左曲

4. 肾的被膜由内向外依次为

A. 肾筋膜、纤维囊、脂肪囊

B. 肾筋膜、脂肪囊、纤维囊

C. 纤维囊、脂肪囊、肾筋膜

D. 脂肪囊、纤维囊、肾筋膜

5. 当肾的固定结构不健全时，肾可向何方向移动

A. 外侧

B. 内侧

C. 下方

D. 上方

6. 根据肾动脉分支的特点，可将肾段分为

A. 上段、上前段、下前段、下段、后段

B. 上段、上后段、下后段、前段

C. 上段、上前段、下后段、下段

D. 上段、上后段、下后段、下段、后段

7. 输尿管的 3 处生理狭窄中，最狭窄的是

A. 与肾盂相移行处

B. 与髂血管交叉处

C. 跨过小骨盆入口处

D. 穿膀胱壁处

8. 子宫动脉位于输尿管的

A. 前上方

B. 前下方

C. 后上方

D. 后下方

9. 膀胱呈三棱锥形，可分为

A. 膀胱尖、膀胱底、膀胱体、膀胱颈

B. 膀胱尖、膀胱顶、膀胱体、膀胱颈

C. 膀胱尖、膀胱底、膀胱体、膀胱峡

D. 膀胱顶、膀胱底、膀胱体、膀胱峡

（二）A_2 型选择题

1. 患者，男性，47 岁，2 小时之前不慎从房上跌落，右腰部撞在地上一根木头上，当即右腰腹剧烈疼痛，伴恶心，神志不清，急送医院就诊。

经诊断为右肾脏破裂，需行紧急手术。进行右肾手术是应注意避免损伤哪些器官

A. 结肠右曲、十二指肠降部
B. 胰尾、脾血管
C. 空肠、结肠左曲
D. 胃底、胰尾

2. 患者，女性，40岁，1个月前，右侧腰部持续性胀痛，活动后出现血尿，并伴有轻度尿频、尿急、尿痛。去医院就诊，查体发现此患者右肾区压痛、叩痛阳性。肾区的体表投影点位于

A. 腰背部腰方肌内侧缘与第12肋的夹角
B. 腰背部腰方肌外侧缘与第12肋的夹角
C. 腰背部竖脊肌内侧缘与第12肋的夹角
D. 腰背部竖脊肌外侧缘与第12肋的夹角

3. 患者，男性，56岁，此前B超检查发现右肾盂内一个2.5cm×1.2cm的结石。体外碎石1周后，患者感觉右髂区酸疼，不能直腰，遂到医院复查。B超检查肾盂没有发现结石，但在输尿管第二狭窄处发现1.0cm×0.5cm结石，后期治疗决定继续碎石。输尿管第二狭窄位于

A. 斜穿膀胱壁处
B. 与肾盂相移行处
C. 与髂血管交叉处
D. 与腹主动脉交叉处

4. 患者，女性，64岁，因发现无痛性肉眼血尿1个月而入院，自发病以来，患者精神食欲可，大便正常，体重无明显减轻。经膀胱镜及活组织检查，诊断为膀胱癌。膀胱癌好发于膀胱的

A. 膀胱体
B. 膀胱三角
C. 膀胱颈
D. 膀胱顶

5. 患者，女性，39岁，3天前因出差劳累，加之饮食不当，出现中下腹部坠痛，尿频、尿急、尿痛，尿时有轻微灼热感，遂到医院门诊诊治。经尿常规及血常规检测，初步判断此患者为急性尿路感染。临床上，女性常易发生逆行性尿路感染，其原因为

A. 尿道长而窄
B. 尿道短、宽而直
C. 开口于阴道前庭前部
D. 尿道外口后方为肛门

答案

（一）A_1 型选择题

1.B 2.A 3.B 4.C 5.C 6.A 7.D 8.A 9.A

（二）A_2 型选择题

1.A 2.D 3.C 4.B 5.B

第8章例题

1. 睾丸表面的3层被膜，由浅至深依次为

A. 鞘膜、白膜及血管膜
B. 鞘膜、肉膜及血管膜
C. 白膜、鞘膜及血管膜
D. 白膜、血管膜及鞘膜

2. 精子产生于

A. 精直小管内皮细胞
B. 精曲小管内皮细胞
C. 睾丸间质细胞
D. 附睾管内皮细胞

3. 输精管结扎术的手术部位在

A. 睾丸部
B. 精索部
C. 腹股沟管部
D. 盆部

4. 前列腺实质的分叶为

A. 前叶和后叶
B. 前叶、中叶及后叶
C. 前叶、后叶及两个侧叶
D. 前叶、中叶、后叶及两个侧叶

答案

1.A 2.B 3.B 4 D

第9章例题

（一）A_1 型选择题

1. 女性生殖腺为

A. 子宫
B. 卵巢
C. 输卵管
D. 阴道

2. 卵子通常在女性输卵管的（ ）受精。

A. 输卵管漏斗部
B. 输卵管子宫口
C. 输卵管子宫部
D. 输卵管壶腹部

3. 孕育胚胎、胎儿的器官是

A. 子宫
B. 直肠
C. 输卵管
D. 阴道

4. 临床上，产科常在子宫进行剖宫产术的部位是

A. 子宫体部
B. 子宫底部
C. 子宫峡部
D. 子宫角部

5. 下列结构中，有防止子宫脱垂作用的是

A. 子宫圆韧带
B. 子宫主韧带
C. 子宫骶韧带
D. 子宫阔韧带

6. 关于阴道的描述，正确的是

A. 阴道是月经排出和胎儿娩出的管道
B. 阴道口开口于尿道
C. 阴道位于膀胱的前面
D. 阴道属于外生殖器

7. 下列结构中，属于内生殖器的是

A. 大阴唇
B. 阴蒂
C. 子宫
D. 阴阜

（二）A_2 型选择题

1. 女性，25岁，停经43天，突感下腹部坠痛，少量阴道出血及头晕呕吐8小时；体格检查：面色苍白，血压80/40mmHg，板状腹，下腹部压痛明显；妇科检查：少量阴道出血，子宫稍大，阴道后穹饱满，附件触诊不满意，请问子宫附件是指

A. 子宫
B. 输卵管和卵巢
C. 子宫和阴道
D. 阴道和卵巢

2. 女性，35岁，住高层，擦玻璃时，不慎摔下，呈骑跨式，伤及外阴部。请问外阴部最容易出血的部位是

A. 大阴唇
B. 小阴唇
C. 阴蒂
D. 阴阜

3. 女性，56 岁，于咳嗽、大笑时有尿液漏出，近 1 个月于排便后阴道口脱出一肿物。查体：阴道口见子宫颈脱出，部分宫体也脱出，宫颈表面有一处小溃疡。诊断为子宫脱垂，请问防止子宫脱垂的韧带是
A. 子宫圆韧带
B. 子宫主韧带
C. 子宫骶韧带
D. 子宫阔韧带

答案

（一）A_1 型选择题

1.B 2.D 3.A 4.C 5.B 6.A 7.C

（二）A_2 型选择题

1.B 2.A 3.B

第 10 章例题

1. 下列器官手术时，必须进入腹膜腔的是
A. 胆囊
B. 直肠
C. 子宫
D. 肾
2. 肝十二指肠韧带内结构的位置关系是
A. 胆总管位于右前方、肝固有动脉位于左前方、肝门静脉位于后方
B. 胆总管位于左前方、肝固有动脉位于右前方、肝门静脉位于后方
C. 胆总管位于左前方、肝固有动脉位于后方、肝门静脉位于右前方
D. 胆总管位于后方、肝固有动脉位于左前方、肝门静脉位于右前方
3. 网膜孔的前界是
A. 大网膜
B. 肝胃韧带
C. 肝十二指肠韧带
D. 胃脾韧带
4. 下列肠管中，不具有系膜的是
A. 回肠
B. 阑尾
C. 升结肠
D. 乙状结肠
5. 女性腹膜腔积液，站立位时易聚存于何处
A. 回盲下隐窝
B. 直肠膀胱陷凹
C. 膀胱子宫陷凹
D. 直肠子宫陷凹

答案

1.A 2.A 3.C 4.C 5.D

第 11 章例题

（一）A_1 型选择题

1. 体循环起始于
A. 右心房
B. 左心房
C. 左心室
D. 右心室
2. 右房室口周缘有
A. 二尖瓣
B. 三尖瓣
C. 主动脉瓣
D. 肺动脉瓣
3. 心脏正常起搏点位于
A. 房室结
B. 窦房结
C. 结间束
D. 房室束
4. 心房与心室的表面分界线是
A. 界沟
B. 后室间沟
C. 冠状沟
D. 前室间沟
5. 二尖瓣位于
A. 主动脉口
B. 肺动脉口
C. 左房室口
D. 右房室口
6. 从升主动脉发出的分支是
A. 食管动脉
B. 头臂干
C. 冠状动脉
D. 支气管动脉
7. 心尖朝向
A. 右前方
B. 左前方
C. 右后上方
D. 左前下方
8. 卵圆窝位于
A. 室间隔左心室面上
B. 房间隔右心房面上
C. 右心房的前壁上
D. 房间隔左心房面上
9. 左心室内血液的出口是
A. 肺动脉口
B. 左房室口
C. 右房室口
D. 主动脉口
10. 心室舒张时，防止血液逆流的装置有
A. 二尖瓣和三尖瓣
B. 主动脉瓣和二尖瓣
C. 肺动脉瓣和三尖瓣
D. 主动脉瓣和肺动脉瓣
11. 右心房有
A. 肺动脉口
B. 肺静脉口
C. 三尖瓣
D. 下腔静脉口
12. 肺静脉口通常有
A. 1 个
B. 2 个
C. 3 个
D. 4 个
13. 左心室的入口是
A. 冠状窦口
B. 上腔静脉口
C. 右肺静脉口
D. 左房室口
14. 肺动脉干起始于
A. 主动脉弓
B. 左心房
C. 右心室
D. 左心室
15. 冠状窦注入
A. 左心房
B. 右心房
C. 右心室
D. 下腔静脉
16. 室间隔缺损多发于
A. 卵圆窝处
B. 室间隔肌部
C. 室间隔膜部
D. 房间隔上
17. 心尖由下列心脏的哪部分构成
A. 右心室
B. 左心室
C. 右心房
D. 左、右心室
18. 动脉韧带的位置是
A. 肺动脉干分叉处与胸主动脉起始处之间
B. 肺动脉干起始处与主动脉弓下缘之间
C. 肺动脉干分叉处与主动脉弓下缘之间

D. 肺动脉干起始处与上腔静脉之间

19. 主动脉弓的凸侧，从右向左发出三大分支是
A. 右锁骨下动脉、右颈总动脉、头臂干
B. 右颈总动脉、右锁骨下动脉、头臂干
C. 右颈总动脉、头臂干、左颈总动脉
D. 头臂干、左颈总动脉、左锁骨下动脉

20. 关于颈动脉窦，描述正确的是
A. 位于颈总动脉末端和颈内动脉起始处
B. 位于颈总动脉末端和颈外动脉起始处
C. 血压降低时，刺激此处感受器
D. 血液中氧分压降低时，刺激此处感受器

21. 在外耳门前上方颧骨根部，触摸的动脉搏动是
A. 颈总动脉
B. 颈外动脉
C. 面动脉
D. 颞浅动脉

22. 营养肱三头肌的动脉是
A. 锁骨下动脉
B. 腋动脉
C. 肱深动脉
D. 旋肱前动脉

23. 掌深弓的构成是
A. 由桡动脉末端和尺动脉末端吻合而成
B. 由桡动脉末端和尺动脉的掌深支吻合而成
C. 由桡动脉的掌深支末端和尺动脉末端吻合而成
D. 由桡动脉末端和尺动脉的掌浅支吻合而成

24. 腹腔成对的动脉有
A. 脾动脉
B. 肾动脉
C. 腹腔干
D. 肠系膜上动脉

25. 发出分支至胰的动脉有
A. 胃左动脉
B. 胃十二指肠动脉
C. 胃网膜左动脉
D. 胃网膜右动脉

26. 子宫动脉发自
A. 腹主动脉
B. 腹腔干
C. 髂总动脉
D. 髂内动脉

27. 踇长伸肌腱的外侧，可触摸搏动的动脉是
A. 胫后动脉
B. 足背动脉
C. 弓状动脉
D. 足底内侧动脉

28. 静脉角位于
A. 颈内静脉和颈外静脉汇合处
B. 左头臂静脉和右头臂静脉汇合处
C. 锁骨下静脉与颈内静脉汇合处
D. 髂内静脉和髂外静脉汇合处

29. 下列属于锁骨下静脉的属支是
A. 甲状腺下静脉
B. 面静脉
C. 颈外静脉
D. 颈内静脉

30. 沟通上、下腔静脉的静脉是
A. 头静脉
B. 奇静脉
C. 肋间后静脉
D. 副半奇静脉

31. 位于肘窝前方皮下的浅静脉是
A. 头静脉
B. 贵要静脉
C. 肘正中静脉
D. 前臂正中静脉

32. 行经三角胸大肌间沟的上肢浅静脉是
A. 头静脉
B. 贵要静脉
C. 肘正中静脉
D. 前臂正中静脉

33. 下列起自右腰升静脉的是
A. 奇静脉
B. 半奇静脉
C. 副半奇静脉
D. 胸外侧静脉

34. 肝十二指肠韧带内诸结构中，位于后方的是
A. 胆总管
B. 肝门静脉
C. 肝固有动脉
D. 腹腔干

35. 下列属于肝门腔静脉吻合的是
A. 子宫静脉丛
B. 膀胱静脉丛
C. 直肠静脉丛
D. 阴道静脉丛

36. 当出现门静脉高压时，应首先考虑出现病变的器官是
A. 脾
B. 胆囊
C. 肝和胰头
D. 十二指肠

（二）A_2 型选择题

1. 男性，54 岁。患者于上午 10 时坐在椅子上开会时，突感左前胸剧烈疼痛。并向左肩及左上臂放射，伴面色苍白、大汗淋漓，伴胸闷、气促、咳嗽。心电图检查提示：广泛性前壁心肌梗死，左束支传导阻滞。试分析：患者冠状动脉哪一支可能发生阻塞
A. 房室结支
B. 窦房结支
C. 后室间支
D. 前室间支

2. 男性，6 岁。气急、乏力、心悸半年余。近 3 年来食欲缺乏，易外感风寒后发热、咳嗽，气促，偶伴声音嘶哑。查体：营养发育差，上肢温暖，水冲脉，压指甲床见毛细血管搏动征。双足凉，足背动脉搏动乏力，轻度杵状指。双肺呼吸音粗糙。心尖冲动稍弥散，心尖部可闻及 3/6 级舒张期隆隆样杂音，于胸骨左缘第 2 肋间可闻及 5/6 级粗糙连续性机器样杂音，向左锁骨下、颈部传导。股动脉处可闻及枪击音。X 线提示肺门血管影增粗，肺野充血，左心室、左心房增大。彩超显示主动脉向肺动脉分流，肺动脉内径扩大。诊断为
A. 房间隔缺损
B. 动脉导管未闭
C. 室间隔缺损
D. 法洛四联症

3. 男性，16 岁。因挤压危险三角内的青春痘引起颅内感染，感染途径的起始静脉是
A. 面静脉
B. 上颌静脉
C. 颞浅静脉
D. 下颌后静脉

4. 男性，60 岁。大隐静脉栓子脱落，栓子沿血流最后会栓塞于
A. 心
B. 脑
C. 肺
D. 肝
5. 女性，65 岁。因肝硬化呕血住院，应考虑出血的部位是
A. 食管下段
B. 食管中段
C. 食管上段
D. 贲门

答案

（一）A_1 型选择题

1.C 2.B 3.B 4.C 5.C 6.C 7.D 8.B 9.D 10.D 11.D 12.D 13.D 14.C 15.B 16.C 17.B 18.C 19.D 20.A 21.D 22.C 23.B 24.B 25.B 26.D 27.B 28.C 29.C 30.B 31.C 32.A 33.A 34.B 35.C 36.C

（二）A_2 型选择题

1.D 2.B 3.A 4.C 5.A

第 12 章例题

（一）A_1 型选择题

1. 胸导管的密切毗邻结构
A. 肋间后静脉
B. 胸膜
C. 副半奇静脉
D. 气管
2. Virchow 淋巴结的输出淋巴管注入
A. 胸导管
B. 左颈干
C. 左锁骨下干
D. 右支气管纵隔干
3. 胸肌淋巴结
A. 位于胸大肌与胸小肌之间
B. 沿胸外侧血管排列
C. 引流乳房上部的淋巴
D. 注入胸骨旁淋巴结
4. 胸骨旁淋巴结
A. 沿胸廓内血管排列
B. 输出淋巴管注入锁骨下干
C. 引流乳房上部的淋巴
D. 位于胸膜腔内
5. 引流支气管淋巴的淋巴结
A. 纵隔前淋巴结
B. 膈上淋巴结
C. 纵隔后淋巴结
D. 肺淋巴结
6. 足内侧缘淋巴管注入
A. 腹股沟淋巴结
B. 腘淋巴结
C. 闭孔淋巴结
D. 髂外淋巴结
7. 右淋巴导管
A. 起自乳糜池
B. 接受肠干
C. 引流全身 1/4 部位的淋巴
D. 注入颈内静脉
8. 脾
A. 多与副脾相连
B. 位于胃的后方
C. 脾门位于膈面
D. 上缘有脾切迹
9. 腋淋巴结
A. 胸肌淋巴结位于胸小肌下缘处
B. 外侧淋巴结沿头静脉排列
C. 肩胛下淋巴结引流胸外侧壁的淋巴
D. 尖淋巴结沿胸长神经排列
10. 锁骨上淋巴结
A. 沿甲状颈干分布
B. 属颈外侧浅淋巴结
C. 可在胸锁乳突肌后面清除
D. 位于锁骨上大窝内
11. 胸腔器官淋巴结
A. 纵隔前淋巴结的输出淋巴管注入胸导管
B. 肺淋巴结沿支气管血管排列
C. 支气管肺淋巴结又称肺门淋巴结
D. 气管旁淋巴结沿气管杈排列
12. 腹股沟淋巴结
A. 腹股沟浅淋巴结上群引流会阴和子宫底的淋巴
B. 腹股沟浅淋巴结接受腘淋巴结的输出淋巴管
C. 腹股沟浅淋巴结下群引流小腿后外侧部的淋巴
D. 腹股沟深淋巴结沿大隐静脉分布
13. 胸导管
A. 起自乳糜池
B. 经膈的腔静脉裂孔进入胸腔
C. 注入椎静脉
D. 在上胸部沿食管右侧上升
14. 右淋巴导管
A. 接受右支气管纵隔干
B. 注入颈外静脉
C. 接受腋尖淋巴结的输出淋巴管
D. 引流全身 3/4 部位的淋巴
15. 肺的淋巴管注入
A. 胸骨旁淋巴结
B. 肋间后淋巴结
C. 气管旁淋巴结
D. 支气管肺淋巴结
16. 腹股沟浅淋巴结
A. 沿股静脉上端排列
B. 接受会阴的浅淋巴管
C. 不易触到
D. 位于股管内
17. 接受肝淋巴管的淋巴结是
A. 肠系膜上淋巴结
B. 腰淋巴结
C. 腹腔淋巴结
D. 膈上淋巴结
18. 脾位于
A. 第 9 ~ 11 肋深面
B. 胃底前面
C. 胰尾上方
D. 左肋弓下方

（二）A_2 型选择题

1. 患者，男性，45 岁，急性阴囊感染引起淋巴结肿大最可能的是
A. 腰淋巴结
B. 髂内淋巴结
C. 髂总淋巴结
D. 腹股沟浅淋巴结
2. 患者，男性，75 岁，下颌下淋巴结肿大，患肿瘤器官可能是
A. 甲状腺
B. 舌
C. 喉
D. 外耳
3. 手术中胸导管上段损伤时，很可能出现
A. 下肢水肿
B. 右侧乳糜胸
C. 上肢水肿
D. 左侧乳糜胸
4. 颈内静脉二腹肌淋巴结肿大时，可首先考虑
A. 鼻咽癌
B. 甲状腺癌
C. 喉癌
D. 食管癌
5. 如肿瘤引起左锁骨上淋巴结肿大，肿瘤细胞最可能来源于

A. 甲状腺
B. 胸腺
C. 胃
D. 气管

6. 乳腺癌根治术时清除的淋巴结是
A. 肘淋巴结
B. 胸骨旁淋巴结
C. 肋间淋巴结
D. 胸肌淋巴结

7. 子宫颈癌需清除的淋巴结是
A. 腹股沟浅淋巴结
B. 闭孔淋巴结
C. 髂总淋巴结
D. 腰淋巴结

8. 直肠癌转移的淋巴结是
A. 直肠上淋巴结
B. 闭孔淋巴结
C. 左结肠淋巴结
D. 腰淋巴结

9. 腹股沟下浅淋巴结肿大的感染来源是
A. 直肠
B. 腹前壁
C. 臀部
D. 踇趾

答案

（一）A_1 型选择题

1.B 2.B 3.B 4.A 5.D 6.A 7.C 8.D 9.A 10.D 11.C 12.A 13.A 14.A 15.D 16.B 17.D 18.A

（二）A_2 型选择题

1.D 2.B 3.D 4.A 5.C 6.D 7.B 8.A 9.D

第 13 章例题

（一）A_1 型选择题

1. 视器包括
A. 眼副器及眼球壁
B. 眼球壁及内容物
C. 眼球及内容物
D. 眼球及眼副器

2. 眼球壁分为 3 层，由外向内依次为
A. 血管膜、纤维膜和视网膜
B. 纤维膜、血管膜和视网膜
C. 纤维膜、视网膜和血管膜
D. 血管膜、角膜和视网膜

3. 下列属于角膜特征的是
A. 占纤维膜后 5/6，无色透明
B. 角膜通过泪液、房水和周围的毛细血管获得营养物质
C. 角膜具有丰富的血管
D. 无屈光作用

4. 下列属于眼球中膜结构的是
A. 视网膜
B. 虹膜、睫状体、脉络膜
C. 巩膜和角膜
D. 虹膜和角膜

5. 下列对瞳孔的描述正确的是
A. 在弱光下或看近物时，瞳孔缩小
B. 在强光下或看远物时，瞳孔开大
C. 瞳孔大小的改变和睫状肌的收缩有关
D. 在弱光下或看远物时，瞳孔开大

6. 临床上常见的视网膜脱落位于
A. 视网膜与血管膜之间
B. 视网膜与纤维膜之间
C. 双极细胞与节细胞之间
D. 视网膜神经层与色素上皮层之间

7. 临床上眼底镜检查可窥见的结构包括
A. 脉络膜和睫状体
B. 视神经盘和黄斑
C. 视神经盘和脉络膜
D. 视网膜中央动静脉和虹膜

8. 视远物时，晶状体曲度变小是由于
A. 睫状突内伸
B. 睫状肌舒张
C. 睫状环缩小
D. 睫状小带松弛

9. 下列对视神经盘的描述正确的是
A. 位于黄斑颞侧
B. 中央区感光最敏感部位
C. 有视网膜中央动、静脉穿出
D. 含大量色素和血管，故属血管膜部分

10. 眼的屈光系统包括
A. 角膜、房水、晶状体、巩膜和玻璃体
B. 角膜、睫状体、晶状体和玻璃体
C. 角膜、房水、晶状体和睫状体
D. 角膜、房水、晶状体和玻璃体

11. 上斜肌收缩时，眼球转向
A. 上外侧
B. 上内侧
C. 下外侧
D. 下内侧

12. 仰视时，收缩的眼球外肌为
A. 内直肌和上斜肌
B. 上直肌和下斜肌
C. 外直肌和下斜肌
D. 下直肌和下斜肌

（二）A_2 型选择题

1. 患者，男性，28 岁，高度近视加散光，自述最近发觉眼中有黑影，受累的结构是
A. 角膜
B. 晶状体
C. 睫状体
D. 玻璃体

2. 某老年患者向医生叙述，当他转动眼球时，感觉到眼前有异物浮动感，像有蚊蝇在飞动，停止转动后即消失。出现此情况的原因为
A. 晶状体混浊
B. 视网膜上的病变
C. 脉络膜的病变
D. 玻璃体液化后，液体中有块状物

3. 某患者到野外池塘下水洗澡 2 天后，出现双眼睑及球结膜充血发红，畏光流泪，伴有大量分泌物。经检查可见眼结膜充血水肿，血管模糊，应考虑
A. 结膜炎
B. 视网膜炎
C. 巩膜炎
D. 视网膜脱落

4. 某患者的视力严重下降，经诊断为视网膜炎症所致，出现这种情况应该考虑为病变在
A. 视网膜的虹膜部
B. 黄斑部
C. 视网膜脉络膜部的前部
D. 视网膜的睫状体部

5. 某患儿，临床诊断为右眼上睑霰粒肿，其病变部位在
A. 结膜
B. 皮下组织
C. 睑板腺
D. 睫毛毛囊

6. 某精神病患者，因其服用过量的氯丙嗪后，出现瞳孔缩小症状，能导致瞳孔缩小的肌是
A. 瞳孔开大肌
B. 瞳孔括约肌
C. 睫状肌
D. 上斜肌

7. 某患儿患有感冒，且夜间视力差，暗适应能力差，经诊查为夜盲，是以下哪一细胞功能缺乏所引起
A. 节细胞
B. 视杆细胞
C. 视锥细胞
D. 色素上皮细胞
8. 患者，男性，经医生诊断患有青光眼，左眼突然出现视物模糊、胀痛，并伴有恶心、呕吐的主要原因是
A. 房水分泌过少
B. 视网膜中央动脉阻塞
C. 泪液分泌过多
D. 房水回流障碍

答案

（一）A_1 型选择题

1.D　2.B　3.B　4.B　5.D　6.D　7.B　8.B　9.C　10.D　11.C　12.B

（二）A_2 型选择题

1.D　2.D　3.A　4.B　5.C　6.B　7.B　8.D

第 14 章例题

（一）A_1 型选择题

1. 前庭蜗器是什么感受器
A. 视觉和听觉
B. 味觉和听觉
C. 位置觉和听觉
D. 位置觉和味觉
2. 从内向外，听小骨链的连结顺序是
A. 锤骨—砧骨—镫骨
B. 砧骨—镫骨—锤骨
C. 锤骨—镫骨—砧骨
D. 砧骨—锤骨—镫骨
3. 婴幼儿检查鼓膜时，应朝哪个方向牵拉耳郭
A. 前上
B. 水平
C. 后上
D. 后下
4. 鼓室前壁毗邻
A. 颅中窝
B. 颈内静脉
C. 鼓膜
D. 颈内动脉
5. 听觉感受器是
A. 壶腹嵴
B. 螺旋器
C. 椭圆囊斑
D. 球囊斑
6. 鼓膜的松弛部位于
A. 上 1/4
B. 下 1/4
C. 中间 1/2
D. 下 3/4

（二）A_2 型选择题

1. 男孩 5 岁，因耳痛听力下降就诊，前几日有“感冒”。如果排除其他问题，感染经由上呼吸道导致该患儿中耳炎，你考虑该感染到达中耳的途径是
A. 外耳道
B. 内耳道
C. 咽鼓管
D. 鼓膜
2. 小儿咽鼓管与成年人相比有什么特点
A. 长、弯、粗
B. 短、弯、粗
C. 细、短、直
D. 短、直、粗

答案

（一）A_1 型选择题

1.C　2.A　3.D　4.D　5.B　6.A

（二）A_2 型选择题

1.C　2.D

第 15 章例题

1. 脊神经节属于
A. 假单极神经元
B. 双极神经元
C. 多极神经元
D. 传出神经元
2. 嗅细胞属于
A. 多极神经元
B. 中间神经元
C. 双极神经元
D. 假单极神经元
3. 脊髓前角运动神经元属于
A. 联络神经元
B. 感觉神经元
C. 双极神经元
D. 多极神经元
4. 在中枢部形成髓鞘的细胞是
A. 少突胶质细胞
B. 星形胶质细胞
C. 施万细胞
D. 小胶质细胞
5. 在周围部形成髓鞘的细胞是
A. 卫星细胞
B. 施万细胞
C. 星形胶质细胞
D. 室管膜细胞
6. 神经系统的巨噬细胞是
A. 星形胶质细胞
B. 小胶质细胞
C. 施万细胞
D. 少突胶质细胞
7. 在中枢神经系统内中，神经元的胞体和树突聚集处称为
A. 白质
B. 纤维束
C. 神经节
D. 灰质
8. 位于大脑的神经纤维的聚集称为
A. 灰质
B. 神经节
C. 皮质
D. 髓质
9. 神经元胞体及其树突聚集于小脑的称为
A. 髓质
B. 皮质
C. 白质
D. 纤维束

答案

1.A　2.C　3.D　4.A　5.B　6.B　7.D　8.D　9.B

第 16 章例题

（一）A_1 型选择题

1. 支配肱三头肌的神经是
A. 正中神经
B. 桡神经
C. 尺神经
D. 腋神经
2. 支配骨间肌的神经是
A. 肌皮神经
B. 正中神经
C. 尺神经
D. 腋神经
3. 支配臂前群肌的神经是
A. 肌皮神经
B. 桡神经
C. 腋神经

D. 尺神经

4. 支配大腿内收肌群的是
A. 坐骨神经
B. 股神经
C. 阴部神经
D. 闭孔神经

5. 患者示手掌末节指腹皮肤感觉障碍，受损伤的神经是
A. 正中神经
B. 尺神经
C. 肌皮神经
D. 桡神经

6. 对三叉神经的描述，下列选项正确的是
A. 含有特殊内脏运动前卫和一般躯体传入纤维
B. 含有内脏运动纤维
C. 传导舌后 1/3 黏膜的感觉和味觉
D. 在脑桥下部脑桥臂下缘出脑

7. 味觉纤维走行于
A. 面神经和迷走神经
B. 面神经和舌下神经
C. 面神经和舌咽神经
D. 舌咽神经和三叉神经

8. 支配面肌的神经是
A. 三叉神经的下颌神经
B. 面神经
C. 舌咽神经
D. 舌下神经

9. 对副神经的描述，下列选项正确的是
A. 为混合型神经
B. 为运动型神经
C. 支配环甲肌
D. 仅支配胸锁乳突肌

10. 瞳孔散大可能损伤的神经是
A. 视神经
B. 展神经
C. 滑车神经
D. 动眼神经

11. 损伤副神经会导致
A. 伤侧肩下垂，面转向伤侧
B. 伤侧肩下垂，面转向健侧
C. 健侧肩下垂，面转向伤侧
D. 健侧肩下垂，面转向健侧

12. 某一患者行甲状腺次全切术后出现声带麻痹，可能损伤
A. 舌咽神经
B. 舌下神经
C. 喉返神经
D. 喉上神经

13. 损伤动眼神经的表现是
A. 角膜反射消失
B. 瞳孔开大
C. 瞳孔缩小
D. 眼球斜视

14. 一侧舌下神经损伤会出现
A. 不能伸舌
B. 伸舌时舌尖偏向健侧
C. 伸舌时舌尖偏向患侧
D. 伸舌时舌尖上卷

15. 交感神经的低级中枢位于
A. 脊髓第 1~2 胸节段
B. 脊髓第 1 胸节段至第 2 骶节段
C. 脊髓第 1 胸节段至第 3 腰节段
D. 脊髓第 2~4 骶节段

16. 椎前神经节内含有
A. 副交感神经节前神经元
B. 副交感神经节后神经元
C. 交感神经节前神经元
D. 交感神经节后神经元

17. 支配瞳孔的副交感神经节后纤维来自
A. 睫状神经节
B. 翼腭神经节
C. 颈上神经节
D. 颈下神经节

18. 关于内脏大神经的组成，正确的是
A. 穿过第 1~5 胸交感干神经节的节前纤维
B. 穿过第 5~9 胸交感干神经节的节前纤维
C. 穿过第 9、10 胸交感干神经节的节前纤维
D. 穿过第 10 以下胸交感干神经节的节前纤维

19. 白交通支内含的纤维是
A. 副交感神经节前纤维
B. 副交感神经节后纤维
C. 交感神经节前纤维
D. 交感神经节后纤维

20. 灰交通支内含的纤维是
A. 副交感神经节前纤维
B. 副交感神经节后纤维
C. 交感神经节前纤维
D. 交感神经节后纤维

21. 下列属于交感神经节的是
A. 腹腔神经节
B. 睫状神经节
C. 耳神经节
D. 下颌下神经节

22. 副交感神经的低级中枢位于
A. 间脑和脊髓第 2~4 骶节段
B. 脑干和和脊髓第 1 胸至第 2 腰节段
C. 脑干和脊髓第 2~4 骶节段
D. 脊髓第 1 胸至第 2 腰节段

23. 与泪腺分泌有关的神经节是
A. 睫状神经节
B. 下颌下神经节
C. 翼腭神经节
D. 耳神经节

24. 支配下颌下腺的副交感神经节后纤维来源于
A. 耳神经节
B. 睫状神经节
C. 下颌下神经节
D. 翼腭神经节

25. 与副交感神经比较，交感神经节前纤维的特征是
A. 较短无髓鞘
B. 较短有髓鞘
C. 较长有髓鞘
D. 较长无髓鞘

（二）A_2 型选择题

1. 一家庭主妇，在家中的梯子上擦玻璃，摔下时伸出右手，打碎了玻璃。入医院时检查，右腕前面的一个浅表裂伤处血流不止，右手内侧一个半手指的掌面皮肤感觉丧失，但中节和近节的背侧皮肤感觉正常，右手示指和中指之间很难夹住一张纸，其他长屈肌肌腱都完好无损。以下有关这个患者的解释正确的是
A. 在屈肌支持带前面的尺动脉被切断，并导致大出血
B. 中节和近节手指背侧皮肤感觉正常是由于尺神经的后皮支在屈肌支持带近端（约 6cm）发出，故无损
C. 右手示指和中指之间很难夹住一张纸是由于第二个手掌骨间掌侧肌的瘫痪，它受尺神经深支支配
D . 以上都正确

2. 一位 52 岁的女性诊断为右胸膜炎和肺炎，在腋前线靠近第 8 肋下缘处行胸膜腔穿刺术并抽取胸膜液体。次日早上，患者发现其从进针处向

前下至脐上腹部中线的皮肤有感觉异常。胸穿后患者的皮肤感觉改变可由下面的哪一个来解释
A. 肋间隙内针插入的位置过低
B. 针插入的位置太近第 8 肋骨的下缘并导致第 8 肋间神经受损
C. 针刺入了第 8 肋骨
D. 针插入太深，刺穿了肺部

3. 护士按医嘱给患者以右臀部注射。注射之后，患者出现了一些症状和体征，并表明针注入臀大肌，刺中了坐骨神经，导致腓总神经损伤。以下是这个患者的症状和体征，正确的是
A. 从右小腿前外侧至足背有麻木和针刺感
B. 右距小腿关节背屈力弱于左距小腿关节
C. 患者倾向于足跖屈和内翻
D. 以上都正确

4. 患者，女性，10 岁，经常突发神志不清、摔倒在地、口吐白沫、全身性肌肉痉挛，几分钟后缓解。经入院检查后诊断为癫痫发作，发作时表现为交感神经功能亢进，可能出现的是
A. 双侧瞳孔散大
B. 心率减慢、血压降低
C. 唾液分泌增多
D. 支气管收缩

5. 患者，女性，50 岁，突然头痛，左上睑下垂，瞳孔散大，直接和间接对光反射均消失，其余神经系统检查无异常，最可能的病变是
A. 右侧面神经损伤
B. 左侧动眼神经损伤
C. 左侧三叉神经损伤
D. 左侧视神经损伤

6. 患者，男性，30 岁，因有机磷农药中毒，致使神经纤维末梢释放的乙酰胆碱不能失活而作用加强，表现为副交感神经兴奋，患者不会出现的症状是
A. 消化道运动增强，腹痛，腹泻
B. 瞳孔扩大
C. 心率减慢
D. 支气管平滑肌收缩，呼吸困难

7. 患者，女性，30 岁，因心悸、多食、消瘦、月经量少而就诊，经查体及实验室检查确诊为甲状腺功能亢进。甲状腺功能亢进开始时表现为交感神经功能兴奋，可出现
A. 心率减慢，血压偏低
B. 胃肠蠕动加快
C. 胃肠道腺体分泌增多
D. 口干

8. 患者，女性，30 岁，车祸后出现右侧瞳孔缩小，眼睑下垂及眼裂变小，同时伴有右侧额部及胸部少汗，经诊断为 Horner 综合征，是由于损伤了
A. 视神经
B. 动眼神经
C. 颈部交感神经
D. 迷走神经

9. 患者，男性，40 岁，半年前诊断为胰腺癌，现出现难以控制的上腹部和腰背部疼痛，拟做左侧内脏大神经切断术以治疗胰源性腹痛，内脏大神经由何纤维组成
A. 穿过第 1~5 胸交感干神经节的节前纤维
B. 穿过第 6~9 胸交感干神经节的节前纤维
C. 穿过第 9、10 胸交感干神经节的节前纤维
D. 穿过第 6~9 胸交感干神经节的节后纤维

10. 某患者，因腹部肿瘤晚期，腹痛难忍，各种镇痛都不能缓解，拟通过阻滞腹腔丛降低疼痛感。下列器官中，不受腹腔丛支配的是
A. 胰
B. 胆囊
C. 降结肠
D. 肝

11. 患者，男性，25 岁，因脑部肿瘤压迫造成瞳孔散大，是损伤了
A. 视神经
B. 迷走神经
C. 动眼神经
D. 三叉神经

12. 患者，男性，40 岁，主诉 1 个月前进食时胸骨后针刺样疼痛和烧灼感，现在症状加重，并且腹胀难受而入院治疗，经胃镜检查发现食管下段有肿物突出如蘑菇，初步诊断为食管癌。此患者腹部胀气的原因是
A. 肿瘤向外扩散压迫胸交感干
B. 肿瘤向外扩散压迫迷走神经
C. 肿瘤向外扩散压迫膈神经
D. 肿瘤向外扩散压迫内脏大神经

13. 某患者，35 岁，主诉饥饿时或夜间胃痛，疼痛多为烧灼痛和钝痛，进食后缓解。体格检查发现压痛点位于脐部偏右上方，胃镜检查诊断为十二指肠溃疡。十二指肠溃疡的发生和胃酸分泌过多有密切关系。造成胃酸分泌过多的原因是
A. 交感神经兴奋性增加
B. 交感神经兴奋性降低
C. 迷走神经兴奋性增加
D. 迷走神经兴奋性降低

答案

（一）A_1 型选择题

1.B 2.C 3.A 4.D 5.A 6.A 7.C 8.B 9.B 10.D 11.A 12.C 13.B 14.C 15.C 16.D 17.A 18.B 19.C 20.D 21.A 22.C 23.C 24.C 25.B

（二）A_2 型选择题

1.D 2.B 3.D 4.A 5.B 6.B 7.D 8.C 9.B 10.C 11.C 12.B 13.C

第 17 章例题

（一）A_1 型选择题

1. 关于脊髓，说法正确的是
A. 脊髓上端在平枕骨大孔处与延髓相连，下端在成人平第 1 腰椎上缘
B. 通常将与每对脊神经前、后根相连的一段脊髓为一个脊髓节段，与椎骨存在对应关系，共 30 对
C. 脊髓末端变细称脊髓圆锥，圆锥以下为无神经组织的终丝，终丝止于尾骨背面
D. 脊髓有 2 个膨大，颈膨大相当于颈 3 至胸 2 节段，腰骶膨大相当于腰 4 至骶 1 节段

2. 关于脊髓，说法正确的是
A. 脊髓后正中沟与后外侧沟之间有一较浅的后中间沟，是薄束、楔束分界
B. 脊髓由灰质、白质、神经核、神经纤维、神经束组成
C. 脊髓表面有 6 条沟、裂，将脊髓灰质分为前角、后角、侧角
D. 脊髓前面外侧有前外侧沟，有脊

神经的后根附着

3. 关于脊髓灰质，说法正确的是
A. 中央管内的灰质称中央灰质
B. 脊髓前、后角之间的部分为侧角，见于脊髓全长
C. 中央管前、后方有连接左、右两侧灰质的结构，称灰质前、后连合
D. 前角基底内侧有些灰质突入白质内，形成脊髓网状结构

4. 关于脊髓中间带，说法正确的是
A. 中间外侧核存在于脊髓全长，是交感神经节前神经元所在的部位
B. 中间内侧核位于板层Ⅶ的腹内侧，接受后根传入的内脏感觉纤维，发出纤维至内脏运动神经元
C. 骶副交感核位于 S_1~S_3 脊髓节段、板层Ⅶ外侧部，是副交感神经的节前神经元所在的部位
D. 胸核位于 T_1~L_3 脊髓节段板层Ⅳ~Ⅶ的背内侧，是脊髓小脑后束的起始细胞

5. 关于脊髓后角，说法正确的是
A. 后角边缘核是板层Ⅲ、Ⅳ最显著的结构，见于脊髓全长
B. 后角固有核位于板层Ⅰ，对痛觉信息起调节作用，发出纤维参与组成脊髓丘脑束
C. 板层Ⅵ仅见于颈、腰骶膨大部
D. 板层Ⅵ分为内、外侧两部分，外侧部细胞参与形成脊髓网状结构

6. 关于骶副交感核，说法正确的是
A. 骶副交感核位于 S_2~S_4 脊髓节段，板层Ⅶ外侧部
B. 骶副交感核位于 S_2~S_4 脊髓节段，板层Ⅶ内侧部
C. 骶副交感核位于 S_1~S_3 脊髓节段，板层Ⅶ外侧部
D. 骶副交感核位于 S_1~S_3 脊髓节段，板层Ⅶ内侧部

7. 关于脊髓前角，说法正确的是
A. 脊髓前角由板层Ⅶ~Ⅹ组成
B. 板层Ⅸ主要由前角运动神经元组成，颈、腰骶膨大处可分为前角内侧核和前角外侧核
C. 膈核见于 C_3~C_4 脊髓节段，支配膈肌
D. 脊髓副核见于 C_1~C_6 脊髓节段的板层Ⅶ，发出副神经脊髓根，支配胸锁乳突肌和斜方肌

8. 关于脊髓前角，说法正确的是
A. 脊髓前角运动神经元包括大型的 α－运动神经元，支配梭外肌纤维
B. 前角腹内侧部有小型运动神经元，称为 Renshaw 细胞
C.Renshaw 细胞接受 γ－运动神经元轴突的侧支，从而对 α－运动神经元起抑制作用
D. 脊髓前角有小型的 γ－中间神经元，调节肌肉张力

9. 关于薄束，说法正确的是
A. 是后根外侧部粗纤维的直接延续
B. 起于第 5 胸节以上的脊神经节细胞
C. 终止于脊髓板层Ⅳ~Ⅶ
D. 位于后索，楔束的内侧

10. 关于楔束，说法正确的是
A. 楔束起于胸 4 以上脊神经节细胞
B. 位于脊髓后角的外侧部
C. 楔束是后根外侧部细纤维的直接延续
D. 楔束在第 2 颈髓的位置止于楔束核

11. 关于薄束、楔束，说法正确的是
A. 在脊髓后索有明确的定位关系，薄束位于内侧，楔束位于外侧，见于脊髓后索的全长
B. 楔束位于外侧，在 T_4 以上的后索，由外向内依次由来自骶、腰、胸和颈段的纤维排列而成
C. 后索病变可使薄束、楔束受损，患者闭目时不能确定自己肢体的位置和运动状况，出现站立不稳现象
D. 薄束、楔束神经节细胞的周围突分布于肌、腱、关节、皮肤的感受器，传递本体感觉、精细触觉及痛、温觉

12. 关于脊髓丘脑束，说法正确的是
A. 脊髓丘脑侧束位于外侧索，传递粗触觉压觉；脊髓丘脑前束位于前索，传递痛、温觉
B. 脊髓丘脑束在脊髓有明确的定位关系，由外向内依次由来自骶、腰、胸和颈段的纤维排列而成
C. 一侧脊髓丘脑束的损伤，出现对侧损伤平面 1~2 脊髓节段以下分布区域的痛、温觉及粗触觉、压觉的减退或消失
D. 传导同侧痛、温觉和粗触压觉

13. 关于皮质脊髓束，说法正确的是
A. 皮质脊髓侧束下行于同侧脊髓外侧索，皮质脊髓前束下行于对侧前索
B. 一侧损伤出现同侧肢体的随意运动障碍
C. 支配对侧的前角运动神经元
D. 皮质脊髓束在外侧索有一定的定位关系，对各部的支配由内向外依次为骶、腰、胸和颈部

14. 关于皮质脊髓束，说法正确的是
A. 皮质脊髓前束部分纤维经白质前连合交叉止于对侧前角运动神经元
B. 皮质脊髓侧束在下行过程中，大部分纤维经白质前连合逐节交叉到对侧止于板层Ⅳ~Ⅸ
C. 皮质脊髓束损伤属于下运动神经元损伤，出现相应症状
D. 皮质脊髓束损伤后，会出现肌张力降低，腱反射、浅反射减弱或消失，并出现病理反射

15. 关于脊髓节段与椎骨关系，说法正确的是
A. 第 3 颈髓平对第 2 颈椎
B. 第 10 胸髓平对第 7 胸椎
C. 第 6 胸髓平对第 6 胸椎
D. 第 3 腰髓平对第 2 腰椎

16. 脑干由
A. 丘脑、中脑和脑桥组成
B. 中脑、脑桥和延髓组成
C. 间脑、中脑和脑桥组成
D. 间脑、中脑和延髓组成

17. 三叉丘系是由
A. 同侧三叉神经半月节发出的纤维
B. 同侧三叉神经感觉核发出的纤维
C. 对侧三叉神经感觉纤维的直接延续
D. 对侧三叉神经感觉核发出的纤维

18. 从桥延沟出入脑的神经，自内侧向外侧依次为
A. 三叉经、面神经、前庭神经
B. 展神经、面神经、前庭蜗神经
C. 展神经、面神经
D. 前庭蜗神经、面神经、展神经

19. 延髓腹侧面可见
A. 丘系交叉
B. 大脑脚
C. 锥体交叉

D. 基底沟

20. 位于脑干背侧面的结构是
A. 橄榄
B. 锥体
C. 薄束结节
D. 脚间窝

21. 脑干内的副交感神经核有
A. 动眼神经副核、孤束核、下泌涎核、迷走神经背核
B. 疑核、动眼神经副核、上泌涎核、下泌涎核
C. 动眼神经核、上泌涎核、下泌涎核、迷走神经背核
D. 动眼神经副核、上泌涎核、下泌涎核、迷走神经核

22. 关于薄束核和楔束核的描述，正确的是
A. 在感觉传导路上属于第三级神经元
B. 传导四肢的本体感觉和精细触觉
C. 发出纤维组成内侧丘系交叉
D. 终止于丘脑的腹后内侧核

23. 疑核发出纤维加入下列哪几对脑神经
A. 第Ⅸ、Ⅹ、Ⅺ对
B. 第Ⅴ、Ⅶ、Ⅸ对
C. 第Ⅶ、Ⅸ、Ⅹ对
D. 第Ⅶ、Ⅸ、Ⅺ对

24. 上泌涎核发出纤维支配
A. 甲状腺
B. 腮腺
C. 肾上腺
D. 泪腺

25. 不属于脑神经核的是
A. 舌下神经核
B. 动眼神经核
C. 红核
D. 滑车神经核

26. 对三叉神经脊束和三叉神经脊束核的描述，正确的为
A. 三叉神经脊束为第一级神经元的中枢突
B. 三叉神经脊束核位于三叉神经脊束的外侧
C. 管理面部本体感觉
D. 主要位于脑桥和延髓内

27. 以下关于小脑的叙述，正确的是
A. 借上脚与中脑联系
B. 上面与端脑枕叶直接相贴
C. 小脑扁桃体位于小脑蚓的后方
D. 绒球属旧小脑

28. 前庭小脑包括
A. 前叶
B. 后叶
C. 绒球小结叶
D. 小脑蚓

29. 属于新小脑的是
A. 小脑的后叶
B. 小脑体的外侧部
C. 小脑体的蚓部
D. 小脑体的中间部

30. 新小脑的传入纤维主要来自
A. 齿状核
B. 前庭核
C. 红核
D. 脑桥核

31. 小脑核主要包括
A. 齿状核、顶核、球状核和红核
B. 齿状核、顶核、红核和前庭核
C. 红核、脑桥核、齿状核和中间核
D. 顶核、齿状核和中间核

32. 间脑特异性中继核团中，与躯体运动的调节有关的是
A. 腹前核
B. 腹后内侧核
C. 内侧膝状体
D. 外侧膝状体

33. 将下丘脑分成内侧带和外侧带的结构是
A. 终板
B. 终纹
C. 下丘脑沟
D. 穹窿

34. 下丘脑与垂体前叶功能有关的核是
A. 视交叉上核
B. 室旁核
C. 乳头体核
D. 漏斗核

35. 丘脑腹后内侧核接受的纤维束是
A. 脊髓丘系
B. 内侧丘系
C. 三叉丘系
D. 外侧丘系

36. 属于后丘脑的结构是
A. 四叠体
B. 内侧膝状体
C. 松果体
D. 缰三角

37. 新纹状体
A. 是尾状核与豆状核的合称
B. 属于锥体外系
C. 是杏仁核与屏状核的合称
D. 属边缘系统

38. 胼胝体
A. 位于大脑外侧裂底
B. 在脑正中矢状面上，可分为压、干、膝、嘴
C. 属联络系
D. 属投射系

39. 左侧内囊膝部损伤可出现
A. 右侧肢体硬瘫
B. 左侧肢体软瘫
C. 伸舌偏向右侧
D. 口角偏向右侧

40. 中央旁小叶
A. 位于中央前回
B. 位于中央后回
C. 位于颞叶
D. 位于中央前回和后回上端的内侧面

41. 左侧内囊后肢后部损伤，可出现
A. 双耳听力丧失
B. 右耳听力丧失
C. 双眼视野颞侧偏盲
D. 双眼视野对侧偏盲

42. 大脑中央沟
A. 分隔额叶和颞叶
B. 分隔额叶和顶叶
C. 分隔颞叶和岛叶
D. 分隔顶叶和枕叶

（二）A_2 型选择题

1. 某高血压患者，昏迷数小时后清醒，检查发现：右侧上、下肢痉挛性瘫痪，腱反射亢进，Babinski 征阳性，伸舌舌尖偏向左侧，左侧舌肌萎缩，右侧躯干、上、下肢振动觉、精细触觉丧失，但全身痛、温觉正常。最可能损伤的结构是
A. 左侧锥体束，右侧内侧丘系，左侧舌下神经
B. 左侧锥体束、左侧内侧丘系，左侧舌下神经
C. 右侧皮质核束、右侧薄束、左侧舌下神经
D. 右侧皮质脊髓束，左侧内侧丘系

2. 某老年男性患者，脑卒中后右半身（肢体）不能动 1 个月，既往有高血压史。检查发现：左眼瞳孔开大，

并转向外下方，瞳孔直接对光反射消失，上睑下垂。右侧上、下肢呈意向性震颤，共济失调；右侧上、下肢及躯干意识性本体觉和精细触觉障碍。其原因可能是

A. 右侧半中脑上丘平面大脑脚底受损

B. 左侧半中脑上丘平面大脑脚底受损

C. 右侧半中脑下丘平面大脑脚底受损

D. 左侧半中脑下丘平面被盖腹内侧受损

3. 某老人因发现画画时不能稳定控制自己的手臂来看医生。检查发现老人有静止性震颤和僵硬，服用少量左旋多巴，症状缓解，这个患者的神经系统体征最可能相关的病变在

A. 尾核和壳核

B. 小脑

C. 海马

D. 黑质

答案

（一）A_1 型选择题

1.C 2.A 3.C 4.B 5.C 6.A 7.B 8.A 9.D 10.A 11.C 12.B 13.B 14.A 15.B 16.B 17.D 18.B 19.C 20.C 21.D 22.B 23.A 24.B 25.C 26.A 27.A 28.C 29.B 30.D 31.D 32.A 33.D 34.D 35.C 36.B 37. B 38.B 39.C 40.D 41.D 42.B

（二）A_2 型选择题

1.B 2.D 3.D

第 18 章例题

A_1 型选择题

1. 薄束

A. 将下半身的本体觉和精细触觉冲动传入脑

B. 将躯干和上肢的本体觉和精细触觉冲动传入脑

C. 将上半身的痛、温觉及触觉冲动传入脑

D. 将下半身的痛、温觉及触觉冲动传入脑

2. 传导躯干和四肢痛、温觉及触压觉的纤维束是

A. 薄束和楔束

B. 脊髓丘脑束

C. 网状脊髓束

D. 以上都不正确

3. 头面部浅感觉传导路第二级神经元的胞体在

A. 脊神经节

B. 脊髓后角固有核

C. 下橄榄核

D. 三叉神经脊束核和三叉神经脑桥核

4. 意识性躯干、四肢深感觉传导路的交叉部位在

A. 脊髓

B. 延髓

C. 脑桥

D. 中脑

5. 锥体束

A. 起始于中央后回和中央旁小叶

B. 分为皮质脊髓束和皮质核束

C. 皮质核束控制双侧脑神经躯体运动核

D. 下行纤维都在延髓下部交叉

答案

A_1 型选择题

1.A 2.B 3.D 4.B 5.B

第 19 章例题

1. 脑脊液产生的部位是

A. 颈内动脉

B. 脉络丛

C. 上矢状窦

D. 颈内静脉

2. 蛛网膜下隙的脑脊液经何部位渗入上矢状窦

A. 正中孔

B. 蛛网膜粒

C. 中脑导水管

D. 室间孔

3. 成人脊髓下端平对

A. 第 12 胸椎

B. 第 2 腰椎下缘

C. 第 1 腰椎下缘

D. 第 3 腰椎下缘

4. 大脑动脉环的组成为

A. 前交通动脉，大脑前动脉，颈内动脉，后交通动脉，大脑后动脉

B. 前交通动脉，大脑中动脉，颈内动脉，后交通动脉，大脑后动脉

C. 前交通动脉，大脑前动脉，颈内动脉，大脑中动脉，大脑后动脉

D. 前交通动脉，大脑前动脉，颈内动脉，后交通动脉，大脑中动脉

5. 脑和脊髓的被膜由外向内依次是

A. 硬膜、软膜、蛛网膜

B. 硬膜、蛛网膜、软膜

C. 软膜、硬膜、蛛网膜

D. 蛛网膜、软膜、硬膜

6. 脊髓全长有颈膨大和腰骶膨大两个膨大部。它们的相应脊髓节段是

A. C_6~T_4 和 L_2~S_3

B. C_4~T_1 和 L_4~S_3

C. C_8 ~T_4 和 L_4~S_2

D. C_4~T_1 和 L_2~S_3

7. 患者，男性，23 岁，持续高热 3 天，伴头痛、嗜睡，现需做脑脊液检查，进行腰椎穿刺术，一般选择哪个腰椎间隙

A. 腰椎 1~2 间隙

B. 腰椎 2~3 间隙

C. 腰椎 3~4 间隙

D. 腰椎 5 与骶椎 1 间隙

答案

1.B 2.B 3.C 4.A 5.B 6.D 7.C

第 20 章例题

（一）A_1 型选择题

1. 内分泌系统固有的内分泌腺有

A. 体、甲状腺、甲状旁腺、肾上腺、性腺、胰岛

B. 丘脑、垂体、甲状腺、甲状旁腺、肾上腺、性腺

C. 丘脑、垂体、甲状腺、甲状旁腺、肾上腺、胰岛

D. 甲状腺、甲状旁腺、肾上腺、性腺、胰岛

2. 内分泌是指内分泌腺或组织所分泌的激素

A. 通过血液传递

B. 通过细胞外液局部传递

C. 通过细胞外液邻近传递

D. 直接作用于自身细胞

3. 下列有关生长激素的说法正确的是

A. 幼年后生长激素分泌过多会造成肢端肥大症

B. 能够分泌抗利尿激素

C. 幼年时生长激素分泌不足会导致呆小症

D. 由垂体前叶分泌

4.ACTH 是指（ ），由（ ）分泌产生。

A. 促肾上腺皮质激素释放因子，下丘脑

B. 促肾上腺皮质激素，垂体
C. 促甲状腺激素，下丘脑
D. 促甲状腺激素释放激素，垂体
5. 由下丘脑分泌并储存于神经垂体的激素是
A. 促甲状腺激素释放激素
B. 催乳素
C. 促甲状腺激素
D. 抗利尿激素、催产素
6. 甲状腺功能亢进危象的主要临床表现是
A. 心率加快，血压增高，脉压增大
B. 高热，心率加快，呕吐，腹泻，烦躁
C. 血压增高，心力衰竭，肺水肿
D. 低血压，低体温，休克
7. 甲状腺功能亢进会造成以下哪种症状的发生
A. 甲状腺素分泌减少
B. 黏液性水肿
C. 突眼性甲状腺肿
D. 肥胖
8. 甲状腺激素是由(　　)分泌，属于(　　)激素。
A. 甲状腺胶质细胞，肽类
B. 甲状腺腺泡细胞，氨基酸
C. 甲状旁腺细胞，类固醇
D. 甲状腺腺泡旁细胞，蛋白质
9. 下列关于甲状旁腺的说法正确的是
A. 通常为 1 对扁椭圆形小体
B. 甲状腺侧叶前面
C. 能分泌甲状腺素
D. 功能缺失时会引起血钙降低
10. 甲状旁腺功能亢进可造成下列哪种情况的发生
A. PTH 分泌受到促进
B. 甲状旁腺激素分泌减少
C. 血液中钙离子浓度的增加
D. 血液中磷离子浓度的增加
11. 右肾上腺呈以下哪种形状
A. 三角形
B. 椭圆形
C. 半月形
D. 半圆形
12. 右肾上腺静脉多数汇入哪处
A. 腹主动脉
B. 下腔静脉
C. 左肾静脉
D. 上腔静脉
13. 下面哪一项是肾上腺髓质功能的标志物
A. 去甲肾上腺素
B. 肾上腺素
C. 多巴胺
D. 多巴
14. 肾上腺皮质的哪一层影响性行为和副性特征
A. 束状带
B. 球状带
C. 扁状带
D. 网状带
15. 松果体在以下哪个时期较发达
A. 幼年期
B. 青春期
C. 成年期
D. 老年期
16. 松果体分泌的激素主要是
A. 溶脂素
B. 降钙素
C. 生长素
D. 褪黑素
17. 松果体激素的主要作用是
A. 升高血压血糖
B. 抗利尿
C. 促进生长发育
D. 抑制人体性激素
18. 胰岛 A 细胞主要分泌的激素是
A. 胰高血糖素
B. 胰岛素
C. 生长抑素
D. 胰多肽
19. 下列关于胰岛素的作用正确的一项是
A. 胰高血糖素能促进胰岛素的分泌
B. 胰岛素能促进胰高血糖素的分泌
C. 生长抑素能促进胰高血糖素的分泌
D. 生长抑素能促进胰岛素的分泌
20. 胸腺在以下哪个时期重量相对最大
A. 幼年期
B. 青春期
C. 成年期
D. 老年期
21. 下列内分泌腺与免疫相关的是
A. 胸腺
B. 生殖腺
C. 肾上腺
D. 甲状腺
22. 下列关于睾丸的叙述正确的是
A. 产生精子
B. 分泌雄性激素
C. 分泌雌性激素
D. 输精管结扎影响激素分泌
23. 下列关于卵巢的叙述正确的是
A. 分泌雌激素
B. 输卵管结扎影响激素分泌
C. 卵子直接进入输卵管
D. 激素经输卵管排出
24. 下列关于孕激素的叙述正确的是
A. 刺激子宫发育
B. 促进排卵
C. 使子宫内膜增厚
D. 使子宫内膜变薄

（二）A_2 型选择题

患者，女性，30 岁，医生诊断后发现其肾上腺皮质功能亢进，分泌过多的糖皮质激素，其可能病症为
A. 肢端肥大症
B. 黏液性水肿
C. 向心性肥胖
D. 巨人症

答案

（一）A_1 型选择题

1.A　2.A　3.D　4.B　5.D　6.B　7.C　8.B　9.D　10.C　11.A　12.B　13.B　14.D　15.A　16.D　17.D　18.A　19.A　20.A　21.A　22.A　23.C　24.C

（二）A_2 型选择题

C

参考文献

柏树令 . 2013. 系统解剖学 . 第 8 版 . 北京：人民卫生出版社 .

丁文龙 , 王海杰 . 2016. 系统解剖学 . 第 3 版 . 北京：人民卫生出版社 .

高秀来 . 2013. 系统解剖学 . 第 3 版，北京：北京大学医学出版社 .

全国科学技术名词审定委员会 . 2014. 人体解剖学名词 . 北京：科学出版社 .

徐群渊 . 2008. 格氏解剖学 . 第 39 版 . 北京： 北京大学医学部出版社 .

于频 . 1998. 系统解剖学 . 第 4 版 . 北京：人民卫生出版社 .

张朝佑 . 2009. 人体解剖学 . 第 3 版 . 北京：人民卫生出版社 .

Anne M. 2012. Anatomy:An Enssential Textbook. Thieme.

Frank N. 2014. Netter Atlas of Human Anatomy. 6th Edition. Saunders.

Keith L, Anne M, Arthur F. 2007. Essential Clinical Anatomy. 3th Edition. Lippincott Williams and Wilkins.

Susan S. 2005. Gray’s Anatomy: The Anatomical Basis of Clinical Practice. 39th Edition. Churchill Livingstone.

Tubbs RS, Krishnamurthy S, Verma K, et al. 2011. Cavum velum interpositum, cavum septum pellucidum, and cavum vergae: a review. Childs Nerv Syst.

中英专业词汇对照

D

E

F

G

H

J

K

N

P

R

S

T

V

W

X

Y

Z